TRAITÉ ÉLÉMENTAIRE

DES

MALADIES DE L'ENFANCE

PAR

A. VOGEL

Professeur de clinique médicale à Dorpat

TRADUIT DE L'ALLEMAND SUR LA QUATRIÈME ÉDITION

PAR LES DOCTEURS

L. CULMANN ET Ch. SENGEL

(de Forbach)

Avec six grandes planches

CONTENANT 45 FIGURES

PARIS

H. LAUWEREYNS, LIBRAIRE-ÉDITEUR

21, RUE MONSIEUR-LE-PRINCE

1872

TRAITÉ ÉLÉMENTAIRE

DES

MALADIES DE L'ENFANCE

PARIS. — IMPRIMERIE DE E. MARTINET, RUE MIGNON, 2.

TRAITÉ ÉLÉMENTAIRE

DES

MALADIES DE L'ENFANCE

A. VOGEL

Professeur de clinique médicale à Dorpat

TRADUIT DE L'ALLEMAND SUR LA QUATRIÈME ÉDITION

PAR LES DOCTEURS

L. CULMANN et Ch. SENGEL

(de Forbach)

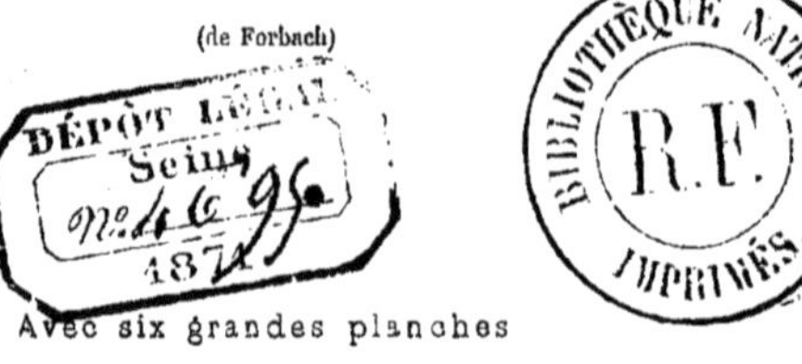

Avec six grandes planches

CONTENANT 45 FIGURES

PARIS

H. LAUWEREYNS, LIBRAIRE-ÉDITEUR

21, RUE MONSIEUR-LE-PRINCE

1872

1871

PRÉFACE

Le principal but de ce livre est de donner à mes élèves un guide qu'ils puissent consulter avec fruit pour suppléer à l'insuffisance de l'enseignement oral. Dans une clinique encombrée de nombreux malades, il n'est pas toujours possible d'insister avec les développements désirables sur tous les cas qui peuvent se présenter. On est le plus souvent forcé de poser le diagnostic après un rapide examen, de mettre sous les yeux de l'élève ce qui est visible, de lui faire entendre et toucher ce qui se laisse entendre et toucher. Un exposé et une interprétation plus complets des symptômes peuvent être donnés dans un livre où l'élève studieux trouve à combler les lacunes des conférences cliniques.

Or, quel que soit le nombre des traités qui existent, et tout en reconnaissant qu'ils renferment tous de grandes vérités et d'excellents préceptes, j'ose espérer néanmoins qu'on ne me blâmera pas de n'en trouver aucun qui puisse me satisfaire sous tous les rapports. Cette réserve n'implique aucune critique; j'entends simplement dire qu'en pédiatrique l'hypothèse est encore à l'ordre du jour, et qu'entre autres la thérapeutique est diversement comprise par les divers auteurs. On trouvera peut-être ma manière d'envisager le traitement des maladies quelque peu entachée de scepticisme. Cela se peut, tout médecin peut se tromper, mais personne ne devrait condescendre à vanter des remèdes qu'on a vus maintes fois échouer entre ses propres mains. Si de tout temps on était resté attaché à ce principe, nos méthodes curatives et la médecine en général ne s'en trouveraient que mieux.

On reprochera peut-être à ce livre que certains chapitres y sont traités avec trop de concision; mais qu'il me soit permis de rappeler que l'étude des maladies de l'enfance suppose une connaissance approfondie de la pathologie et de la thérapeutique spéciales, que, par conséquent, un traité de pédiatrique ne constitue, à vrai dire, qu'un appendice aux ouvrages usuels de pathologie interne et externe. Je n'ai donc insisté longuement que sur les particularités que la marche des maladies emprunte à l'âge même de l'enfance, et de cette manière je crois avoir répondu à l'attente du lecteur, bien mieux qu'en le ramenant à des considérations et à des détails qu'il a trouvés ailleurs et qui n'ont plus aucune raison d'être dans l'ouvrage présent.

Les quatre traductions faites de ce livre en diverses langues européennes me prouvent que mon œuvre n'a pas été inutile, et je me réjouis d'avoir pu contribuer à généraliser l'étude des maladies de cet âge, si intéressant et si digne de la sollicitude la plus constante et la plus éclairée.

A. VOGEL.

TRAITÉ ÉLÉMENTAIRE

DES

MALADIES DE L'ENFANCE

PREMIÈRE PARTIE

PROLÉGOMÈNES

CHAPITRE PREMIER

CONSIDÉRATIONS ANATOMO-PHYSIOLOGIQUES SUR L'ORGANISME DE L'ENFANCE

A. *Respiration et circulation.* — Le premier acte du nouveau-né est une inspiration. Immédiatement après la naissance, les muscles inspirateurs se contractent et l'air atmosphérique pénètre pour la première fois dans les vésicules pulmonaires. L'augmentation de volume du poumon, qui en est la conséquence, a pour effet, d'une part, extérieurement, l'agrandisse. ment du thorax, d'autre part, intérieurement, une compression des organes situés à côté du poumon dans la cavité pectorale, c'est-à-dire du cœur, des grands vaisseaux et du thymus, en outre, la descente du dia-. phragme, d'où résulte nécessairement une forte compression des viscères abdominaux. Ce brusque changement de volume de tous les organes de la poitrine et de l'abdomen contribue certainement, en même temps que d'autres phénomènes physiologiques, à modifier les conditions circula-toires des différents organes, et l'on voit effectivement se fermer immédia. tement, ou peu de temps après la naissance, les voies suivantes du sang fœtal :

1. *Le canal veineux d'Arantius* (pl. I, 4). — Du placenta sort la veine ombilicale (pl. I, 8), qui, après avoir traversé l'anneau ombilical, passe entre le péritoine et les muscles transverses pour se rendre au foie, où elle arrive, en longeant d'avant en arrière le sillon longitudinal antéro-pos-térieur, jusqu'à l'extrémité gauche du sillon transverse. Là, elle se partage

en deux branches, dont la plus grande se rend dans la branche gauche de la veine porte, tandis que la plus petite va se jeter, sous le nom de *canal veineux*, dans la veine cave inférieure (pl. I, 4). Le canal veineux établit donc une communication entre la veine ombilicale et la veine cave inférieure, et cette communication cesse, aussi bien que la communication avec la veine porte, dès que le placenta s'est décollé de l'utérus, que le sang s'arrête dans la veine ombilicale et que la première inspiration s'est accomplie.

2. *Le canal artériel* (pl. I, 2), qui, chez le fœtus, établit une communication directe entre l'artère pulmonaire et l'artère aorte. Il prend son origine au point de bifurcation de l'artère pulmonaire, cependant plus particulièrement dans la direction de la branche gauche. De là, il remonte obliquement jusqu'au bord inférieur de la crosse de l'aorte, avec laquelle il se réunit, sous un angle obtus, à l'endroit même où l'artère sous-clavière gauche se sépare de la paroi supérieure de ce vaisseau. Ce canal sert à tenir le sang éloigné du poumon et à le ramener immédiatement du cœur droit dans la grande circulation. Plus l'époque de la naissance approche, plus le canal artériel devient mince et plus les deux branches de l'artère pulmonaire prennent du développement. Plus le canal artériel est large, plus la partie de l'aorte qui s'étend du cœur à l'embouchure de ce canal est étroite. Les poumons, épanouis par l'action des muscles inspirateurs, aspirent non-seulement de l'air, mais encore du sang venant des vaisseaux, et ce n'est pas seulement le système des canaux *aériens*, mais encore celui des canaux *sanguins* qui se dilate. Il s'établit un courant sanguin rapide et plus volumineux de l'artère pulmonaire aux poumons, le sang de l'artère pulmonaire ne pénètre plus dans le tube de communication entre ce vaisseau et l'aorte, et le canal artériel s'oblitère avec une rapidité si grande que, chez un enfant qui a vécu de vingt-quatre à trente-six heures, on peut à peine encore y faire pénétrer un stylet.

3. *Trou de Botal.* — La cloison qui sépare les oreillettes du cœur possède chez le fœtus une ouverture remplacée chez l'adulte par la fosse ovale. A cette ouverture correspond une valvule membraneuse, semi-lunaire, la valvule du trou ovale, ayant en haut un bord *libre*, échancré. Dans le fœtus, cette valvule ne ferme le trou ovale que d'une manière fort incomplète, de sorte qu'une partie du sang se rend directement de l'oreillette droite dans l'oreillette gauche et retourne dans la grande circulation sans avoir passé par les poumons. Plus le moment de la naissance approche, plus le trou ovale devient petit et plus sa valvule devient grande et développée. Après la naissance, le poumon se transforme subitement en un système de pompe aspirante, et il faut que le sang y afflue en plus grande quantité, le ventricule droit se dilate et en même temps le torrent sanguin se détourne du trou ovale. Le bord libre de la valvule du trou ovale persiste, il est vrai, pendant quelques mois encore; mais la valvule elle-même est assez développée pour opérer de tout côté une occlusion parfaite. Chez les enfants qui ont dépassé l'âge de huit à dix mois, on

trouve ordinairement une adhérence complète entre le bord de la valvule et le bord correspondant du trou ovale.

4. *Artères ombilicales* (pl. 1, 9). — Ayant déjà parlé de la veine ombilicale à l'occasion de l'occlusion du canal veineux, il nous reste à parler de l'occlusion des artères ombilicales. Les deux artères ombilicales se séparent de l'artère hypogastrique correspondante; elles surpassent en épaisseur toutes les autres branches de ce dernier vaisseau et remontent le long de la vessie. Elles comprennent entre elles l'ouraque et remontent avec lui, entre les muscles de l'abdomen et le péritoine, jusqu'à l'ombilic. De là elles décrivent un trajet tortueux le long du cordon ombilical et atteignent le placenta, dans lequel elles se ramifient. Aussitôt que la communication cesse entre l'utérus et le placenta, il se forme dans ces artères ombilicales un thrombus qui s'étend presque jusqu'à leur point de départ de l'artère hypogastrique. Elles ne restent perméables que sur un très-petit trajet à partir de ce point et donnent quelques artères vésicales, et en outre, chez la femme, l'artère utérine. Le reste s'oblitère jusqu'à l'anneau ombilical et ne forme plus qu'un mince cordon blanc.

Outre ces grands changements *mécaniques*, la pénétration de l'air atmosphérique dans le poumon fait naître des processus *chimiques* encore plus importants. Par la réaction réciproque entre les gaz et le sang et l'échange des premiers, qui ont à traverser dans deux directions opposées la paroi des capillaires adjacents aux vésicules pulmonaires et la paroi vésiculaire elle-même, l'air et le sang sont modifiés de telle sorte que le premier devient irrespirable, et que le second s'artérialise, c'est-à-dire qu'il devient l'agent de la nutrition. Le nouveau-né reçoit du sang vermeil et du sang foncé.

Il nous reste encore à mentionner ici un organe qui n'appartient qu'à l'organisme de l'enfance, le *thymus*. Cet organe glandulaire se distingue par de grandes différences de grandeur, de forme, de poids et de consistance.

Logé dans le médiastin antérieur, le thymus, tantôt ne dépasse pas la partie supérieure du péricarde et l'origine des gros vaisseaux, mesurant à peine $0^m,014$ de largeur, tantôt il descend du corps thyréoïde jusqu'au diaphragme et a plus de 7 centimètres de largeur. D'après Jendrassik, ses principaux vaisseaux sanguins émanent directement des gros troncs vasculaires avec lesquels il est en contact. D'après le même auteur, auquel nous devons peut-être les plus grands éclaircissements sur cet organe si inconnu dans ses fonctions, le thymus se compose de deux moitiés, de grandeur souvent fort inégale, qui sont unies par une membrane composée de plusieurs feuillets très-minces et dans l'épaisseur de laquelle rampent les principaux vaisseaux sanguins de l'organe. La forme que présentent le plus souvent ces lobes de l'organe est allongée, le tiers supérieur est peu développé et arrondi, tandis que le reste est aplati et plus large. Souvent un prolongement, ayant la forme d'une corne, part de l'extrémité inférieure, se recourbe et remonte le long du bord externe. D'autres fois, le lobe latéral du thymus n'existe que sous la forme d'un cordon mince et étroit, ou bien il se partage, s'il est très-volumineux, en plusieurs lobes plus petits et arrondis, qui, unis par des parties parenchymateuses très-minces, se trouvent juxtaposés ou situés les uns au-dessus des autres.

Dans tous les cas, la face antérieure, dirigée du côté du sternum, est convexe; la face postérieure, appuyée sur le péricarde, faiblement concave. Le bord externe et inférieur est mince et effilé, le bord interne plus obtus et creusé de sillons profonds dans lesquels les vaisseaux sanguins s'enfoncent comme dans un hile.

Le thymus, solide et à grains serrés au commencement, se transforme par la suite en une masse plus molle, pourvue de beaucoup de cavités et dont le suc a toujours une réaction acide. Le ramollissement avance de l'axe central, où les veines principales sont situées dans une couche étendue de tissu conjonctif, vers la périphérie. Peu à peu la glande s'aplatit davantage, les cavités se rapprochent plus les unes des autres, de sorte qu'on n'aperçoit plus de trace d'un parenchyme glandulaire, et, à l'âge de puberté, l'organe a presque toujours complétement disparu. Exceptionnellement, on le voit cependant encore chez desindividus plus âgés, et présentant même chez eux un volume et un poids considérables. Chez les enfants tuberculeux, on le trouve criblé de tubercules. C'est de lui que le cancer du médiastin antérieur, qui se rencontre relativement assez souvent chez les enfants, prend probablement son point de départ. Le fait souvent raconté d'abcès qui se rencontreraient dans le thymus chez les enfants syphilitiques, est inexact, d'après Jendrassik ; car ces prétendus abcès ne sont généralement pas autre chose que les cavités qui se forment régulièrement pendant l'évolution régressive de la glande et que l'on trouve également chez beaucoup d'enfants n'ayant pas la moindre trace de syphilis.

B. *Sécrétions.* — Toutes les muqueuses, qui n'ont fonctionné que très-peu à l'état fœtal, commencent, après la naissance, à fournir la sécrétion qui leur est propre. Les cavités buccale et nasale se lubréfient, cette dernière souvent d'une manière imparfaite, au point qu'il devient nécessaire d'éloigner artificiellement les croûtes muqueuses desséchées. Les glandes salivaires sécrètent, il est vrai, également un liquide, mais qui ne possède pas encore toutes les propriétés chimiques de la salive des adultes, vu qu'il ne transforme que très-lentement l'amidon en sucre. L'estomac commence à sécréter un suc qui dissout la caséine contenue dans le lait maternel. Le foie, qui occupe la plus grande partie de la cavité abdominale, sécrète une bile d'un brun clair, qui, après l'évacuation du méconium, matière d'un brun foncé, communique aux matières fécales leur couleur jaune-orange.

Les recherches de Foerster ont démontré la fausseté de l'opinion très-répandue d'après laquelle le méconium ne serait qu'un mélange de bile, de mucus intestinal et d'épithélium intestinal. Il se compose, au contraire, de petites écailles plates, possédant tous les caractères de cellules cornées d'épithélium pavimenteux, et ne pouvant pas, par conséquent, provenir du canal intestinal, mais se montrant parfaitement identiques avec les petites écailles cornées du vernis caséeux. On y trouve en outre constamment de petits poils de même abondance que dans le vernis caséeux, et, en outre, des globules de graisse de différente grandeur, et qui sont évidemment de la matière sébacée faisant partie du vernis caséeux, en outre des cristaux de cholestérine provenant, soit de la bile, soit d'une transformation du vernis caséeux; enfin, de petites masses irrégulières, jaunes et brunâtres, qui donnent au méconium sa couleur foncée, et qui ne sont que des matières colorantes de la bile. Le méconium, outre les substances mentionnées en dernier lieu et qui proviennent véritablement de la bile, se compose donc principalement de *vernis caséeux;* de là on peut conclure que de temps en temps le fœtus avale de l'eau amniotique avec le vernis caséeux qu'elle tient en suspension, et, à en juger par la quantité ordinaire du méconium que l'on rencontre dans son tube digestif, les quantités d'eau amniotique ainsi avalées doivent être assez considérables; l'élément aqueux de ce liquide se résorbe rapidement dans l'estomac, car jamais on n'en trouve la moindre trace dans ce dernier, tandis que les poils et les petites lamelles cornées ne peuvent être digérés et traversent tout le canal intestinal.

L'intestin sécrète après la naissance une certaine quantité de mucus dont la sécrétion, augmentée ou diminuée, constitue la diarrhée ou la constipation, c'est-à-dire les premières et les plus fréquentes parmi les maladies des enfants à la mamelle.

La tâche qui incombe aux reins est un peu trop forte immédiatement après la naissance. Les enfants boivent très-peu pendant les premiers jours de leur existence, le sang ne peut donc céder que peu d'eau pendant ce temps, et de la sorte il arrive que dans les tubes urinifères droits les urates qui, à cause de la rapidité avec laquelle s'accomplissent les échanges organiques, s'accumulent promptement et en grande quantité, ne peuvent rester en dissolution, mais se précipitent dans ces tubes pour former l'*infarctus urique* des nouveau-nés. L'infarctus urique forme des stries d'un rouge jaune ou d'un rouge vif dans les pyramides, près des papilles. Ordinairement, il ne se montre que le second jour après la naissance; mais j'en ai trouvé encore quelques restes chez des enfants qui avaient vécu depuis plus de quatre semaines. Comme on prétend l'avoir trouvé, très-exceptionnellement, il est vrai, même chez des enfants mort-nés, et que, d'un autre côté, beaucoup d'enfants morts entre le second et le quatorzième jour après la naissance n'en présentent aucune trace, on ne peut tirer de sa présence ou de son absence aucune conclusion médico-légale. On le trouve souvent sous forme d'une poudre d'un rouge carmin dans les langes des nouveau-nés, fait qui n'a pas échappé à l'attention de beaucoup de sages-femmes. L'examen microscopique montre de petites colonnes composées d'urate d'ammoniaque amorphe et de cellules épithéliales, mêlées également de quelques cristaux rhomboédriques d'acide urique. Les jours où cette poudre se rencontre dans les langes, les enfants sont ordinairement agités, crient en urinant et ont le méat urinaire plus rouge que de coutume. Bien que la production et l'excrétion de cet infarctus soient à considérer comme un phénomène physiologique, il n'en est pas moins vrai que la gravelle rénale, qui se rencontre si souvent chez les petits enfants et les calculs vésicaux qui se rencontrent à cet âge, ne sont pas sans rapports avec l'infarctus urique.

La peau, qui, pendant la vie intra-utérine, a toujours été maintenue à la température du sang maternel, entre au moment de la naissance dans un milieu plus froid; elle est dès ce moment exposée à l'action de l'air, de la lumière, des changements de température, et se charge des fonctions de la sécrétion. Elle est d'abord d'un rouge uniforme qui, du second au sixième jour, cède la place à une teinte jaune, pour passer ensuite à la teinte rose ordinaire. Souvent on commet l'erreur de confondre avec l'ictère cette coloration jaune de la peau des nouveau-nés. Ces derniers ont presque tout le corps, excepté la paume des mains et la plante des pieds, couvert de poils fins assez longs, d'une espèce de duvet qui tombe dans les premières semaines de l'existence. Les cheveux assez forts que beaucoup d'enfants apportent au monde, tombent également dans les premières semaines et ne sont que lentement remplacés par d'autres cheveux plus fins et ordinairement plus clairs. Les enfants faibles, qui se développent lentement et dont le panicule adipeux est peu fourni, conservent ces cheveux beaucoup plus longtemps que ceux qui se trouvent dans des conditions opposées. Les glandes sudoripares fonctionnent très-peu dans les premières semaines de l'existence; presque jamais on ne parvient à provoquer chez un enfant de moins de quatre semaines une transpiration assez abondante pour réunir la sueur en gouttes sur la peau.

Par contre, on observe chez presque tous les enfants une sécrétion augmentée des follicules sébacés du cuir chevelu, une séborrhée du cuir chevelu qui doit être comptée au nombre des phénomènes physiologiques, se produisant du commencement du second mois jusqu'à la fin de la première année. Cette séborrhée se développe très-lentement : au commencement, la peau se présente comme enduite de suif ou de cérat; sur cet enduit gras, la poussière reste adhérente et se dessèche avec la matière sébacée en écailles d'un gris blanc ou jaunâtre, plus tard brunes et même noires, qui se laissent facilement écraser entre les doigts et sous lesquelles on trouve, après les avoir détachées, le cuir chevelu intact et n'étant pas même congestionné. Cet enduit n'est accompagné d'aucune démangeaison, d'aucune humidité, d'aucune infiltration de la peau. Par des frictions avec de l'huile d'olives et de fréquents lavages avec de l'eau et du savon, on peut facilement empêcher la formation de ces croûtes sans nuire à la santé de l'enfant. Dans beaucoup de localités, entre autres à Munich, les sages-femmes font croire aux mères que la séborrhée du cuir chevelu doit être respectée pour le bien de l'enfant, et il est rare que l'on parvienne à persuader les mères d'employer le traitement que nous venons de mentionner. Elles laissent les croûtes brunes se développer sans jamais y toucher, jusqu'à ce que finalement, vers la fin de la première année, la séborrhée diminue d'elle-même, que les cheveux, à mesure qu'ils se développent, soulèvent de plus en plus les croûtes, qui finissent par se dessécher complétement et par se réduire en poussière. Après cette époque, on n'observe plus chez les enfants la séborrhée simple du cuir chevelu.

C. *La croissance générale et la croissance de quelques organes en particulier.* — C'est pendant les premières semaines de la vie que la croissance de l'enfant se fait avec la plus grande rapidité. Dans la première année, la taille augmente en moyenne de 16 à 18 centimètres; dans la seconde, de 9 centimètres et demi; dans la troisième, de 8 centimètres; dans la quatrième, de 6 centimètres et demi. A partir de la quatrième ou de la cinquième année, la croissance devient assez régulière et s'élève annuellement à un peu plus ou un peu moins de $0^m,054$. Dans la seizième et la dix-septième année, la taille n'augmente plus que de 4 centimètres par an, et, dans les deux années qui suivent, seulement de 27 millimètres. La plupart des hommes ne grandissent que jusqu'à l'âge de vingt ans; quelques-uns cependant n'ont achevé leur croissance qu'à vingt-cinq ans. Une alimentation insuffisante, un climat trop chaud ou trop froid, arrêtent la croissance. Les maladies fébriles aiguës ne l'interrompent en aucune manière, mais l'activent au contraire très-notablement, observation qui s'applique surtout aux exanthèmes aigus. Dans une maladie fébrile aiguë, les enfants grandissent souvent, dans l'espace de quelques semaines, de 14 à 27 millimètres, tandis qu'à l'état physiologique il leur faudrait pour cela de trois à six mois. Ils paraissent, du reste, être devenus encore bien plus grands à cause de l'amaigrissement qui se produit dans toutes ces maladies. Les maladies osseuses, le rachitisme, la scrofulose osseuse, retardent la croissance. Si les enfants grandissent trop vite, ils maigrissent, s'affaiblissent et deviennent pâles et indolents. Au bout d'un mois et demi à deux mois, l'enfant commence à relever la tête et à lui imprimer des mouvements volontaires, entre autres à la tourner dans la direction de la lumière. Ce n'est que du septième au huitième mois qu'il apprend à se tenir assis, et plus tard encore, du neuvième au dixième, les extrémités inférieures commencent à entrer en fonction; l'enfant apprend à se tenir debout et, quelques semaines plus tard, à marcher.

La croissance ne se fait pas d'une manière égale pour toutes les parties du corps; souvent la tête se développe plus rapidement que le reste du corps, souvent aussi les extrémités l'emportent sur le tronc et la tête; le plus fréquemment, notre mauvaise éducation physique retarde le développement du thorax en largeur.

Il est quelquefois intéressant de mesurer exactement les os du crâne, et l'on est tombé d'accord pour choisir les points de repère suivants : 1° la plus grande circonférence de la tête; elle passe par la protubérance occipitale et le sommet de la voûte frontale. Chez les individus atteints d'hydrocéphale chronique considérable, l'os occipital a une direction presque horizontale, et la plus grande circonférence tombe chez eux au-dessus de la protubérance; 2° la distance d'une oreille à l'autre. Elle se mesure par une ligne qui s'étend du point le plus élevé de l'insertion du pavillon de l'oreille au même point, du côté opposé, en passant sur la grande fontanelle; 3° la distance entre l'os occipital et la racine du nez est mesurée par une ligne tirée de la protubérance occipitale à l'espace intersourcilier, en passant sur le vertex. On peut prendre ces trois mesures avec une simple lanière de papier et mieux encore avec une lanière en cuir sur laquelle sont tracées les divisions du mètre. Quant aux diamètres, il faut les déterminer avec le compas d'épaisseur. Le diamètre transversal a pour points terminaux les deux bosses pariétales, le diamètre longitudinal, la petite fontanelle, d'une part, et le sommet de la voûte frontale, d'autre part.

Une condition importante pour tout médecin qui veut traiter des enfants malades, c'est la connaissance exacte de la grande fontanelle et de sa fermeture physiologique. Les fontanelles résultent du développement du crâne. La marche de l'ossification crânienne ayant pour points de départ plusieurs points d'ossification qui grandissent également dans toutes les directions par le fait d'une agrégation moléculaire se faisant par lignes concentriques autour de chaque point, les *angles* des os crâniens seront nécessairement les parties formées en dernier lieu. Or, les os crâniens ayant au commencement des contours arrondis, il y aura nécessairement, si plusieurs de ces disques osseux se rencontrent, entre eux un espace libre ayant autant de bords qu'il y aura de disques osseux pour le limiter. C'est cet espace, fermé uniquement par des téguments membraneux, qu'on appelle fontanelle. Or, l'os pariétal possédant à l'état de complet développement quatre angles, il y aura à chacun de ces angles, à l'état embryonnaire, une fontanelle; mais comme les angles supérieurs des deux os pariétaux se touchent, que par conséquent leurs fontanelles se réunissent, il ne peut y avoir que six fontanelles dont la frontale et l'occipitale sont simples et par conséquent impaires, tandis que les fontanelles latérales, antérieure et postérieure, sont doubles et paires.

Chez l'enfant arrivé à terme, il n'existe que la grande fontanelle frontale, quadrangulaire, qui représente un rhombe ayant les bords incurvés en dedans et d'inégale longueur. Cette fontanelle résulte de la rencontre des deux os frontaux et des deux pariétaux. L'angle que forment entre eux les deux os frontaux est plus aigu que celui que forment les deux pariétaux. L'oblitération de la grande fontanelle est rarement complétement achevée avant la fin de la seconde année. Un fait curieux, c'est l'*agrandissement de cette fontanelle jusqu'à la fin du neuvième mois de l'existence*, phénomène sur lequel Elsaesser a le premier appelé l'attention. Pour déterminer ses dimensions, Elsaesser a choisi une méthode qui, donnant la mesure aussi approximative que possible et au moins relativement exacte de sa surface en centimètres et en millimètres carrés, fournit en même temps une formule très-courte. Ainsi, il mesura la distance entre deux côtés parallèles du quadrilatère en prenant pour point de départ le milieu de leur longueur, il en fit autant pour les deux autres côtés parallèles, puis il ajouta entre eux les deux nombres ainsi obtenus et prit pour diamètre de la fontanelle la moitié du résultat. Cette méthode fournit des résultats plus exacts que si l'on se contente de mesurer la distance entre deux *angles* opposés. En effet, dans ce dernier cas, on n'a aucune donnée positive parce que l'angle est souvent formé par l'extrémité de deux bandes étroites qui s'étendent encore fort loin entre les sutures, de sorte que la limite à partir de laquelle on doit mesurer reste indécise et tout à fait arbitraire.

Comparées par trimestres, les dimensions moyennes de la fontanelle sont les suivantes :

Trimestres.	Nombre d'enfants.	Diamètre moyen de la fontanelle en centimètres.
1er — 1-3 mois.	10	2,16
2me — 4-6 mois.	15	2,68
3me — 7-9 mois.	7	3,13
4me — 10-12 mois.	13	2,67
1-12 mois.	45	2,61

Pendant cette période, la fontanelle est toujours ouverte.

| 13-15 mois. | 9 | 1,73 |

De ces 9 enfants, 3 ont la fontanelle fermée ; chez un d'eux, elle est large de $1^{cm},12$; chez les autres, de $2^{cm},25$ à $3^{cm},37$.

16-18 mois : 8 enfants. — Fontanelle fermée chez 4 ; large de $0^{cm},45$, de $0^{cm},67$, de $2^{cm},02$, de $2^{cm},25$ chez les autres.

19-21 mois : 5 enfants. — Fontanelle fermée chez 2 ; large de $1^{cm},12$, de $2^{cm},69$ et de $2^{cm},69$ chez les autres.

22-24 mois : 7 enfants. — Fontanelle fermée chez 5 ; large de $2^{cm},02$ et de $3^{cm},37$ chez les autres.

Il ressort de ce tableau :

1° Que la fontanelle antérieure a les plus petites dimensions pendant le premier trimestre de la première année ;

2° Qu'ensuite elle *augmente d'étendue* jusque dans le troisième trimestre ;

3° Qu'elle ne recommence à diminuer que dans le quatrième trimestre.

Une question qui se présente ici immédiatement est la suivante : comment expliquer cette augmentation de surface de la grande fontanelle ? D'après Elsaesser, la réponse à cette question est très-simple et doit être cherchée dans de simples conditions mécaniques. La grande fontanelle forme un quadrilatère dont les sommets se trouvent placés en avant et en arrière, à droite et à gauche. Ses angles sont traversés par deux fentes osseuses : une fente transversale (suture coronale) et une fente longitudinale (suture frontale et sagittale). Si nous nous représentons l'accroissement en surface des os crâniens se faisant de telle sorte, que de nouvelles lignes osseuses viennent constamment se déposer autour de l'os, les lignes qui se déposent sur les deux bords de chaque fente auront nécessairement pour effet d'écarter les deux os correspondants. Or si cet accroissement se produit sur les *fentes qui communiquent avec la fontanelle*, il faut que celle-ci *s'agrandisse* dans tous les sens, à moins que ses bords ne s'accroissent en même temps dans les proportions voulues. Or, les bords de la fontanelle continuent de s'accroître, il est vrai, mais seulement *dans la même proportion* que les bords des fentes osseuses, et cela suffit pour expliquer l'agrandissement mécanique de la fontanelle.

Supposons, en effet, qu'à une seule des fentes principales citées plus haut, par exemple à la fente transversale, il s'attache de nouvelles molécules osseuses tendant à augmenter les surfaces et que l'autre fente, la fente longitudinale, ne change pas; supposons, en outre, qu'à chacun des deux bords de la fente transversale il s'attache dans un temps donné une surface osseuse large de 2 millimètres, alors la fontanelle aura de nouveau, au bout de ce temps, son ancien diamètre, quoique chacun de ses bords ait grandi de 2 millimètres. Ainsi, en supposant une croissance égale de tous les bords osseux, la fontanelle conserverait toujours le même diamètre si elle n'était traversée que par une seule fente, ou si aucun dépôt osseux ne se produisait sur les bords de l'autre. Mais ce dépôt se fait dans la fente longitudinale dans la même proportion que dans la fente transversale. Or si, pendant que les bords de la fente transversale s'accroissent de 2 millimètres, les bords de la fontanelle ont dû également augmenter de 2 millimètres, pour que le diamètre restât le même, la même conséquence existe pour la fente longitudinale, si ses bords augmentent de la largeur de 2 millimètres dans le même laps de temps que les bords de la fente transversale. En d'autres termes, il faut, pour que le diamètre de la fontanelle reste le même, que ses bords, pendant le temps que les bords des fentes longitudinale et transversale mettent à augmenter chacun de 2 millimètres, augmentent du *double*, c'est-à-dire de 4 millimètres. Or ce n'est pas ce qui arrive; mais les bords de la fontanelle s'accroissent à peu près dans la même proportion que ceux des fentes (par conséquent, dans le temps supposé de 2 et non de 4 millimètres). Donc, la fontanelle doit augmenter continuellement d'étendue. C'est aussi ce qui arrive jusqu'à un certain point. Si l'explication telle que nous venons de la donner, ne paraissait pas assez claire, on n'aurait qu'à se donner la petite peine de découper quatre fois, en papier, chacune des deux figures 1 et 2 de la planche II et de réunir les quatre morceaux de chaque figure par les angles obtus, de telle manière que les petites lignes *a* et *a'* forment de chaque côté un carré.

La figure 2 représente le dessin schématique d'un os crânien concourant à la formation de la grande fontanelle et s'étant accru, dans un temps donné, de 2 millimètres sur tous ses bords. La figure 1 représente le même os avec ses dimensions primitives.

Tant que les bords des fentes continuent de croître aussi rapidement que les bords de la fontanelle, cette dernière naturellement ne cesse pas de s'agrandir. Mais il arrive un moment où les bords des fentes se touchent et forment une réunion *osseuse*, des sutures proprement dites, et où en même temps l'ensemble de la tête se développe, quoique dans une proportion plus lente. Le résultat en est que les bords osseux ne peuvent plus s'écarter l'un de l'autre et que la continuation de l'accroissement des bords encore libres de la fontanelle a pour effet, dès ce moment, la diminution progressive de cette dernière. Cette coïncidence entre la formation de la suture et la diminution commençante de la fontanelle s'observe ordinairement vers le neuvième mois chez les enfants sains. Mais ce n'est qu'après le quinzième mois que la fontanelle se ferme complétement.

L'augmentation de la grande fontanelle pendant les trois premiers trimestres n'est donc pas un fait pathologique; elle n'est pas un effet du rachitisme, mais un phénomène essentiellement physiologique.

L'utilité de la grande fontanelle est ordinairement envisagée au point de vue trop exclusif et purement négatif de l'absence d'une enveloppe osseuse, tandis que sa forme, sa situation, son agrandissement comparés à l'ensemble du développement de l'enfant permettent, au contraire, de lui reconnaître un but positif et réel.

Le crâne et la colonne vertébrale forment ensemble une capsule rigide, inextensible, autour du cerveau et de la moelle épinière, de sorte que la capacité de la cavité crânienne et du canal vertébral ne peut ni augmenter ni diminuer. Or, dans la première année de l'existence, pendant laquelle le cerveau se développe rapidement et se montre plus disposé que par la suite aux congestions, une rigidité absolue du crâne n'aurait pas répondu à ces conditions physiologiques, de sorte qu'un endroit pouvant céder en dehors aussi bien qu'en dedans, tel que la grande fontanelle, fait jusqu'à un certain point l'office d'une soupape de sûreté.

Tandis que, dans les congestions cérébrales et l'hydrocéphale, elle fait une saillie bombée en dehors et modère ainsi la pression exercée sur le cerveau par les vaisseaux gorgés de sang ou l'épanchement hydrocéphalique, elle forme, au contraire, dans l'anémie et l'atrophie cérébrale, une saillie intérieure et présente une fossette sur la voûte crânienne.

C'est pendant les premiers mois de l'existence que le cerveau s'accroît le plus rapidement; au moment de la naissance il ne pèse pas encore 500 grammes, dans la seconde année il arrive déjà à 750 grammes. Chez le nouveau-né, la substance cérébrale est molle, presque homogène, et l'on ne distingue pas encore bien les limites entre la substance grise et la substance blanche, autrement dit, la substance corticale et la substance médullaire du cerveau. Dans la première année, la dure-mère adhère régulièrement aux parois crâniennes; dans la seconde année, cette adhérence est encore très-commune, de sorte qu'en ouvrant la cavité crânienne on est forcé d'enlever à la fois la dure-mère et la calotte osseuse. Il semble donc inutile de décrire à part ce phénomène, à chaque autopsie d'enfant âgé de moins d'un an, comme cela se fait avec une insistance toute particulière dans la plupart des rapports nécroscopiques.

D. *Percement des dents.* — D'après Hyrtl, la formation des dents commence déjà au premier tiers de la vie embryonnaire. Dans la sixième semaine de la grossesse, il se produit, d'après Goodsir, à la place des mâchoires à venir, des sillons étroits entre les lèvres à peine marquées et les arcades maxillaires rudimentaires. Les bords de sillons s'élèvent en rebords arrondis, ce qui transforme les sillons en gouttières profondes. Les rebords s'infléchissent plusieurs fois, ce qui divise la gouttière en compartiments. Du fond de ces compartiments s'élèvent de petites papilles entre lesquelles les rebords infléchis se touchent et forment ainsi des cellules pour les papilles. Chaque cellule communique avec la cavité buccale par une ouverture qui plus tard se ferme par connivence des bords. Ainsi se forme le sac dentaire, dont le fond est occupé par la papille dentaire. Celle-ci sert de moule au dépôt de l'ivoire; quant à l'émail, il est formé par l'organe de l'émail, ou organe adamantin ; ce dernier couvre et enveloppe le sommet de la papille qui s'enfonce dans cet organe. De cette manière se développent les sacs dentaires pour les vingt dents de lait, dont l'ossification a lieu au cinquième mois de la grossesse. Les sacs de réserve ou sacs dentaires des dents permanentes surgissent de la paroi postérieure des sacs dentaires des dents de lait, probablement avec communication entre les cavités. A mesure que les sacs de réserve se développent, ils se séparent des sacs des dents de lait avec lesquels ils communiquent cependant encore par une sorte de fil auquel on a donné le nom de *gubernaculum dentis.* Chez le nouveau-né, toutes les cavités des dents de lait, aussi bien que des dents permanentes se trouvent déjà préformées dans les os maxillaires. Les dents de lait se rapprochent peu à peu du bord alvéolaire de la mâchoire, encore fermé par un tissu cartilagineux. La cause de ce rapprochement réside dans le développement successif de la racine dentaire. En même temps disparaissent le cartilage gingival et la paroi supérieure du sac dentaire. Les parois latérales du sac dentaire deviennent le périoste de la racine de la dent. Quelquefois le cartilage disparaît avant que la couronne de la dent ait atteint la surface, la dent qui perce est alors à jour dans une fossette superficielle du cartilage gingival, on ne peut souvent pas la voir, mais seulement la sentir ou la découvrir en frappant contre elle avec le manche d'une cuiller. C'est là une expérience par laquelle on peut causer une grande joie aux parents qui souvent attendent avec impatience l'apparition de la première dent.

C'est au milieu d'une sécrétion et d'une rougeur augmentées de la muqueuse buccale et de divers autres symptômes dont il sera question dans la seconde partie que commence le percement des premières dents de lait. Les vingt dents de lait se montrent en cinq groupes successifs chez la plupart des enfants bien portants. Ces groupes se succèdent de la manière suivante :

Premier groupe. — Entre le quatrième et le septième mois apparaissent à peu près simultanément les 2 incisives moyennes d'en bas. Puis vient une pause de trois à neuf semaines.

Deuxième groupe. — Entre le huitième et le dixième mois apparaissent les 4 incisives d'en haut qui se succèdent rapidement dans l'espace de peu de semaines. D'abord les 2 moyennes, ensuite les 2 latérales. La deuxième pause est de six à douze semaines.

Troisième groupe. — Entre le douzième et le quinzième mois, 6 dents apparaissent presque à la fois, à savoir : les 4 premières molaires et les 2 incisives latérales d'en bas ; ordinairement on voit d'abord les molaires de la mâchoire supérieure, ensuite les incisives inférieures, et en dernier lieu les molaires inférieures. Puis vient une pause qui se prolonge jusqu'au dix-huitième mois.

Quatrième groupe. — Entre le dix-huitième et le vingt-quatrième mois percent les canines (dont les 2 supérieures ont aussi reçu le nom d'œillères). Pause qui dure jusqu'au trentième mois.

Cinquième groupe. — Entre le trentième et le trente-sixième mois apparaissent enfin les 4 secondes molaires.

Ainsi se trouve achevée la première dentition. L'enfant possède ses vingt dents de lait. Dans la cinquième ou sixième année de la vie, la troisième molaire apparaît. C'est le signal de la seconde dentition. Les artères des dents de lait s'oblitèrent et leurs nerfs disparaissent ; ainsi ces dents se trouvant privées de leurs conditions d'existence et ébranlées par l'agrandissement des alvéoles, elles finissent par tomber sans avoir été cariées. Comme la mâchoire de l'enfant n'est pas assez grande pour permettre le développement des dents permanentes en rangée régulière, la canine définitive se place au devant de l'incisive externe et de la première molaire, et c'est de cet isolement des canines que dépendent les irrégularités que leur position présente si souvent après le percement. La cloison qui avait séparé les alvéoles des dents définitives de ceux des dents de lait se résorbe peu à peu. Afin que les premières puissent suivre les traces de ces dernières et ne prennent pas de fausse direction, le cordon étranglé qui se trouve entre chaque dent de lait et la dent définitive correspondante se transforme de nouveau en un conduit ouvert. Pour tomber, les dents de lait suivent à peu près le même ordre qu'elles ont suivi pour percer. Dans la douzième année apparaît la quatrième molaire, et enfin entre seize et vingt-quatre ans la cinquième, dite de sagesse, dont la couronne ne commence à s'ossifier que dans la dixième année de l'existence.

Si l'on ne peut pas prétendre que tous les enfants bien portants font leurs dents dans l'ordre et aux époques que nous venons de décrire, il est cependant certain que les enfants dont la dentition suit cet ordre sont ceux qui éprouvent le moins de souffrances et qui ont le moins de maladies consécutives à l'évolution dentaire. Parmi les variétés de la dentition physiologique, nous ferons surtout ressortir les suivantes : 1 par rapport au temps, ainsi il y a des enfants qui naissent avec des dents, comme Louis XIV et Mirabeau, sans qu'on ait aperçu plus tard que leur développement général fût plus rapide ; 2° par rapport à l'ordre dans lequel les dents se suivent : quelquefois les dents incisives supérieures se montrent avant les inférieures, et, dans ce cas, les latérales ordinairement avant les moyennes; il est très-rare que les canines viennent avant les molaires.

CHAPITRE II

RÈGLES GÉNÉRALES POUR L'EXAMEN DES ENFANTS

Les enfants nouveau-nés, ou seulement âgés de quelques semaines, réagissent ordinairement très-peu contre l'examen du médecin; ils dorment beaucoup et se sentent tellement à l'aise lorsqu'on les débarrasse pour quelques minutes de leur maillot et de leurs coussins qu'ils sont rarement agités. Mais une fois que l'enfant commence à connaître et à distinguer les personnes qui l'entourent, ce qui souvent se remarque assez distinctement dès le troisième mois de l'existence, il s'effraie à l'approche de tout nouveau visage et entre autres aussi du médecin. Cette timidité ne dure chez quelques enfants que jusqu'à l'âge de dix-huit ou de vingt-quatre mois; pendant ce temps, quelquefois elle diminue, d'autres fois elle augmente; chez d'autres enfants, elle persiste jusqu'à l'âge de quatre à six ans. Les conditions au milieu desquelles l'enfant se développe entrent pour beaucoup dans ces différences de caractère; moins l'enfant voit d'individus, plus il devient timide; aussi les enfants qu'on élève dans les villes le sont beaucoup moins que ceux de la campagne.

Il y a surtout trois circonstances qui viennent ordinairement gêner le médecin appelé à donner des soins à un petit enfant : l'absence de la parole, l'agitation considérable provoquée par l'examen physique, et enfin les cris qui accompagnent cette agitation. Le premier obstacle ne peut évidemment pas être écarté, mais il est possible d'en diminuer la portée par un interrogatoire suivi et circonstancié qu'on fait subir aux personnes qui gardent l'enfant; quant aux deux autres obstacles, il faut les faire disparaître.

Lorsque la toilette de l'enfant est faite, qu'ensuite il a bu ou mangé, il s'endort; or comme, dans les familles qui aiment l'ordre, on consacre à ces soins des heures régulières, rien n'est plus facile que d'observer l'enfant pendant son sommeil, surtout si l'on a pris la précaution de faire couvrir l'enfant, avant de l'endormir, de vêtements qui permettent de le découvrir facilement sans le fatiguer. Pour les observations qu'on ne peut bien faire que quand l'enfant est dans un repos complet, il faut profiter du sommeil; par contre, on peut attendre le réveil pour faire les recherches qu'il est possible de faire au milieu des cris et de l'agitation.

De là, il résulte qu'il faut examiner les enfants malades à deux époques différentes, pendant le repos et pendant l'agitation. *Pendant le repos seulement*, on peut observer l'expression du visage, les positions et les mouvements involontaires du tronc et des extrémités, le pouls, la nature et le nombre des respirations, enfin les données de l'auscultation. *Pendant l'agitation,* on peut examiner la peau, sa couleur, sa température et ses modifications pathologiques, la cavité buccale, l'abdomen, les parties génitales, l'anus, les extrémités, la manière de teter et, avant tout, le cri.

L'*expression du visage* traduit assez fidèlement les sensations même des plus petits enfants, et peut beaucoup aider un observateur habile à reconnaître la maladie et à en établir le pronostic. Eusèbe de Salle remarque avec beaucoup de justesse que les nourrissons bien portants ont des physionomies complétement dépourvues d'expression; il n'y a qu'une mère enthousiaste qui puisse prétendre le contraire. Un fait qui par conséquent a d'autant plus de valeur, c'est que la face des enfants malades prend une expression singulière qui dépend, pour la plus grande partie, de la disparition de la graisse du tissu cellulaire sous-cutané et, jusqu'à un certain point, aussi des contractions particulières de muscles relâchés à l'état normal.

A chaque diarrhée profuse, et le plus rapidement dans le choléra asiatique, la physionomie d'un enfant florissant jusque-là s'altère avec une telle rapidité qu'au bout de vingt-quatre heures il est impossible de le reconnaître. Les globes de l'œil s'affaissent dans leur orbite, au point que les paupières peuvent à peine encore suivre tous les mouvements de globe, et la paupière inférieure forme un pli correspondant au bord inférieur de l'orbite; le nez s'effile et les lèvres qui auparavant formaient un bourrelet arrondi présentent des bords tranchants.

Dans l'atrophie chronique, on voit disparaître jusqu'aux derniers vestiges de graisse de la face, la peau devient partout trop ample et ridée, et en outre il s'y ajoute, par l'effet d'une irritation cérébrale, toute sorte de contractions, surtout des muscles frontaux, ensuite du muscle sourcilier et du releveur du nez et de la lèvre supérieure; la face prend l'aspect d'une face de vieillard, ce qui lui a fait donner, par quelques auteurs français, le nom peu aimable de face voltairienne.

Jadelot a noté trois traits du visage qui, selon lui, correspondraient à des maladies internes. Le premier trait part du grand angle de l'œil et se perd sur l'os malaire. Il l'appelait le trait oculo-zygomatique. Le second trait part de la partie supérieure de l'aile du nez et contourne en demi-cercle la ligne extérieure de l'orbiculaire des lèvres; ce trait se partage en deux : le trait nasal et le trait génal. Le troisième trait part de la commissure des lèvres et se perd du côté du menton. Le premier trait correspondrait à des affections du cerveau, le second à des affections de l'abdomen, le troisième à des affections de la cavité thoracique. Pour tout lecteur sérieux, il n'est guère besoin d'ajouter que ce sont là de vaines chimères. Malheureusement notre tâche n'est pas aussi facile, et il ne suffit pas de jeter un coup d'œil sur la face d'un individu pour savoir de quelle maladie il est atteint. Il n'y a qu'un signe bien caractéristique que nous trouvions sur la face, c'est le battement des ailes du nez à chaque inspiration, battement qui annonce sûrement une affection inflammatoire du poumon.

Quant aux *positions* et aux *mouvements* de l'enfant, le nouveau-né reprend ordinairement la position qu'il avait dans l'utérus. Le dos est courbé en dehors, la tête s'abaisse sur la poitrine et les membres sont attirés vers le tronc. Si l'enfant est couché tranquillement, si son sommeil est long et profond, si à l'état de veille il remue avec force et plaisir, on peut le croire en parfaite santé. Deux états qui se distinguent essentiellement de celui que nous venons de nommer, sont l'abattement et la stupeur. Dans le premier de ces deux états, l'enfant cesse d'exécuter des mouvements et reste étendu dans un état de complète apathie; dans le second, les yeux fixent le vide, ne suivent plus les yeux de la mère ou de la nourrice, ce que des enfants âgés d'à peine un mois et bien portants ont déjà l'habitude de faire, les paupières couvrent la moitié de la cornée, mais ne se ferment pas complétement, même pendant le sommeil.

Si les enfants se jettent continuellement de côté et d'autre et n'ont de repos dans aucune position, ils ont sûrement la température de la peau plus élevée et le pouls accéléré; si ensuite ils deviennent tranquilles sans que la fièvre diminue, ce calme n'est qu'un signe de faiblesse et doit être considéré comme un symptôme défavorable. En cas de processus exsudatif dans le cerveau, les enfants rejettent souvent la tête en arrière; dans l'atrophie cérébrale, dépendant d'une atrophie générale, ils frottent l'occiput contre le coussin ou l'y enfoncent, en outre leurs petites mains sont constamment occupées à tirer les cheveux ou les oreilles. Les enfants sains s'endorment, lorsqu'ils sont fatigués, dans n'importe quelle position et continuent de dormir tranquillement dans la position prise; mais, dans la pneumonie, les enfants choisissent ordinairement le décubitus dorsal ou ils se couchent sur le côté malade, position qu'ils reprennent immédiatement quand on les a couchés sur le côté sain. Les enfants atteints d'ophthalmie scrofuleuse se couchent sur la face; la même chose s'observe quelquefois pour ceux qui ont des douleurs céphaliques.

Si l'on couche un nourrisson sur le côté gauche pendant qu'il tète ou peu de temps après, il devient ordinairement inquiet et finit par vomir; ce qui paraît dépendre du poids et des dimensions considérables du foie, ce dernier exerçant dans cette position une compression sur l'estomac. De là il résulte que les enfants prennent le plus facilement le sein gauche, qu'on les y applique plus souvent et que ce sein renferme plus de lait que le sein droit. Ce qui semble donner une plus grande vraisemblance à cette explication, c'est que des nourrissons qui refusent opiniâtrément de prendre le sein droit l'acceptent souvent sans la moindre résistance dès que la mère leur place les jambes sous le bras droit de manière à les faire boire *couchés sur le flanc droit.*

Souvent les enfants indiquent directement avec les mains le siége de la douleur. Ainsi, pendant la dentition, ils portent les doigts à la bouche; dans l'hydrocéphale aiguë et l'irritation cérébrale, ils tiraillent leurs cheveux, mais quelquefois aussi les parties génitales; dans le croup, ils compriment et frottent leur cou. Les enfants plus âgés se compriment le ventre quand ils ont des coliques, et lorsqu'ils ont des douleurs vésicales, souvent provoquées par des vésicatoires, ils appuient les mains sur la vessie. Lorsqu'ils ont des vers intestinaux, ils se fouillent les narines et l'anus. Les enfants atrophiques ont le pouce infléchi dans la paume de la main et serrent le poing. La flexion et l'extension saccadées des jambes, accompagnées de cris, sont ordinairement un signe de flatulence et cessent aussitôt après le départ de quelques vents.

L'*examen du pouls* ne peut se faire avec succès que sur un enfant endormi. Un enfant qui se réveille subitement ou qui a été inquiété par des attouchements répétés oppose naturellement une résistance insurmontable à cet examen. L'enfant cherche à se dégager à tout prix, et plus on lui fixe le bras, plus il contracte ses muscles et rend l'examen du pouls impossible.

On a proposé différents moyens pour tâter le pouls même à un enfant éveillé, par exemple en le faisant mettre au sein de la nourrice, en lui mettant un nouet dans la bouche ou en lui présentant un doigt à sucer. Mais la succion précipite toujours les mouvements respiratoires et cardiaques, d'où il résulte que cette méthode ne peut donner aucun résultat utile. On fait donc mieux de s'approcher le plus doucement possible d'un enfant endormi, de lui toucher légèrement l'artère radiale avec le doigt indicateur et de suivre, si l'enfant remue le bras, tous ses mouvements sans y opposer la moindre résistance; bientôt il redevient tranquille et continue de dormir. Mais si l'agitation du bras continue, il faut immédiatement retirer le doigt, parce que sans cela l'enfant se réveillerait infailliblement, et qu'il n'y a pas de conditions plus défavorables pour un examen médical que celles d'un enfant qui se réveille. C'est peut-être pour avoir négligé ces mesures de précaution que la plupart des auteurs ont donné des chiffres trop élevés pour le pouls normal des enfants à la mamelle (130 à 140 pulsations à la minute). Valleix a constaté sur treize enfants bien portants et endormis, âgés de trois à vingt et un jours, une moyenne de quatre-vingt-sept pulsations (minimum 76, maximum 104). Sur vingt-quatre enfants examinés dans les mêmes conditions, j'ai trouvé une moyenne de cent neuf (minimum 92, maximum 136). Une appréciation que le petit volume de l'artère rend encore plus difficile, c'est celle de la dureté et de la mollesse du pouls. La principale attention doit être dirigée, chez les enfants à la mamelle, sur le rhythme des pulsations. Un pouls irrégulier, intermittent, s'observe dans les maladies du cœur et les affections du cerveau. Une grande fréquence des pulsations a beaucoup moins de signification que chez les adultes, car il suffit de la moindre agitation et des plus faibles douleurs pour la produire. Le ralentissement du pouls s'observe dans le sclérème des nouveau-nés et dans la compression cérébrale. Dans beaucoup de cas, on ne sent plus le pouls un et même plusieurs jours avant la mort.

L'examen des *organes respiratoires* offre chez les petits enfants de très-grandes difficultés, qui dépendent tout autant de la petitesse des organes à examiner que de l'inquiétude et de la résistance de l'enfant. L'examen physique se compose de l'inspection, de la percussion, de l'auscultation et de la palpation. Les deux premières méthodes ne peuvent être appliquées que sur un enfant tout à fait tranquille, l'auscultation et la palpation peuvent au contraire s'exécuter quand l'enfant pousse des cris.

Inspection. — Pour ce qui concerne d'abord la forme et le nombre des respirations chez les petits enfants n'ayant pas encore accompli la première année de l'existence, les résultats obtenus par les auteurs les plus consciencieux fournissent la preuve qu'il est impossible de donner à cet égard des indications positives et régulières. Ainsi, les chiffres donnés par les auteurs varient entre 18 et 35 respirations à la minute. Avant tout, il faut considérer que, même chez les enfants sains, les mouvements respiratoires ne sont pas les mêmes pendant le sommeil et à l'état de veille. Ce n'est que pendant le sommeil que la respiration s'exécute dans un rhythme parfait. 60 estimations faites sur 22 enfants endormis âgés de trois à quatre semaines m'ont fourni une moyenne de 26,4 inspirations à la minute. Dès que les enfants sont réveillés et un tant soit peu animés, le moindre attouchement, le moindre bruit, le moindre changement dans l'éclairage de la chambre apportent des modifications à la respiration ; cette dernière reste plus longtemps suspendue que de coutume, ensuite viennent quelques inspirations très-courtes et rapides ou profondes et lentes. Si les enfants vont jusqu'à crier, tout rhythme cesse, mais en général la fréquence des inspirations augmente pendant les cris. Ces grandes variations dans les limites de l'état physiologique ne permettent pas de tirer une conclusion applicable au diagnostic du simple fait de quelques inspirations en plus ou en moins que le chiffre moyen.

Chez les enfants qui ont dépassé la première année, les mouvements respiratoires sont déjà bien plus réguliers à l'état de veille. Par les maladies pulmonaires si fréquentes, surtout la pneumonie lobulaire et la carnification rachitique, ils sont augmentés du double et même du quadruple et s'élèvent par conséquent à 50 ou à 60 à la minute sans qu'on puisse démontrer physiquement l'existence de grands obstacles mécaniques tels que l'oblitération de grandes portions du poumon par un exsudat. Pendant les années qui suivent, jusqu'à l'achèvement de la seconde dentition, il n'y a que certaines maladies qui suspendent le rhythme de la respiration, entre autres toutes les maladies du cerveau qui peuvent exercer une pression notable sur la substance cérébrale, par conséquent, avant tout l'hydrocéphale aiguë, ensuite les grands tubercules cérébraux, le cancer du cerveau et quelquefois la méningite et les hémorrhagies méningées, quand la couche purulente ou sanguine qui couvre les méninges est arrivée à une certaine épaisseur. Dans ces cas, les mouvements respiratoires sont extrêmement inégaux, alternativement lents et rapides, profonds, silencieux ou suspirieux.

Quant à la forme des mouvements respiratoires, nous trouvons, chez l'enfant sain, une prédominance de la respiration abdominale, c'est-à-dire que le diaphragme se contracte plus fortement que les muscles pectoraux, que le thorax ne se dilate presque pas dans sa partie supérieure, mais d'autant plus fortement dans sa partie inférieure, ce qui donne lieu à un changement de forme de l'abdomen plutôt que du thorax. La manière de respirer diffère extrêmement dans les diverses maladies de poitrine ; dans la seconde partie, nous exposerons les changements qui sous ce rapport correspondent à chaque affection. L'inspection attentive du thorax est très-importante et fournit bien des renseignements, avant même que l'examen physique proprement dit, qui du reste n'est pas possible sur un enfant agité, ait commencé.

La *percussion* du thorax d'un enfant se fait le mieux sans plessimètre et sans marteau ; elle doit se faire doigt sur doigt. Le principe chirurgical d'exclure tout instrument qui peut être remplacé par la main trouve ici d'autant mieux son application que les enfants, surtout ceux qui sont arrivés à l'âge de deux ou de trois ans ont une peur invincible de la percussion au plessimètre et au marteau, tandis que si on les traite du reste avec calme et douceur ils se laissent volontiers perculer avec les doigts. Si l'enfant est déjà assis sur le bras de la personne qui le porte, on le percute le mieux dans cette position. De cette manière, la surface du dos, sur laquelle il faut toujours diriger la principale attention, se présente le plus commodément, et les enfants consentent plus volontiers à se laisser examiner lorsqu'ils sont en contact immédiat avec la mère. Pour percuter un enfant encore emmaillotté, on le couche sur le côté ; de cette manière, il n'y a guère de résistance à vaincre. On comprend facilement qu'on doit chauffer ses mains avant de les mettre en contact avec le corps nu de l'enfant. Les médecins qui ont continuellement les mains froides et humides n'auront pas grand succès dans la clientèle des enfants.

On fera la percussion très-doucement et lentement et l'on continuera de percuter le même endroit jusqu'à ce que l'on ait pu le faire pendant l'inspiration la plus profonde et pendant la plus forte expiration ; pour cela, il faut souvent frapper dix coups et même davantage.

Une percussion *vigoureuse*, comme il la faut sur le dos d'un homme de structure athlétique, n'est jamais nécessaire chez l'enfant, à cause de l'élasticité du thorax et de la petitesse des organes qu'il s'agit d'examiner. On ne ferait d'ailleurs pas ressortir plus complétement le son de cette manière, mais il se produirait une consonnance d'organes plus éloignés, tels que l'intestin, et, en outre, l'enfant se révolterait immédiatement contre une manœuvre un tant soit peu brutale.

On percutera *lentement*, parce qu'il faut à l'explorateur toujours un certain temps pour percevoir le son produit et se former un jugement sur l'objet de la perception. En tambourinant comme beaucoup de médecins ont l'habitude de faire, on ne peut, même avec l'oreille la plus exercée, distinguer les nuances délicates du son.

Il faut percuter *au même endroit* jusqu'à ce que l'on ait saisi le moment de la plus forte expiration et celui de la plus forte inspiration, vu que c'est seulement en comparant et en appréciant convenablement les deux sons toujours *fort inégaux* qui correspondent à ces deux temps que l'on parvient à se rendre bien compte de l'état de la partie percutée.

Je dois encore appeler l'attention sur un phénomène qui, tout en se présentant journellement, n'a jamais été bien apprécié et encore moins expliqué convenablement. Si, en effet, sur un enfant bien portant on percute, depuis le moment de la naissance jusqu'à la seconde et même jusqu'à la troisième année, les deux poumons comparativement sur le dos, on trouve, tant que les enfants respirent tranquillement et gardent un silence absolu, des deux côtés un son sonore, plus ou moins tympanitique; mais aussitôt qu'ils s'agitent, se révoltent contre l'investigation du médecin et expriment leur mécontentement en poussant des cris, *les résultats de la percussion changent du tout au tout.* Au lieu du son clair et tympanitique qui existe également des deux côtés, le son de la percussion prend le caractère de la submatité à gauche; mais à droite la matité est complète et absolue jusqu'au niveau de l'épine de l'omoplate. Or, si de ce côté on percute le même endroit pendant quelques secondes ou même pendant quelques minutes, sans discontinuer, jusqu'à ce que l'on ait pu faire coïncider un coup avec une inspiration profonde, pendant laquelle l'enfant est forcé de relâcher les muscles abdominaux jusqu'à la fin de l'inspiration, on entend de nouveau le son normal qui cependant ne dure qu'un instant et se trouve promptement remplacé par la matité absolue.

Une fois exaspérés par la percussion, les enfants ne cessent plus de crier en contractant vigoureusement leurs muscles abdominaux, et tant que ce cri avec compression du poumon continue, on peut parfaitement étudier le phénomène en question sur tout enfant âgé de moins d'un an.

La raison la plus évidente de cette diminution de la sonorité sur toute la surface du dos, il faut la chercher dans la contraction des muscles abdominaux, qui fait remonter tout le contenu de l'abdomen. La différence entre le côté droit et le côté gauche, c'est-à-dire la matité absolue à droite et la submatité à gauche, s'explique par l'ascension plus forte du foie, qui, à cet âge, est encore démesurément volumineux comparativement aux autres viscères de la cavité abdominale.

Sur la surface antérieure et sur les deux côtés du thorax, on constate également les modifications que la contraction des muscles abdominaux fait subir au son de la percussion, mais ces modifications y sont beaucoup moins prononcées.

Le phénomène si remarquable d'une matité temporaire absolue à droite et en arrière ébranle un peu ma confiance dans les observations de pneumonies des petits enfants telles qu'elles se trouvent rapportées si souvent dans les manuels et dans les journaux, d'autant plus que c'est toujours à droite et en arrière que la matité a été observée de préférence. On ne peut avoir confiance que dans les observations qui mentionnent formellement que pendant la percussion l'enfant respirait avec une tranquillité parfaite, qu'il ne contractait pas ses muscles abdominaux, et que la matité constatée dans ces conditions s'observait même pendant l'inspiration et pendant plusieurs jours consécutifs. Je suis persuadé qu'un grand nombre de bronchites simples, qui pendant les premiers jours de leur durée sont ordinairement accompagnées de fièvre et d'un peu de dyspnée, ont été prises pour des pneumonies parce que l'on ne reconnaissait pas cette *matité qui se présente normalement et physiologiquement à droite et en arrière*, circonstance sur le compte de laquelle il faut mettre les nombreux succès du traitement et la promptitude de la guérison.

En percutant le thorax d'un enfant qui jette *des cris*, on peut encore observer un autre phénomène, la résonnance métallique. On peut étudier ce phénomène très-bien sur soi-même en se frappant le sternum avec le poing pendant que l'on chante et qu'on appuie longtemps sur la même note. On produit de cette manière un son à timbre métallique et de même hauteur que le ton chanté qu'il vient momentanément interrompre et qui immédiatement après la percussion se fait de nouveau entendre avec la même pureté qu'auparavant. Il ne faut pas que l'on confonde ce bruit avec la résonnance métallique des individus porteurs d'une caverne ni avec le bruit de pot fêlé des adultes, attendu qu'il ne s'observe que pendant que l'enfant crie ou parle, tandis que chez l'adulte porteur de cavernes la résonnance métallique de la percussion peut être perçue même sans que l'individu fasse entendre le moindre son de voix. Chez les enfants qui respirent tranquillement et ne font entendre aucun cri, on n'observe jamais la résonnance métallique, pour la raison très-simple que les cavernes sont très-rares chez les enfants âgés de moins de deux ans et que, même lorsqu'il en existe, on n'entend ce bruit qu'exceptionnellement. On ne peut donc lui accorder aucune signification pathognomonique.

Par la percussion, on peut apprécier la grandeur du *thymus*. Si l'on percute la fourchette du sternum doucement et rapidement, on trouve une matité dont l'étendue diminue de mois en mois. Par cet examen, on a souvent l'occasion de se convaincre que beaucoup d'enfants possèdent un grand thymus sans jamais être atteints de spasmes de la glotte, et que réciproquement beaucoup d'enfants atteints de cette maladie, faussement appelée asthme thymique, n'ont pas de thymus appréciable à la percussion.

L'auscultation, qui, chez les adultes, constitue la partie la plus essentielle de l'examen physique, offre beaucoup moins de ressources chez les enfants, ce qui tient d'abord à l'agitation continuelle et à l'inégalité des mouvements respiratoires, ensuite au peu d'espace et à la facilité avec laquelle le son est conduit par les parois thoraciques si élastiques des enfants, enfin à cette circonstance que la voix de ces derniers ne peut être élevée ni arrêtée selon la volonté du médecin qui ausculte.

Si chez un enfant amaigri les espaces intercostaux représentent de forts enfoncements, il est impossible d'appliquer le stéthoscope complétement sur la poitrine, et d'un autre côté il n'y a guère d'enfant qui consente à se laisser ausculter directement, par la simple application de l'oreille sur les parois latérales ou la paroi antérieure du thorax; il n'y a donc que le dos qui reste pour cet examen. Mais tandis que chez l'adulte l'espace dans lequel on entend la respiration trachéale est exactement limité, cela n'existe pas chez les enfants. Nous entendons, en effet, chez les enfants très-bien portants, sur tout le thorax, une *expiration sonore* et une *inspiration tubaire* qui, rencontrées chez un adulte, nous feraient diagnostiquer infailliblement une condensation étendue du tissu pulmonaire. Il n'en est pas de même chez les enfants. Ici nous ne trouvons plus à l'auscultation les différences si bien marquées entre la respiration vésiculaire normale d'une part et la respiration bronchique d'autre part, mais à la plupart des endroits du thorax on entend un bruit très-voisin de la respiration bronchique, et qui souvent ne peut même pas en être distingué. Ainsi, la principale conclusion qu'il nous est permis de tirer de la présence de la respiration bronchique chez les adultes, à savoir une augmentation de densité du parenchyme pulmonaire, cette conclusion nous ne pouvons la tirer lorsque ce phénomène s'observe chez un enfant ; chez les enfants, il ne s'agit le plus souvent que d'une comparaison entre les deux moitiés du thorax, on ne doit chercher à savoir que de quel côté la respiration bronchique s'entend le plus distinctement. De bons renseignements sont fournis par l'auscultation de la voix. La voix consonne, il est vrai, partout sur le thorax d'un enfant ; mais lorsqu'il y a quelque part du parenchyme condensé, cette consonnance est telle que la personne qui ausculte éprouve la même sensation que si l'enfant lui criait directement dans l'oreille. Ce signe est d'autant plus précieux qu'il est perçu également chez des enfants agités, et même exclusivement chez ces derniers et qu'il n'est pas nécessaire, par conséquent, de les aborder avec autant de précautions ni de consacrer un temps aussi long à les examiner.

La *palpation* est le moyen le plus commode et le plus simple d'examiner le thorax d'un enfant. Si l'on applique la main sur la poitrine d'un enfant, on sent premièrement le degré de température et d'humidité de la peau. Comme l'agitation des enfants ne permet pas toujours de prendre des mesures thermométriques exactes, il faut s'habituer à explorer le plus exactement possible la température de la peau avec la main seule, l'élévation de température jouant le rôle le plus essentiel dans ce groupe de symptômes connu sous le nom de fièvre, et nos méthodes thérapeutiques devant être principalement réglées sur ce symptôme.

Outre ces sensations générales de température et d'humidité, la main appliquée sur le thorax nous donne encore la sensation du frémissement vocal, c'est-à-dire des vibrations du thorax qui naissent et disparaissent avec la voix, et qui se communiquent à la main. C'est à l'endroit où elles naissent, au larynx et à la trachée, que les vibrations se sentent le plus distinctement; on les sent encore très-bien le long de la colonne vertébrale, dans l'espace interscapulaire, sur les côtés, au-dessus et au-dessous des clavicules, enfin au niveau du sternum. Aux points où le cœur et le foie touchent immédiatement le thorax, le frémissement manque complétement. D'épaisses couches de graisse affaiblissent les vibrations.

Ces conditions, qui se présentent chez tout enfant sain, se modifient aussitôt qu'une partie du tissu pulmonaire se trouve condensée par des infiltrations tuberculeuses ou squirrheuses compactes, par une hépatisation ou carnification lobaire. En effet, si des bronches volumineuses, encore perméables, communiquent avec ces parties condensées, on sent un *renforcement* du frémissement vocal. L'oblitération d'une bronche met fin à tout frémissement du tissu pulmonaire correspondant. Des épanchements liquides dans le sac pleural nous empêchent également de sentir la voix aux endroits où le liquide sépare le poumon des côtes; par contre, la compression du poumon, qui est le résultat nécessaire de l'épanchement, donne lieu à un frémissement plus fort aux endroits où le poumon se trouve en contact avec le thorax.

Indépendamment de la voix, la palpation nous fait encore reconnaître les rhonchus. Si l'air qui traverse les bronches et la trachée fait vibrer des amas de mucus épais qui obstruent l'intérieur de ces canaux et y forment des membranes ou des ponts tendus d'une paroi à l'autre, les vibrations produites de cette manière se communiquent à la paroi thoracique et se propagent plus loin que tous les autres bruits. C'est là ce qui a donné lieu à l'opinion erronée que ces vibrations prennent naissance à l'endroit où on les perçoit le plus distinctement. Plus la lamelle muqueuse qui vibre est élevée et rapprochée de la trachée, plus le bruit qui en résulte est fort et répandu au loin sur le thorax; plus, au contraire, le diamètre de la bronche remplie de mucus est petit, et par conséquent plus ce tube est rapproché de la périphérie, plus l'étendue dans laquelle le bruit se fait sentir sur la paroi thoracique est circonscrite.

Jamais on ne négligera la palpation de la voix et des rhonchus, moyen qui chez les enfants agités doit même remplacer la percussion et l'auscultation.

Tels sont les principaux points sur lesquels le médecin doit commencer par diriger son attention en présence d'un enfant endormi ou au moins tranquille. Toujours il faut procéder à la percussion en dernier lieu, parce que c'est en percutant qu'on trouble le plus sûrement le sommeil.

Un examen presque plus important encore que celui de la cavité thoracique c'est l'examen de la cavité abdominale, attendu que les maladies du canal intestinal sont beaucoup plus fréquentes que celles du poumon. Si déjà chez l'adulte la percussion de l'abdomen ne fournit pas de résultats très-exacts à cause des variations de la quantité de gaz contenue dans les intestins, cet inconvénient est encore bien plus prononcé lorsqu'il s'agit d'examiner un enfant. Dans toute espèce de catarrhe intestinal, l'intestin se ballonne, et si l'on percute dans ces conditions, le foie et la rate montrent une diminution apparente de volume.

Lorsqu'il voulait examiner l'abdomen d'un enfant, Valleix le faisait porter rapidement près d'une fenêtre ou d'une lumière, ce qui mettait immédiatement fin à l'agitation, parce que l'enfant ne songeait plus qu'à fixer le jour. C'est de ce moment qu'il faut profiter pour exercer sur l'abdomen une pression lentement progressive, pression que l'enfant supporte patiemment tant qu'elle ne provoque pas une véritable douleur. De cette manière, on peut quelquefois comprimer le ventre d'un enfant à un tel point qu'en sent la colonne vertébrale. Si la pression cause de la douleur, l'enfant pousse chaque fois un grand cri et contracte en même temps les traits du visage ; ce cri cesse quelquefois aussitôt que la pression ne se fait plus sentir.

Les *épanchements séreux* dans la cavité du péritoine s'observent surtout fréquemment après la fièvre scarlatine et dans la tuberculose du péritoine ; ils sont difficiles à constater dans le décubitus horizontal. Le sérum forme alors une couche liquide sur la face postérieure ; à la surface antérieure de l'abdomen on trouve partout l'intestin, de sorte que nulle part on ne peut découvrir une fluctuation. Si l'on fait asseoir les enfants ou coucher sur le ventre, le sérum s'accumule en bas ou en avant et peut alors facilement être constaté par la sensation de la fluctuation et la percussion.

L'*anus* des enfants doit toujours être visité exactement. Dans beaucoup de diarrhées, il rougit et cette rougeur donne jusqu'à un certain point la mesure de la violence et de la durée de la diarrhée ; c'est à l'anus qu'apparaissent ordinairement aussi les premiers symptômes de la syphilis constitutionnelle. Le toucher de l'anus n'offre aucune difficulté. On peut parfaitement y introduire le petit doigt enduit d'un corps gras à l'aide de quelques mouvements lents de rotation ; cependant ce toucher anal cause toujours des douleurs, et l'on ne doit y recourir que lorsqu'il est formellement indiqué.

Les *parties génitales* doivent également toujours être bien examinées. Dans la diarrhée, elles sont rougies comme l'anus ; le scrotum, surtout, s'excorie dans ce cas très-rapidement, tandis que les parties génitales des petites filles sécrètent plus de mucus. Pour l'exploration de l'urèthre, on se sert d'une sonde en argent, ayant une courbure convenable s'il s'agit d'examiner l'urèthre des petits garçons ; le cathétérisme rend en même temps d'excellents services comme moyen curatif dans beaucoup de cas de strangurie.

L'état de la *face interne des cuisses* nous permet d'apprécier le mieux la diminution et le retour de l'embonpoint d'un enfant malade. On sait que cette région sert également à juger l'engraissement des bêtes de boucherie. Une indisposition, surtout une diarrhée de quelques heures seulement, suffit pour rendre la peau, auparavant tendue, flasque et molle, au bout de vingt-quatre heures il s'y forme de petits plis, et si la maladie se prolonge, les fortes couches de graisse disparaissent si complétement qu'à leur place on voit des espèces de sacs qui ballotent et qui, après le retour de la nutrition, se remplissent de nouveau avec une étonnante rapidité, et rendent à la face interne des cuisses sa forme et sa fermeté antérieures.

Jamais on ne négligera d'examiner la *cavité buccale*. On presse doucement sur le menton des enfants ; cela suffit ordinairement pour leur faire ouvrir largement la bouche, ou bien on leur fait glisser le doigt le long de la muqueuse des joues jusqu'à la partie postérieure du maxillaire inférieur ; arrivé là, on engage facilement le doigt entre les deux mâchoires et l'on ouvre alors la bouche autant que cela est nécessaire. Avec un peu d'exercice, on parvient facilement à toucher avec l'index la paroi postérieure du pharynx, les narines postérieures, l'épiglotte et même la glotte, examen qui, dans quelques cas de diphthérite, d'abcès rétropharyngien, de croup du larynx, peut fournir de très-utiles renseignements.

La *langue* est bien moins encore chez les enfants que chez les adultes « le miroir de l'estomac ». Les enfants atteints de fortes maladies intestinales ont souvent la langue rouge et tout à fait normale, et réciproquement des enfants bien portants, doués du meilleur appétit et digérant parfaitement, montrent souvent une langue tout à fait blanche ou au moins couverte d'îlots blancs. Beaucoup de parents dressent leurs enfants dès le premier âge à tirer la langue aussitôt qu'on le leur commande et se montrent tout fiers de les avoir élevés avec tant de prudence. Mais ces petits prodiges poussent souvent leur bonne éducation trop loin, et tirent la langue au médecin même dans la rue, souvent de très-loin et aussitôt qu'ils le reconnaissent, non sans exciter l'hilarité des passants. Les enfants qui ont les gencives rougies par la dentition ne consentent pas volontiers à se laisser examiner la bouche ; il faut donc s'habituer à leur passer rapidement le doigt sur les deux rangées dentaires à la fois pour ne pas trop les irriter.

Enfin, deux espèces de bruit doivent attirer l'attention du médecin : le *cri* et la *toux*.

Les enfants ne crient que pendant l'expiration. Quelques cris s'entendent bien aussi pendant l'inspiration, par exemple, dans le spasme de la glotte. Cependant, ces inspirations longues et traînantes sont toujours isolées et ne sont pas à vrai dire des cris, parce que sous ce nom on entend ordinairement plusieurs tons qui se succèdent rapidement. Le cri ordinaire n'a donc lieu que pendant l'expiration ; il est sonore et prolongé et à peu près de même acuité chez les enfants du même âge. Cependant il a toujours dans son timbre quelque chose de particulier qui se refuse à une définition exacte absolument comme les différences de la voix humaine. Comme pendant le cri l'air se trouve comprimé dans les poumons par la contraction des muscles abdominaux et ne peut s'échapper par la glotte tendue que lentement et dans une proportion qui ne correspond pas au degré de la compression, il doit nécessairement se produire un trouble momentané de la circulation. L'enfant commence ordinairement ses cris après une inspiration profonde, en ouvrant largement la bouche, ce qui permet d'apercevoir sur le bord des gencives, la langue quelquefois agitée de légers tremblements; pendant ce temps, les narines se dilatent, les yeux se ferment et les paupières se serrent étroitement l'une contre l'autre et il se forme des plis nombreux sur les joues et le front. L'enfant continue ce cri pendant lequel la face devient de plus en plus rouge, et les veines du cou et de la tête de plus en plus grosses, aussi longtemps qu'il peut résister au besoin de faire une inspiration nouvelle. Ce moment venu, il fait rapidement une inspiration profonde pendant laquelle la contraction des traits cesse pour un instant, puis pousse un nouveau cri. Aussi longtemps que l'agitation de l'enfant dure, ces contractions des traits continuent de se produire; dès qu'il commence à se calmer, un certain équilibre se rétablit entre l'inspiration et l'expiration, les plis du visage s'effacent, on entend encore quelques cris plus légers, la bouche se ferme peu à peu, puis vient un certain degré d'épuisement dans lequel très-souvent l'enfant s'endort. Quelquefois, dans une seule expiration trois à cinq cris se suivent rapidement et sont suivis par un cri prolongé qui se termine par une sorte de chevrotement. Il y a lieu de faire encore observer que les enfants de moins de trois mois (et c'est à eux seulement que s'applique la description du cri comme nous venons de la donner) ne versent jamais de larmes.

Les principales conclusions que la nature du cri nous permet de tirer quant à la forme de la maladie sont les suivantes : les enfants atteints de pneumonie, de pleurésie ou d'atélectasie pulmonaire *ne crient jamais haut, encore moins d'une manière soutenue;* ils ne font entendre qu'un faible vagissement. Les enfants atteints de laryngite catarrhale, diphthéritique ou croupale, ne crient pas du tout, ils sont aphones; les degrés les plus faibles de la laryngite catarrhale ne suppriment pas le cri d'une manière complète, mais le rendent enroué. Enfin, les enfants atteints d'hydrocéphale aiguë ne poussent que des cris isolés, stridents, et retombent dans le coma immédiatement après avoir poussé un cri de ce genre. Un enfant atteint de maladie fébrile ne pousse jamais de cris hauts et prolongés, même lorsqu'il éprouve de vives douleurs. Les enfants qui crient le plus longtemps sont les enfants atteints d'otite, d'abcès profonds, et les enfants blessés.

La *toux* fournit des points de repère très-essentiels pour l'appréciation de l'état des organes respiratoires : si les enfants toussent haut, sans douleur, et si la toux est grasse ou humide, on peut être sûr qu'il n'y a qu'un simple catarrhe bronchique; mais si à chaque besoin de tousser ils contractent les traits du visage; si la toux est sèche et peu bruyante et si les enfants cherchent à la supprimer autant que possible, on est sûrement en présence d'une affection inflammatoire du poumon. Le croup commence par une toux sèche, stridente, qui n'est que trop tôt remplacée par une sorte de croassement aphone. La coqueluche consiste en une longue série d'expirations spasmodiques et saccadées, suivie d'une inspiraton prolongée. Les enfants tuberculeux ont ordinairement une toux sèche, interrompue par de courts intervalles de repos, et qui continue nuit et jour. Enfin, la toux des enfants atteints de fièvre typhoïde est très-insignifiante et peu pénible, comparativement aux grands changements que l'examen physique nous fait découvrir dans le poumon et que nous rencontrons souvent à l'autopsie.

Tels sont les principaux phénomènes qui doivent attirer l'attention du médecin lorsqu'il veut examiner un enfant malade. Quant à la conduite qu'il s'agit de tenir à l'égard des enfants malades, il faut avant tout une grande patience et beaucoup de douceur. Les plus intraitables sont les enfants âgés de un à trois ans. Les enfants à la mamelle et les enfants âgés de moins d'un an sont rarement très-ombrageux, et il est facile de les tranquilliser en faisant un peu de bruit avec les doigts ou en frappant légèrement sur leur oreiller. Mais les enfants qui ont l'âge que nous venons de citer ont souvent une peur invincible de tout visage étranger. Il ne faut pas s'approcher immédiatement du lit de ces enfants, mais commencer par leur tourner le dos; on fera semblant d'ignorer leur présence, on causera loin de leur lit, tranquillement et sans élever la voix, avec la mère ou la garde-malade, et seulement au bout d'un certain temps on s'approchera de l'enfant lentement et avec douceur, en tenant dans la main un objet brillant ou un petit morceau de sucre. Une fois assis près du lit, on ne commencera pas par découvrir l'enfant, par vouloir immédiatement lui palper le ventre et commencer l'examen physique. Mais on lui adressera d'abord quelques questions en rapport avec son âge, on cherchera à obtenir de lui quelques « oui » ou « non »; on admirera le jouet qu'il tient en main ou qui se trouve près du lit, ou on lui parlera d'un autre jouet qu'il ne possède pas encore et qu'on lui promet, etc.; bref, il faut gagner l'amitié de l'enfant avant de songer à un examen régulier et complet. En procédant de cette manière, on obtient bientôt ce résultat. Qu'ensuite, une fois l'amitié faite, on montre un peu d'énergie et de volonté, et l'on gagnera immédiatement sur ces petits êtres beaucoup plus d'ascendant que les parents n'auraient jamais osé l'espérer. Les enfants se laissent alors tranquillement examiner, ils prennent la position qu'on leur désigne, acceptent sans résistance les médicaments les plus amers et se prêtent le mieux du monde aux investigations du médecin. Ce n'est que dans le cas où l'entourage de l'enfant a commis l'incroyable absurdité de lui représenter le médecin attendu comme un croquemitaine, qu'il faut un peu plus de temps pour effacer cette sotte idée. *Jamais et sous aucun prétexte* on ne cherchera à obtenir la soumission d'enfants récalcitrants en les brusquant, en les contenant de force ou en les frappant même d'un léger coup. Sans compter que par là on ne provoque qu'une terreur plus grande et des cris plus sauvages, on s'attire par ces procédés l'antipathie et même la haine des parents, gens ordinairement fort bornés; car ce n'est guère que dans cette classe que l'on trouve de ces petits démons enragés. Si, au contraire, on conserve dans ces cas toute sa tranquillité d'esprit, si l'on se garde d'élever la voix, les parents se sentent profondément humiliés d'avoir ainsi négligé ou mal dirigé l'éducation de leur enfant. Ils le corrigent alors avec une violence telle qu'on est forcé d'intervenir dans l'intérêt même de la santé de l'enfant, qui, dès ce moment, commence à aimer le médecin et lui obéit en toutes choses. — On peut admettre en principe que, plus l'enfant est malade, moins il fait de difficultés pour se laisser examiner.

Le médecin qui débute dans la carrière et qui n'a pas encore l'habitude de traiter les enfants, trouvera peut-être ces remarques mesquines et superflues; mais une fois qu'il connaîtra mieux le terrain il comprendra bien que, sans les précautions que nous venons d'indiquer, aucun succès ne pourra couronner ses efforts, quelles que soient d'ailleurs ses connaissances et l'excellence de sa méthode.

CHAPITRE III.

ALIMENTATION ET HYGIÈNE DES ENFANTS.

Le meilleur aliment d'un enfant nouveau-né est évidemment le lait de sa propre mère, et si celle-ci ne peut pas allaiter, le lait d'une bonne nourrice; enfin, s'il est impossible de se procurer une nourrice, le lait d'un animal domestique. A propos de l'allaitement maternel, deux questions se présentent : 1° dans quels cas une mère ne *peut-elle* pas allaiter? 2° dans quels cas ne *doit-elle* pas allaiter?

Elle ne peut pas allaiter quand elle n'a pas de lait ou qu'elle en a trop peu, quand elle n'a pas de mamelons ou qu'elle a des mamelons mal conformés, enfin quand elle a les seins malades (ulcères ou cancer). La mère aura-t-elle du lait et pourra-t-elle allaiter son enfant elle-même? c'est ce qu'il est difficile de dire à l'avance, surtout lorsqu'il s'agit d'une primipare. La grosseur et la fermeté des mamelles ne fournissent à cet égard aucun point de repère positif. Souvent de jeunes femmes bien portantes, ayant des mamelles volumineuses et bien conformées, n'ont pas de lait, tandis que, chez des femmes plus délicates, ayant eu auparavant des seins très-plats, le lait se présente en abondance contrairement à toute attente. On peut considérer comme très-probable qu'une femme enceinte pourra allaiter elle-même l'enfant dont elle attend la naissance si déjà, pendant la grossesse, elle perd beaucoup de colostrum. Quant à cette dernière sécrétion, Donné partage les femmes en trois classes : la première se compose de celles qui sécrètent si peu de colostrum que, vers la fin de la grossesse, c'est à peine si l'on peut en exprimer quelques gouttes du sein. Ce colostrum, examiné sous le microscope, contient très-peu de globules de lait et seulement un petit nombre de corpuscules de colostrum. Chez les femmes appartenant à cette catégorie, il ne faut compter que sur une sécrétion laiteuse très-rare après la délivrance.

La seconde classe se compose des femmes qui sécrètent à la vérité beaucoup de colostrum, mais un colostrum ayant absolument les mêmes propriétés que celui des femmes appartenant à la classe précédente. Chez ces femmes, on peut s'attendre à un lait abondant mais aqueux et peu nourrissant.

Si, par contre, troisièmement, la sécrétion du colostrum est abondante à la fin de la grossesse, si ce liquide est d'un blanc laiteux et mêlé de stries jaunes et de petits amas, et si, en outre, on y trouve beaucoup de globules de lait et des corpuscules de colostrum, on peut prévoir assez sûrement que la femme enceinte sera bonne nourrice et sécrétera un lait sain et abondant.

Il est rare que les mamelons manquent complétement, mais souvent il arrive qu'ils sont enfoncés, ce qui tient ordinairement à un corset montant trop haut et trop peu évasé pour les mamelles. Après la naissance, il n'est plus temps de corriger ces mamelons enfoncés; en attendant qu'ils puissent pénétrer dans la bouche de l'enfant, ce dernier s'efforce inutilement d'en extraire le lait, et finit par renoncer à toute succion ; mais pendant les derniers mois de la grossesse, on peut faire beaucoup pour corriger ce défaut. Il faut que les femmes soient vêtues amplement et qu'elles mettent une fois par jour la tête d'une pipe en terre sur le mamelon et l'autre bout dans la bouche pour faire quelques efforts de succion, ou, ce qui vaut encore mieux, on peut appliquer une fois par jour sur le mamelon une pompe en caoutchouc. Bouchut conseille de proposer au mari, si la femme ne supporte pas ces manœuvres, de prendre de temps en temps lui-même la place de l'enfant pour arriver à former le mamelon. C'est une proposition que je n'ai jamais faite jusqu'à présent, et je doute qu'il se trouve en Allemagne beaucoup de maris assez galants pour rendre à leur femme un service de cette nature.

Enfin, on ne confondra pas avec le cancer ces nodosités indurées et bénignes qui se rencontrent si souvent dans le sein des jeunes femmes et qui ne causent aucune douleur. Elles se perdent complétement après le premier accouchement, une fois que l'allaitement suit son cours régulier.

La seconde question, celle qui consiste à savoir dans quels cas une mère *ne doit pas* allaiter elle-même, est beaucoup plus difficile à résoudre. Des femmes frêles et délicatement organisées supportent quelquefois très-bien l'allaitement, pourvu qu'elles vivent dans de bonnes conditions extérieures, et qu'elles aient le phlegme si nécessaire pour cette fonction. Dans d'autres cas, la lactation exerce un effet très-fâcheux, même sur les femmes les plus robustes, lorsqu'elles sont en proie à la misère, qu'elles se laissent aller à de fréquents accès de colère, qu'elles sont tourmentées par le chagrin, par le sentiment d'une union malheureuse ; les femmes maigrissent alors et vieillissent très-rapidement. Il faut défendre l'allaitement de la manière la plus absolue aux mères atteintes de syphilis, d'exanthèmes chroniques, de tuberculose, ou seulement d'une disposition héréditaire à ces affections, de goutte et d'épilepsie. L'allaitement exerce aussi une action fâcheuse sur les mères hystériques par l'effet de la soustraction d'humeurs qui en résulte, et cet effet se transmet à l'enfant à cause de l'influence si prononcée de l'innervation sur la lactation. Si la mère, surtout une primipare, est d'un âge avancé, l'allaitement devient ordinairement impossible à cause de l'absence du lait ; et, dans tous les cas, si la sécrétion a lieu, on le déconseillera, parce que, dans ces conditions, le lait est toujours peu riche en principes nutritifs. Les maladies aiguës, telles qu'exanthèmes, fièvre typhoïde et puerpérale, font ordinairement tarir le lait ; mais tant qu'il est sécrété, il ne faut pas retirer les enfants du sein. Ce lait ne nuit pas directement à l'enfant, et toujours il est utile d'en débarrasser la mère.

Si aucune de ces contre-indications n'existe, toute mère doit considérer comme un devoir sacré d'allaiter son enfant elle-même. Une complexion délicate n'est pas une raison suffisante pour dispenser la mère de remplir ce devoir, sans quoi la plupart des femmes de nos villes en seraient affranchies. Toutes conditions égales d'ailleurs, le lait de leur propre mère profite toujours le mieux aux enfants ; car, bien souvent, on a pu faire cette expérience que l'enfant d'une mère délicate prospère parfaitement à son sein, tandis qu'un enfant étranger auquel, séduit par la bonne apparence du premier, on voudrait donner cette femme pour nourrice, reste chétif et misérable.

Si une mère ne peut ou ne veut pas allaiter elle-même, ce qu'il y a de mieux à faire c'est de donner à l'enfant une bonne nourrice.

Il est difficile de tracer des règles générales pour le choix d'une nourrice, parce qu'il faut ici prendre en considération une foule de conditions locales qui, naturellement, diffèrent selon les villes et les pays.

Si l'on a le choix entre plusieurs personnes qui se présentent pour rendre ce service, il faut toujours donner la préférence à celles qui ont déjà enfanté précédemment et élevé un enfant robuste sans autre nourriture que leur propre lait. Si l'on s'est assuré de ce fait, soit personnellement, soit par les dires de personnes dignes de foi, on a la plus grande garantie qu'après les couches suivantes la lactation se fera avec la même régularité. Il est toujours utile que la nourrice soit accouchée trois ou quatre semaines avant la femme dont elle doit allaiter l'enfant : car, pendant les trois ou quatre premières semaines, presque toute nouvelle accouchée peut présenter une sécrétion laiteuse assez abondante, mais, au bout de ce temps, le lait diminue de jour en jour chez beaucoup d'entre elles. Il se peut donc que les personnes qui se sont vues dans la nécessité d'engager une nourrice accouchée depuis peu de jours, se voient forcées, après quelques semaines, de congédier ce coûteux personnage parce que son lait a disparu. En outre, lorsqu'une nourrice allaite depuis quelques semaines, il n'y a plus à redouter pour elle les maladies puerpérales, ni surtout les excoriations du mamelon qui causent de si cruelles souffrances. Les avantages que nous venons de signaler l'emportent dans tous les cas sur le faible inconvénient de nourrir le nouveau-né avec un lait qui, à la vérité, conviendrait plutôt pour un enfant plus âgé de quelques semaines. La composition chimique du lait est du reste si peu constante chez la même nourrice et encore moins chez des nourrices différentes, que ce n'est toujours qu'un heureux hasard si un enfant profite autant du lait d'une personne étrangère que du lait de sa propre mère.

L'âge le plus avantageux pour une bonne nourrice est de vingt à trente ans ; cependant il y a bien des exceptions à cette règle : les femmes âgées de moins de vingt ans sont ordinairement primipares, et n'ont pas encore fait leurs preuves sous le rapport des qualités du lait qu'elles pourront sécréter. Chez les personnes âgées de plus de trente ans, on ne rencontre déjà plus cette activité du renouvellement organique, nécessaire pour produire un lait sain et abondant. En France, on prétend que le lait des femmes brunes est plus nourrissant que celui des blondes ; c'est ce dont je n'ai pas encore pu me convaincre en Allemagne. Quant aux glandes mammaires elles-mêmes, il est à désirer qu'elles soient d'un volume modéré, couvertes d'une peau saine, que les mamelons proéminent pour le moins de deux à trois lignes ; sous une pression exercée sur la mamelle, le lait doit jaillir en jets fins de plusieurs conduits galactophores à la fois. On a encore l'habitude d'exiger qu'une nourrice ait de bonnes dents ; cependant l'énorme extension prise de nos jours par la carie dentaire tend à faire négliger de plus en plus cette condition. Il me paraît beaucoup plus important d'exiger des gencives saines, rouges et fermes. Des gencives pâles, bleuâtres, saignant facilement ou répandant une mauvaise odeur annoncent presque toujours un état d'anémie ou de mauvaises digestions, double condition absolument incompatible avec les fonctions de nourrice. Dans nos pays, je préfère toujours les nourrices d'un naturel phlegmatique et d'un caractère facile ; une personne d'un caractère impérieuxne peut jamais rester nourrice dans une maison où il y a plusieurs domestiques ; car, à peine admise, elle leur fera sentir qu'elle seule est indispensable, et fera son possible pour faire chasser tous ceux qui la gênent. La fin de la scène est alors toujours l'expulsion de celle qui est venue troubler la paix de la maison, et la nécessité pour le médecin de la famille, qui doit trouver remède à tout, de se mettre en quête pour une autre nourrice. On préfère généralement les filles de la campagne aux habitantes des villes. Si réellement il y avait plus de moralité à la campagne que dans les villes, cette préférence serait parfaitement justifiée ; mais malheureusement mon expérience personnelle ne me permet pas de partager cette opinion. D'ailleurs, les nourrices venues de la campagne présentent encore cet inconvénient d'être fort sujettes à la nostalgie, de se faire difficilement à la manière de vivre et au régime de la ville, de s'acclimater, en un mot, difficilement ; de sorte que, tout en ayant les os et les seins plus développés, elles rendent des services moins bons qu'une ouvrière de fabrique ou une servante urbaine.

La femme qui veut être engagée comme nourrice doit se laisser visiter, elle et son enfant, sur le corps entier ; l'enfant doit être bien nourri, avoir un embonpoint en rapport avec son âge, et nulle part son corps ne doit présenter une plaie suspecte. Le sein et les gencives de la nourrice doivent présenter l'aspect indiqué plus haut, l'examen physique de la cavité thoracique ne doit montrer aucune anomalie, nulle part il ne doit y avoir d'ulcères et, par dessus tout, on examinera l'anus, les parties génitales et la cavité buccale pour s'assurer qu'il n'existe aucune trace de syphilis.

Tous ces préceptes ne trouvent leur application qu'autant qu'on a le choix entre plusieurs nourrices. Mais si, comme cela arrive si souvent dans les petites villes, on est trop heureux d'avoir découvert dans toute la localité et les environs une personne qui consente à rendre ce service, il suffira qu'une femme n'ait ni maladies fébriles, ni syphilis, ni tuberculose appréciable, et qu'elle sécrète par un mamelon bien conformé un lait assez abondant, pour qu'on se hâte de l'accepter.

Nous en venons au point principal, au lait et à ses propriétés chimiques et microscopiques.

Le poids spécifique du lait de femme est en moyenne de 1,032. Si on le laisse reposer pendant quelque temps, il se forme à sa surface une couche épaisse, riche en corps gras, d'un blanc jaunâtre, en d'autres termes, la crème, tandis que le liquide qui se trouve au-dessous renferme moins de graisse et se trouve par conséquent d'un poids spécifique plus élevé ; sa couleur est d'un blanc bleuâtre. Le lait de femme frais est d'un blanc bleuâtre ou d'un blanc pur, d'une saveur légèrement sucrée et d'une réaction *alcaline;* mais si on le laisse reposer à une température moyenne, il commence peu à peu à présenter une réaction *neutre* qui finit par devenir *acide* et par déposer de petits caillots.

La différence essentielle entre le lait de femme et le lait de vache ne consiste pas dans la différence entre les proportions du sucre de lait et du beurre, mais dans ce fait que *la caséine du lait de vache se réunit en grosses masses et même en une sorte de gelée cohérente pendant que le lait devient aigre, tandis que la caséine du lait de femme ne se sépare jamais autrement qu'en petits caillots et en flocons isolés.*

A l'examen microscopique, le lait de femme frais présente l'aspect d'un liquide limpide dans lequel sont suspendus, comme dans une émulsion, des globules de graisse, autrement dit les globules du lait. La grandeur des globules du lait varie ; la plupart d'entre eux ont un diamètre de $0^{mm},0027$ à $0^{mm},0035$; mais si l'on secoue le lait et qu'ensuite on le laisse reposer pendant quelques heures seulement, qu'après cela on examine la couche superficielle, on trouve, outre les globules ordinaires, beaucoup de globules plus grands, dont le diamètre s'élève jusqu'à $0^{mm},067$ ou $0^{mm},091$. Voy. pl. II, fig. 3.

Par le microscope seul et sans le secours des réactifs chimiques, on ne parvient pas à découvrir les membranes propres des globules du lait. Mais l'existence d'une membrane d'enveloppe peut être démontrée très-facilement et de deux manières. L'une des deux méthodes, celle de Henle, consiste à traiter le lait par l'acide acétique étendu et à observer le lait ainsi acidifié sous le microscope. Les globules du lait subissent par là un changement qu'ils ne pourraient jamais présenter s'ils se composaient de simples gouttelettes de graisse. Ils se montrent tiraillés dans divers sens, quelques-uns paraissent avoir un appendice caudal, d'autres ont une forme de biscuit; mais la plupart donnent issue à une petite gouttelette de graisse qui ressemble presque à un noyau du globule; cette gouttelette est suivie d'autres qui sortent d'autres endroits, si bien qu'à la fin toute une couronne de gouttelettes entoure le globule diminué de volume. Si l'on emploie de l'acide acétique plus concentré, les globules du lait se réunissent en grosses gouttes de graisse. La seconde méthode est celle de E. Mitscherlich, et consiste à agiter du lait frais avec de l'éther dans un vase. Le premier reste alors presque sans se modifier et se dissout très-peu dans l'éther. Or, si le lait n'était qu'une simple émulsion, il devrait céder à l'éther tout ce qu'il contient de corps gras, et se transformerait par là en un liquide transparent ou au moins translucide; mais qu'on ajoute une substance capable de dissoudre toutes les membranes d'enveloppe, telle que la potasse caustique ou le carbonate de potasse, alors l'éther dissoudra effectivement tous les corps gras, et il ne restera plus qu'une sérosité presque transparente.

Outre les globules du lait, il y a dans le lait encore d'autres éléments figurés, à savoir les corpuscules de colostrum ou corps granuleux des micrographes français. Physiologiquement, on ne les trouve que dans la première semaine qui suit l'accouchement; ils diminuent ensuite rapidement et réapparaissent aussitôt qu'une maladie quelconque se déclare pendant les couches, ou qu'une nourrice est atteinte d'une maladie fébrile aiguë. Ces corpuscules sont formés par des conglomérats irréguliers de vésicules adipeuses très-fines et liées par une substance amorphe, un peu granuleuse. Leur diamètre est, d'après Henle, de $0^{mm},013$ à $0^{mm},031$. L'éther dissout leurs granulations graisseuses beaucoup plus facilement que celles des globules du lait, l'acide acétique et la potasse dissolvent leur substance intercellulaire granuleuse et disséminent les vésicules adipeuses; l'eau iodée colore les corpuscules de colostrum d'un jaune intense. Il est donc hors de doute que ces corpuscules ne sont autre chose que des vésicules adipeuses très-fines, englobées dans une substance albumineuse; il n'est pas possible d'y constater la présence d'un noyau et d'une membrane d'enveloppe. Voy. pl. II, fig. 4.

Indépendamment de ces deux éléments figurés essentiels, on trouve encore dans le lait de rares *cellules épithéliales* et quelques *corpuscules muqueux;* ces deux derniers éléments ne se rencontrent en abondance que dans les affections locales des glandes mammaires.

Des *coagulums fibrineux* n'existent que dans le lait qui contient du sang.

Des *corpuscules sanguins* se trouvent rarement dans le lait et ne s'y mêlent ordinairement qu'en cas d'excoriation du mamelon. Jamais le lait de femme frais ne renferme de champignons ni d'infusoires.

Quant à la composition chimique, nous trouvons :

1° Le *sucre de lait* ($C^{12}H^{12}O^{12}$) dans la proportion de 3,2 à 6,2 pour 100 parties de lait. C'est le colostrum qui contient le plus de sucre de lait (7 pour 100); sa quantité diminue, d'après les observations de Simon, de mois en mois, mais descend rarement au-dessous de 4 pour 100.

2° *Les corps gras, le beurre.* — Le beurre forme le contenu des globules de lait et peut assez bien être isolé par la destruction des membranes d'enveloppe de ces globules, par une sorte de battage. Les divers principes gras du lait de femme n'ont pas encore été soumis à un examen très-exact; tout ce que l'on sait, c'est qu'ils rancissent très-vite et forment des acides gras volatiles. Le contenu en graisse du lait de femme n'est pas constant. Simon a trouvé 2,53 à 3,88 0/0 de beurre; Clemm et Scherer en ont trouvé 4,3 0/0 quatre jours après l'accouchement, 3,5 0/0 neuf jours après et 3,3 0/0 douze jours après; Chevalier et Henry en ont trouvé 3,5 0/0. Dans le colostrum Simon a trouvé 5,0 0/0 de beurre. Une observation très-digne de remarque, c'est que le lait qui s'écoule en dernier lieu du pis de la vache, quand on la trait ou qu'on exerce une succion artificielle, a toujours été trouvé, à composition égale d'ailleurs, beaucoup plus riche en principes gras que le premier lait écoulé. Cette observation ayant été faite en premier lieu sur les vaches, on a cru que déjà dans le pis la crème commençait à se séparer, de telle sorte que dans les trayons les éléments aqueux seraient en plus grande abondance et seraient au contraire plus rares dans les parties supérieures; mais comme Reiset a fait la même observation pour le lait de femme retiré de la mamelle par portions séparées, il faut bien que l'on trouve une autre raison pour expliquer ce phénomène, attendu que ce simple effet de la pesanteur ne peut être admis dans ce cas vu la position qu'occupent les mamelles de la femme.

D'après mes dernières recherches, la proportion des corps gras varie extrêmement dans le lait de femme. J'ai imaginé une épreuve optique des plus simples, moyennant laquelle on peut dans l'espace de deux à trois minutes évaluer très-exactement la proportion de crème d'une très-petite quantité de lait. La description détaillée de l'instrument et de son emploi se trouve dans une brochure que j'ai publiée à ce sujet, en 1862 (1). On peut par ce moyen établir la proportion de beurre du lait de femme immédiatement et, ce qui importe le plus, avec quelques centimètres seulement de lait. La méthode en usage jusqu'à présent pour éprouver le lait de femme consistait à verser dans un galactomètre le lait vidé par la pompe.

_____

(1) *Eine neue Milchprobe*, Erlangen, 1862.

Le galactomètre est une éprouvette qui porte une échelle centigrade. On le remplit jusqu'au zéro de lait, qu'on laisse ensuite reposer pendant vingt-quatre heures, puis on lit l'épaisseur de la couche de crème. Un bon lait de femme ne doit pas marquer moins de trois degrés de crème. Ce galactomètre a l'inconvénient de n'indiquer le résultat qu'au bout de vingt-quatre heures, et, en outre, il est souvent difficile et douloureux d'extraire une aussi grande quantité de lait des mamelles d'une nourrice. Mon épreuve optique permet d'éviter ce double inconvénient.

Le sucre de lait et le beurre ne contiennent pas d'azote et constituent ce que l'on est convenu d'appeler les éléments respiratoires du lait de femme.

3° Le *caséum* ou *caséine* se trouve en dissolution dans le lait de femme tant qu'il n'a pas de réaction acide, et s'en précipite en flocons légers aussitôt qu'un excédant d'acide lactique a été formé par la décomposition du sucre de lait. Le lait d'une bonne nourrice doit contenir 3 à 3,5 0/0 de caséine; le colostrum en contient un peu plus, ordinairement 4 0/0. La détermination quantitative de la caséine par l'analyse chimique est longue et difficile, et peut par conséquent très-bien être négligée dans le choix d'une nourrice. La caséine est le seul corps azoté du lait.

4° Les *sels solubles* du lait de femme sont les chlorures de sodium et de potassium, les phosphates alcalins et, outre ceux-ci, la potasse et la soude combinées avec la caséine.

Les *sels insolubles* sont les phosphates de chaux et de magnésie, qui appartiennent principalement à la caséine, des traces d'oxyde de fer et de fluor. Dans le lait de femme on trouve en moyenne de 0,16 à 0,25 0/0 de sels; et parmi ceux-ci de 0,04 à 0,09 0/0 de solubles. Les sels sont contenus en plus forte proportion dans le colostrum que dans le lait de femme à une époque avancée de la lactation.

Vernois et Becquerel ont examiné le lait de quatre-vingt-neuf nourrices et ont établi les chiffres moyens suivants :

Densité...................................... 1032

1000 parties contiennent :

Eau................................... 889,08
Sucre................................. 43,64
Caséine............................... 39,24
Beurre................................ 26,66
Sels.................................. 1,38

Il existe certaines conditions qui ne sont pas sans influence sur la composition du lait physiologique, à savoir : 1° l'innervation, 2° le temps écoulé depuis l'accouchement, 3° l'alimentation, 4° les fonctions sexuelles.

1° *L'innervation.* — Depuis longtemps on connaît l'influence fâcheuse qu'exercent sur le lait la colère, la frayeur, la douleur, les attaques nerveuses, etc. Un fait moins connu, ce sont les modifications chimiques qui dérivent de ces causes. La glande mammaire offre sous ce rapport de la ressemblance avec la glande lacrymale qui, comme on le sait, joue un rôle dans presque toutes les grandes émotions. Un fait positif, c'est que les enfants qui ont bu le lait d'une nourrice en proie à une vive émotion crient bientôt après et sont pris de coliques, de diarrhée et parfois de convulsions. Le lait peut-il dans ces conditions devenir assez malfaisant pour que les enfants meurent immédiatement après l'avoir bu? c'est ce dont il est permis de douter. Si l'on réfléchit d'une part que de toute manière un grand nombre d'enfants meurent subitement, et que d'autre part il y a des nourrices qui se mettent en colère presque journellement, on est tenté de croire plutôt à une simple coïncidence qu'à l'existence d'un lait ayant des propriétés vraiment toxiques. J'ai traité une femme hystérique qui allaitait elle-même son enfant et je n'étais pas peu étonné de voir qu'un jour, quand je lui avais retiré du sein quelques cuillerées à café de lait immédiatement après une attaque d'hystérie, ce lait était presque transparent, semblable au petit lait et sans aucune saveur sucrée. Ce jour elle ne donna plus le sein à l'enfant et le lendemain elle eut de nouveau un lait riche en corps gras, d'un blanc jaune, comme auparavant, et avec lequel l'enfant prospérait admirablement. On sait encore que les vaches donnent moins de lait que de coutume quand c'est une personne étrangère qui vient les traire ; il paraît même que parfois elles ne donnent pas de lait du tout quand on les tourmente ou qu'elles sont effrayées par la présence de spectateurs étrangers au moment où on leur tire le lait. Ce fait ne peut dépendre que d'une diminution subite de la sécrétion et d'une résorption partielle du lait sécrété ; car le lait ne peut être retenu volontairement, attendu qu'il n'y a pour cela aucun appareil musculaire. Ces faits prouvent dans tous les cas à l'évidence qu'il faut accorder la plus grande attention à l'état psychique d'une nourrice, et qu'il peut y avoir des femmes très-saines et très-robustes qui sont absolument impropres à l'allaitement.

2° Le *temps qui s'est écoulé depuis l'accouchement* exerce une très-grande influence sur la composition chimique du lait. Le colostrum, c'est-à-dire le premier lait, contient, outre les principes chimiques mentionnés jusqu'à présent, encore de l'*albumine,* du mucus et les grands corpuscules granulés de colostrum. La grandeur des globules du lait est beaucoup plus inégale à cette époque que plus tard. Le beurre et les sels s'y trouvent en plus grande abondance que par la suite, et c'est de là que dépend l'action légèrement purgative du colostrum. La proportion du sucre de lait diminue de mois en mois et finit par s'arrêter à un minimum de4 0/0.

3° Lorsque l'*alimentation d'une nourrice* est insuffisante, on voit diminuer la sécrétion lactée en général et celle des éléments solides en particulier, de sorte qu'une nourrice mal nourrie ne fournit que peu de lait et un lait aqueux, d'un faible poids spécifique. La diminution est surtout sensible pour le beurre et la caséine.

Vernois et Becquerel ont fait de nombreuses recherches à ce sujet et ont trouvé des différences exprimées par les chiffres suivants :

	Lait d'une nourrice bien nourrie.	Lait d'une nourrice insuffisamment nourrie.
Poids spécifique................	1034,65	1031,91
Eau.........................	888,86	891,80
Éléments solides................	111,14	108,20
Sucre.......................	42,97	43,88
Beurre......................	26,88	25,92
Caséine.....................	39,96	36,88
Sels........................	1,33	1,52

Il est difficile de décider s'il y a des aliments qui fournissent plus de lait que d'autres et, dans tous les cas, il est impossible de formuler à cet égard des lois générales, parce que l'assimilation des différents aliments varie extrêmement selon les individus. Mais ce qui est certain, c'est que la qualité et la quantité du lait ne sont pas en raison de la quantité d'azote renfermée dans les aliments. Ainsi, par exemple, une nourrice venue de la campagne donnera, si on la nourrit avec de grossiers aliments farineux et avec du laitage, un lait bien plus abondant et meilleur que si on la force à manger tous les jours les plus gros morceaux de viande rôtie. L'usage de l'alcool et des boissons fermentées communique au lait une action stupéfiante. Les nourrissons dorment beaucoup sous un pareil régime de la nourrice, mais ils sont bientôt pris d'une irritation du cerveau, digèrent mal et maigrissent. Dans les pays où la bière forme la boisson usuelle, les femmes croient qu'il leur serait impossible d'allaiter sans boire journellement un demi-litre ou un litre de bière. Celles qui avant la grossesse avaient déjà pris l'habitude d'en consommer d'aussi fortes quantités peuvent en continuer l'usage sans qu'il en résulte le moindre mal pour elles ou pour l'enfant. Mais si une nourrice ne s'habitue à boire de la bière qu'une fois qu'elle commence à allaiter et s'efforce alors d'en boire de fortes quantités, il en résultera pour l'enfant des symptômes congestifs très-évidents du côté du cerveau et des troubles digestifs qui ne pourront avoir que des suites fâcheuses.

Il y a des médicaments dont la présence peut très-manifestement être constatée dans le lait. La plupart des sels qui se dissolvent dans l'eau se retrouvent dans le lait à moins qu'ils n'aient entraîné une diarrhée profuse. La substance qui se découvre le plus facilement et de la manière la plus frappante dans le lait, c'est l'iodure de potassium. On agite le lait avec un peu d'amidon, puis on y ajoute quelques gouttes d'acide nitrique ; aussitôt tout l'amidon se transforme en une colle violette. Diverses matières colorantes passent dans le lait, par exemple la garance. Lorsqu'on nourrit les vaches avec de l'esparcette, il se forme dans le lait une matière colorante bleue qui paraît avoir des propriétés analogues à celles de l'indigo.

Une infusion d'*absinthe* rend le lait amer, les huiles éthérées de l'ail et du thym lui communiquent l'odeur de ces plantes. Si l'on administre à une nourrice un drastique quelconque, l'effet purgatif se transmet ordinairement au lait et par cela même au nourrisson; le traitement de l'enfant par des médicaments qu'on administre à la mère est du reste un tourment inutile imposé à celle-ci; si, en effet, des médicaments qui se prêtent à être administrés de la sorte sont réellement indiqués, l'enfant les supporte tout aussi bien lorsqu'on les lui administre directement à des doses appropriées à son âge que lorsque, absorbés d'abord par le sang de la mère, ils sont ensuite sécrétés par la glande mammaire en quantités très-faibles et qu'il est dans tous les cas impossible de déterminer rigoureusement.

4° *Les fonctions sexuelles* exercent une influence incontestable sur la sécrétion lactée. Si chez une nourrice il y a un retour des règles, son lait est généralement sécrété en plus faible quantité; mais les éléments solides n'en sont pas diminués, ils augmentent au contraire. Le beurre et la caséine augmentent fortement, le sucre de lait et les sels dans une plus faible proportion, mais cependant d'une manière assez sensible. L'enfant devient généralement un peu agité pendant la menstruation et présente les signes d'une digestion troublée. Mais après la fin des règles la composition et la quantité du lait redeviennent souvent ce qu'elles avaient été auparavant; aussi nous pensons qu'il n'y a pas lieu de renvoyer une nourrice dès que ses règles reviennent, comme il arrive si souvent, mais d'attendre un deuxième retour de la menstruation et de ne renvoyer la nourrice que lorsque l'enfant reste agité longtemps après la période menstruelle et n'augmente plus dans la même mesure qu'auparavant.

S'il survient une nouvelle grossesse, la continuation de l'allaitement se défend dans la plupart des cas d'elle-même, parce que la sécrétion lactée devient immédiatement beaucoup plus faible et que le lait reprend les propriétés du colostrum. Si par exception ce changement n'a pas lieu il n'en faut pas moins retirer l'enfant, parce que sans cela on nuirait extrêmement au développement du fœtus. Je n'oserais me prononcer sur l'influence plus ou moins nuisible que peut exercer sur l'enfant un coït non suivi de grossesse; il ne me paraît guère probable qu'une pareille influence existe.

Des grossesses qui se succèdent rapidement exercent une influence fâcheuse sur la sécrétion lactée. L'anémie et l'hyperesthésie générale qui en résultent pour les femmes ne permettent plus qu'une sécrétion peu abondante d'un lait dépourvu de qualités nutritives.

Les *maladies* font subir au lait diverses modifications. Ordinairement on trouve dans le lait des nourrices fébricitantes de plus grandes quantités de corpuscules de colostrum. En même temps la quantité du lait diminue beaucoup et la sécrétion finit par tarir complétement. Mais les éléments solides ne disparaissent pas aussi promptement que les parties aqueuses; de sorte qu'au commencement d'une maladie fébrile, il y a production d'un lait *très-riche*, augmentation de tous les éléments solides, d'où résultent facilement des indigestions pour le nourrisson. On peut établir en principe général de laisser l'enfant au sein de sa mère malade aussi longtemps que celle-ci a du lait et que le nourrisson ne présente pas de forts troubles digestifs, en supposant, bien entendu, qu'il n'y ait pas de maladie contagieuse, pas d'exanthème aigu, pas de typhus pétéchial, pas de syphilis.

Pour le praticien il suffit parfaitement de faire subir au lait les épreuves suivantes : 1° Il remplit son galactomètre centigrade (voy. p. 35) jusqu'au dernier degré ; ensuite il le couvre et le laisse sans y toucher pendant vingt-quatre heures ; au bout de ce temps il faut que la couche superficielle de crème marque au moins 3 degrés. 2° Il examine le lait frais avec du papier de tournesol bleu et avec du papier de curcuma jaune. Dans aucun cas le papier de tournesol ne doit rougir, le papier de curcuma doit légèrement brunir. 3° Il porte quelques gouttes de lait frais sur la langue. Ce lait doit avoir une saveur un peu fade et sucrée. 4° Il met quelques gouttes de lait sous le microscope. Si la nourrice est accouchée de plus de huit jours, il ne doit plus y avoir de corpuscules de colostrum ni de cellules épithiliales ou au moins ces éléments doivent être excessivement rares. Les globules du lait ne doivent pas être d'une grandeur trop inégale et se montrer très-abondants.

D'une manière générale, nous ferons remarquer que la santé de la nourrice, ses disgestions, son sommeil, sa respiration, sa peau et ses parties génitales méritent une attention bien plus grande que la composition chimique et morphologique de son lait, et qu'il importe bien plus de s'assurer de la *quantité* du lait que d'en constater rigoureusement la qualité. La quantité d'une sécrétion laiteuse peut être appréciée par le pesage de l'enfant avant et après la prise du sein, pendant laquelle il doit en moyenne avoir augmenté de 90 à 180 grammes. Mais comme ces pesages sont embarrassants et peu acceptés dans la clientèle privée, on peut se contenter d'observer le nourrisson pendant qu'il tette. S'il ne fait pas de grands efforts, si le lait lui découle des angles de la bouche, et si au bout d'une demi-heure il lâche le sein tranquille et satisfait, on peut être convaincu qu'il a bu une suffisante quantité de lait.

Si l'on a le rare bonheur d'avoir trouvé une nourrice qui remplit toutes les conditions voulues, il faut prendre les mesures suivantes pour lui conserver la santé pendant toute la durée de la lactation. Les grands bains sont quelque chose de si rare et de si insolite pour des personnes appartenant aux basses classes que je ne conseillerais pas d'en faire prendre un à une nourrice qui ne paraîtrait pas très-propre en arrivant ; on fera donc mieux de mettre à sa disposition plusieurs fois dans le courant de la semaine un baquet d'eau chaude et du savon, mesure qui suffit pour obtenir la propreté nécessaire pour peu qu'elle y mette de la bonne volonté. Si, au contraire, une nourrice a déjà l'habitude des grands bains, ils ne lui feront aucun mal pendant l'allaitement. Il en est de même des bains froids de rivière et de mer. La première règle est toujours d'apporter le moins de changements possible aux habitudes et à la manière de vivre antérieure d'une nourrice, pour peu que cela puisse se concilier avec un régime un tant soit peu rationnel. Sauf les aliments très-épicés, salés ou contenant de l'alcool, les nourrices peuvent manger *tout ce qui leur plaît*, et ce qui vaut toujours le mieux, c'est que leur régime, sauf quelques aliments en plus pris entre les principaux repas ne s'écarte en rien du régime de la famille dans laquelle elles sont admises. Tous les mets qu'on leur présente doivent être bien cuits et convenir à leur goût, pour le reste il est complétement inutile de faire une cuisine spéciale.

La chambre à coucher de la nourrice doit être bien ventilée, et il faut qu'elle se donne elle-même tous les jours du mouvement en plein air, sans avoir égard au temps qu'il peut faire dehors. La seule précaution à prendre, si l'on ne la connaît pas depuis longtemps, c'est de ne jamais la laisser sortir seule.

Un grand préjugé règne dans le public contre les nourrices menstruées, et quelques taches de sang découvertes dans leur chemise suffisent ordinairement pour jeter les parents du nourrisson dans la plus grande consternation. Le danger cependant n'est à beaucoup près pas aussi grand qu'on se le figure; la plupart des nourrices sont réglées très-peu et irrégulièrement, elles ont pendant l'époque menstruelle un peu moins de lait, les enfants en ressentent bien aussi quelques coliques, mais au bout d'un à trois jours tout ce trouble est dissipé, et la nourrice et l'enfant jouissent de nouveau de la meilleure santé.

Il faut s'attacher énergiquement à deux préceptes que l'on rappellera tous les jours aux parents :

1° Le sein n'est pas un calmant pour l'enfant qui crie, et on aura soin de le faire donner régulièrement toutes les deux ou trois heures. L'agitation qui peut survenir pendant ces intervalles n'est pas un signe de faim, mais tient à quelque autre cause qui souvent doit être cherchée dans des vêtements trop étroits ou dans des langes mouillés. Pendant la nuit une pause de quatre heures, par exemple, de neuf heures du soir à une heure du matin, suffit parfaitement à la nourrice pour le premier sommeil. Quant au conseil donné par quelques auteurs de ne pas mettre l'enfant au sein depuis le soir jusqu'au lendemain matin, il ne m'a jamais été possible de le faire suivre ;

2° La nourrice ne doit jamais avoir l'enfant au lit, à côté d'elle. Je suis convaincu que beaucoup de cas de mort subite et inexpliquée d'enfants à la mamelle doivent être attribués à la suffocation dans le lit de la mère ou de la nourrice. Les nourrices s'endorment pendant qu'elles font boire l'enfant qu'elles étouffent ensuite par le poids de leur corps ou par le poids de la couverture qu'elles attirent à elles tout en dormant. C'est pourquoi une mère attentive ne craindra pas d'aller visiter la nourrice plusieurs fois pendant la nuit et de lui faire des remontrances sévères toutes les fois qu'elle aura manqué de se conformer aux ordres reçus à cet égard.

Beaucoup de nourrices souffrent de constipation opiniâtre et finissent par s'attirer de véritables troubles digestifs. Il faut donc leur recommander de ne pas cacher ce malaise, mais d'en prévenir immédiatement les parents; car il suffit de quelques cuillerées à café d'électuaire lénitif ou de quelques pruneaux cuits pour le faire disparaître complétement.

Qu'on traite la nourrice avec mansuétude et qu'on lui témoigne de l'intérêt; car, malgré les gages élevés qu'on a l'habitude de leur donner, ces pauvres créatures n'en sont pas moins à plaindre d'être réduites, par leur propre faute, il est vrai, à se séparer de leur enfant et à donner le sein à un enfant étranger; tout bien considéré, ce n'est pas avec de l'argent que l'on peut payer un service pareil.

Une dernière question qui se représente est de savoir quand et comment on doit sevrer un enfant.

Il est rare que le médecin soit libre de décider cette question à priori; ordinairement une foule de circonstances extérieures ou de raisons de santé, concernant soit la nourrice, soit l'enfant, concourent à fixer le terme du sevrage. Ici encore, comme malheureusement pour tant de faits concernant la pratique médicale, ce n'est pas moyennant quelques chiffres que la question peut être vidée; il faut, au contraire, mettre en regard et peser mûrement une foule de circonstances. Naturellement, ce qu'on peut faire de mieux, c'est de laisser à l'enfant le sein aussi longtemps qu'il l'accepte avec plaisir, qu'il prospère et qu'il n'en résulte pour la nourrice aucun inconvénient, qu'elle n'éprouve ni faiblesse, ni pâleur, ni amaigrissement, ni hyperesthésie générale, etc. Ces conditions durent dans nos climats (Allemagne méridionale), en supposant que la nourrice soit saine et l'enfant robuste, de quatre à huit mois. Au bout de ce temps, la nourrice s'aperçoit que sa sécrétion lactée n'augmente plus dans la même proportion que l'appétit croissant du nourrisson, et que ce dernier ne reçoit plus assez de nourriture. Alors est venu le moment où il faut accorder à l'enfant d'autres aliments à côté du sein. Encore ici on ne peut pas dire : tel ou tel aliment est le plus convenable et les autres nuisent; car l'estomac et le goût des enfants diffèrent : les uns, par exemple, tant qu'on les met encore une seule fois par jour au sein, n'acceptent ni lait de vache, ni aucune préparation dans laquelle il entre, tandis qu'ils consomment sans répugnance des potages gras. Les autres n'acceptent pas de bouillie à la farine, mais des bouillies à la biscotte ou au pain, d'autres refusent le bouillon et ne prennent que la soupe au lait, etc. Pour cette raison, je fais commencer par une bouillie légère au pain; si au bout de huit jours je m'aperçois que cette nourriture ne convient pas, je prescris une bouillie légère à la farine; enfin si celle-ci est refusée également, j'en viens à un bouillon peu concentré cuit avec du pain de gruau. Un enfant qui n'est plus suffisamment rassasié par le sein de sa nourrice acceptera toujours un de ces trois aliments. Pendant un mois on donne la bouillie une fois par jour, pendant le mois suivant deux fois et enfin trois fois. Pendant ce temps, l'enfant apprend aussi à mâcher de petites croûtes de pain blanc et à boire de l'eau, il se contente de ne plus prendre le sein qu'une fois dans la nuit et finit par ne plus trop se plaindre si pendant la nuit on remplace le sein par du lait de vache tiède.

Telle est la plus sûre méthode de sevrer un enfant sans aucun préjudice pour sa santé. Trop souvent on est forcé de le priver tout à coup ou dans très-peu de temps du lait de la nourrice. C'est dans ces cas qu'il importe surtout de se préoccuper des différentes périodes de l'évolution dentaire. Si l'enfant vient de traverser heureusement une période, de sorte que l'on peut présumer d'une manière certaine qu'il passera plusieurs semaines sans nouveaux accidents, il n'y a dans la plupart des cas aucun inconvénient à le sevrer brusquement ; mais, dans le cas contraire, il se produit le plus souvent une diarrhée très-profuse qu'on a quelquefois la plus grande peine à arrêter ou dont les suites font encore souffrir les enfants pendant plusieurs mois consécutifs. Une fois que les incisives supérieures et inférieures ont percé les gencives, il est certainement conforme aux lois de la nature que l'enfant commence à prendre une nourriture plus compacte que le simple lait maternel. Toujours il est inutile et ordinairement nuisible pour la mère d'allaiter les enfants pendant plus d'une année. Ils finissent ordinairement par refuser le sein à cet âge, parce qu'il leur vient trop peu de lait à la bouche. Je donnais un jour des soins à une dame américaine qui continuait toujours encore d'allaiter son fils âgé de deux ans et demi jusqu'à ce que ce dernier, enfant très-éveillé et très-avancé sous le rapport de l'intelligence, vint un jour à dire très-gentiment à sa mère : « Merci, chère maman, cela m'ennuie de teter. »

Si la mère ne peut pas allaiter elle-même et si elle n'a pas assez de fortune pour pouvoir donner à son enfant une nourrice, il n'y a pas d'autre ressource que d'essayer l'*alimentation artificielle*.

Il faut, pour cela, réunir les conditions suivantes : le plus grand soin dans le choix et la préparation des aliments, grande patience et persévérance, ponctualité rigoureuse, adresse manuelle et la plus exquise propreté.

Le meilleur succédané du lait de femme est le lait de vache ; ce n'est pas qu'il s'en rapproche le plus sous le rapport de la composition, mais c'est le lait de vache que l'on peut se procurer le plus facilement et le plus régulièrement à un prix modéré. Ceux qui depuis longtemps se sont occupés d'analyses quantitatives du lait, conviendront avec moi que ce n'est pas la petite proportion en plus de caséine et de beurre et en moins de sucre de lait qui peut expliquer la grande différence existant, en effet, entre le lait de vache et le lait de femme sous le rapport de l'alimentation. C'est que la sécrétion des glandes mammaires, de même que celles des reins a des limites physiologiques assez étendues qui permettent d'établir de très-beaux chiffres moyens. Mais ces chiffres moyens ne prouvent nullement que le meilleur lait soit celui qui se rapproche le plus de la moyenne physiologique.

La différence essentielle entre le lait de femme et le lait de vache consiste, comme nous l'avons dit plus haut, en ce que le lait de femme se coagule dans l'estomac en très-légers flocons, en une gelée très-ténue, tandis que le lait de vache se réunit en gros caillots compactes ; c'est ce dont il est facile de s'assurer en faisant vomir un quart d'heure ou une demi-heure après le repas soit par des mouvements rapides, soit par des frictions sur le creux de l'estomac, un enfant nourri artificiellement et un enfant élevé au sein. Les flocons légers du lait de femme se digèrent et s'assimilent facilement, tandis que les gros caillots formés par la caséine du lait de vache ne peuvent être dissous par le suc gastrique des enfants et sont rejetés par le vomissement ou traversent en grosses masses aigres, non digérées, tout le tube digestif qu'ils irritent dans toute sa longueur. Il s'agit donc d'enlever cette propriété à la caséine du lait de vache, et ce but on l'atteint jusqu'à un certain point en la rendant un peu plus alcaline. Depuis longtemps je me sers à cet effet d'une solu-. tion de carbonate de soude (4 grammes sur 180 grammes d'eau), dont j'ajoute une cuillerée à café à la quantité de lait que l'enfant doit prendre à chaque repas. Si le lait doit servir à préparer de la bouillie, je fais déjà ajouter la solution au lait froid, et en été je fais rendre alcaline, aussitôt qu'elle est arrivée, toute la quantité de lait devant servir pour les besoins de l'enfant pendant douze heures ; j'ai soin dans ces cas de faire en sorte que pour 150 grammes de lait il y ait toujours une cuillerée à bouche de la solution de carbonate de soude. Pour les petits enfants, je fais encore ajouter un tiers d'eau et une petite quantité de sucre de lait, à peu près la charge d'une pointe de couteau à chaque repas. Les enfants âgés de plus de trois mois boivent le lait de vache sans eau, mais toujours additionné de la solution de sel de soude. Avec un lait préparé de cette manière, j'ai fait élever bien des enfants, et chez la plupart d'entre eux, je n'ai jamais constaté aucun trouble digestif. Si les parents sont raisonnables, on ne donne pendant les trois premiers mois de l'existence que le lait préparé comme nous venons de le dire et pas de bouillie ; ce n'est qu'au quatrième mois que l'on commence à donner une bouillie par jour. Ordinairement on fait entrer le lait en ébullition immédiatement après l'avoir reçu, parce que ce moyen en retarde encore la coagulation. La meilleure bouillie se prépare de la manière suivante : on trempe le quart d'un petit pain rassis pendant un quart d'heure dans de l'eau froide, l'eau alors montre une faible réaction acide ; ensuite on fait bouillir le petit pain, sans l'exprimer, avec 180 à 240 grammes de lait rendu alcalin et non écrémé, et une pincée de sucre de lait, jusqu'à ce que le mélange forme une bouillie bien liée. Un aliment beaucoup plus répandu que la bouillie au pain, c'est la bouillie à la farine, qu'emploient surtout les classes pauvres ; un nombre immense d'enfants prospèrent admirablement avec cet aliment, et l'on peut se demander sérieusement si elle n'est pas tout aussi inoffensive que la bouillie au pain. Si, en effet, les quatre cinquièmes des enfants élevés artificiellement sont nourris avec la bouillie à la farine et un cinquième seulement avec la bouillie au pain, il faudra bien, en supposant que les deux aliments se digèrent également bien, que quatre enfants nourris avec de la bouillie à la farine éprouvent des troubles digestifs, sur un seul enfant qui en éprouvera étant nourri avec la bouillie au pain.

Celui qui ignore qu'en réalité il y a quatre fois plus d'enfants élevés avec la bouillie à la farine, doit naturellement s'imaginer que cette dernière se digère beaucoup plus mal que la bouillie au pain. Mais tant que des travaux statistiques étendus, faits pendant des années, n'auront pas exprimé en chiffres les résultats obtenus, personne ne pourra soutenir qu'une bouillie à la farine bien mince et encore liquide soit plus nuisible que la bouillie au pain. Au lieu de la farine de froment dont on se sert habituellement, on peut aussi choisir la farine de riz ou la farine extraite du rhizome du *Maranta indica*, autrement dit, l'arrowroot, deux farines pauvres en gluten. La manière d'employer l'arrowroot est la suivante : on en verse une cuillerée à café dans un vase en porcelaine et l'on y ajoute assez d'eau froide pour former une pâte mince, ensuite on y mêle une tasse de lait bouillant (ou bien de l'eau ou du bouillon), on remue bien le mélange, on laisse cuire pendant quelques minutes sur le feu jusqu'à lui donner la consistance d'une gelée. De tous les succédanés du lait de femme, le plus rationnel est sans contredit la préparation connue sous le nom d'aliment de Liebig, par laquelle ce grand chimiste a fait avancer d'un pas immense l'hygiène de l'enfance. Les substances que nous allons énumérer renferment, comme on sait, les proportions suivantes d'éléments plastiques et d'éléments respiratoires ou producteurs du calorique :

	Éléments plastiques ou formateurs du sang.	Éléments respiratoires ou producteurs du calorique.
Lait de femme.........	1	3,8
Lait de vache frais.....	1	3,0
Lait de vache écrémé...	1	2,5
Farine de froment.....	1	5,0

Il serait donc facile de trouver un mélange de lait de vache et de farine de froment offrant la même proportion d'éléments plastiques et respiratoires que le lait de femme; cependant la farine de froment est douée d'une réaction acide et contient beaucoup moins d'alcali que le lait de femme, c'est-à-dire beaucoup moins qu'il n'en faut pour la formation normale du sang; enfin la réduction de la fécule en sucre est un travail inutile que l'on impose à l'organisme de l'enfant. Il serait donc avantageux de convertir d'abord la fécule en sucre et en dextrine, principes solubles; et c'est ce que l'on réalise facilement en ajoutant une certaine quantité de *farine de malt* à la farine de froment. Si l'on fait cuire du lait avec de la farine de froment jusqu'à réduire le mélange en bouillie épaisse et qu'à la bouillie encore chaude on ajoute de la farine de malt, *le mélange devient liquide au bout de quelques minutes et prend un goût sucré;* c'est dans cette opération et dans l'addition d'une certaine quantité d'alcali pour neutraliser la réaction acide de la farine de froment que consiste la préparation de l'aliment de Liebig.

La recette donnée par Liebig lui-même est la suivante : on pèse 15 grammes de farine de froment, 15 grammes de farine de malt et 40 centigrammes de bicarbonate de potasse ; on mêle d'abord ces substances entre elles, ensuite on y ajoute 30 grammes d'eau, et à la fin 150 grammes de lait : on chauffe le tout à un feu doux sans cesser de remuer jusqu'à ce que le mélange commence à s'épaissir ; à ce moment on retire le vase du feu et on remue pendant cinq minutes, puis on chauffe de nouveau et on retire encore le mélange du feu aussitôt qu'il recommence à s'épaissir, enfin on fait bouillir le tout. Pour terminer on sépare le son du lait en tamisant le mélange à travers une gaze fine et l'aliment est prêt pour l'usage. Nous ferons encore observer qu'il faut choisir de la farine de froment ordinaire et récente, et non la fleur de farine qui est plus riche en amidon. Le malt, ou orge germée, se trouve chez tous les brasseurs. Après l'avoir épluché pour en retirer les mauvaises graines, on le réduit facilement en farine grossière à l'aide d'un moulin à café. Le bicarbonate de potasse cristallisé mêlé à l'eau dans la proportion de 2 parties sur 11 donne un liquide parfaitement clair et limpide. On peut encore éviter le pesage si incommode des matières en se rappelant qu'une cuillerée comble de farine de froment pèse à peu près 15 grammes, qu'une cuillerée de farine de malt également comble et qu'on rase ensuite à moitié pèse également 15 grammes, et qu'un dé à coudre ordinaire rempli avec la solution de potasse contient 80 centigrammes de sel. Si, en outre, on fait peser d'avance dans un gobelet d'abord 30 grammes et ensuite 150 grammes d'eau, et qu'on marque les deux niveaux avec un ruban de papier collé sur la paroi du vase, tout se trouve commodément disposé pour faciliter la préparation à une mère attentive ; le bicarbonate de potasse ne peut être remplacé par le bicarbonate de soude, attendu que tous nos aliments, le lait, les liquides de la viande et tous les corpuscules sanguins renferment, avant tout, des sels à base de potasse. L'aliment ainsi préparé a une saveur assez sucrée, et, convenablement étendu avec de l'eau, il est supporté même par les nouveau-nés. D'après ma propre expérience et celle de beaucoup de médecins allemands, ce lait de femme artificiel est le meilleur succédané du lait maternel, et il a positivement sauvé la vie à plus d'un enfant épuisé par le marasme.

Dans les grandes villes la plus grande difficulté est toujours de se procurer du lait non falsifié. Le lait qu'on achète dans les crèmeries laisse toujours beaucoup à désirer ; il est indispensable, au moins pour le commencement et tant qu'on ne connaît pas les habitudes du fournisseur, de surveiller soi-même ce qui se passe à l'étable, d'être présent pendant qu'on trait les vaches ou qu'on leur donne à manger. Le lait destiné à un enfant doit toujours provenir d'une vache qui passe journellement quelques heures à l'air et qui est nourrie presque exclusivement avec du fourrage vert. Nos réseaux de chemins de fer de plus en plus complets permettent du reste aujourd'hui à la plupart des familles de se procurer, chez un cultivateur connu et dont la bonne foi a été suffisamment éprouvée, la ration de lait nécessaire pour les besoins de la journée. En admettant même que les frais de transport élèvent le prix du lait ainsi obtenu au double et au triple, cette alimentation est cependant beaucoup moins coûteuse qu'une nourrice.

Lorsqu'on se trouve placé dans des conditions tellement défavorables qu'on ne peut pas procurer à l'enfant un lait de bonne provenance, on est obligé de recourir à des procédés dont il est malheureusement fort douteux qu'ils puissent résister à l'épreuve d'un long usage. Tels sont le bouillon de veau additionné d'un jaune d'œuf, les potages mucilagineux, la décoction de salep, la bouillie aux carottes. Cette dernière était naguère fort en vogue et se prépare de la manière suivante : on mêle 30 grammes de carottes râpées avec 200 grammes d'eau et on laisse reposer le mélange pendant 12 heures, ensuite on exprime à travers un linge. On fait bouillir plusieurs fois à un feu doux le suc ainsi obtenu, avec du pain de gruau râpé (une partie de pain sur 4 parties de suc), et finalement on l'édulcore avec du sucre. — Il y a des enfants qui ne supportent absolument pas le lait de vache. Ils peuvent se soutenir pendant quelques mois avec de la bouillie aux carottes, avec un potage mucilagineux ou avec du bouillon mêlé de jaune d'œuf ; mais ils grandissent très-lentement et ne prennent jamais de l'embonpoint avec ce régime ; aussi faut-il toujours de mois en mois recommencer un essai avec du lait frais ou avec le lait de femme artificiel de Liebig, car souvent l'absorption du lait qui ne pouvait pas se faire au commencement réussit par la suite.

La manière de présenter l'aliment aux petits enfants n'est pas indifférente. On peut, dès les premiers jours après la naissance, les habituer déjà à boire dans une tasse munie d'un bec ou à la cuiller ; mieux vaut cependant un biberon parce que l'usage de cet instrument exerce les muscles de la face à peu près autant que l'habitude de tirer le lait de la mamelle.

Le biberon le plus simple est représenté par un flacon de la contenance de 120 à 150 grammes, à goulot assez étroit et sur l'ouverture duquel on applique un bouchon en éponge que l'on fixe à l'aide d'un petit morceau de gaze ou de batiste qui coiffe le bouchon. Il faut préparer plusieurs de ces bouchons en éponge pour pouvoir les changer plusieurs fois par jour ; on les conserve le mieux dans l'eau froide. S'ils dépassent l'ouverture du flacon d'un centimètre et demi et si la batiste est suffisamment tendue ils imitent d'une manière frappante un bout de sein.

Si l'on ne trouve pas ces petits morceaux d'éponge assez élégants on peut adapter au flacon une embouchure en or, en argent, en étain, en ivoire, etc. Les enfants acceptent très-volontiers les bouts de sein en caoutchouc fort en vogue depuis un certain temps et qui se recommandent surtout à cause de la facilité avec laquelle on peut entretenir la propreté.

Un objet fort répandu c'est le nouet. On le prépare en faisant une pâte avec de la biscotte pilée, fortement sucrée et du lait ou de l'eau. On met cette pâte dans un petit linge que l'on noue au-dessous de manière à obtenir un petit tampon ayant la grosseur d'une très-petite pomme. On introduit ce corps mou et sucré dans la bouche des enfants lorsqu'il est impossible de les tranquilliser autrement. Ils se mettent immédiatement à sucer et se trouvent souvent tranquilles pendant plusieurs heures consécutives. En général, si les nouets sont propres et souvent renouvelés, tout ce qu'on peut leur reprocher c'est qu'ils sont cause que les joues des enfants finissent par se dilater outre mesure sous l'influence de cette succion prolongée, et forment de vilains bourrelets lorsque par hasard ils ferment la bouche sans avoir le nouet entre les mâchoires. Mais ordinairement le contenu du nouet, en contact avec les parois chaudes de la cavité buccale, entre rapidement en fermentation, le mucus buccal s'acidifie, la digestion en est promptement troublée, et il se fait sur la muqueuse un développement de champignons qui trop souvent entraîne une terminaison funeste.

Il est donc du devoir de tout médecin de faire disparaître autant que possible les nouets, ce qui à la vérité est plus facile à dire qu'à exécuter. Qu'on se figure la position d'une pauvre mère qui pendant toute la journée s'est fatiguée avec ses enfants et qui ensuite pendant la nuit, quand le besoin de repos se fait sentir si vivement pour elle et sa famille, est encore forcée de tenir continuellement dans les bras le nourrisson qui ne cesse de crier. Elle dira que le médecin a beau donner le conseil de ne pas employer le nouet, que ce n'est pas lui qui est forcé de se promener pendant toute la nuit dans la chambre avec l'enfant dans les bras, et, sur cent mères, il n'y en aura pas une qui suivra le conseil donné par l'homme de l'art. Dans les classes pauvres il n'est donc guère à espérer que l'on parvienne à faire disparaître ce tampon en fermentation, et dans les classes aisées les enfants ont une nourrice ou sont au moins entourés d'assez de monde pour les servir et pour renouveler suffisamment le nouet, ce qui ordinairement le rend inoffensif. — Tels sont les préceptes qui concernent l'alimentation de l'enfant pendant la première année de son existence.

Dans la seconde année on peut déjà commencer à donner aux enfants un peu de viande tendre coupée en tranches fines. S'ils ne sont pas atteints de diarrhée et n'y sont pas non plus prédisposés, ils supportent aussi parfaitement à cet âge les fruits mûrs; par contre, des légumes verts ou secs ou des racines cuites leur occasionnent ordinairement des indigestions. A un enfant de deux ans je prescrirais, par exemple, le régime suivant : le matin entre six et sept heures en été, entre sept et huit en hiver, une soupe au lait; entre neuf et dix heures un morceau de pain blanc, enduit si l'on veut d'un peu de beurre frais; à midi, une soupe au bœuf, de la viande avec un peu de sauce ou de purée de pommes de terre ou, à la place de la viande, un mets farineux, dans la préparation duquel peuvent entrer des œufs, mais peu de graisse; rarement des légumes et toujours par très-petites portions ; l'après-midi, entre trois et quatre heures, du lait avec du pain blanc, en été des fruits et du pain, le soir à sept heures un potage au bouillon ou une soupe au lait. Le sucre est ordinairement mal digéré et il importe extrêmement, pour l'ensemble des digestions, qu'on n'en laisse pas prendre l'habitude aux enfants. Une fois arrivés à l'âge de trois ans ils supportent toute espèce de légumes et peuvent, s'ils sont bien élevés du reste, très-bien être admis à la table de leurs parents ; il suffit de leur refuser encore à cet âge les mets fortement assaisonnés, tous les autres peuvent leur être accordés dans une mesure convenable. Les enfants ne doivent même pas connaître le goût du vin avant l'âge de quatorze ans, il est également inutile de les habituer à boire de la bière. Il en est de même du thé et du café. On fait bien de remplacer à l'âge de trois ans le pain blanc par un pain de seigle bien cuit et rassis, en un mot, par le pain de ménage (1). On fait bien de servir aux enfants tout le dîner sur une même assiette. Il faut qu'ils aient mangé toute leur assiettée de soupe avant qu'on leur serve la viande et le légume sur l'assiette vidée par eux, et on leur fera encore manger cette seconde portion en entier avant de charger l'assiette d'un morceau de rôti, de compote, d'un mets farineux, etc. Abstraction faite de la simplicité plus grande qui en résulte pour le service, cet usage offre le grand avantage d'habituer les enfants à manger tout ce qui se présente et de les empêcher de devenir friands.

Si de l'alimentation nous en venons à l'*hygiène* des enfants, nous avons à considérer d'abord les soins à donner à l'enveloppe cutanée. Le vernis caséeux du fœtus ne peut être enlevé par le lavage à l'eau : il faut le mêler d'abord avec un corps gras, du beurre frais, de l'axonge ou une huile grasse inodore ; ce mélange permet de l'essuyer avec un linge. Les petits enfants doivent être baignés tous les jours pendant dix minutes dans de l'eau à 27° R. Aucune maladie locale ne doit dispenser la mère de suivre ce précepte, il en est autrement si l'enfant est atteint d'une maladie fébrile. Dans ce cas le séjour dans l'eau et les différences de température qui ne peuvent être évitées pendant qu'on déshabille et qu'on essuie les enfants, augmentent ordinairement la chaleur de la peau et produisent une faiblesse plus grande.

Après le percement des premières dents incisives on peut graduellement abaisser la température jusqu'à 24° R. Des bains encore plus frais ne sont pas à conseiller dans le cours de la première année. Dans la seconde année, les évacuations deviennent plus rares et les enfants commencent déjà à s'habituer à la propreté ; il n'est plus nécessaire alors de les baigner journellement et l'on se contente de leur donner trois à quatre bains de 23 à 24° R. dans le courant de la semaine. A partir de

(1) Les lecteurs français trouveront peut-être ce conseil assez singulier, car chez nous personne ne mange d'autre pain que du pain de froment. Il n'en est pas de même en Allemagne où, du reste, on consomme moins de pain, en général, et où le pain blanc est beaucoup moins nourrissant que le nôtre, puisqu'il est plus riche en fécule et plus pauvre en gluten.

l'âge de trois ans il suffit de deux à trois bains par semaine, et en été de bains de rivière ou de bains de mer pris journellement, pour maintenir la peau ouverte.

La natation est pour les deux sexes un art très-utile et très-avantageux pour la santé.

L'hygiène de la peau comprend non-seulement les soins de propreté, mais encore le soin de la garantir contre les trop brusques changements de température, résultat que l'on obtient par l'*habillement* et le *chauffage*.

Les premiers vêtements que l'on donne à un nouveau-né doivent remplir les conditions suivantes : 1° le cordon ombilical ne doit être tiraillé en aucune manière ; 2° la poitrine et le ventre doivent être couverts de vêtements qui ne gênent aucunement les mouvements respiratoires ; 3° les extrémités supérieures et inférieures doivent pouvoir conserver leur position naturelle qui est la flexion. L'emmaillottement peut devenir très-nuisible aux enfants si, comme cela arrive trop souvent, on serre trop la bande pour mieux fixer le maillot. Un médecin attentif examinera toujours, avant de faire démailloter un nouveau-né, la manière dont le maillot est placé, et défendra sévèrement de trop serrer la bande. Jamais il ne faut comprendre les mains dans le maillot, mais on les couvrira, si elles ont une tendance à se refroidir, avec un drap à part. On ne portera l'enfant assis sur le bras que quand il sera en état de soutenir sa tête et de lui imprimer au moins quelques mouvements dans cette position. Il faut que le médecin se montre très-prudent pour ce qui concerne l'habitude d'endurcir les enfants par des habillements frais et légers. On ne peut nier, il est vrai, que des enfants endurcis dès le jeune âge ne se développent plus vite et plus fortement, ne deviennent malades plus rarement et ne se rétablissent de leurs maladies plus rapidement que les enfants qui se trouvent dans des conditions opposées ; mais, d'autre part, il faut aussi convenir que bien des maladies intestinales et pulmonaires du jeune âge doivent être attribuées à un trop rapide changement de température, ou en général à une température trop basse de la peau de la poitrine ou du ventre. Si l'on a fini par décider des parents craintifs à endurcir leur enfant, et que ce dernier contracte ensuite une maladie quelconque, le médecin est accablé de reproches qui sont loin d'être toujours injustes. Je choisis donc ce moyen terme de ne jamais blâmer les vêtements légers partout où je les trouve sur un enfant, mais d'autre part aussi de ne jamais les conseiller pour ceux qui n'en ont pas l'habitude. Naturellement on ne permettra pas que l'une ou l'autre méthode soit poussée à l'excès. Quand les enfants apprennent à marcher, il faut leur faire porter des souliers à semelle assez large et assez longue pour qu'il y ait toujours un centimètre et demi de distance entre le bord antérieur de l'ongle du gros orteil et la pointe du soulier. Les mères coquettes commencent de bonne heure déjà à se préoccuper de la fine taille de leurs petites filles, ce qui naturellement ne doit pas être permis, quoique

malheureusement, dans beaucoup de cas, il soit impossible de l'empêcher; car la coquetterie des mères est en guerre ouverte avec le raisonnement en médecine.

Enfin, pour ce qui concerne la chambre de l'enfant, elle doit être demi-
obscure pendant les huit jours qui suivent la naissance, ensuite on en
augmente la clarté progressivement jusqu'à ce que les yeux de l'enfant se
soient complétement habitués à la lumière et puissent la supporter sans
dommage. Vers le quinzième jour ce résultat est généralement obtenu. A
partir de cette époque la pièce destinée à l'enfant doit être bien éclairée
par au moins deux fenêtres. Le plancher doit être peint à l'huile ou couvert d'une toile cirée, afin que l'humidité ne puisse pas y pénétrer. La
pièce sera chauffée au moyen d'une cheminée ou d'un poêle dont le foyer
s'ouvre dans l'intérieur de l'appartement. Pour bien renouveler l'air, on
ouvrira une fois par jour les fenêtres pendant une demi-heure ou une
heure ; pendant ce temps il faut naturellement que l'enfant soit transporté
dans une autre chambre. Un air frais est d'une nécessité absolue pour le
bon développement de l'organisme. Un nouveau-né venu au monde en été
doit être porté dehors journellement, dès le second ou le troisième jour
après la naissance; en hiver, on laissera passer au moins huit à dix
semaines avant d'exposer l'enfant à l'air; encore faut-il que ce soit en
plein soleil et vers l'heure de midi. Les enfants plus avancés en âge ne
sont jamais trop à l'air ; plus tôt on les y envoie et plus on les laisse dehors
(en ayant soin, bien entendu, de les faire rentrer avant la nuit), mieux
ils se développent. Dans les villes, le médecin doit énergiquement insister
auprès des parents pour les décider à louer un jardin ou une pelouse
ombragée où les enfants puissent séjourner pendant toute la journée sans
être dérangés par personne. Les squares et les promenades publiques,
qui ordinairement font les délices des bonnes, ne remplaceront jamais le
libre séjour de l'enfant dans un jardin privé.

DEUXIÈME PARTIE

CHAPITRE PREMIER

MAL\DIES DÉPENDANT DIRECTEMENT DU FAIT DE L'ACCOUCHEMENT.

Il semblerait peut-être utile d'imiter, pour la description des maladies des enfants, la méthode suivie dans la plupart des pathologies spéciales modernes, c'est-à-dire de retracer simplement les maladies d'une région après l'autre, sans fonder la division sur la nature des modifications pathologiques ; cependant nous rencontrons, dans la pédiatrique, une classe de maladies qui sont unies par un lien physiologique, et qui, pour cette raison, doivent être traitées ensemble avant toutes les autres. Nous voulons parler des maladies qui reconnaissent pour unique cause l'acte de la parturition et le changement de milieu de l'enfant qui, jusque-là renfermé dans l'utérus, arrive en contact avec l'air atmosphérique. A cette catégorie appartiennent : A, la mort apparente des nouveau-nés ; B, l'atélectasie des poumons ; C, le céphalématome des nouveau-nés ; D, les états pathologiques de l'ombilic ; E, le trismus des nouveau-nés ; F, le sclérème ; G, le mélæna ; H, l'ictère des nouveau-nés ; I, l'ophthalmie purulente des nouveau-nés.

A. — ASPHYXIE DES NOUVEAU-NÉS.

La mort apparente ou asphyxie est un état dans lequel les muscles inspirateurs ne se contractent pas ou ne se contractent qu'incomplétement après la naissance, et dans lequel, par conséquent, la respiration ne s'établit pas. Pendant cet état les mouvements du cœur se font d'une manière assez rhythmique, quoique les contractions soient faibles et souvent perceptibles à l'auscultation seulement, mais non au toucher ; c'est pourquoi le nom d'asphyxie (α privatif et σφύξις, pouls) n'a pas été choisi très-heureusement. On distingue deux espèces de mort apparente des nouveau-nés; dans la première, les enfants, ordinairement très-grands et bien développés, sont cyanosés, la peau est infiltrée, la langue est épaisse, bleue, et fait saillie hors de la bouche, les globes oculaires sont proéminents, la pulsation du cœur est faible et non rhythmique. On appelle encore cette forme asphyxie apoplectique, parce qu'elle dépend probablement d'une congestion du cerveau, déterminée par le manque d'activité du cœur. Dans l'autre forme, les enfants sont d'une pâleur cadavérique; les membres sont pendants, la mâchoire inférieure est rapprochée du sternum, le choc du cœur et les pulsations du cordon ombilical sont irréguliers et indistincts, la respiration fait complétement défaut, ou bien le thorax se soulève à de longs intervalles d'une manière brève et spasmodique, le méconium s'écoule involontairement. Les mouvements respiratoires deviennent de plus en plus rares, le choc du cœur plus faible et ordinairement la mort arrive au bout de quelques heures. Entre ces deux formes principales, il y a quelquefois des formes intermédiaires qui ne correspondent complétement à aucun des tableaux retracés à l'instant; en général, cependant, ces formes de transition sont rares.

Étiologie. — L'asphyxie reconnaît différentes causes. Elle peut être due à la compression du cordon ombilical contre les parois du bassin, ou bien le cordon peut être entortillé autour du cou de l'enfant, ou bien le placenta peut être détaché prématurément. Le crâne peut avoir souffert par suite d'un bassin trop étroit ou par le forceps, ou bien les conduits aériens sont bouchés par les mucosités et le sang. Enfin, les accouchements avant terme, la faiblesse des parents, surtout les maladies débilitantes de la mère pendant la grossesse, ont été reconnus comme cause de l'asphyxie. La compression des grands vaisseaux du cou ne peut produire que la forme apoplectique, parce que la pression n'est guère assez forte pour rendre imperméables les artères du cou, tandis que les veines du cou, placées plus superficiellement et à parois plus minces, subissent bientôt l'effet de la constriction. De cette manière, ce n'est pas l'arrivée du sang dans la tête qui se trouve empêchée, mais bien le départ de ce liquide.

Par contre, la compression du cordon exerce plus tôt son influence sur la veine ombilicale que sur les artères ombilicales, par conséquent il part plus de sang du fœtus qu'il ne lui en arrive, et ainsi il peut se former seulement une anémie et une pâleur, et finalement ce qu'on a appelé l'asphyxie nerveuse.

L'anatomie pathologique ne fournit pas de résultats constants. On ne trouve sur le cadavre qu'une circulation fœtale encore assez complète, et dans les cas où il y a eu des manœuvres obstétricales violentes ou un rétrécissement considérable du bassin, on constate également des extravasats sanguins entre les méninges ou dans l'intérieur du cerveau même.

La durée de cette maladie est évidemment très-courte; si après quelques heures les mouvements respiratoires ne deviennent pas réguliers et les battements du cœur sensibles, la vie cesse; cette terminaison est plus fréquente dans la forme dite nerveuse que dans la forme apoplectique. Très-souvent, grâce aux secours prêtés, la respiration se rétablit après quelque temps, le choc du cœur devient plus énergique et rhythmique, et l'on voit disparaître aussi bien la cyanose dans l'une des formes que la pâleur anormale dans l'autre.

Traitement. — Le traitement est principalement institué d'après les causes. Avant tout il faut nettoyer parfaitement la bouche, ce qui se fait le mieux avec le doigt. Ce dernier, en venant toucher le voile du palais et l'épiglotte, donne facilement lieu à des mouvements de régurgitation et de toux, qui peuvent suffire à eux seuls pour provoquer la respiration. Si le nettoyage de la bouche n'a conduit à aucun résultat, on laisse immédiatement s'écouler chez les enfants cyanosés deux cuillerées de sang par le cordon ombilical coupé. Si le cordon ne fournit plus de sang, on n'aura pas recours à d'autres émissions sanguines. Les enfants pâles, évidemment, ne supportent aucune perte de sang, au contraire, il faut l'éviter de son mieux par une ligature exacte du cordon ombilical. Un moyen très-simple et toujours à portée, ce sont quelques coups avec le plat de la main sur le siége. En partie, par suite de l'ébranlement, en partie par la douleur, il se produit des mouvements réflexes très-utiles dans les muscles inspirateurs. Si ce moyen ne réussit pas davantage, on place l'enfant dans un bain chaud, on le sort au bout d'une minute, puis on le balance plusieurs fois dans l'air pour le remettre immédiatement dans le bain. Par suite de cette alternance de froid et de chaud, il se produit une irritation cutanée salutaire. On peut également laisser tomber goutte à goutte sur la poitrine des liquides irritants, parmi lesquels les plus usités sont le vinaigre, l'eau-de-vie, l'éther, l'eau de Cologne. Un procédé très-estimé, tour à tour vanté et déprécié, c'est l'insufflation directe de l'air. A cet effet, on commence par nettoyer la bouche et le nez, on applique ensuite les lèvres sur la bouche de l'enfant et l'on souffle, et naturellement l'air sort par les narines de l'enfant. Après s'être convaincu de la sorte de la perméabilité de ces dernières, on les ferme avec deux doigts et l'on insuffle de nouveau de l'air dans la bouche. On se trompe fort, si l'on pense que de cette façon il entre de l'air dans les poumons; dans la plupart des cas l'insufflation de la bouche ne fera qu'appliquer plus fortement l'épiglotte sur le larynx, de sorte que la communication entre la cavité buccale et les poumons est complétement interrompue. Cependant il n'est pas impossible que l'irritation produite par la tension de la cavité buccale agisse favorablement sur le mouvement d'inspiration, et soit suivie d'un effet semblable à celui que produit le doigt qui touche ou titille l'épiglotte.

Si l'on veut insuffler réellement de l'air dans les bronches, il faut introduire dans la trachée l'instrument de Chaussier, construit spécialement dans ce but, ou une mince sonde d'homme, après avoir soulevé l'épiglotte avec l'extrémité de l'indicateur. Cependant, beaucoup d'accoucheurs, et des plus célèbres, rejettent absolument l'insufflation d'air; d'un autre côté, les expériences faites sur des animaux nouveau-nés, qu'on a mis dans l'état de mort apparente en les plongeant dans l'eau tiède, ne parlent pas en faveur de cette méthode de traitement. Il est rationnel de placer les enfants sur le côté droit et un peu haut, de cette façon l'oreillette droite est placée en bas, l'oreillette gauche en haut, et le sang contenu dans l'oreillette droite serait obligé de monter directement en haut, pour entrer immédiatement dans l'oreillette gauche par le trou ovale encore ouvert, au lieu de se rendre dans le ventricule droit. Par cette position on favorise peut-être l'oblitération de la valvule de cette communication fœtale. Le moyen le plus sûr pour faire entrer les muscles inspirateurs en contraction, sera toujours l'électricité. Les muscles inspirateurs ne peuvent dilater le thorax qu'aux dépens du poumon, et de cette façon les alvéoles sont forcés de se laisser pénétrer par l'air; si une fois ils sont remplis convenablement par l'air, ce dernier ne peut plus s'échapper entièrement et sera continuellement une cause d'excitation pour les mouvements inspirateurs subséquents ; le pire dans cette méthode c'est qu'il y a péril en la demeure, et que l'établissement d'un courant électrique exige toujours un temps plus ou moins long et des connaissances qu'on ne peut pas exiger d'une sage-femme.

Tous ces essais pour rappeler l'enfant à la vie doivent être continués aussi longtemps qu'on perçoit encore les battements du cœur par l'auscultation. Ce n'est qu'après que le cœur a cessé de battre depuis quelques minutes qu'on peut cesser toute tentative et déclarer l'enfant mort. En général, lorsqu'on réussit à triompher de l'asphyxie, on y arrive ordinairement en une heure ou tout au plus en deux ou trois heures.

B. — ATÉLECTASIE DU POUMON.

Si après la naissance les muscles inspirateurs ne se contractent pas d'une manière suffisante et égale, toutes les parties du poumon ne se dilatent pas non plus uniformément : à quelques endroits les alvéoles restent à l'état fœtal, ils sont vides d'air et restent affaissés. Cet état pathologique s'appelle *atélectasie*.

Rarement tout un poumon ou tout un lobe pulmonaire est atélectasié, le plus souvent ce ne sont que quelques lobules dispersés, surtout en arrière et en bas, qui se trouvent dans cet état, ces lobules se rencontrent dans les deux poumons, sont nettement limités, ils se trouvent sur un niveau plus bas que les parties remplies d'air qui les entourent, ils sont rouge-bleu, et présentent de la résistance au toucher; ils ne crépitent pas lorsqu'on les comprime et vont au fond de l'eau; leur surface de section est homogène, non granulée. Ces parties atélectasiées se laissent parfaitement insuffler avec un tube, cependant elles restent toujours d'un rose plus foncé que les parties environnantes. C'est la possibilité d'être distendue par l'insufflation qui distingue suffisamment l'atélectasie de la pneumonie lobulaire. En outre, on trouve le plus souvent encore chez ces enfants les voies de la circulation fœtale ouvertes, tandis qu'on ne rencontre nulle part dans les poumons les traces d'un processus inflammatoire exsudatif.

Symptômes. — Les enfants arrivent ordinairement au monde à l'état asphyxique, ou au moins, ils respirent depuis la naissance d'une manière superficielle et ne soulèvent le thorax que d'une manière insensible. La voix de ces enfants est caractéristique. Ils ne peuvent pas crier d'une manière suivie ni à haute voix, mais émettent des sons faibles qui ressemblent plutôt à un gémissement; de même, ils ne peuvent pas prendre le sein d'une manière soutenue et boire avec force, ils abandonnent bientôt le mamelon, ce qui cause bien des embarras aux nourrices. Quelquefois ils présentent passagèrement un aspect cyanosé, dorment beaucoup, et leur peau est pâle et froide. Les pupilles se contractent lentement à la lumière, elles sont un peu dilatées, le pouls est faible et ralenti. Le son de la percussion est à peine modifié, lorsque l'atélectasie n'est pas très-étendue ; en général la poitrine est un peu moins sonore que chez les enfants bien portants. Le bruit respiratoire est évidemment très-faible, parce que les mouvements du thorax sont très-peu étendus ; presque jamais on n'entend de respiration bronchique, pas même au niveau des endroits atélectasiés, quelquefois on perçoit des râles crépitants. Si cet état a persisté pendant quelques jours, on voit survenir des spasmes des muscles de la peau et de tout le corps, les mouvements respiratoires et circulatoires deviennent de plus en plus faibles et lents, la peau devient toujours plus froide, et les enfants s'éteignent lentement, ou bien la mort arrive subitement au milieu de convulsions toniques ou cloniques violentes.

Causes. — 1° L'asphyxie et toutes ses causes, indiquées plus haut. L'atélectasie peut aussi être considérée comme un degré léger, mais persistant de l'asphyxie; 2° l'accouchement avant terme et la faiblesse des enfants; 3° les auteurs indiquent aussi comme cause la respiration d'un air trop froid, mais il est plus probable que cette cause détermine la pneumonie lobulaire; 4° on a prétendu également que les accouchements trop faciles et trop rapides pouvaient produire l'atélectasie. Quant à l'atélectasie acquise, nous en parlerons plus tard, dans le chapitre consacré aux affections pulmonaires.

Traitement. — Le traitement est absolument le même que celui de la mort apparente. Une mesure prophylactique importante, c'est d'exciter tout enfant dans les premières minutes de la vie à crier haut et longtemps; à cet effet, les moyens indiqués dans le chapitre de la mort apparente sont les plus convenables; dans l'atélectasie l'insufflation d'air ne produit aucun effet, par contre, l'électrisation des muscles de la poitrine, faite avec précaution, est parfaitement indiquée dans ce cas.

Quant aux règles générales, il faut que la chambre soit constamment à une température d'au moins 15° R., en même temps on échauffera les enfants par des cruchons d'eau chaude et des linges chauds ; on les changera souvent de position et on les portera fréquemment sur le bras. A ces enfants, on ne donnera rien à la cuiller, mais on les mettra au sein pour les forcer de faire des efforts, qui à leur tour provoquent des inspirations profondes. J'ai employé une fois le vomitif (poudre de racine d'ipéca, 10 centigrammes) sur les recommandations de Jörg, mais sans obtenir de succès, et depuis je me contente de titiller avec le doigt deux ou trois fois par jour le voile du palais et l'épiglotte des enfants, ce qui provoque des efforts de vomissements, et par suite, des inspirations profondes.

On a également essayé d'imiter les mouvements respiratoires par des pressions à l'extérieur, en comprimant avec les doigts le thorax très-mobile des nouveau-nés avec force, mais lentement ; il faut que le dos soit appuyé pendant ces essais sur une base résistante. Ce procédé ne m'a pas non plus donné de résultats favorables, ce qui du reste pouvait facilement être prévu ; car cette compression alternative du thorax n'a pas plus de ressemblance avec les mouvements inspiratoires que l'acte de fermer une bouteille n'en a avec celui de l'ouvrir.

C. — CÉPHALÉMATOME.

Symptômes. — Le céphalématome, appelé également thrombus des nouveau-nés, est une tumeur indolente, molle, élastique, manifestement fluctuante, du cuir chevelu, et dépend d'un épanchement sanguin entre le péricrâne et l'os, ce qui, pour plus de précision, lui a fait donner également le nom de céphalématome sous-péricrânien. L'hémorrhagie se produit probablement pendant l'accouchement ; car on observe déjà le premier jour, lorsque la tumeur sanguine ordinaire commence à s'affaisser, une proéminence assez considérable qui augmente jusqu'au quatrième, tout au plus jusqu'au sixième jour ; alors on constate une tumeur de la grosseur d'une pomme sur l'un des os pariétaux. Ordinairement elle se trouve sur le côté droit, exceptionnellement on observe de pareilles tumeurs sur les deux pariétaux. Elles ne dépassent jamais une suture.

Après quelques jours de durée on observe, lorsqu'on fait glisser le doigt, en appuyant avec une certaine force, de la peau saine vers la tumeur, un anneau résistant, osseux, qui entoure toute la base de cette dernière. C'est une végétation de tissu osseux qui se développe entre l'os et le périoste, soulevé par le sang (voy. planche II, fig. 5, n° 6) et indique le commencement de la résorption. Peu à peu la tumeur perd sa mollesse, et lorsqu'on la comprime avec le doigt on perçoit une sensation ou un bruit spécial qui provient de ce que la formation osseuse a également commencé sur la face profonde du péricrâne. Peu à peu la tumeur diminue d'élévation, devient de plus en plus dure et plate, et après trois ou six mois, il faut beaucoup d'attention pour sentir encore une inégalité et une saillie de l'os, sur lequel, du reste, le cuir chevelu glisse facilement. Le céphalématome est une affection assez rare et ne s'observe qu'une ou deux fois sur mille nouveau-nés.

Étiologie. — Valleix explique de la manière suivante la production du céphalématome : on trouve sur la plupart des cadavres de nouveau-nés une ecchymose du péricrâne, longue de 8 centimètres et large de 5 1/2, qui s'étend sur les deux côtés de la suture sagittale, mais qui est plus considérable sur le pariétal droit que sur le gauche. Elle résulte très-probablement de la pression circulaire, exercée par le col ouvert de la matrice. Les endroits où ces ecchymoses se rencontrent le plus fréquemment, sont précisément ceux où se trouve le céphalématome, de sorte que ce dernier ne semble être que le degré extrême de l'autre petite hémorrhagie qn'on rencontre habituellement. Vu la fréquence des accouchements difficiles et la rareté des céphalématomes, il est en tout cas nécesssaire d'admettre, à côté de ces conditions mécaniques, une ténuité ou une fragilité spéciale des vaisseaux osseux, et les céphalématomes observés, après les *accouchements par l'extrémité pelvienne*, par Nägele, Hueter et Meissner, prouvent surabondamment que la chose n'est pas aussi simple que Valleix l'a pensé, mais que d'autres conditions entrent encore en jeu.

En dehors de cette hémorrhagie spéciale du tissu osseux de la tête, on observe, mais tout aussi rarement, après des accouchements difficiles, surtout après l'application du forceps, des hémorrhagies au-dessus et au-dessous de l'aponévrose épicrânienne ; elles sont plus diffuses, ne sont jamais accompagnées d'un cercle osseux, et se résorbent beaucoup plus vite que les céphalématomes vrais, pendant que le cuir chevelu se colore en vert et en brun. La planche I, fig. 6, représente la coupe schématique d'un pareil céphalématome sous-aponévrotique ou faux.

Enfin, on trouve également, à côté du céphalématome vrai, mais aussi sans ce dernier, une hémorrhagie à la surface interne de la voûte crânienne entre l'os et la dure-mère (planche II, fig. 7). A la suite de la compression du cerveau qui en résulte, il se déclare des convulsions ou des paralysies. On ne peut pas toujours diagnostiquer cette apoplexie de la méninge, mais lorsque, en présence d'un céphalématome sous-péricrânien, de pareils symptômes se déclarent, il est permis d'admettre l'existence simultanée d'un céphalématome méningé. La mort est la terminaison ordinaire de cette complication.

Le céphalématome vrai peut encore être confondu, en dehors du céphalématome sous-aponévrotique : 1° Avec la tumeur sanguine ordinaire (*caput succedaneum*). Cette dernière est un œdème du cuir chevelu, ne présentant pas de fluctuation, et la pression du doigt y laisse une empreinte. Elle disparaît déjà au bout de douze à vingt-quatre heures, tandis que le céphalématome, à peine perceptible à la naissance, augmente sans cesse, jusqu'à ce qu'il ait atteint, au bout de six jours, sa plus grande dimension et s'entoure d'un anneau osseux. Souvent, le céphalématome est caché pendant les premières vingt-quatre heures par la tumeur sanguine ordinaire. 2° Il peut être confondu avec l'*encéphalocèle congénitale* (hernie congénitale du cerveau). Cette dernière tumeur ne se rencontre jamais sur le pariétal, mais toujours *entre* deux os crâniens, par conséquent, au niveau des sutures et des fontanelles. Elle augmente par les cris et la toux de l'enfant, se laisse réduire en partie, et cette manœuvre donne facilement lieu à des convulsions. La peau qui la recouvre est ordinairement plus mince et dépourvue de cheveux. 3° On peut encore confondre le céphalématome avec des *tumeurs vasculaires*. Ces dernières sont assez rares chez les nouveau-nés, et quand elles se présentent, elles sont très-rarement situées sur le cuir chevelu; elles ne présentent pas de fluctuation, donnent au toucher une sensation pâteuse, n'ont pas de cercle osseux, et la peau qui les recouvre offre une teinte bleuâtre due aux lacis veineux fortement développés.

Traitement. — Le traitement se laisse facilement déduire de la description que nous avons donnée de la marche de cette affection. Lorsqu'on abandonne le céphalématome à lui-même, qu'on ne le comprime pas, qu'on n'irrite pas la peau qui le recouvre et qu'on n'intervient pas chirurgicalement, il se résorbe totalement, comme nous l'avons dit plus haut, au bout de trois à six mois; les enfants n'en sont pas arrêtés dans leur développement, ils n'accusent pas de douleur, lorsqu'on presse sur l'os inégal, et, en somme, ne souffrent aucunement de tout ce processus ni de ses suites.

Malgré ce fait irréfutable il existe une foule de méthodes de traitement qui ont été inventées, soit par des chirurgiens avides d'opérations, soit par des médecins trop empressés. On a lavé et frictionné la tumeur avec toutes les eaux aromatiques possibles, avec une solution de sel ammoniac, avec la pommade mercurielle, la teinture d'iode, une solution de sel dans l'eau-de-vie, etc. On a exercé une douce pression sur la tumeur en la badigeonnant avec du collodion ou en la couvrant de minces feuilles d'étain qui étaient fixées au bonnet de l'enfant; on y a appliqué des caustiques, on l'a traversée par des sétons, enfin, on a ponctionné la tumeur, on l'a fendue et on a même évacué le sang par une incision cruciale.

La compression, la cautérisation, la ponction et l'incision ne peuvent qu'être nuisibles et dangereuses en irritant le cuir chevelu et en mettant l'os privé de son périoste en contact avec l'air atmosphérique. Dans le traitement dit résolutif, les moyens les plus inoffensifs sont les meilleurs; je me sers simplement d'une graisse indifférente, avec laquelle je fais frictionner la tumeur une fois par jour, pour avoir fait quelque chose. Je remarque à mon grand plaisir, dans un rapport de Fürth, qu'à Vienne, dans l'hôpital des Enfants-Trouvés, on a traité depuis plusieurs années 69 cas par l'expectation simple et avec le meilleur succès.

D. — MALADIES DE L'OMBILIC.

Après la section du cordon ombilical, la partie qui adhère au ventre de l'enfant commence à se dessécher et tombe entre le troisième et le dixième jour. L'époque de la chute dépend de la nature du cordon ombilical ; si ce dernier est mince, il tombe rapidement, s'il est épais ou gras, comme disent les sages-femmes, la chute s'opère plus lentement, jusqu'à ce que toutes les parties aqueuses de la gélatine de Wharton soient évaporées. Par l'habitude qu'on a d'envelopper le cordon d'un linge et de le comprendre dans la bande qui entoure l'ombilic, le cordon ombilical raccorni prend la forme d'un ruban, sur lequel on reconnaît les artères et la veine ombilicales par trois lignes foncées. A l'endroit où la gélatine de Wharton s'unit à la paroi abdominale, la peau se plisse sous forme d'étoile pendant le ratatinement du cordon ombilical, et lorsque ce dernier tombe, on trouve une cicatrice sèche et assez résistante. Dans quelques cas la peau remonte un peu chez le fœtus le long du cordon ; après la chute il reste de ce dernier un bourrelet considérable entourant une dépression infundibuliforme profonde (voy. le dessin schématique, pl. II, fig. 9 *a* et *b*).

Lorsque le cordon est gras, ce travail cicatriciel est moins avancé ; à la place de la cicatrice on trouve une surface rouge, enflammée, humide ou même en suppuration, qui peut donner lieu à des processus pathologiques de nature variée. Ce n'est que sur l'enfant vivant que le cordon subit cette dessiccation ; si l'enfant meurt peu de temps après la naissance, le cordon ne se *dessèche pas* sur le cadavre, mais il commence à se *putréfier*, phénomène qui peut servir à déterminer l'époque de la mort dans les autopsies médico-légales.

Traitement de l'ombilic normal. — Pour obtenir une dessiccation et une chute régulières du cordon, il est nécessaire de le garantir contre tout tiraillement ou autre cause morbifique. On l'enroule ou on le plie un peu, on l'entoure d'un linge fin et on le fixe latéralement et sans le tirailler par une bande circulaire. En habillant et en déshabillant les enfants, de même qu'en les baignant, il faut éviter de toucher à l'extrémité du cordon qui devient de plus en plus dur, et jamais on n'essayera de le faire tomber prématurément par des tractions ou des torsions.

Voici les processus pathologiques qui surviennent pendant ou après la chute du cordon.

1° Inflammation des vaisseaux ombilicaux. Phlébite et artérite ombilicales.

Il arrive, quoique rarement, que les caillots sanguins qui remplissent les vaisseaux ombilicaux au-dessous des muscles abdominaux se transforment en pus et donnent lieu à une suppuration ichoreuse de l'ombilic.

En exerçant une pression sur les tissus qui l'entourent, on peut faire écouler quelques gouttes d'ichor à la fois. Par suite de la rougeur et de la douleur, les enfants sont très-agités, mettent les muscles abdominaux aussi peu que possible en action et ont régulièrement de la fièvre. Bientôt on voit s'y ajouter des inflammations pyohémiques dans les membranes séreuses ou un érysipèle de la paroi abdominale et les enfants meurent vers la fin du troisième septénaire au plus tard. Si, par exception, il ne se fait pas de résorption ichoreuse, la suppuration diminue et l'ombilic se transforme au bout de quelques semaines en une cicatrice dure. Mais comme cette phlébite s'observe particulièrement dans les maisons d'accouchements où règne la fièvre puerpérale, la pyohémie et la mort en sont les suites ordinaires.

Traitement. — Le traitement est très-simple ; on empêche la formation de croûtes sur la surface ichoreuse, en la tenant continuellement couverte avec les compresses humides et chaudes et en injectant toutes les deux ou trois heures de l'eau tiède. Le meilleur moyen sera toujours d'éloigner aussi vite que possible les enfants des hôpitaux infectés et de leur donner une nourrice robuste et bien portante, qu'on rencontre, du reste, très-rarement parmi les femmes qui accouchent dans les maternités. Si l'on est forcé d'élever les enfants artificiellement, il suffit, pour soutenir la vie, de leur donner pendant ce processus du lait mélangé d'eau ou de tisane. Les diarrhées doivent être arrêtées aussi vite que possible par un mucilage de gomme arabique (30 grammes) avec laudanum liquide de Sydenham (1 goutte), dont on donne une ou même deux cuillerées à café.

2° Suppuration et ulcération du pli ombilical.

Lorsque le cordon ombilical est gras ou bien lorsque la jeune cicatrice n'a pas été entretenue dans un état de propreté convenable ou qu'elle a été irritée, elle recommence à fournir une sécrétion, à la manière des membranes muqueuses, sécrétion qui peut être arrêtée par l'application de compresses trempées dans l'eau blanche ou par la cautérisation superficielle avec le nitrate d'argent. Mais si cet état persiste pendant assez longtemps, il se forme de petites excoriations sur la paroi abdominale, tout le pourtour se colore d'une vive rougeur, devient douloureux au toucher, et il se développe un ulcère rond qui peut arriver aux dimensions d'une pièce de cinquante centimes. Dans les cas les plus graves, cette ulcération peut s'étendre en profondeur, perforer la paroi abdominale, et amener une péritonite et la mort.

Traitement. — L'application de chaleur humide et plus tard la cautérisation légère avec le nitrate d'argent suffisent le plus souvent pour amener la cicatrisation, à condition que l'état de nutrition des enfants soit bon et qu'il n'existe pas de troubles digestifs ; dans le cas contraire, les douleurs et la suppuration de l'ombilic ulcéré contribuent naturellement à accélérer l'affaissement du petit malade.

3° Gangrène de l'ombilic.

Chez les enfants faibles, ou dans les maternités où règne la fièvre puerpérale, la phlébite ombilicale, de même que l'ulcère de l'ombilic, dont il vient d'être question, peut devenir *gangréneuse*, on y observe alors une matière gris brun, sphacélée ; la gangrène s'étend rapidement à la paroi abdominale, l'épiderme se soulève, et quand on le détache, on trouve le derme sous-jacent d'une teinte gris bleuâtre. Quelquefois on voit sortir en assez grande quantité d'entre les masses sphacélées un sang mêlé d'ichor. Dans la plupart des cas, il survient rapidement une péritonite ; quelquefois on observe la perforation intestinale et la sortie de matières fécales par l'ulcère gangréneux, dans les cas il y a eu adhérence préalable d'une anse intestinale avec la paroi de l'abdomen. Il est très-rare que ces malades guérissent ; dans ces circonstances la gangrène se limite, les tissus mortifiés se détachent et laissent à leur place une surface couverte de granulations ; la terminaison ordinaire est la mort, qui survient au bout de huit à quinze jours.

Le point principal du traitement, c'est la propreté et une bonne nourrice ; pour détruire l'odeur gangréneuse, je recommande l'application de charpie trempée dans une solution de permanganate de potasse. Pour relever les forces du malade ordinairement très-affaibli, je lui fais donner du café au lait sucré ou quelques cuillerées de vin rouge.

4° Exulcération du moignon ombilical, fongus de l'ombilic.

Si après la chute du cordon ombilical la cicatrisation ne s'est pas encore faite, on voit quelquefois s'élever de la plaie une excroissance pédiculée qui peut atteindre le volume d'un pois et au delà et qui empêche la formation d'une cicatrice. La peau environnante de l'abdomen se tuméfie, rougit et s'excorie, et si l'on néglige ces symptômes, on s'expose au danger de la gangrène. Dès qu'il existe des excoriations, il faut les nettoyer exactement et écarter le pli ombilical jusqu'à ce qu'on soit convaincu de la cause, c'est-à-dire, du moignon exulcéré, car ce dernier est souvent recouvert par le pli ombilical, comme on le voit sur la section schématique, (Pl. II, fig. 8). Si le moignon et le pli ombilical sont ulcérés en même temps, on croit avoir par devant soi une plaie unie, et ce n'est qu'en écartant les bords du pli qu'on peut se convaincre de l'erreur. Le traitement consiste à enlever le moignon avec les ciseaux ou la ligature. La première opération peut être faite sans aide : on écarte le pli ombilical avec la main gauche ; on coupe le pédicule avec les ciseaux de Cooper et l'on touche la surface saignante avec le crayon. Pour faire la ligature on a besoin des deux mains ; un aide écarte avec une main le pli ombilical et avec l'autre, armée d'une sonde, il enfonce l'anse du fil aussi profondément que possible pour embrasser la partie la plus inférieure du pédicule. Si l'on serre la ligature elle coupe immédiatement le moignon, dans ce cas encore il survient toujours une petite hémorrhagie qu'on arrête avec le nitrate d'argent. Il résulte de ce que nous venons de dire que la section avec les ciseaux est plus facile, plus simple et tout aussi inoffensive que la ligature. Je crois que ce moignon pédiculé, abandonné à lui-même, finirait par se gangrener et par tomber, et que la guérison spontanée pourrait se faire de cette façon.

5° Hémorrhagie ombilicale.

Lorsque le cordon ombilical tombe sans que la cicatrisation ait été complète, il se montre quelquefois une hémorrhagie dangereuse dont on ne peut se rendre maître que dans des cas exceptionnels. Subitement et sans cause aucune on trouve la bande ombilicale remplie de sang, lorsqu'on l'enlève on voit ce dernier sortir lentement, goutte à goutte, par la fossette ombilicale. Si l'on recueille le sang dans un verre de montre, il se passe des jours avant qu'il se forme un caillot fibrineux, et ce caillot n'est pas cohérent, il reste floconneux. Les enfants continuent ainsi de saigner et meurent au bout de quelques jours par manque de sang ; vers la fin il survient encore des pétéchies et des ecchymoses sur la peau, et à l'autopsie on en trouve également sur la plèvre et le péricarde. Cette maladie est, en somme, très-rare, puisqu'on ne la rencontre qu'une fois sur dix mille nouveau-nés ; je n'en ai observé qu'un seul cas ; à l'autopsie on a trouvé la veine et les artères ombilicales complétement remplies de thrombus solides. Le père de cet enfant, mort le onzième jour, est, à ce qu'il paraît, le fils d'un hémophile, car il m'a raconté, sans que je l'aie questionné, que son père saignait pendant plusieurs jours chaque fois qu'il se coupait au doigt, et qu'une fois après l'avulsion d'une dent, il perdit tant de sang que pendant plusieurs mois il resta pâle et faible. L'hémorrhagie ombilicale peut donc être considérée comme la première manifestation de la dyscrasie hémophilique ; c'est peut-être aussi une des causes qui font que les hémophiles se rencontrent si rarement.

Traitement. — Les hémostatiques locaux ordinaires et même le perchlorure de fer, tant vanté, restent sans résultat ; la ligature en masse, recommandée par Dubois et Scanzoni, et qui consiste à enfoncer profondément au-dessous de l'ombilic deux épingles en croix qu'on entoure de huit de chiffre, ne réussit pas dans mon cas, parce que le sang venait sourdre par les piqûres mêmes des épingles. Thomas Hild a guéri un cas en répandant sur l'ombilic, immédiatement après l'avoir essuyé, une bouillie de plâtre et en continuant de remplir avec du plâtre les gerçures qui se sont formées plus tard ; c'est là un procédé qui est en tout cas sans danger et facile à exécuter, et qui mérite d'être essayé de nouveau. Quelques chirurgiens ont proposé d'aller à la recherche des artères et de la veine ombilicale et de lier ces vaisseaux, mais ce conseil part d'une prémisse fausse en ce qu'on admet que l'hémorrhagie provient de ces vaisseaux, ce qui ne s'est pas confirmé dans le cas que j'ai observé. Si l'on admet la théorie de l'hémophilie, qui jusque-là présente le plus de vraisemblance, il est évident que toute opération chirurgicale est à rejeter.

6° Hernie ombilicale.

Sous le nom de hernie ombilicale, tout court, on comprend deux états qui n'ont presque pas de ressemblance l'un avec l'autre, c'est-à-dire la hernie ombilicale congénitale et la hernie ombilicale acquise (exomphale, omphalocèle congénitale, *hernie du cordon ombilical* — hernie ombilicale, omphalocèle acquise, *hernie de l'anneau ombilical*).

La *hernie congénitale* ou *hernie du cordon ombilical*, dépend d'un arrêt de développement des parois abdominales, qui laissent une fente par laquelle la hernie sort. Les lames ventrales de l'embryon qui partent à droite et à gauche de la ligne primitive constituent les premiers rudiments de la paroi abdominale, elles s'étendent vers l'intérieur de la cavité blastodermique, se rapprochent par leurs bords, et circonscrivent de cette façon une cavité — la future cavité abdominale — qui est une dépendance de la cavité blastodermique. Cette partie ainsi séparée de la cavité blastodermique deviendra le tube intestinal qui communique par un canal avec la portion de la cavité blastodermique, située en dehors du ventre (vésicule ombilicale). L'endroit où ce canal (conduit omphalo-mésentérique) se continue avec l'intestin c'est l'*ombilic intestinal ;* les bords des lames ventrales qui l'entourent avant de se souder complétement entre elles constituent l'*ombilic cutané*. Si maintenant cet étranglement, qui tombe dans la septième ou huitième semaine de la vie fœtale, ne se fait pas convenablement, l'intestin se développe dans la vésicule, la maintient ouverte, et le foie a une grande tendance à entrer dans cette grande excavation, attiré qu'il est par la veine ombilicale.

Si la partie de l'intestin qui est renfermée normalement dans la partie inférieure du cordon ombilical, ne rentre pas à temps dans la cavité abdominale, mais continue de se développer dans la vésicule ombilicale, elle atteint à la fin un tel volume qu'elle ne peut plus rentrer dans l'abdomen même après la naissance, semblable en cela à des fruits qui auraient été introduits tout petits dans l'intérieur d'une bouteille dont ils ne peuvent plus traverser le col quand ils sont devenus mûrs.

Mais si, outre l'intestin, une partie du foie entre dans l'ouverture ombilicale, le foie maintient l'anneau largement ouvert à cause de la résistance de son tissu, et l'intestin contenu dans la vésicule retourne dans la càvité abdominale en augmentant de volume. Les hernies ombilicales congénitales qui ne sont pas accompagnées d'un prolapsus du foie, ne se laissent jamais réduire ; les anses intestinales prolabées deviennent gangréneuses peu de temps après la naissance ; à la suite de la chute du cordon ombilical, il survient une péritonite, suivie de mort. Les hernies congénitales qui renferment une portion du foie sont susceptibles d'une guérison spontanée. Le feuillet péritonéal du foie se couvre de granulations, la grande ouverture se rétracte peu à peu, et il se forme une cicatrice existante. Debout a vu la guérison se faire de cette façon. Le traitement est très-simple ; dans ce cas, on couvre la surface bourgeonnante d'un linge cératé, et l'on nourrit les enfants aussi bien que possible.

La *hernie ombilicale acquise, hernie de l'anneau ombilical,* ne prend naissance que quelques semaines ou quelques mois après la naissance, lorsque la cicatrice ombilicale s'est formée à l'époque ordinaire et d'une façon normale : on l'observe principalement chez des enfants un peu maigres, qui souffrent beaucoup de flatulence et crient continuellement. L'anneau ombilical cède ; par suite de la pression abdominale, une petite partie d'intestin grêle est poussée dans l'anneau et chasse devant elle l'intestin et la cicatrice ombilicale distendue, de sorte que l'on voit, à la place de l'enfoncement, une saillie du volume d'une cerise jusqu'à celui d'une petite pomme. Au milieu de l'ombilic se trouve un endroit blanc, brillant, qui correspond à l'endroit où les trois vaisseaux se soudent ensemble, après la chute du cordon ombilical. Cet endroit porte le nom d'*ombilic vasculaire.* Il se distend moins que l'ombilic cutané et, pour cette raison, il ne se trouve pas d'ordinaire au sommet de la hernie, mais en bas ou à côté. Le contenu de la hernie est le plus souvent une petite anse d'intestin grêle, qui pousse très-rarement l'épiploon devant elle. La réduction réussit toujours sans effort ; après l'avoir opérée, on peut facilement examiner, avec l'extrémité du doigt, la dimension de l'anneau. Lorsqu'un bandage convenable est appliqué, l'anneau ombilical devient plus petit, non pas dans tous les sens, mais, comme je l'ai souvent remarqué, il se transforme d'abord en une fente transversale, dont les bords se rapprochent ensuite petit à petit. Je n'ai jamais observé d'étranglement.

Le traitement de cette hernie, qui guérit le plus souvent d'une manière spontanée, consiste à faire un tampon de linge, de charpie ou de liége, qui est un peu plus grand que l'anneau ombilical et qu'on fixe sur la hernie réduite avec un morceau de sparadrap de 6 à 8 pouces carrés ; ce pansement est maintenu par une large bande circulaire. Si les parents de l'enfant ont une fois appris à appliquer ce simple bandage, l'enfant peut, de nouveau, prendre tous les jours un bain, après lequel l'appareil doit être renouvelé chaque fois. Je ne puis pas me ranger à l'opinion des médecins qui veulent qu'on maintienne la hernie ombilicale par de grandes bandelettes de sparadrap qui entourent tout le ventre et se croisent en avant ; car la respiration abdominale est très-gênée de cette façon ; ensuite, il n'existe pas d'emplâtre agglutinatif qui n'excorie pas la peau à la longue, et les parents ont plus de peine à apprendre l'application de ce bandage que celui d'un simple emplâtre carré ; pour cette raison encore, on néglige souvent et pendant longtemps de baigner les enfants, à leur grand détri. ment. Dans trois à six mois, on peut arriver à fermer l'anneau ombilical, quelque grand qu'il ait été, lorsque l'on continue d'une manière suivie le traitement indiqué, et qu'en outre l'enfant se développe bien.

E. — Trismus et tétanos des nouveau-nés.

Symptômes. — Un à cinq jours après la chute du cordon ombilical, jamais plus tôt ni plus tard, on observe le trismus chez les enfants. Ordinairement il est précédé de prodromes, tels qu'agitation, pleurs, tremblement particulier de la mâchoire inférieure, réveil en sursaut, ennui de prendre le sein, que l'enfant quitte presque aussitôt. Après que ces prodromes ont duré quelques heures, ou tout au plus quelques jours, tout à coup les enfants ne peuvent plus ouvrir la bouche. Les masséters sont durs au toucher, mais la peau qui les recouvre glisse facilement sur eux, ce qui distingue cette affection de l'induration du tissu cellulaire (sclérème). Les traits de la face perdent ce manque d'expression propre aux nouveau-nés, la bouche s'avance et les lèvres, pincées l'une contre l'autre, sont sillonnées par des plis rayonnés. Il se forme des plis sur le front et les joues ; les yeux, entourés de cercles bleuâtres, sont complétement fermés ; la tête est fortement inclinée en arrière ; la nuque est roide ; la peau turgescente, rouge. Les enfants ne peuvent plus avaler ; lors même qu'on leur ouvre avec une certaine force les mâchoires et qu'on leur laisse couler un peu de boisson dans la bouche, le liquide reflue régulièrement et après peu de temps. Au début, cet état présente encore des intervalles libres ; les spasmes cessent pendant des heures, au point qu'on serait tenté de croire à la guérison. Mais ils reviennent régulièrement, persistent plus longtemps et se contiuuent le plus souvent jusqu'à la mort ; quelquefois cependant on observe avant l'agonie un relâchement des muscles contracturés. Au degré le plus élevé de la maladie, tous les muscles se roidissent si complétement, que les enfants se laissent soulever comme un morceau de bois. Un à huit jours après le début, les enfants meurent de suffocation ou d'épuisement. Les enfants sont asphyxiés, soit par l'occlusion de la glotte pendant un paroxysme convulsif, soit par le non-fonctionnement des muscles inspirateurs à la suite de la roideur générale. Dans le deuxième cas, c'est-à-dire la mort par épuisement, c'est le retour fréquent des convulsions qui détermine un affaiblissement rapide des forces. Si la maladie dure longtemps, la privation de sommeil et de nourriture amène la terminaison fatale.

Étiologie. — Il y a peu de maladies internes où l'on puisse préciser la cause d'une manière aussi positive que dans le trismus des nouveau-nés. En effet, une maladie qui ne se montre que de un à cinq jours après la chute du cordon ombilical, doit nécessairement être en rapport avec le travail cicatriciel de l'ombilic. Il est, du reste, très-naturel qu'avec une contraction si rapide des tissus, comme on la rencontre dans ce cas, un nerf soit quelquefois tiraillé ou comprimé par la cicatrice, et qu'il puisse donner lieu à toutes les contractions réflexes qui sont produites dans le tétanos traumatique par un corps étranger. Cette affection se présente d'autant plus facilement que le cordon ombilical a été plus épais, qu'il a été plus maltraité, et qu'à la suite une ulcération s'est développée. On trouve dans la plupart des autopsies d'enfants morts du tétanos des modifications importantes des artères et de la veine ombilicales, telles que la dilatation, la rougeur, le ramollissement, l'ulcération des parois vasculaires, la présence de pus et d'ichor dans l'intérieur ou au pourtour de ces vaisseaux.

En Allemagne, la maladie ne se présente que d'une manière très-sporadique; il m'a été impossible de constater qu'elle soit plus fréquente à certaines époques et dans certaines conditions atmosphériques. Je l'ai vue à toutes les saisons et par tous les états barométriques, pendant les temps froids et chauds, humides et secs. A la Maternité de Dublin et à Milan on a observé le trismus à l'état épidémique; il est endémique a Trieste, en Espagne, sur l'île Minorque, dans l'Inde occidentale, à la Jamaïque, à Cayenne. Dans quelques colonies de la Guyane, la *moitié* des enfants sont enlevés, dit-on, par cette maladie. Non-seulement dans les pays méridionaux, mais encore dans les contrées situées très au nord, on l'observe à l'état endémique. Par exemple, en Islande, où les habitants la désignent par le nom de « chinclose », et sur le groupe d'îles situé près de la côte méridionale de l'Islande, cette maladie sévirait, d'après Mackensie, d'une façon si violente parmi les nouveau-nés, que la population, déjà bien petite, ne se maintiendrait à son niveau que par l'immigration.

L'*anatomie pathologique* ne fournit pas de lésions caractéristiques autres que les modifications déjà décrites des vaisseaux ombilicaux. L'état congestif de la moelle épinière et les épanchements sanguins qu'on rencontre quelquefois dans le canal rachidien sont, dans tous les cas, des processus secondaires. Les cadavres conservent leur roideur et donnent au toucher la sensation d'un corps gelé même pendant la saison chaude.

Le *pronostic* est très-mauvais. Gölis et Heim n'ont pas vu guérir un seul cas pendant leur longue carrière. Hufeland donne sur la mortalité le rapport suivant : 50 : 1. Tous mes malades (ils étaient au moins au nombre de 10 ou 12) sont morts, malgré l'emploi des méthodes de traitement les plus recommandées.

Traitement. — Comme d'après mes expériences et, en général, d'après celles des médecins qui se sont le plus occupés des maladies de l'enfance, le trismus, une fois développé, conduit à la mort, il est doublement important de s'occuper du traitement prophylactique, car il est rare qu'en interrogeant bien les parents on ne découvre pas quelque négligence dans les soins donnés au cordon ombilical. Évidemment, dans les contrées où la maladie est tellement endémique qu'il meurt régulièrement une grande partie des enfants nouveau-nés, il faut suivre le conseil de Frank et conseiller aux femmes enceintes de quitter leur pays et de ne revenir avec le nouveau-né qu'après la cicatrisation complète de l'ombilic.

Il faut donc recommander sévèrement de soigner le cordon ombilical de la façon indiquée (p. 60), de maintenir la cicatrice ombilicale non encore complétement formée dans un état de propreté minutieuse, de ne pas l'irriter, et surtout de laisser séjourner l'enfant dans une température constante de 15 à 16 degrés, de faire en sorte que l'air soit pur et que le lait provienne d'une nourrice saine.

Comme je n'ai jamais guéri un enfant atteint de trismus, je ne puis naturellement pas prôner un remède particulier contre la maladie une fois déclarée, il faut que je me contente d'énumérer les différentes méthodes de traitement reconnues impuissantes. On a essayé : 1° du traitement antiphlogistique, surtout des émissions sanguines; on a employé : 2° les antiphlogistiques et les narcotiques; 3° les diaphorétiques et les irritants de la peau, et 4° la méthode évacuante. Chacune de ces méthodes a ses partisans et ses détracteurs.

C'est dans les narcotiques que j'avais mis le plus d'espoir. Dans un cas, j'ai donné une goutte de teinture d'opium par heure ; dans un autre, une goutte de teinture toutes les deux heures. Dans un autre encore, j'ai chloroformisé l'enfant toutes les deux heures. Pendant chaque narcotisation, la roideur cessait chez cet enfant et ne revenait qu'un bout d'une demi-heure ou d'une heure. Le jour suivant, les symptômes étaient les mêmes, et lorsque je suis revenu pour chloroformiser l'enfant la septième fois, il était mort. Il faut au moins ne pas laisser mourir les enfants de faim; à cet effet, on peut leur infuser deux fois par jour avec une sonde élastique, qui passe très-facilement par l'œsophage jusque dans l'estomac, du lait ou du bouillon mêlé d'un jaune d'œuf; d'un autre côté on peut cautériser avec un petit fer rouge l'endroit qui est le point de départ du trismus, c'est-à-dire la cicatrice ombilicale. C'est là le traitement que j'essayerai dans le premier cas qui se présentera à mon observation.

F. — Sclérème. — Endurcissement du tissu cellulaire.

Le sclérème, désigné par d'autres sous le nom d'œdème des nouveau-nés, ou d'œdème dur, consiste dans l'endurcissement de quelques endroits de la peau, et qui ne se rencontre de la même façon que chez les nouveau-nés, pendant les premières semaines de leur vie.

Symptômes. — L'infiltration de la peau débute par les extrémités inférieures, dont la rougeur augmente pendant que leur température baisse. D'abord les mollets gonflent, deviennent durs et tout à fait roides, ensuite la tuméfaction atteint également les pieds dont la plante présente une convexité toute particulière ; elle s'étend en haut, au-dessus des genoux, passe aux cuisses, aux parties génitales, au mont de Vénus, aux fesses et jusqu'à l'ombilic; il est extraordinaire que la poitrine reste toujours épargnée; par contre, on observe très-souvent cette maladie aux extrémités supérieures et à la face, principalement aux lèvres et aux joues qui prennent dans ce cas un brillant particulier. La teinte, d'abord rouge sombre, des endroits atteints, pâlit bientôt et est remplacée par une teinte jaunâtre; la peau devient sèche et l'épiderme, qui dans d'autres circonstances tombe toujours, n'arrive pas à desquamation. Dans les degrés les plus élevés de sclérème, les enfants sont fortement gonflés, froids et roides, semblables à un cadavre gelé. Les joues dures et luisantes, les lèvres gonflées et proéminentes, les paupières plutôt œdémateuses qu'indurées, qui ne peuvent s'ouvrir qu'un peu, altèrent les traits au point de rendre les enfants méconnaissables. Au début de la maladie les différentes parties de la peau peuvent encore glisser un peu sur les tissus sous-jacents, et la pression du doigt sur le sclérème laisse une empreinte qui persiste pendant quelque temps, mais plus tard ces deux phénomènes ne peuvent plus être produits. Un symptôme très-caractéristique, c'est la diminution de température de ces enfants, non-seulement à la surface du corps, mais aussi dans la cavité buccale où, d'après les mensurations de Léger, elle peut descendre jusqu'à 23° C. Au moyen du réchauffement artificiel avec des cruchons, les linges chauds, des bains chauds, on ne parvient à réchauffer les membres froids que d'une manière passagère, comme c'est le cas pour un objet inanimé quelconque.

En même temps toutes les fonctions physiologiques sont abolies ou considérablement gênées. La respiration est superficielle et rare, la voix faible et gémissante, jamais on n'entend un cri fort et soutenu. Les enfants ne prennent le sein que pendant quelques minutes et n'en tirent qu'une petite quantité de lait. Le méconium ne part que tardivement, la sécrétion urinaire est diminuée. Le pouls est toujours très-petit et lent, d'après Valleix, de 60 à 72 pulsations à la minute; plus tard, lorsque le sclérème augmente, on ne peut plus le sentir à aucune extrémité à cause de l'exsudat qui se dépose dans la peau; les mouvements du cœur sont excessivement faibles, le deuxième bruit s'entend à peine. La sensibilité a presque complétement disparu dans les endroits malades, ce dont on peut facilement se convaincre par des piqûres d'épingle superficielles.

Les symptômes que nous venons de décrire n'augmentent que peu à peu; il n'est donc pas possible ni nécessaire de diviser la maladie en périodes. La léthargie devient d'autant plus profonde, la respiration plus lente et le froid plus marqué, que l'œdème dur fait des progrès plus considérables. A la fin, un sérum plus sanguinolent s'écoule par la bouche et les narines, et la mort survient sans convulsions, simplement précédée d'une respiration devenue toujours plus lente.

Dans les cas rares qui se terminent par la guérison, on remarque tout d'abord une respiration plus libre et plus profonde, une augmentation dans la force et le nombre des mouvements du cœur, un appétit plus considérale et, à la fin, une diminution des parties tuméflées. D'après Valleix, ce sont d'abord les paupières et les avant-bras qui se détuméfient et deviennent plus mous, puis les fesses et l'hypogastre, plus tard les mains; les jambes et les pieds restent quelquefois œdémateux pendant longtemps encore, quand les autres parties sont revenues à l'état normal. Aussi longtemps que les pieds sont encore gonflés, on ne peut pas dire que les enfants soient hors de danger, ils sont dans un état de somnolence, boivent peu et peuvent encore mourir au bout de deux à trois semaines.

Si l'œdème a complétement disparu, les parties conservent encore pendant quelque temps leur couleur rouge violet, la peau est flasque, molle et ridée, et ce n'est que bien tard qu'elle revient à son état normal.

La complication la plus fréquente est la pneumonie lobulaire, que Valleix a observée 5 fois sur 25 cas; les catarrhes de l'intestin sont rares, ce qui s'explique facilement par le peu de nourriture que prennent ces enfants. La teinte jaune des nouveau-nés s'observe souvent, mais le véritable ictère avec sclérotique jaune, avec urine chargée de matière colorante de la bile et avec matières fécales grises, est en général très-rare chez les nouveau-nés et n'a aucun rapport avec le sclérème.

Anatomie pathologique. — Les parties atteintes de sclérème deviennent très-rapidement bleues après la mort et conservent leur rigidité et leur dureté; le reste de la peau, surtout au tronc, est normal, d'un blanc jaunâtre. Les parties liquides se rendent vers les parties déclives, l'infiltration la plus forte est sur le côté où le cadavre était couché. Si l'on divise la peau des endroits malades, il s'écoule d'abord un sang noir et fluide, mais après l'incision du tissu cellulaire sous-cutané qui est fortement gonflé et qui est la cause de l'augmentation de volume des extrémités, on voit sortir une grande quantité d'un liquide jaune ou coloré en rouge par son mélange avec du sang liquide qui ne se distingue ni chimiquement, ni morphologiquement de la sérosité hydropique ordinaire. Après l'écoulement de ce liquide, les parties autrefois dures deviennent flasques et molles. Le tissu cellulaire situé au-dessus des aponévroses est transformé en une masse gélatiniforme, épaisse de 5 à 10 millimètres; au-dessous de l'aponévrose, dans le tissu intermusculaire, on ne rencontre jamais d'œdème. Il ne faut pas confondre avec ce résultat microscopique l'*endurcissement* du tissu graisseux qu'on rencontre sur les cadavres exposés au froid. Dans ce cas, il est vrai, les extrémités sont aussi dures au toucher, mais elles ne sont pas gonflées et sont moins bleues, et à l'incision on trouve le tissu cellulaire sous-cutané normal, sec, non infiltré par une substance gélatineuse.

Nous avons donc affaire principalement, dans le sclérème, à un œdème aigu de la peau, dont il faut chercher la cause dans des conditions générales. Les autres organes ne sont pas constamment modifiés, la lésion la plus fréquente qu'on rencontre après l'endurcissement du tissu cellulaire, ce sont des épanchements séreux dans le péritoine ou la plèvre, et quelquefois on voit se développer des pneumonies lobulaires. Les voies de la circulation fœtale sont tantôt fermées, tantôt ouvertes; c'est ce qu'on rencontre, du reste, fréquemment chez les enfants qui meurent dans les premiers jours de leur vie, de sorte que le sclérème ne peut pas être rattaché à des modifications considérables de la circulation.

Étiologie. — Le sclérème atteint principalement les enfants qui ne sont pas arrivés à terme. Il est, du reste, plus facile de dire d'où le sclérème ne vient pas, que de dire d'où il vient. Il n'est pas dû à la persistance des voies circulatoires de la vie intra-utérine, ni à la pneumonie lobulaire. Il faut avant tout attirer l'attention sur le ralentissement de la respiration et du pouls, qui se rencontrent constamment, excepté dans les cas qui sont compliqués par la pneumonie. La cause probable se trouve dans l'innervation défectueuse du muscle cardiaque, qui se contracte trop rarement et qui donne lieu au refroidissement et à la transsudation périphérique. En hiver la maladie est bien plus fréquente qu'en été.

Traitement.—Valleix a vu guérir deux enfants, auxquels on avait placé deux sangsues derrière les oreilles. D'autres enfants ont succombé à la suite de ce traitement. La chose essentielle paraît être une température continuellement très-élevée, qu'on cherche à entretenir par des cruchons, des sacs de sable, des linges chauds. Il est également rationnel d'accélérer les contractions du cœur par les alcooliques; cependant il faut avouer que tous ces essais ne réussissent généralement pas, et qu'ils ne conduisent à un résultat favorable que dans des cas exceptionnels, et lorsque le sclérème est peu étendu.

G. — MÉLÉNA DES NOUVEAU-NÉS.

Du premier au troisième jour on observe quelquefois chez les nouveau-nés des hémorrhagies de l'estomac et des intestins. Le vomissement de sang est plus rare que la teinte sanguinolente des matières fécales. Presque toujours les selles mêlées de sang sont très-abondantes et reviennent à de courts intervalles. Le sang est tantôt liquide, tantôt mêlé de grandes masses coagulées. En même temps les enfants s'affaissent très-rapidement, les lèvres sont pâles, la peau froide, le pouls presque insensible, symptômes auxquels viennent s'ajouter ceux de l'anémie cérébrale aiguë. Ordinairement l'hémorrhagie cesse au bout de 24 heures, cependant elle peut aussi durer 3 à 5 jours. Les selles sont encore colorées en noir pendant quelques jours. D'après Rilliet, la moitié des enfants atteints de cette maladie, guérissent.

A l'autopsie on trouve encore de grandes quantités de sang liquide ou coagulé dans l'estomac et les intestins, et une anémie très-considérable dans les autres organes. Les voies fœtales de la circulation sont ouvertes, ce qui, du reste, se rencontre également chez beaucoup de nouveau-nés qui n'ont pas succombé au méléna. Comme cause de cette maladie, on peut admettre la turgescence des artères mésentériques et de leur système capillaire, qui du reste s'observe déjà à l'état physiologique ; cette turgescence est déterminée par l'occlusion subite des artères ombilicales qui sortent immédiatement de l'artère hypogastrique et qui sont très-considérables dans le fœtus. Cependant, il faut en outre que ce système vasculaire soit particulièrement mince ou fragile ; car s'il n'en était pas ainsi, on ne comprendrait pas pourquoi cette affection, qui en réalité est très-rare, ne se rencontre pas plus souvent. L'occlusion du canal veineux, et surtout celle de la branche de la veine ombilicale qui se jette dans la veine porte, mériteraient d'être examinées plus souvent et plus exactement pour qu'on puisse mieux se rendre compte de cette hémorrhagie.

En outre de ces hémorrhagies intestinales, les selles peuvent encore être colorées par le sang, lorsque ce liquide a été introduit dans la bouche et avalé, comme cela peut arriver dans toutes les opérations faites sur les lèvres et la langue, après l'épistaxis produite par une contusion du nez, ou bien lorsque l'enfant a avalé du sang de la mère pendant l'accouchement, ou enfin lorsqu'il a sucé le sang du sein de sa mère ; ce dernier cas peut se présenter si le sein porte des gerçures saignantes ou si un enfant robuste s'efforce de sucer pendant longtemps à un sein qui ne contient pas de lait. Toutes ces causes de la présence du sang dans les selles sont très-rares ; dans ces cas encore la quantité de ce liquide est faible et ordinairement il n'est pas évacué par en bas, mais il est rejeté par le vomissement. En même temps les enfants ne s'affaiblissent pas comme dans les hémorrhagies véritables de l'intestin.

Traitement. — La seule hémorrhagie intestinale que j'avais à traiter jusqu'à présent chez un nouveau-né se montra 36 heures après la naissance. En 24 heures l'enfant a sali 10 langes avec des caillots de sang du volume d'une noisette. L'enfant qui était fort devint aussitôt d'une pâleur de cire, les extrémités se refroidirent et le pouls fut à peine sensible. Je fis monter la température de la chambre à 18° R., j'entourai l'enfant avec trois cruchons remplis de sable chaud, et je lui fis prendre le sein de la mère toutes les heures. Lorsqu'après 12 heures l'hémorrhagie ne cessa pas, je lui prescrivis la potion suivante : Perchlorure de fer liquide 1 gramme ; eau distillée et eau de cannelle, de chaque 15 grammes ; sirop simple 15 grammes ; l'enfant en prit environ la moitié dans l'espace de douze heures et l'hémorrhagie cessa. Je ne pus me décider à suivre dans ce cas le traitement proposé par Rilliet, qui consiste à donner du lait glacé et à appliquer des compresses froides sur le ventre, car les extrémités de l'enfant étaient froides, et je crois qu'il est plus rationnel, en présence de ces hémorrhagies intestinales des nouveau-nés, de produire une turgescence aussi forte que possible vers la peau, à quoi l'on arrive le mieux par une température élevée. Après que les selles sanguinolentes avaient cessé, l'enfant se remit complétement au bout de quelques jours et prospéra parfaitement à partir de cette époque.

H. — Ictère des nouveau-nés.

Outre la teinte jaune, physiologique de la peau, décrite à la page 5, et à laquelle se rapportent la plupart des modifications cutanées, prises pour de l'ictère, il existe encore une véritable rétention dans le sang de la matière colorante de la bile, et dans beaucoup de cas c'est un état très-grave. La sclérotique a alors une teinte jaune, et dans les cas où l'enfant est atteint en même temps d'une ophthalmie purulente, le pus devient de couleur orange, l'urine colore les langes en jaune foncé. Cependant les selles ne deviennent presque jamais aussi grises que chez l'adulte, elles conservent une couleur jaune clair ou verdâtre. A l'autopsie on trouve les membranes séreuses, les muscles, les os, etc., imbibés de matière colorante de la bile, comme cela s'observe également chez les adultes atteints d'ictère. Beaucoup d'enfants ictériques ont de la fièvre et un ombilic ulcéré, non encore cicatrisé ; c'est avec cette dernière lésion que l'ictère des nouveau-nés a les rapports les plus intimes, et c'est pour cette raison qu'on rencontre ordinairement, dans les cas qui se sont terminés par la mort, la phlébite de la veine ombilicale et quelquefois de la veine porte, et de petits abcès dans le parenchyme hépatique. D'après cela, le véritable ictère des nouveau-nés est à considérer dans ces cas comme une complication de la phébite ombilicale, sans que toutefois on puisse prétendre qu'un catarrhe duodénal ou une occlusion mécanique des conduits excréteurs de la bile ne donne pas lieu de temps en temps à l'ictère. Tous les ictères des nouveau-nés, qui se terminent favorablement, rentrent probablement dans cette dernière catégorie. Leur cause ordinaire serait, d'après Frerichs, la diminution de la tension dans les capillaires du parenchyme hépathique, qui survient lorsque le sang cesse de lui arriver par la veine ombilicale et qui donne lieu au passage de la bile dans le sang.

Quant à la marche de la première catégorie d'ictères, on peut lui appliquer tout ce qui a été dit de la phlébite ombilicale, page 59 ; les enfants vivent rarement au delà de quinze jours, ils maigrissent très-rapidement et périssent le plus souvent avec de la diarrhée. La dernière catégorie, l'ictère simple, dure entre huit et quinze jours. La teinte jaune ne devient jamais très-intense et la santé générale est à peine troublée pendant toute la durée de la maladie.

Traitement. — Le traitement de l'ictère grave est très-ingrat. On n'a pas publié, autant que je sache, un seul cas de guérison. Par contre, la teinte jaune de la peau chez les nouveau-nés, arrivés avant terme ou après des couches difficiles, et qui porte à tort le nom d'ictère, guérit aisément. Elle disparaît toujours spontanément après quelques jours, et l'on n'a qu'à surveiller les fonctions digestives de l'enfant. Il est très-rare que des enfants nouveau-nés soient réellement constipés, et l'on peut se contenter dans ces cas du sirop de rhubarbe qui est d'un usage si général.

I. — Ophthalmie purulente des nouveau-nés. — Ophthalmo-blennorrhée.

Sous le nom d'ophthalmie purulente, nous comprenons une inflammation qui est caractérisée non-seulement par une suppuration profuse de la surface libre de la conjonctive, mais encore par l'épanchement d'un exsudat plastique dans le parenchyme de cette membrane. Le pus sécrété est contagieux et est sécrété par toute la surface de la conjonctive palpébrale. Ce qui caractérise avant tout cette maladie, c'est que la sécrétion est contagieuse et abondante et que le corps papillaire est atteint simultanément et au même degré sur toute la surface.

Selon la violence de la marche, nous distinguons, d'après Arlt, deux variétés d'ophthalmies.

La *première variété* comprend les cas qui présentent dès le début une marche très-rapide et la tendance d'arriver en peu de temps au degré le plus élevé.

Dans le *premier* degré de cette variété, la conjonctive des paupières est relâchée, gonflée, uniformément injectée et sécrète une certaine quantité de pus; tous ces symptômes sont survenus subitement. Souvent la sécrétion simplement purulente cesse rapidement et est remplacée par une sécrétion aqueuse, semblable au petit-lait ou à la lavure de viande, dans laquelle nagent des flocons et des filaments plus consistants qui adhèrent souvent assez fortement à la conjonctive. En même temps il se fait un gonflement sensible, un œdème aigu des paupières. Ordinairement cet état est d'une si courte durée (douze à vingt-quatre heures), que le médecin le voit rarement.

Dans le *deuxième* degré de cette variété, la conjonctive palpébrale est rouge foncé et très-gonflée, de sorte que la lèvre postérieure du bord libre n'est pas aussi marquée et que les larmes ne peuvent plus se rendre dans le sac lacrymal, parce que les points lacrymaux sont écartés de la surface oculaire. La conjonctive oculaire est déjà considérablement infiltrée et injectée, la sécrétion ressemble le plus souvent à de la lavure de viande, rarement elle est purulente, épaisse et elle excorie les parties cutanées les plus rapprochées. La tuméfaction des paupières est déjà si forte, qu'il est excessivement difficile et douloureux d'ouvrir la fente palpébrale.

Dans le *troisième* degré, enfin, on observe tous les phénomènes qui caractérisent le deuxième, mais avec une intensité plus grande, phénomènes auxquels s'ajoute encore une tuméfaction plus considérable de la conjonctive oculaire. Le gonflement des paupières s'étend en haut au-dessus des sourcils et en bas au-dessous de l'os malaire et a la même intensité depuis l'angle interne jusqu'à l'angle externe de l'œil, parce qu'il n'est qu'une affection consécutive à l'inflammation de la conjonctive, également intense sur toute son étendue. La sécrétion est très-abondante, coule presque continuellement sur les joues et est tantôt aqueuse, tantôt

épaisse, séreuse ou purulente, quelquefois brunâtre par suite du mélange
d'un peu de sang. La conjonctive oculaire est ou bien uniformément
infiltrée et entoure la cornée, située plus profondément, à la manière
d'une couronne rouge et saillante, ou bien elle est soulevée, ce qui, du
reste, arrive plus rarement, d'une manière inégale, sous forme de
tumeurs flasques semblables à des bulles.

Deuxième variété. — Ce sont des cas à marche plus chronique et sans
sécrétion purulente au début. Cette dernière ne se montre qu'au bout de
quelques jours, mais les modifications de la conjonctive sont considérables, elles se montrent partout et forment de petites éminences verruqueuses qui se réunissent dans les culs-de-sac palpébraux sous forme de
tumeurs en crête de coq.

Au *premier degré* de cette deuxième variété, la sécrétion est très-peu
considérable, la coloration rouge et la surface bosselée, inégale de la conjonctive, accompagnée d'un peu de photophobie, constituent les seuls
signes caractéristiques. Cet état peu durer plusieurs jours, sans présenter
de modifications notables.

Au *deuxième* degré la lésion de la conjonctive palpébrale est la suivante:
aussi loin que s'étend le corps papillaire, c'est-à-dire à 1 millimètre
au delà du bord adhérent du cartilage tarse, pour la paupière inférieure,
et à 2 millimètres au delà du bord adhérent du cartilage tarse pour
la paupière supérieure, la conjonctive, d'un rouge vif, est couverte de
petites élevures ou granulations très-serrées les unes contre les autres,
d'égale hauteur et d'égale largeur. Au commencement ces élevures
saignent presqu'à chaque attouchement; plus tard (elles persistent souvent
pendant des mois, lorsqu'aucun traitement n'a été institué) elles pâlissent
à la surface, s'aplatissent un peu sous la pression du globe oculaire, et ne
saignent plus aussi facilement. Vers le bord orbitaire, on observe toujours
la plus grande tendance à la formation de granulations, il s'y développe
des tumeurs élevées, semblables à des crêtes de coq.   ·

L'œdème et la rougeur des paupières sont insignifiants dans ce cas, et
se dissipent avant l'affection de la conjonctive.

Dans cette variété d'ophthalmie, le *troisième* degré est rare, on ne
l'observe que lorsque d'autres causes nuisibles viennent exercer leur
influence sur l'œil pendant la durée de l'affection. Les caractères anatomiques sont, du reste, les mêmes que ceux du troisième degré de la
première variété.

Marche. — Il n'est pas nécessaire que l'ophthalmie purulente parcoure
toujours les trois degrés, elle peut aussi s'arrêter au deuxième degré,
quelquefois même au premier. Les deux yeux ne sont pas toujours
atteints, mais ordinairement le pus de l'œil atteint le premier infecte le
second, voilà pourquoi il est de la plus grande importance de maintenir
fermé l'œil sain ; nous y reviendrons, du reste, plus tard. S'il y a eu véritable inoculation du pus, comme c'est le cas le plus fréquent chez les
nouveau-nés, le processus parcourt le premier et le deuxième degré si

rapidement, que le médecin appelé après vingt-quatre heures, rencontre déjà le troisième degré avec tous ses caractères et que l'œil peut être irrémédiablement perdu à cette époque par suite de la destruction étendue de la cornée.

Si l'affection ne dépasse pas le premier degré, elle guérit lentement et spontanément et sans laisser de suites fâcheuses. Sous l'influence de causes morbifiques extérieures, elle peut passer à un degré plus élevé.

Le deuxième degré est dû presque sans exception au contact du pus virulent. Dans ce cas on observe déjà moins de tendance à la guérison spontanée, parce que la végétation du corps papillaire et la suppuration qui en résulte peuvent persister pendant des mois, si l'on n'intervient pas d'une manière active. Les paupières s'épaississent et augmentent considérablement de volume à la suite de cette marche chronique ; mais malgré la cicatrisation ultérieure de la conjonctive, cette membrane ne se rétracte jamais au point de renverser les paupières en dedans ; au contraire, il se développe souvent un ectropion de la paupière supérieure et de l'inférieure. Dans d'autres cas, il peut se former, à la suite d'excoriations, un rétrécissement de la fente palpébrale, un blépharophimosis. La cornée n'est pas exposée à de grands dangers dans le deuxième degré ; on n'y observe que de petits ulcères superficiels.

Le troisième degré qui peut succéder à toute époque au premier et au deuxième degré, mais qui peut aussi se montrer d'une manière suraiguë, sans avoir été précédé d'une longue affection des yeux, est toujours une maladie très-dangereuse.

Généralement la cornée est atteinte. — A un premier examen on peut avoir trouvé la cornée tout à fait intacte, transparente et brillante ; si l'on examine de nouveau après quelques heures, elle est ramollie, infiltrée par du pus et détruite en grande partie. Pour comble de malheur, ce processus se fait presque régulièrement au centre, vis-à-vis la pupille, tandis que la périphérie de la cornée n'est que très-rarement détruite, lorsque le centre est intact. Il est remarquable que dans ces ulcères de la cornée il ne se forme jamais de suppuration entre les couches de la cornée, c'est-à-dire, un unguis. Ces ulcères ont une très-grande tendance à perforer, l'iris forme alors un prolapsus et se recouvre rapidement d'un exsudat gris, ce qui donne lieu plus tard à un staphylôme. Si l'iris et l'exsudat qui la recouvre ne sont pas en état de fermer la perforation, il survient une atrophie du bulbe. En général on peut dire que l'affection de la cornée présente une tendance destructive d'autant moins prononcée qu'elle se montre à une époque plus éloignée du point culminant de l'affection. Si, après le deuxième ou le troisième septénaire, il se forme encore des ulcères, ils s'étendent, il est vrai, beaucoup moins lentement, mais peuvent cependant donner lieu encore assez souvent à des perforations limitées de la cornée et à leurs suites, au prolapsus de l'iris, à des taies épaisses, des synéchies antérieures, des déviations de la pupille, à la cataracte capsulaire centrale, au staphylôme, etc. Pendant ce troisième degré, les enfants ont ordinairement la peau chaude et de la fièvre, par suite de la douleur et de l'insomnie.

Causes. — Les cas, que l'on rencontre dans la clientèle privée, ne doivent pas être confondus avec ceux qui surviennent dans les maternités et les hospices d'enfants trouvés. La fréquence si extraordinaire de l'ophthalmie purulente dans les premiers six ou huit jours ne peut pas dépendre uniquement de causes générales, telles qu'une lumière trop vive, le froid, un air impur, le manque de propreté dans les soins à donner aux yeux, etc., parce que ces causes agissent encore jusqu'à un certain point pendant les semaines suivantes, tandis que le développement de l'ophthalmie purulente après le huitième jour est un fait exceptionnel dans la clientèle privée.

Pour cette raison on admet assez généralement la *contagion* par un écoulement muqueux du vagin pendant le passage de la tête de l'enfant par les voies génitales, et il n'est pas nécessaire que la syphilis soit en jeu dans ce cas. Les conditions de l'infection sont alors les mêmes que celles d'une blennorrhagie après un coït impur. Les flueurs blanches ne donnent pas lieu chaque fois à la blennorrhagie par le coït et encore moins à l'ophthalmie purulente pendant l'accouchement. Si chaque écoulement vaginal donnait lieu à l'inflammation de la conjonctive, peu de nouveau-nés en seraient exempts; car sur presque toutes les femmes on observe pendant les dernières semaines de la grossesse une augmentation de la sécrétion vaginale, dont les degrés élevés constituent l'écoulement purulent du vagin. Du reste, les nouveau-nés sont bien protégés contre l'infection par les paupières fortement serrées l'une contre l'autre pendant l'accouchement et par une couche épaisse d'enduit sébacé, ce qui explique la rareté de l'ophthalmie purulente, comparée à la fréquence des écoulements vaginaux. Ce mode d'inoculation pendant le passage de l'enfant par les voies génitales ne doit pas être d'une grande intensité, c'est ce qui ressort du fait qu'on n'observe jamais dans les premiers jours de la vie de blennorrhagie uréthrale sur les jeunes garçons, ni de blennorrhagie vaginale sur les jeunes filles. Quoi qu'il en soit, ce qui est positif c'est qu'au moins 80 à 90 pour 100 de toutes les ophthalmies purulentes atteignent chez nous des enfants nouveau-nés, et que l'accouchement lui-même doit être considéré comme l'élément étiologique le plus important.

Lorsque beaucoup d'enfants sont réunis dans un même local, tel que les hospices d'enfants trouvés et les maternités, l'ophthalmie purulente se montre aussi d'une manière épidémique, surtout aux époques où la fièvre puerpérale règne dans les maternités. Dans ce cas il est excessivement difficile de dire de quelle manière se fait la propagation. Comme on sait que les éponges, les essuie-mains, les langes et les mains des gardes-malades peuvent transporter l'ophthalmie purulente sur des yeux sains, lorsque ces objets sont salis par le pus spécifique, les occasions de la contagion sont si nombreuses et si variées, qu'on n'a pas besoin de faire intervenir l'air pour expliquer la transmission de la maladie.

Le *pronostic* dépend principalement de l'état de la cornée. Quelque horrible que soit l'aspect des granulations et des végétations de la conjonctive, quelque profuse que soit la sécrétion purulente, tout cela disparaît complétement, mais les modifications de la cornée laissent des traces qui persistent pendant toute la vie. Le danger de la destruction complète de la cornée est d'autant plus grand, que cet organe est atteint plus tôt. Les blennorrhagies syphilitiques du vagin, qu'elles soient primitives ou secondaires, donnent lieu en général des affections aussi intenses de la cornée. La tuméfaction des paupières est généralement en raison directe de la gravité du processus.

Traitement. — Il est excessivement difficile de juger et d'apprécier la valeur des différentes méthodes de traitement tour à tour recommandées et rejetées, parce qu'un grand nombre d'ophthalmies purulentes guérissent spontanément, sans médicaments et sans soins de propreté minuticux, et ne laissent à leur suite aucune modification de la cornée.

A Munich, où les classes inférieures de la population ont très-peu de soucis de la santé et de la propreté des nouveau-nés, il arrive assez souvent que des mères apportent leurs enfants, âgés de trois à quatre semaines et atteints d'ophthalmie purulente très-intense, pour une autre affection quelconque chez le médecin, et lorsqu'on entre dans quelques détails sur l'affection des yeux, elles répondent très-naïvement « que dès les premiers jours de la semaine la jaunisse s'est portée aux yeux, que maintenant tout va mieux, mais qu'au commencement les yeux étaient fortement gonflés, que du pus et de l'eau rougie par le sang ont coulé continuellement sur les joues ». Si l'on examine de pareils yeux qui n'ont été soumis à aucun traitement, on trouve très-souvent la cornée parfaitement intacte. La guérison peut donc se faire sans traitement. Dans d'autres cas, il est vrai, on trouve, à la grande terreur des parents, les deux globes complétement détruits. Ce fait devait donc être signalé en premier lieu, et il ne faut pas le perdre de vue dans l'appréciation des méthodes curatives que nous allons exposer.

Dans les cas où il s'agit de garantir un œil encore sain contre l'extension de l'ophthalmie qui occupe l'autre œil, le meilleur moyen prophylactique c'est de couvrir l'œil sain d'un bandage protecteur. On couvre à cet effet l'œil sain avec une légère couche de charpie sèche qu'on fixe par quelques bandelettes de sparadrap. Deux fois par jour il faut enlever ce pansement et examiner l'œil exactement. Si, malgré cette précaution, il est atteint également par l'inflammation, il faut, pour pouvoir enlever le pus, laisser complétement de côté ce bandage qui a manqué son but.

Le point essentiel de tout le traitement consiste dans *les soins de propreté* de l'œil. Dans les hôpitaux et les maternités, où les enfants se trouvent constamment sous la surveillance d'un médecin, on se sert le mieux d'un réservoir d'eau suspendu au mur, et au moyen d'un tube de caoutchouc on dirige le jet dans l'œil du malade. Il n'est pas nécessaire que la température de l'eau soit plus élevée que celle de la salle. En ville, et chez des personnes qui ont soin de leur enfant, on peut aussi faire arriver l'eau dans l'œil au moyen d'un vase à col étroit ou d'une seringue ; cette opération doit être répétée au moins une fois par heure. Pour donner la douche oculaire il faut avoir une certaine habileté : ordinairement les gardes-malades font arriver le jet d'eau sur les paupières fortement serrées et le pus reste comme auparavant au-dessous du globe oculaire. Il est nuisible de tenir pour chaque douche les paupières violemment écartées par un ophthalmostat, de cette façon il se développe en très-peu de temps un œdème si considérable dans ces voiles, que la paupière supérieure s'abaisse fortement sur l'inférieure et qu'il n'y a plus moyen de voir le globe oculaire. Parce que ces difficultés sont si grandes et parce que beaucoup de personnes pourraient faire arriver par le fait de ces injections du pus virulent dans leurs propres yeux, ce qui est arrivé à un de mes amis qui a ainsi perdu un œil par ophthalmie purulente, je me contente de faire couper une éponge fine, déjà amollie par l'usage, en petits morceaux à arêtes vives et de faire nettoyer avec ces éponges l'intérieur de l'œil toutes les demi-heures ou au moins toutes les heures. Les gardes-malades doivent écarter un peu les paupières avec le pouce et l'index de la main gauche et introduire ensuite la partie pointue de l'éponge, préalablement mouillée, pour enlever le pus qui recouvre la conjonctive.

C'est là une manœuvre que toute personne de bonne volonté peut apprendre et qui suffit complétement pour nettoyer la conjonctive, en même temps on ne s'expose pas à mouiller tout l'oreiller et la chemise de l'enfant, comme cela arrive si facilement en faisant des injections.

Traitement local. — Depuis que de Graefe a recommandé si vivement la cautérisation avec le nitrate d'argent, on cautérise presque partout la conjonctive malade. Avant tout il faut remarquer que pour bien cautériser il est besoin d'être secondé par un aide qui fixe convenablement la tête et qui renverse suffisamment les paupières à cautériser. Pour cette opération on se sert du nitrate d'argent ou bien d'un crayon plus doux, composé de parties égales de nitre et d'azotate d'argent. Par de l'huile ou de l'eau salée on empêche la substance caustique de s'étendre au loin. Après la cautérisation la sécrétion diminue un peu, mais souvent elle n'en devient que plus abondante le jour suivant. On cautérise ainsi tous les jours ou tous les deux jours, jusqu'à ce que l'écoulement ait diminué. Il faut toucher chaque fois les deux paupières jusqu'au cul-de-sac, parce que la maladie s'étend sur toute la conjonctive palpébrale. Il n'est pas à nier que cette méthode de traitement ne soit très-douloureuse, et que pour cette raison beaucoup de mères n'apportent plus leur enfant pour une deuxième cautérisation. D'un autre côté, j'ai vu survenir plusieurs fois la perforation de la cornée quoique toutes les prescriptions aient été suivies scrupuleusement. L'ophthalmie purulente paraît être un processus analogue à la blennorrhagie de l'urèthre. Dans cette dernière maladie on était également très-enthousiaste, il y a quelques années, des injections de nitrate d'argent. Aujoud'hui peu de personnes les emploient encore.

Un moyen moins douloureux que la cautérisation avec le crayon et qui est suivi des mêmes succès à peu près, c'est un collyre au sublimé, ou au sulfate de zinc, ou au sulfate de cuivre, le premier à la dose de 0,025, et les deux autres à la dose de 0,05 sur 30 grammes d'eau. On applique six à huit fois par jour une goutte d'un de ces collyres à l'angle interne de l'œil et l'on ouvre ensuite un peu la fente palpébrale; il faut placer la tête de l'enfant de telle sorte que la goutte tende à pénétrer dans l'œil par son propre poids.

Le moyen souverain dans les premiers jours de l'ophthalmie purulente, c'est le *froid*. Il n'est pas aussi facile qu'on pourrait le croire de produire un froid soutenu à un endroit limité de la peau. Des compresses trempées dans l'eau froide et appliquées sur la peau acquièrent en très-peu de temps, en moins d'une minute, la température de la peau. Il faudrait donc les renouveler 60 fois par heure, 1440 fois dans un jour; deux personnes suffiraient à peine à cette besogne. Mais si l'on place dans l'intérieur des compresses humides deux ou trois petits morceaux de glace, du volume d'un pois, la fusion de cette glace maintiendra l'œil à une température très-basse pendant six à dix minutes. Une aussi petite quantité de glace ne produit pas, par la fusion lente, assez d'eau pour que cette dernière puisse inonder la face, mais elle est absorbée par les compresses. Pour empêcher sûrement le corps d'être mouillé, on peut entourer le cou d'un linge sec qu'il est facile de changer. Par l'application continue du froid on réussit ordinairement à faire disparaître la tuméfaction extérieure des paupières et à maintenir l'écoulement dans des limites modérées. En nettoyant régulièrement et souvent les yeux, en les lavant avec un collyre astringent et, si la sécrétion profuse dure trop longtemps, en faisant des frictions sur le front avec la pommade mercurielle, on voit rarement la cornée se perforer. Les végétations en crête de coq, situées au point de réflexion de la conjonctive, qui entretiennent pendant très-longtemps l'écoulement purulent, doivent être enlevées; à cet effet on se servira de préférence des ciseaux. Si la perforation et le prolapsus de l'iris sont survenus, on est sûr d'éviter au moins la formation d'un staphylôme par une cautérisation énergique de la cornée et une compression longtemps continuée. Lorsqu'il est resté un leucome central circonscrit, on peut plus tard améliorer considérablement la vue par la formation d'une pupille artificielle. Si l'atrophie du bulbe est survenue, il faudra tâcher de faire disparaître la difformité par un œil artificiel, dans la confection desquels on a réalisé de grands progrès.

CHAPITRE II

MALADIES DE L'APPAREIL DIGESTIF.

A. — CAVITÉ BUCCALE.

1° Bec-de-lièvre et gueule-de-loup.

Le bec-de-lièvre est une division congénitale de la lèvre supérieure, la gueule de loup une division congénitale de la voûte palatine. Pour bien comprendre ces anomalies, il faut remonter à l'histoire du développement.

Aussi longtemps que les deux maxillaires supérieurs ne se sont pas encore réunis sur la ligne médiane avec les os intermaxillaires, qui se forment aux dépens du bourgeon frontal, pour constituer la voûte palatine, la cavité buccale et la cavité nasale communiquent largement entre elles.

Dans la gueule-de-loup cette réunion ne se fait pas d'un côté, dans le bec-de-lièvre les os se soudent bien, mais cette soudure paraît avoir été retardée, ce qui fait que la lèvre supérieure, qui se composait primitivement de deux parties latérales et d'une partie médiane, ne se réunit plus, la fente de la lèvre supérieure qui répond à la soudure retardée se couvre de peau, comme le bord des lèvres, et ne peut plus se réunir plus tard. C'est ce qui explique encore pourquoi on n'observe jamais le bec-de-lièvre au milieu de la lèvre supérieure, dans la rainure, mais toujours un peu de côté, s'ouvrant dans une narine.

Selon l'époque où cet arrêt de développement se montre dans la vie fœtale, nous avons différents degrés de division. La fissure de la voûte palatine est quelquefois si large, qu'on peut facilement y placer un doigt et qu'on peut voir sans peine sous les cornets. Dans ce degré élevé, il n'existe presque pas de lèvre supérieure et une des narines ou les deux sont très-fortement tiraillées en largeur. Ou bien l'os intermaxillaire peut s'être développé en avant et former au-dessous du nez une grosseur recouverte d'un peu de peau. Des deux côtés de cette grosseur il y a des fentes labiales qui entrent dans les narines. Ou bien la division de la voûte palatine n'a que la largeur du dos d'un couteau, et la fente correspondante de la lèvre supérieure est également peu large. Ou bien les deux maxillaires supérieurs sont tout à fait normaux, et ce n'est que dans la lèvre supérieure qu'il existe une fente étroite dont les bords se touchent presque et s'étendent, soit jusqu'à la narine, soit seulement jusqu'à la moitié de la lèvre supérieure.

Il y a des familles dont plusieurs membres sont atteints de bec-de-lièvre, de sorte qu'on est forcé d'admettre une espèce de prédisposition ou d'hérédité.

Les conséquences de ce mal sont :

1° *Difficultés de la succion,* surtout si la voûte palatine est fendue. L'acte de la succion consiste à entourer exactement avec les lèvres le mamelon, à faire au moyen de la langue le vide dans la bouche et à attirer de cette façon le lait. Si la continuité des lèvres est interrompue, elles ne peuvent pas exactement s'appliquer sur le mamelon, et la bouche ne peut pas faire office de pompe. Si la voûte palatine n'est pas fendue en même temps, les enfants, au lieu d'entourer le mamelon avec les lèvres, le saisissent entre les mâchoires et sucent encore d'une manière assez facile. Mais lorsqu'il y a une gueule-de-loup, ils ne sont jamais en état de teter convenablement; les seins gorgés laissent bien échapper un peu de lait dans la bouche, mais ce liquide revient le plus souvent par le nez ; ce reflux du lait peut le mieux être empêché, si l'on tient la tête de l'enfant élevée.

2° *Direction oblique des dents.* — Si les enfants ne sont pas opérés avant la sortie des premières dents, ou si l'opération n'a pas réussi, les dents se dirigent en avant à l'endroit où la mâchoire n'est pas couverte par la lèvre, ce qui donne à la face un aspect hideux, surtout lorsque le bec-de-lièvre est compliqué de la division congénitale de la voûte palatine.

3° *Parole indistincte.* — Quelques lettres, dont la prononciation exige absolument le concours de la lèvre supérieure, telles que B, P, M, V, ne sont émises que d'une manière indistincte en cas de bec-de-lièvre, et d'une manière très-incomplète en cas de gueule-de-loup. Dans ce dernier cas, du reste, toutes les autres consonnes perdent en netteté, à cause de l'absence du palais.

Traitement. — Il n'y a que l'*opération* qui puisse remédier à cet arrêt de développement. Quant à l'époque où il faut la faire, on a déjà écrit et discuté beaucoup. Si la nutrition de l'enfant se fait difficilement, si dans les premières semaines il n'apprend pas à sucer et à avaler convenablement, son développement doit naturellement en souffrir, et l'opération doit être faite aussitôt que possible. S'il n'en est pas ainsi, il vaut mieux attendre que l'enfant ait passé quatre mois. Mais dans tous les cas il faut opérer avant la sortie des premières dents; car dès que la dentition a commencé, les enfants sont exposés à bien plus d'affections et pour cette raison le succès est moins assuré. D'un autre côté, les enfants commencent déjà, après six mois, à se servir de leurs mains, ils pourraient donc enlever les emplâtres après l'opération, s'accrocher à la pointe des épingles et faire manquer toute l'opération.

Avant l'opération l'enfant doit être maintenu éveillé pendant plusieurs heures, pour qu'après il dorme d'autant plus longtemps; il doit avoir pris le sein pour que le besoin de boire ne le réveille pas trop tôt. Le mieux est de l'envelopper solidement dans un grand drap de lit jusqu'au cou et de le placer sur les genoux d'un aide. Pour faire l'opération, il ne faut qu'une petite érigne, des ciseaux forts et bien tranchants, du fil, des épingles et quelques bandelettes de sparadrap. Un deuxième aide saisit entre le pouce et l'index un côté de la lèvre fendue et comprime les vaisseaux. L'opérateur, placé en face de l'enfant, saisit avec l'érigne le bord de la lèvre au point où il se continue avec la fente, glisse les ciseaux le long de la fente et enlève d'un coup tout le bord de cette fente. La même manœuvre est répétée sur l'autre côté. Après cet avivement des bords on réunit les surfaces saignantes avec deux ou trois épingles en commençant par le bas, et l'on entoure ces dernières avec des fils.

Lorsque la gueule de loup est très-large, ce qui coïncide avec une absence presque complète de la lèvre supérieure, il faut séparer les joues de l'os jusque bien en arrière, pour obtenir une étendue suffisante de parties extensibles. Dans le cas où il existe des dents proéminentes ou des saillies osseuses, il faut les éloigner avant l'opération et attendre leur cicatrisation. On ne doit pas serrer trop fortement les fils, parce qu'on entraverait trop la circulation des bords et la sécrétion de la lymphe plastique. A ma première opération de bec-de-lièvre j'avais serré les fils très-fortement pour obtenir une réunion très-exacte, après vingt-quatre heures l'enfant fut atteint de trismus et de tétanos et, naturellement, les épingles furent retirées aussi vite que possible. Le trismus disparut, mais l'opération était manquée.

Après deux ou trois jours on retire les épingles qu'on enduit préalablement d'un peu d'huile ; quant aux fils on les laisse adhérer à la plaie aussi longtemps que possible. En cas de bec-de-lièvre double, à grand lobule médian, on tâche de conserver ce dernier. Lorsqu'il y a division de la voûte palatine, l'un des bords du bec-de-lièvre est souvent plus court que l'autre ; on avive alors le plus court en arc de cercle, ce qui rend les bords des plaies d'égale longueur.

Quelque beau que soit le résultat de l'opération, il se produit toujours avec le temps une petite encochure de la lèvre supérieure par suite de la rétraction cicatricielle. La réussite de l'opération est de la plus grande importance pour la modification que subira plus tard la division de la voûte palatine. La lèvre supérieure, une fois réunie, exercera continuellement une légère pression sur les maxillaires supérieurs écartés et les rapprochera de plus en plus, jusqu'à ce qu'ils finissent par se toucher ; il ne restera plus qu'à cautériser légèrement ou à aviver les deux surfaces muqueuses pour qu'elles se réunissent également.

2° Rétrécissement de la bouche. Microstoma.

C'est une maladie excessivement rare. Les enfants arrivent au monde, soit avec une bouche très-petite, soit avec des lèvres complétement réunies entre elles ; dans ce dernier cas il faut faire la stomatoplastie dans les premières heures qui suivent la naissance. Le rétrécissement de la bouche s'observe plus souvent comme conséquence des plaques muqueuses et des chancres. Les cicatrices se rétractent de plus en plus, jusqu'à ce que l'introduction d'une petite cuillère et même d'un tube devienne impossible. Après la guérison de la syphilis par un traitement mercuriel, il faut faire la stomatoplastie d'après Dieffenbach. On excise des deux côtés de la bouche rétrécie un morceau myrtiforme de la cicatrice sans toucher à la muqueuse, ce qui donnera plus tard les angles de la bouche, puis avec les ciseaux on divise transversalement jusqu'à l'angle la muqueuse intacte jusque-là, cette dernière est alors renversée en dehors et est réunie par la suture avec le bord externe de la plaie. Si les enfants ne sont pas dans le marasme, ce qui arrive ordinairement après qu'ils ont passé par la syphilis, l'opération réussit parfaitement bien. Dans le cas contraire, la muqueuse ne se soude pas avec la plaie, elle se recouvre de plaques de muguet et les enfants meurent d'épuisement.

3° Développement incomplet de la langue.

Au lieu de présenter une forme ovale, la langue montre quelquefois à sa pointe une encochure et même une fente profonde. Une anomalie très-rare, c'est la division complète de la langue ; dans ce cas on n'observe au fond de la bouche que deux éminences verruqueuses ou allongées, un peu mobiles.

Les enfants affectés de ce vice peuvent crier, d'après Bednar, et le sens du goût n'est pas perdu à ce qu'on dit. Cette anomalie peut s'expliquer de la manière suivante, d'après l'embryologie : le développement de la langue se fait aux dépens du premier arc viscéral. En effet, après que les extrémités renflées des arcs viscéraux se sont rejointes et soudées sur la ligne médiane, on remarque au bord inférieur de la face postérieure du premier arc branchial, au niveau même de la réunion de ses deux parties latérales, le développement d'une petite éminence, qui a d'abord une forme triangulaire, plus tard arrondie, augmente peu à peu de volume et prend la forme d'un cône charnu, incliné en avant (la langue). Si cette réunion des arcs viscéraux ne se fait pas complétement ni à l'époque normale, ce cône charnu, la langue, restera également divisé, ce qui l'arrête dans son développement général.

4° Hypertrophie et prolapsus de la langue.

Après la naissance la pointe de la langue ne fait qu'une légère saillie entre les lèvres, mais la partie saillante augmente de jour en jour, si rien n'est fait contre ce mal. Les enfants ne peuvent pas sucer et la déglutition est également entravée, parce que la langue est augmentée non-seulement dans le sens de la longueur, mais aussi dans le sens de la largeur et de l'épaisseur. Ordinairement l'hypertrophie de la langue est compliquée de crétinisme. A l'époque de la dentition, la saillie de la langue empêche les dents incisives de sortir verticalement et leur donne une direction en avant. Par suite de la pression des dents l'infiltration de la langue devient de plus en plus considérable, elle s'excorie et se gerce, le mucus buccal la baigne continuellement, se décompose et répand une odeur repoussante d'acide gras. Si cette affection dure pendant des années, la mâchoire inférieure se creuse d'une gouttière qui reçoit la langue ulcérée ou sèche. La lèvre inférieure se renverse en bas et le langage articulé devient évidemment impossible.

Cette maladie est quelquefois acquise, et peut s'observer dans ce cas chez des enfants pour le reste bien développés, qui ont eu de fréquentes convulsions, ce qui a pu déterminer une faiblesse ou une paralysie partielle de quelques muscles de la langue.

Traitement. — Si le mal est récent et la langue réductible, la guérison s'obtient très-rapidement, lorsqu'on touche la partie saillante avec un peu de poudre d'alun ou de teinture amère (1). Mais si la pointe de la langue ne rentre pas après ce traitement, et que la muqueuse soit déjà couverte de gerçures et d'ulcères, il faut enlever la partie saillante par une opération. Autrefois on employait à cet effet la ligature ou le bistouri, mais aujourd'hui on fait l'opération de la manière la plus simple, avec l'écraseur, de la manière la plus rapide et la plus élégante, par la galvano-caustique.

5° Adhérence anormale de la langue.

Il y a des enfants, chez lesquels le frein de la langue est court et en même temps trop en avant sur la langue ; cette anomalie empêche les mouvements de la langue, surtout la sortie hors de la bouche et nuit à la succion. On observe également des tumeurs et des épaississements du frein, qui produisent le même effet. Lorsque la succion est réellement empêchée, ce qui d'ordinaire n'est pas le cas, il faut diviser le frein par un coup de ciseaux. Sur plusieurs centaines de sections du frein, il n'y a peut-être qu'une seule qui soit réellement indiquée. Comme cette opération, faite d'une main sûre, est tout à fait innocente, il n'est pas nécessaire d'être trop sévère sur l'indication, si l'on peut de cette façon calmer les inquiétudes des parents. Voici le mode opératoire : on fait tenir la tête de l'enfant, placé en face d'une fenêtre, on glisse l'index de la main gauche sous la langue, à côté du frein qui est tendu de cette façon, et on le coupe avec les ciseaux de Cooper, dirigés en bas, aussi loin qu'il est membraneux. L'hémorrhagie est insignifiante.

Outre ce raccourcissement du frein, on a observé encore une adhérence réelle, générale de toute la surface inférieure de la langue avec le plancher de la cavité buccale ; cet état est ou bien congénital, sorte de persistance de l'adhérence qui existe dans l'embryon entre la langue et le

(1) La teinture amère de la pharmacopée prussienne est un composé de petite centaurée, d'oranges amères, de gentiane et de zédoaire dissous dans de l'alcool.

plancher buccal et dont les traces se rencontrent à l'état normal sous forme de replis muqueux situés des deux côtés du frein (*plica fimibrita*); ou bien cette adhérence est acquise et est due à la syphilis et aux ulcérations mercurielles. C'est là heureusement un accident assez rare. La séparation de toute la langue à l'aide du bistouri est une opération très-sanglante et d'ordinaire elle ne conduit pas au but, si l'on n'apporte pas tous les soins au traitement consécutif, qui consiste à introduire sans cesse des boulettes de charpie et à faire exécuter à la langue des mouvements passifs fréquents. La galvanocaustique promet des résultats plus favorables.

6° Grenouillette.

Sous le nom de grenouillette on comprend une tumeur cystique à contenu liquide, qui se trouve sous la langue, dans le plancher de la cavité buccale. Elle se rencontre tantôt d'un seul côté, tantôt des deux côtés du frein ; son volume varie entre celui d'un pois et celui d'un œuf de pigeon ; dans ce dernier cas on peut la sentir également par l'extérieur, au-dessous du menton. La muqueuse qui la recouvre est souvent tellement atrophiée que la paroi du kyste est pour ainsi dire à découvert Dans d'autres cas, au contraire, la tumeur est beaucoup plus profonde et est située à la partie antéro-latérale du cou, au-dessous du muscle mylo-hyoïdien. Les conséquences de cette affection sont variables selon le volume de la tumeur. Aussi longtemps qu'elle n'est pas plus grande qu'un pois, elle ne se manifeste par aucun symptôme. Mais si elle augmente de volume la langue est refoulée contre la voûte palatine, et en même temps la succion, la déglutition et la respiration sont plus difficiles. Au degré le plus élevé de la maladie, il se présente des accès de suffocation qui peuvent avoir quelque analogie avec ceux du croup. Ordinairement on admet que l'opération seule est capable de guérir cette affection, cependant il peut y avoir aussi une guérison spontanée par suite de la suppuration du kyste et des tissus circonvoisins, c'est ce qui m'a été démontré par le fait suivant :

Une mère se précipite hors d'haleine dans mon cabinet, tenant dans ses bras son fils âgé de dix-huit mois. Elle raconte que son enfant a toujours été bien portant, mais que dans les derniers temps il râlait d'une manière particulière pendant le sommeil et que depuis huit jours il avait des accès de suffocation, qui, d'après son opinion, se rapportaient à l'évolution dentaire, parce que l'enfant salivait beaucoup et mettait souvent ses petites mains dans la bouche. Pendant que la mère me fournissait ces renseignements, je commençai à examiner l'enfant. Le front était chaud, le pouls très-fréquent, la respiration bruyante, comme dans le croup, la face exprimait la souffrance et l'inquiétude. Lorsque j'introduisis le doigt dans la bouche pour examiner les amygdales et le pharynx, l'enfant eut un violent accès de suffocation, et lorsque j'abaissai pour ce motif la langue avec le doigt, je sentis tout à coup s'ouvrir quelque chose et le volume de la langue diminuer. Dans le même moment, un liquide muco-purulent s'écoula en assez grande quantité le long de ma main, liquide qui sortait du plancher de la bouche et qui provenait de la rupture d'un kyste situé au-dessous de la langue. Je cautérisai énergiquement avec le nitrate d'argent la paroi interne du kyste affaissé, ce qui donna lieu à un ulcère opiniâtre qui ne se ferma qu'après plusieurs mois, en laissant une cicatrice blanche.

Différentes opinions règnent sur la nature de la grenouillette. Abstraction faite de l'opinion un peu hardie d'Ambroise Paré, qui faisait dépendre cette maladie « d'une matière froide, humide et visqueuse qui s'est portée du cerveau à la langue », les uns la considéraient comme une tumeur cystique d'origine inconnue, tandis que les autres admettaient une oblitération et une dilatation consécutive du conduit excréteur de la glande sous-maxillaire, c'est-à-dire du conduit de Wharton. Cette dernière opinion, imaginée par Munincks et adoptée par un grand nombre de médecins, a contre elle des motifs trop importants pour pouvoir se soutenir plus longtemps. A priori, rien ne s'opposerait à cette hypothèse, elle se justifierait au contraire par l'analogie avec la tumeur lacrymale, mais l'analyse chimique a prouvé que le contenu de la grenouillette ne consiste pas en salive, parce qu'on y rencontre de l'albumine qui n'existe jamais dans la salive, tandis que le sulfocyanure de potassium, qui caractérise ce liquide fait complétement défaut dans le contenu de la grenouillette. On a objecté à cela que la composition chimique n'était pas suffisante pour renverser cette opinion, parce que la salive, longtemps enkystée, pouvait recevoir de nouveaux corps chimiques et en abandonner d'autres qui y existaient primitivement, sous l'influence de l'osmose, mais les recherches anatomiques enlèvent toute valeur à cet argument. En effet, on a trouvé, d'après Hyrtl, *à côté* de la grenouillette le canal salivaire sain et non dilaté. La grenouillette n'est donc pas un conduit de Wharton dilaté, mais un kyste, et comme d'après Fleischmann il existe sous la langue une bourse muqueuse, ce kyste est probablement une bourse muqueuse hydropique, un ganglion.

D'après ces données anatomiques de même que d'après l'expérience, le pronostic est favorable, surtout si l'endroit malade est d'un facile accès.

Traitement. — Le traitement consiste à enlever la partie antérieure de la paroi cystique et à cautériser fréquemment avec le nitrate d'argent l'intérieur du kyste mis à nu. Une simple incision de la paroi, suivie de l'évacuation du contenu, ne suffit pas, parce que les bords du kyste ont une grande tendance à se réunir, ce qui est favorisé encore par la pression de la langue qui recouvre la grenouillette. La cavité mise à nu donne lieu à un ulcère très-torpide, qui ne se guérit que lentement et après des cautérisations énergiques et souvent répétées.

7° Inflammation catarrhale de la muqueuse buccale. Stomatite catarrhale.

Symptômes. — Sous le nom de stomatite catarrhale, on comprend la rougeur, la douleur et l'augmentation de sécrétion de la muqueuse buccale. La rougeur atteint un degré beaucoup plus élevé aux endroits de la muqueuse qui possèdent un tissu cellulaire sous-muqueux flasque et abondant, qu'aux endroits où cette membrane est appliquée directement contre l'os, par exemple à la voûte palatine, où la rougeur est d'ordinaire peu augmentée. Elle est le plus intense sur la langue, qu'on dirait recouverte d'une couche épaisse de sirop de framboise. Si cette affection a une certaine durée, la langue rouge se couvre d'un enduit blanc. Il peut y avoir aussi un gonflement de la muqueuse, mais il est si faible, qu'il ne modifie en rien la forme des joues et des lèvres, comme c'est le cas, par exemple, pour la stomacace.

La douleur existe d'une manière évidente. Les enfants ne tettent pas volontiers ils prennent, en général peu de nourriture, et encore faut-il qu'elle soit froide, et ne permettent pas qu'on introduise le doigt dans la bouche. Comme la stomatite catarrhale est rarement idiopathique, mais qu'elle accompagne ordinairement d'autres affections, le plus souvent fébriles, il est difficile de dire quelle est l'influence qu'elle exerce sur l'état général. Une stomatite simple suffit pour donner de la fièvre à un enfant irritable, même en l'absence de toute maladie organique. Lorsque l'inflammation se propage au delà de la muqueuse buccale, qu'elle s'étend au larynx, à la muqueuse nasale et à la trompe d'Eustache, elle donne lieu aux symptômes connus de la laryngite catarrhale, du coryza, du catarrhe de la trompe d'Eustache et de la caisse du tympan, affections dont une seule suffit pour provoquer la fièvre. La douleur pendant la succion et le boire est quelquefois si grande, que les enfants ne prennent presque rien pendant plusieurs jours, ce qui les fait maigrir sensiblement.

La sécrétion d'une muqueuse ainsi modifiée est toujours augmentée, le mucus s'écoule continuellement par les coins de la bouche, les excorie, rougit le menton et mouille les vêtements. Ce liquide a, il est vrai, une odeur un peu acide, il présente aussi une réaction faiblement acide, mais il n'a jamais cette odeur repoussante qu'on sent dans les suppurations véritables de la muqueuse.

Si la rougeur et la douleur ont duré quelques jours et que la cause primitive continue d'agir, on voit se produire une véritable exsudation sous forme de petites vésicules transparentes situées sur la langue, les gencives, la muqueuse des lèvres et des joues, qui présentent par leur aspect et leur marche beaucoup de ressemblance avec l'herpès labial (stomatite ulcéreuse). Elles se rompent très-vite et laissent à leur place de petits ulcères superficiels, à fond gris jaunâtre, qui dans les premiers jours s'étendent dans tous les sens, deviennent confluents et forment ainsi des surfaces ulcérées assez étendues, surtout sur le bord de la langue et sur la muqueuse de la lèvre inférieure. Ces vésicules, comme presque toutes les affections de la cavité buccale, ont reçu le nom d'*aphthes*, mot qui a donné lieu à une confusion si regrettable dans la dénomination des maladies de la bouche, qu'il serait à désirer qu'on l'abandonnât totalement.

Après que ces ulcères se sont agrandis pendant quelques jours et ont donné lieu à une vive douleur au moindre contact, la teinte jaunâtre de leur fond disparaît, ce dernier devient de nouveau rouge et se couvre à ce qu'il paraît immédiatement d'une couche épithéliale, du moins la guérison se fait très-rapidement, souvent en deux où trois jours, de sorte qu'il est impossible d'admettre une guérison par cicatrisation, par rétraction.

Jamais ces ulcères ne répandent une odeur spéciale. L'haleine de ces malades n'a qu'une odeur légèrement acide, jamais elle n'est repoussante comme dans la stomacace.

La cause la plus ordinaire est le percement des dents. La stomatite se montre dans ce cas si régulièrement qu'on est obligé de l'appeler physiologique. Une autre cause fréquente ce sont les nouets avec leur contenu le plus souvent en fermentation. Chez les enfants plus âgés, des aliments trop chauds ou trop froids, des pointes de dents caricuses, des aliments épicés, irritants, chez certains enfants les préparations antimoniales et iodées peuvent donner naissance à cette maladie. On l'observe aussi sous forme de petites épidémies, surtout en été; peut-être est-elle due dans ce cas à l'usage immodéré de fruits acides; elle accompagne du reste beaucoup d'affections fébriles; surtout les exanthèmes aiguës.

Traitement. — Le traitement est excessivement simple. On éloigne les causes aussi bien que possible, on garantit la poitrine par un petit morceau de gutta-percha qu'on fixe au-dessous de la camisole, contre les liquides qui s'écoulent de la bouche, et l'on ne donne à boire aux enfants que du lait froid et de l'eau.

Comme le mucus sécrété en trop grande abondance devient rapidement acide, il est convenable de badigeonner toutes les heures la cavité buccale avec une solution légèrement alcaline, par exemple avec borax, 1 gramme, sur eau, 30 grammes, pour neutraliser les acides en excès. Les ulcères douloureux peuvent être rendus insensibles pour quelques heures, ou même pour toujours lorsqu'on les touche avec le crayon de nitrate d'argent; mais la cautérisation elle-même est assez douloureuse. La stomatite idiopathique guérit spontanément après huit, tout au plus après quinze jours. La stomatite symptomatique qui accompagne les maladies fébriles n'est pas d'ordinaire l'objet d'un traitement particulier.

8° Diphthérite de la cavité buccale.

Sous le nom de diphthérite ou diphthérie, angine membraneuse, angine couenneuse, on comprend une affection générale aiguë qui est redevenue fréquente dans les dernières années et dont le symptôme le plus palpable consiste dans la formation étendue de membranes à la partie postérieure de la cavité buccale.

Les recherches historiques ont démontré que cette maladie n'est pas nouvelle, mais qu'Arétée (seconde moitié du premier siècle après Jésus-Christ), la connaissait déjà. Ensuite il existe différentes descriptions d'épidémies en Hollande (xive siècle), à Paris (xvie siècle), en Espagne (xviie siècle), et dans notre siècle elle s'est montrée le plus fréquemment en Amérique, mais aussi en Angleterre et en France, et en dernier lieu en Allemagne, surtout dans les parties septentrionales.

On distingue une diphthérie primitive et une diphthérie secondaire, cette dernière complique principalement la rougeole et la scarlatine, et peut se montrer d'une manière sporadique, tandis que la diphthérie primitive s'étend presque sans exception d'une manière épidémique et est manifestement contagieuse.

Symptômes. — La diphthérie primitive débute régulièrement par de la fièvre, une fréquence considérable du pouls, une augmentation de la température et un abattement général. Cependant ces symptômes sont plus ou moins développés chez les différents individus, c'est du reste une particularité de cette maladie que tout son être et sa marche sont très-variables dans les mêmes conditions et pour le même âge.

Après que ces phénomènes généraux ont duré quelques heures ou tout au plus un ou deux jours, les symptômes locaux se montrent. Les enfants présentent des difficultés de la déglutition, ont une voix nasonnante, un peu couverte, et une certaine roideur du cou ; les deux symptômes nommés en premier lieu dépendent du dépôt diphthéritique sur les amygdales, le voile du palais et les cavités nasales, le dernier dépend du *gonflement des ganglions* lymphathiques voisins du cou, gonflement qui *ne fait jamais défaut*.

Si l'on examine sous un bon jour la cavité buccale on trouve la muqueuse des lèvres, des gencives, des joues et de la voûte palatine complétement intacte, mais le voile du palais, les amygdales et la paroi postérieure du pharynx couverts de fausses membranes blanches qui peuvent atteindre, surtout sur les amygdales, l'épaisseur d'un et même de 2 millimètres. La couleur de ces fausses membranes est au commencement complétement blanche, mais après quelques jours elle passe au blanc jaunâtre ou au gris blanc. Si les parties malades sont cautérisées ou si l'examen de la bouche est fait sans ménagement, il peut se produire de petites hémorrhagies qui donnent à ces pseudo-membranes une teinte brun rouge et même noirâtre. La marche de cette formation membraneuse varie selon le caractère de l'épidémie. Il y a des cas où ces pseudo-membranes se détachent au bout de deux ou trois jours et où la muqueuse sous-jacente est intacte, d'autres, et ceux-ci forment la règle, où les pseudo-membranes et leurs poussées successives persistent pendant deux ou trois semaines, où la muqueuse s'ulcère et ne se guérit qu'à la longue, par suite de la formation évidente d'un tissu de cicatrice, et, enfin, il y a des cas malins, où la gangrène et le collapsus général se montrent immédiatement, de sorte que la muqueuse se transforme en lambeaux noirâtres. Dans ces derniers cas on voit survenir des destructions considérables, qui d'ordinaire se terminent rapidement par la mort; la guérison, dans ces circonstances, est un fait exceptionnel.

Lorsqu'on peut voir les fausses membranes aux endroits indiqués, il n'y a pas de doute sur le diagnostic. Mais dans quelques cas on n'observe au fond de la cavité buccale qu'une rougeur et un léger gonflement, et cependant à côté de cela existent tous les autres symptômes objectifs et tous les symptômes subjectifs de la diphthérie. Nous avons affaire dans ce cas à l'existence de fausses membranes sur la face *postérieure* du voile du palais et dans les cavités nasales, on peut les voir quelquefois en relevant avec une pince le voile du palais, ce qui, il est vrai, ne peut être facilement exécuté que sur les adultes; une autre preuve de l'existence de ces fausses membranes c'est l'écoulement d'une *mucosité rougeâtre* par les narines. Moi-même, j'ai déjà souvent vu à l'autopsie que la face antérieure du voile du palais pouvait être complétement libre de fausses membranes, pendant que la postérieure en était couverte. Le phénomène le plus dangereux et, dans certaines épidémies, malheureusement le plus fréquent, c'est la propagation des fausses membranes au *larynx;* nous traiterons complétement ce sujet dans l'article consacré au croup.

La diphthérie n'est pas une affection *locale;* s'il en était autrement, on ne verrait pas se couvrir en même temps de fausses membranes le vagin, les excoriations de la peau, la conjonctive, quelquefois aussi l'anus.

Les complications et les maladies consécutives les plus ordinaires sont l'*albuminurie* et *la néphrite,* le *croup,* la *bronchite* et la *pneumonie,* les catarrhes intestinaux, la *myocardite,* et enfin une *paralysie* spéciale. Il paraît qu'on a observé l'*albuminurie* dès le début de la maladie dans quelques épidémies graves; dans les épidémies ordinaires, telles que j'en ai observé une à Munich en 1864, l'urine ne renferme pas d'albumine au début, elle est foncée et est excrétée en faible quantité. Ce n'est que plus tard, lorsque la diphthérie a parcouru toutes ses phases, qu'on voit survenir quelquefois une véritable néphrite, qui ne se distingue aucunement, sous le rapport des modifications de l'urine, de la néphrite consécutive à la scarlatine. L'urine devient d'un rouge de sang, renferme en grande quantité des globules sanguins, des cellules épithéliales et des cylindres fribrineux et présente à l'ébullition un précipité albumineux relativement considérable. Mais dans la néphrite consécutive à la scarlatine, l'anasarque et l'hydropisie des séreuses se montrent rapidement et atteignent un degré élevé, tandis que dans la maladie qui nous occupe, généralement les extrémités ne s'infiltrent pas et l'hydropisie des grandes poches séreuses s'observe plus rarement encore. Cette néphrite se termine ordinairement par la guérison, cependant celle-ci se fait attendre pendant des mois et ne s'établit qu'après un amaigrissement général très-inquiétant, pendant lequel l'albumine diminue progressivement. L'absence de l'hydropisie s'explique peut-être le plus simplement par le fait que dans la scarlatine ce sont presque toujours les deux reins qui sont malades, et que dans la diphthérie il n'y en a probablement qu'un d'atteint, tandis que l'autre reste dans les conditions normales et empêche ainsi la production de l'hydropisie.

Quant à la *bronchite* et à la *pneumonie*, considérées comme complication de la diphthérie, il sera convenable d'en parler à propos du croup.

La *myocardite*, la fonte moléculaire des muscles du cœur, est une lésion pathologique qu'on trouve assez régulièrement chez les individus morts subitement et qui doit se rencontrer de temps en temps dans toute épidémie considérable.

Les *catarrhes intestinaux* pendant et après la diphthérie sont souvent d'une persistance particulière chez les petits enfants qui sont encore dans la période de dentition, et conduisent fréquemment à la mort par suite d'une anémie progressive.

La *paralysie diphthéritique* est d'une nature toute spéciale. Orillard est le premier qui, il y a une dizaine d'années, a reconnu ses rapports avec la diphthérie. Quant à la fréquence de ce phénomène, elle est très-variable dans les différentes épidémies. Dans quelques-unes il paraît que presque tous les convalescents présentent des symptômes de paralysie, dans d'autres, par exemple dans celle que j'ai observée, il n'y a qu'une faible partie des malades qui en sont atteints. L'époque de son apparition tombe le plus souvent dans la troisième ou quatrième semaine après le début de la maladie, rarement plus tôt, mais quelquefois beaucoup plus tard, de telle sorte que des enfants, qui paraissent pendant six à huit semaines parfaitement bien portants, sont tout à coup atteints de la paralysie. Elle commence presque sans exception par le *voile du palais*. Les enfants ont subitement un langage indistinct, nasonnant, comme on l'observe chez des invidus qui présentent une perte de substance du voile du palais, soit congénitale, soit acquise par suite de la syphilis; c'est surtout la prononciation des sons gutturaux qui est empêchée. En même temps on voit survenir des difficultés de la déglutition et une partie des boissons ressort par le nez avec ou sans toux. Dans la plupart des cas la paralysie reste limitée à ce petit espace, l'état général n'est pas troublé, à l'exception d'une anémie considérable, et ordinairement la maladie se termine après quelques semaines par un retour subit à la santé. Le pronostic est beaucoup plus grave, lorsque les extrémités sont également paralysées et si les muscles du tronc sont paralysés, la mort survient d'ordinaire par suite d'obstacles à la respiration. La paralysie atteint plus souvent les extrémités inférieures que les supérieures, elle existe ordinairement des deux côtés, et ne se distingue en rien de la paralysie qui succède à la fièvre typhoïde ou à la scarlatine.

Enfin, un symptôme remarquable est encore l'*amaurose diphthéritique*. Les malades ne sont pas complétement aveugles, la vue est simplement affaiblie de sorte que les objets de petite dimension ne sont plus exactement reconnus. A l'ophthalmoscope, on ne trouve pas de modifications constantes et les spécialistes admettent, d'après Donders, une paralysie du sphincter de l'iris et du tenseur de la choroïde. Cet état pathologique disparaît en général complétement au bout de quelques semaines. On a observé des récidives de tous ces phénomènes paralytiques, cependant elles doivent être rares.

Anatomie pathologique.—Le fait anatomo-pathologique le plus essentiel consiste toujours dans la présence des fausses membranes qui se rencontrent le plus souvent à la partie postérieure de la cavité buccale, dans le pharynx et le larynx. Elles sont ordinairement d'un blanc jaunâtre, mais sur le cadavre elles deviennent bientôt jaune foncé, brunes ou noirâtres par suite de la dessiccation, surtout si la bouche est ouverte. Elles s'enlèvent tantôt facilement, tantôt difficilement de la muqueuse sous-jacente, et cette dernière ne présente pas, en général, de perte de substance, mais on remarque seulement l'absence de son reflet naturel. L'examen microscopique des fausses membranes ne fournit rien de particulier. Elles se composent principalement de granulations, de noyaux et de cellules, de quelques cellules épithéliales et de bandes fibrineuses. Les modifications du larynx et des poumons seront examinées plus loin.

Traitement. — Les opinions les plus variées et même les plus contradictoires ont cours sur le traitement de la diphthérie, d'où il résulte déjà que tous les remèdes employés jusqu'ici sont d'un effet douteux. Comme on peut facilement voir et toucher le siége de la maladie, on a de tout temps recommandé le traitement local. Il n'y a aucun caustique qui n'ait pas été essayé dans cette maladie. Parmi ceux-ci, le nitrate d'argent et l'acide chlorhydrique se sont acquis la plus grande réputation. Dans ces derniers temps, quelques célèbres médecins anglais ont abandonné complétement ces cautérisations et ont trouvé que leurs résultats thérapeutiques, loin d'être plus mauvais, semblaient même être un peu plus favorables. D'après ce fait d'observation, j'ai aussi depuis deux ans complétement banni de ma pratique les cautérisations de la cavité pharyngienne, et dans plusieurs centaines de cas je me suis convaincu de l'exactitude des faits rapportés par les Anglais. Je puis avancer en bonne conscience et pour le bien des enfants diphthériques tant martyrisés, que les cautérisations avec les substances usitées jusqu'à ce jour n'exercent *aucune* influence favorable sur le processus local. Chez les enfants qui ont plus de cinq ans, je fais respirer, au moyen du pulvérisateur, si simplifié aujourd'hui, de l'eau de chaux pure cinq à six fois par jour au moins pendant cinq minutes, et j'ai vu des résultats excessivement favorables à la suite de ce traitement si bénin, qu'on peut facilement faire suivre même à des enfants de cet âge. A l'intérieur, je ne donne depuis des années que le chlorate de potasse dissous dans quelques onces d'eau, à la dose de $0^{gr}{,}50$ à 1 gramme aux enfants au-dessous d'un an, à la dose de 2 grammes à ceux de un à trois ans, à celle de 2 à 3 grammes aux enfants de trois à cinq ans, et à la dose de 4 grammes dans les vingt-quatre heures aux enfants plus âgés. S'il existe de la diarrhée ou une grande agitation, on fait bien d'ajouter

un peu d'opium ou de morphine. Le bicarbonate de soude à la dose de
4 grammes par jour, élevé par les Français à la hauteur d'un spécifique,
ne s'est pas montré aussi efficace en Allemagne et est en tout cas
bien moins efficace que le chlorate de potasse. Lorsque les forces
commencent à décliner, il faut tâcher de les soutenir par du vin, du
quinquina, du camphre, du castoréum, etc. Quant au traitement du
croup diphthéritique, voyez plus bas dans le chapitre des maladies
du larynx.

9° Stomacace.

Je n'ai jamais eu l'occasion de voir le premier début d'une stomacace,
je ne puis donc ni confirmer, ni infirmer le dire des auteurs, qui
prétendent qu'il existe d'abord une stomatite catarrhale. La stomacace
une fois développée (et c'est dans cette période qu'on vient généralement
chez le médecin), présente les symptômes suivants :

Le bord des gencives est jaune à certains endroits, couvert d'une
mince couche de mucus jaune, et sa partie tranchante a disparu, de
sorte que les dents semblent plus longues. Un léger attouchement de ces
gencives donne lieu à une hémorrhagie des parties ulcérées. Malgré la
faible étendue de ces ulcères, on les reconnaît à une certaine distance
par l'odorat. *La stomacace répand toujours une odeur fétide particulière*, et
cette odeur permet de la distinguer sûrement et facilement des degrés
élevés de la stomatite catarrhale, dans laquelle la rupture des vésicules
donne également lieu à des ulcères superficiels et jaunes.

Dans ce premier degré de la stomacace, la muqueuse de la bouche
n'est que faiblement gonflée et la sécrétion n'est pas considérablement
augmentée.

Dans le deuxième degré, les parties qui touchent la gencive sont
infectées par contact et subissent les mêmes modifications qu'elle.
La muqueuse des joues se gonfle considérablement, de sorte qu'on y reconnaît distinctement l'empreinte des différentes dents, il en est de
même de la muqueuse de la langue, dont la surface est couverte d'un
enduit blanc et dont les bords laissent voir également l'empreinte des
dents (pl. III, fig. 1. *Contour schématique d'une pareille langue*). En outre,
toute sa périphérie présente une vive arête par suite du gonflement et de
la compression exercée par les rangées supérieure et inférieure des
dents. A partir de ce moment on voit se former rapidement sur les joues,
les lèvres et la langue, les mêmes ulcères jaunes qui, au début, n'existaient
que sur les gencives. Le gonflement augmente très-vite. Il empêche les
enfants de fermer la bouche, ils écartent non-seulement les lèvres, mais
aussi les mâchoires pour éviter tout attouchement, tout frottement des
ulcères, devenus excessivement douloureux, et une salive brun rouge, d'une
odeur putride, coule en grande abondance par-dessus la lèvre inférieure
gonflée. Les ganglions cervicaux se tuméfient et deviennent douloureux
presque aussi régulièrement que dans la diphthérite de la bouche. Je

n'ai jamais vu des fausses membranes se former sur les ulcères. Ces derniers montrent peu de tendance à guérir spontanément; la tuméfaction, les ulcères et l'odeur fétide peuvent persister pendant des mois, lorsque la maladie n'est pas soumise à un traitement; dans ces cas les dents deviennent branlantes et tombent et les enfants dépérissent considérablement. Enfin, après un temps très-long, la guérison spontanée semble se faire.

Lorsque la maladie atteint un degré élevé, les enfants sont dans l'impossibilité presque absolue d'avaler, de mâcher et de parler; pendant longtemps ils ne boivent rien, jusqu'à ce que la soif devienne trop intense, alors ils absorbent d'un coup de grandes quantités d'eau froide ou de lait froid en présentant les signes évidents de la douleur. Chez les enfants d'un certain âge on n'observe ordinairement pas de fièvre ; mais la douleur, éveillée par chaque mouvement de la bouche et surtout par chaque effort de déglutition, les rend maussades au plus haut degré.

Les *causes* sont de nature diverse. Avant tout il faut citer la *contagion*. Les enfants d'une même famille, ou les voisins sur les bancs d'école se communiquent très-facilement la stomacace. Il paraît qu'il n'existe pas de période d'incubation comme pour les exanthèmes, ou qu'elle ne dure que peu de temps, au moins j'ai rencontré toujours dans les familles l'apparition presque simultanée de l'affection. En outre, elle peut se développer chez les enfants comme chez les adultes, d'une manière *spontanée;* dans ces cas les dents cariées peuvent y prédisposer ; enfin, le *calomel* produit chez les enfants une affection de la bouche qui ne se distingue en aucune façon de la stomacace que nous venons de décrire, à moins qu'on ne fasse valoir comme caractère différentiel la non-contagiosité de la stomatite mercurielle. A la suite de l'absorption du mercure, les affections de la muqueuse buccale se montrent beaucoup plus tard et plus rarement chez les enfants que chez les adultes. Je n'ai jamais vu se déclarer la stomacace à la suite de l'application externe du mercure sous forme de l'onguent gris, que j'emploie depuis trois ans chez tous les enfants syphilitiques, si l'état de la peau permet son application. La salivation est un symptôme excessivement rare chez les petits enfants.

Traitement. — Nous sommes heureux de ne posséder qu'*un* remède contre la stomacace, c'est assez en faire l'éloge. Nous voulons parler du *chlorate de potasse*. Je donne aux enfants au-dessous d'un an 1 gramme par jour, au-dessous de deux ans 2 grammes, au-dessous de trois ans 3 grammes, les enfants qui ont atteint la quatrième année supportent très-bien 4 grammes par jour. Ces différentes quantités seront chaque fois dissoutes dans 120 grammes d'eau, édulcorées avec un sirop, et prises dans l'espace de douze à dix-huit heures. Après ce temps l'*odeur a complétement disparu* dans tous les cas et quel que soit le degré de la stomacace. Si les ulcères ont une faible étendue, la guérison se fait immédiatement, la gencive se raffermit, le bord jaune tombe, on peut la toucher avec le doigt sans provoquer une hémorrhagie et les enfants peuvent de nouveau parler et mâcher sans douleur. Si la stomacace a atteint un degré plus élevé, l'usage du chlorate de potasse pendant un jour suffit, il est vrai, pour faire disparaître la mauvaise odeur, mais si l'on ne continue pas ce médicament pendant trois à quatre jours, la fétidité revient et la maladie fait de nouveaux progrès. Jamais je n'ai donné ce médicament pendant plus de quatre jours. Je n'ai jamais observé à la suite de son administration la diarrhée, la perte de l'appétit, des coliques, des troubles dans la sécrétion urinaire, etc., quoique je l'aie prescrit des centaines de fois, et pour cette raison je n'ai pas encore senti le besoin de prescrire cette solution en gargarisme au lieu de la faire avaler, surtout parce que les enfants sont très-peu habiles à se gargariser et que même les plus grands d'entre eux ne s'y prêtent qu'avec peine. Il est tout à fait inutile de cautériser les ulcères de la joue et de la langue lorsqu'ils ne répandent plus de mauvaise odeur, et alors aussi ne sont plus douloureux, car la guérison se fait très-rapidement sans ce moyen. Dans le temps on croyait que les dents cariées, qui souvent se rencontrent en grand nombre chez les enfants avant la deuxième dentition, devaient toutes être arrachées, pour que la maladie pût guérir. Ce n'est nullement nécessaire, c'est même nuisible, parce que les bords contus de la gencive à proximité de la dent extraite sont immédiatement atteints par la stomacace, et que de cette façon la douleur et la surface suppurative ne sont qu'augmentées. Lorsqu'on donne à l'intérieur le chlorate de potasse, il est tout à fait inutile d'instituer un traitement local.

10° Inflammation scorbutique de la muqueuse buccale.

Sous le nom de scorbut on entend une affection généralisée des capillaires qui se déchirent en différentes régions et qui laissent échapper dans le tissu environnant une quantité de sang plus ou moins grande selon le nombre des solutions de continuité. On ne sait pas si la composition chimique du sang en est la cause, mais ce qu'on sait c'est que la fibrine du sang scorbutique se coagule plus lentement que celle du sang normal.

Ces hémorrhagies se rencontrent aussi dans la cavité buccale d'une manière si caractéristique, que leur nature seule suffit pour faire reconnaître la présence et le degré du scorbut.

Je ne puis parler par expérience que du scorbut de terre, et je ne sais pas quels sont les symptômes que peuvent présenter les enfants atteints du scorbut de mer. Un enfant sain, bien nourri, n'aura jamais le scorbut lorsqu'il habite un bon logement. Dans la classe aisée on n'observe cette maladie qu'à la suite de maladies longues et graves, surtout à la suite de la fièvre typhoïde; dans la classe pauvre des familles entières deviennent scorbutiques, lorsqu'elles habitent des logements humides et qu'elles sont mal nourries.

Symptômes. — Ordinairement l'apparition du scorbut est précédée pendant longtemps de pâleur, d'amaigrissement, de tristesse ou bien d'une fièvre typhoïde de longue durée. La gencive commence à devenir douloureuse pendant la mastication et se montre très-disposée aux petites hémorrhagies. Le bord externe des gencives n'est plus bien appliqué sur les dents, il est un peu gonflé et d'une couleur bleu rouge, à quelques endroits on trouve des pertes de substance de la muqueuse.

La muqueuse de la voûte palatine et des joues n'*est pas* atteinte de stomatite catarrhale, elle est plutôt pâle et anémique. L'odeur que répand la bouche est également assez intense dans ce cas; cependant elle se distingue facilement de celle de la stomacace.

Lorsque ce processus dure longtemps, le bord de la gencive forme des bourrelets bleu rouge, couverts de petites excroissances, et il saigne au moindre attouchement. Les dents sont couvertes d'un mucus jaune, toute la journée il s'écoule par la bouche une salive brun rouge, fétide, et l'on voit alors apparaître des ecchymoses plus ou moins grandes sur la muqueuse de la langue, des joues et des lèvres, qui se résorbent de nouveau à quelques endroits, tandis qu'à d'autres elles se rompent et donnent lieu à des ulcères fongueux, à fond légèrement saignant. Si les conditions sont favorables, toutes ces modifications reviennent à l'état normal, quoique le plus souvent très-lentement, la gencive conserve pendant longtemps encore sa disposition à saigner. Mais si les mauvaises conditions premières persistent, les symptômes scorbutiques augmentent, les dents tombent, des lambeaux de gencives se mortifient et se détachent, les extrémités inférieures ecchymosées deviennent œdémateuses, l'hydropisie devient générale et les enfants finissent par succomber dans un état d'anémie complète.

Traitement. — Le traitement du scorbut idiopathique, dû uniquement à l'état de misère, est très-simple, lorsqu'on est en état d'améliorer les conditions hygiéniques, qu'on peut donner aux enfants un logement sec, bien ventilé et leur procurer des soins de propreté et une bonne nourriture, en partie animale. Dans le cas contraire, aucun des remèdes prônés ne fournit de bons résultats. On voit cependant quelquefois des guérisons se faire à la suite de ces remèdes, mais c'est surtout dans la saison chaude, lorsque les enfants peuvent au moins respirer l'air pur dans la rue. Un des remèdes les plus usités, c'est le suc de citron ou, en général, tous les acides végétaux. L'affection de la bouche est combattue par des gargarismes astringents à l'alun, à l'écorce de chêne, au ratanhia, au cachou, etc., auxquels on fait bien d'ajouter quelques gouttes de teinture de myrrhe. Si les hémorrhagies sont abondantes, on tâche de les arrêter par la solution de perchlorure de fer, ou bien par la cautérisation avec le nitrate d'argent ou l'acide chlorhydrique concentré. Lorsqu'il y a des destructions gangréneuses, il faut soutenir autant que possible les forces par le quinquina, le vin, les remèdes excitants et une bonne nourriture. Le scorbut qui succède à la fièvre typhoïde est une des plus terribles complications de cette dernière maladie; lorsque l'absorption ne se fait pas, tous les essais de fortifier le malade par une bonne nourriture sont en général inutiles.

11° Noma.

Sous le nom de noma (*cancer aquaticus, gangraena oris, stomatonecrosis*), on désigne une gangrène de la joue qui présente des symptômes si spéciaux et si constants, qu'il faut la décrire à part, comme une espèce particulière, et lui donner une dénomination propre. Il paraît que nos anciens auteurs ne l'ont pas connue, le premier travail sur ce sujet ayant été fait par Battus, médecin hollandais, au commencement du XVIIe siècle.

Le noma n'atteint que les enfants de deux à trois ans. Les enfants à la mamelle paraissent en être complétement exempts. Chez les adultes aussi on le voit très-rarement, beaucoup de médecins ne l'ont jamais observé chez ces derniers. Le noma est toujours précédé par une affection fébrile de longue durée, telle que la scarlatine, la rougeole ou la fièvre typhoïde ; on ne connaît pas d'exemple qu'un enfant, parfaitement sain auparavant, en ait été atteint. Il n'est jamais épidémique ; dans les pays méridionaux il ne se rencontre jamais, à ce qu'il paraît ; c'est en Hollande qu'on le trouve le plus souvent ; les filles en sont plus rarement atteintes que les garçons ; presque toujours il n'y a qu'une moitié de la face d'envahie.

Symptômes.—Le siége du noma est toujours la joue et sur celle-ci c'est toujours la partie la plus voisine de l'angle de la bouche. Je n'ai vu qu'une seule fois une gangrène aiguë et à progression rapide dans l'enfoncement situé au-dessous du lobule de l'oreille, qui s'étendit en peu de temps, comme le noma ordinaire, dans la profondeur de la parotide et latéralement sur les joues, le cou et le lobule de l'oreille, et qui se termina en peu de jours par la mort. On sent ordinairement chez un enfant, qui se trouve en pleine convalescence, un endroit dur et assez circonscrit dans la partie de la joue qui avoisine l'angle buccal ; lorsqu'on le touche, l'enfant ne manifeste pas de douleur vive. Si l'on examine la cavité de la bouche, on n'observe que très-exceptionnellement une bulle ichoreuse sur l'endroit qui correspond à l'induration; ordinairement cette bulle est déjà rompue et la muqueuse désorganisée présente des lambeaux brun noir.

La joue gonfle et devient œdémateuse, l'œdème s'étend sur toute la moitié de la face, les ganglions cervicaux les plus rapprochés s'infiltrent également. La peau, loin d'être rouge, est pâle, semblable à la cire, brillante. A l'endroit correspondant à la première induration, la peau devient bleue, l'épiderme se détache au moindre attouchement et l'on voit que la gangrène, s'étendant de dedans en dehors, est arrivée au derme. La partie gangrenée de la joue, qui au début est à peine de la grandeur d'une pièce de cinquante centimes, se rétracte par dessiccation, il se forme un enfoncement de couleur brun rouge entre la partie mortifiée et la partie vivante de la peau, et cette espèce de petit fossé s'étend de plus en plus à la périphérie, de sorte que les portions gangrenées augmentent en étendue d'heure en heure. La gangrène marche sans cesse, jusqu'à ce que, dans certains cas, toute la joue, jusqu'au globe oculaire, à l'oreille et à la région cervicale soit atteinte et que les enfants présentent l'horrible aspect d'une destruction hideuse. Non-seulement le noma s'étend en dehors, il pénètre aussi dans la profondeur jusqu'aux maxillaires, le maxillaire supérieure et quelquefois aussi l'inférieur se nécrosent rapidement, les dents tombent, et au bout de peu de jours la nécrose est si complète qu'on peut extraire avec la pince de grands fragments d'os. La surface ulcéreuse, peu sensible, irrégulière, fournit un ichor sanguinolent, répandant une odeur cadavéreuse. Les bords des parties saines sont indurés et rouges, quelquefois on voit s'élever, à quelques lignes de la gangrène, sur la joue encore saine en apparence, des bulles ichoreuses, le tissu sous-jacent se mortifie rapidement et les bords de l'ancien et du nouvel ulcère gangréneux se rapprochent de plus en plus, jusqu'à ce qu'ils disparaissent et laissent une surface gangrenée d'autant plus grande. Si l'on examine les parties sphacélées, on trouve beaucoup de graisse libre, des traces de muscles, les nerfs sont d'un blanc jaunâtre et les vaisseaux remplis de thrombus. La thrombose paraît se montrer de très-bonne heure et à un haut degré, car les hémorrhagies sont excessivement rares. Trois à six jours suffisent pour accomplir toutes ces vastes destructions.

Les symptômes généraux et la fièvre sont insignifiants au début et ne se montrent que comme conséquence de la destruction locale et de la résorption ichoreuse, mais bientôt on voit survenir une diarrhée colliquative, des faiblesses, de la somnolence ou du délire et quelquefois les pieds deviennent encore œdémateux vers la fin. A l'autopsie on rencontre souvent les signes de la pneumonie lobulaire, qui pendant la vie ne s'est manifestée que par des symptômes subjectifs et objectifs peu marqués, à cause de la profonde atteinte portée à tout l'organisme. Le diagnostic du noma est facile. Il se distingue de toutes les autres spèces de stomatite, par la participation rapide de la peau et par l'extension rapide de la gangrène. Le pronostic est très-grave. Des cinq cas qui ont été soumis à mon observation, il n'y en a qu'un seul qui a guéri, et encore restait-il une perte de substance affreuse de la joue et du nez, qui ne pouvait être recouverte qu'après plusieurs opérations plastiques et avec un tiraillement considérable des parties voisines. D'après une statistique de Tourdes, sur 238 cas on a noté 63 cas de guérison.

Traitement. — Pour diminuer la mauvaise odeur, on prescrit encore ici le chlorate de potasse de la manière indiquée dans le chapitre de la stomacace. Mais l'efficacité de ce remède n'est pas brillante, la gangrène continue de faire des progrès et l'odeur fétide n'est que peu diminuée. Pour rendre cette dernière aussi faible que possible, il est nécessaire de faire prendre journellement aux enfants un bain et de changer plusieurs fois leurs vêtements, parce qu'ils y essuient continuellement leurs mains

salies par la matière ichoreuse. On tâchera d'arrêter les progrès de la gangrène par la cautérisation des parties de la peau saine, situées le plus près
de la gangrène. Le caustique le plus convenable c'est l'acide chlorhydrique
concentré, avec lequel il faut badigeonner, deux à trois fois par jour, en
dedans et en dehors tout le bord du noma. Il faut que l'enfant soit bien
maintenu pendant l'opération, car la douleur est très-violente ; à la surface
muqueuse du noma il faut enlever chaque fois avec de petites éponges-le
surplus de l'acide chlorhydrique. De cette façon on réussit, dans quelques
cas, à arrêter le mal. Mais le plus souvent la gangrène progresse irrésistible-
ment et les enfants meurent entre le second et le quatorzième jour, en
présentant les symptômes cités plus haut. Chez ces enfants on produit peu
d'effet par le traitement corroborant, le vin, la décoction du quinquina, les
œufs etc., car ordinairement ils ne prennent rien de semblable, ce qu'ils
préfèrent encore, c'est le lait ou le café, qu'il faut tâcher de leur donner
aussi souvent et en aussi grande quantité que possible.

12° Muguet.

Sous le nom de *muguet, blanchet. stomatitis pseudo-membranacea, stomatitis cremosa, aphthophyta, soor*, on comprend un processus caractérisé par la formation de membranes blanches dans la cavité buccale,
et qui se composent microscopiquement : 1° d'une masse granuleuse ;
2° d'épithéliums pavimenteux ; 3° de champignons à leurs différentes
périodes de développement (planche III, fig. 2). Robin a appelé ce
champignon *Oïdium albicans*. Quoique cette maladie soit excessivement
fréquente et que tout médecin l'observe presque journellement, quoique, d'un autre côté, la cavité buccale soit très-facile à examiner dans
toutes ses parties, les descriptions des différents auteurs varient sous beau
coup de rapports.

Le muguet atteint de préférence les jeunes enfants dans les premiers
mois de la vie, cependant on l'observe aussi dans quelques cas chez des
enfants âgés de un et même de plusieurs ans, et chez des adultes
cachectiques, surtout chez les tuberculeux et les cancéreux.

Symptômes. — D'abord on voit se modifier la couleur naturelle, rouge
clair, de la cavité buccale ; elle est remplacée par une rougeur très-
foncée, comme si l'on avait appliqué sur la muqueuse une couche épaisse
de sirop de framboise. *Cette modification de couleur ne se rencontre jamais
sous forme de taches ou d'îlots*, mais elle est répandue également sur toute
la cavité buccale. Ce n'est qu'à la voûte palatine, où la muqueuse est intimement unie avec l'os, et au bord de la mâchoire inférieure, où les
dents, près de sortir, donnent lieu à une tension considérable de la muqueuse qui les recouvre, que la dilatation des capillaires ne peut pas être
si considérable et que, par conséquent, la rougeur est moins forte ;
quelquefois toute la voûte palatine contraste très-nettement par sa couleur jaune rouge avec la couleur rouge foncé du reste de la muqueuse.

La langue a la teinte la plus foncée et ses papilles, surtout celles des bords, sont un peu plus proéminentes qu'à l'état normal. La température de la cavité buccale est augmentée, à en juger par la sensation au doigt; il est difficile de faire sur un enfant des mensurations thermométriques exactes dans la cavité buccale. En même temps cette cavité devient plus sensible au toucher, c'est ce qu'on reconnaît de la manière suivante : Lorsqu'on introduit le doigt dans leur bouche, les enfants tournent avec impatience la tête de côté et d'autre pour tâcher de se débarrasser du doigt, au lieu d'y sucer comme ils le font d'habitude. Pour la même raison ils quittent souvent le sein et se reposent pendant quelques moments de la douleur que les mouvements de déglutition provoquent sur la muqueuse enflammée.

Puis, on observe une anomalie dans les sécrétions de la cavité buccale. La muqueuse n'est plus lubrifiée, elle est visqueuse, et lorsqu'on y place un petit morceau de papier à filtrer, il s'y colle fortement, tandis que sur une muqueuse normale il adhère rarement. Un point très-important pour l'intelligence de tout le processus morbide, c'est la réaction déjà manifestement acide de la sécrétion buccale, à une époque où l'on n'aperçoit pas encore sur la muqueuse d'autres modifications que celles que nous venons de décrire.

Nous avons dans la bouche un mélange de deux produits glandulaires, celui des glandes salivaires et celui des glandes muqueuses. La sécrétion des glandes salivaires est toujours alcaline, et cette alcalinité est le plus prononcée immédiatement après le repas, le moins prononcée à jeun. La sécrétion des glandes muqueuses devient acide de bonne heure et cette réaction acide ne fait qu'augmenter lorsqu'on laisse reposer le mucus récent, car il se forme rapidement des acides libres à la suite de la fermentation qui se produit dans ce cas. Nous avons donc dans la cavité buccale deux liquides qui réagissent d'une manière opposée, et leur mélange présentera davantage les propriétés de la salive ou celles du mucus, selon que la quantité et le degré de concentration de l'un l'emportent sur ceux de l'autre. S'il existe dans la bouche une quantité suffisante de salive alcaline, l'acide libre qui se forme dans le mucus sera neutralisé; dans le cas contraire la sécrétion buccale présentera une réaction manifestement acide.

La muqueuse visqueuse et d'un rouge vif au début du muguet a toujours une réaction acide, lors même qu'on l'a lavée avec de l'eau et qu'elle n'a plus été en contact avec des aliments depuis plus d'une heure. Si l'on racle un peu une pareille muqueuse, et si l'on examine ce qu'on a ainsi enlevé sous le microscope, on trouve à ce moment déjà, à côté des cellules épithéliales *une quantité considérable de corpuscules ovoïdes, à contours nets, quelquefois déjà réunis à deux ou à trois, et qui présentent les caractères évidents des spores de champignon.* On rencontre quelquefois, il est vrai, une muqueuse rouge vif, à réaction acide, sans pouvoir constater la présence de ces spores, par contre, jamais je n'ai pu les observer sur une muqueuse saine, d'un rouge pâle, qui, une heure auparavant, a été bien nettoyée avec de l'eau et n'a plus été mise en contact avec des aliments. Il résulte de là que cette affection de la muqueuse peut bien exister au début sans formation de champignons, mais que ces champignons ne peuvent pas se développer sur une muqueuse saine. Ces champignons *ne sont pas la cause* de la réaction acide et de la rougeur, mais les sécrétions glandulaires, modifiées dans leur composition chimique et accumulées dans la bouche, irritent la muqueuse, la rougissent, l'échauffent, la rendent douloureuse et la transforment en un terrain favorable au développement du champignon. Le champignon fait dans la cavité buccale les mêmes progrès que sur une espèce quelconque de fruit en putréfaction, à cette différence près que dans le dernier cas la base ne se modifie plus, tandis que dans le premier elle fait partie d'un organisme vivant et que, par conséquent, elle ne cesse pas un instant de se régénérer par en bas et de disparaître à la surface.

Lorsque ce développement de champignons n'a duré que quelques heures, on voit à l'examen de la cavité buccale des points blancs, qui deviennent bientôt confluents à quelques endroits, forment des taches plus grandes et couvrent souvent toute la muqueuse avec une croûte épaisse et blanche qui se dessèche à l'air en devenant jaune et qui peut même devenir brune par son mélange avec du sang. Jusqu'à ce jour on n'était jamais d'accord sur la nature de ces membranes blanches; ce qui surtout a été sujet à controverse, c'est leur mode de fixation sur la muqueuse, leurs rapports avec les cellules épithéliales, et le siége de leur première apparition.

Pour ce qui concerne d'abord leur connexion avec la muqueuse même, les uns prétendent qu'on peut séparer ces membranes de la muqueuse sous-jacente sans produire d'hémorrhagie, les autres le nient; ils ont raison les uns et les autres. Tout dépend de l'époque où l'on cherche à les séparer. Peu de temps après l'apparition de ces membranes, leur union avec la muqueuse est réellement très-intime, et même une main exercée ne peut les enlever sans produire une petite hémorrhagie, tandis qu'au bout de quelques jours elles se détachent spontanément et que les mères enlèvent simplement avec le doigt les plus gros morceaux sans donner lieu à une hémorrhagie et sans provoquer de douleur.

Pour répondre à la question des couches épithéliales, il faut entrer d'abord dans quelques détails sur la composition microscopique de ces membranes. On remarque sur chaque membrane de muguet des *spores*, des *sporanges*, des *filaments tubulés* et des *épithéliums pavimenteux*, le tout enveloppé d'une *masse blanche à granulations fines*, d'où l'on ne voit proéminer les éléments nommés ci-dessus, que sur les bords, après l'avoir écrasée. Si l'on parvient à enlever un morceau assez gros pour permettre de distinguer les surfaces et de les examiner séparément, on trouve sur la surface libre le plus de spores, moins de filaments et beaucoup d'épithéliums pavimenteux arrivés à complet développement; sur l'autre face, tournée vers la muqueuse, on ne constate que peu ou point d'épithéliums pavimenteux, peu de spores, mais un tissu épais de filaments, qui traverse toute la masse granuleuse. Lorsqu'on place un fragment de membrane pendant un jour dans une solution concentrée de carbonate de potasse, on voit d'abord disparaître l'épithélium, la masse blanche granuleuse devient plus homogène, plus transparente et ne présente plus ses caractères particuliers qu'à quelques endroits isolés, mais les filaments dont l'épais enchevêtrement se distingue maintenant à travers toute l'épaisseur de la membrane, n'ont subi aucune modification.

A quelques endroits les membranes sont colorées en jaune; on y voit une matière colorante diffuse, qui donne à la masse granuleuse une teinte jaune et qui est produite probablement par de petites hémorrhagies. On peut distinguer deux espèces de filaments :

1° Des filaments assez larges, présentant beaucoup de cloisons transversales et ressemblant en cela au champignon de la levûre, et 2° des filaments plus étroits ne présentant presque pas de cloisons transversales. Ces derniers ont des contours moins nets, sont le plus souvent un peu granulés et se rencontrent partout et dans tous les cas, tandis que la première espèce ne se rencontre qu'exceptionnellement. Ces champignons prospèrent non-seulement dans la cavité buccale, mais ils croissent aussi dans d'autres milieux humides et susceptibles de fermentation, par exemple sur une tranche de pomme, comme je l'ai prouvé par mes expériences (Henle und Pfeufers *Zeitschrift*. N. F. vol. VIII, 2° cahier). On voit également des érosions sur les parties extérieures des lèvres et même à l'anus se couvrir de ces produits.

D'après ce que nous venons de dire, il faut se représenter l'origine des membranes blanches et les rapports du champignon avec elles et de la manière suivante : Les premiers filaments croissent sur et entre les couches épithéliales les plus superficielles, et, comme les racines d'un arbre dans un sol pierreux, ils cherchent partout l'espace et le terrain favorables et finissent par enfermer toute la couche épithéliale dans un feutrage épais. Arrivés à la surface de la muqueuse elle-même, où les épithéliums se forment, ils y provoquent une augmentation de la sécrétion, ou ils augmentent au moins l'irritation produite par la réaction acide du mucus buccal, et la matière cornée sécrétée en vue de la formation épithéliale ne se transforme plus en épithéliums parfaits, mais ne donne lieu qu'à une couche épaisse d'exsudat granuleux. Les champignons ne se trouvent donc ni sur la couche épithéliale, ni au-dessous d'elle, mais ils l'englobent; dans les couches inférieures tournées vers la muqueuse il ne se forme plus d'épithéliums pavimenteux parfaits, mais les filaments s'emparent immédiatement des masses granuleuses et les traversent en tous sens.

Quant au lieu de première apparition du muguet, beaucoup d'auteurs prétendent que les premiers points blancs correspondent à des glandes mucipares et que le champignon s'élève de l'intérieur de ces glandes. On ne peut donner de preuves ni pour, ni contre cette opinion, parce qu'on ne peut pas distinguer sur l'enfant vivant l'ouverture de ces glandes et que sur le cadavre l'existence de filaments dans les glandes ne prouve pas qu'ils se soient développés plus tôt dans leur intérieur que sur la surface libre de la muqueuse.

Quant au mode d'extension de muguet, Reubold a découvert le premier que le champignon ne se fixe que sur l'épithélium pavimenteux et qu'il ne germe pas sur l'épithélium vibratile, ni sur l'épithélium cylindrique, son domaine s'étend donc sur toute la cavité buccale, le pharynx, l'œsophage, sur l'épiglotte et sur les cordes vocales supérieures, ce qui explique suffisamment l'enrouement qu'on observe quelquefois. L'opinion assez répandue chez beaucoup de médecins de l'ancienne école, que le muguet peut se propager à l'estomac et aux intestins, n'a jamais été confirmée par l'autopsie. On ne peut pas nier que des membranes de muguet avalées ne soient éliminées du corps par l'anus sans avoir été digérées, mais cela ne prouve nullement qu'elles se soient *formées* sur la muqueuse de l'estomac et de l'intestin.

Le muguet est généralement de courte durée et ne persiste presque jamais au delà de huit jours, lorsque les enfants sont robustes et qu'ils reçoivent tous les soins de propreté. Chez les enfants faibles, surtout chez ceux dont on apaise l'agitation continuelle par le nouet, il peut persister pendant plusieurs mois, jusqu'à la mort.

Cette affection de la cavité buccale est très-fréquemment compliquée de catarrhe intestinal, surtout dans les hospices d'enfants trouvés et dans les maternités ; ce catarrhe intestinal est toujours d'un caractère très-pernicieux. Cette complication est si habituelle, que Valleix a considéré l'affection intestinale comme une partie intégrante de la maladie et l'a décrite comme telle, ce qui, du reste, est contredit suffisamment par les observations faites dans la pratique privée.

Les enfants sont atteints de symptômes cholériformes, s'affaissent rapidement, la grande fontanelle se déprime, les globes oculaires s'enfoncent profondément dans les cavités orbitaires, la peau perd son élasticité et sa chaleur, et les coussinets graisseux diminuent sensiblement, souvent après douze ou vingt-quatre heures déjà. Les selles vertes, liquides, répandent une forte odeur d'acides gras, présentent une réaction acide manifeste, rougissent et érodent en très-peu de temps l'anus, les parties génitales, la face interne des cuisses et les talons. La preuve que ce sont la diarrhée et ses suites qui tuent les enfants plutôt que l'affection de la bouche, c'est que quelquefois les enfants ne sont pas atteints de catarrhe intestinal malgré un muguet étendu et que dans ce cas ils se rétablissent rapidement après l'élimination des membranes.

Les *causes* du muguet sont : 1° la réaction acide de la cavité buccale, qui dépend d'une sécrétion insuffisante de la salive chez les nouveau-nés, car la quantité du mucus acide l'emporte sur la salive alcaline et le mélange présente alors la réaction acide ; 2° la transmission d'un enfant à l'autre, surtout par une seule et même nourrice dans les établissements d'enfants trouvés ; 3° le nouet qui renferme presque toujours des substance fermentescibles et qui, en outre, est mis dans la bouche des enfants après avoir essuyé la poussière et la malpropreté des meubles sur lesquels on l'a laissé traîner.

Traitement. — Il résulte d'un nombre considérable d'expériences que j'ai instituées dans ce but, qu'une membrane de muguet placée dans l'eau sucrée, dans l'eau de puits ou dans une solution saline qui ne présente pas la réaction alcaline, et à une température de 35° R. à peu près, pousse au bout de deux jours des rejets d'un nouveau chevelu de champignons, tandis qu'on n'observe pas ce phénomène dans une solution alcaline ou une solution de sels métalliques. Les membranes de muguet ne sont réellement dissoutes que par les solutions concentrées d'alcalins caustiques, qui naturellement ne peuvent pas être employées dans un but thérapeutique. Nous ne possédons donc aucun moyen pratique de détruire chimiquement les membranes une fois développées dans la cavité buccale, mais nous pouvons arrêter leur extension par l'emploi local de solutions salines à réaction légèrement alcaline. Tout le traitement doit tendre à faire disparaître la réaction acide de la cavité buccale, et ce but est complétement atteint par une solution de borax qui depuis si longtemps est employée contre cette maladie. Il suffit de faire badigeonner la muqueuse toutes les heures avec une solution de 1 gramme de borax sur 30 grammes d'eau. Mais l'effet favorable de ce remède est en majeure partie détruit par l'habitude générale d'ajouter du miel ou du sirop, parce que les substances sucrées favorisent d'une manière évidente le développement du champignon. Cette solution de borax ne produit pas de diarrhée, et elle n'augmente pas celle qui pourrait déjà exister. Mais il est absolument nécessaire dans ces cas d'abandonner le nouet, même le régime lacté est nuisible parce que le lait renferme du sucre et de la caséine. Aussi longtemps que les membranes existent, on donnera comme aliment du bouillon léger ou des potages mucilagineux, et comme boisson une infusion de verbascum avec peu ou point de sucre.

APPENDICE.

1° Valeur de l'enduit de la langue chez les enfants.

Il faut noter, avant tout, que chez la plupart des enfants à la mamelle la langue présente un enduit blanc dans les premières semaines de la vie, sans qu'on puisse reconnaître chez eux le moindre trouble de la digestion.

En outre, dans la plupart des affections de l'estomac et de l'intestin, la langue des petits enfants est couverte d'un enduit blanc, et probablement ce n'est qu'à la suite de cet état de la langue que l'appétit se perd. Les enduits épais s'observent rarement chez les enfants, en général on ne voit qu'une légère couche blanche qui cependant peut persister longtemps encore après que l'appétit est déjà revenu et qui peut être produite aussi bien par les affections locales de la cavité buccale, telles que le muguet, la stomatite catarrhale, la diphthérite, les traumatismes, les irritations chimiques et les brûlures, que par les affections de l'estomac ou de l'intestin. On observe aussi des enduits partiels de la langue qui persistent ou qui durent au moins pendant quelques mois et qui n'exercent pas la moindre influence sur la santé. On a même inventé un nom particulier pour cet état, celui de pityriasis de la langue. Il consiste en îlots, en cercles ou en demi-cercles de couleur blanche placés sur la langue, normale et rosée du reste, et qui doivent leur origine principalement à une accumulation de cellules épithéliales. Chez les enfants épuisés on observe quelquefois sur une langue tout à fait lisse et rouge des crevasses transversales au fond desquelles on remarque une teinte jaune, qui résistent opiniâtrément aux cautérisations et qui persistent jusqu'à la mort. Chez les enfants plus âgés, l'enduit de la langue dans la scarlatine, la rougeole, la fièvre typhoïde, etc., a les mêmes caractères que chez l'adulte et sera décrit spécialement pour chaque maladie.

La valeur diagnostique et pratique de l'enduit de la langue chez les enfants n'est, du reste, pas considérable. Lorsque la langue est couverte d'un enduit uniforme, quoique très-mince, il est convenable de surveiller d'une manière suivie le régime des enfants, de le régulariser et d'obtenir de cette façon une meilleure digestion et bientôt après une langue plus nette.

2° Dentition difficile.

Nous avons déjà traité en détail dans la première partie de cet ouvrage les conditions physiologiques de la sortie des dents, il ne nous reste donc qu'à attirer l'attention sur les états pathologiques qui se développent pendant l'évolution dentaire et qui en dépendent d'une manière manifeste.

On rencontre dans tous les cas la rougeur, le gonflement, la douleur et l'augmentation de la sécrétion, en un mot, la stomatite catarrhale. La formation fréquente de vésicules et de petits ulcères douloureux doit être considérée comme un degré plus élevé de ces symptômes et traitée d'après les prescriptions indiquées p. 88. On satisfait le besoin des enfants de mordiller en leur donnant un morceau de racine de guimauve ou un dé d'argent qu'on leur attache solidement au doigt.

Parmi les accidents généraux ou sympathiques qui accompagnent l'éruption des dents, nous citerons :

1° La *fièvre*, consistant en une augmentation de la température de la peau, surtout de celle du front et des joues qui souvent ne se colorent que d'un côté. Comme on ne peut découvrir chez ces enfants aucune autre cause de la fièvre, et que celle-ci se montre très-souvent pendant la dentition, il faut admettre que cette dernière en est la cause.

2° Les *convulsions*. Les convulsions qu'on observe dans ces cas n'ont absolument rien de caractéristique, mais se comportent comme toutes les convulsions symptomatiques. Les spasmes musculaires les plus fréquents s'observent sur les muscles des yeux; les enfants, pendant la dentition, dorment souvent les yeux à demi ouverts, les globes oculaires tournés en haut, et l'on ne voit à travers la fente palpébrale assez largement ouverte que la blanche sclérotique, aspect qui a quelque chose de si effrayant pour des parents inexpérimentés, qu'on appelle généralement le médecin. On observe chez beaucoup d'enfants, pendant la dentition, des spasmes des muscles de la face, un sourire particulier pendant le sommeil et de légers spasmes des extrémités : ce sont généralement des enfants irritables qui présentent également des phénomènes réflexes dans d'autres états morbides et même lorsqu'ils éprouvent une émotion quelconque. Comme ces spasmes surviennent chez beaucoup d'enfants chaque fois qu'une dent perce, il n'y a pas de raison pour ne pas les rapporter directement à la dentition. On observe, enfin, chez quelques enfants, des accès éclamptiques avec ou sans sortie de dents, accès auxquels ils peuvent succomber en quelques minutes, sans qu'on puisse découvrir à l'autopsie des modifications matérielles des centres nerveux.

Traitement. — Comme ces convulsions s'observent principalement chez des enfants à digestion lente et à selle dure, qu'elles disparaissent avec la diarrhée, la première indication est d'augmenter la sécrétion intestinale et d'accélérer les mouvements péristaltiques. On leur donne un ou plusieurs lavements avec de l'eau froide ; si cela ne suffit pas, on leur donne un peu de manne ou quelques cuillerées à café de teinture aqueuse de rhubarbe. Mais si en même temps la peau est très-chaude, on peut provoquer des selles et diminuer la température de la peau par quelques prises de calomel (de 7 milligr. à 1 centigr.). En Angleterre et en France on tient beaucoup à la scarification de la gencive. Les uns recommandent l'incision cruciale, les autres l'excision ovalaire de toute la muqueuse qui couvre encore l'extrémité de la dent. Mais par mesure de précaution, on ajoute dans tous ces rapports et en préconisant ce moyen, que la dent doit être sur le point de percer, sans quoi les scarifications ne servent à rien. Je les ai souvent faites, mais j'ai toujours trouvé que les plaies scarifiées d'une muqueuse enflammée guérissaient très-difficilement et restaient pendant longtemps dans un état d'ulcération, mais que les symptômes nerveux persistaient jusqu'à ce que la diarrhée fût survenue artificiellement ou spontanément.

S'il faut attendre jusqu'à ce que la dent soit *très-près* de percer la gencive, on est arrivé généralement vers la terminaison de tout cet ensemble de symptômes, et alors un traitement inoffensif quelconque guérit tout aussi bien que cette scarification qui est accompagnée de douleurs assez considérables. Une lotion froide ou une affusion froide de toute la tête, renouvelée toutes les heures ou toutes les deux heures, est un moyen peu doux et peu aimé des parents; mais il est très-utile dans toutes les convulsions des enfants et, par conséquent, dans celles qui accompagnent la dentition.

3° *Éruptions cutanées.* — Les enfants à peau fine et lisse ou ceux dont les parents sont affectés de maladies chroniques de la peau, sont atteints, à chacune des cinq périodes dentaires, d'une forme éruptive ou d'une autre, présentant dans les périodes ultérieures à peu près les mêmes caractères anatomiques que ceux qui se sont déclarés dans la première éruption. Les formes principales sont :

a. *Urticaire.* — Éruption de papules (*pomphi*). On comprend sous le nom d'urticaire des gonflements de la peau, à forte démangeaison, d'une étendue de plusieurs lignes, de forme irrégulièrement arrondie et quelquefois allongée, qui ne proéminent pas fortement et ont une surface aplatie. Ils ont le plus souvent la couleur de la peau normale, tandis que les parties de la peau qui les entourent immédiatement sont plus rouges. Quelquefois les plaques d'urticaire sont plus pâles que le reste de la peau. L'épiderme n'est nulle part séparé du derme. Le contact des orties (d'où vient le nom de la maladie) et, chez quelques individus les piqûres de puce donnent lieu à des plaques qui ne peuvent être distinguées sous aucun rapport de celles qui sont dues à des causes internes, par exemple la dentition. Elles disparaissent presque complétement au bout d'une ou de plusieurs heures ; l'auréole rouge se reconnaît encore un peu, mais pâlit aussi très-rapidement, et l'on ne découvre plus rien de toute l'éruption. Ces plaques d'urticaire se montrent chez les enfants au nombre de 15 à 20, soit en même temps, soit successivement ; puis elles disparaissent et sont remplacées par de nouvelles sur une autre partie du corps. Ordinairement cette affection ne cesse de se montrer qu'après l'expiration d'une période dentaire et se présente de nouveau à une nouvelle période. Le traitement se résume à diminuer autant que possible la démangeaison très-pénible et qui rend les enfants très-agités, par des bains de son et des frictions avec un corps gras.

b. *Lichen et prurigo.* — On comprend par là deux exanthèmes papuleux ; dans le premier, appelé aussi *lichen strophulus,* les papules dures sont le plus souvent réunies par groupes, dans le deuxième les papules sont plus plates, moins élevées et isolées. Au début, les papules de ces deux éruptions sont plus pâles que la peau saine, mais bientôt l'action de gratter en enlève le sommet, et elles présentent alors une petite croûte brune de la grosseur d'une tête d'épingle. Si l'on enfonce très-superficiellement une aiguille fine dans une papule de lichen, on voit sortir par la piqûre une goutte de sang ; et si l'on fait la même opération sur une papule de prurigo, ce n'est pas du sang qui vient, mais une gouttelette d'un liquide séreux ; mais les papules de prurigo finissent aussi par saigner la suite du grattement continu. Si ces papules excoriées sont placées très-près les unes des autres, les croûtes se réunissent et forment alors des surfaces ulcérées plus ou moins grandes, dont le mode de développement primitif ne peut plus être reconnu.

c. *Eczéma et impétigo.* — Sous le nom d'eczéma on comprend une inflammation de la peau, caractérisée par l'accumulation d'un exsudat libre sous l'épiderme, ce qui donne lieu à de petites vésicules ordinairement placées très-près les unes des autres. On distingue un eczema *simplex* et un eczema *rubrum ;* dans le premier la peau n'est que légèrement rouge et n'est pas tuméfiée. Après la dessiccation ou la rupture des vésicules, il se forme des squames ou des croûtes minces et jaunes ; lorsqu'elles sont tombées, l'épiderme se reforme très-rapidement. L'eczema rubrum se développe le plus souvent à la suite du premier, dont il se distingue par une rougeur beaucoup plus forte et par le gonflement de la peau qui entoure la formation vésiculeuse, ce qui en rend la marche beaucoup plus chronique. Après la chute des croûtes, on voit persister pendant longtemps encore la tendance à la formation de nouvelles vésicules et une peau infiltrée, rouge et squameuse. L'impétigo est accompagné d'une inflammation plus vive encore que l'eczema rubrum. A la place de vésicules, on observe dans l'impétigo de grandes pustules, ordinairement rapprochées les unes des autres, de sorte qu'après leur rupture il se forme des croûtes épaisses, humides, d'un jaune vert ou brunes ; lorsque ces croûtes tombent, on voit à nu le chorion rouge qui sécrète abondamment et se couvre bientôt de nouvelles croûtes. Après la guérison l'endroit malade de la peau reste encore pendant assez longtemps infiltré et brun rouge.

Les formes éruptives, décrites en *b* et *c*, ne guérissent pas tout d'un coup après la sortie de la dent, mais elles s'améliorent d'une manière évidente, tandis qu'elles s'aggravent avant la sortie. Nous ne voulons pas prétendre non plus qu'elles coïncident toujours avec l'évolution dentaire, car il y a beaucoup d'enfants qui ne sont atteints de ces éruptions qu'après la première dentition. Mais ce qui est positif, c'est que bien des enfants sont atteints, pendant la sortie de la première dent, de l'un de ces exanthèmes, le plus souvent du lichen, qu'ils le conservent ordinairement pendant un temps assez long, puis le perdent, pour en être incommodés de nouveau pendant une nouvelle sortie de dents.

Le traitement de ces affections cutanées est excessivement simple. Les cheveux doivent être coupés soigneusement, si au-dessous d'eux il s'est produit une éruption. On ramollit les croûtes épaisses avec de l'huile, puis, avec une bonne paire de ciseaux, on coupe les cheveux à la racine au-dessous de la croûte. Lorsque l'éruption est très-étendue et que la démangeaison est vive, j'emploie avec avantage les frictions avec l'onguent de zinc, deux fois par jour. Aussi longtemps que les enfants n'ont pas de fièvre, il faut les placer tous les jours pendant un quart d'heure dans un bain de son qui ne soit pas trop chaud. Les moyens internes ne sont pas absolument nécessaires, ceux qui troublent la digestion sont même contre-indiqués. Dans l'eczema rubrum, qui persiste souvent bien longtemps, on peut se trouver dans la nécessité de prescrire la liqueur arsenicale de Fowler, 2 à 5 gouttes par jour; du reste, nous parlerons plus au long de ce traitement à propos des maladies de la peau. Dans tous les cas, il est nécessaire de couper les ongles très-court à tous les enfants atteints d'affections de la peau, pour qu'ils se nuisent aussi peu que possible en se grattant.

4° *Catarrhe intestinal.* — Lorsqu'un enfant présente une forte rougeur de la bouche et une augmentation de la sécrétion salivaire pendant la dentition, la salive qu'il avale lui occasionnera toujours de la diarrhée; les sels contenus dans la salive agissent comme un léger purgatif salin. Une diarrhée qui n'est pas trop abondante (5 à 6 selles dans les vingt-quatre heures) est très-utile aux enfants pendant la dentition, parce que de cette façon les symptômes cérébraux sont le mieux évités. En effet, elle est aussi fréquente que la stomatite catarrhale; aussi pourrait-on compter ces deux affections parmi les processus physiologiques, si leurs degrés élevés, qu'on n'observe que trop souvent, ne constituaient pas des maladies réelles et même des maladies d'un caractère sérieux. On remarque très-souvent le passage de ce catarrhe intestinal simple à une infiltration de l'appareil folliculeux de la muqueuse, accompagnée d'une diarrhée profuse et d'une diminution excessivement rapide de la graisse et des forces; et, dans la plupart des cas, la maladie se termine par un collapsus extrême et la mort de l'enfant.

Le traitement est le même que celui des catarrhes intestinaux produits par d'autres causes; il sera exposé en détail dans le chapitre des maladies du tube intestinal.

5° *Catarrhe bronchique.* — Il y a des enfants qui sont atteints pendant le percement de chaque dent d'une bronchite intense, qui disparaît bientôt après la sortie de la dent. Cette bronchite paraît être due à une cause externe. En effet, la salive sécrétée en si grande abondance dans la stomatite catarrhale mouille sans cesse les vêtements qui enveloppent la poitrine et produit une diminution de la température de cette dernière, diminution dont la conséquence immédiate est le gonflement et l'augmentation de sécrétion de la muqueuse bronchique. Si les vêtements ne sont plus mouillés, ou si la poitrine est garantie par des tissus imperméables, cette bronchite ne se montre plus pendant le percement des autres dents. J'ai déjà rencontré des exemples si évidents et si souvent répétés de cette bronchite dentaire que je n'hésite pas à ranger une partie des catarrhes bronchiques parmi les phénomènes de la dentition difficile.

Traitement. — On fait faire des bavettes très-grandes et bien coupées, et on les fait doubler sur le côté postérieur avec une toile de gutta percha qu'on rencontre aujourd'hui partout et à bon marché, et l'on remarquera presque sans exception qu'il ne se développe pas de bronchite.

6° Enfin, il faut citer encore une *affection muco-purulente de la conjonctive palpébrale* pendant la sortie des molaires et des canines supérieures. Dans ce cas, les deux paupières gonflent subitement, mais principalement la supérieure; et elles sont tellement infiltrées qu'on ne peut apercevoir le globe oculaire qu'avec la plus grande peine et en faisant presque forcément saigner les paupières par la contusion qu'on leur fait subir. Le globe est, du reste, normal, sauf toutefois l'injection et un léger gonflement de sa conjonctive ; je n'ai jamais rencontré la cornée malade dans ce cas. La sécrétion n'est pas aussi jaune ni aussi épaisse que dans l'ophthalmie purulente des nouveau-nés ; elle est plus muqueuse, se laisse étirer en fils et ressemble beaucoup au mucus nasal après la terminaison d'un catarrhe de la muqueuse du nez ; quant à des propriétés contagieuses de cet écoulement, pouvant contaminer l'autre œil ou d'autres individus, je n'ai jamais rien observé de semblable. Les parties voisines des paupières sont ordinairement excoriées. Si l'on examine la cavité buccale d'un enfant atteint de cette forme d'ophthalmie, on trouve une rougeur et un gonflement douloureux de la mâchoire supérieure correspondante, et une ou deux élevures correspondant à la première molaire ou à la canine sur le point de percer; ce n'est donc pas sans raison que le public a donné à cette dernière dent le nom « de dent œillère ».

Du reste, cette inflammation de l'œil n'a rien qui puisse étonner, lorsqu'on pense que le plancher de l'antre d'Highmore a quelquefois à peine l'épaisseur d'une feuille de papier, et qu'une congestion ou une inflammation peut facilement se propager à la muqueuse de ce sinus. Or la muqueuse de l'antre d'Highmore se trouve en rapport direct avec la conjonctive par les fosses nasales et le sac lacrymal; nous avons donc affaire ici à une simple propagation d'une inflammation muqueuse. Le pronostic de cette affection, en apparence très-dangereuse, est favorable. Dans le temps, j'ai beaucoup martyrisé ces enfants avec des cautérisations au nitrate d'argent, d'après la recommandation des plus grands ophthalmologistes, et j'étais enchanté de mes résultats favorables. Mais, depuis plusieurs années, j'ai traité au moins une douzaine d'enfants uniquement avec la chaleur sèche, sans cautérisation, et j'ai obtenu une guérison plus rapide encore et moins douloureuse. Je place sur l'œil un grand morceau de linge enduit de cérat simple ou d'onguent de zinc et par-dessus j'applique de petits sachets de son chauffés et lâchement remplis. Toutes les deux heures je fais enlever le linge cératé, nettoyer doucement l'œil avec un morceau d'éponge taillé en pointe et imbibé d'eau tiède, et continuer aussitôt l'application des sachets chauds. Après un ou tout au plus deux jours, l'œdème a diminué au point que les enfants peuvent de nouveau assez bien ouvrir l'œil; à partir de ce moment les enfants d'ordinaire ne veulent plus des sachets, et quelques jours plus tard on ne voit plus rien à l'œil malade, si ce n'est un peu de rougeur et d'irritation des paupières. Si l'on examine alors la cavité buccale, on trouve la stomatite moins forte ou tout à fait disparue et l'on sent la pointe d'une dent qui, auparavant ne pouvait pas être perçue. Pendant et après la diminution du gonflement palpébral, on peut instiller avec quelque avantage des collyres légèrement astringents au sulfate de zinc ou au sulfate de cuivre (5 centigrammes sur 30 grammes d'eau).

Voilà les complications les plus importantes et les plus fréquentes de l'éruption des dents, complications que tous les bons observateurs ont reconnues depuis longtemps comme étant sous la dépendance directe de la sortie des dents. De nos jours, quelques médecins, au nombre desquels se trouvent des spécialistes assez connus, ont nié complétement cette relation ; les uns disent n'avoir jamais observé la coïncidence fréquente des maladies que nous venons de décrire avec la dentition, les autres ne l'attribuent qu'au hasard. Un fait reconnu depuis longtemps, c'est que les médecins ne peuvent pas tous être doués de la perspicacité nécessaire pour bien observer, et nous ne voulons nullement leur en faire un reproche ; car personne, ni l'étudiant lui-même, ni ses parents, ni ses maîtres, ne peuvent prédire si le jeune débutant deviendra un bon observateur. Quelque bonnes qu'aient été ses études anatomiques et cliniques, il n'est pas impossible qu'il devienne malgré cela un médecin très-médiocre, parce qu'il lui manque le don de combiner et la perspicacité du véritable praticien ; malheureusement les exemples de ce fait ne sont pas rares. Mais si des médecins aussi défavorablement doués, au lieu de se contenter de leur humble sphère d'activité, visent à la renommée malgré l'absence complète, chez eux, de talent d'observation, et croient qu'il y a du talent aussi à ne pas voir les choses, il faut qu'ils se consolent, lorsqu'on se permet de dire que la constitution de leurs facultés intellectuelles n'est nullement favorable à l'exercice de l'art médical.

B. — PAROTIDE.

1° Inflammation de la parotide. Parotidite.

Il existe trois espèces de parotidite : *a*, l'idiopathique ; *b*, la secondaire ; *c*, la métastatique.

a. La *parotidite idiopathique* se montre presque toujours épidémiquement ; elle est connue vulgairement sous le nom d'*oreillons*. Elle a beaucoup d'analogie avec les exanthèmes aigus ; elle n'atteint qu'une seule fois le même individu, se rencontre principalement pendant la jeunesse et a une marche assez régulière, mais ce qui la distingue des exanthèmes, c'est qu'elle n'est pas contagieuse. Les enfants au-dessous d'un an en sont rarement atteints. Elle se montre le plus fréquemment au printemps, quelquefois aussi en automne ; on dit qu'elle est endémique sur les côtes humides de la Hollande, de l'Angleterre et de la France.

Symptômes. — Ordinairement les oreillons sont précédés de quelques prodromes. Pendant un ou plusieurs jours, les enfants sont abattus, maussades, ont de la fièvre, perdent l'appétit, se couchent spontanément ; les enfants irritables présentent quelquefois des symptômes cérébraux, de la céphalalgie, des délires, des convulsions ; les enfants voraces vomissent leur dernier repas, qu'ils ont le plus souvent pris sans appétit. Après un jour, tout au plus après deux ou trois jours, ils accusent derrière l'oreille une douleur qui s'exaspère considérablement pendant la mastication, l'écartement des mâchoires ou sous une pression extérieure. En même temps, on remarque un gonflement de la région parotidienne ; la dépression qui existe entre la mâchoire inférieure et l'apophyse mastoïde se comble d'abord, cette dépression est même remplacée bientôt par une tumeur qui repousse le lobule de l'oreille en dehors et qui s'étend bien au delà des limites de la glande. Le tissu cellulaire sous-cutané de la joue s'infiltre de sérosité jusqu'à la paupière inférieure; il en est de même du cou, de sorte que les mouvements de la mâchoire inférieure et tous les mouvements mimiques des muscles de la face deviennent impossibles du côté malade. La rénitence la plus forte est à l'endroit où se trouve la glande elle-même et diminue vers la périphérie. La tumeur extérieure est assez molle, pâteuse, et la pression du doigt y laisse une empreinte. La peau qui la recouvre est ordinairement un peu rouge. Souvent il n'y a qu'une glande parotide qui gonfle; lorsque les deux se tuméfient, ce n'est ordinairement pas en même temps, mais l'une s'affecte quelques jours après l'autre; la tuméfaction n'atteint pas toujours le même degré des deux côtés. Lorsque la maladie est arrivée au summum d'intensité, les malades ne peuvent presque plus ouvrir la bouche et parlent d'une manière très-indistincte; la sécrétion salivaire est rarement diminuée, elle est plutôt augmentée, quelquefois aussi on observe une salivation très-intense, mais elle ne répand pas une odeur repoussante comme la salivation mercurielle, parce qu'il n'existe pas d'ulcération sur la muqueuse. L'angine tonsillaire et la pharyngite viennent très-rarement compliquer l'oreillon. On n'observe presque jamais des accès de suffocation, parce que la tumeur se développe vers l'extérieur et non vers l'intérieur. Le malaise général n'est que de peu de durée et de peu d'importance chez la plupart des enfants. Aussi longtemps que la tuméfaction est forte, dure et douloureuse, ils ont le plus souvent de la fièvre ; mais à partir du deuxième au cinquième jour, il n'y a plus que des symptômes locaux. Le gonflement sympathique d'un testicule, souvent de celui du même côté, a déjà été observé chez l'adulte par Hippocrate; en général il s'observe très-rarement, par exemple pendant l'épidémie qui a éclaté à Munich en 1857 et qui certainement a, de plus, atteint plusieurs centaines d'adultes, on n'a observé, d'après ce que je sais, qu'une seule fois le gonflement du testicule; chez les enfants on ne le rencontre jamais.

Quant aux métastases sur les méninges, sur les sacs séreux, sur la muqueuse bronchique et la muqueuse intestinale, je ne les ai jamais observées, mais je n'ose pas les nier, car on sait que plusieurs épidémies de la même maladie peuvent présenter de grandes différences selon l'époque à laquelle elles ont régné. Lorsque nos descendants assisteront un jour à une épidémie d'oreillons qui ne ressemblera plus à la description que nous venons de donner de la nôtre, ils auront, je l'espère, assez de confiance pour ne pas croire nos descriptions controuvées.

Marche et terminaisons. — La *marche* de la parotidite idiopathique épidémique est presque toujours favorable. Après une durée de deux à trois jours, la fièvre diminue et bientôt après la tuméfaction, de sorte qu'au bout de dix à quinze jours, tous les symptômes locaux et généraux ont complétement disparu. Presque toujours il y a résolution complète de la tumeur ; chez quelques enfants scrofuleux, elle se fait attendre davantage, la glande salivaire et les ganglions lymphatiques qui l'entourent restent pendant longtemps plus volumineux et indurés. Il paraît que la suppuration de la glande n'a pas été aussi rare dans les épidémies précédentes qu'à notre époque, où elle ne se rencontre presque jamais. L'abcès s'ouvre ou bien directement en dehors ou dans le conduit auditif externe, ce qui peut donner lieu à une otorrhée et à une dureté de l'ouïe pendant un temps assez long, et même à une surdité persistante si le tympan a été perforé. Si la glande, indurée chroniquement, presse sur le nerf facial, ou si ce dernier subit la fonte purulente, il peut y avoir une paralysie passagère ou persistante des muscles de la face. D'après ce que nous venons de dire, le pronostic est excessivement favorable. Au début d'une épidémie, le médecin est appelé par beaucoup de familles, mais après quelques semaines, le public est si bien convaincu du peu de gravité de cette affection, que la plupart des parents se dispensent de chercher le médecin.

Anatomie pathologique. — L'anatomie pathologique de cette maladie est assez incomplète à cause de la rareté des cas de mort. Moi-même je n'ai jamais disséqué un oreillon. Voici ce que dit Bamberger à ce sujet : Toute la glande est augmentée de volume, hypérémiée, et son tissu est gonflé et relâché, parce qu'un exsudat plus ou moins fibrineux se dépose d'abord dans le tissu cellulaire qui réunit les différents acini et qui enveloppe toute la glande. Dans les degrés plus élevés, l'inflammation s'étend également à la substance glandulaire; celle-ci est rouge et injectée, et toute la glande, augmentée de volume, ressemble à une tumeur homogène d'une consistance sarcomateuse. Ou bien l'exsudat est résorbé; dans ce cas, la glande revient à son volume et à sa consistance normale; ou bien l'exsudat déposé dans le tissu cellulaire s'épaissit et s'organise; dans ce cas, la glande reste pour toujours augmentée de volume ou elle s'atrophie si la substance glandulaire proprement dite disparaît peu à peu sous l'influence de la compression.

Traitement. — Le traitement de la parotidite est le même que celui des inflammations glandulaires en général. Aussi longtemps qu'il y a des symptômes généraux fébriles, il faut recommander le repos, une diète sévère et des boissons acidulées. Le traitement local le plus commode consiste en frictions huileuses sur la tumeur. Le froid ne favorise nullement la résolution. Les cataplasmes et les sachets de son sont embarrassants, donnent lieu à des congestions vers la tête et ne sont supportés qu'à contre-cœur, surtout par les petits enfants. Lorsque les douleurs sont vives et que la tumeur est très-grande et tendue, il y a avantage à appliquer quelques sangsues. Lorsque l'agitation est grande, on peut sans danger donner toutes les heures une cuillerée à café de la solution morphinée suivante : morphine 1 centigramme, eau 90 grammes, jusqu'à production de repos. S'il persistait des indurations, il faudrait faire des frictions avec l'onguent mercuriel. Comme les enfants atteints de ces indurations sont ordinairement scrofuleux, il convient de leur faire prendre pendant quelques mois de l'huile de foie de morue.

b. La *parotidite secondaire* est une maladie très-rare et se montre pendant les affections très-longues et profondes de la cavité buccale. La cause principale de la parotidite secondaire est la salivation mercurielle, la diphthérite ou une stomacace négligée. Elle n'atteint jamais le volume, l'extension et la dureté de la parotidite épidémique, les traits ne sont jamais altérés à un degré aussi élevé, le lobule de l'oreille n'est jamais porté beaucoup en dehors et en haut. Les symptômes se bornent à une tuméfaction légère et à la douleur par suite de pression du dehors ou par suite de la mastication. Les ganglions lymphatiques qui sont situés autour et au-dessus de la parotide et qui se gonflent beaucoup plus tôt et plus souvent que cette glande salivaire pendant les affections de la bouche, rendent le diagnostic beaucoup plus difficile. Le meilleur point de repère pour le diagnostic est toujours la position du lobule de l'oreille et la marche. En effet, la parotide gonflée entre plus rapidement et plus régulièrement en résolution que les ganglions lymphatiques du cou, qui souvent s'indurent ou subissent la fonte purulente. Dans quelques cas rares, la glande parotide entre aussi en suppuration; on voit alors survenir des symptômes généraux graves, une augmentation lente de volume et enfin la fluctuation et l'acumination de la tumeur. Après une suppuration très-abondante et très-débilitante, ce processus se termine par l'atrophie complète de la glande. Comme la parotidite secondaire n'existe ordinairement que d'un seul côté et comme la cavité buccale est en même temps très-malade, on ne peut rien dire de positif sur l'état de la sécrétion salivaire dans la glande malade.

Le *traitement* doit surtout être dirigé contre l'affection de la cavité buccale, et dans ce cas encore il faut mettre au premier rang le chlorate de potasse. Quant au reste du traitement de l'affection buccale, il en a été question déjà dans les chapitres correspondants.

c. La *parotidite métastatique* se présente dans le cours de la fièvre typhoïde, de la scarlatine, de la variole, de la rougeole; elle peut survenir déjà dans les premiers jours, au plus haut degré d'intensité de la maladie qui alors se termine presque régulièrement par la mort, ou bien au début de la convalescence, cas dans lequel le pronostic est beaucoup plus favorable. Le rapport étiologique entre la parotidite et ces exanthèmes est très-obscur; entre autres causes, il faut noter, surtout pour la fièvre typhoïde, l'obstruction mécanique du conduit de Stenon à la suite de la sécheresse de la cavité buccale. A l'autopsie, on trouve la parotide et les tissus avoisinants gonflés et la glande parsemée d'une quantité de petits abcès, dont le contenu est formé ou bien par du pus jaune et épais, ou bien par un liquide ichoreux brun et sanguinolent. Dans les fièvres putrides, il survient rapidement une mortification générale, par laquelle toute la glande et les tissus avoisinants sont transformés en une masse ichoreuse, brun-verdâtre, putride.

Les symptômes varient selon le degré de la maladie générale. Si la fièvre typhoïde ou l'exanthème aigu a atteint un degré élevé, les malades eux-mêmes ne remarquent rien de la parotidite; mais si cette dernière se montre pendant la convalescence, ils accusent les mêmes symptômes subjectifs que dans la forme idiopathique, épidémique. D'une manière générale, on peut dire que la parotidite métastatique parcourt ses phases d'une manière plus lente et passe plus fréquemment à la suppuration que la parotidite secondaire ou l'idiopathique. La suppuration est même la règle dans ces cas. Les symptômes objectifs, tels que la grosseur, l'extension, la dureté de la tumeur, se comportent dans ce cas comme dans la parotidite épidémique. Dans les autres formes, on peut toujours se demander si c'est le parenchyme glandulaire et non pas uniquement le tissu cellulaire placé entre les acini et autour de toute la glande qui se trouve malade; mais dans la parotidite métastatique on est obligé d'admettre la participation du parenchyme à cause de la fréquence et de la multiplicité des abcès.

Le *traitement* est ordinairement d'une importance secondaire à raison de la gravité de la complication. Les sachets de son chaud, si les enfants les gardent, semblent exercer une influence favorable sur l'évolution régressive de la tumeur et modérer les douleurs. On ne peut faire avantageusement la ponction que lorsque la fluctuation est évidente. Si, à la suite d'une incision profonde, il ne s'écoule pas de pus, et si, par conséquent, on n'a ouvert aucun des abcès, on ne voit pas survenir de soulagement; au contraire, la parotidite traumatique qu'on a ainsi ajoutée ne fait qu'augmenter le gonflement et la douleur. Si le processus s'est montré pendant la convalescence, cette dernière en acquiert une durée beaucoup plus longue, et il faut, par conséquent, soutenir les forces par un traitement aussi roborant que possible, par du vin, des œufs, du bouillon, de la viande, du quinquina, etc.

2° Hypertrophie de la parotide.

Il existe une hypertrophie bénigne et une hypertrophie maligne.

a. L'hypertrophie bénigne peut se développer spontanément et lentement, mais elle est plus souvent la conséquence des états inflammatoires sus-nommés. Quelquefois il se développe aussi dans la glande des tumeurs bénignes, des fibroïdes, des tumeurs graisseuses ou cystiques. La peau reste mobile au-dessus de l'hypertrophie bénigne. Cette dernière ne se développe que d'un seul côté; la douleur, lorsqu'on exerce une pression sur la glande, est très-peu considérable, et pour cette raison la mâchoire inférieure est assez mobile, même dans le cas où les tumeurs sont assez volumineuses. L'hypertrophie bénigne se distingue du gonflement scrofuleux des ganglions du cou par le fait que le lobule de l'oreille n'est pas écarté dans ce dernier cas, que ces ganglions sont plus mobiles et se trouvent le plus souvent en grand nombre.

Traitement. — Les hypertrophies simples peuvent être considérablement diminuées, et même disparaître complétement, lorsqu'on les badigeonne pendant longtemps avec de la teinture d'iode (une à deux fois par semaine); les lipomes bénins et d'autres tumeurs développées dans le parenchyme de la glande ne diminuent évidemment pas sous l'influence de la teinture d'iode; il faut les éloigner avec le bistouri, lorsqu'ils sont assez superficiels pour qu'on n'ait pas à craindre pendant l'opération la blessure de grands troncs vasculaires et nerveux.

b. L'hypertrophie maligne de la parotide consiste dans le développement d'un cancer médullaire ou fibreux au milieu du parenchyme de la glande. Jamais cependant ce dernier ne se rencontre dans la parotide primitivement ou isolément, mais le plus souvent il se montre conjointement avec des dépôts cancéreux dans d'autres organes, et se rencontre très-rarement chez les enfants, comme, en général, tous les cancers. Lorsque la croissance du carcinome vers l'intérieur est considérable, il peut y avoir compression du pharynx et du larynx, de même que des grands vaisseaux et nerfs du cou. Quelquefois la tumeur se développe aussi en avant, par-dessus la branche montante du maxillaire inférieur, dont les contours ne peuvent plus être déterminés; elle est toujours absolument immobile; selon la nature du néoplasme, elle est dure (cancer fibreux) ou molle, même fluctuante (cancer médullaire).

Dans la première espèce, la peau qui recouvre la tumeur dure y adhère intimement et ne peut plus glisser sur elle. Presque jamais on ne rencontre la tuberculose dans la glande salivaire.

Le *traitement* a principalement en vue de prolonger la vie, comme c'est le cas pour tous les cancéreux. Je ne sais pas si l'on a déjà réussi à sauver un enfant par l'extirpation de la parotide carcinomateuse, une des opérations les plus difficiles et les plus dangereuses de toute la chirurgie.

C. — PHARYNX ET ŒSOPHAGE.

1° Angine tonsillaire. Cynanche.

Les amygdales sont des agglomérations de glandes muqueuses qui, à l'état normal, font à peine saillie au delà les piliers du voile du palais, entre lesquels elles sont placées. Sur la face tournée vers l'isthme du gosier, il existe de dix à vingt conduits excréteurs des cryptes muqueux, conduits qui donnent à la surface des amygdales un aspect anfractueux, ce qui a donné lieu à la comparaison avec la coquille des amandes. Ces dix à vingt cryptes sur chaque amygdale sont exposés à des inflammations suppuratives, pendant lesquelles le contenu de l'un ou de plusieurs cryptes provoque chaque fois une suppuration des tissus voisins, à l'instar des furoncles de la peau, et est enfin éliminé de l'amygdale par suite de l'ouverture de l'abcès. Pendant ce processus, tout le parenchyme de l'amygdale enfle et présente une grande tendance à passer à l'induration chronique, qui, du reste, peut se faire spontanément, sans ulcération des cryptes, et se rencontre dans ce cas des deux côtés. Après chaque ulcération, il reste sur l'amygdale un enfoncement, de sorte que, si cette affection s'est souvent répétée, les amygdales présentent un aspect anfractueux et déchiré, mais diminuent sensiblement de volume. Plus l'angine tonsillaire se répète, plus il devient vraisemblable que tous les cryptes sont détruits et qu'ainsi de nouvelles angines n'ont plus de raison d'être, rare exemple d'une guérison radicale due aux seuls efforts de la nature.

Symptômes. — La maladie débute par des embarras de la déglutition, de la douleur, de la chaleur et de la sécheresse du cou. L'amygdale malade augmente dans tous les sens et peut même être sentie à l'extérieur, sous la mâchoire inférieure, comme une légère tuméfaction. Lorsque les deux amygdales gonflent en même temps, ce qui se rencontre très-souvent, elles se touchent, puis tous les symptômes augmentent considérablement, jusqu'à ce que finalement il se présente même de la suffocation. La voix est toujours nasonnante, les douleurs s'irradient vers l'oreille, le pilier postérieur peut être tellement repoussé en haut que le pavillon de la trompe d'Eustache est fermé mécaniquement et de que cette façon il se produit des bourdonnements d'oreille et de la surdité. Les embarras de la déglutition sont plus considérables pour les liquides que pour les solides, tels que le pain et la viande, parce que ces derniers se fraient eux-mêmes un passage par leur consistance, tandis que les boissons ne peuvent passer le long des amygdales gonflées que par la compression égale de toute la cavité buccale.

Si l'on examine à ce moment la cavité buccale, il faut prendre des ménagements, placer les enfants en face de la fenêtre et commencer d'abord par leur faire ouvrir simplement la bouche; cela suffit souvent pour voir le processus, surtout lorsque les enfants sortent en même temps la langue et font une profonde inspiration. Si l'on ne réussit pas de cette façon à voir complétement les amygdales, il faut abaisser la langue, ce qui, d'après mon expérience, se fait plus facilement chez les enfants avec le doigt qu'avec une spatule ou le manche d'une cuiller. Du reste, on peut abaisser plus profondément la langue avec le doigt et en même temps mieux fixer la tête que lorsqu'on se sert d'un manche de cuillère. On voit alors le voile du palais injecté et les amygdales d'un rouge intense, couvertes d'un mucus épais et visqueux. Elles remplissent la plus grande partie de l'isthme du gosier. Lorsque l'angine a duré plusieurs jours, il se montre sur les amygdales quelques points jaunes qui, lorsqu'on les ponctionne, laissent échapper une assez grande quantité d'un pus nauséabond, après quoi le malade se sent rapidement mieux et quelques jours plus tard il est complétement rétabli, au moins en ce qui concerne les symptômes subjectifs ; car, malgré la perte de substance, une pareille amygdale reste encore augmentée de volume pendant des années. Une angine tonsillaire aiguë, accompagnée de douleur, de dysphagie et de fièvre, ne dure jamais plus de que cinq à six jours chez les enfants ; puis l'abcès s'ouvre, ou bien il ne se forme pas de suppuration et le processus passe à l'induration chronique, indolente.

Quant à l'étiologie, la maladie se montre quelquefois d'une manière épidémique, mais le plus souvent les cas sont sporadiques et atteignent des individus particulièrement prédisposés. En outre, l'inflammation des amygdales accompagne constamment la scarlatine, mais d'ordinaire, dans ce cas, elle ne passe pas à la suppuration, et quelquefois elle s'observe aussi comme accident secondaire de la syphilis, qui cependant se développe plus rarement sur le voile du palais et les amygdales chez les enfants que chez les adultes.

Traitement. — Le traitement varie selon l'âge de l'enfant. Les petits enfants au-dessous de trois ou quatre ans, qui sont beaucoup moins sujets à cette maladie que les enfants qui ont fait leurs dents définitives, ne peuvent pas se gargariser, ils ne conservent jamais de l'eau dans la bouche, mais l'avalent immédiatement. On est donc privé chez eux d'un des moyens de soulagement les plus efficaces, le gargarisme. Les gargarismes tant vantés de décoction de guimauve modèrent moins la douleur et n'enlèvent pas aussi facilement les mucosités qui recouvrent continuellement, et en couches épaisses, les amygdales et la paroi postérieure du pharynx, que de l'eau fraîche qu'on engage les enfants à garder dans la bouche, sans se gargariser, jusqu'à ce qu'elle leur devienne désagréable par sa chaleur. On la remplacera alors de nouveau par de l'eau fraîche. Les cataplasmes épais et les sachets de son, dans lesquels on a l'habitude d'envelopper la moitié de la tête des enfants, doivent hâter la suppuration, mais dans tous les cas ils rendent la tête chaude et lourde. Je suis convaincu que ce dernier effet est beaucoup plus sûr que le premier, c'est pourquoi je ne les emploie plus. Les frictions huileuses sur le cou calment la douleur et ne donnent pas de chaleur à la tête. Chez les adultes, on peut diminuer très-rapidement les violents symptômes de l'angine par quelques sangsues, mais chez les enfants il faut mettre en ligne de compte la perte de sang, de même que la peur et l'agitation provoquées par l'application des sangsues. Les incisions dans les amygdales fortement gonflées, par lesquelles on arrive chez l'adulte à beaucoup soulager et à abréger les douleurs, exigent avant tout l'assentiment de celui qui doit subir l'opération, ce qu'il ne sera pas permis d'attendre des enfants. Mais lorsque la dyspnée est grande, qu'il y a suffocation, il faut les faire et elles ne peuvent être remplacées par le tartre stibié si souvent employé. On ne réussit que rarement à rompre l'abcès par l'acte du vomissement. Il faudrait, dans tous les cas, que le pus fût logé très-superficiellement, de telle sorte que probablement l'abcès se serait vidé spontanément au bout de quelques heures.

On peut donc se contenter, dans l'angine tonsillaire aiguë, de prescrire des gargarismes avec l'eau froide et de faire faire des frictions huileuses. Lorsqu'il y a des symptômes de suffocation, il faut faire des incisions dans les amygdales, et si l'opération ne pouvait être faite sans danger à cause de la grande agitation de l'enfant et du manque d'aides, on pourrait essayer un vomitif. La constipation, qui existe ordinairement, est combattue très-avantageusement par un léger purgatif, tel que la décoction de tamarin, ou l'infusion de rhubarbe, ou quelques cuillerées à café de teinture aqueuse de rhubarbe.

2° Hypertrophie des amygdales.

Il existe une hypertrophie héréditaire des deux amygdales, qui se développe de très-bonne heure, souvent déjà pendant la deuxième année et qui n'est pas la suite d'angines. Dans ces cas, les deux amygdales sont gonflées au même degré, poussent le voile du palais en avant, emprisonnent la luette entre elles, se développent en haut vers la cavité nasale et donnent ainsi lieu au timbre nasonnant de la voix. Par suite du déplacement de la trompe d'Eustache, il se développe des bourdonnements d'oreille et de la surdité. La rougeur, la douleur et d'autres symptômes subjectifs font défaut dans ces cas; la surdité, la voix nasonnante, la bouche maintenue ouverte jour et nuit, le ronflement continu pendant le sommeil, telles sont les raisons principales qui doivent nous engager à examiner les amygdales, qu'on peut aussi sentir par l'intérieur lorsque l'hypertrophie est considérable.

Quant à la diminution de volume des muscles respiratoires et à la poitrine en carène, que Dupuytren a signalées le premier comme conséquence des amygdales hypertrophiées, je n'ai pas réussi à les trouver, ou au moins n'ai-je pas observé une coïncidence assez fréquente de ces états, pour qu'on puisse admettre un lien de causalité forcé entre ces différents états morbides. Il existe une foule d'enfants parfaitement bien développés, qui ne présentent pas trace d'une poitrine en carène, ni, en général, d'une affection quelconque du thorax et des viscères thoraciques, et qui cependant souffrent d'amygdales hypertrophiées; et une quantité d'enfants plus grande encore sont atteints de poitrine en carène et de développement imparfait des muscles thoraciques, et n'en ont pas moins les amygdales tout à fait normales.

Déjà avant le début de la puberté, il se fait un arrêt dans l'accroissement des amygdales hypertrophiées, et l'espace libre qui les sépare augmente de nouveau chez l'adulte. Les enfants atteints d'hypertrophie tonsillaire sont souvent prédisposés aux angines aiguës, et très-fréquemment cette affection est accompagnée de maladies scrofuleuses de la peau, des yeux et des os.

Traitement. — Les degrés inférieurs n'exigent pas de traitement. J'ai vu plusieurs fois une diminution sensible des amygdales hypertrophiées, à la suite d'un traitement par l'huile de foie de morue, continué pendant des mois et institué contre d'autres affections scrofuleuses ; dans les degrés très-élevés du mal, ce remède n'a pas donné de résultat. Par des cautérisations au nitrate d'argent longtemps continuées, qui peuvent être répétées deux fois par semaine, et qui, habilement faites, ne causent aux enfants ni douleur, ni autres incommodités, on arrive à diminuer assez considérablement les amygdales, de sorte que, dans beaucoup de cas, on peut épargner aux enfants ou plutôt aux parents la crainte d'une opération. Mais si le mal est arrivé à un degré élevé, l'extirpation des amygdales est impérieusement indiquée ; car si on ne la faisait pas, les enfants pourraient mourir de suffocation. L'opération se fait le mieux avec le nouveau tonsillotome de Mathieu ; un premier mouvement accroche l'amygdale, et un deuxième enlève la partie saillante. Quand on prend les enfants à l'improviste et qu'ils ne soupçonnent pas qu'on va les opérer, ils permettent aisément qu'on leur introduise dans la bouche l'extrémité de l'instrument se terminant par un anneau mousse qui cache la lame ; au moment où l'anneau entoure l'amygdale, on pousse les crochets et immédiatement après on tire à soi la lame tranchante ; le tout va si vite que les enfants n'ont pas le temps de se rendre compte de ce qui est arrivé. L'ablation d'une amygdale suffit pour rendre l'isthme du gosier perméable ; quelquefois on peut enlever la deuxième immédiatement après ; d'ordinaire cependant, les enfants s'y opposent de toutes leurs forces, et il n'est pas prudent de chloroformer le malade à cause du sang qui coule dans la gorge.

On laisse guérir la plaie, et si les symptômes ne diminuent pas, on coupe plus tard l'autre amygdale. L'ablation avec la pince de Museux et le bistouri est très-pénible et même dangereuse, à cause de la proximité de la carotide interne qui avoisine l'amygdale en dehors et en arrière, et qui pourrait facilement être blessée chez des enfants indociles.

3° Abcès rétro-pharyngiens.

Les abcès de la paroi postérieure du pharynx peuvent être divisés, d'après Bokai, en trois espèces selon leur mode de production : *a*, ceux qui se développent d'une manière idiopathique, à la suite d'une inflammation du pharynx et du tissu cellulaire qui l'entoure ; *b*, ceux qui se forment consécutivement à la suppuration de ganglions cervicaux enflammés ; [*c*, ceux qui sont compliqués d'une carie des vertèbres cervicales.

Dans les trois espèces, le premier symptôme est toujours une douleur lentement progressive pendant la déglutition, à laquelle vient bientôt s'ajouter une certaine roideur du cou pendant les mouvements de la tête, sans qu'on puisse découvrir extérieurement des phénomènes morbides de ces parties. La voix devient nasonnante et, en examinant la cavité buccale, on trouve l'espace pharyngien plus petit; en outre, la paroi postérieure du pharynx qui, des deux côtés, n'est pas également éloignée du voile du palais, est rougie. A une période plus avancée de la maladie, la roideur du cou devient de plus en plus prononcée, les enfants fléchissent constamment la tête en arrière et ont de la dyspnée chaque fois qu'ils rapprochent le menton du sternum. Le cou devient un peu plus épais au niveau de l'angle de la mâchoire inférieure. Il y a de la fièvre et de l'agitation qui augmentent à mesure que l'abcès devient plus volumineux. Dans les degrés les plus élevés du mal, les enfants ne peuvent plus avaler, ne respirent que très-péniblement et les traits de la figure sont douloureusement contractés; la respiration est ronflante, mais *non sifflante* comme dans le croup, avec lequel on pourrait confondre cette maladie au premier abord, surtout parce que la parole est dans l'une et l'autre affection incompréhensible et la voix aphone. La cavité buccale est continuellement remplie de mucosités, et à la fin la paroi postérieure du pharynx présente au doigt une fluctuation assez nette. L'abcès peut devenir si grand, qu'il s'étend jusqu'au voile du palais, qui semble reposer sur lui. S'il s'étend beaucoup en bas, l'os hyoïde même et le larynx sont refoulés en avant ou de côté, et s'il est ouvert, on voit s'écouler une grande quantité de pus, après quoi tous les symptômes disparaissent immédiatement; lorsque l'ouverture de l'abcès se fait spontanément pendant le sommeil, les enfants peuvent, à ce qu'on prétend, être suffoqués par le pus, qui s'écoule dans le larynx.

Dans la deuxième espèce d'abcès, qui succède à la suppuration des ganglions cervicaux, on trouve, en outre, au cou des ganglions lymphatiques hypertrophiés ou en suppuration; et dans la troisième espèce, la plus fréquente, on constate encore les symptômes d'une affection des vertèbres cervicales qui a précédé l'apparition de l'abcès de plusieurs mois; ces symptômes sont la douleur des vertèbres cervicales à la pression, la douleur et la difficulté des mouvements de rotation, le gonflement ou la modification de forme des vertèbres atteintes. Quoique la suppuration des ganglions cervicaux soit une des maladies les plus fréquentes de l'enfance, on observe cependant très-rarement les abcès rétro-pharyngiens à la suite d'une suppuration des ganglions. Moi, par exemple, je n'ai jamais rencontré cette terminaison d'un abcès provenant de ganglions lympathiques.

Le *pronostic* des abcès rétro-pharyngiens est toujours douteux; lorsqu'il y a carie des vertèbres cervicales avec ouverture de l'abcès dans le pharynx, on peut dire que le pronostic est presque mortel.

Traitement. — Comme le diagnostic ne peut être établi d'une manière positive que lorsque l'abcès est déjà formé, il n'y a pas grand'chose à espérer des antiphlogistiques, des sangsues, des applications de glace et des laxatifs, de même que des moyens résolutifs, de l'onguent gris, des pommades iodées, de la teinture d'iode ou des cataplasmes.

. Aux enfants déjà d'un certain âge on peut introduire dans la bouche de petits morceaux de glace qui, par leurs propriétés astringentes et calmantes, calment considérablement les malades. Mais dès qu'on s'est convaincu de la présence d'un abcès, l'unique remède pour enlever les symptômes si pénibles, c'est d'ouvrir l'abcès le plus tôt possible. Uniquement dans le cas d'une affection concomitante de la colonne vertébrale, qui du reste n'est pas toujours facile à reconnaître, Bamberger conseille, et avec raison, de retarder l'ouverture de l'abcès jusqu'à ce qu'il y ait péril en demeure ; car l'accès de l'air favorise toujours les progrès de la destruction osseuse par la carie. Si l'on veut être en droit d'espérer une amélioration dans la carie des vertèbres cervicales, il faut de toute nécessité que le malade reste tranquillement couché sur le dos pendant plusieurs mois. En même temps, il faut soutenir les forces autant que possible, et plus tard on essaiera de faire résorber les vertèbres cervicales épaissies en plaçant un séton à la nuque et en faisant prendre pendant longtemps de l'iodure de fer.

4° Inflammation de l'œsophage. Œsophagite.

Presque toutes les affections de la muqueuse buccale peuvent se continuer sur la muqueuse de l'œsophage, jusqu'au cardia. Il existe une inflammation catarrhale, mercurielle et diphthéritique de ce canal, et le muguet aussi peut s'étendre jusqu'à l'estomac. Mais l'affection la plus ordinaire de l'œsophage est celle qui est produite par des substances caustiques et celle qui est sous la dépendance de corps étrangers agissant mécaniquement. On n'observe presque jamais ces inflammations chez les enfants au-dessous d'un an, parce qu'ils sont encore nourris d'une manière trop simple et qu'ils sont trop inhabiles pour saisir eux-mêmes des substances nuisibles et pour les avaler.

Les *symptômes* de l'œsophagite sont les suivants : douleur brûlante ou lancinante à un endroit quelconque de l'œsophage, au cou, sur le dos, entre les épaules ou dans le creux épigastrique. La déglutition est toujours accompagnée de douleur; même le liquide le plus doux, même la salive ne descend plus sans provoquer des souffrances. Selon la violence de la douleur, il n'y a que des vomituritions ou bien de véritables vomissements ; c'est surtout dans le décubitus dorsal que la déglutition est difficile, car lorsque la tête est inclinée en arrière, la paroi antérieure de la colonne vertébrale forme une convexité qui fait saillie vers le pharynx ; par la même raison, on relève la tête à tous les malades lorsqu'on veut leur donner leur médicament. La soif est très-vive dans l'œsophagite, et les enfants refusent pendant des jours entiers toute boisson, par crainte de la douleur pendant la déglutition. Comme les causes ordinaires de l'œsophagite sont les brûlures par l'eau chaude, la lessive ou les acides concentrés, les modifications les plus importantes se rencontrent toujours dans la bouche, et c'est d'après elles qu'on peut juger du degré de la lésion sur la muqueuse œsophagienne. S'il s'est produit des ulcérations, celles-ci guérissent très-lentement, parce que la muqueuse de l'œsophage éprouve une distension considérable à chaque mouvement de déglutition ; presque toujours le calibre de l'œsophage se rétrécit, et ce rétrécissement augmente pendant des mois et n'atteint que bien tard un degré élevé. Outre ces brûlures, qui se produisent principalement par manque d'habileté et de présence d'esprit des enfants, vu qu'ils ne rejettent pas immédiatement de la bouche la substance caustique, mais qu'ils l'avalent, il y a encore une œsophagite d'origine traumatique. Elle se développe lorsque les enfants avalent des arêtes de poisson, des fragments d'os, des aiguilles et des corps pointus de toute nature, qui s'arrêtent dans l'œsophage ; elle peut aussi être due à des essais inhabiles et brutaux dans le but d'éloigner ces corps étrangers. Enfin, on a vu des ulcères se former dans l'œsophage à la suite de l'administration de fortes doses de tartre stibié, donné sous forme de poudre.

Traitement. — La réussite des essais d'extraction des corps étrangers dépend souvent uniquement du hasard, car on ne peut pas connaître toujours exactement le lieu d'implantation, ni savoir quelle est la nature du corps étranger. Ces essais ne sont pas toujours nécessaires, car il existe une foule de substances, telles que des croûtes de pain, des bonbons durs de toute espèce, même de petits morceaux de bois, qui se ramollissent par un long séjour dans l'œsophage et qui sont entraînés ensuite par la boisson. L'éloignement des corps devient d'autant plus difficile qu'ils ont séjourné plus de temps, parce que l'inflammation de l'œsophage en rétrécit encore davantage le calibre. L'essai d'enfoncer des corps pointus vers l'estomac peut avoir des conséquences fâcheuses. car on peut les pousser tout aussi bien à travers les parois de l'œsophage que dans l'estomac. Si le corps étranger ne remplit pas complétement le tube, ce qui est toujours le cas pour les corps pointus, on peut quelquefois le retirer en glissant au delà de son point d'implantation un instrument dont l'extrémité porte quelques crochets mousses ou peut s'étaler en forme de parapluie.

En cas de cautérisations chimiques, récemment produites, on emploiera les contre-poisons sous une forme assez diluée ; ainsi, lorsque les acides ont été la cause productrice, on donnera les alcalins, et réciproquement. Plus tard on prescrira des émulsions et l'on fera fondre dans la bouche de petits morceaux de glace pour calmer la soif, si les enfants se refusent obstinément à avaler. Il n'est pas nécessaire de défendre l'usage des aliments solides, car au premier essai la douleur augmente considérablement. Lorsque les douleurs sont vives, on entoure le cou d'une cravate chaude et humide, et l'on donne de l'opium en quantité proportionnée à l'âge ; à un enfant de deux ans on donnera une goutte de teinture d'opium, à un enfant de trois ans deux gouttes, et l'on augmente d'une goutte pour chaque année. Une terminaison très-grave mais très-fréquente des ulcères de l'œsophage, tels qu'ils se produisent à la suite des irritations chimiques ou mécaniques, c'est le rétrécissement. Il faut prévenir la formation des rétrécissements par un traitement aux bougies qu'on peut régler à la manière du traitement des rétrécissements de l'urèthre. Lorsque le rétrécissement existe déjà, l'emploi suivi de la bougie est le seul moyen de prévenir la mort par la faim.

5° Fistule congénitale du cou.

C'est là une affection très-rare, peu décrite, presque problématique, qui n'a été observée que par un petit nombre de médecins. Moi-même, je n'ai jamais eu l'occasion de la voir. D'après Bednar, elle est due à la persistance de la deuxième ou de la troisième fente branchiale. D'après le même auteur, son ouverture extérieure se trouve à la partie latérale du cou, à un demi-pouce de la clavicule et de sa réunion avec le sternum ; autour de cette ouverture, la peau est unie intimement au tissu cellulaire sous-jacent et y forme une fossette. Ou bien son orifice interne s'ouvre dans le pharynx à côté de l'épiglotte, ou bien le canal se termine en cul-de-sac à proximité de l'épiglotte. Le produit sécrété par cette fistule consiste en un mucus visqueux qui se montre principalement pendant la mastication et la déglutition ; de l'eau injectée dans la fistule provoque un mouvement de déglutition.

Les essais de guérison au moyen de la cautérisation sont restés sans résultat jusqu'à présent.

6° Sclérose du muscle sterno-cléido-mastoïdien.

Pendant les premières semaines de la vie, on observe quelquefois un épaississement particulier d'un muscle sterno-mastoïdien, qui est tendu comme une corde le long du cou ; l'explication qu'on a donnée de ce fait pathologique est encore obscure. La corde dure siége évidemment dans le muscle et non au-devant, ni à côté de lui, ne se montre jamais que d'un côté, a une forme cylindrique, de la dimension d'un crayon, et a une longueur de 2 à 3 centimètres. La tumeur est le plus souvent mobile, fait une saillie plus manifeste pendant la contraction des muscles abdominaux, et prend part à tous les mouvements du muscle sterno-mastoïdien. Paget dit que la face ne peut pas être tournée du côté malade ; dans les trois cas que j'ai eu l'occasion d'observer, je n'ai pas remarqué de trouble dans les fonctions du muscle. L'étiologie mise en avant par les médecins français, qui attribuent cette tumeur simplement à un accouchement difficile, à l'application du forceps, etc., ne concorde pas avec mes trois cas, parce que dans tous les trois l'accouchement s'est fait sans le secours de l'art, et que la tumeur n'a été remarquée que quelques jours après la naissance. Quant à l'hypothèse d'un ganglion lymphatique gonflé, elle est combattue par la forme manifestement cylindrique et par l'absence d'autres gonflements ganglionnaires.

Traitement. — Tous les auteurs, Labalbary, Melchior, Dolbeau, Paget, Wilks, etc., s'accordent à dire que la tumeur disparaît complétement après quelques semaines par l'usage externe d'une préparation iodée, ce que je puis confirmer en tout point par ma propre expérience, n'ayant employé que de simples badigeonnages avec la teinture d'iode.

D.—Estomac et canal intestinal.

1° Principaux symptômes des maladies de l'estomac et de l'intestin.

Il y a tant de symptômes qui se reproduisent dans les diverses maladies de l'estomac et de l'intestin, qu'il paraît rationnel de les étudier avant d'aborder l'histoire des diverses maladies de cet appareil, maladies que nous pourrons ensuite envisager plus particulièrement au point de vue anatomo-pathologique.

a. — Dyspepsie.

Par dyspepsie, on entend une perte complète ou une simple diminution de l'appétit; dans le dernier cas, l'enfant refuse les aliments ordinaires et ne réclame que certains mets de prédilection dont il mange cependant bien moins que d'habitude. L'appétit est le meilleur guide pour l'appréciation d'une maladie générale, et les recherches auxquelles on est forcé de se livrer pour s'en rendre compte constituent la partie la plus essentielle et la plus difficile de tout l'examen des malades. On ne se contentera jamais de réponses générales et vagues, mais on tâchera de connaître exactement la quantité et la qualité des aliments consommés, on se fera montrer le vase qui contint la nourriture des enfants, on s'informera jusqu'à quel point il était rempli, combien l'enfant a laissé de restes, etc.; ce n'est qu'en procédant de cette manière qu'on peut se faire une idée juste de la diminution réelle ou imaginaire de l'appétit d'un enfant.

Bamberger signale dans son traité des maladies du système élaborateur du chyle, quatre espèces de dyspepsie :

1° Dyspepsie par modifications anatomiques des organes de la digestion;

2° Dyspepsie par anomalies quantitatives et qualitatives des sécrétions de l'appareil digestif;

3° Dyspepsie par modification de l'innervation; dans cette catégorie, il faut comprendre également les troubles digestifs qui se déclarent secondairement dans diverses maladies;

4° Dyspepsie par action irritante des aliments.

Toutes ces dyspepsies se rencontrent chez les enfants comme chez les adultes. L'espèce la plus rare est la première; la seconde est très-commune et accompagne surtout l'augmentation de la sécrétion intestinale, autrement dit la diarrhée. La troisième se rencontre dans toutes les maladies fébriles aiguës et fournit le meilleur point de repère pour juger l'intensité et la durée d'une fièvre ; enfin, la quatrième espèce est l'affection la plus fréquente de l'enfance, celle qui tourmente pendant toute la première année de l'existence la plupart des enfants élevés artificiellement. On comprend facilement qu'il n'est pas toujours possible de séparer rigoureusement les unes des autres ces différentes espèces de dyspepsie, d'autant plus que quelques-unes dérivent directement les unes des autres et sont intimement liées entre elles.

Dans toute dyspepsie, l'acte digestif est non-seulement retardé, mais encore accompagné des embarras locaux et généraux les plus variés. Les aliments qui séjournent un temps plus ou moins long dans l'estomac sans être digérés développent constamment des gaz qui ont une odeur peu pénétrante mais rappelant celle de ces aliments, et dont il faut bien distinguer les gaz inodores qui n'arrivent dans l'estomac qu'avalés avec les substances alimentaires et les liquides, et se composent uniquement d'air atmosphérique. La plus grande partie des gaz fétides ne se développent que dans le canal intestinal qu'ils distendent, d'où résultent des douleurs lorsqu'on touche l'abdomen ou lorsque les individus se livrent à des mouvements un peu étendus, douleurs qui ordinairement se terminent par l'expulsion d'une grande quantité de gaz. Les enfants déjà arrivés à un certain âge se plaignent aussi, toutes les fois que leurs digestions sont troublées, d'une sensation de pression, de trop-plein et de douleur à l'épigastre, et presque toujours il s'ajoute à ce symptôme une douleur consensuelle au front ou au sommet de la tête, qui ne disparaît qu'au retour de l'appétit. La terminaison ordinaire et assez prompte de toute dyspepsie, surtout de celle qui est causée par l'action irritante des aliments, c'est le vomissement, après lequel l'appétit revient promptement, et les autres symptômes consensuels disparaissent, si la maladie n'a eu pour cause que des aliments non digérés.

Traitement. — Le traitement de la dyspepsie exige une appréciation très-exacte des causes et, selon ces dernières, il est tantôt radical, tantôt symptomatique, tantôt purement expectant. Les conditions sont souvent tellement compliquées, les causes si difficiles à découvrir, que c'est une des tâches les plus difficiles de tracer des règles générales qui s'appliquent rationnellement à toute espèce de dyspepsie. La base de tout le traitement est avant tout une diète sévère, la soustraction d'aliments, ce qui revient à procurer à l'économie en général et à l'organe malade en particulier le repos, cette condition première de toute thérapeutique. Que la cause de la dyspepsie soit ce qu'elle voudra, son effet restera toujours le même : diminution ou abolition de la faculté de digérer ; l'ingestion d'aliments nouveaux, ayant besoin d'être digérés, tels que des bouillies et à plus forte raison des substances compactes, est par conséquent absolument nuisible. Si les organes de la digestion ont subi des changements anatomiques, il est naturellement impossible d'agir sur le manque d'appétit, qui n'est alors qu'une conséquence de la maladie de la muqueuse et persistera aussi longtemps que cette dernière n'entrera pas en voie de guérison. Les dyspepsies occasionnées par des anomalies des sécrétions de l'appareil digestif, peuvent souvent être rapidement guéries par des médicaments bien choisis. Ainsi, par exemple, chez les enfants allaités artificiellement, il arrive très-souvent que, sous l'influence des nombreux aliments qui ne conviennent pas encore pour l'estomac délicat de ces petits êtres, il y ait sécrétion d'un suc gastique beaucoup plus acide que celui des enfants élevés au sein, que cette sécrétion continue plus ou moins longtemps d'être fort abondante, même après que le régime a été réglé sur les besoins de l'organisme enfantin, et qu'elle provoque ainsi la dyspepsie et des vomissements. On connaissait déjà ces faits à une époque fort reculée, et l'on administrait contre ce genre de dyspepsie les yeux d'écrevisses qui, de nos jours, ont été remplacés, à juste titre, par le carbonate de chaux, par le carbonate de magnésie ou le bicarbonate de soude. Il est assez indifférent de donner l'un ou l'autre de ces trois remèdes, car ils neutralisent tous de la même manière le suc gastrique en excès et trop acide, et si un enfant a pris pendant quelques jours un ou plusieurs grains de ces substances, l'appétit et les bonnes digestions reviennent régulièrement, en supposant, bien entendu, que la cause de la dyspepsie ait été bien saisie.

Les enfants plus âgés sont assez souvent pris d'ictère coïncidant avec une inappétence complète, au moins pendant les premiers jours. Cette inappétence, je l'ai souvent vue disparaître instantanément après l'administration du nitrate d'argent, qu'à partir de l'âge de cinq ans on peut fort bien donner en pilules, contenant chacune 1 centigramme de ce sel. Il suffisait de trois ou quatre pilules pour faire revenir l'appétit, quoique l'ictère durât encore plusieurs semaines.

La *dyspepsie* qui accompagne les maladies fébriles n'exige aucun traitement spécial. L'instinct est, chez les enfants, beaucoup plus prononcé et plus juste que chez les adultes. Jamais un enfant qui a la peau réellement chaude et sèche et le pouls précipité, ne touchera aux aliments qu'on lui présentera ; il n'aimera pas non plus à boire les liquides azotés, tels que lait ou potages, mais il réclamera instamment de l'eau froide, qu'il préférera à n'importe quelle boisson sucrée et même acidulée. Il n'y a pas de remède contre cette dyspepsie et même, s'il y en avait un, il serait, dans tous les cas, contre-indiqué pendant la durée de la fièvre. Par contre, il n'arrive que trop souvent que l'excès des remèdes, surtout le tartre stibié à dose réfractée, l'ipécacuanha, les sels neutres, les acides, etc., détruisent l'appétit des enfants pour un temps bien plus long que la durée de la fièvre et ralentissent ainsi la convalescence.

Dans la dyspepsie provoquée par l'action anormalement irritante des aliments, il faut que les enfants soient soumis pendant quelques jours à un régime sévère composé d'un potage mucilagineux très-étendu ou de lait mêlé d'une infusion de camomille, ensuite on peut revenir à l'alimentation mentionnée pages 41 et suiv. Un remède qui exerce une action positivement favorable sur une muqueuse irritée de la sorte, c'est le calomel à la dose de 5 à 8 milligrammes répétée deux à trois fois par jour. Il se produit alors quelques selles vertes, le ventre météorisé s'affaisse, le repos et le sommeil reviennent et les enfants recommencent à digérer.

b. — Boulimie. Polyphagie. Faim canine.

L'augmentation morbide de l'appétit peut, il est vrai, être le résultat d'une mauvaise habitude ou d'une éducation vicieuse, mais elle est beaucoup plus souvent un symptôme de diverses maladies et, chez les enfants, avant tout, des vers intestinaux ; en outre, de l'hypertrophie des glandes mésentériques et des affections chroniques du cerveau. La faim exagérée qui survient à la suite de certaines affections aiguës, surtout de la fièvre typhoïde, ne rentre pas dans cette catégorie, mais elle trouve son explication physiologique dans le prompt retour du pannicule graisseux perdu pendant le cours de la maladie. Même pour la boulimie qui se développe au milieu d'une excellente santé, et en l'absence de toute maladie organique, il faut admettre une prédisposition particulière ; car, sur le grand nombre d'enfants que des parents déraisonnables engagent constamment à manger, et dont l'appétit est stimulé par la grande variété des friandises, il y en a très-peu qui acquièrent cette singulière infirmité. Dans les cas que nous venons de citer, les objets avec lesquels les enfants cherchent à contenter leur faim, sont toujours des aliments d'un goût agréable, tandis que dans la boulimie qui dépend des maladies organiques on observe des envies semblables à celles des femmes enceintes. Ces enfants dévorent alors des aliments grossiers et de mauvaise qualité, des navets crus, des plantes vertes, des racines de toute espèce, et ne refusent à aucun moment de la journée, ni même immédiatement après le repas, le pain noir, qu'ils mangent en aussi grande quantité qu'ils peuvent l'obtenir. Si l'on ne parvient pas à remédier de bonne heure à cet état morbide, il devient chronique, sans que les enfants grandissent ou augmentent de poids plus rapidement que d'autres enfants qui n'ont pas ces mauvaises habitudes. Bien, au contraire, ils ont ordinairement un aspect pâle et anémique, évacuent des selles copieuses d'une odeur putride, et restent en retard pour la croissance. A l'autopsie, on trouve un estomac énorme, à parois épaissies et, comme nous l'avons dit en commençant, ordinairement encore d'autres changements dans différents organes.

Traitement. — Le traitement est suivi d'un prompt succès quand la boulimie dépend de vers intestinaux, que l'on peut expulser à l'aide des différents anthelminthiques, mais il ne donne aucun résultat quand, comme cela arrive chez les enfants atteints du carreau, toutes les glandes mésentériques sont augmentées de volume et infiltrées, ou bien quand une hydrocéphale chronique est la cause de la voracité. Il faut se borner, dans ces cas, à ne permettre que des aliments légers et faciles à digérer. La quantité n'en peut guère être diminuée.

c. — Vomissement.

Le vomissement des enfants a souvent une autre signification que celui des adultes. Il y a en effet un certain nombre d'enfants à la mamelle qui, toutes les fois qu'ils ont bu, rejettent une partie du lait sans efforts, sans contracter les traits du visage et sans aucune suite fâcheuse. Cet accident arrive le plus sûrement quand, après les avoir fait boire, on les remue ou les balance dans divers sens. Ce qui favorise beaucoup ce vomissement, c'est l'absence presque complète du grand cul-de-sac ou fond de l'estomac chez les enfants, absence par l'effet de laquelle, dans les mouvements péristaltiques de l'estomac, le contenu de ce dernier n'est pas poussé, comme chez les adultes, dans le fond, mais directement contre le cardia, incomplétement fermé, et immédiatement expulsé par en haut. Si l'on a l'occasion de voir des enfants déshabillés vomir le lait, on peut facilement se convaincre que ce vomissement se fait sans aucune contraction des muscles abdominaux, mais que tout à coup, pendant que les enfants respirent tranquillement et présentent tous les signes d'un bien-être général, le lait leur coule simplement de la bouche. Ils ne rejettent, du reste, jamais beaucoup de lait et prospèrent parfaitement malgré ce symptôme, ce qui justifie parfaitement le dicton des sages-femmes : « Enfant qui vomit, enfant qui réussit. »

Ce genre de vomissement n'a lieu que chez les enfants élevés à la mamelle ; ceux qu'on allaite artificiellement vomissent, il est vrai, également assez souvent, mais l'acte du vomissement est ici précédé de malaises, d'insomnie et de chaleur, et le vomissement lui-même est accompagné de nausées et de contractions des muscles abdominaux ; en outre, il est suivi d'un amaigrissement et de troubles digestifs de toute nature. Les substances vomies ne se composent pas uniquement d'aliments non digérés, c'est-à-dire de lait de vache, de bouillie ou de potage, mais on y trouve mêlées en quantité assez considérable des mucosités acides, et le lait de vache est réuni en caillots volumineux. Si l'on voit pour la première fois un enfant d'un certain âge, jusqu'à cinq ans, en proie à des nausées, on le croit gravement malade, près de mourir. Ces enfants se décolorent complétement, le front se couvre d'une sueur froide, les yeux deviennent ternes, la respiration haute, irrégulière, et le pouls si petit, qu'on le sent à peine. Les enfants se couchent et font entendre de légers gémissements, ils portent quelquefois les doigts dans la bouche, et leur visage offre l'expression de la plus cruelle angoisse. Cet état peut se prolonger pendant plusieurs heures. Puis, tout à coup, surviennent des vomissements violents, une grande quantité d'aliments réduits en bouillie s'échappent en jet de la bouche ; l'enfant, effrayé, jette des cris, interrompus par quelques nausées qui suivent encore la première débâcle, et il ne reste plus aucune trace des vives souffrances que nous venons de décrire. Ordinairement, les enfants tombent bientôt dans un long et profond sommeil, d'où ils se réveillent parfaitement guéris, et conservant seulement pendant quelque temps une diminution d'appétit et une langue chargée si la maladie n'a été due qu'à une surcharge de l'estomac par des aliments indigestes.

Si les enfants sont atteints d'exanthèmes aigus, de fièvre typhoïde ou de pneumonie, ils rejettent ordinairement, au premier jour de la maladie, leur dernier repas par le vomissement; si ce vomissement n'a pas lieu spontanément, je me borne à le provoquer par des moyens mécaniques, mais jamais je ne conseillerai d'administrer de l'ipécacuanha ou du tartre stibié, parce que ces remèdes agissent toujours en même temps sur les selles, et que la diarrhée ne fait qu'aggraver les maladies que nous venons de nommer.

Si un lombric arrive dans l'estomac, ce qui est rare chez les enfants de moins d'un an, mais assez fréquent chez les enfants plus âgés, le ver paraît être incommodé par le contenu acide de cet organe, il se meut rapidement, cause des mouvements antipéristaltiques et des vomissements par lesquels il est expulsé, au grand effroi de parents inexpérimentés. Il n'en résulte pas de suites fâcheuses, mais ordinairement ces enfants logent dans leur intestin un grand nombre d'ascarides lombricoïdes, et l'on fait bien de leur administrer, quelques jours après le vomissement, des médicaments anthelminthiques.

Un vomissement tout particulier, c'est celui qu'on observe dans les maladies aiguës du cerveau, dans la commotion cérébrale, et surtout dans l'hydrocéphale aiguë. Si l'on couche les enfants atteints d'une de ces affections sur le côté opposé ou qu'on les redresse, il sort tout à coup de leur bouche, et sans qu'ils en soient incommodés, en supposant qu'ils aient conservé le sentiment, un jet de liquide muqueux blanc ou jaune verdâtre; ensuite ils redemandent à boire sans manifester la moindre nausée ou continuent de dormir. Il faut que, dans tous les cas, on examine et observe bien si le vomissement a été précédé ou non de nausées et d'efforts. Si ces symptômes n'ont pas précédé, on se trouve en présence d'un vomissement d'origine cérébrale très-grave, et dont il n'y a lieu d'excepter que le vomissement, signalé plus haut, des nourrissons bien portants, qui se produit également sans être précédé de nausées.

Traitement. — Contre le vomissement des nourrissons, on ne doit pas agir tant que la nutrition n'en est pas altérée et tant que le lait n'est rejeté que par petites quantités à la fois. Mais lorsque le contraire arrive, il faut que l'allaitement soit dirigé d'une autre manière; ainsi on ne laissera pas boire les enfants jusqu'à ce qu'ils quittent d'eux-mêmes le sein, mais on les en retirera après la moitié du temps qu'il faut pour cet abandon spontané, puis on les couche aussi tranquillement que possible. Les cris que l'enfant se met alors à pousser cessent bientôt. Cette manière d'agir seule suffit ordinairement pour empêcher les vomissements trop fréquents et trop abondants. Si cela ne suffit pas, on donne à l'enfant, avant de le mettre au sein, quelques cuillerées à café d'une infusion de camomille concentrée et sucrée.

Le vomissement d'enfants élevés au biberon est toujours un signe de digestion troublée et doit, dans tous les cas, être combattu. L'administration du carbonate de chaux ou du carbonate de magnésie convient ici parfaitement et conduit rapidement au but, si d'ailleurs le régime est convenablement réglé. Si l'intestin est malade en même temps, s'il existe de la diarrhée, il faut que celle-ci soit calmée avant qu'on puisse espérer la fin du vomissement. Encore, dans ces cas, le calomel, à la dose de 1 centigramme, administré deux ou trois fois par jour, occupe le premier rang parmi tous les médicaments connus.

Si l'on croit que les enfants sont atteints de nausées et que c'est là l'unique raison de leur agitation et de leur inquiétude, il suffit ordinairement de quelques moyens mécaniques pour provoquer l'acte du vomissement. Le moyen le plus sûr est la compression de l'estomac, que j'exécute de la manière suivante : j'applique l'extrémité des doigts au-dessus du nombril, sur l'épigastre, ensuite j'exerce une pression en exécutant en même temps des mouvements de rotation avec la main; cette manœuvre provoque ordinairement des contractions vives, quelquefois perceptibles, de l'estomac. Si de cette manière je ne réussis pas à faire vomir, j'introduis le doigt dans la bouche, j'abaisse la langue et je titille le voile du palais. Si même après cette seconde manœuvre il n'y a pas de vomissement, il est à supposer que l'enfant n'est pas tourmenté par des envies de vomir et qu'un vomitif ne peut modifier en rien l'état dans lequel il se trouve. Si l'on croit cependant avoir constaté le signe évident de nausées chez un enfant qu'on n'a pas pu parvenir à faire vomir par les moyens indiqués, ce qu'on peut faire de mieux, c'est de lui répandre 20 à 40 centigrammes de poudre d'ipécacuanha sur la racine de la langue, en ayant soin de tenir les mâchoires aussi écartées que possible avec l'index de la main gauche, et on fait suivre le remède, administré de cette manière, de quelques cuillerées à café d'eau tiède. Si, même après avoir administré cette dose d'ipécacuanha, on n'obtient rien, on peut être sûr que l'estomac ne renferme aucune substance qui pèse sur lui, et que de forts vomitifs ne pourront faire que du mal.

Dans les maladies cérébrales, le vomissement est purement symptomatique et ne peut, selon moi, être arrêté ni même simplement calmé en aucune manière; si, par exception, l'hydrocéphale aiguë s'arrête dans sa marche progressive, le vomissement disparaît spontanément.

Le vomissement qui suit une commotion cérébrale due à une chute ou à un coup ne dure qu'un jour ou deux s'il ne s'est produit ni lésion osseuse ni hémorrhagie cérébrale, et se termine ensuite par une guérison parfaite.

d. — Flatulence et colique.

Si l'air physiologiquement contenu dans l'estomac et le canal intestinal devient beaucoup plus abondant et qu'en même temps les mouvements péristaltiques ne soient pas accélérés à un tel point que les gaz accumulés s'échappent par l'anus, il se produit une distension de l'estomac et du tube intestinal, et, comme conséquence, une tension exagérée des parois abdominales, à laquelle on a donné le nom de météorisme si elle est aiguë, et de flatulence ou tympanite si elle est passée à l'état chronique. Cette augmentation des gaz dans l'intestin est due principalement à l'augmentation de la sécrétion propre de ce canal, car jamais elle n'est plus constante qu'avant et pendant les diarrhées. La constipation peut bien aussi faire naître la flatulence, mais, dans ce cas, elle n'est jamais aussi fréquente ni aussi considérable que celle qui accompagne les diarrhées. Aux degrés élevés du météorisme s'ajoute toujours une diminution de la tonicité de la musculeuse gastro-intestinale, en l'absence de laquelle les gaz, aussitôt développés, s'acheminent toujours vers l'anus et s'échappent au dehors ; cette diminution de la tonicité se rencontre surtout dans la fièvre typhoïde, quelquefois aussi dans les exanthèmes aigus. Les aliments que l'on donne aux enfants âgés de moins d'un an, le lait, le pain, la soupe, les amylacés n'occasionnent, tant qu'ils sont supportés, aucune flatulence ; mais s'il se développe de la diarrhée, on ne peut plus distinguer si la distension de l'intestin, qui en est le résultat, provient des aliments ou de l'augmentation de la sécrétion intestinale.

Des obstacles mécaniques, tels que des carcinomes de l'estomac ou du tube intestinal, des hernies étranglées, des exsudats péritonéaux en forme de brides, des cicatrices d'ulcères exerçant une constriction, tous ces accidents, qui chez les adultes provoquent des expansions de gaz si dangereuses et le plus souvent mortelles, ne se rencontrent presque jamais chez les enfants et manquent complétement chez les nourrissons.

Symptômes. — Sous le nom de flatulence, on entend une augmentation de l'abdomen pouvant intéresser toute cette cavité ou seulement quelques-unes de ses parties, selon que le tube gastro-intestinal tout entier ou seulement quelques parties de l'intestin sont devenus le siége de la distension.

Généralement, on admet que quand l'abdomen se termine en quelque sorte en pointe, c'est l'intestin grêle qui est dilaté, et que lorsque le ventre prend plutôt une forme de tonneau, la distension porte de préférence sur le gros intestin ; il faudrait admettre pour cela une séparation complète entre le gros intestin et l'intestin grêle, pour la raison très-simple que dans des cavités communiquant entre elles les gaz ne peuvent produire qu'une tension égale et une dilatation égale des parois. Il n'est pas admissible que jamais la valvule iléo-cæcale isole d'une manière aussi complète les deux portions de l'intestin ; mais il est parfaitement admissible que la tonicité de la musculeuse du gros intestin ne soit pas la même que celle de l'intestin grêle.

Dans les maladies aiguës, surtout dans la fièvre typhoïde, l'état du malade est singulièrement aggravé par le météorisme, qui fait subir une compression aux poumons et au cœur et provoque ainsi la dyspnée et les troubles de la circulation.

La colique est une douleur qui se produit dans les parois intestinales et qui, le plus souvent, revient et s'exaspère par accès. Elle n'est évidemment qu'un symptôme qui accompagne les maladies abdominales les plus variées ; sa cause la plus fréquente est la flatulence, dans laquelle elle ne manque jamais de se produire. En outre, la colique se présente chez les enfants dans toute diarrhée développée à la suite d'une irritation anormale provenant des aliments, et elle se fait sentir constamment lorsque des modifications matérielles se sont produites sur la muqueuse intestinale, lorsque l'entérite folliculeuse ou la dysenterie s'est développée, même à un très-léger degré.

Des accumulations d'ascarides lombricoïdes peuvent provoquer de violentes coliques ; des lombrics isolés sont, au contraire, assez souvent expulsés sans que les enfants aient ressenti aucune colique, ni en général aucun symptôme annonçant la présence de ces entozoaires, comme nous aurons l'occasion de le dire plus longuement au chapitre qui leur est consacré. Il y a aussi des enfants qui, à chaque refroidissement, surtout lorsqu'ils ont eu les pieds humides, sont subitement pris de coliques, sans que la digestion ait été sensiblement troublée avant ou pendant ce phénomène. Ces enfants ne supportent ordinairement pas les bains, ni même les simples lotions à l'eau froide, mais on est souvent forcé de les laver pendant plusieurs années consécutives avec de l'eau chaude, et non sans prendre les plus grandes précautions. Les *symptômes* sont ordinairement les suivants : tout à coup l'enfant contracte douloureusement les commissures des lèvres et tous les traits en général, il pousse de longs cris de douleur, agite les bras, trépigne des pieds, attire les genoux vers le ventre ; ce dernier devient douloureux, et sa sensibilité augmente au moindre attouchement. Chez les petits garçons, le scrotum se trouve dans un état de contraction extrême. Ordinairement il s'échappe bientôt des gaz ou des matières liquides, et souvent il survient des vomissements. Si les enfants sont très-irritables et la colique fort intense, il peut même se produire des convulsions. Le diagnostic se fonde principalement sur l'intermittence absolue des douleurs et sur les troubles digestifs qui ont précédé.

Il ne faut, du reste, jamais se fier aux renseignements donnés par la famille, qui se montre toujours très-disposée à attribuer aux coliques la moindre agitation des enfants ; on fera donc déshabiller l'enfant complétement, ensuite on l'observera et on l'examinera sans discontinuer pendant dix à vingt minutes. D'autres mères prennent toujours le cri de la colique pour l'expression de la faim et se hâtent de fermer la bouche à l'enfant avec du lait, ou même avec de la bouillie, ce qui, chose singu-lière, réussit assez souvent, car les enfants se tranquillisent après avoir avalé quelques gorgées; mais ce n'est que pour pousser des cris d'autant plus perçants et plus prolongés peu de temps après, sous l'influence de l'irritation déterminée par les aliments nouvellement ingérés.

Traitement. — Le traitement de la flatulence a pour but d'expulser de l'intestin les gaz qu'il renferme, ce qui s'obtient momentanément le mieux par des lavements. Le plus souvent il suffit d'un simple lavement d'eau chaude additionné d'une cuillerée à café d'huile. Si ce remède n'est pas suivi d'une évacuation copieuse de matières fécales et de gaz, on donne des lavements exclusivement composés d'eau froide, sans huile, ou d'une infusion de camomille chaude et concentrée; les premiers sont suivis d'une augmentation subite des mouvements péristaltiques de tout le canal intes-tinal, souvent accompagnée de douleurs violentes, et par conséquent peu désirables dans les cas où déjà des symptômes de coliques existent; les autres sont, au contraire, principalement dirigés contre les coliques et agissent plutôt comme antispasmodiques qu'en évacuant les gaz. Les vessies à glace ou les compresses froides sur l'abdomen, qui sont tant en faveur chez les adultes, ont un effet très-défavorable sur les petits enfants et ne font qu'augmenter les douleurs sans être suivies d'un soulagement. On ne peut retirer de ce traitement qu'un avantage momentané; contre les causes de la flatulence, on ne peut agir qu'en examinant attentive-ment tout le régime alimentaire de l'enfant et en observant attentivement l'effet des différents aliments. Cet examen nous apprend, comme déjà cela a été dit plus haut, que c'est surtout la sécrétion intestinale diar-rhéique qui, avant d'être excrétée, développe de grandes quantités de gaz, et que par conséquent tous les aliments qui provoquent facilement la diarrhée causent aussi médiatement de la flatulence. Au premier rang, il faut citer la bouillie à la farine, et en général tous les aliments préparés avec du lait de vache et des substances amylacées. Les enfants élevés au sein n'ont presque jamais de flatulence. Il ressort de là que les enfants élevés au biberon qui ont une prédisposition à cette affection doivent être habitués de bonne heure au bouillon, qu'on leur donnera au commencement une fois par jour, mêlé d'un peu de sucre, et plus tard deux fois, sans sucre. S'attacher exclusivement à une seule sorte de viande, telle que le veau ou le poulet, c'est, à mes yeux, un caprice inutile; le principal est toujours que le potage ne soit pas trop concentré ni trop salé, et autant que possible dégraissé. La meilleure substance pour donner à la soupe une consistance de bouillie, c'est le pain blanc râpé; le riz, la semoule et les ingrédients mucilagineux dégoûtent bientôt les enfants, qui finissent par refuser les soupes préparées avec ces substances.

La *colique* exige, pendant les accès, un traitement symptomatique; dans les intervalles, il faut combattre la cause. Le traitement symptomatique consiste dans l'emploi prudent des narcotiques, surtout des opiacés et des préparations dans lesquelles entre l'acide cyanhydrique ou la noix vomique, ou bien dans l'administration de remèdes éthérés, aromatiques, tels qu'infusion de camomille, de menthe poivrée ou de mélisse, pris par la bouche et le rectum. La chaleur est, avant tout, nécessaire et doit être entretenue au moyen de cruchons remplis d'eau chaude, de linges chauds, de boissons chaudes et de sachets remplis de camomille et chauffés, qu'on applique aux enfants sur le ventre.

Le traitement causal doit avoir en vue les diverses causes de la colique.

1° Colique par anomalie du contenu de l'estomac et de l'intestin. Dans ce cas, il faut autant que possible vider l'estomac par des moyens mécaniques, et si cela ne réussit pas, par 20 à 40 centigrammes de poudre d'ipécacuanha. Si des aliments indigestes ont dépassé le pylore, leur action irritante suffit déjà pour produire la diarrhée, et il n'est presque jamais nécessaire de la provoquer par une action médicamenteuse ; il arrive, au contraire, assez souvent que l'on est forcé d'arrêter la diarrhée, devenue trop profuse, par des médicaments antidiarrhéiques. Quant aux coliques vermineuses, on les traite au commencement par l'opium, pour calmer le symptôme, et plus tard par les remèdes spéciaux dont il sera question plus loin. On ne doit jamais donner de vermifuges à un enfant pris de diarrhée et de coliques.

2° Presque jamais on ne rencontre chez les enfants des coliques déterminées par une rétention de matières fécales, et cela parce que chez eux les digestions et l'absorption se font beaucoup plus rapidement que chez les adultes. Il n'y a que les noyaux de fruits, surtout les noyaux de cerises et les pepins de raisins, qui se collent les uns aux autres pour former de grosses masses, si malgré les fruits pris en abondance les selles restent dures ; de là peuvent résulter de violentes coliques, et même des symptômes de rétrécissement intestinal. Comme ces amas s'arrêtent ordinairement déjà dans l'intestin grêle, les lavements ne suffisent pas pour les chasser, mais il s'agit d'obtenir une sécrétion intestinale plus copieuse pour les ramollir et les liquéfier, ce qui réussit parfaitement au moyen de quelques doses de 20 à 25 centigrammes de calomel.

3° Les coliques qui dépendent d'une modification de texture de l'intestin lui-même ne réclament qu'un traitement symptomatique, comme nous l'avons déjà exposé plus haut. Le traitement des maladies de texture du canal intestinal sera exposé plus longuement à l'occasion de ces affections.

Les coliques saturnine, arsenicale, et, en général, toutes les coliques d'origine toxique sont à traiter par les antidotes correspondants, dont l'histoire se trouve dans la toxicologie.

§ e. — Diarrhée.

Par diarrhée, on entend une modification qualitative et quantitative des excréments. La qualité des excréments, abstraction faite de leurs propriétés chimiques et microscopiques, dont nous aurons à nous occuper plus loin, est modifiée en ce sens que leur consistance n'est plus pâteuse, mais que l'enfant expulse soit exclusivement un liquide aqueux, soit un liquide aqueux dans lequel des masses fécales ou des restes d'aliments se trouvent encore suspendus. La quantité est toujours augmentée dans la diarrhée; il est impossible de donner à cet égard des chiffres exacts, parce que précisément, chez les enfants, les selles ne peuvent jamais être bien recueillies, et que par conséquent leur évaluation au poids ne peut donner que des résultats approximatifs; mais il suffit de les mesurer simplement à la vue pour nous autoriser à dire que, dans la diarrhée, les matières fécales sont expulsées en plus grande abondance qu'à l'état normal. On comprend, sans autre explication, que pour l'évacuation d'une plus grande quantité de matières fécales, le rectum doit s'ouvrir plus souvent qu'à l'ordinaire. De plus, à raison de l'irritation anormale que le contenu liquide de l'intestin, plus riche en sels, exerce sur les sphincters, la défécation a lieu encore bien plus souvent que la quantité totale des déjections ne semblerait l'exiger.

Selon la forme, la couleur et l'odeur, ensuite selon les propriétés chimiques et microscopiques, on peut distinguer différentes espèces de selles.

La forme normale des déjections alvines pendant la première année (plus tard elles ne se distinguent plus de celle des adultes) est celle d'une pâte molle; leur couleur est jaune, analogue à celle du jaune d'œuf; leur odeur est légèrement acide, jamais putride, et ce n'est que chez les enfants déjà nourris avec de la viande qu'elles ont cette odeur désagréablement pénétrante des selles d'adultes.

Les selles diarrhéiques peuvent consister simplement en matières molles, liquides, mais colorées en jaune et composées encore de matières fécales (diarrhée simple, stercorale), ou bien il part avec les selles de cette nature des matières non digérées, état qu'on appelle diarrhée lientérique, lientérie (λεῖον, lisse, poli, et ἔντερον, viscère, *lœvitas intestinorum*). Chez les enfants élevés au biberon et à la bouillie, on trouve ces selles très-fréquemment, parce que les parents insouciants veulent de temps à autre essayer si l'on ne pourrait pas enfin se dispenser de faire une cuisine à part pour l'enfant, et commencer à lui donner sa part du repas commun. On donne alors à l'enfant des légumes, de la viande, des fruits. La viande coupée en très-petits morceaux se digère parfois, mais ordinairement les enfants n'ayant pas encore de dents avalent de trop gros morceaux que le suc gastrique ne peut pas dissoudre et qui forment alors de véritables corps étrangers et, qui plus est, en état de décomposition, et traversent comme tels tout le tube digestif. Les légumes et les fruits crus partent ordinairement tels qu'ils ont été avalés et occasionnent souvent des diarrhées profuses et dangereuses, d'autres fois leur passage ne cause rien de semblable.

Il y a, en outre, des diarrhées dans lesquelles les déjections d'un jaune clair sont tellement minces, qu'elles jaillissent par le rectum comme le liquide d'une seringue, imbibent immédiatement le linge absolument comme l'eau et se montrent même à la surface du coussin sur lequel on porte l'enfant. Ces selles se montrent surtout dans le choléra nostras et le choléra asiatique, ainsi que chez les enfants qu'on est en voie de sevrer (diarrhée du sevrage, *diarrhœa ablactatorum*); elles sont tout à fait inodores ou présentent une odeur putride, mais jamais l'odeur aigrelette physiologique; elles n'ont pas non plus une réaction acide, mais neutre ou même alcaline, lorsqu'elles renferment des quantités un peu considérables de carbonates alcalins. Si l'on a l'occasion de les recueillir dans un vase propre, et qu'ensuite on les verse dans un verre à réactif, on les voit se partager à la manière des selles typhiques en deux couches, dont la supérieure est claire, presque entièrement transparente, et l'inférieure, floconneuse et mêlée de petits grumeaux de matières fécales ; la couche inférieure est souvent très-mince et n'a que le dixième du volume de la couche supérieure. Outre les restes d'aliments non digérés, tels que cellules végétales, corpuscules d'amidon, globules du lait, coagulums de caséine, l'examen microscopique ne montre rien que de petits amas colorés d'un jaune intense ou d'un brun clair, des fragments de cellules épithéliales (les cellules entières d'épithélium cylindrique s'y rencontrent très-rarement) et une grande quantité de globules bruns de diverses grandeurs et sans enveloppe, comme il est facile de s'en assurer à l'aide d'une simple compression. Dans les selles alcalines, on trouve aussi du phosphate ammoniaco-magnésien. Ordinairement, ces selles liquides ne contiennent pas d'albumine, seulement, lorsqu'elles sont colorées en rose ou en brun rouge, ce qui provient le plus souvent d'un mélange de petites quantités de sang, il est facile d'y constater la présence de l'albumine en y ajoutant de l'acide nitrique.

On appelle ordinairement *bilieuses* les selles vertes des enfants; mais rien ne prouve que cette dénomination soit juste ; car jusqu'à présent personne n'a pu démontrer que dans ces selles les éléments de la bile soient contenus en plus grande abondance que dans les selles jaunes ou brunes. La matière colorante de la bile est primitivement brune et par conséquent la couleur normale des excréments est brune, ou d'un jaune doré si les enfants sont exclusivement nourris avec du lait. Mais la matière colorante brune normale de la bile (biliphaïne) peut être transformée très-facilement en matière verte (biliverdine) par une foule d'agents chimiques et même par le simple contact avec l'air atmosphérique; en pédiatrique, ce résultat est souvent obtenu médicalement par le calomel. La supposition que les selles vertes qui suivent l'administration de petites doses de calomel dépendent d'un simple mélange du médicament couvert d'une couche noire de sulfure de mercure est erronée ; car premièrement ces selles colorées en vert se continuent souvent pendant plusieurs jours et en grande abondance sans que dès le second jour on puisse y découvrir la moindre trace de mercure; et, en second lieu, on peut les étendre avec de l'eau et filtrer cette dernière, qui reste alors co-

lorée en vert après avoir traversé le filtre, de sorte qu'il ne peut nullement être question d'une coloration purement mécanique.

Pendant la dentition et à la suite de presque tous les catarrhes
intestinaux produits par des aliments indigestes, on observe chez les
petits enfants des selles colorées en vert, et il paraît que l'augmentation
de la sécrétion intestinale suffit déjà pour transformer la biliphaïne en
biliverdine. Il arrive aussi très-souvent que les enfants ont des selles tout
à fait jaunes, mais qui se colorent en vert après avoir été pendant quelques heures exposées à l'air. Ce changement de nuance commence à la
périphérie et aux couches les plus minces de la masse fécale et n'atteint
qu'au bout d'un certain temps la masse centrale plus épaisse, jusqu'à ce
que finalement le tout soit uniformément coloré en vert. Ordinairement,
les enfants qui ont de ces évacuations souffrent de légers troubles
digestifs.

Dans une autre espèce de diarrhée de grandes quantités de mucus se
trouvent mêlées aux déjections; on les trouve en masses ou en fils plus
ou moins grands, englobés dans la sécrétion ordinairement liquide de
l'intestin et présentant la plus grande ressemblance avec le mucus nasal.
En agitant les selles avec de l'eau, on débarrasse assez facilement les
mucosités de la matière colorante; mais elles perdent alors leur transparence et montrent sous le microscope des corpuscules muqueux, des
fragments de cellules épithéliales et des masses granulées. L'évacuation
de ces selles est douloureuse.

Chez les enfants élevés artificiellement et dont le développement se
fait avec lenteur, on trouve quelquefois des selles ayant un aspect argi-
leux, gras, grisâtre ou d'un jaune clair, qui se laissent écraser entre les
langes comme de la terre glaise humide et ne s'échappent ordinairement
de l'anus qu'au prix des plus grands efforts. Cette décoloration tient à
un manque de bile ou au moins de matière colorante de la bile et n'a, selon
moi, aucune conséquence fâcheuse pour la digestion et le développement
général. Avec la teinture aqueuse de rhubarbe ou quelques grains de
poudre de rhubarbe, on parvient, il est vrai, à obtenir une sécrétion de
bile plus abondante, mais on risque toujours de provoquer par ces
moyens un catarrhe intestinal dont il est impossible de prévoir la fin; ils
peuvent donc devenir plus nuisibles qu'utiles.

Un phénomène très-utile pour le diagnostic de l'affection de la muqueuse et surtout pour le pronostic, c'est l'odeur des selles diarrhéiques.
A couleur et à consistance parfaitement identiques, il y a des selles qui
n'ont presque aucune odeur, d'autres qui ont une odeur franchement
fécale, d'autres enfin qui répandent une odeur de *putréfaction*. Ces dernières sont toujours le symptôme d'une affection grave, d'une entérite
folliculeuse qui, dans la plupart des cas, se termine par la mort. L'odeur
de ces selles est difficile à décrire et ressemble le plus à celle des œufs
pourris; elle est souvent tellement pénétrante qu'il faut la plus grande
abnégation pour donner à ces enfants les soins nécessaires et que les

autres habitants de la chambre où l'enfant est couché sont forcés de la quitter. L'évacuation de ces selles est également douloureuse et rougit l'anus et ses environs. Elles accompagnent le plus souvent le muguet ; dans ces cas, l'anus, les parties génitales, la face interne des cuisses et les talons sont d'un rouge intense et quelquefois érodés. Sous le microscope et à l'analyse chimique, ces selles ne m'ont jamais offert rien de particulier et, sauf l'odeur, je n'y trouve rien de caractéristique.

Jamais on ne trouve de pus dans les selles des petits enfants ; chez les enfants plus âgés, on en trouve vers la fin d'une dysenterie. Les ulcères tuberculeux de l'intestin occupent ordinairement l'intestin grêle, et leur sécrétion n'est pas assez copieuse pour que des traînées purulentes (car il n'est question que de celles-ci) se rencontrent dans les selles.

. — Constipation (obstructio alvi).

Si un enfant, sain d'ailleurs, n'a pas pour le moins deux selles par jour pendant la première année et une selle de l'âge de un à trois ans, la consistance des excréments devient trop dure et il survient un état connu sous le nom de constipation. Parmi les petits enfants, ce sont surtout ceux qu'on élève artificiellement qui sont sujets à cette affection ; cependant on l'observe aussi chez les enfants élevés à la mamelle, surtout chez ceux dont les nourrices sont elles-mêmes constipées. L'examen chimique du lait de ces nourrices donne des résultats négatifs.

Les *causes* de la constipation sont les suivantes :

1º Mucus intestinal insuffisant ou trop tenace. Telle semble être la condition de la constipation dans la plupart des maladies fébriles ou en cas d'augmentation de la sécrétion urinaire et sudorale, sans que la composition des aliments y joue un rôle quelconque.

2º Les aliments, surtout les bouillies contenant de l'amidon et préparées à la farine, au riz, au sagou, etc., et chez les enfants plus âgés, les pois, les haricots, les lentilles, les châtaignes ; ensuite, toute substance alimentaire ou médicamenteuse astringente, le vin rouge, les préparations de plomb, d'alun, de fer, de bismuth, de chaux, le nitrate d'argent et les médicaments végétaux contenant du tannin, qu'on emploie contre la diarrhée et dont l'effet constipant se continue après l'administration du remède.

3º Des mouvements péristaltiques trop faibles du tube intestinal, mouvements qui ne s'observent presque jamais d'une manière primitive, mais en général secondairement, à la suite d'une maladie de quelque autre organe. Telle est la constipation opiniâtre dans la méningite aiguë et pendant laquelle, malgré sa longue durée, le ventre reste toujours rétracté ; en second lieu, la constipation produite par l'opium. Chez les enfants arrivés à la dernière période du carreau, il y a, outre la diminution de la sécrétion intestinale, encore une atrophie de la musculeuse de l'intestin et par conséquent une constipation due à une double raison. Enfin, on observe encore des états de paralysie périphérique de l'intestin, surtout dans la péritonite mécanique ou perforative.

4° Les obstacles mécaniques, tels que hernies étranglées, invaginations, volvulus, oblitération complète du calibre de l'intestin par des scybales dures, etc., se rencontrent fort rarement chez les enfants. Chez les nouveau-nés, il faut porter son attention sur la possibilité d'une imperforation de l'anus, que nous décrirons plus loin.

La description des *symptômes* est, pour ainsi dire, contenue tout entière dans le simple nom de la maladie. Le ventre est ballonné, mais ne donne aucune sensation douloureuse au toucher en cas de constipation simple. Les excréments peu abondants se trouvent dans les langes, desséchés comme ceux des brebis ou des chèvres. Si le mal se prolonge, le météorisme devient tel que le foie est refoulé en haut, que la rate ne peut plus être percutée et que tout l'abdomen devient dur comme un tambour; dans ce cas, une pression exercée sur les parois devient naturellement douloureuse. Alors, les enfants refusent la nourriture et sont très-agités; ils ont des renvois et enfin des vomissements, il part quelques gaz fétides qui procurent un soulagement passager, et enfin les symptômes disparaissent subitement s'il survient une ou plusieurs évacuations copieuses.

Si le mal se prolonge, le météorisme devient chronique. La continuation du manque d'appétit épuise les enfants, et, sous l'influence de la longue compression des veines abdominales, il se développe sous la peau du ventre un large réseau de veines collatérales.

Dans toute constipation considérable, il y a lieu d'examiner par le toucher l'anus et le rectum, parce que cet examen rend quelquefois inutile tout traitement interne. Les suites de la constipation sont souvent des hernies et, chez les petits enfants, des convulsions. A moins d'obstacles mécaniques insurmontables, tels que nous les avons mentionnés au n° 4, le pronostic est favorable.

Traitement. — Le traitement doit avoir en vue les causes, c'est-à-dire qu'il faut avant tout se préoccuper du régime et le régler convenablement. Souvent une petite modification est déjà suffisante, comme, par exemple, de ne donner de la bouillie que deux fois par jour au lieu de trois fois, et de donner plus de lait en compensation ou de donner, au lieu des potages mucilagineux, si constipants, pour nourriture régulière du bouillon étendu avec du pain blanc ou de la semoule. Chez les enfants un peu plus âgés, on peut favoriser les évacuations par des fruits cuits ou des fruits crus, mais bien mûrs, tels que raisins, pommes, poires, etc., ensuite en leur donnant à boire beaucoup d'eau froide, et dans tous les cas on fait toujours bien de combattre la constipation par un changement de régime plutôt que par des purgatifs, de n'importe quelle espèce. Si l'on ne réussit pas par ces simples moyens à vaincre la constipation, ce qu'on peut donner de mieux et de plus inoffensif, c'est la teinture aqueuse de rhubarbe à la dose de une à deux cuillerées à café. Pour favoriser simplement les selles, et sans poursuivre en même temps quelque autre but, il ne faut pas toujours se hâter de prescrire du calomel, parce qu'on reproche au mercure de retarder le développement ultérieur et de favoriser la carie dentaire. D'une manière très-simple, on peut souvent guérir la constipation au moyen de suppositoires de savon de la longueur d'une phalange digitale et de l'épaisseur d'un tuyau de plume. Les lavements à l'eau froide ou à l'eau de savon ont le double avantage de ramollir les masses fécales dures et d'exciter dans tout l'intestin une augmentation des mouvements péristaltiques et de la sécrétion, par irritation consensuelle. Dans les cas, d'ailleurs, où les scybales sont très-dures, on ne réussit pas à administrer le lavement, mais l'eau reflue régulièrement à mesure qu'on l'injecte. Alors il n'y a plus d'autre moyen que d'éloigner les scybales avec une épingle à friser ou une curette. Il est rare que la constipation qui accompagne les maladies fébriles et celle qui se développe sous l'influence d'une méningite aiguë ou d'une péritonite devienne l'objet d'un traitement spécial. Il en sera question aux chapitres correspondants.

2° Catarrhe de la muqueuse stomacale (*catarrhus ventriculi*).

Le catarrhe de la muqueuse stomacale ou gastrite catarrhale se rencontre à l'autopsie de beaucoup d'enfants qui, de leur vivant, n'avaient jamais présenté aucun signe de trouble digestif. Si l'on songe que chez les nouveau-nés une vive rougeur de la muqueuse stomacale constitue un *état physiologique*, on ne pourra pas attacher une extrême importance aux injections ni même aux ecchymoses si souvent décrites de cette muqueuse, d'autant plus que nous n'avons aucun point de repère qui nous permette de juger si ces modifications ont produit des symptômes, et quels sont ces symptômes. Uniquement lorsqu'il s'est développé un flux catarrhal de la muqueuse stomacale et que la mucosité sécrétée en abondance est rejetée plusieurs fois par jour, on est en droit, au point de vue clinique, d'admettre l'existence d'un catarrhe de l'estomac. Les conditions étiologiques sont aussi nombreuses que celles que nous avons reconnues aux articles précédents pour la dyspepsie, le vomissement, la flatulence, etc.

Symptômes. — Les symptômes d'un pareil catarrhe de l'estomac sont ordinairement une douleur fixe, continue, dans la région de l'estomac, et qui augmente à la pression, un ballonnement permanent de cette région, une augmentation sensible de sa température et une accumulation de gaz dans l'estomac. L'ingestion d'aliments chauds et compactes et de boissons chaudes augmente la douleur, tandis que des boissons froides et surtout le lait froid calment les enfants d'une manière sensible. Ils vomissent souvent, il est vrai, leurs aliments; mais cette circonstance ne suffit pas à elle seule pour justifier le diagnostic d'un catarrhe de l'estomac; il faut que, quelques heures avant ou après le repas, ils rejettent sans beaucoup d'efforts un mucus pur, vitreux, trouble ou verdâtre. La nutrition n'est pas beaucoup en souffrance au commencement, parce que, comme nous l'avons déjà fait observer, ils ne rejettent pas régulièrement les aliments et que la muqueuse intestinale a conservé ses facultés absorbantes. Mais par la suite il se produit naturellement un amaigrissement, et on trouve alors à l'autopsie la muqueuse stomacale plus épaisse, couverte d'une couche épaisse de mucus, et sa surface couverte de protubérances inégales, état qu'on appelle en France état mamelonné. Il faut ajouter à cela qu'avant d'appliquer cette dénomination à une muqueuse, il faut qu'on ait d'abord distendu la musculeuse contractée de l'intestin, attendu que si l'estomac est fortement contracté, toute muqueuse, même la plus saine, prend cet aspect mamelonné Les autres symptômes mentionnés dans les livres et qui concernent l'état du pouls, l'état général, les selles, l'urine, etc., ne sont pas assez caractéristiques, pour que nous les mentionnions ici.

Traitement. — Le traitement doit surtout avoir en vue le régime; ainsi, on n'accordera pendant plusieurs jours de suite que du lait froid. Contre l'hypersécrétion muqueuse, le nitrate d'argent constitue un remède souverain. Aux petits enfants âgés de moins de deux ans, je le donne en solution à la dose de 2 centigrammes et demi sur 100 grammes d'eau, sans addition d'un sirop ou d'un mucilage quelconque. Chez les enfants plus âgés, qui savent déjà avaler des pilules, des pilules du poids de 5 centigrammes, contenant chacune 1 centigramme de nitrate d'argent, donnent de meilleurs résultats que la solution et sont aussi d'une administration plus facile. Une seule fois je me souviens de n'avoir obtenu aucun résultat avec ce traitement, sur un garçon de huit ans. Il avait pris pendant dix jours de suite de 4 à 6 pilules au nitrate d'argent sans aucun résultat. Alors je lui prescrivis 5 gouttes de créosote dans 150 grammes d'un véhicule mucilagineux et, à mon grand étonnement, les vomissements muqueux furent subitement arrêtés. A cause de la mauvaise odeur et de la saveur détestable de la créosote, il faut, toutes choses égales d'ailleurs, toujours lui préférer le nitrate d'argent. Comparez le traitement du vomissement, page 130.

3° Inflammation toxique de l'estomac.

Les enfants sont toujours à la recherche de friandises. Il arrive donc assez souvent que des enfants de un à cinq ans (les enfants plus âgés prennent déjà des précautions) se jettent, surtout dans les ateliers où l'on se sert beaucoup d'acides concentrés ou de bases caustiques, sur des vases contenant de l'acide sulfurique, de l'acide nitrique, de la potasse caustique, de la chaux caustique, de la lessive ordinaire ou sous-carbonate de soude et qu'ils avalent précipitamment de ces liquides qui peuvent arriver en assez forte quantité dans l'estomac avant qu'ils s'aperçoivent de leur cruelle méprise. Les effets généraux des poisons caustiques sont du ressort de la toxicologie. Nous nous bornerons donc ici à les étudier seulement au point de vue des modifications locales qu'ils produisent dans l'estomac et l'intestin.

Symptômes et caractères anatomiques. — L'état de la cavité buccale nous renseigne le mieux sur la destruction qu'a pu subir l'estomac. La muqueuse de cette cavité se trouve transformée en une masse d'un blanc grisâtre par l'action de tous les caustiques concentrés. Quand cette masse est détachée, le tissu sous-muqueux se montre à jour avec une teinte rouge foncé, et devient quelquefois le siége de fortes hémorrhagies. Il n'y a que l'acide nitrique qui teigne en jaune la muqueuse et la fasse paraître plutôt ratatinée que ramollie. Si les caustiques sont très-concentrés et ont été introduits dans la bouche en grande quantité, la destruction s'empare aussi du tissu sous-muqueux et l'on se croit au premier aspect en présence d'une gangrène étendue, analogue à celle du noma. Des phénomènes analogues sont présentés par l'estomac. Une corrosion plus légère par des caustiques plus faibles ou en si petite quantité que, dilués par le contenu de l'estomac, ils ont à peine encore une action corrosive, ne peut guère être soumise à un examen anatomique, attendu que, dans ces cas, la mort survient beaucoup plus tard, et le plus souvent n'arrive pas du tout. Dans les cas qui se terminent par une mort rapide, on trouve la muqueuse réduite en lambeaux noirs, la musculeuse et la séreuse relâchées et ordinairement perforées, de sorte que le contenu de l'estomac s'est épanché dans la cavité péritonéale. Le duodénum peut également être atteint par le caustique; mais les phénomènes intestinaux sont toujours peu prononcés en comparaison des symptômes de l'estomac. Si la mort n'arrive pas immédiatement par perforation de l'estomac, ce qui, chez les enfants imprudents, est beaucoup plus rare que chez les individus qui cherchent à se donner la mort par ce moyen, parce que ces derniers avalent à dessein de fortes quantités de ces liquides caustiques, il en résulte néanmoins fréquemment des ulcères de l'estomac et surtout de l'œsophage (voyez *Œsophagite*, p. 122) qui ne guérissent que fort lentement en donnant lieu à des cicatrices calleuses.

Les symptômes qui accompagnent une pareille calamité diffèrent selon la force et la quantité du caustique, selon la profondeur à laquelle il a pénétré dans l'œsophage, selon le temps qu'il a passé dans l'estomac sans être modifié, et enfin selon la quantité de chyme ou de liquide qu'il a rencontrée dans l'estomac. Ordinairement il se produit, immédiatement après l'arrivée du poison dans la bouche, des efforts de vomissement et une occlusion spasmodique de l'œsophage, si bien que le liquide caustique n'arrive pas du tout dans l'estomac, mais reflue par la bouche.

Un cas beaucoup plus grave est celui dans lequel l'estomac a été lui-même cautérisé. Les enfants sont alors étendus sur leur lit dans une angoisse indicible; ils se remuent très-peu parce que les énormes douleurs stomacales augmentent encore d'intensité sous l'influence du moindre mouvement; continuellement il sort de leur bouche une salive sanguinolente à laquelle s'ajoute quelquefois une matière noirâtre rejetée par le vomissement. La voix est complétement aphone, chaque mouvement de déglutition provoque de nouvelles et d'atroces douleurs et même des syncopes ou des convulsions ; une sueur froide couvre le visage ; l'enfant jette autour de lui des regards inquiets, les yeux sont profondément enfoncés dans leur orbite et entourés de larges cercles bleus. Le pouls est petit, à peine sensible, les parties saillantes du corps sont cyanosées. Si l'intestin, à son tour, a été exposé au contact de la substance corrosive, il peut s'y ajouter encore une diarrhée sanguinolente. Une fois que les symptômes ont atteint le degré extrême que nous venons de décrire, la mort survient en général bientôt par perforation de l'estomac ou même sans cette dernière, à ce qu'il paraît, par simple paralysie des nerfs vagues. Si la mort n'arrive pas dès les premiers jours, la guérison a lieu ordinairement après plusieurs mois de souffrance et après avoir été précédée d'un extrême amaigrissement ; cependant les adhérences anormales, les changements de forme, les diverticulums ou les rétrécissements qui résultent de ces accidents peuvent devenir à leur tour des causes de danger pour l'existence.

Traitement. — Après un empoisonnement par des bases caustiques ou des carbonates alcalins, le traitement doit consister à neutraliser l'alcali le plus rapidement possible par des acides végétaux étendus, tels que vinaigre, jus de citron, ou bien on le saponifie par des huiles grasses, telles que l'huile d'amandes ou l'huile d'olives que les enfants doivent prendre par tasses entières. L'un ou l'autre de ces remèdes se rencontre dans chaque maison, et il est, par conséquent, inutile de donner d'abord des substances mucilagineuses dont l'action protectrice n'est rien moins que prouvée ; les vomitifs sont encore bien moins indiqués, parce que le vomissement spontané ne fait pas défaut et que, par des contractions encore plus énergiques de l'estomac, une perforation finale est d'autant plus facilement provoquée.

Les acides caustiques demandent également une neutralisation aussi prompte que possible, et la substance qui conviendrait le mieux pour atteindre ce but serait la magnésie calcinée ; mais on ne la trouve pas sous la main dans les maisons, et il faut toujours la faire chercher d'abord à la pharmacie, ce qui est cause d'une perte de temps qui peut facilement coûter la vie à l'enfant. On aura donc recours à l'eau de savon ou à la craie râpée, qui cependant a l'inconvénient de développer beaucoup d'acide carbonique et par conséquent de produire une distension dangereuse de l'estomac, tant que ce gaz n'est pas évacué. Les cendres de bois et la lessive ordinaire ne doivent être employées qu'avec de grandes précautions et convenablement étendues, parce qu'elles peuvent elles-mêmes déterminer une cautérisation nouvelle.

Lorsqu'on a calmé de cette manière, après un traitement de plusieurs heures, les symptômes les plus menaçants, on trouve dans l'opium le remède le plus efficace et le plus rationnel pour apaiser la douleur et faire cesser les mouvements antipéristaltiques de l'estomac. On administre à l'enfant la teinture d'opium, toujours une goutte de moins qu'il compte d'années, et l'on répète cette dose toutes les deux heures jusqu'au moment où il s'est produit du calme et quelques légers symptômes d'intoxication. Le meilleur aliment, et qui peut même soutenir pendant plusieurs semaines des enfants déjà d'un certain âge, c'est le lait de vache, qu'on donne d'abord froid et plus tard tiède, à volonté.

4° Ulcère rond ou perforant de l'estomac.

L'ulcère perforant de l'estomac se rencontre excessivement rarement chez les enfants âgés de moins de dix ans ; il est au contraire assez commun chez les filles chlorotiques immédiatement avant la puberté. Nous n'avons donc pas affaire ici à une maladie proprement dite de l'enfance, et nous ne citons l'ulcère que pour pouvoir l'exclure dans un cas de diagnostic douteux chez un enfant de moins de dix ans. D'autre part, si des enfants plus âgés, surtout des filles, en sont atteintes, les symptômes, les lésions anatomiques, les terminaisons et le traitement sont absolument les mêmes que chez les adultes. Nous renverrons donc le lecteur aux travaux classiques de Rokitansky, de Cruveilhier et de Bamberger qui, dans son *Traité des maladies du système chylopoiétique*, consacre à cette affection une description aussi complète que possible.

5° Érosions hémorrhagiques de la muqueuse de l'estomac.

A l'autopsie de beaucoup d'enfants morts des affections les plus variées, on rencontre sur la muqueuse stomacale une quantité plus ou moins grande de petits extravasats sanguins. Ce sont des places rondes, de la dimension d'un grain de millet, arrivant à peine à la grandeur d'un pois, ou bien des stries longues et étroites et correspondant au sommet des proéminences formées par la muqueuse boursouflée de l'estomac, et au niveau desquelles cette muqueuse est d'un rouge foncé et saignante, ou présente, si l'affection dure depuis un certain temps, une dépression peu profonde avec perte de substance. Ordinairement des flocons de fibrine rouge-brun flottent au-dessus de ces endroits, et les lésions ne se montrent bien qu'après que ces flocons ont été éloignés. Jamais je n'ai pu remarquer que l'affection se soit avancée jusque sur le tissu sous-muqueux et la musculeuse.

C'est dans la région du pylore que ces érosions se rencontrent le plus souvent et en plus grande abondance. Ont-elles leur origine dans l'appareil folliculeux de la muqueuse de l'estomac, comme le rapporte Cruveilhier qui, pour cette raison, a donné à cet état le nom de gastrite folliculeuse? C'est ce qui ne peut plus être reconnu sur le cadavre, où les ecchymoses ne se bornent pas seulement à quelques follicules muqueux, mais s'étendent à de grandes surfaces de forme ronde ou allongée.

Les *symptômes* sont très-vagues et indécis, à raison du fait, déjà rappelé au commencement, que ces érosions peuvent se rencontrer dans les cadavres d'enfants ayant succombé aux maladies les plus diverses. Le plus souvent, on les rencontre chez les enfants tuberculeux et épuisés. En outre, on les trouve chez les enfants qui ont été traités par le tartre stibié et d'autres vomitifs ou par les drastiques, ainsi que chez ceux qui, dans le cours de leur dernière maladie, ont eu des vomissements spontanés. Du reste, on ne peut se dissimuler que ces lésions se trouvent aussi parfois chez des enfants qui ne présentaient aucune de ces conditions et qui ont succombé à de tout autres maladies, telles que pneumonie lobulaire ou lobaire, etc.; de sorte que c'est peut-être faire une œuvre gratuite que de dresser une symptomatologie pour cet état qui paraît n'offrir qu'un intérêt anatomo-pathologique.

APPENDICE.

Ramollissement de l'estomac. Gastromalacie.

Le ramollissement de l'estomac n'est pas une maladie, mais un phénomène cadavérique; mais comme il existe encore un grand nombre d'auteurs et de praticiens qui doutent de sa nature cadavérique, nous développons dans ce qui suit les raisons à invoquer en faveur de notre opinion un peu plus explicitement que la simplicité du fait ne semblerait à la rigueur l'exiger.

Avant la publication des travaux de Jæger, tout le monde avait considéré le ramollissement de l'estomac comme un phénomène cadavérique, c'est-à-dire comme une digestion s'opérant après la mort aux dépens de la substance même de l'estomac, et c'est dans ce sens que déjà Morgagni et Hunter et plus tard Armstromg, Treviranus, Carswell avaient envisagé le phénomène, quand Jæger vint, en 1811, annoncer la découverte d'une maladie nouvelle, le ramollissement de l'estomac, sur laquelle il publia une série d'articles dans le *Journal de Hufeland*. Les symptômes de la nouvelle maladie se confondaient, comme Kreuser l'a fait remarquer plus tard avec beaucoup de raison, exactement avec ceux de la gastro-entérite cholériforme. Elle se caractérise au commencement par de la fièvre, une respiration irrégulière, un endolorissement de l'abdomen, une grande soif, le manque d'appétit, le vomissement, la diarrhée suivis au bout de très-peu de temps d'un amaigrissement extrême, d'agitation et d'insomnies continuelles, d'un refroidissement de la face et des extrémités, se terminant presque toujours par la mort.

Bientôt on s'aperçut que ce groupe de symptômes ne se rapportait pas à toutes les gastromalacies rencontrées sur le cadavre; alors on se tira d'embarras en admettant deux formes, une aiguë et une chronique. Pour la forme aiguë, on maintenait les symptômes que nous venons d'énumérer, la mort devait arriver le septième ou le huitième jour, le passage à la

forme chronique avait lieu le quatrième. Mais cette dernière pouvait auss i
se développer d'emblée, présenter des symptômes peu apparents et alors
les enfants succombaient en présentant le tableau de l'atrophie mésentérique. Presque tous les enfants ayant eu, dans le cours de la première année
de leur existence, une ou plusieurs attaques de vomissements et de diarrhée,
on pouvait, toutes les fois qu'à une autopsie on rencontrait le ramollissement de l'estomac, très-commodément imaginer cette forme chronique.
Pendant longtemps on ne s'apercevait pas que, chez un grand nombre
d'enfants ayant succombé à une véritable gastro-entérite cholériforme,
au choléra infantum, on ne pouvait rencontrer aucune trace de ramollissement de l'estomac, comme il arrive si souvent quand on est dominé
exclusivement par une idée. Mais, avec le temps, les doutes se multi-
plièrent sur le rapport que l'on croyait exister entre les phénomènes
cadavériques et cette symptomatologie artificiellement construite, et l'on
finit enfin par prêter l'oreille aux incrédules. Parmi ceux-ci, il fallait
compter avant tout Virchow et ses élèves, puis Engel, Bednâr, Oppolzer,
Bamberger, W. King et Trousseau. Contre eux se dressa toute une
légion de médecins allemands et français qu'on peut, d'après Bamberger,
partager en plusieurs groupes. Louis, Lallemand, Billard, Richter, Na-
gel, considèrent le ramollissement comme le produit d'une inflammation.
Andral, Cruveilhier, Berndt, Winter la croient occasionnée par une modification du suc gastrique, et en partie par l'irritation et la congestion.
Jaeger, Camerer, Autenrieth, Schoenlein, Naumann, Most, Teuffel et
autres la considèrent comme due à une modification de l'innervation, à
une névrophlogose ou a une névroparalysie. Rokitansky, au moins dans la
première édition de son ouvrage, considère également cette cause comme
probable et admet en outre, pour une autre série de cas, une dégénération
de processus dyscrasiques. Canstatt cherche la cause dans une modification des sécrétions de l'estomac, et Eisenmann soupçonne même un
miasme particulier.

Enfin, il y a aussi un grand nombre de médecins qui voudraient concilier les deux opinions et qui admettent que la gastromalacie peut bien
commencer sur le vivant, mais qu'elle n'atteint qu'après la mort un degré élevé, allant jusqu'à la perforation de l'estomac. Parmi ces derniers,
il faut ranger Chaussier, Meckel, et, jusqu'à un certain point, Andral.

Le premier qui ait jeté du jour sur cette question si ardemment dé-
battue, c'est Elsaesser, qui, dans sa monographie, parue en 1846, a démontré pourquoi et sous quelles conditions le ramollissement se développe dans un cadavre et n'existe pas dans un autre. Avant d'exposer les
raisons qui militent en faveur de la nature cadavérique du ramollissement de l'estomac, nous aurons à faire l'histoire des lésions anatomiques.

On entend par gastromalacie une modification de l'estomac dans laquelle
les membranes de cet organe sont ramollies sur une grande étendue, et
même complétement détruites, sans qu'on puisse apercevoir le moindre

signe d'inflammation, d'ulcération ou de fausses membranes. Dans la grande majorité des cas, le siége de ce processus est le grand cul-de-sac et surtout la paroi postérieure de ce dernier. Si ces parties sont atteintes plus souvent que d'autres, cela tient à cette circonstance qu'on a l'habitude de coucher les cadavres sur le dos. Le tissu atteint le premier est toujours la muqueuse; ce n'est qu'après la destruction de celle-ci que le processus envahit la musculeuse et enfin, après la destruction de cette dernière, la séreuse. Les endroits qui marquent le passage des parties ramollies de l'estomac aux parties restées saines montrent le mieux que les choses se passent de cette manière.

On a distingué deux espèces de ramollissement : le ramollissement dit *gélatineux* et le ramollissement *noir*. Dans le premier, les endroits dégénérés sont réduits en une masse d'un gris-jaune, gélatineuse, dans le second en une masse brun-foncé ou noirâtre. La question de savoir si la couleur sera plus foncée ou plus claire dépend exclusivement du contenu sanguin plus ou moins considérable de l'estomac au moment de la mort. Plus les membranes de l'estomac seront riches en sang, plus les endroits ramollis seront foncés. Quelquefois le ramollissement reste si exactement limité à la muqueuse et au tissu sous-muqueux, que la musculeuse se présente comme disséquée; mais si cette dernière à son tour est détruite, la séreuse, qui reste seule, prend l'aspect d'une gaze légère qui se déchire au plus léger attouchement aussitôt que l'on veut retirer l'estomac du cadavre. Dans d'autres cas, l'estomac s'est déchiré même avant qu'on ait ouvert l'abdomen, et son contenu s'est épanché dans la cavité péritonéale. Hâtonsnous d'ajouter que jamais jusqu'à présent on n'a trouvé en présence d'un estomac ainsi perforé les traces d'une réaction du péritoine, telles qu'une rougeur récente ou un épanchement purulent.

Jamais on ne trouve une délimitation bien tranchée des endroits ramollis, la couche ramollie devient de plus en plus mince et se perd sans aucune démarcation inflammatoire ni même congestionnelle, dans la muqueuse saine. Quant au contenu de l'estomac, Elsaesser est le premier qui ait fait remarquer qu'un estomac ramolli *n'est jamais vide*, c'est-à-dire simplement rempli de mucus et que le chyme qui s'y trouve a toujours une *réaction très-acide*. Dans la grande majorité des gastromalacies, le contenu consiste en lait coagulé. Souvent les organes circonvoisins sont euxmêmes atteints du ramollissement, sans que ce dernier ait été nécessairement précédé d'une perforation. Ainsi la rate, la moitié gauche du diaphragme et l'œsophage sont entraînés dans le ramollissement, de sorte qu'après la rupture de l'œsophage, qui peut souvent arriver lorsqu'on touche les cadavres avec trop peu de ménagement, le chyme peut s'épancher dans la plèvre gauche. Encore dans cette cavité on n'a jamais trouvé aucune trace de réaction. On a même été jusqu'à rencontrer un ramollissement du tissu pulmonaire et la présence du contenu de l'estomac dans les bronches, ce qui sans doute trouve son explication dans cette circonstance que le corps de l'enfant a été maintenu dans une position déclive des pieds à la tête, soit pendant le transport, soit pendant qu'on était occupé à le laver, et qu'alors les matières contenues dans l'estomac se son écoulées dans le pharynx et de là, à travers la fente béante de la glotte, dans les poumons, où les substances qui causent le ramollissement commencent à agir tout aussi bien que si elles étaient restées dans l'estomac. Dans les autres organes, on trouve ordinairement des modifications de diverse nature qui expliquent suffisamment la mort. Les raisons suivantes peuvent être invoquées en faveur de la nature cadavérique du ramollissement de l'estomac et contre son existence pendant la vie.

1° Le ramollissement de l'estomac se trouve toujours dans la partie la plus déclive de l'estomac, où le contenu de cet organe se réunit en vertu des lois de la pesanteur, par conséquent, dans les conditions ordinaires, les cadavres étant couchés sur le dos, dans le grand cul-de-sac, et particulièrement sur la face postérieure de ce dernier. La preuve que le ramollissement frappe toujours exclusivement les endroits de la muqueuse qui ont été longtemps exposés au contact du chyme peut être facilement établie sur des animaux qu'on a tués peu de temps après leur avoir donné à manger des substances susceptibles d'entrer en fermentation et auxquels on donne ensuite différentes positions en les couchant sur le dos, sur le ventre, sur le côté ou en les suspendant. Elsaesser a établi la même preuve sur le cadavre d'un enfant, en le couchant immédiatement après la mort, pendant vingt-deux heures, sur le côté droit et en trouvant ensuite le grand cul-de-sac tout à fait intact, mais la partie droite de l'estomac ramollie aux environs du pylore. La muqueuse correspondant à ces parties était transformée complétement, la musculeuse partiellement en une masse muco-gélatineuse; le contenu de l'estomac consistait en un jus grisâtre, ayant une odeur de petit-lait, une réaction acide, et mêlé de petits caillots de lait. Ces expériences montrent de la manière la plus évidente que le ramollissement n'existe pas encore au moment de la mort et ne prend naissance que quand des matières déterminées restent dans le cadavre, pendant un temps plus ou moins long, en contact avec la paroi de l'estomac. Elles montrent en outre que l'étendue en surface des endroits ramollis est en raison directe de l'étendue dans laquelle le contenu de l'estomac touche les parois de cet organe. Sur un cadavre qu'on a laissé reposer tranquillement, jusqu'au moment de l'autopsie, la gastromalacie ne dépasse jamais les limites qui marquent la place occupée par le chyme.

2° Des expériences directes, commencées surtout par Elaessser, répétées et confirmées après lui par beaucoup d'autres, ont démontré que l'estomac sain, retiré du cadavre, et maintenu à cette température qui se conserve encore longtemps, même dans le cadavre, est ramolli, nonseulement par tous les acides, mais encore par toutes les substances susceptibles d'entrer en fermentation acide, telles que le lait et le sucre, et que ce ramollissement est le même que celui qu'on observe aux autopsies.

3º Des expériences faites directement sur des chiens et des lapins ont prouvé que des animaux tout à fait sains, qu'on a nourris avec du lait ou des végétaux contenant des principes acides, qu'on a ensuite tués pendant la digestion, puis exposés pendant vingt-quatre heures à une température moyenne, présentent les degrés les plus élevés de la gastromalacie allant jusqu'à la perforation de l'estomac et, chez les lapins, jusqu'à la disparition presque totale de cet organe, qui n'adhère plus que comme une simple couche de mucosités aux végétaux ingérés, réunis en masses compactes. On trouve souvent la même chose à l'autopsie d'individus suicidés, ou exécutés, ou enlevés par une mort subite.

La gastromalacie peut donc être provoquée artificiellement sur un estomac retiré du corps et, par un procédé très-simple, dans chaque cadavre d'animal.

4º Les enfants atteints de choléra infantum, qui, d'après ce que nous avons dit plus haut de l'identité entre les symptômes de cette maladie et ceux de la gastromalacie, devraient être atteints également de cette dernière, guérissent souvent et peuvent alors succomber bientôt après à quelque autre maladie. Or, jamais on n'a trouvé jusqu'à présent dans le cadavre d'un enfant, les traces d'une gastromalacie guérie ; et cependant une destruction, telle qu'elle se produit déjà dans les degrés les plus faibles du ramollissement, devrait entraîner des cicatrices considérables et la rétraction des parties cicatrisées. On n'a jamais trouvé non plus, comme déjà nous l'avons dit plus haut, dans ces estomacs ramollis, aucune trace de réaction ou de démarcation, comme on l'observe ailleurs dans tous les processus vitaux.

5º Les symptômes censés caractériser le ramollissement sur le vivant ont été décrits très-diversement par les auteurs. La plupart d'entre eux exposent, il est vrai, les symptômes de la gastro-entérite cholériforme, du choléra nostras ; mais d'autres ont observé des symptômes d'irritation ou de compression cérébrale, d'autres encore l'atrophie mésentérique ordinaire, d'où l'on construisait alors la symptomatologie de la gastromalacie chronique. Il est très-peu probable qu'un estomac en voie de ramollissement soit constamment disposé à des contractions aussi énergiques qu'elles sont nécessaires pour l'acte du vomissement. Mais si de leur vivant les enfants étaient atteints de gastromalacie accompagnée de vomissements, ils vomiraient infailliblement du sang, parce que les artères des endroits ramollis *ne sont pas oblitérées*, comme tout anatomiste qui s'entend en injections peut très-bien le savoir.

6º Le système nerveux, que l'on fait si souvent intervenir, a été mis en cause par les vitalistes ; c'est ainsi que l'on appelait tout court les médecins qui considéraient la gastromalacie comme une affection ayant pris naissance pendant la vie (ne pas confondre avec les vitalistes de Montpellier). C'est surtout la semi-paralysie du nerf vague qui paraissait bien expliquer les symptômes, et, entre autres, on voyait dans cette semi-paralysie la cause de l'absence de douleur et de réaction et du développement si fréquent de la gastromalacie dans les maladies du cerveau et du poumon. Elsaesser fait valoir contre cet argument une observation d'une parfaite justesse : c'est que des modifications anatomiques intra-crâniennes se rencontrent en général fort souvent chez les enfants aussi bien que le ramollissement de l'estomac et que la coïncidence de ces états devra être considérée comme purement accidentelle, tant que des documents statistiques suffisamment étendus n'auront pas établi combien de fois ou trouve séparément chez les enfants soit des maladies du cerveau soit un ramollissement de l'estomac, et combien de fois ces deux états s'y trouvent réunis. Se fondant sur la statistique actuelle, Elsaesser rejette tout rapport de causalité entre les maladies du cerveau et le ramollissement de l'estomac. Les expériences faites par Camerer pour établir la preuve de cette paralysie du nerf pneumogastrique n'ont rien de probant. Camerer trouva en effet que des lapins sains dans l'estomac desquels il avait introduit le contenu d'estomacs d'enfant ramollis n'en étaient nullement incommodés, mais que des lapins auxquels il avait divisé le nerf pneumogastrique et le grand sympathique de chaque côté et auxquels il avait ensuite ingéré ces mêmes matières, avaient succombé au bout d'environ seize heures, qu'ensuite chez l'un de ces lapins toutes les membranes de l'estomac étaient sensiblement ramollies six heures et demie après la mort, et que chez l'autre, qui ne fut ouvert que dix-sept heures après la mort, le fond de l'estomac était presque entièrement dissout. Camerer a malheureusement oublié de faire la contre-épreuve avec un lapin sain. Les lapins sains sont également sujets au ramollissement de l'estomac; mais il faut avoir soin de tuer ces animaux peu de temps après leur avoir ingéré le contenu d'un estomac d'enfant ramolli ou quelque autre aliment acide, parce que sans cela les mouvements de l'estomac pendant la digestion font arriver les matières dans l'intestin où elles sont par trop divisées. Si les estomacs des lapins opérés de la manière indiquée plus haut ont pu encore se ramollir, quoiqu'ils aient vécu seize heures après l'ingestion des matières acidulées, cela s'explique simplement par la paralysie des fibres musculaires de l'estomac qui a suivi la section des nerfs. En effet, le contenu de l'estomac avait séjourné, dans ce cas, jusqu'à la mort dans cet organe paralysé. Mais admettre en même temps une paralysie des nerfs de l'estomac et une trop grande acidité de la sécrétion stomacale, comme cela est admis par plusieurs auteurs, c'est commettre une erreur physiologique, car déjà Tiedemann, et après lui beaucoup de physiologistes ont démontré qu'après la section des nerfs pneumogastriques, le suc gastrique devient neutre ou au moins moins acide qu'à l'état normal.

Je crois avoir, dans ce qui précède, donné assez de raisons, dont chacune suffirait à elle seule pour refuser au ramollissement de l'estomac le caractère d'une maladie; et il serait à souhaiter, pour beaucoup d'autres faits pathologiques depuis longtemps et universellement admis pour vrais, qu'on pût démontrer d'une manière aussi péremptoire et aussi précise la réalité qu'on leur prête que cette démonstration a pu être fournie pour le caractère cadavérique de la gastromalacie.

6° Inflammation catarrhale de l'intestin. Catarrhe intestinal.

Après avoir déjà, à l'article *Diarrhée*, décrit les selles appartenant au catarrhe intestinal, il nous reste à exposer l'anatomie pathologique, l'étiologie, les symptômes, les terminaisons et le traitement de l'affection dont il est ici question.

Si un enfant succombe après avoir contracté, pendant les derniers jours de son existence, un catarrhe aigu de l'intestin, on trouve la muqueuse de l'intestin grêle et du gros intestin généralement turgescente, présentant en quelques endroits soit une injection arborescente, soit des taches diffuses, d'un rouge foncé; ces endroits correspondent souvent aux flexions de l'intestin. Les glandes solitaires se montrent, surtout dans le gros intestin, manifestement tuméfiées et proéminant au-dessus de la muqueuse rougie, à l'état de petites élevures blanchâtres, de la grosseur d'une tête d'épingle. Elles renferment les mêmes cellules que l'on trouve aussi dans leur intérieur à l'état normal, seulement en bien plus grande abondance. Si le catarrhe intestinal n'a existé que depuis peu de temps, les follicules lenticulaires et les glandes de Peyer, qui, de leur côté, ne sont à considérer que comme des follicules lenticulaires réunis par groupes, n'ont jamais ou presque jamais éclaté, tandis que, dans les catarrhes chroniques, ils ont éclaté le plus souvent et se montrent, par endroits, pigmentés de noir. Sur une grande étendue de la muqueuse, les cellules épithéliales nouvellement formées ne reprennent plus, après la séparation rapide de l'épithélium cylindrique, dans laquelle il faut précisément voir l'essence du catarrhe intestinal, la forme primitive de cet épithélium, mais conservent la forme arrondie des corpuscules muqueux. Toute la muqueuse est gonflée et augmente de poids par le sang qui y afflue en plus grande abondance, et par l'exsudation séreuse. Le tissu sous-muqueux reste intact dans le catarrhe simple; dans le catarrhe chronique, il augmente d'épaisseur, de même que la tunique musculaire. La pigmentation noire des villosités intestinales, qui communique à toute la muqueuse une teinte grisâtre et qu'on observe pour ainsi dire régulièrement dans le catarrhe intestinal chronique des adultes, ne s'observe jamais chez les enfants à la mamelle, et à un très-faible degré chez les enfants plus âgés, quoique en général, chez les enfants, les diarrhées chroniques aient une très-longue durée. Les *ganglions mésentériques* sont quelquefois rougis, *mais jamais infiltrés ni augmentés de volume*, comme il arrive dans l'entérite folliculeuse.

Étiologie. — Le catarrhe de l'intestin primitif et idiopathique est beaucoup plus rare chez les enfants à la mamelle que chez les enfants nourris artificiellement. Chez les premiers, il n'est presque jamais occasionné par l'aliment, c'est-à-dire le lait de femme; et uniquement lorsque la nourrice est indisposée, qu'elle a une diarrhée, soit spontanée, soit artificiellement produite, ou qu'elle a éprouvé une émotion, il se présente chez le nourrisson de l'agitation, des coliques et un catarrhe intestinal très-léger, de très-courte durée, qui n'arrête guère le développement de l'enfant d'une manière sensible. Le plus souvent il se produit chez les nourrissons un catarrhe intestinal par refroidissement, pendant le percement des dents incisives, quand ils avalent la salive et les mucosités en grande abondance, et pendant le sevrage (*diarrhœa ablactatorum*). Chez les enfants nourris artificiellement, l'alimentation constitue une source à peine épuisable des maladies les plus variées, et avant tout de la diarrhée. Déjà, dans la première partie de cet ouvrage, nous avons fait remarquer, à l'occasion de l'alimentation, que la caséine du lait de vache se prend dans l'estomac en grands caillots, tandis que celle du lait de femme ne forme que des flocons peu cohérents, circonstance qui, à elle seule, explique déjà la grande différence qui existe entre le lait de vache le plus frais et de la meilleure qualité et le lait d'une nourrice. Or, dans les grandes villes (et c'est précisément là que l'allaitement artificiel est le plus usité), il est positivement impossible de se procurer plusieurs fois par jour du lait frais, et ici nous passons même sous silence les nombreuses sophistications qu'on fait subir à ce liquide. Il n'y a guère d'enfant nourri artificiellement qui n'ait été atteint au moins une fois, mais alors pour un temps plus ou moins long, de catarrhe intestinal et dont le développement n'ait été retardé de plusieurs mois par cette maladie.

Chez les enfants âgés de plus d'un an, le processus dentaire en est la cause la plus fréquente. On sait que la dentition, même à l'état physiologique, est accompagnée d'un dévoiement modéré qui dégénère facilement et se transforme en une diarrhée très-profuse, analogue à celle du choléra, pouvant entraîner la mort dans vingt-quatre heures ou amener un marasme irréparable. Par contre, chez les enfants ayant dépassé la première année, les diarrhées dues à l'action irritante des aliments deviennent plus rares, parce qu'après cet âge l'estomac est déjà en état de digérer des aliments beaucoup plus indigestes. En été, avant la maturité complète des différentes espèces de fruits, le catarrhe de l'intestin se montre chez les enfants à l'état épidémique; mais alors ce n'est généralement pas un catarrhe simple, mais un processus qui se rapproche de celui de la dysenterie, les enfants ayant en plus de violentes coliques, un ténesme opiniâtre et quelquefois des selles sanguinolentes.

Symptômes. — Déjà, avant l'apparition du principal symptôme, de la diarrhée, on remarque sur les petits enfants diverses modifications. Ils deviennent inquiets, crient presque continuellement, attirent les cuisses vers le ventre, n'acceptent plus ni sein ni biberon, et présentent, en un mot, les différents signes de colique et de flatulence. A la première selle liquide, pour peu qu'elle soit copieuse, presque tous les symptômes de colique rétrogradent et peuvent disparaître définitivement si la cause qui a produit la diarrhée n'a été que passagère, par exemple une petite portion de lait aigri donnée par hasard une seule fois. Mais c'est là le cas le plus rare, et qui ne s'observe que sur les enfants élevés à la mamelle ; car ordinairement il suffit d'avoir donné une seule ration de lait gâté pour provoquer un violent catarrhe intestinal de plusieurs semaines de durée. Plus l'étendue des parties envahies par le catarrhe est grande, plus la diarrhée devient profuse et tenace et plus la nutrition est en souffrance. Les catarrhes de l'intestin grêle ne provoquent, pour ainsi dire, aucune colique et très-peu de diarrhée, parce que les matières sécrétées dans ce cas sont de nouveau résorbées en grande partie dans le gros intestin. Au contraire, les catarrhes du gros intestin, et surtout du rectum, sont accompagnés de violentes douleurs, de ténesme, et d'une diarrhée profuse et prolongée. La couleur des selles diarrhéiques est normale au commencement, mais pâlit à chaque nouvelle évacuation, si bien qu'à la fin il s'échappe un liquide d'un jaune clair, même gris, analogue à l'eau de riz, et sans la moindre odeur. Le retour d'une coloration plus foncée et de l'odeur caractéristique des excréments est à considérer comme le signe qui annonce le plus sûrement un arrêt prochain de l'hypersécrétion. L'abdomen est légèrement ballonné, ordinairement douloureux autour du nombril, et souvent on entend dans son intérieur des bruits de gargouillement ou borborygmes ; la percussion donne par endroits un son grêle et tympanitique si, au moment de la percussion, il se trouve beaucoup de liquides dans le tube intestinal. La sécrétion urinaire est beaucoup diminuée ; l'urine, très-riche en pigment, dépose, après avoir reposé pendant quelques heures, sous une température peu élevée (ne devant, dans tous les cas, pas atteindre 10° R.), un sédiment d'urate acide de soude, analogue à la brique pilée. La soif est beaucoup augmentée ; souvent on observe alors ce singulier phénomène que les enfants à la mamelle refusent de téter pendant une forte diarrhée, mais boivent avidement de l'eau sucrée, et plus encore de l'eau pure ; aussitôt que la diarrhée s'arrête, ils refusent l'eau et reprennent le sein avec l'ancienne ardeur. Les enfants nourris artificiellement prennent bien quelques cuillerées de bouillie qui les calment momentanément, mais ensuite l'action irritante de l'aliment nouvellement ingéré les agite d'autant plus, et pendant des heures entières ils ne peuvent plus retrouver le repos. Si un enfant a le malheur d'être soigné par des personnes qui s'imaginent qu'on calme l'agitation de ces petits êtres en les bourrant d'aliments, et se lèvent plusieurs fois dans la nuit pour préparer de la bouillie, dont l'enfant n'accepte naturellement que très-peu de cuillerées à la fois, on peut le considérer comme voué à une mort certaine, à moins que les personnes qui l'entourent ne reviennent à des idées plus saines. Au moins, pour ce qui me concerne, je ne suis jamais parvenu à sauver un enfant dans d'aussi tristes conditions.

Au début d'un catarrhe simple de l'intestin, les enfants n'ont pas de fièvre, pas de sécheresse de la peau ni d'élévation de la température cutanée ; ils se refroidissent au contraire facilement. En cas de diarrhée profuse et incolore, la pointe du nez devient blanche et froide, l'haleine n'a plus sa chaleur normale, les lèvres deviennent pâles et bleuâtres, de même que les extrémités des doigts, et la graisse de l'orbite disparaît très-rapidement, ce qui fait paraître les globes oculaires plus enfoncés et donne à la physionomie de ces malades un cachet particulier. Mais quand la diarrhée est arrêtée, l'excès de la désassimilation provoque ordinairement une fièvre qui dure très-longtemps, retarde la guérison et conduit souvent à l'entérite folliculeuse et au marasme. Si cette fièvre de réaction est de courte durée, sa disparition est suivie d'une amélioration rapide. Les selles conservent encore pour quelque temps un caractère anormal, soit qu'elles deviennent très-dures, soit qu'elles deviennent muqueuses et prennent alors une odeur de putréfaction; l'appétit revient, et les enfants restent tranquilles après leurs repas, ce qui est le meilleur signe que la digestion se fait de nouveau sans embarras.

Le catarrhe de l'estomac constitue la complication la plus fréquente du catarrhe intestinal; mais le vomissement cesse ordinairement bien avant la diarrhée. Souvent la bronchite se complique également de catarrhe intestinal. Ce qu'il y a de plus fâcheux, c'est le passage à l'entérite folliculeuse, qui s'observe sur un si grand nombre d'enfants élevés artificiellement.

Traitement. — Pour guérir le catarrhe des enfants à la mamelle, il suffit ordinairement de régler le régime de la nourrice. Si cette dernière est atteinte de dyspepsie, sans fièvre et sans catarrhe intestinal, comme on l'observe surtout après des émotions, on restreint pendant quelques jours son alimentation et on la nourrit exclusivement de soupe au lait, d'un peu de café, de bouillon, de fruits cuits; pour boisson, on lui donne de l'orgeat, de l'eau et du vin ou de l'eau pure. Ce régime, tant qu'il n'y a pas de fièvre continue, ne fait jamais tarir le lait, qui est tout au plus sécrété un peu moins abondamment, ce qui est précisément un avantage pour le nourrisson atteint de diarrhée.

Si une nourrice s'est attiré des vomissements et de la diarrhée par quelque imprudence, il faut que son régime soit encore plus sévère; on ne lui accorde qu'un potage mucilagineux, du pain blanc et des boissons mucilagineuses, telles qu'eau de riz, eau gommeuse, eau de salep ou lait d'amandes. Si, au bout de deux à trois jours, ce traitement n'a pas fait justice de la diarrhée, on lui administre 10 à 15 gouttes de teinture d'opium immédiatement après que l'enfant a quitté le sein, après quoi il faut, pendant quatre heures au moins, suspendre l'allaitement. Si malgré cela la diarrhée devient chronique et que cette première dose de teinture d'opium ne soit pas immédiatement suivie du succès désiré, je renonce à l'opium, tout en maintenant la sévérité du régime, et je prescris des astringents, tels que colombo, tannin, alun, nitrate d'argent, etc. On obtient rarement de grands résultats en soumettant à un traitement médicamenteux interne les enfants à la mamelle, parce que la plupart d'entre eux n'avalent pas volontiers les médicaments qui leur sont présentés à la cuillère et recrachent le plus souvent ceux qu'on leur verse dans la bouche.

Ce qu'il y a de plus commode c'est de badigeonner l'intérieur de la bouche avec de la teinture d'opium. Je me sers, à cet effet, d'un petit pinceau de l'épaisseur du bec d'une plume de corbeau; je le plonge dans du laudanum, dont j'éloigne, par une petite secousse, la première goutte adhérente au pinceau, puis je porte ce dernier dans la bouche avec le reste de la teinture; ensuite je relève le menton et je retire le pinceau, les lèvres étant pressées l'une contre l'autre; la moitié environ d'une goutte arrive de cette façon dans la bouche. Si ensuite on fait arriver encore deux ou trois gouttes d'eau sur la langue, les enfants avalent le tout sans faire de difficulté. Ordinairement, il en résulte un sommeil de plusieurs heures et l'arrêt de la diarrhée. Jamais, administré de cette matière, l'opium ne m'a donné les résultats fâcheux, tels qu'irritation et congestion cérébrale, qu'on prétend avoir observés, sans doute après l'administration de doses plus élevées ou longtemps continuées de cette substance.

On donne avec beaucoup d'avantage aux enfants à la mamelle de petits lavements d'une décoction mucilagineuse, par exemple d'une décoction d'amidon peu épaisse, additionnée de une à deux gouttes de laudanum. Pour l'introduction dans le rectum de médicaments qui doivent évidemment y séjourner pendant plusieurs heures pour y être résorbés, les seringues ordinaires à lavement pour enfant sont beaucoup trop grandes; aussi, je me sers depuis plusieurs années, pour ce motif, de petites seringues à injection en étain, et j'administre le remède moi-même, après avoir bien huilé et convenablement chauffé l'instrument. Les petites quantités de 8 à 12 grammes qu'on injecte de cette manière sont conservées dans le rectum, et au bout d'une demi-heure ou d'une heure, l'opium commence à produire son effet.

Les enfants élevés artificiellement ont de tout autres catarrhes intestinaux que ceux qu'on élève au sein, attendu que la cause morbifique, l'alimentation vicieuse, n'est pas chez eux simplement passagère, mais persiste indéfiniment, même pendant la maladie. On peut admettre en principe qu'*aucun enfant atteint de catarrhe intestinal ne supporte le lait de vache*, ni pur, ni mêlé d'une infusion aromatique, ni réduit en bouillie avec un mélange de farine ou de pain, et que la diarrhée ne peut que très-exceptionnellement être arrêtée avec le régime lacté. La première condition est donc la complète abstinence du lait de vache. Aussitôt qu'il se produit des selles liquides, on ne doit donner aux enfants que des boissons mucilagineuses. Celle qui convient le mieux est la décoction de salep, que l'on fait préparer deux fois par jour, en faisant chaque fois bouillir 150 grammes d'eau avec environ une cuillerée à café de poudre de salep. Édulcorée avec un peu de sucre et légèrement chauffée, tous les enfants aiment cette décoction, et son action antidiarrhéique est si frappante que souvent il est inutile de prescrire d'autres médicaments. Au repas, on remplace la bouillie au lait par un potage mucilagineux, composé de riz, de gruau d'avoine ou d'orge mondée et de bouillon. Il faut que ce potage soit très-étendu, dégraissé, et qu'au lieu d'y ajouter du sel, on l'édulcore avec du sucre. On le donne à l'enfant deux à trois fois par jour, et l'on continue ce régime jusqu'à ce que les selles aient repris leur consistance normale depuis au moins vingt-quatre heures. Aussitôt que l'appétit est bien prononcé, on peut faire cuire avec le bouillon deux à trois cuillerées à café de pain finement râpé pour chaque repas. Nous renvoyons pour le reste au chapitre de l'alimentation artificielle, p. 45. Lorsque les selles sont redevenues normales depuis au moins deux jours, on essaye de donner une fois par jour de la bouillie au lait, ensuite deux, puis trois fois, tout en faisant continuer l'usage de la décoction de salep, qu'on finit par remplacer à son tour par de l'eau fraîche.

Parmi les remèdes thérapeutiques, les badigeonnages de l'intérieur de la bouche avec un peu de laudanum et les petits lavements à l'opium tiennent le premier rang. Ce n'est que contre les diarrhées profuses de l'été que le laudanum échoue parfois. Dans ces cas, les petites doses de calomel, de 6 à 7 milligrammes, répétées trois à quatre fois par jour, ou une solution de nitrate d'argent (2 centigrammes et demi sur 100 grammes d'eau, avec une goutte d'opium, mais sans aucun sirop) agissent plus sûrement. Les végétaux qui renferment du tannin, le colombo, le ratanhia, etc., les solutions de tannin pur et les astringents en général sont difficiles à administrer aux petits enfants, et encore faut-il y ajouter de grandes quantités de sirop. C'est pourquoi j'en fais rarement usage et les emploie plutôt contre le catarrhe intestinal chronique des enfants plus âgés. Dans quelques cas, j'ai vu une solution d'alun (30 centigrammes sur 100 grammes) arrêter des diarrhées qui n'avaient cédé devant aucun des remèdes que nous venons de nommer. La chose essentielle est toujours une prophylaxie bien dirigée. Toujours on ne donnera aux enfants qu'un lait rendu légèrement alcalin, en ajoutant à chaque ration une cuillerée à café de la solution de carbonate de soude (4 grammes sur 200) mentionnée plus haut, et bientôt on s'apercevra que, par ce moyen, le nombre des catarrhes intestinaux devient beaucoup plus faible. Si j'avais le choix entre le traitement du catarrhe intestinal par la seule modification du régime ou par le seul emploi des médicaments, je préférerais m'en tenir exclusivement au régime; car je me suis convaincu trop souvent et trop positivement de l'inutilité de tout traitement médicamenteux lorsqu'on veut conserver le régime lacté.

7° Entérite folliculeuse et carreau (atrophie mésentérique).

Il importe, au point de vue de la pratique, de bien séparer l'entérite folliculeuse du simple catarrhe intestinal, quoique ces deux affections ne se distinguent pas l'une de l'autre par des différences anatomo-pathologiques bien tranchées, et que rien ne soit plus commun que de fréquentes transitions de l'une à l'autre.

Anatomie pathologique. — Le tissu sous-muqueux se montre fortement infiltré, de sorte que le poids de l'intestin a beaucoup augmenté; en

même temps, on trouve sur toute la surface muqueuse du gros intestin et sur une grande partie de celle de l'intestin grêle les symptômes d'un catarrhe aigu, c'est-à-dire qu'au lieu de cellules épithéliales cylindriques normales, il n'y a que des corpuscules muqueux. Beaucoup de follicules isolés et de plaques de Peyer sont fort gonflés, et au premier coup d'œil on les voit déjà proéminer au-dessus du niveau de la muqueuse à l'état de petites nodosités et d'ilots blancs; mais une autre partie de ces organes a déjà éclaté, et on voit alors des enfoncements vides, infundibuli-formes, au sommet des élevures produites par le gonflement primitif des follicules. Le mésentère est turgescent, les vaisseaux chylifères sont ordinairement engorgés et d'une teinte rosée, les ganglions mésentériques, dans toute l'étendue du catarrhe, sont deux à quatre fois plus volumineux qu'à l'état normal, leur coupe présente un aspect rosé dans les cas récents et blanc jaunâtre dans les cas plus anciens. Les éléments microscopiques sont les mêmes que dans les ganglions mésentériques normaux; cependant, lorsque la teinte est devenue jaunâtre et le ganglion plus dur, on trouve le tissu conjonctif un peu prédominant. Encore ici, comme dans le catarrhe simple, on ne trouve, malgré la longue durée de la diarrhée, que très-peu de pigmentation de la muqueuse. La différence anatomo-pathologique la plus essentielle entre le catarrhe intestinal et l'entérite folliculeuse consiste dans la participation des ganglions mésentériques à cette dernière. Malheureusement on ne peut démontrer ni par des injections, ni par quelque autre voie expérimentale, que la résorption du chyle soit empêchée par cette augmentation de volume des ganglions mésentériques et que, de cette manière, il y ait obstacle à la nutrition et au développement ultérieur de l'enfant. Mais si, sur un enfant atteint d'atrophie générale et chez lequel cette atrophie a eu sa source primitive dans l'entérite folliculeuse, on ne trouve absolument rien que ces ganglions mésentériques augmentés de volume et devenus plus durs, on est fort en droit de soupçonner que, dans ce cas, le passage du chyle à travers les ganglions n'a pas lieu, et qu'ainsi les enfants, tout en ayant beaucoup mangé dans les derniers mois de leur existence et tout en n'ayant plus eu de diarrhée, ont cependant été épuisés par l'insuffisance de l'absorption du chyle. L'atrophie mésentérique des anciens médecins ne mérite donc pas d'être rejetée comme elle l'est par quelques modernes. Les anciens se sont seulement trompés sous un rapport, c'est qu'ils ont cru pouvoir sentir les ganglions hypertrophiés; car c'est précisément dans cette affection que l'intestin est toujours météorisé, et il est alors impossible de palper ces petites tumeurs entre les intestins tendus ou bien au-dessous d'eux; car elles n'atteignent presque jamais la grosseur d'une noisette, et il faudrait, dans tous les cas, les presser contre la colonne vertébrale pour pouvoir les sentir.

Dans quelques cas rares de tuberculose des ganglions mésentériques, comme on l'observe quelquefois chez les enfants âgés de quelques années, on sent, il est vrai, quelques endroits indurés à travers la paroi abdominale; mais ce sont là des ganglions agrandis, réunis en paquets et infiltrés de matière tuberculeuse ou caséeuse. Des augmentations de volume aussi faibles que celles qui s'observent dans l'entérite folliculeuse ne peuvent jamais être constatées par le toucher.

Symptômes. — L'entérite folliculeuse débute toujours par un catarrhe intestinal, et nous renvoyons par conséquent le lecteur aux symptômes exposés à l'article précédent. Mais tandis que, dans le catarrhe simple de l'intestin, les selles redeviennent molles et que la nutrition se rétablit au bout de quelques jours, les évacuations restent liquides dans l'entérite folliculeuse et prennent une odeur fétide, rappelant celle des matières animales en putréfaction; en outre, elles érodent l'anus et ses environs, la face interne des cuisses et les talons, qui touchent l'anus à cause de la rétraction des cuisses. Il se développe une fièvre forte et continue, avec élévation notable de la température, et les enfants sont continuellement tourmentés par une soif très-vive. La langue est rouge et lisse, ou couverte d'un mince enduit blanc et, dans les périodes ultérieures, presque toujours de muguet. Le vomissement s'observe souvent, mais non constamment ni d'une manière continue. Un fait caractéristique, c'est la rapidité de l'amaigrissement. Chez des enfants jusque-là fort bien nourris et pourvus d'un embonpoint très-ferme, on observe d'abord de petits plis à la face interne des cuisses; le pannicule adipeux, qui auparavant était ferme au toucher, devient mou et flasque. La diarrhée, avec son odeur putride, continuant, la graisse disparaît rapidement de toutes les parties du corps, au point qu'en très-peu de jours les os des mains et des pieds deviennent très-apparents, et que la peau des cuisses forme de grands plis qui descendent fort bas. Dans le pli de l'aine, on reconnaît alors de chaque côté un paquet de ganglions également augmentés du double ou du triple de leur volume normal. Les yeux sont enfoncés; de là résulte la formation d'un fort pli allant de l'angle interne de l'œil jusqu'à l'arcade zygomatique; les joues deviennent pâles et flasques et laissent apparaître les contours des muscles masséters; le menton s'effile, le cou se ride, les muscles sterno-cléido-mastoïdiens et le larynx deviennent proéminents, les côtes peuvent se compter sans être palpées, la colonne vertébrale et les os du bassin ne sont plus couverts que d'une peau atrophiée.

A l'occiput, on remarque en même temps un phénomène fort singulier. En effet, l'os occipital glisse au-dessous et en dedans des os pariétaux, de sorte qu'il se forme ici comme un escalier dont la marche supérieure est formée par les pariétaux, l'inférieure par l'occiput. Ce n'est que d'une manière fort exceptionnelle que l'occiput glisse au-dessus des pariétaux. Un glissement semblable, mais moins frappant, se forme aux os frontaux, qui glissent également sous les pariétaux. Cette diminution de la cavité crânienne est provoquée par la diminution du cerveau, qui participe à l'atrophie générale et, comme il est en grande partie composé de graisse, subit aussi, dans tous les cas, une perte notable de ce dernier élément. Je ne connais aucune analyse quantitative du cerveau d'enfants atteints d'atrophie mésentérique; tout ce que l'on sait, c'est qu'en général le cerveau des petits enfants est plus pauvre en graisse que celui des adultes; une recherche de ce genre constitue donc un service que la chimie pathologique aurait à rendre à la pédiatrique. — Une fois que les os du crâne ont glissé les uns sur les autres et qu'il s'est développé une atrophie du cerveau, la guérison devient bien rare, les enfants s'atrophient de plus en plus et succombent régulièrement, quoiqu'ils n'aient eu aucune diarrhée dans les dernières semaines de leur existence, tout en ayant toujours conservé des selles d'une fétidité putride, et qu'ils mangent même avec un grand appétit. Cette atrophie du cerveau entraîne une série de symptômes cérébraux que nous apprendrons plus tard à connaître sous le nom d'hydrocéphaloïde. Un des meilleurs points de repère pour l'appréciation du degré de l'atrophie nous est fourni par la peau de l'abdomen. Si l'on soulève avec deux doigts un pli de cette dernière, et qu'abandonné à lui-même ce pli persiste encore pendant un certain temps, le pronostic est presque toujours funeste; plus, au contraire, les plis ainsi produits disparaissent promptement, plus le pronostic devient favorable.

Chez les enfants atteints d'atrophie mésentérique avec météorisme du ventre, comme on le trouve ordinairement dans l'atrophie consécutive à l'entérite folliculeuse, on voit sur la peau du ventre de petites nodosités de la grosseur d'une tête d'épingle reliées entre elles par de petits cordons excessivement minces, et qu'ordinairement on ne reconnaît qu'au toucher. Ces cordons ne représentent pas des veines remplies de sang, parce que des veines aussi superficiellement situées dans une peau atrophiée devraient avoir un reflet bleuâtre; ce sont donc, soit des veines oblitérées, soit, ce qui est encore plus probable, des vaisseaux lymphatiques avec leurs valvules, ce qui expliquerait en même temps l'existence des nodosités.

Traitement. — Tout ce que nous avons dit au sujet du catarrhe intestinal trouve ici son application; car l'infiltration des ganglions mésentériques et l'atrophie ne doivent être considérées que comme les résultats du catarrhe. En général, toutes les méthodes de traitement conduisent au même résultat, la mort; je ne connais qu'un moyen qui m'ait donné des résultats éclatants, c'est le sein d'une nourrice. Des enfants atteints de carreau et âgés de quatre, et même de six mois, déjà, pour ainsi dire, sur le bord du tombeau, ayant des diarrhées fétides et des îlots de muguet dispersés sur la muqueuse buccale, et s'égratignant la face avec leurs longs doigts décharnés, dans un état d'agitation et de souffrances continuelles, je les ai vus subitement renaître à la vie dès qu'on les avait appliqués au sein d'une nourrice. Ils ne boivent, au commencement, que pendant quelques minutes pour se livrer ensuite à leur agitation habituelle; mais, au bout de quelques jours, ils tètent comme des enfants bien portants, dorment pendant plusieurs heures de suite, ont des évacuations jaunes, d'une odeur normalement aigrelette et reprennent de l'embonpoint avec une rapidité telle qu'au bout de peu de semaines on ne peut ordinairement plus les reconnaître. Si les circonstances ne permettent pas de donner à l'enfant une nourrice, le pronostic est, comme déjà nous l'avons dit, presque absolument mortel. Quelquefois je suis parvenu, dans ces cas, à faire disparaître l'élévation de la température au moyen d'une dose de 5 centigrammes de sulfate de quinine répétée deux fois par jour. Avec la disparition de ce symptôme coïncidait une diminution de l'atrophie, et, soumis à un régime excessivement prudent, les enfants recommençaient à prendre du développement. Comme traitement consécutif, je leur faisais prendre trois fois par jour 10 gouttes de teinture de Mars pommée. Mais ordinairement ce traitement reste également sans résultat, la température de la peau ne diminue que pour très-peu de temps, les enfants s'épuisent de plus en plus et succombent enfin après bien des semaines de souffrance.

8° Dysenterie.

Les grandes épidémies de dysenterie qui exercent de si terribles ravages, surtout dans les contrées marécageuses et sous les tropiques, épargnent d'une manière presque absolue les enfants âgés de moins d'un an. On ne cite que très-peu d'exemples de femmes atteintes de dysenterie ayant mis au monde des enfants qui sont morts très-peu de temps après la naissance, après avoir présenté les symptômes de la maladie qui avait enlevé la mère. Les enfants plus âgés, surtout ceux qui ont déjà traversé la seconde dentition, payent leur tribut à la dysenterie aussi bien que les adultes.

La dysenterie sporadique se présente, au contraire, chez les petits enfants, mais sa marche bénigne, le plus souvent exempte de danger, fait qu'ordinairement on ne s'en préoccupe pas extrêmement.

Symptômes. — On peut très-bien exposer simultanément les symptômes de la dysenterie sporadique et ceux de la dysenterie épidémique ; seulement on se rappellera que ceux de la dysenterie sporadique n'atteignent jamais la violence ni la gravité de ceux de la dysenterie épidémique.

Pour bien juger l'état de la muqueuse intestinale il faut avant tout bien examiner les selles et les réduire en petites parcelles. Toute selle dans laquelle on rencontre un mucus glaireux réuni en petits amas annonce une modification de la muqueuse du gros intestin ou au moins de son appareil glanduleux. A ce mucus glaireux, analogue aux grains de sagou s'ajoutent bientôt quelques stries de sang ou bien toute la selle est teinte en rouge uniforme, selon que l'hémorrhagie a été plus ou moins éloignée du rectum et que le sang a eu plus ou moins le temps de se mêler intimement aux excréments. A mesure que ce mucus devient plus abondant, les matières fécales proprement dites deviennent de plus en plus rares et finalement il sort des mucosités sans aucun mélange d'excréments. Jamais on n'éprouve de difficulté pour reconnaître le sang mêlé aux selles; s'il se trouve des stries de sang et de petits caillots sanguins il suffit de jeter un simple coup d'œil sur les déjections; mais si le sang a été exposé à un plus long contact avec le mucus il s'y mêle plus intimement et communique à toute l'évacuation une teinte rose ou d'un rouge foncé. Cette teinte suffit, à la vérité, également pour nous renseigner sur la présence du sang parce que, en général, on ne trouve pas d'autre matière rouge dans les excréments que la matière colorante du sang, mais pour les commençants, ou dans l'intérêt de l'enseignement clinique, on peut aussi employer le microscope pour constater la présence du sang dans ces matières.

Une fois qu'il y a production d'ulcères, ce qui dans la dysenterie sporadique n'arrive, pour ainsi dire, jamais, les évacuations prennent un aspect gris sale ou gris tirant sur le rouge et une odeur de putréfaction, parce que les parties éliminées de la muqueuse et surtout la grande quantité de pus fournie par les ulcères s'ajoutent aux selles. L'élimination de grands lambeaux de la muqueuse, qu'on prétend avoir si souvent observée dans la dysenterie des tropiques, n'a jamais été remarquée par moi dans les dysenteries de l'Europe centrale. Quelquefois il part des scybales plus dures, enveloppées de mucosités sanguinolentes ou purulentes quoique le reste des symptômes ne laisse apercevoir aucun arrêt de la maladie. Ces scybales paraissent provenir d'une section de l'intestin grêle non envahie par le processus dysentérique et ne peuvent en aucune manière modifier le pronostic; car, après le départ de ces excréments paraissant amener une amélioration, les selles reprennent bien vite leur caractère dysentérique.

Selon qu'il y a mélange de sang ou non, on a admis une dysenterie rouge ou blanche, division qui nécessairement est privée de toute base scientifique, attendu qu'il est fort possible qu'un enfant ait le premier jour la dysenterie blanche, le second, la dysenterie rouge, le troisième et le quatrième encore une fois la dysenterie blanche. Si une amélioration positive se fait sentir, les excréments reprennent leur odeur fécale et plus tard même leur consistance normale et perdent peu à peu leur nature purulente et muqueuse. S'il y a des vers lombrics dans l'intestin, ils partent régulièrement avec les selles. L'odeur des selles est fécale au commencement de la maladie et le redevient quand le malade entre en convalescence; dans la période d'état, l'odeur a complétement disparu ou elle est devenue aigre et fade. Le pus et les lambeaux éliminés de la membrane muqueuse, qui partent avec les selles dans la dysenterie épidémique, leur communiquent une odeur excessivement pénétrante et putride qui rappelle celle des œufs pourris. L'examen microscopique montre des corpuscules muqueux, des cellules épithéliales, des corpuscules sanguins, des amas assez considérables de globules de graisse, quelques restes d'aliments, des vibrions, des cristaux de phosphate ammoniaco-magnésien, le tout logé dans une masse moléculaire finement granulée; la réaction chimique est ordinairement alcaline. L'albumine se décèle si l'on agite la selle avec de l'eau distillée, qu'on filtre ensuite et qu'on ajoute à la liqueur filtrée quelques gouttes d'acide nitrique. Le nombre des selles varie extrêmement. Dans les cas légers, il y en a de quatre à huit dans les vingt-quatre heures ; dans les cas graves, le nombre des évacuations journalières peut s'élever jusqu'à vingt et même trente, ce qui dépend beaucoup moins de la quantité souvent fort peu considérable des matières à évacuer que du degré du ténesme.

Les *douleurs abdominales* et le *ténesme* ne manquent jamais ; la douleur est le plus souvent intermittente, et se manifeste par accès. Ce n'est qu'au point culminant de la dysenterie épidémique que les enfants se lamentent et gémissent sans discontinuer. Ordinairement le ventre est douloureux au toucher dans toute son étendue, aussi bien autour du nombril que dans la direction du côlon. Le ténesme est très-pénible. On voit souvent les plis inférieurs de l'anus proéminer et présenter un aspect bleu rouge ; malgré les épreintes les plus violentes, il part à peine quelques cuillerées de la mucosité mentionnée plus haut. La chute de l'anus est souvent le résultat de ces épreintes. L'application des lavements qui, dans la dysenterie, devrait avoir l'effet le plus prononcé, est rendue très-difficile et souvent impossible par le ténesme. Des enfants sensibles sont même pris de convulsions par l'excès de la douleur pendant l'introduction de la seringue. Le ténesme se présente ordinairement dès les premières évacuations muqueuses et persiste jusqu'au moment où l'amélioration se fait sentir. Si le mal s'aggrave, il peut survenir une paralysie du rectum et par cela même le ténesme disparaît, condition très-fâcheuse pour le pronostic.

Le *vomissement* se présente quelquefois dans la dysenterie épidémique et constitue, lorsqu'il se prolonge, un signe de péritonite commençante ; dans la dysenterie sporadique on ne l'observe que d'une manière très-exceptionnelle.

La *fièvre* ne s'observe ordinairement pas au début et ne s'ajoute aux autres symptômes que dans le cours des altérations intestinales. Le pouls ne fournit aucun point de repère pour l'appréciation de la gravité et de l'étendue du processus. La température est rarement augmentée, ordinairement elle est normale et même diminuée dans les cas graves. Le délire et les convulsions surviennent assez souvent chez les enfants irritables, même dans la dysenterie sporadique.

Comme phénomènes secondaires de la dysenterie sporadique, nous n'avons à mentionner que la pneumonie lobulaire et l'atrophie mésentérique avec infiltration des ganglions du mésentère, qui se développe souvent à la suite de la dysenterie. La dysenterie épidémique peut produire l'anémie, la pyohémie, le marasme, la perforation intestinale, la péritonite, les rétrécissements de l'intestin et les abcès du foie.

Dans la dysenterie sporadique, la guérison peut arriver dans l'espace de quatre à six jours, dans la dysenterie épidémique au bout de dix à quinze jours. L'amaigrissement qui en est la suite est toujours fort considérable et beaucoup d'enfants succombent encore aux maladies consécutives quand déjà l'affection principale est en voie d'amélioration. La mort arrive, soit pendant les premiers jours de la maladie, soit dans la période de chronicité.

La dysenterie épidémique se complique de toutes les maladies aiguës et chroniques possibles. La dysenterie sporadique attaque surtout les enfants pendant la première dentition, et les enfants plus âgés pendant les chaleurs de l'été, à l'époque des fruits verts.

Anatomie pathologique. —L'exsudat dysentérique ne se rencontre que dans le côlon et le rectum, et principalement au niveau des plis et des courbures du tube intestinal. Il représente une couche d'un blanc sale, gris jaune, gris rouge ou d'une couleur foncée, pouvant souvent atteindre l'épaisseur de 2 à 3 millimètres et se laissant facilement décoller du tissu sous-jacent. La muqueuse qui apparaît au-dessous est rouge, ramollie, tuméfiée, ce qui donne à la face interne de l'intestin un aspect bosselé. Dans l'intestin, on trouve la mucosité dysentérique dont il a été plus longuement question à l'occasion des selles. Au bout de quelques jours, cette membrane se détache par portions plus ou moins grandes et, selon la profondeur à laquelle la muqueuse était atteinte, il se produit des ulcères superficiels ou profonds, ayant des prolongements anguleux. Les follicules solitaires sont toujours enflés et même ulcérés. Dans les autres organes, on trouve les signes de l'anémie, il n'y a que le péritoine qui soit injecté en différents endroits, surtout dans les parties qui correspondent aux altérations de la muqueuse. Dans la dysenterie sporadique, il est très-rare de trouver une ulcération étendue ou allant à une certaine profondeur.

Traitement. —Une température égale, dans une chambre bien ventilée et une diète sévère sont, avant tout, nécessaires. Les boissons froides augmentent les douleurs ; c'est pourquoi on ne doit présenter aux malades que des liquides tièdes. Ce qui convient le mieux pour les enfants ce sont les potages mucilagineux et des boissons analogues, les enfants à la mamelle supportent très-bien le lait de leur mère ou de leur nourrice, mais les enfants élevés artificiellement sont fort incommodés par le lait de vache, qui doit être évité. Le remède souverain contre la diarrhée est l'opium, et la meilleure manière de l'administrer est de le donner en lavements, malheureusement souvent inapplicables à raison du ténesme. Dans ces cas, ce qui convient le mieux, c'est de badigeonner l'intérieur de la bouche avec une solution d'opium, comme nous l'avons dit en parlant du traitement du catarrhe intestinal. Je ne me contente, du reste, jamais de l'assurance donnée par la garde-malade ou par la mère, qu'il est impossible d'administrer un lavement; mais je fais toujours un dernier essai d'injecter moi-même 4 à 8 grammes d'un liquide mucilagineux additionné de teinture d'opium, opération qui réussit très-souvent malgré l'assurance du contraire de la part de l'entourage. D'excellents résultats sont encore obtenus par l'association du calomel

et de l'opium. Ainsi, par exemple, lorsqu'il s'agit d'un enfant d'un an,
on peut faire la prescription suivante :

Pr. Calomel............   5 milligrammes.
Opium............   2 milligrammes.
Sucre............   25 centigrammes.

Mêlez, préparez doses pareilles n° 10. — S. un paquet toutes les deux heures.

Les végétaux astringents, le nitrate d'argent et l'alun ne sont indiqués
qu'après la cessation de la douleur, dans la période chronique.

9° Invagination.

Par invagination ou intussusception de l'intestin, on entend le renversement d'un segment d'intestin dans un autre, à la manière des doigts
de gant qui se raccourcissent par le glissement d'une partie sur une
autre lorsqu'on veut ôter un gant étroit.

Anatomie pathologique. — Les invaginations que l'on trouve dans les
cadavres d'enfants sont loin de représenter toujours des traces de maladies ayant existé du vivant des individus; elles se sont le plus souvent
produites pendant l'agonie, ne montrent aucune trace de réaction, se
laissent réduire sans aucune difficulté et s'observent en plusieurs endroits à la fois, mais constamment sur l'intestin grêle. Un fait singulier
c'est que toujours on observe ces anomalies sur un intestin entièrement
sain, jamais sur l'intestin d'individus morts de choléra, de dysenterie,
de fièvre typhoïde ou de péritonite, mais bien sur l'intestin d'individus
morts d'affections cérébrales; elles paraissent être le résultat d'une innervation inégale de la musculeuse intestinale, accident qui ne se fait bien
sentir que pendant l'agonie. Cependant il existe un certain nombre de
cas où, déjà chez des enfants de moins d'un an, il s'est développé une
invagination avec toutes ses conséquences : oblitération de l'intestin, hémorrhagie intestinale, vomissements stercoraux, collapsus rapide, etc.,
symptômes qui entraînent ordinairement la mort. Le changement anatomique de la position de l'intestin est le même dans les deux genres
d'invagination.

Toute invagination se compose de trois couches successives dont
l'externe et la moyenne se touchent par leur surface muqueuse, la
moyenne et l'interne par leur surface péritonéale, comme il est facile de
l'apercevoir sur une coupe schématique, pl. III, fig. 3 B. La couche externe
cc est appelée par Rokitansky gaîne ou intussuscipient, la couche interne
a a, le tube entrant, la couche externe *bb*, le tube sortant et les deux réunies, l'intussusceptum. Entre le tube entrant et le tube sortant se trouve
la portion du mésentère correspondant à la partie invaginée, portion en-

traînée dans la gaîne et plissée en cône. Cette portion du mésentère exerce une influence particulière sur la forme de l'invagination. Le tiraillement du mésentère est, en effet, cause que jamais le segment invaginé n'a une direction tout à fait parallèle à celle de sa gaîne, mais offre toujours une courbure, et que son orifice n'est pas situé dans l'axe ou le centre de la gaîne, mais excentriquement, pour la raison très-simple qu'il obéit à la traction du mésentère entraîné avec lui, circonstance à laquelle il faut encore attribuer la forme allongée en fente de l'orifice du bout invaginé, qui jamais ne peut être rond.

L'agrandissement de l'invagination se produit de telle manière que l'orifice de la section invaginée forme le point fixe, tandis que la gaîne se renverse de plus en plus en *cc*.

La cause de l'invagination est difficile à expliquer; probablement la section qui s'invagine est contractée plus fortement et exécute des mouvements péristaltiques plus énergiques que la section plus large qui la reçoit. Ce qui le prouve c'est que le plus souvent cet accident est précédé de diarrhées opiniâtres par l'effet desquelles la partie de l'intestin qui reçoit l'autre est probablement dans un état de relâchement catarrhal, tandis que la partie entrante a une muqueuse normale et des mouvements normaux.

Les suites immanquables de l'invagination sont des troubles circulalatoires dans le mésentère invaginé, l'œdème et l'hypérémie de l'intestin invaginé, enfin l'inflammation et une exsudation plastique sur la couche péritonéale des tubes entrant et sortant (*a* et *b*, *b*). L'œdème et le gonflement de la section invaginée peuvent atteindre un degré si élevé que l'ouverture du tube entrant, encore libre au commencement, finit par être oblitérée et qu'il ne part plus par l'anus aucune trace d'excréments, mais simplement une mucosité sanguinolente, accident bientôt suivi de vomissements stercoraux.

Ordinairement le mouvement se fait de haut en bas, souvent il a lieu dans le gros intestin, et dans ce cas il peut arriver que le segment invaginé soit senti par l'anus.

L'invagination peut tuer les enfants par la péritonite, qui, des surfaces séreuses, s'étend en haut, le long du canal intestinal, ou par la gangrène du segment invaginé.

Symptômes. —Tant que le canal intestinal n'est pas complétement oblitéré, les symptômes ne sont pas très-caractéristiques; mais une fois que l'occlusion est devenue complète, on voit apparaître la série des symptômes connus de l'étranglement herniaire. L'invagination de l'intestin produit, pour sa part, même sans entraîner une oblitération complète, de violentes coliques accompagnées bientôt de météorisme. Dans quelques cas on sent une tumeur allongée que certains auteurs prennent pour la partie invaginée de l'intestin, mais qui paraît bien plutôt formée par des scybales retenues au-dessus de l'invagination. Les enfants sont le plus souvent constipés; cependant on observe aussi des diarrhées, et dans tous les cas les selles sont·mêlées de quantités de *sang* plus ou moins considérables, phénomène qui doit être considéré comme le signe le plus caractéristique de toute la maladie. Un fait presque aussi constant, c'est le vomissement, par lequel les enfants rejettent toute nourriture, et qui finit aussi par donner issue à une mucosité jaune ou verte. Les enfants s'affaissent très-rapidement et l'expression de leur physionomie offre une grande ressemblance avec celle des cholériques ; le pouls devient de plus en plus. petit, enfin à peine sensible ; il survient des syncopes, et le troisième ou le quatrième jour ils succombent.

La terminaison la plus favorable, mais en somme assez rare, c'est l'adhérence complète au bord supérieur de la partie invaginée, entre la gaîne et le segment non invaginé de l'intestin, adhérence bientôt suivie de l'expulsion de la portion invaginée tombée en gangrène ; quelquefois il paraît que les symptômes s'améliorent sans que le bout invaginé tombe en gangrène et soit éliminé ; il se produit alors un simple élargissement du calibre de l'intestin, qui permet à l'invagination de s'établir d'une façon définitive, sans cependant que dans ces cas le canal ait toute sa largeur et suffise complétement pour l'expulsion de son contenu. Il persiste alors un état chronique de gonflement inflammatoire, donnant lieu à des récidives fréquentes, et qui dégénère facilement en inflammations intestinales pouvant occasionner de nouvelles invaginations.

Traitement. — Le conseil donné par Rokitansky d'essayer, avant l'adhérence du bout invaginé par l'exsudat inflammatoire, des injections d'air ou l'aspiration au moyen d'une pompe aspirante, ne sortira probablement jamais du domaine de la théorie. Tout ce qui tend à augmenter le mouvement péristaltique peut aussi bien être nuisible qu'utile, l'invagination pouvant bien à la vérité être réduite, mais pouvant tout aussi bien être augmentée par un mouvement inverse qui peut en outre déchirer des adhérences heureusement commencées. On ne donnera par conséquent aucune espèce de purgatif ni doux ni drastique et encore bien moins des vomitifs. L'emploi si fameux du mercure coulant est toujours inoffensif et souvent utile, parce que ce remède tend à rétablir mécaniquement, jusqu'à un certain point, la perméabilité presque disparue de la portion d'intestin invaginée.

Le traitement le plus rationnel me paraît être celui que Pfeufer a préconisé et suivi avec bonheur, traitement qui consiste dans la *diète et le repos absolus* et dans l'*administration de l'opium jusqu'à production du narcotisme,* cet état devant amener un arrêt des mouvements péristaltiques pendant lequel l'adhérence peut se produire dans toute la circonférence. La gastrotomie a été plusieurs fois suivie de succès malgré les grands dangers qu'elle fait courir aux individus.

10° Hernie inguinale.

La hernie ombilicale ayant déjà figuré, p. 63, parmi les maladies de l'ombilic et les hernies crurales ne se rencontrant, pour ainsi dire, jamais chez les enfants, il nous reste à parler de la hernie inguinale.

Les hernies inguinales des enfants sont dans l'immense majorité des cas externes et congénitales; toutefois elles ne sont pas congénitales dans la plus rigoureuse acception de ce mot, mais simplement acquises pendant les premiers jours de l'existence, sous l'influence des premiers efforts des muscles abdominaux, qui font pénétrer par l'appendice vaginal encore ouvert du péritoine une ou plusieurs anses intestinales dans le scrotum, chez les petits garçons, et dans les grandes lèvres, chez les petites filles. Les viscères herniés sont, chez les garçons, directement en contact *avec la surface libre du testicule*, ce qui ne peut arriver dans aucune hernie acquise.

On trouve une tumeur ovalaire, molle, compressible, non exactement limitée, allant de l'anneau inguinal externe jusque dans le scrotum et se laissant facilement effacer par une pression uniforme, accompagnée d'un léger mouvement de rotation. On ne trouve pas le testicule très-facilement; mais, en examinant bien, on le reconnaît situé en haut et en arrière. Les flatuosités, les épreintes, les cris, la toux, reproduisent immédiatement la hernie réduite. Chez les filles, dont la hernie inguinale porte le nom de hernie externe de la grande lèvre, l'un ou l'autre de ces organes montre une tumeur molle et allongée, qui présente des symptômes analogues à ceux de la hernie inguinale congénitale du sexe masculin, sans cependant jamais atteindre les mêmes dimensions ni la même fréquence que cette dernière. Le mécanisme de cette hernie est le suivant : une portion d'intestin ou, dans quelques cas très-rares, l'ovaire pénètre dans le canal inguinal destiné chez la femme à loger le ligament rond (canal du ligament rond), qui est ouvert à sa partie supérieure, mais se ferme ordinairement complétement avant la naissance. D'une manière très-exceptionnelle il arrive, d'après Ammon, qu'un nouveau repli du péritoine, fournissant une enveloppe particulière à la hernie, s'avance dans l'appendice vaginal au moment de la production de la hernie et constitue ainsi un sac herniaire spécial.

Le contenu de la hernie inguinale congénitale se compose presque toujours d'une ou de plusieurs anses intestinales, rarement d'une portion d'épiploon. La hernie n'a au commencement que le volume d'un pois, mais augmente bientôt et pénètre dans le scrotum; pendant ce temps le canal vaginal devient plus large, plus court et plus droit. Quelquefois il se sécrète un liquide séreux de sorte qu'à la hernie inguinale vient s'ajouter encore une hydrocèle. Les contusions, les efforts de réduction faits sans ménagement et peut-être indépendamment de ces causes, une sorte de prédisposition inflammatoire, peuvent même faire naître des exsudations plastiques qui produisent des adhérences filamenteuses entre l'intestin hernié et le testicule, et rendent impossible la réduction de la hernie. Les étranglements sont excessivement rares, et lors même qu'une hernie de ce genre est devenue dure, douloureuse et momentanément irréductible, on parvient cependant toujours à la réduire dans un bain chaud, et plus sûrement encore dans le sommeil du chloroforme.

Une fois que ces hernies sont arrivées à un fort volume et que le canal vaginal s'est considérablement dilaté, elles se reproduisent immédiatement après chaque réduction et ne restent contenues qu'au lit, pendant le sommeil. Il est très-difficile de garantir ces enfants contre l'intertrigo, ou de guérir chez eux des pertes de substance épidermique déjà formées. En examinant un petit enfant, en vue de constater l'existence d'une hernie inguinale il faut toujours commencer par s'assurer si le testicule est descendu dans le scrotum, parce qu'une descente retardée de cet organe produit, au moment où le testicule sort de l'anneau inguinal interne, une tumeur identique avec celle d'une hernie commençante. Ce qui permet de distinguer la hernie de l'hydrocèle, c'est la réductibilité, le bruit de gargouillement qui se produit le plus souvent pendant la réduction, le manque de transparence, facile à constater à l'aide d'une lumière, et enfin l'absence de fluctuation. Pour examiner l'enfant on le place sur le dos, on cherche à réduire doucement la tumeur, et, après avoir opéré la réduction, on engage le petit doigt dans le scrotum ; puis on le dirige en haut, contre l'anneau, et l'on cherche l'ouverture de sortie de la hernie, dont on peut alors facilement déterminer la situation et l'étendue.

Résumons encore les principales variétés de la hernie inguinale congénitale et nous trouverons :

Au point de vue de l'époque de la production :

1° La hernie congénitale du canal vaginal (forme rare).

2° La hernie du canal vaginal acquise bientôt après la naissance (forme plus fréquente).

Au point de vue de la différence des sexes :

Chez les garçons : la hernie congénitale du canal vaginal du testicule.

Chez les filles : La hernie congénitale du canal du ligament rond.

Au point de vue des complications :

1° La hernie inguinale congénitale avec hydrocèle ;

2° La hernie inguinale congénitale avec adhérence entre l'intestin et le testicule.

Traitement. — La plupart des hernies inguinales guérissent seules, sans bandage, et la compression la plus efficace et la plus simple du canal vaginal est effectuée par l'augmentation des couches graisseuses de l'enfant. Il suffit en général d'une bonne alimentation, du soin de provoquer des évacuations régulières et d'éviter une agitation trop grande et trop prolongée pour amener la guérison. Pourvu qu'on fasse en sorte que la hernie soit réduite pendant le sommeil, peu importe qu'elle soit sortie pendant une grande partie de la journée. Il est très-facile d'obtenir la réduction pendant qu'on cherche à faire dormir l'enfant si la personne chargée de ce soin applique constamment la main sur la hernie pendant que l'enfant s'endort.

Les bandages ne m'ont rendu de véritables services que chez les enfants âgés de plus d'un an. Il est très-difficile et souvent nuisible d'appliquer un bandage à un enfant encore au maillot. D'abord il faut en avoir pour le moins trois, afin de pouvoir en mettre un autre toutes les fois que l'enfant a uriné ou qu'il a eu une évacuation alvine ; en outre, si l'enfant se développe bien, les bandages deviennent trop petits et ne peuvent plus servir au bout de très-peu de temps, de sorte qu'après deux mois il faut déjà les remplacer, et que souvent il en faut successivement plus d'une douzaine. Ensuite on ne parvient presque jamais à empêcher les excoriations ; les endroits une fois excoriés ne guérissent qu'au bout de plusieurs jours et l'épiderme reproduit est ordinairement détruit en très-peu de temps, aussitôt que la pression du bandage recommence à agir. Le cérat saturné, la pommade à l'oxyde de zinc et les lotions fréquentes à l'eau froide et à l'eau-de-vie paraissent, il est vrai, prévenir jusqu'à un certain point les excoriations ; mais rarement on parvient à les empêcher complétement par ces moyens. Enfin, lorsqu'un enfant est maigre, il est complétement impossible de lui appliquer un bandage, parce que jamais on ne parvient à le fixer convenablement. Si, par conséquent, des parents inquiets veulent absolument qu'on fasse porter un bandage à leur enfant, il faut les prévenir des frais que le renouvellement si fréquent de cet appareil pourra leur occasionner, et appeler en outre leur attention sur la possibilité d'un retard dans le développement de l'enfant. Pour tranquilliser les parents, je couvre ordinairement les hernies des petits enfants d'un petit morceau de sparadrap, ou je les fais frictionner tous les jours avec un onguent anodin quelconque ; mais toujours je recommande la propreté la plus extrême, une surveillance active, un régime convenable et le soin de veiller à la régularité des évacuations, et j'ai vu guérir avec ces simples précautions un grand nombre d'enfants atteints de hernies. Plus l'enfant prend d'embonpoint, plus la hernie est sûrement retenue et plus le canal vaginal tend à se fermer définitivement.

11° Fissure à l'anus.

Les nourrissons et les enfants de tout âge ressentent quelquefois à l'anus de violentes douleurs qui se présentent à chaque évacuation et dont il faut chercher l'origine dans une petite gerçure de l'anus. Les enfants atteints de cette affection sont toujours fort constipés, et la fissure est probablement déterminée par les efforts pénibles faits pour expulser les excréments. Les selles dures et sèches sont teintes de sang par endroits, et même après la défécation il s'échappe encore quelques gouttes de sang de la fissure ; pendant ce temps, les enfants jettent des cris perçants. Nous ferons encore remarquer qu'à un examen superficiel on n'aperçoit rien de ces petites fissures, mais que, pour les découvrir, il faut bien écarter les fesses et examiner attentivement et un à un chacun des plis de l'anus. Souvent elles ont à peine 1 à 3 millimètres de longueur, et leur couleur se distingue très-peu de celle du reste de la muqueuse. La douleur se fait sentir presque uniquement pendant et immédiatement après la défécation; mais elle paraît être très-violente parce que, pendant sa durée, les enfants ont les traits décomposés et un fort tremblement réflexe qui leur parcourt le corps tout entier.

Traitement. — Avant tout il faut faire disparaître la constipation, ce qu'on obtient le mieux à l'aide de la teinture aqueuse de rhubarbe qu'on administre à la dose d'une demi-cuillerée ou d'une cuillerée à café. La méthode indiquée par Trousseau, et qui consiste à administrer de petits lavements contenant un gramme d'extrait de ratanhia, ne m'a pas paru très-recommandable, parce que l'application du lavement occasionne par elle-même de vives douleurs. Je cautérise ces fissures légèrement avec la pierre infernale, ce qui provoque, il est vrai, également de vives douleurs, mais n'a besoin d'être fait qu'une seule fois, tandis qu'il faut revenir souvent sur les lavements; en même temps j'ai soin de faire en sorte que les selles ne soient jamais dures. Il ne faut pas non plus que l'enfant ait la diarrhée, car la sécrétion diarrhéique empêche également la guérison de la fissure.

12° Polypes du rectum.

Ces polypes sont très-rares; peut-être aussi passent-ils quelquefois inaperçus. Tous les enfants qui sont signalés dans les ouvrages comme en ayant été atteints avaient déjà dépassé la seconde année.

Le principal symptôme consiste en une hémorrhagie ordinairement peu abondante, mais quelquefois assez profuse pendant et immédiatement après la défécation, hémorrhagie qui, chez les filles déjà rapprochées de la puberté, est facilement confondue avec un commencement de menstruation. Sur la chemise, des taches menstruelles peuvent à peu près être distinguées des taches occasionnées par une perte de sang provenant du rectum par ce fait seul que les premières occupent de préférence le côté antérieur de la chemise, tandis que les dernières s'observent presque exclusivement sur le côté postérieur.

L'évacuation des matières fécales se fait toujours avec difficulté et douleur; quelquefois le polype se montre pendant la défécation à l'ouverture de l'anus, mais se retire immédiatement après la cessation du ténesme. L'exploration du rectum avec le doigt, qui occasionne de très-vives douleurs, permet de constater l'implantation du polype généralement très-rapprochée de l'anus. Le mal paraît se terminer, dans la plupart des cas, par une guérison spontanée, le pédicule du polype s'amincissant de plus en plus et finissant enfin par être arraché pendant une défécation pénible. **La forme la plus commune est celle des polypes muqueux.**

Traitement. — Il est très-facile d'enlever le polype lorsqu'on le trouve immédiatement après l'évacuation au-devant de l'anus où l'on peut à l'instant même le pincer avec les ongles ou lier son pédicule avec un fil. Pour ne pas être obligé d'attendre une évacuation trop longtemps, on fait bien de donner à l'enfant, quelques heures avant le moment fixé pour l'opération, une infusion de séné ou un autre purgatif drastique, attendu que c'est pendant le ténesme produit par ce moyen que le polype se montre le plus sûrement et le plus longtemps.

13° Chute du rectum.

Sous ce nom on désigne deux états qui diffèrent notablement l'un de l'autre, à savoir : 1° Le simple renversement des plis inférieurs de la muqueuse, et 2° une invagination de la partie supérieure du rectum dans l'anus, invagination qui fait apparaître cette partie au devant de l'anus.

Le rectum se divise, comme on sait, en trois parties, une supérieure, une moyenne et une inférieure (pl. III, fig. 4, *a*, *b*, *c*). La partie supérieure se rapproche, sous le rapport de la structure, de l'S iliaque : elle est, comme ce dernier, recouverte par le péritoine, a une forme cylindrique et se dirige de haut en bas et un peu de gauche à droite. Cette portion forme presque la moitié de tout le rectum et s'étend de l'S iliaque jusqu'à la ligne d'arrêt de l'enveloppe péritonéale (pl. III, fig. 4, n° 3). A sa surface postérieure, le rectum perd cette enveloppe à un point plus élevé qu'à sa surface antérieure, où il en est couvert jusqu'au niveau de la troisième vertèbre sacrée. La portion moyenne (*b*) commence à l'endroit où le péritoine quitte le rectum et où ce dernier n'est plus attaché que par un tissu cellulaire lâche au sacrum, et chez l'homme, à la vessie et à la prostate, chez la femme, au vagin. Cette portion se distingue par la force de ses muscles longitudinaux, tandis que les fibres transversales ou circulaires ne sont que médiocrement développées. Elle peut se dilater en amphore en cas de constipation et contenir de grandes quantités d'excréments durs. La portion inférieure (*c*) est la plus courte ; elle descend de la prostate à l'anus et possède une couche épaisse de fibres musculaires, les deux sphincters de l'anus.

Dans l'accident qui nous occupe, ou les muscles constricteurs, c'est-à-dire la partie inférieure du rectum, sont simplement renversés en dehors et se présentent à l'état de bourrelets d'un rouge vif ou bleus avec une ouverture centrale, ou bien la portion moyenne du rectum (*b*) s'invagine dans la portion inférieure et pend hors de l'anus à l'état de prolapsus, en forme de boudin, soit d'un rouge vif, soit d'un rouge bleuâtre, si les sphincters empêchent, par une trop forte contraction, le retour du sang veineux. Il paraît que le renversement des sphincters et l'invagination de la portion moyenne ne peuvent pas se produire simultanément. Dans la première forme, le simple renversement des sphincters, le doigt explorateur peut bien pénétrer dans l'ouverture centrale, et opère alors du même coup la réduction ; dans la seconde forme, le doigt, ou une sonde, peut encore pénétrer à un ou deux pouces de hauteur, en côtoyant le prolapsus, mais, arrivé là, il arc-boute contre la courbure supérieure du prolapsus.

Étiologie. — Le renversement des sphincters ou au moins un prolapsus partiel de leur muqueuse, se rencontre extrêmement souvent chez les petits enfants. Ordinairement l'accident a été précédé d'une diarrhée plus ou moins longue, qui gonfle la muqueuse en question en même temps que les sphincters se relâchent. Mais le prolapsus peut encore être occasionné par une constipation opiniàtre ; le rectum est alors entraîné au dehors par les matières fécales dures et volumineuses. On observe plus souvent dans ces cas l'invagination de la portion moyenne que le renversement de la portion inférieure. Chez les jeunes chiens atteints de ce qu'on appelle la maladie des chiens, on observe très-fréquemment de grandes invaginations de la portion moyenne.

Le pronostic est favorable dans l'une et l'autre forme, pourvu que les enfants soient d'ailleurs bien nourris et exempts d'atrophie mésentérique; la guérison radicale est possible sans opération.

Traitement. — Pour ce qui concerne le traitement général, il est évident que dans le prolapsus consécutif à la diarrhée il faut administrer des médicaments antidiarrhéiques, et dans celui qui provient de constipation des substances légèrement purgatives. Parmi les premiers, il faut compter l'opium, les mucilagineux et les astringents végétaux, ainsi que le nitrate d'argent et l'alun; parmi les dernières la rhubarbe et les sels neutres à petites doses. L'huile de ricin est difficile à faire prendre aux enfants, qui ordinairement la crachent ou la vomissent immédiatement après l'avoir avalée.

Pour la réduction de la chute du rectum, l'important n'est pas de savoir de quelle manière elle doit être exécutée, mais à quel moment on doit la faire. Il est essentiel, si les parents ne sont pas d'eux-mêmes assez habiles pour réduire le prolapsus, qu'on leur apprenne immédiatement, à la première chute du rectum, à en faire la réduction, et pour cela il ne faut pas réduire soi-même, mais montrer à la mère ou à la bonne d'enfant la manière d'opérer. On fera donc placer sur le prolapsus un petit linge enduit de cérat des deux côtés, puis chercher l'ouverture centrale avec le doigt, et porter ce dernier directement dans l'anus. Le prolapsus et le doigt ayant ainsi pénétré dans l'intérieur de l'anus, le doigt est retiré avec un léger mouvement de rotation, ensuite il est facile d'éloigner le petit linge cérat sans produire une chute nouvelle. En hiver, et en général lorsqu'il est facile de se procurer immédiatement de la glace, il est très-utile, avant d'essayer la réduction, de faire glisser dans le prolapsus un petit morceau de glace arrondi et de faire rentrer ce dernier avec l'intestin prolabé.

Chez les enfants émaciés le rectum sort de nouveau toutes les fois qu'on l'a réduit et même cautérisé par les caustiques ou le fer rouge, tandis que, chez les enfants bien développés, il suffit ordinairement du traitement interne et local décrit plus haut; uniquement dans les cas où la disposition à la chute existe depuis très-longtemps, il peut devenir nécessaire de faire quelques traits longitudinaux avec le crayon de nitrate d'argent ou avec l'acide nitrique fumant. Dans ces derniers temps, Foucher a préconisé les injections sous-cutanées de strychnine contre les prolapsus anciens; cependant, à raison des effets dangereux de la strychnine, il ne faut employer ce remède que chez les enfants âgés de plusieurs années. On enfonce le dard de la seringue de Pravaz à quelques lignes de distance de l'anus dans le tissu cellulaire qui entoure le rectum, puis on injecte huit à dix gouttes d'une solution de sulfate de strychnine au centième. Ces injections répétées trois à quatre fois exercent, d'après mon observation, un effet très-favorable sur la chute du rectum. Mais celui qui aura vu, comme moi, les convulsions tétaniques les plus horribles suivre l'administration de doses même fort minimes de strychnine, ne recourra qu'en cas d'extrême nécessité à un remède aussi perfide. Jamais je ne me suis vu dans le cas, jusqu'à présent, d'appliquer le fer rouge.

Pour empêcher les épreintes par habitude, comme on les remarque chez certains enfants, il est bon de placer le vase de nuit sur un tabouret, afin que les pieds de l'enfant ne touchent pas le sol, ce qui l'empêche de contracter aussi fortement les muscles abdominaux. Des bonnes d'enfants bien dressées savent aussi très-bien tenir les enfants suspendus au-dessus du sol pendant la défécation, et leur comprimer en même temps, par en bas et latéralement, l'ouverture de l'anus, ce qui empêche souvent la reproduction de la chute.

14° Vices de conformation du rectum et de l'anus.

L'anus peut présenter un double vice de conformation, (a) le rétrécissement, et (b) l'occlusion.

a. — Rétrécissement du rectum.

Un degré peu considérable de rétrécissement ne donnera guère de symptômes assez importants pour exiger des secours médicaux, d'autant plus que, dans la première année, les excréments ne sont jamais durs à l'état normal, mais toujours mous et sans forme caractéristique. Ce n'est qu'en cas de constipation que le mal se découvre; les enfants ne peuvent plus expulser des excréments un peu compactes, ils sont pris de météorisme et présentent même les symptômes du rétrécissement intestinal. Par des lavements souvent répétés les masses fécales dures sont souvent ramollies et évacuées, et aussitôt tous les symptômes de maladie disparaissent. On arrive au même résultat par l'administration des purgatifs, mais, dans les cas dont il est ici question, l'effet de ces derniers est toujours accompagné de coliques plus ou moins vives.

Quelquefois les enfants naissent avec un rétrécissement si considérable de l'anus, que déjà l'expulsion du méconium est fortement retardée et se fait d'une manière très-pénible ; dans ces cas on arrive à peine avec une sonde ordinaire au delà du rétrécissement. Il faut alors naturellement recourir à une intervention chirurgicale consistant à introduire une sonde cannelée, sur laquelle on débride avec le bistouri l'orifice rétréci dans une étendue d'un centimètre à un centimètre et demi. On place ensuite, pendant plusieurs semaines consécutives, des linges cératés dans la plaie pour s'opposer à une réunion trop prompte. La dilatation de l'anus opérée plusieurs fois par jour par le passage des excréments s'oppose à la production d'une cicatrice rétractée.

b. — Imperforation de l'anus.

Pour faire comprendre cet état, nous devons rappeler d'abord les conditions embryologiques, à savoir que, dans les premiers temps de la vie embryonnaire, il existe un cloaque, c'est-à-dire une communication entre la vessie et le rectum, et qu'en outre le rectum se termine primitivement en cul-de-sac, qu'il descend sous forme d'un cæcum dans le petit bassin où il rencontre le prolongement également en cæcum de la peau extérieure, c'est-à-dire le premier rudiment de l'anus, et que ce n'est qu'après une adhérence réciproque entre ces deux terminaisons borgnes et une atrophie définitive des deux membranes transversales que la communication s'établit entre le rectum et l'anus.

On peut alors observer les arrêts de développement suivants, schématiquement représentés sur la planche III, fig. 5, 6, 7, 8 et 9.

1° Le rectum est complétement développé, mais, sur la peau extérieure, dans le pli interfessier, où l'anus devrait s'enfoncer, cet enfoncement n'existe pas et la terminaison borgne du rectum continue de descendre, jusqu'à ce qu'elle ait atteint le derme, qui ne s'atrophie pas à l'endroit correspondant. Telle est la forme la plus simple et la plus heureuse de l'imperforation ou atrésie de l'anus. Le méconium, qui s'accumule après la naissance et dilate le rectum, fait bomber l'endroit où le rectum se trouve sous la peau et une simple incision cruciale sur cette saillie suffit pour former un anus, qui n'aura plus aucune tendance à s'oblitérer (fig. 5).

2° L'enfoncement extérieur de l'anus s'est normalement développé, mais n'arrive pas jusqu'à l'extrémité borgne du rectum, parce que cette dernière a subi un arrêt de développement (fig. 6), ou bien parce qu'elle communique, soit avec le vagin (fig. 8), soit avec la vessie (fig. 9). La simple inspection de l'anus ne donne aucun résultat dans ces cas, parce que cet orifice est conformé absolument comme chez les enfants sains. Ce n'est qu'au bout de vingt-quatre heures, si le méconium n'a pas été évacué, si les enfants deviennent inquiets, que leur ventre se ballonne et qu'ils refusent le sein, ce n'est, disons-nous, qu'au bout de vingt-quatre heures que la sage-femme s'aperçoit, en voulant donner un lavement, que la canule de la seringue ne pénètre pas assez loin, ou bien, si cette pénétration ne souffre pas de difficulté, que le liquide injecté reflue immédiatement. Si, dans ce cas, on examine avec une sonde d'argent, on trouve que l'enfoncement anal est terminé en cul-de-sac à un ou deux pouces de hauteur.

3° Il ne s'est développé aucun enfoncement anal, et en outre l'extrémité borgne du rectum n'est pas descendue assez bas pour se faire reconnaître après la naissance par une saillie bombée de la peau (fig. 7). Dans ces cas, on n'aperçoit généralement dans le pli interfessier aucune trace d'un enfoncement anal, et l'on n'a aucun indice qui permette de se rendre compte de la position du rectum, dont l'extrémité borgne se trouve dans le petit bassin à deux ou trois pouces de distance de la peau extérieure. Quelquefois un cordon compacte descend de l'S iliaque jusqu'à la peau, cordon qui doit être considéré comme un rectum rudimentaire et qui rend d'excellents services pour la recherche de l'extrémité borgne de l'intestin.

4° Le rectum ne s'ouvre pas en dehors mais dans le vagin, la vessie ou un uretère, cas dans lequel l'enfoncement anal peut exister ou manquer (fig. 8 et 9). Ici les phénomènes diffèrent en ce sens que le méconium n'est pas retenu complétement mais part, dans le premier cas par le vagin, dans les autres avec l'urine. Le diagnostic est facile si l'on introduit une petite sonde dans la vessie pour recueillir l'urine chargée de méconium, et plus facile encore si l'on trouve le méconium dans le vagin et, dans celui-ci, par le moyen d'une sonde, l'orifice du rectum. Les effets de ce vice de développement varient. Si le rectum s'ouvre dans un uretère ou dans la vessie, l'urine devient toujours alcaline, irrite continuellement la muqueuse vésicale et entraîne la cystite, l'épuisement et la mort. Si le rectum s'ouvre dans le vagin, l'écoulement continuel des matières fécales, qui ne peuvent être retenues ni évacuées volontairement par aucun sphincter, occasionne, il est vrai, une infirmité dégoûtante, les enfants répandant continuellement une odeur stercorale et ayant toujours les cuisses souillées, mais l'existence n'est nullement compromise. On cite des exemples de restauration du rectum par voie opératoire, restauration suivie de la suppression de cette communication entre le vagin et le rectum.

5° Enfin il y a encore des cas où l'anus n'existe pas du tout ou seulement à l'état rudimentaire. Il n'y a de formé qu'une partie du gros intestin, et celle-ci s'ouvre dans la région ombilicale, le conduit omphalomésentérique du fœtus étant resté ouvert, état connu sous le nom d'anus contre-nature ou ectopie anale.

Traitement. — Le traitement est exclusivement chirurgical. Dans les cas mentionnés au n° 1 il consiste, comme nous l'avons déjà dit, purement et simplement en une incision cruciale que l'on pratique sur la peau bombée, incision suivie de l'évacuation du méconium. Pour empêcher la cicatrisation trop prompte des plaies il est bon de faire introduire un petit linge cératé après chaque évacuation, pendant les premières semaines qui suivent l'opération.

Dans les cas de la seconde espèce, il faut essayer d'enfoncer avec précaution un trocart ordinaire, tel qu'on l'emploie pour la paracentèse, pour trouver le rectum rudimentaire. La sortie du méconium prouve qu'on a pénétré dans le rectum. Ensuite on fait passer par la canule du trocart une sonde élastique coupée à son extrémité, et l'on injecte par cette sonde trois à quatre fois par jour de l'eau chaude, pour liquéfier les matières fécales. Au bout de quelque jours, on remplace la sonde par une autre d'un plus fort calibre, et l'on continue ainsi pendant plusieurs semaines, jusqu'à ce que la défécation ait lieu régulièrement, et sans le secours de la sonde. Les sphincters de l'anus fonctionnent ordinairement assez bien, mais il persiste souvent une tendance à un rétrécissement consécutif, tendance qu'il faut chercher à vaincre par l'introduction de bougies.

Dans la troisième forme de l'imperforation de l'anus, il faut d'abord faire, à l'endroit correspondant à la situation normale de l'anus, une incision cruciale de 2 centimètres et demie de profondeur, puis on recherche avec le doigt l'extrémité borgne du rectum, et l'on opère avec le trocart, comme dans le cas précédent. La faiblesse et la vulnérabilité des enfants nouveau-nés expliquent facilement la fréquence de l'issue mortelle, lors même que le rectum a été ouvert.

Dans le cas où le rectum communique avec la vessie, il faut également se hâter de procurer une autre issue aux matières fécales, au moyen d'un anus artificiel, parce que, dans le cas où ce résultat n'est pas obtenu, l'issue mortelle est immanquable. Si le rectum s'ouvre dans le vagin, il est moins nécessaire de se presser, parce que cet état est très-supportable et qu'on a vu bien des enfants grandir avec cette anomalie sans aucune intervention chirurgicale ; mais, encore dans ce cas, il faut, autant que possible, si l'enfant prospère, aller à la recherche du rectum par la surface cutanée ; ce résultat obtenu, la communication avec le vagin cesse d'elle-même, ou il faut la faire disparaître par une opération ultérieure.

Si, dans la seconde et la troisième forme, on n'est pas parvenu à trouver le rectum, on applique, d'après les lois de la chirurgie, l'anus artificiel dans la région lombaire gauche ou dans l'une des deux aines. On a rapporté plusieurs exemples d'enfants qui ont survécu à cette opération ; mais j'ignore, pour ma part, s'ils se sont bien développés et s'ils ont atteint un âge avancé. Du moins, je n'ai jamais rencontré d'adultes à qui on ait appliqué, pendant les premiers jours qui ont suivi la naissance, un anus artificiel dans une de ces deux régions pour remédier à une imperforation de l'anus.

15° Maladies infectieuses se localisant principalement dans le canal intestinal.

[a. — Typhus abdominal, fièvre typhoïde.

La fièvre typhoïde est beaucoup plus commune chez les enfants qu'on ne l'admet en général ; mais, dans beaucoup de cas, on ne peut pas bien la reconnaître, et telle est sans doute la raison pour laquelle beaucoup de médecins croient les enfants plus réfractaires à cette maladie. La contagiosité, si tant est qu'elle peut être admise, est excessivement faible, et ne saurait être comparée à celle des autres maladies contagieuses de l'enfance, telles que rougeole, scarlatine, varicelle et coqueluche. Souvent, il est vrai, on voit plusieurs enfants de différentes familles habitant la même maison être atteints à la fois de fièvre typhoïde, ordinairement sous une forme légère ; mais bien plus souvent on voit un enfant habitant la même chambre que ses frères et sœurs, dont aucun n'a encore traversé la fièvre typhoïde, contracter seul cette maladie et les autres en rester complétement épargnés.

Avant la fin de la première année, le typhus abdominal atteint fort rarement les enfants ; cependant, on cite quelques observations d'enfants à la mamelle ayant succombé à la fièvre typhoïde ; mais nous ferons remarquer que, dans les rapports nécroscopiques concernant ces cas, il n'a jamais été question d'*ulcères typhiques* de l'intestin, mais d'une simple *infiltration* des follicules de Peyer et des glandes mésentériques. Dans la seconde année de l'existence et dans la troisième, après la première dentition, le typhus abdominal s'observe très-fréquemment et accompagné de symptômes assez caractéristiques et, à partir de cette époque, on peut le rencontrer à n'importe quel âge et dans n'importe quelle saison.

Comme le plan de cet ouvrage suppose une parfaite connaissance de la pathologie et de la thérapeutique spéciales, et que nous ne pourrons approfondir que les anomalies qui ont pour raison d'être l'âge même de l'enfance, nous n'aurons pas à nous occuper ici d'une appréciation des opinions qui règnent actuellement sur les maladies infectieuses en général, et sur le rapport qui existe entre le mal local et l'affection générale. Nous ferons, à ce sujet, les simples remarques suivantes : 1° les phénomènes intestinaux ne sont pas en raison directe de la maladie générale ; 2° on n'a jamais trouvé dans le sang des individus atteints de typhus ni modifications qualitatives, ni modifications quantitatives. Les modifications du sang, chez les individus malades depuis plusieurs semaines, sont l'effet de longues perturbations de la nutrition et de la circulation, et ce qu'on appelle le sang typhique, c'est-à-dire un sang d'un violet foncé, liquide, dans lequel nagent quelques caillots mous, peu cohérents, ne se rencontre pas constamment dans les cadavres des individus morts de fièvre typhoïde, mais dans ceux de la plupart des individus dont la maladie était accompagnée de troubles de la respiration et de l'assimilation.

Anatomie pathologique. — En général, on peut constater sur les cadavres des individus morts de fièvre typhoïde une première et une seconde période.

Si la mort arrive dans la *première période*, on ne trouve les modifications typhiques que dans l'intestin grêle, dans tous les ganglions mésentériques, dans la rate et dans la muqueuse bronchique. Les cadavres ne sont pas encore amaigris ; ils présentent des lividités d'un bleu foncé et des muscles secs et foncés. Le cerveau est compacte et sec. La muqueuse bronchique est rouge, tuméfiée, et partout couverte d'un mucus jaune, clair et visqueux, de sorte qu'en quelques endroits les bronches de troisième ordre s'en montrent déjà remplies. La conséquence immanquable de cet engorgement muqueux est pour le poumon, surtout en arrière et en bas, un trouble de la circulation, l'hypostase, et enfin la splénisation. Le cœur est extrêmement flasque, renferme des caillots très-diffluents, et sa substance musculaire est plus pâle en différents endroits. Sous le microscope, ces endroits plus pâles montrent un commencement de dégénérescence graisseuse. La rate est augmentée de volume, et cette augmentation se fait surtout dans le sens de la longueur ; sa capsule est très-tendue, son tissu foncé et mou, et souvent presque réduit en une bouillie liquide.

L'intestin est distendu par des gaz et contient un liquide abondant, très-mince et d'une odeur extrêmement pénétrante ; presque toute la muqueuse de l'intestin grêle est à l'état de catarrhe aigu, et les follicules de Peyer, ainsi que les follicules isolés, sont devenus le siége d'une infiltration particulière. L'augmentation de volume de ces glandes provient d'une masse médullaire d'un blanc grisâtre, qui remplit et gonfle surtout les capsules des glandes, mais envahit également le tissu sous-muqueux et la muqueuse elle-même. Les modifications et la marche de ces infiltrations ne sont pas absolument les mêmes chez les enfants que chez les adultes. Tandis que dans la grande majorité des cadavres d'adultes morts de fièvre typhoïde on trouve les plaques ulcérées, cet état ne s'observe que d'une manière tout exceptionnelle chez les enfants. Chez eux, en effet, l'infiltration paraît, dans la plupart des cas, se résorber, ou il se fait tout au plus une simple rupture des capsules dont le contenu se vide sans production d'eschares. Si, dans quelques cas, on trouve de vraies eschares ou des ulcères, ils sont toujours très-isolés et n'ont envahi qu'un petit nombre de plaques et quelquefois une seule ; la plupart des glandes de Peyer s'arrêtent à l'infiltration médullaire ; telle est la raison pour laquelle les hémorrhagies et les perforations intestinales sont si rares chez les enfants. Plus les enfants sont jeunes, plus la formation d'ulcères devient rare ; je n'en ai jamais rencontré chez des enfants de moins de quatre ans, et cependant j'en ai autopsié de deux à quatre ans qui étaient morts de typhus bien caractérisé.

Les glandes mésentériques subissent la même altération que les plaques de Peyer. Elles augmentent du triple ou du quadruple de leur volume primitif, leur coupe présente un aspect gris jaune et une consistance médullaire; plus les plaques de Peyer sont infiltrées, plus les glandes mésentériques grossissent, et la plupart des plaques de Peyer étant situées aux environs de la valvule iléo-cæcale, c'est aussi de ce côté que les glandes mésentériques ont pris le plus grand développement.

Si l'on dissèque le cadavre d'un enfant qui a succombé dans la seconde période, on est, premièrement, frappé de la grande maigreur; la peau est pâle et flasque, les lividités ne sont plus aussi violettes, les muscles sont pâles et imbibés par l'œdème. La peau porte souvent les traces du décubitus, on y découvre de petites pustules, des sudamina et des ecchymoses; les extrémités inférieures sont quelquefois un peu infiltrées. La parotide peut se trouver gonflée et remplie de foyers purulents. Dans le larynx on trouve quelquefois la périchondrite et la nécrose de quelques parties cartilagineuses; le poumon montre des splénisations plus grandes encore que dans la première période; les bronches sont remplies de mucus. La rate est gonflée, ridée, de même les glandes mésentériques, dans lesquelles on trouve quelquefois des abcès centraux. Les plaques de Peyer et les follicules isolés sont légèrement pigmentés de gris; les capsules sont le plus souvent rompues, ce qui donne à toute la surface de la glande un aspect réticulé, et si, par hasard, chez des enfants d'un certain âge, il a existé quelques ulcérations, elles sont en voie de cicatrisation. Si les enfants sont morts de pyohémie, on trouve les épanchements purulents si connus dans les poches séreuses et des embolies dans les organes parenchymateux; s'ils sont morts en présentant les symptômes de l'anémie et du scorbut, on trouve des épanchements séreux étendus dans les cavités du corps et dans le tissu sous-cutané et, en outre, en cas de scorbut, les modifications des gencives. Contrairement à ce qui s'observe dans la première période, le cerveau est excessivement humide et mou, et l'on ne peut le retirer que très-difficilement dans un état de parfaite intégrité de la cavité crânienne. La rareté de l'ulcération des plaques de Peyer pourrait faire confondre les lésions de la fièvre typhoïde avec celles de l'entérite folliculeuse; mais le gonflement de la rate et l'état du poumon suffisent pour établir la distinction entre les deux maladies.

Symptômes. — D'après ce que nous venons de voir, les modifications et les destructions causées par la fièvre typhoïde dans l'organisme des enfants ne sont pas aussi considérables que celles qui s'observent chez les adultes; de même, les symptômes sont ordinairement moins violents et moins menaçants, et le pronostic est, en général, très-favorable. Il est rare que les symptômes soient assez graves et assez caractéristiques pour fixer à première vue le diagnostic, comme cela est possible pour le typhus des adultes, lorsqu'un observateur bien exercé s'approche du lit d'un malade atteint de cette maladie. Le diagnostic flotte surtout entre la fièvre typhoïde et l'hydrocéphale aiguë, et c'est sans doute à la difficulté de ce diagnostic différentiel qu'il faut attribuer bien des guérisons de prétendue hydrocéphale aiguë. Mais, dans la plupart des cas, le typhus des enfants est si léger qu'on le confond avec l'embarras gastrique ou avec des troubles de la dentition, et que des parents peu craintifs ne réclament même pas les soins du médecin. L'examen physique ne donne pas, d'ailleurs, de grands résultats dans cette fièvre typhoïde légère des enfants : la rate ne se gonfle pas d'une manière bien sensible, l'abdomen n'est pas fort ballonné, et le catarrhe bronchique ne prend pas un développement inquiétant ; la diarrhée est modérée, les enfants sont tranquilles, n'accusent pas de douleurs et dorment beaucoup. L'abattement considérable se continuant pendant des semaines, le manque d'appétit prolongé et la longue convalescence, pendant laquelle les cheveux tombent toujours pour être remplacés par des cheveux plus minces au commencement, une sorte de duvet laineux, tels sont souvent les symptômes les plus caractéristiques d'une fièvre typhoïde légère, connue généralement à Munich sous le nom de fièvre muqueuse.

Toutefois, il est incontestable que quelques enfants, surtout après la fin de la première dentition, peuvent aussi présenter des symptômes typhoïdes fort graves et très-complets, et il convient, par conséquent, de soumettre ces symptômes à une analyse spéciale.

Pour ce qui est d'abord de la *durée*, dans aucune maladie aiguë il n'est plus difficile que dans la fièvre typhoïde de bien fixer le début de l'affection ; cependant, cela est ordinairement moins difficile chez les enfants que chez les adultes, parce que leur organisme, plus délicat, est beaucoup plus violemment saisi au début d'une infection par les effets de cette dernière, et que d'ailleurs il n'y a ni profession, ni besoin qui les pousse à résister aussi longtemps que possible à la maladie déjà déclarée. Le jour où l'enfant perd sa gaieté, où il aime à se coucher et s'endort en dehors de ses heures habituelles, doit être considéré comme le début de la fièvre typhoïde, si d'autres symptômes plus prononcés se déclarent par la suite. Souvent les enfants mangent encore de bon appétit pendant ce jour, mais ordinairement ils vomissent au bout de quelques heures, et sans les avoir digérés, tous les aliments consommés au dernier repas, après quoi les symptômes typhoïdes se développent avec plus de rapidité et plus de violence que dans les cas où il n'y a pas eu de vomissement. Je n'ai pas encore pu observer jusqu'à présent de frissons bien manifestes, et ne puis, par conséquent, attacher aucune valeur à ce signe pour marquer le premier jour de la maladie. Si la fièvre typhoïde se développe pendant la dentition, il est à peine possible d'en reconnaître le début, parce que, dans ce cas, les diarrhées et congestions vers la tête, phénomènes pour ainsi dire physiologiques, passent insensiblement aux symptômes typhoïdes. Le typhus des enfants peut avoir une durée tout aussi irrégulière et tout aussi variée que celui des adultes, et l'invasion brusque et violente des premiers symptômes ne permet aucune conclusion sur la marche générale et la durée de l'affection. Quelques enfants guérissent plus rapidement d'un typhus intense que d'autres d'une de ces fébricules légères à marche traînante. Cependant on peut admettre, en thèse générale, qu'un enfant parfaitement rétabli en moins de trois semaines, et n'ayant pas maigri d'une manière très-sensible, n'a pas été atteint de *fièvre typhoïde*, *ni même d'une simple fébricule*, que, par conséquent, les enfants atteints de cette maladie sont retardés pour plus de trois semaines dans leur nutrition et leur développement.

Les *phénomènes fébriles* ne se laissent pas exprimer en chiffres aussi facilement que cela a été fait dans ces derniers temps pour la température, les pulsations et l'excrétion de l'urée chez les adultes. Un enfant atteint de fièvre typhoïde ne consent pas si facilement à laisser mesurer la température de sa peau au thermomètre, opération pour laquelle on sait que ce dernier doit rester tranquillement appliqué pendant dix à quinze minutes, tout entouré de peau. Je donnerai donc le conseil d'appliquer à chaque enfant malade, quelle que soit d'ailleurs sa maladie, la main préalablement chauffée sur le front, le tronc et les extrémités, pour apprécier la température, et j'ai la conviction qu'après quelques centaines d'expériences de ce genre, on aura tellement acquis l'habitude de distinguer les différences de température qu'on pourra facilement se passer des recherches thermométriques si longues et souvent impossibles à exécuter.

Le pouls, à la nature et à la fréquence duquel on attache, avec raison, une si haute importance chez les adultes, fournit également des renseignements moins positifs chez les enfants. Il est toujours extrêmement rapide, allant jusqu'à 160 ou 170 pulsations à la minute, sans que, pour cela, le danger soit très-grand, ni le pronostic très-défavorable. Pendant la convalescence, on peut très-facilement l'effacer par la compression; dans l'agonie, on ne peut plus le compter, ni même le sentir. L'intermittence des pulsations est rare chez les enfants; quant au dicrotisme, je ne me souviens pas de l'avoir rencontré une seule fois chez des enfants de moins de dix ans.

En fait de symptômes fébriles purement subjectifs, les plus importants sont toujours l'abattement, l'agitation ou, au contraire, la somnolence. Presque jamais les enfants n'ont de frissons bien apparents ; la tête est toujours rouge, l'œil terne ou d'un brillant particulier en cas d'agitation très-prononcée; la physionomie exprime, soit la stupeur, soit l'agitation, et, dans les cas les plus graves, même l'égarement.

L'état de la nutrition devient très-fâcheux en très-peu de temps; le manque d'appétit, la diarrhée profuse et incoercible et l'urine riche en urée expliquent suffisamment la rapidité avec laquelle les enfants, atteints de fièvre typhoïde, se mettent à maigrir. Je me suis souvent efforcé d'appliquer aux enfants l'évaluation en chiffres des pertes d'urée que, pendant nombre d'années, j'ai faite sur une large échelle chez les adultes. Mais tous mes efforts ont échoué contre l'impossibilité de recueillir la totalité de l'urine rendue dans les 24 heures par les enfants âgés de moins de dix ans.

Quelques-unes des évaluations de la quantité d'urée que j'ai pu faire chez des enfants atteints de fièvre typhoïde, m'ont constamment fourni les chiffres de 2,5 à 3,5 pour 100, et comme, d'après ce que l'on peut juger à la vue, ils émettent une assez grande quantité d'urine, on peut bien admettre que les enfants, aussi bien que les adultes, perdent dans la fièvre typhoïde une plus grande quantité d'urée. Un fait singulier, c'est que l'amaigrissement continue de faire des progrès et arrive même à son point culminant quand déjà l'appétit est revenu et que les malades se trouvent en pleine convalescence. Si des maladies consécutives, telles que la tuberculose, le scorbut, la phlébite de diverses veines cutanées, ou de grands abcès multiples surviennent, les enfants maigrissent souvent au point d'être réduits à l'état de véritables squelettes, circonstance qui ne doit cependant pas nous faire désespérer absolument de la vie des malades, ces enfants montrant parfois une merveilleuse force de résistance, qui leur permet enfin de se rétablir définitivement après bien des mois de maladie. Après chaque fièvre typhoïde d'une certaine intensité, les enfants perdent presque complétement les cheveux, qui sont d'abord remplacés par des cheveux plus fins et sans brillant ; mais des cheveux plus forts finissent cependant par revenir aussi épais et aussi brillants qu'auparavant. Dans les formes légères, si fréquentes, dans lesquelles les symtômes typhoïdes n'existent pour ainsi dire qu'à l'état rudimentaire, cette chute des cheveux se fait moins remarquer.

Les phénomènes les plus remarquables se passent toujours dans l'*appareil digestif*. L'*anorexie* est un des symptômes les plus constants; ordinairement elle est absolue, mais parfois on remarque aussi des envies particulières, par exemple pour le pain noir, les fruits, envies que l'on peut sans trop d'inconvénient permettre aux enfants de satisfaire, si l'on prend la précaution de leur présenter à la fois de très-grandes quantités de ces substances. Ils jouent alors le plus souvent avec les aliments mis ainsi à leur disposition, les portent bien quelquefois à la bouche, mais le plus souvent sans rien en avaler, et recrachent le tout ; tous leurs désirs sont alors satisfaits et ils ne réclament plus rien de semblable. Tant que les symptômes fébriles persistent, le manque d'appétit dure de son côté, c'est-à-dire ordinairement pendant trois à quatre semaines, et l'on éprouve souvent la plus grande peine à nourrir un tant soit peu ces enfants, n'ayant pour toute ressource que les liquides. Peu à peu l'appétit revient et se transforme, après peu de jours, en une faim vorace qui, ayant souvent été contentée d'une manière fort déraisonnable, a causé plus d'une rechute violente.

La *langue* des enfants devient rarement aussi sèche que celle des adultes, parce que, ordinairement, ils tiennent la bouche fermée en dormant, et qu'ainsi une des principales conditions de la sécheresse de la langue vient à manquer. Cet organe est ordinairement couvert d'un enduit assez épais, et les papilles, d'un rouge foncé, tranchent sur la blancheur de cet enduit ; cependant, dans les cas graves, on trouve aussi la langue brune et sèche, si caractéristique, des adultes atteints de fièvre typhoïde.

Les *lèvres* se pèlent souvent et saignent beaucoup, surtout chez les enfants d'un certain âge qui se tiraillent, presque sans discontinuer, les lèvres fendues ; les petites hémorrhagies ainsi provoquées font naître l'enduit fuligineux si connu. L'odeur répandue par la bouche, qui est si repoussante chez les adultes atteints de cette maladie, est moins prononcée chez les enfants.

La *parotide* se tuméfie parfois chez les enfants atteints de fièvre typhoïde, ce qu'il faut toujours considérer comme un symptôme des plus dangereux. On ne sait pas positivement si toutes les parotidites sont de nature métastatique, attendu qu'une transmission directe du catarrhe buccal peut se faire sur le conduit de Sténon et la glande salivaire. Mais le caractère dangereux de cette complication et l'issue ordinairement funeste qui en résulte, font supposer que, dans la plupart des cas, il s'agit plutôt d'une métastase que d'une simple transmission du catarrhe par l'intermédiaire du conduit de Sténon. La parotidite passe régulièrement à la suppuration, si toutefois le peu de jours qui restent aux malades à vivre laisse à la glande le temps de suppurer. A l'autopsie on y trouve, à côté de quelques abcès plus grands, un grand nombre d'autres n'ayant que les dimensions d'une tête d'épingle.

Très-fréquemment, le *vomissement* commence la série des symptômes morbides ; les petits enfants vomissent souvent plusieurs fois par jour pendant toute la durée de la maladie, ce qui rend très-difficile le diagnostic différentiel entre la fièvre typhoïde et l'hydrocéphale aiguë, s'il n'existe pas en même temps des diarrhées. Ce vomissement opiniâtre dépend d'un catarrhe profus de l'estomac ; car les enfants rejettent, non-seulement le peu d'aliments liquides absorbés par eux, mais encore de fortes quantités de mucus, double condition qui les conduit à une émaciation très-rapide et ordinairement à la mort. Le vomissement qui, chez les adultes, accompagne la péritonite par perforation intestinale, est très-rare chez les enfants, parce que, chez eux, la cause déterminante, la perforation, ne s'observe presque jamais.

Les *coliques* ne peuvent guère être reconnues positivement chez les enfants de moins de deux ans ; chez les enfants plus âgés, elles ne se rencontrent que fort exceptionnellement et à un faible degré. Le *gargouillement dans la région iléo-cœcale*, dans lequel on croyait voir autrefois un symptôme caractéristique de la fièvre typhoïde est tombé aujourd'hui, comme tel, dans un juste discrédit, vu qu'on le trouve tout aussi bien dans tout catarrhe profus de l'intestin grêle.

Le *météorisme* n'est ordinairement pas très-considérable, à raison du peu d'ulcères intestinaux, et ses suites, respiration rendue plus difficile par le refoulement du diaphragme, stase veineuse dans le poumon et cyanose, s'observent, par conséquent, également à un degré moindre que chez les adultes.

Les *évacuations alvines* ne se distinguent en aucune manière de celles des adultes. Pendant les premiers jours, les malades n'ont ordinairement pas de diarrhée ; mais bientôt ce symptôme se présente presque régulièrement sans être provoqué par des médicaments, et malgré des boissons antidiarrhéiques ; les selles peuvent être très-copieuses et se répéter jusqu'à vingt ou trente fois par jour. Il ne peut guère être question de recueillir toutes les déjections rendues par les enfants dans l'espace de vingt-quatre heures, mais approximativement on peut admettre qu'un enfant atteint de typhus abdominal évacue trois à quatre fois plus qu'un enfant sain. Mais la quantité évacuée dans les vingt-quatre heures n'est pas toujours en raison directe du nombre des évacuations ; car plus d'un enfant rend en deux ou trois fois une plus grande quantité de déjections typhiques qu'un autre en dix ou en douze fois, fait qui dépend uniquement de l'irritabilité du sphincter anal.

Si les selles sont tout à fait liquides, elles deviennent d'un brun clair et se séparent, si on les laisse reposer, en deux couches, une supérieure presque transparente, et une inférieure composée de petits flocons blancs et jaunes. Des drastiques forts, administrés plusieurs fois de suite, produisent, à la vérité, des selles qui, sous le rapport de la couleur et de la séparation en couches ne peuvent être distinguées de celles des individus atteints de typhus ; mais comme il est infiniment rare que le traitement mis en usage soit assez irrationnel pour consister dans l'administration de remèdes semblables, cette séparation des déjections en couches offre un point de repère important pour le diagnostic de la fièvre typhoïde. L'absence de fortes diarrhées est loin de prouver qu'il n'y ait pas de typhus, attendu qu'il y a bon nombre d'enfants atteints de fièvre typhoïde, surtout après la seconde dentition, qui, pendant toute la durée de la maladie, souffrent d'une constipation opiniâtre et ne peuvent aller à la selle qu'avec le secours de lavements. L'examen microscopique des flocons jaunâtres dont se compose la couche inférieure montre : 1° une masse de granulations complétement amorphe et peu sensible aux réactifs ; 2° des corps d'un jaune intense, fragments de cellules épithéliales (il est extrêmement rare que l'on trouve des cellules d'épithélium cylindrique complétement intactes) ; 3° des globules bruns, finement granulés de diverses grandeurs et sans enveloppe, ce qu'il est facile de constater en les comprimant avec précaution ; 4° de grands corps bruns, souvent entourés d'un double contour, ronds, quelquefois manifestement rhomboïdes et réfractant fortement la lumière ; 5° des phosphates ammoniaco-magnésiens, et 6° des infusoires, produits inséparables de toute décomposition organique. Tous ces éléments se rencontrent également dans les selles des individus atteints de simples diarrhées, et n'ont, par conséquent, rien de caractéristique pour la fièvre typhoïde.

Pas plus que le microscope, l'analyse chimique ne permet de découvrir des éléments typhiques particuliers. Les selles typhiques développent plus de gaz sulfhydrique que les selles diarrhéiques, ce qu'il est facile de constater à l'aide de papier imbibé d'une solution d'acétate de plomb ;

elles contiennent également plus d'ammoniaque, car elles colorent d'un bleu plus intense le papier rouge de tournesol.

Dans la proportion des sels et dans les différents produits de distillation que j'ai recueillis avec beaucoup de soin, à l'occasion d'un travail antérieur, je n'ai pu découvrir aucune différence entre les selles typhiques et les simples selles diarrhéiques.

Ordinairement, les diarrhées profuses durent huit à quinze jours ; vient ensuite la constipation ; une diarrhée plus longue est plus rare chez les enfants, parce que, chez eux, les destructions de la muqueuse intestinale sont moins intenses. Tant que les enfants ont de la fièvre, ils ont des évacuations involontaires ; cependant, il faut bien distinguer si c'est simplement par inadvertance, à raison de l'embarras du sensorium, qu'ils laissent les selles s'échapper plusieurs fois par jour dans le lit, ou bien si les matières liquides suintent constamment hors de l'anus, à cause de la paralysie du sphincter, et souillent, à peine essuyées, de nouveau cet orifice. Le premier phénomène est très-commun, il annonce, à la vérité, un typhus assez grave, sans exclure toutefois un pronostic favorable, tandis que le dernier est un signe de faiblesse extrême et de dépression profonde, et doit être envisagé comme de fort mauvais augure.

Les *hémorrhagies* et *perforations intestinales* sont excessivement rares chez les enfants, leurs symptômes et conséquences ne diffèrent en rien de ce qui s'observe chez les adultes, et que nous devons supposer connu par le lecteur.

Dans quelques épidémies malignes, un processus pseudo-membraneux du gros intestin s'ajoute au typhus dans le cours du troisième ou du quatrième septénaire, processus pendant lequel les enfants rendent des selles d'apparence dysentérique, s'affaissent rapidement et périssent dans le coma ou les convulsions. On trouve alors à l'autopsie sur la muqueuse du gros intestin une formation de fausses membranes, avec production d'ulcères, à diverses périodes, comme nous les avons décrits plus explicitement à l'occasion de la dysenterie.

La *rate* enfle aussi régulièrement chez les enfants ; mais l'appréciation physique des limites de la rate est bien plus difficile qu'on ne l'admet ordinairement, et se trouve soumise à des oscillations inévitables et en même temps incalculables. Chez un enfant sain de un à deux ans, on peut constater, entre la neuvième et la dixième côte, une petite matité d'à peine un pouce de longueur sur un demi-pouce de largeur, une ligne verticale, tirée du milieu du creux axillaire au grand trochanter, coupe cet endroit, devenu reconnaissable par la diminution de sa résonnance. La rate normale, non augmentée de volume, a son axe longitudinal parallèle à celui du corps ; il n'y a que son extrémité inférieure qui proémine un peu plus en avant ; mais si elle devient plus volumineuse, sa situation devient de plus en plus horizontale, cependant, l'une de ses extrémités reste toujours un peu plus basse que l'extrémité opposée. Si l'augmentation de volume fait des progrès, le bord inférieur se dirige donc en avant et en bas, atteint le bord des cartilages costaux et glisse en avant en longeant la paroi abdominale, tandis que l'extrémité postérieure et supérieure dé la rate s'agrandit en arrière en suivant la direction de la neuvième côte, vers les apophyses épineuses, de sorte qu'en percutant le dos entre la rate et la colonne vertébrale, on ne trouve qu'une mince bande sonore. Plus la rate augmente de volume, plus elle sort de nouveau de la direction horizontale, pour reprendre sa direction verticale primitive. Dans la fièvre typhoïde, la rate peut augmenter du triple ou du quadruple; l'augmentation, dans le sens de la longueur, est incomparablement plus grande que dans le sens de la largeur et de l'épaisseur.

La tumeur splénique est toujours assez mobile et descend plus bas à chaque inspiration profonde, ce qui est plus facile à constater à la percussion qu'en enfonçant le doigt sous le rebord des côtes. En général, on est frappé de la difficulté qu'on éprouve à palper distinctement une rate agrandie par la fièvre typhoïde et dépassant de beaucoup le rebord des côtes; cela tient sans doute à l'énorme mollesse et à la mobilité plus grande de cet organe. Le gonflement de la rate atteint son point culminant dans le second septénaire; dans le troisième septénaire commence la diminution, et dans le quatrième, l'organe est ordinairement déjà revenu à son volume normal.

Le météorisme de l'intestin, qui, naturellement, augmente et diminue selon l'intensité du catarrhe intestinal et le ralentissement plus ou moins considérable des mouvements péristaltiques, est un grand obstacle pour l'appréciation du volume de la rate. La capacité plus grande de l'intestin s'effectue non-seulement aux dépens de la paroi abdominale, mais encore aux dépens de tous les autres viscères de l'abdomen. Le foie relève son bord tranchant de plus en plus et refoule le diaphragme en haut, *mais la rate glisse en arrière et en haut, et s'enfonce dans l'intestin qui tend à la déplacer*, de sorte que, même une rate sensiblement augmentée de volume ne peut plus guère être sentie à la percussion. Il faudrait renverser bien souvent le diagnostic, si l'on considérait la constatation de la tumeur splénique comme une preuve indispensable de l'existence d'une fièvre typhoïde. Nous n'entendons nullement dire par là que l'on doive se dispenser de la percussion de la rate comme d'une opération inutile, mais on se rappellera que l'augmentation de la matité de la région splénique n'est pas constante, et que par conséquent un typhus intense peut exister même en l'absence de ce signe.

L'inflammation par embolie, de la rate, ne se produit qu'en cas de pyohémie, accident qui ne s'observe presque jamais chez les enfants atteints de typhus, en dehors de l'hôpital.

Des modifications tout aussi constantes que dans les voies digestives sont celles qui s'observent dans les *voies respiratoires*. Tous les enfants atteints de typhus souffrent de catarrhe bronchique, de toux, mais jusqu'à l'âge de cinq ou six ans ils avalent, sans exception, le mucus amené dans le pharynx par la toux. Plus la maladie est grave, plus la toux est insignifiante et rare, et cela, non parce que le catarrhe bronchique est plus faible, mais parce que l'irritabilité de la muqueuse est émoussée à un tel point que les mucosités sécrétées ne sont plus expectorées. A l'auscultation du poumon, on entend de tous côtés des râles à grosses et à petites bulles. Le mucus arrêté finit par oblitérer les petites bronches, et de là résultent les *splénisations hypostatiques* si connues. Ces splénisations ne se rencontrent que dans les parties postérieures des lobes inférieurs du poumon, et occasionnent bien une diminution de sonorité à la percussion, mais pas de matité aussi prononcée que la pneumonie. Ce qui empêche encore de percevoir, dans ce cas, les nuances les plus délicates du son de la percussion, c'est cette circonstance que la splénisation s'est emparée généralement des deux poumons, ce qui ne permet pas d'établir la comparaison entre l'un et l'autre côté. Quelquefois on entend, au niveau des endroits splénifiés, une respiration bronchique très-évidente, mais jamais, ni au commencement, lorsque la splénisation se forme, ni vers la fin, lorsque, dans quelques cas rares, elle se dissipe, on ne peut découvrir les râles crépitants, si caractéristiques, qu'on entend régulièrement dans la pneumonie. Au fur et à mesure que la splénisation fait des progrès, les inspirations s'accélèrent et les ailes du nez se soulèvent à chaque inspiration, symptôme qu'on ne saurait noter assez scrupuleusement en présence des difficultés qu'offre l'examen physique, et des résultats rendus trop souvent insuffisants par l'agitation des enfants. A la fin, il se produit une légère cyanose, les symptômes cérébraux augmentent, la fréquence du pouls de même, et les enfants succombent à la suite d'une agonie assez longue. Des splénisations peu étendues paraissent pouvoir se résorber ; mais, lorsqu'elles sont volumineuses, elles conduisent presque toujours à la mort. Une fois que la splénisation a pris naissance, la convalescence est toujours fort longue, et la toux ne disparaît complétement qu'après plusieurs mois de durée.

La *pneumonie lobulaire* se rencontre souvent à l'autopsie d'enfants morts de fièvre typhoïde, et on la rencontre aussi bien dans les parties splénifiées que dans les parties saines du poumon. On la reconnaît à la fermeté de l'exsudat et à l'état granulé de la surface de section. Nous n'avons aucun signe pathognomonique de cette complication ; car la respiration accélérée, le battement des ailes du nez et le pouls excessivement rapide appartiennent tout aussi bien à la splénisation et même à la bronchite typhique étendue, sans splénisation, qu'à la pneumonie lobulaire. Jamais des condensations aussi circonscrites du tissu pulmonaire ne peuvent êtres découvertes par la percussion et l'auscultation.

L'*œdème pulmonaire* s'observe souvent aux autopsies et paraît être l'effet d'une agonie prolongée. La *tuberculose pulmonaire* peut se développer rapidement, après la guérison de la fièvre typhoïde, chez les enfants ayant une prédisposition héréditaire à cette affection ; elle est cependant beaucoup plus rare après le typhus qu'après la rougeole, à la suite de laquelle

elle se développe chez un grand nombre d'enfants. Si la fièvre apparaît de nouveau, si la toux et l'expectoration augmentent, on peut soupçonner la tuberculose pulmonaire, mais il est rare que l'examen physique donne à cet égard des renseignements positifs. Les *ganglions bronchiques* sont fréquemment augmentés de volume et exagèrent la dyspnée, mais cette augmentation de volume ne peut être diagnostiquée.

A de certaines époques, on prétend avoir rencontré des *ulcères dans le larynx ;* pendant ces dernières années, je n'ai rencontré à aucune autopsie des ulcères simples du larynx, mais, par contre, assez souvent, la *périchondrite* et la *nécrose des cartilages.* Ordinairement, l'affection laryngienne ne se manifeste que dans le troisième ou le quatrième septénaire d'un typhus grave et doit être comptée parmi les symptômes secondaires. Les enfants deviennent subitement enroués, ensuite complétement aphones, la toux devient aboyante, comme dans le croup ; ils sont pris de fièvre et bientôt d'une horrible dyspnée, et meurent suffoqués. A l'autopsie, on trouve une nécrose plus ou moins étendue des cartilages du larynx; les fragments nécrosés sont baignés d'une sanie ichoreuse, et la glotte est tuméfiée par l'œdème. On a rapporté des cas de guérison spontanée avec enrouement et même aphonie permanentes ; toutefois, les médecins les plus renommés considèrent la nécrose du larynx comme un accident mortel. La laryngotomie fournit un assez grand nombre de résultats heureux chez les adultes atteints de nécrose typhique du larynx ; moi-même j'ai déjà vu plusieurs individus opérés avec succès, et je n'hésiterai pas un seul instant à faire cette opération, si jamais un enfant atteint de nécrose du larynx retombe entre mes mains.

Bien que, dans la fièvre typhoïde, il puisse se développer une laryngite catarrhale, comme dans n'importe quelle autre maladie, laryngite qui disparaît après une révulsion cutanée quelconque et souvent d'elle-même, au bout de très-peu de jours, l'enrouement doit cependant toujours éveiller la plus grande inquiétude lorsqu'il se montre chez un enfant atteint de typhus, et l'on fait bien de se préparer toujours, dans ces cas, à faire la trachéotomie, afin de pouvoir y procéder immédiatement, au moment où la dyspnée fait de rapides progrès.

La *peau* des enfants atteints de fièvre typhoïde présente des modifications de diverse nature. A peu près cinq à dix jours après le début de la maladie, il se présente sur la poitrine et l'abdomen (partout ailleurs, elles sont très-rares et discrètes), des taches rouges dont la grandeur varie entre celle d'une tête d'épingle et celle d'une lentille; ces taches, *qui ne se présentent pas en une seule poussée,* mais successivement, dans l'espace de plusieurs jours, n'ont pas de contours nettement limités, mais, foncées vers le centre et plus claires à la périphérie, elles disparaissent sous la pression du doigt et se remettent à rougir d'une manière si uniforme qu'il est impossible de dire si la rougeur revient du centre à la périphérie, ou de la périphérie au centre. C'est ce qu'on appelle la roséole typhique ou les **taches rosées lenticulaires. Les taches conservent** ordinairement le niveau de la peau, qu'elles ne dépassent qu'exceptionnellement à la manière des taches morbilleuses ; elles n'ont aucun rapport avec les follicules pileux et les glandes sudoripares et n'occasionnent aucune sensation aux enfants.

Il n'est pas toujours très-facile de distinguer la roséole typhique des morsures de puces. Les morsures de puces ont existé avant la maladie et se montrent dès son début ; elles pâlissent tous les jours davantage sans être remplacées par des stigmates nouveaux, parce que les puces quittent toute personne atteinte de maladie fébrile ; au contraire, l'exanthème typhique n'apparaît que plusieurs jours après le début de la maladie, quand déjà les enfants sont gravement atteints.

L'éruption de l'exanthème typhique ne se fait pas en une seule fois, sa marche n'a rien de typique ; quelques taches se maintiennent assez longtemps, d'autres disparaissent plus vite, pendant que les unes pâlissent il en apparaît d'autres ailleurs, et c'est en cela que consiste la grande différence entre cette roséole et d'autres exanthèmes aigus. La roséole typhique persiste toujours pendant plusieurs jours, dans les exacerbations de la fièvre elle devient plus foncée, dans les rémissions plus pâle, enfin elle passe par le rouge brun et le rouge jaunâtre, pour revenir à la teinte normale. Presque tous les enfants atteints de typhus grave présentent quelques-unes de ces taches roses ; dans les formes légères du typhus abdominal, elles ne se rencontrent pas. Sous le rapport du pronostic, le nombre des taches a beaucoup moins d'importance que leur couleur et leur durée, plus elles sont bleuâtres, plus l'état s'aggrave.

Les *sueurs* sont rarement critiques dans la fièvre typhoïde. Quelques enfants transpirent dès le début, malgré l'augmentation des symptômes typhiques, d'autres entrent dans une franche convalescence ayant à peine un peu de moiteur.

Chez la plupart des enfant atteints de fièvre typhoïde, il se développe une grande abondance de *vésicules miliaires*. Dans cette maladie, comme dans tant d'autres, ces vésicules n'ont aucune signification critique et encore bien moins une signification grave, et l'on cherche en vain à s'expliquer la peur extraordinaire que ces innocents sudamina ont excitée parmi les personnes étrangères à la médecine. Leur origine est des plus simples. L'arrêt de la sécrétion sudorale, au début du typhus, fait dessécher les cellules épithéliales qui tapissent le conduit excréteur de la glande sudoripare ; ces cellules ne sont pas entraînées et opposent à la sueur, subitement sécrétée en grande abondance, après une interruption plus ou moins longue, un obstacle qu'elle ne peut vaincre et qui lui fait soulever non-seulement l'orifice fermé, mais encore la couche épidermique environnante, également desséchée, au point de former une vésicule du volume d'une tête d'épingle et même au delà. Au bout de deux, tout au plus trois jours, ce couvercle épidermique se rompt, et dès ce moment, la sueur suinte sans obstacle par l'ancienne voie, redevenue libre. L'examen microscopique et chimique prouve à l'évidence que le contenu des sudamina n'est pas un exsudat séreux du derme, mais de la sueur pure, et si l'on met l'enveloppe d'une vésicule miliaire sous le microscope, on peut facilement reconnaître que dans son centre existe l'orifice d'une glande sudoripare qui se fait reconnaître par la disposition concentrique des cellules épidermiques, et ne se montre jamais ouverte, mais oblitérée par des noyaux plus ou moins grands.

Les sudamina les plus grands et les plus nombreux sont ceux qui occupent les endroits où la peau a été irritée par des révulsifs tels que sinapismes, onguent mercuriel. Ils y atteignent souvent le volume d'une lentille ; après que leur enveloppe s'est rompue, l'épiderme se pèle souvent en lambeaux assez grands, presque comme dans la scarlatine, et la couche nouvelle montre souvent, pendant un certain temps, une plus grande rougeur que les parties voisines. Ce phénomène s'explique du reste très-naturellement, par ce fait, que les pommades obstruent encore plus fortement les conduits excréteurs des glandes sudoripares, et que les rubéfiants appellent sur la peau une congestion qui doit nécessairement comprimer les canaux excréteurs. On ne peut appeler critiques les vésicules miliaires qu'en tant qu'elles annoncent que la sécrétion, longtemps interrompue, de la sueur, a recommencé à se produire, ce qui doit toujours être considéré comme un symptôme fort désirable et propre à calmer la violence de la maladie.

Des accidents qui ont une signification beaucoup plus sérieuse sont les *furoncles*, les *abcès du tissu cellulaire* et le *décubitus*. Pendant la convalescence, il se développe quelquefois des furoncles fort douloureux, surtout à la tête et à la nuque, furoncles qui tourmentent les enfants pendant bien des semaines et retardent la guérison définitive ; il en est de même des abcès sous-cutanés multiples, qui souvent passent très-lentement à la suppuration et font longtemps attendre la fluctuation si désirable pour la ponction.

Les enfants proprement tenus sont atteints de décubitus beaucoup plus tard et dans une étendue moindre que les adultes. Dans quelques endroits peu étendus, au niveau du sacrum, des fesses ou des trochanters, l'épiderme se détache, et donne lieu à des ulcères superficiels de la peau qui, ordinairement, guérissent à la suite d'une simple onction avec des pommades astringentes. Les mortifications plus étendues de la peau qui recouvre le sacrum, par lesquelles des parties cutanées de l'étendue d'une pièce de cinq francs deviennent subitement bleues et gangréneuses et se détachent au bout de peu de jours, se présenteront peut-être dans des hôpitaux mal ventilés, mais, dans la clientèle privée, je ne les ai jamais observées chez les enfants.

Les *pétéchies*, aux extrémités inférieures, s'observent quelquefois chez des enfants atteints de fièvre typhoïde et couchés dans des réduits humides et misérables, où ils contractent le scorbut ; aussi, ces pétéchies ne diffèrent en rien de celles du scorbut ordinaire. L'*érysipèle* de la face, comme on l'observe quelquefois chez les adultes dans l'inflammation pyohémique du sinus maxillaire, n'a jamais été remarqué par moi chez les enfants.

Les *symptômes céphaliques et nerveux* ne sont pas aussi prononcés chez les enfants atteints de fièvre typhoïde que l'irritabilité générale, à cet âge, devrait le faire supposer. Dans la plupart des cas légers, on ne remarque qu'une certaine paresse d'esprit et une altération d'humeur; dans les cas graves, il y a, d'abord, pendant la nuit et plus tard aussi, pendant le jour, des délires de la nature la plus variée, auxquels succèdent ensuite des heures de somnolence profonde. La fièvre typhoïde des enfants ne se laisse donc, pas plus que celle des adultes, diviser en deux catégories distinctes, de fièvre ataxique et de fièvre comateuse, et ce n'est qu'autant que l'un ou l'autre de ces deux états a continué pendant plusieurs jours, que l'indication thérapeutique peut changer en vue du symptôme prédominant. Le délire, quelquefois, ne dure qu'un ou très-peu de jours, mais le plus souvent deux à trois semaines; il ne cesse pas subitement, mais peu à peu, et laisse à sa suite une grande irritabilité et une faiblesse de mémoire qui peuvent persister chez certains enfants pendant la vie entière. Quelquefois, une forte épistaxis, une hémorrhagie intestinale ou une diarrhée profuse, sont immédiatement suivies de la liberté du sensorium.

La faiblesse musculaire des enfants atteints de typhus est excessivement grande; ils sont le plus souvent très-tranquillement couchés sur le dos et peuvent à peine s'asseoir. Le météorisme, qui ne fait presque jamais défaut, peut aussi, en partie, être attribué à une paresse des fibres musculaires de l'intestin; la dureté de l'ouïe s'explique plus simplement par le trouble mécanique de la conduction du son, trouble produit par le catarrhe des trompes d'Eustache, que par l'action toxique du sang typhique. De la faiblesse musculaire particulière au typhus, il faut distinguer une semi-paralysie des extrémités, qui se continue fort longtemps dans la convalescence, mais qui finit cependant par disparaître spontanément avec ou sans le secours de l'électricité, tant vantée de nos jours.

L'*urine* des enfants atteints de typhus, l'appareil urinaire et les organes génitaux ne présentent rien de bien saillant, d'abord à raison de l'impossibilité de bien recueillir l'urine, et ensuite à cause de l'importance relative si faible des organes génitaux des enfants. Un jour, cependant, je vis se déclarer, chez une petite fille de deux ans, appartenant à une famille aisée et recevant les meilleurs soins, une diphthérite du vagin, suivie immédiatement d'une gangrène des grandes et des petites lèvres, et se terminant, en peu de temps, par la mort, malgré les remèdes locaux les plus énergiques et un traitement général fortifiant.

Les *métastases*, dans le sens attaché à ce mot par l'ancienne école, ne s'observent pas dans la fièvre typhoïde. On a compté, dans ce nombre, la phlébite, les furoncles, les abcès cutanés, les inflammations, par embolie, des organes parenchymateux et la gangrène. Mais, depuis qu'on a appris à mieux connaître, surtout, grâce aux efforts de Virchow, l'entraînement des caillots et les conditions de la thrombose, et depuis qu'on possède des notions plus exactes sur le processus pyohémique, dans les diverses cavités et organes, toutes ces manières de voir ont subi de grands changements. S'il est vrai que tous les points douteux ne sont pas encore élucidés, il n'en est pas moins positivement acquis à la science qu'il s'agit là de troubles mécaniques de la circulation, et que, par conséquent, nous n'avons pas à recourir à de mystérieuses métastases.

Il est rare que, chez les enfants, on observe de véritables *rechutes ;* par contre, il n'est guère d'enfant atteint de typhus dont la convalescence ne soit sujette à des interruptions plus ou moins longues, et cela parce que, après le réveil d'une faim vorace, ils savent presque toujours se procurer des aliments et avalent, à défaut de ces derniers, des objets absolument indigestes, tels que papier, etc. La maladie consécutive qui s'observe le plus souvent chez les enfants à prédisposition héréditaire, c'est la tuberculose, à laquelle ils ne succombent qu'après bien des mois. Chez les individus scrofuleux, il se développe aussi des exanthèmes humides, l'eczéma, l'impétigo, des otorrhées malignes donnant ordinairement lieu à la perforation du tympan et à l'élimination des osselets de l'ouïe. La terminaison de cet accident, aussi douloureux qu'opiniâtre et pénible d'ailleurs pour tout l'entourage à cause de la mauvaise odeur répandue par le malade, est naturellement une surdité complète.

Une complication qui appartient exclusivement au typhus des enfants c'est le noma, qui se développe parfois pendant la convalescence, et qui frappe surtout les enfants couchés dans des logements humides et mal aérés. Page 97 nous nous sommes occupé spécialement de cette maladie.

Traitement. — Il est beaucoup plus facile de nuire à un enfant atteint de fièvre typhoïde en lui administrant des médicaments que de lui être utile. Entre autres, on doit considérer comme directement nuisible toute espèce de *vomitifs* et les *purgatifs de nature drastique,* quoique bien souvent les symptômes initiaux de la maladie paraissent commander l'emploi de l'un ou de l'autre de ces remèdes. J'avoue même ouvertement que plus d'une fois je me suis laissé entraîner à prescrire à des enfants fortement congestionnés et constipés, ayant la langue couverte d'un enduit blanc, un petit vomitif composé de 5 centigrammes de tartre stibié et de 1 gramme d'ipécacuanha ; mais chaque fois j'ai remarqué que le typhus, en suivant son développement ultérieur, arrivait chez ceux qui avaient pris ce remède à une intensité extraordinaire. Cette coïncidence régulière entre un typhus grave et l'administration des vomitifs ne permet pas d'attribuer le fait à un pur hasard, et nous ne pouvons assez recommander de s'abstenir d'une prescription de ce genre toutes les fois qu'on se trouve en présence d'une maladie dont les symptômes offrent la moindre ressemblance avec ceux d'un typhus naissant.

Les mesures de prophylaxie longuement exposées dans les traités (appartements suffisamment aérés, régime convenable, vie active, etc.), méritent, il est vrai, d'être sérieusement suivies ; mais, dans la plupart des cas, il est plus facile de les ordonner que de les suivre. Qu'on songe seulement combien on a souvent à lutter pour faire transporter un enfant atteint de typhus d'une chambre de derrière, habitée par d'autres enfants et même par des adultes, dans le salon où ordinairement un bel et grand espace n'est rempli que par quelques meubles de luxe. Dans les grands appartements il faut exiger que deux pièces communiquant l'une avec l'autre soient mises à la disposition de l'enfant malade ; car, de cette manière seulement, on parvient à renouveler l'air complétement. En admettant même que la contagion soit fort douteuse, il convient cependant, ne serait-ce que pour conserver le repos si nécessaire, qu'aucun autre enfant et tout au plus deux grandes personnes séjournent dans la même chambre. La température de la chambre ne doit jamais dépasser 15 degrés Réaumur ; les couvertures doivent être légères, le lit assez dur ; ainsi l'enfant sera couché sur un matelas de crin ou de varech, ou sur de la paille. Une fois que les symptômes typhiques sont bien prononcés, on fait toujours bien de couper les cheveux très-près de la tête parce que, de cette manière, on maintient le mieux la tête congestionnée dans un état de fraîcheur suffisante. Les compresses froides, que l'on a l'habitude d'appliquer en plongeant un morceau de linge dans l'eau froide et en le fixant avec un mouchoir noué autour de la tête, rafraîchissent tout au plus pendant une minute et prennent bientôt la température de la peau ; aussitôt que cela est arrivé elles agissent plutôt en augmentant la chaleur qu'en abaissant la température, comme il est facile de s'en convaincre en regardant et en touchant des enfants traités de cette manière. Je ne crois pas que des compresses froides appliquées sur le front procurent un grand soulagement vu qu'elles se réchauffent trop vite et qu'on ne peut cependant pas les renouveler à chaque minute, ce qui d'ailleurs ne ferait qu'agiter davantage un enfant malade. Si un enfant n'a pas encore assez de raison ou bien si, par l'effet de la maladie, il est plongé dans le délire, il faut rejeter complétement l'application des compresses et se borner à laver fortement, et d'heure en heure, la tête rasée, en la maintenant au-dessus d'un bassin rempli d'eau froide, opération pendant laquelle on a soin de protéger le reste du corps et les vêtements du contact de l'eau au moyen d'une serviette placée autour du cou.

Le traitement interne doit être expectant pendant les premiers jours de la maladie, ne serait-ce qu'à cause de l'incertitude du diagnostic pendant cette période et, en outre, parce que tous les remèdes actifs, parmi lesquels il faut aussi compter les sangsues mises aux tempes pour combattre la congestion, ne peuvent faire que du mal. Le mieux est de se borner à prescrire, en cas de constipation, une boisson acidulée avec un acide végétal agréable au goût, ou quelques gouttes d'élixir acide Haller, tandis qu'en cas de diarrhée on fait mieux de donner des boissons mucilagineuses. Il faut dire, à l'avantage du calomel, qu'administré à des doses

moyennes de 10 à 20 centigrammes plusieurs fois répétées, il provoque
sûrement des évacuations sans qu'il en résulte des diarrhées aussi profuses qu'après le tartre stibié ou les drastiques. Il ne peut évidemment
pas être question d'une action abortive. Ainsi on continue d'administrer
des boissons acidules ou mucilagineuses pendant dix à quinze jours, ce
laps de temps se passant ordinairement sans amener ni amélioration, ni
aggravation ; ensuite on commence à mieux nourrir les enfants.

Le régime des enfants atteints de fièvre typhoïde dépend de l'âge et
des habitudes antérieures. Le bouillon et les potages mucilagineux que
l'on considère, avec raison, comme le meilleur aliment à donner aux
adultes atteints de fièvre typhoïde sont refusés par bien des enfants qui,
en pleine santé, avaient été nourris principalement de lait et de laitage, et
il n'y a pas d'autres ressources que de leur accorder aussi, pendant le
typhus, plusieurs fois par jour, de petites quantités de lait ou de café au
lait, quoiqu'il soit impossible de nier qu'avec ce régime la diarrhée
n'augmente un peu, et qu'on trouve quelquefois dans les selles de
grands coagulums de lait non digéré. C'est à l'aide de boissons composées d'un mucilage épais, d'une décoction concentrée de salep, d'eau
gommée, d'eau de riz, etc., qu'il faut chercher à combattre l'irritation
immanquablement provoquée par l'acide lactique du lait consommé. Les
enfants gravement atteints ne réclament autre chose que l'eau froide et
refusent pendant des semaines entières toute espèce de nourriture, même
le lait et les potages, sans pour cela maigrir plus que d'autres qui, plusieurs fois par jour, prennent des aliments. On est donc fort à se demander si la nourriture accordée aux enfants atteints de fièvre typhoïde est
susceptible d'être assimilée. Si l'affaissement fait des progrès, s'il y a un
commencement de splénisation et si le pouls devient de plus en plus petit, un régime excitant et tonique est indiqué d'urgence.

Nous possédons dans le café un excitant commode, facile à se procurer
et qui, à raison de son goût agréable, doit être préféré à n'importe quel
médicament excitant, tel que camphre, musc, castoréum, ammoniaque.
A la suite d'une tasse de café concentré et bien sucré, auquel il faut
ajouter très-peu de lait, les forces se relèvent très-rapidement et la circulation, excessivement affaiblie, se fait avec une énergie nouvelle. En
outre, il faut essayer de donner du bouillon avec du jaune d'œuf, substance qu'on peut également administrer en lavements. Les enfants prennent très-difficilement le camphre et le rejettent ordinairement par des
vomissements ; il en est de même du musc, qui empeste en outre la maison entière. Les affusions froides dans une baignoire vide font ordinairement reprendre connaissance, fortifient les mouvements respiratoires
et provoquent une certaine moiteur de la peau. Si les enfants ont
plusieurs selles involontaires par jour, il est très-nécessaire d'ordonner,
pour entretenir la propreté, des bains tièdes, de 25 degrés Réaumur, dans
lesquels les malades doivent séjourner pendant cinq à dix minutes. Les
vésicules miliaires, la roséole typhique et le catarrhe bronchique, qui ne

manque jamais, ne doivent pas être envisagés comme contre-indiquant les grands bains.

Si, dans le troisième ou le quatrième septénaire, un appétit désordonné se déclare, il faut exercer une surveillance des plus actives. On continuera avec les potages mucilagineux, le bouillon, le lait, le café, la bouillie, jusqu'à ce qu'il n'y ait plus ni diarrhée ni fièvre et que la langue se soit complétement nettoyée. Alors on peut essayer de donner de la viande de poulet ou de veau, coupée en très-petits morceaux. Les aliments gras et les légumes verts doivent être refusés très-longtemps ; on fait même bien de ne les accorder que quand les enfants ont fait leur première sortie.

Ce simple traitement expectant suffit dans la plupart des cas. Si quelques symptômes prennent une intensité alarmante, il faut naturellement les combattre spécialement.

Le meilleur remède contre la fièvre et les congestions vers la tête c'est le froid. Les moyens de le produire sont : la fraîcheur de l'appartement, dont la température ne doit pas aller au delà de 12 à 14 degrés Réaumur, des couvertures légères, le soin de faire couper les cheveux assez court, des oreillers de crin couverts de peau de chevreuil, une vessie de porc ou de caoutchouc remplie de petits morceaux de glace, mais qu'on ne peut employer que chez les enfants déjà d'un certain âge et n'ayant aucun délire, des lotions froides de la tête répétées d'heure en heure, des affusions froides de tout le corps dans une baignoire vide et qu'on fait une, tout au plus deux fois par jour. Les sinapismes sur la nuque et les mollets ne m'ont pas semblé procurer un bien grand soulagement. La rougeur qui en résulte, et qui persiste pendant plusieurs jours, et la sensibilité plus grande de la peau qui ne manque jamais de se produire contribuent encore à rendre les enfants plus inquiets et plus agités. Jamais on ne se laissera entraîner à prescrire aux enfants, atteints de typhus, des vésicatoires, parce que ceux-ci guérissent très-lentement, se couvrent souvent de fausses membranes et peuvent même tomber en gangrène.

Le laudanum est le meilleur moyen de combattre la trop grande agitation, l'insomnie, les délires furieux. On le donne toujours le plus avantageusement à des doses comprenant autant de gouttes que l'enfant compte d'années moins une, ainsi 2 gouttes pour un enfant de trois ans, 3 gouttes pour un enfant de quatre ans, etc., et l'on peut répéter cette dose deux à trois fois dans les vingt-quatre heures. Je n'ai jamais constaté dans ces cas les inconvénients qu'on attribue à l'opium : le collapsus, le coma, l'intermittence du pouls, la cyanose, etc., mais j'ai toujours vu que les enfants jouissaient de quelques heures de repos, également désirable pour eux-mêmes et leur entourage, sans qu'il en résultât le moindre changement dans la marche de la maladie.

Contre l'excès de faiblesse, l'adynamie, caractérisée par un pouls petit, une peau froide et bleuâtre, et contre la splénisation des parties postérieures du poumon qui accompagne régulièrement cet état, il y a lieu de prescrire un traitement excitant et tonique ; cette indication me semble pouvoir être le mieux remplie par le café concentré, tandis que le vin qui, à juste titre, joue un si grand rôle dans le traitement du typhus des adultes ne doit être administré qu'avec beaucoup de prudence dans le typhus des enfants, parce que les boissons alcooliques, en général, exercent sur le cerveau de bien des enfants une action rapidement stupéfiante, ou provoquent au contraire chez eux des délires furieux. En fait de médicaments à administrer à l'intérieur, ceux qui conviennent le mieux sont la valériane, le camphre ou l'éther acétique pris à la dose de quelques gouttes. Il n'y a pas lieu de se féliciter beaucoup dans ces cas de l'action roborante du quinquina. Des ventouses sèches, appliquées plusieurs fois par jour sur les parties antérieures et latérales du thorax, sont non-seulement un moyen rationnel au point de vue théorique, mais, de fait, elles exercent un effet assez favorable sur la splénisation.

Des épistaxis modérées procurent toujours du soulagement et du repos ; seulement, on aura soin de recommander aux gardes-malades de recevoir le sang dans un vase vide et non dans un vase rempli d'eau, parce que autrement on s'exagère généralement l'importance de l'hémorrhagie et qu'on s'empresse alors trop tôt d'arrêter artificiellement une perte de sang qui, dans la grande majorité des cas, se serait arrêtée d'elle-même. Ce n'est qu'après l'écoulement de 30 à 45 grammes de sang qu'il y a lieu de tamponner ; il suffit, pour cela, presque toujours d'introduire un petit morceau de glace dans la narine saignante et d'en boucher ensuite l'ouverture avec un petit tampon de charpie. Le tamponnement par la narine postérieure, au moyen de la sonde de Belloc, est presque toujours superflu ; dans tous les cas, cette opération a quelque chose de très-pénible et de très-inquiétant pour les enfants. Pour s'assurer que l'hémorrhagie est arrêtée, on dira à l'enfant de se coucher, après l'opération, sur la face, ou de pencher la tête en avant, parce que autrement la perte pourrait continuer, et le sang s'échapper en arrière et être avalé par le malade.

La diarrhée typhique ne peut être complétement arrêtée par aucun moyen, il n'y a que l'opium qui la diminue un peu, les astringents et les mucilagineux restent ordinairement sans produire aucun effet. Mais, en général, il est rare que chez les enfants la diarrhée soit aussi profuse et aussi opiniâtre que chez les adultes.

La constipation est, dans le cours du typhus, un symptôme quelquefois très-désagréable qui peut même, à de certaines époques, prendre une extension, pour ainsi dire, épidémique. Jamais on ne doit la combattre par des purgatifs, mais uniquement par les lavements. Si l'on ne parvient pas à procurer des selles à l'aide de ces derniers, le calomel est l'unique remède qu'il soit possible de donner, la teinture aqueuse de rhubarbe et l'huile de ricin étant fort difficiles à faire prendre aux enfants. Finalement, nous insisterons encore sur la nécessité de ménager les forces de l'enfant et de ne jamais se laisser entraîner à une médication antiphlogistique rigoureuse.

b. — Choléra asiatique.

L'historique, le caractère épidémique, le mode de propagation et l'étiologie du choléra asiatique ont été l'objet de si nombreuses études, dans ces dernières années, que nous pouvons nous dispenser de nous en occuper dans ce chapitre, d'autant plus que, sous ces rapports, le choléra épidémique des enfants ne diffère, en aucune manière, de celui des adultes. Mais les symptômes que cette maladie présente chez les petits enfants diffèrent, sous bien des rapports, de ceux qu'on observe chez les adultes ; et ce sont ces différences dont nous aurons spécialement à nous occuper dans notre description.

La diarrhée étant, en général, extrêmement fréquente chez les petits enfants, et étant continuellement provoquée de nouveau par l'action irritante d'aliments indigestes et par la dentition, il est encore plus difficile chez eux que chez les adultes, de décider si une diarrhée qui prend naissance pendant le règne d'une épidémie de choléra doit être attribuée au virus cholérique ou à ces causes ordinaires, dont il a été question plus haut. Un fait positif, c'est que pendant une épidémie de choléra, tous les enfants, même les nourrissons, sont plus prédisposés à la diarrhée, et que cette dernière est plus difficile à arrêter qu'à d'autres époques exemptes d'épidémie. Les diarrhées ainsi produites peuvent persister comme telles, et de nouveau s'arrêter au bout de quelques semaines, sans que des symptômes plus graves soient venus s'y ajouter, ou elles passent au contraire au véritable choléra. Mais, dans beaucoup de cas, la maladie n'est précédée d'aucune diarrhée, et des enfants très-bien portants sont pris subitement d'une diarrhée et de vomissements abondants et présentent, au bout de quelques heures, le tableau du choléra le plus prononcé : évacuations profuses d'un jaune clair, rarement riziformes, moins souvent des vomissements, ensuite des crampes, le collapsus, la disparition du pouls, l'algidité, la cyanose et la suppression de la secrétion urinaire.

On peut aussi distinguer chez les enfants deux périodes : 1° la période d'accès ; 2° la période de réaction à laquelle cependant bien peu d'enfants arrivent, parce que, ordinairement, ils succombent déjà pendant l'accès. Aux phénomènes de réaction se rattachent encore les processus secondaires et l'état d'épuisement. En général, les symptômes du choléra peuvent être divisés en trois catégories : 1° symptômes de l'intestin ; 2° symptômes de la circulation et de la respiration ; 3° symptômes des reins.

1° Les symptômes offerts par la muqueuse intestinale sont de beaucoup les plus importants ; ils sont toujours les premiers qui se présentent et entraînent probablement à leur suite les modifications de la circulation, et bien certainement celles de la sécrétion urinaire.

Un fait singulier, c'est que chez les enfants, les selles deviennent rarement aussi blanches que chez les adultes, mais conservent presque toujours une légère teinte jaune; pour le reste, elles ne présentent aucune différences chimique ou microscopique appréciable. Il est rare qu'elles soient très-copieuses, et il suffit de cinq à six évacuations liquides pour produire chez un petit enfant, le collapsus le plus dangereux. Chez les enfants déjà émaciés auparavant, ce collapsus se manifeste même à la première selle diarrhéique; puis viennent quelques convulsions et, quelques heures après, la mort. Si les selles prennent une teinte rosée, ce qu'il faut attribuer à un mélange de sang, le pronostic devient mortel.

Un enfant âgé de moins d'un an ne supporte pas pendant plus de 48, tout au plus 60 heures, une diarrhée cholérique profuse, qui doit ou s'arrêter ou entraîner la mort à la suite de l'énorme perte d'humeurs. Dans le premier cas, les évacuations deviennent plus rares, d'un jaune plus foncé, moins liquides, et prennent une odeur pénétrante, mais pas précisément putride.

Quant au vomissement, il en est autrement chez les enfants que chez les adultes. Tandis que chez ces derniers on l'observe neuf fois sur dix, la plupart des enfants atteints de choléra ne vomissent pas du tout, ou vomissent tout au plus une à deux fois, et presque jamais on n'observe le vomissement profus de tout ce qui a été introduit dans l'estomac, très-peu de temps après le repas, chose d'autant plus étonnante qu'à l'état de santé les enfants vomissent, comme on le sait, beaucoup plus souvent et plus facilement que les adultes. L'acte du vomissement est acompagné de très-peu d'efforts; au commencement les derniers aliments ingérés reparaissent, mais bientôt après c'est le produit d'une véritable transsudation de la muqueuse stomacale, produit mêlé avec les boissons récemment avalées et dont le malade prend de fortes quantités à cause de la soif ardente qui le tourmente. On possède très-peu de notions sur les propriétés chimiques des matières vomies par les enfants cholériques, parce que ces matières se répandent toujours immédiatement dans le lit et sur les vêtements, et que, pour une analyse exacte, les chimistes réclament toujours de fortes quantités des substances à examiner.

La faculté absorbante de la muqueuse gastro-intestinale est très-limitée pendant l'accès, et l'on peut, pour cette raison, administrer aux enfants de fortes quantités de substances toxiques, telles que morphine, strychnine, belladone, etc., sans qu'il s'ensuive une réaction; mais quelquefois, au moment où la transsudation était déjà en voie de diminuer spontanément, il se produit tout à coup une absorption dangereuse, circonstance sur laquelle nous n'appelons ici l'attention que parce que les substances que nous venons de nommer sont toujours encore mises à l'épreuve, comme devant promettre le succès, et que l'expérimentateur enhardi à prescrire de plus fortes doses par les premiers insuccès, provoque tout à coup un empoisonnement dont les effets peuvent enlever l'enfant, déjà en voie de guérison.

L'abdomen s'affaisse rapidement après le début du choléra; il devient mou et fluctuant, et l'on reconnaît les anses intestinales à travers ses parois. Par la percussion, on constate d'assez fortes quantités d'air dans l'estomac, tandis que tout le canal intestinal est rempli du produit de transsudation liquide et rend, par conséquent, un son tout à fait mat. Les enfants ne paraissent pas avoir de véritables coliques, mais des nausées continuelles qu'ils manifestent en ouvrant fréquemment la bouche et en tirant la langue, devenue pointue, en même temps qu'ils jettent autour d'eux des regards inquiets.

Un fait remarquable, c'est que les diarrhées les plus profuses du choléra asiatique ne rougissent pas l'anus qui, dans l'entérite folliculeuse et aussi à la suite du muguet, rougit et s'érode après très-peu d'évacuations.

La suite la plus immédiate de cette transsudation est naturellement, vu l'arrêt complet de l'absorption, une diminution considérable de la masse du sang, et une résorption des parties aqueuses des organes parenchymateux et des poches séreuses. Tous les autres symptômes dérivent-ils de cette diminution du sang et du desséchement qui en résulte, ou bien le virus cholérique produit-il encore ailleurs que dans le canal intestinal ses effets spécifiques ? C'est là une question qui, jusqu'à présent, est toujours l'objet des plus vives controverses. Chez les enfants, la marche du choléra est tellement rapide, que le poison paraît étendre chez eux son action directement sur les mouvements du cœur et le pouls ; en effet, dès la première évacuation liquide on voit quelquefois disparaître le pouls et le bruit diastolique.

2° La *circulation* paraît quelquefois montrer, pendant les premières heures de l'attaque cholérique, une activité exagérée, palpitations violentes et battement énergique des artères ; mais, dans les cas ordinaires, les battements du cœur et le pouls radial deviennent plus faibles d'heure en heure dès le début de l'attaque, et le pouls finit même par disparaître complétement, en même temps que les bruits du cœur deviennent de plus en plus obscurs et faibles, que le bruit diastolique ne s'entend plus que très-indistinctement au niveau des grands vaisseaux et disparaît tout à fait à la pointe du cœur.

Le pouls conserve une fréquence normale chez les enfants de moins d'un an, il est d'environ 100 à la minute, mais devient bientôt filiforme et disparaît ensuite complétement. L'observation faite par J. Meyer sur les adultes, qu'en cas de réaction spontanée le pouls reste longtemps sans revenir, mais une fois revenu, ne redisparaît plus si facilement, qu'au contraire, dans la réaction artificiellement provoquée par des irritants, c'est le contraire qui arrive : cette observation, disons-nous, s'applique aussi parfaitement aux enfants. Très-souvent on parvient, au moyen d'une température élevée, d'un bain de moutarde ou de l'administration interne du camphre à rappeler le pouls déjà disparu, mais rarement on réussit à le conserver ; ordinairement il redisparaît bientôt pour ne plus jamais revenir. Du reste, nous devons faire remarquer que les enfants privés de pouls sont ordinairement perdus une fois que cet état a duré quelques heures, tandis que l'on connaît beaucoup d'exemples d'adultes qui sont restés sans pouls pendant 12 à 24 heures, et se sont complétement rétablis. Dans le choléra typhoïde, le pouls présente diverses anomalies, soit des intermittences, soit une accélération énorme; un ralentissement considérable, allant jusqu'à 50 et même jusqu'à 40 pulsations à la minute, comme on ne l'observe ordinairement que chez les enfants hydrocéphaliques, n'est pas ici un symptôme défavorable et permet, au contraire d'espérer une prochaine guérison.

Les veines sont gorgées d'un sang épais, parce que, d'une part, la *vis a tergo*, d'autre part, le pouvoir d'aspiration du cœur droit sont affaiblis, et par suite de cette stase veineuse, il se produit aussi une stase des capillaires aux lèvres, aux doigts, aux paupières, et qui se traduit par la cyanose. Il n'y a que les enfants bien nourris qui deviennent cyanosés dans le choléra; les enfants amaigris et épuisés ne présentent, aux endroits que nous venons de nommer, qu'une teinte gris jaune.

La *respiration* ne peut évidemment pas rester intacte en présence de troubles aussi violents et aussi rapides dans la circulation. L'examen physique ne laisse découvrir, il est vrai, rien d'anormal aux poumons, mais dans la fonction de l'acte respiratoire on constate bientôt des modifications. Les enfants respirent irrégulièrement; ils soupirent profondément et souvent, et montrent une soif d'air bien évidente. Mais le phénomène le plus remarquable, c'est la froideur de l'haleine que l'on peut très-bien distinguer en approchant la main, surtout par sa face dorsale, de la bouche du malade. Au point de vue du pronostic, cette haleine froide est d'une grande importance; elle est le signe le plus évident de l'interruption du renouvellement organique. Un phénomène qui correspond toujours à ce signe, c'est le refroidissement des extrémités et de toutes les parties saillantes du corps. Il suffit à un médecin expérimenté de palper avec la main chaude le nez et le front, les mains et les pieds, et d'examiner la température de l'air respiré, pour se rendre compte de la gravité de la maladie et de son issue probable.

3° Les *modifications dans les reins* sont tout aussi constantes chez les enfants que chez les adultes. On trouve dans les cadavres tous les symptômes de la stase et d'une maladie de Bright aiguë; seulement il est impossible, dans la plupart des cas, d'en fournir la preuve clinique par l'examen de l'urine, pour la raison très-simple que les enfants n'urinent pas du tout, ou ne laissent échapper que quelques gouttes dans les langes; si, dans des cas exceptionnels, les enfants guérissent d'un accès de choléra grave, on trouve dans leur urine de l'albumine et des cylindres. Il est difficile de décider pendant combien de temps la sécrétion urinaire peut être interrompue sans que la guérison devienne impossible, les langes étant continuellement humectés par les selles profuses, ce qui ne permet guère de reconnaître un mélange d'urine.

La suppression de la sécrétion urinaire détermine naturellement une révolution complète dans tout le renouvellement organique, révolution dont le principal résultat est la rétention de l'urée. Il est très-probable que c'est aussi cette rétention qui est cause des spasmes toniques et cloniques qui envahissent, chez tous les enfants atteints de choléra, au moins les muscles de la face, tandis que la grande faiblesse, le collapsus rapide et l'aphonie doivent être attribués plutôt à la perte rapide du sérum.

Si, par exception, les enfants survivent à une attaque de choléra, la première urine qu'ils émettent de nouveau est toujours albumineuse et troublée par des urates en excès, et il se développe un choléra typhoïde, dans lequel la peau est chaude et sèche, le pouls dur et extrêmement fréquent, la langue disposée à la sécheresse ; en même temps surviennent des symptômes de congestion cérébrale. Dans beaucoup de ces cas la mort survient encore au milieu de convulsions, ou il se développe un marasme dont très-peu d'enfants se rétablissent.

Si nous résumons les symptômes du choléra chez les enfants, nous trouvons qu'il diffère de celui des adultes sous les rapports suivants :

1° Les selles conservent plus longtemps une couleur jaune ; 2° le collapsus est excessivement rapide, chez les enfants faibles et misérables la mort survient déjà après très-peu d'évacuations séreuses; 3° le vomissement est rare et manque dans bien des cas totalement ; 4° les conditions de mortalité sont beaucoup plus fâcheuses, attendu que, si les enfants sont devenus froids et privés de pouls, il en succombe au moins 80 pour 100.

L'*anatomie pathologique* qui, en général, est d'une signification secondaire dans le choléra, ne révèle aucune différence entre les cadavres des enfants et ceux des adultes. Chez les enfants morts peu de temps après le début de l'attaque, on trouve une viscosité particulière des membranes séreuses, une certaine sécheresse de tous les organes parenchymateux, une cyanose de la peau, des caillots de sang noirs et visqueux dans les veines et le cœur, l'accumulation d'un liquide blanchâtre dans l'intestin grêle, une certaine rougeur de la muqueuse de ce dernier qui est, en outre, complétement privée de son épithélium, l'infiltration des reins, un catarrhe étendu dans les canalicules urinifères, qui se desquament, enfin la vacuité de la vessie.

Si, au contraire, les enfants ont succombé au choléra typhoïde, la cyanose de la peau est moins frappante, les membranes séreuses se sont de nouveau lubrifiées, le cerveau est œdémateux, le poumon présente souvent des infarctus lobulaires, l'intestin contient un mucus visqueux et vert, sa muqueuse est moins infiltrée et rougie, les follicules solitaires du gros intestin sont enflés ou ulcérés. Généralement la vessie contient de nouveau un peu d'urine trouble, dans laquelle on peut constater ordinairement encore la présence de l'albumine.

Traitement. — Le traitement du choléra épidémique chez les enfants est fort ingrat, ainsi que cela ressort déjà des tableaux de mortalité, quoiqu'ici la partie la plus importante du traitement, le rétablissement artificiel de la température cutanée, soit plus facile à obtenir que chez les adultes. Quant aux mesures d'hygiène publique et de prophylaxie privée, je puis, sans inconvénient, les passer sous silence, attendu qu'elles sont longuement exposées dans les traités modernes et, entre autres, dans celui des maladies infectieuses par Griesinger. Le traitement de la diarrhée cholérique et de l'attaque cholérique est à peu près le même chez les enfants que chez les adultes. Les efforts faits pour arrêter la diarrhée sont encore infructueux dans ce cas, une fois que les selles sont devenues tout à fait aqueuses, jaune clair ou même riziformes. Contre la diarrhée simple de la dentition, diarrhée qui, pendant le règne d'une épidémie cholérique, doit naturellement aussi éveiller les plus vives inquiétudes, la teinture d'opium est le remède le plus sûr ; contre le choléra confirmé, elle ne m'a jamais rendu le moindre service. On peut donner l'opium à dose quatre ou cinq fois plus élevée qu'à l'ordinaire, la diarrhée n'en persiste pas moins comme auparavant; mais quelquefois, si elle a commencé un ou deux jours avant l'emploi du remède, elle s'arrête subitement, et l'on voit apparaître les symptômes d'intoxication les plus violents.

Des remèdes tout aussi inefficaces sont les astringents, comme en général tous ceux auxquels on a attribué une action antidiarrhéique.

Il faut ici prendre en considération que le fort courant d'exosmose qui a lieu sur la muqueuse de l'estomac et de tout l'intestin, ne permet probablement aucune absorption par cette surface. J'aurai donc soin, à la prochaine épidémie, de choisir d'autres endroits plus aptes à l'absorption, par exemple la vessie, l'urèthre, le vagin, le tissu cellulaire sous-cutané, pour essayer, par ces voies, l'emploi de différents remèdes appartenant à la classe des narcotiques. Les injections dans les veines sont très-embarrassantes et ne doivent pas être tentées, à cause de la petitesse de ces vaisseaux chez les enfants, et du danger d'une pénétration d'air.

Quant au régime alimentaire, il y a lieu d'observer, avant tout, que la privation de liquides, par laquelle on voudait arrêter la diarrhée profuse, est un moyen cruel et inefficace; on ne permettra donc pas aux enfants de boire trop à la fois, mais on les laissera se désaltérer aussi souvent que la soif les tourmentera. L'ingestion de grandes quantités de liquides avalés avec précipitation est ordinairement bien vite suivie de vomissement. Ce que les enfants aiment le plus, c'est l'eau froide; les enfants à la mamelle sucent énergiquement le lait de la nourrice aussi longtemps que leurs forces le permettent, et une fois qu'ils sont devenus trop faibles pour teter, ils boivent encore avec avidité le lait retiré artificiellement des mamelles. On ne peut évidemment donner d'autres aliments que des potages mucilagineux sans aucun ingrédient ou du lait tiède; l'infusion chaude de camomille, de bouillon blanc, de menthe poivrée, est complétement rejetée par beaucoup d'enfants.

La principale indication est, naturellement, de réchauffer artificiellement et d'une manière continue la surface refroidie du corps, résultat qu'on obtient le mieux en plongeant les enfants dans un bain chaud de 30° R., auquel on a encore soin d'ajouter 15 à 30 grammes de farine de moutarde. On essuie rapidement la peau assez fortement rougie par le bain; ensuite on remet les enfants au lit et on les entoure de cruchons remplis d'eau chaude ou de briques chauffées, et l'on ne change le linge que toutes les deux heures. En maintenant ainsi la température à un degré élevé on fait quelquefois reparaître le pouls complétement disparu; en même temps la diarrhée diminue, la pointe du nez, les oreilles, l'haleine, redeviennent·chaudes, et il s'établit une réaction qui, trop souvent, malheureusement, se transforme encore en un état typhoïde à issue mortelle.

Dans le choléra typhoïde, l'indication essentielle est de faire boire souvent, pour rétablir le plus promptement possible le passage interrompu dans les reins. Les modificateurs du système nerveux, le camphre, le musc, ensuite la quinine, tant vantée, ne me paraissent pas exercer une influence favorable sur la marche de la maladie. Pendant la convalescence, il faut la plus grande prudence tant que les selles présentent la plus légère modification. Les enfants à la mamelle doivent conserver la nourrice encore pour le moins six à huit semaines après une attaque de choléra, et on ne les sèvrera que lentement et avec les plus grandes précautions; les enfants élevés artificiellement seront nourris, dans les premiers temps, par de simples potages mucilagineux, et on ne les fera revenir que petit à petit au régime lacté.

Si le médecin peut rendre de grands services et tranquilliser les familles par sa conduite ferme et décidée, il n'en est pas moins vrai que les prescriptions médicamenteuses faites aux enfants cholériques sont d'une utilité plus que douteuse.

16° Les entozoaires. Helminthes, vers intestinaux. Helminthiase.

Avant de nous occuper de l'influence qu'exercent sur l'économie les différentes espèces d'helminthes, nous jugeons nécessaire d'entrer dans quelques détails zoologiques, pour lesquels nous puiserons en partie dans l'excellent traité de Bamberger sur les maladies de l'abdomen. Dans le canal intestinal des enfants, on rencontre: 1° le *Tænia solium;* 2° le *Bothriocephalus latus;* 3° l'*Ascaris lumbricoides* (ascaride lombricoïde); 4° l'*Oxyuris vermicularis* (oxyure ou ascaride vermiculaire); 5° le *Trichocephalus dispar.* Les trichines, qui, dans ces dernières années, ont répandu une si grande terreur, se rencontrent naturellement tout aussi bien chez les enfants d'un certain âge que chez les adultes. Les petits enfants en sont restés jusqu'à présent épargnés pour la raison très-simple qu'on ne leur a pas donné à manger de la viande de porc, aliment qui renferme les trichines et qui ne convient pas pour la nourriture des enfants en bas âge. La trichinose des enfants ne se distinguant en aucune manière de celle des adultes, nous pouvons nous dispenser d'en faire l'histoire dans ce chapitre, d'autant plus que les excellentes monographies écrites à ce sujet se trouvent dans toutes les mains et ont été lues avec l'attention qu'elles méritent.

1° *Tœnia solium*, et 2° *Bothriocephalus latus* (cestoïdes).—Le *Tœnia solium* (*Tœnia cucurbitina, armata*, pl. IV, fig. 4, 5, 6 et 7), est un ver blanc jaunâtre, en forme de ruban, articulé, long de 5 à 10 mètres et large de 8 à 13 millimètres. Il a, comme toutes les espèces de tænia, les organes génitaux mâles et femelles réunis dans chacun de ses articles, complétement développés, et se propage par des œufs, qui, cependant, n'éclosent jamais dans le canal intestinal lui-même. La tête se montre à l'œil nu sous forme d'un petit point blanc, sur lequel on reconnaît à la loupe quatre suçoirs, quelquefois pigmentés de noir. Entre ces suçoirs se trouve une trompe conique, entourée d'une double couronne de crochets; mais les crochets sont si petits que, pour bien les distinguer, il faut un grossissement de 200 diamètres. Le cou a plusieurs pouces de longueur, pas d'articles, et ressemble a un fil aplati; il se confond peu à peu avec le corps, qui, plus loin, est manifestement articulé. Les articles les plus jeunes sont plus larges que longs; un peu plus en arrière, ils deviennent carrés, et vers l'extrémité ils forment un rectangle à angles mousses. Sur ces derniers articles, on reconnaît très-bien les parties génitales; ils présentent en effet, sur l'un de leurs *bords*, une éminence avec les orifices du vagin et du pénis, et dans leur intérieur on distingue, par transparence, les ovaires. Cette éminence occupe, en général, alternativement le bord droit et le bord gauche des articles.

Près de la tête se produit continuellement une formation d'articles nouveaux; à l'extrémité opposée, une élimination d'articles mûrs que l'on a souvent comparés à des pepins de citrouille, ressemblance qui a fait donner à ce ver le nom de *Tœnia Cucurbitina*.

2° Le *bothriocéphale* (pl. IV, fig. 1, 2, 3) ressemble beaucoup au précédent, mais en diffère sous les rapports suivants : il a une couleur plus grisâtre, sa tête est allongée et ne présente que deux enfoncements allongés, sans trompe et sans couronne de crochets. Le cou est beaucoup plus court, les articles sont tous plus larges que longs, imbriqués les uns sur les autres, et le signe caractéristique qui distingue ces articles, c'est que les ouvertures *sexuelles se trouvent, non sur le côté, mais au milieu de chaque article.*

Les œufs ont une teinte brunâtre et présentent l'aspect de rosettes d'un brun jaune, s'apercevant, à travers l'épaisseur du tissu, au milieu de chaque article. Le bothriocéphale a encore une autre propriété, c'est qu'il ne s'en sépare pas d'articles isolés, mais toujours des séries d'articles, ce qui facilite essentiellement le diagnostic lorsqu'on ne peut s'appuyer que sur les dires du malade.

Ces deux espèces de vers montrent une exclusion réciproque très-remarquable. Le bothriocéphale ne se rencontre qu'en Russie, en Pologne et dans la Prusse orientale, jusqu'à la Vistule, tandis que le *Tænia solium* se présente dans toutes les autres contrées de l'Europe; dans la Suisse seule, on rencontrerait, d'après Meyer Ahrens, les deux espèces à la fois.

Les deux vers se rencontrent chez les enfants, très-rarement chez les enfants de moins d'un an, et probablement jamais chez les nourrissons. D'après les recherches de Küchenmeister, le *Tænia solium* dériverait du *Cysticercus cellulosæ* du porc, et ne se rencontrerait, par conséquent, que chez les enfants qui se sont déjà nourris de la chair de cet animal.

3° *Ascaride lombricoïde* (classe des nématoïdes). — L'ascaride lombricoïde est un ver rond, semblable au lombric de terre, jaunâtre ou rougeâtre, long de 12 à 25 centimètres, et d'un diamètre de 3 à 8 millimètres. Il s'effile en avant et en arrière, est pourvu d'une bouche et d'un canal intestinal; la tête se distingue du corps par une sorte d'étranglement, et se compose de trois papilles qui, au moment de la succion, peuvent se confondre en un large suçoir. Le mâle est facile à distinguer de la femelle. Il est plus petit que celle-ci, et a une extrémité caudale recourbée; quelquefois on voit poindre immédiatement au-devant de la queue comme deux petits poils blancs, très-minces : c'est le double pénis. D'après Küchenmeister, une pression exercée sur le ventre de la femelle est suivie du prolapsus de canalicules minces (ovaires) et de l'écoulement d'un mélange laiteux (œufs) par l'orifice du vagin situé dans la moitié antérieure du corps de l'animal. Si l'on exerce une pression semblable sur le mâle, il s'échappe un suc laiteux du voisinage de l'anus, sans qu'il en résulte une rupture ou un prolapsus. L'enveloppe tégumentaire se compose, d'après Czermak, de six couches différentes, et est formée d'anneaux transversaux rubannés qui ne forment pas des cercles non interrompus, mais se fendent parfois dichotomiquement et s'arrêtent ordinairement brusquement sur les côtés.

Les ascarides lombricoïdes habitent de préférence l'intestin grêle; ils sont rarement isolés, mais se trouvent ordinairement réunis au nombre de 5 à 10, quelquefois aussi de 200 à 300; on les trouve beaucoup plus souvent dans l'intestin des enfants que dans celui des adultes.

Chez les enfants à la mamelle, ils ne s'observent pas; mais quelquefois, quoique très-rarement, on peut les trouver chez les tout petits enfants que l'on élève artificiellement avec des bouillies à la farine ou au pain. Leurs œufs arrivent sans doute avec les aliments dans le canal intestinal; c'est du moins ce que l'on est forcé d'admettre, car, d'après Siebold, jamais les femelles d'ascarides ne procréent des jeunes vivants et l'on ne trouve jamais leurs œufs dans l'intestin humain. Ils paraissent se nourrir principalement de substances amylacées, ce qui n'implique pas, bien entendu, que tous les enfants qui aiment le pain doivent loger dans leur corps des ascarides; car, s'il en était ainsi, il n'y aurait presque pas d'enfants bien portants qui ne seraient atteints d'helminthiase.

4° *Oxyure ou ascaride vermiculaire* (nématoïdes) pl. IV, fig. 10, 11, 12 et 13). — Le nom d'oxyure (d'ὀξὺς et οὐρά, queue pointue) ne convient que pour la femelle de cet animal, et non pour le mâle. La femelle est un ver long de 5 à 12 lignes, mince, blanc jaunâtre, ayant la queue droite et pointue comme un poinçon. Le mâle est à peine long de 2 millimètres et demi, et son extrémité caudale est fortement recourbée. Ils ont l'un et l'autre la tête renflée en massue, avec deux membranes latérales, semblables à des vessies. Les femelles sont infiniment plus nombreuses que les mâles, *qu'on ne trouve jamais dans les selles elles-mêmes,* parce qu'ils s'attachent plus intimement à la muqueuse intestinale, d'où l'on peut facilement les détacher sur le cadavre avec le mucus, en grattant avec le scalpel la surface de la muqueuse. On parvient surtout à bien recueillir les mâles quand les excréments ont été expulsés du gros intestin par la diarrhée.

L'habitat ordinaire des oxyures est le rectum; dans le côlon, ils sont déjà beaucoup moins nombreux, et dans l'intestin grêle on ne les rencontre pour ainsi dire jamais. Ces vers quittent aussi le rectum, surtout si les enfants sont couchés dans des lits bien chauds, et émigrent, chez les filles, dans le vagin. Küchenmeister prétend que c'est une erreur de les attribuer exclusivement ou principalement à l'enfance, et cite, comme preuve de son opinion, qu'il les a rencontrés deux fois chez des adultes. Mais tout praticien expérimenté, s'il habite une contrée où l'oxyure se rencontre fréquemment, pourra opposer à ces deux exemples d'adultes des centaines d'enfants atteints d'oxyures, de sorte que je ne vois pas pourquoi je me désisterais de cette prétendue erreur.

5° *Trichocephalus dispar* (nématoïdes, pl. IV, fig. 14 et 15). — Le trichocéphale, ver blanc, long de 3 à 5 centimètres, dont la partie antérieure n'a que l'épaisseur d'un cheveu, se termine par une extrémité postérieure plus épaisse, ce qui le fait ressembler, jusqu'à un certain point, à un fouet. Au sommet de la partie mince est la bouche, qui n'est armée d'aucun crochet, et dans laquelle s'ouvre l'œsophage. La partie postérieure est droite chez les femelles et présente, chez elles, un vagin simple; chez le mâle, elle est roulée en spirale et pourvue, à son extrémité, d'un petit prépuce et d'un pénis assez fort.

Ce ver séjourne presque exclusivement dans le cæcum et dans le côlon ascendant; on ne le trouve presque jamais dans les excréments, parce qu'il ne paraît pas quitter volontiers l'intestin. Un jour, en faisant l'autopsie d'une jeune fille âgée de quinze ans, qui était morte, le quatrième jour, d'une attaque de choléra, après avoir eu les évacuations les plus profuses, je trouvai dans le cæcum une forte quantité de ces animaux, s'élevant au nombre de 30 ou 40; aussi tous les assistants exprimèrent-ils leur étonnement de voir ces animaux encore attachés au cæcum, après que des évacuations aussi liquides et aussi profuses s'étaient continuées pendant quatre jours consécutifs. Ce ver est excessivement rare chez les enfants, et nous ne le signalons ici que pour compléter l'énumération des vers intestinaux.

Symptômes. — On a beaucoup écrit et beaucoup discuté sur les symptômes occasionnés par les helminthes. Nos prédécesseurs attachaient certainement une trop grande importance aux vers intestinaux, et s'imaginaient que beaucoup de maladies graves, pendant lesquelles quelques-uns de ces vers étaient accidentellement partis, avaient été provoquées par eux et heureusement guéries par le fait de leur expulsion. Les symptômes ainsi produits devenaient de plus en plus variés, et la confusion de plus en plus grande, jusqu'à ce que les médecins clairvoyants commençassent par élever des doutes et qu'on finît par nier toute espèce de symptôme vermineux, ce que font encore aujourd'hui bien des médecins, surtout de l'école de Vienne. Comme tout ce qui est nouveau, cette négation trouva de nombreux partisans, et, pendant un certain temps, c'était pour ainsi dire une affaire de bon ton d'ignorer en quelque sorte l'existence des helminthes. Il y a cependant quelques symptômes qu'on ne peut se refuser d'admettre, et, pour plus de sûreté, je ne veux énumérer que ceux que j'ai moi-même observés à diverses reprises.

On peut les distinguer en symptômes locaux et en symptômes généraux ou réflexes; quant aux symptômes imaginaires, qui se manifestent si fréquemment chez les adultes, surtout chez ceux qui ont le ver solitaire, il ne peut heureusement pas en être question en pédiatrique.

Symptômes locaux. — Parmi les symptômes qu'il faut s'expliquer par l'action directement irritante des entozoaires, nous aurons à nommer avant tout la douleur. Cette dernière s'observe assez souvent. Ce sont des pincements, des picotements, une douleur rongeante, térébrante, etc., ayant invariablement un caractère intermittent. Divers aliments, surtout les substances salées, aromatiques ou aigres, et par conséquent aussi toute espèce de fruits, augmentent cette douleur, tandis que le lait, les aliments huileux ou gras la diminuent le plus souvent. L'appétit est ordinairement normal, quelquefois diminué; on ne peut guère affirmer que la présence des vers augmente l'appétit des enfants, car on sait que, chez tout enfant, à de certaines époques, l'appétit augmente ou diminue. La raison la plus simple de cette augmentation de l'appétit, il faut la chercher dans la rapidité plus grande du développement, dans l'exagération du mouvement et des efforts corporels, et non dans la présence des vers. Il peut survenir des vomissements, soit par suite de la pénétration d'un ver dans l'estomac, soit par un phénomène réflexe, ayant son point de départ dans la muqueuse irritée. L'ascaride lombricoïde arrive souvent dans l'estomac, paraît y provoquer des nausées par ses mouvements, et finit par être rejeté quelquefois, à la grande frayeur des parents. Le plus petit enfant que j'aie vu vomir un lombric, de 8 centimètres de longueur, était âgé de neuf mois, et ne prenait que depuis trois mois un peu de bouillie à la farine, outre le lait maternel. Les selles sont le plus souvent irrégulières; tantôt il existe de la constipation, tantôt de la diarrhée; avec cette dernière partent, en général, un grand nombre d'helminthes. Les grands amas de mucus qui sont quelquefois évacués par les individus atteints de tænia s'observent rarement chez les enfants, parce que ce ver ne se rencontre pas souvent chez eux.

Les oxyures quittent, chez les filles, le rectum, où ils occasionnent de fortes démangeaisons, pour se rendre en partie dans le vagin, dont ils rougissent la muqueuse, et deviennent ainsi une cause de leucorrhée. L'excitation, continuellement entretenue par la présence de ces vers, engendre souvent des habitudes de masturbation que, malheureusement, les enfants conservent, alors même que les oxyures ont disparu depuis longtemps. Chez les garçons, ils rampent quelquefois sous le prépuce, ce qui peut occasionner la balanite, des érections, et également des dispositions à l'onanisme.

Les ascarides lombricoïdes étendent leurs migrations encore plus loin que les oxyures. Ils arrivent quelquefois, sans produire de vomissements, dans l'œsophage, dans la bouche et le nez, et on les a même vus arriver jusque dans le larynx, où ils produisaient des accès de suffocation. On a même observé aux autopsies des abcès du foie renfermant un ou plusieurs vers lombrics. Ces vers étaient sans doute arrivés par le canal cholédoque dans les voies biliaires, y avaient provoqué l'inflammation, un abcès du foie, et amené la mort; on les a même observés dans le conduit excréteur du pancréas et dans l'appendice vermiculaire du cæcum, où ils engendraient l'irritation et la suppuration. Les cas éminemment rares dans lesquels on avait trouvé des ascarides enkystés (abcès vermineux) dans le sac péritonéal, ont été contestés dans ces derniers temps, parce que, dans aucune partie du corps des vers intestinaux, on ne trouve des organes qui semblent aptes à perforer l'intestin. Moi-même, je n'ai vu aucun cas de ce genre, et je ne voudrais, par conséquent, pas me permettre un jugement; mais Siebold, un des premiers helminthologues, bien connu pour ses recherches consciencieuses, prétend que les ascarides peuvent, avec leur tête plus dure, écarter les couches de l'intestin et parvenir dans la cavité abdominale sans laisser subsister de traces de leur passage. On comprend, à la rigueur, que les fibres de la tunique musculaire puissent s'écarter les unes des autres; mais on ne conçoit guère que la muqueuse, cette membrane si dense, et la séreuse puissent céder à une pression aussi faible que celle qui est exercée par un ver lombric.

Phénomènes généraux et réflexes. — Un symptôme très-commun, c'est la démangeaison au nez; cependant on ne perdra pas de vue que la plupart des enfants aiment à enfoncer les doigts dans le nez, et que, par conséquent, cela n'a pas une très-grande valeur. Souvent j'ai vu disparaître une dilatation des pupilles après l'expulsion d'ascarides, et je considère cette dilatation comme un symptôme, sinon constant, au moins très-réel. Les convulsions les plus variées, surtout la chorée et l'épilepsie, ont été mises sur le compte des entozoaires. Cette manière de voir ayant aussi gagné du terrain dans le public, on m'a prié, dans plusieurs cas de ce genre, de chasser les vers; mais jamais je n'ai vu, tout en employant les remèdes les plus énergiques, ni partir des vers, ni, en général, se produire un changement dans les convulsions. La coïncidence entre les vers et la chorée ou l'épilepsie paraît donc être purement accidentelle.

Le fait que les vers peuvent occasionner des symptômes graves, analogues à ceux de l'hydrocéphale, je l'ai révoqué en doute jusqu'au moment où j'ai pu m'en convaincre moi-même. On amena, il y a quelques années, à l'hôpital des enfants, de Munich, un enfant réduit à la dernière extrémité et qu'on disait, depuis quelques jours seulement, atteint des convulsions les plus graves. Il offrait tous les symptômes d'une méningite aiguë arrivée à la dernière période, et il mourut au bout de quelques heures. Or, à notre grand étonnement, nous trouvâmes à l'autopsie le cerveau et ses membranes parfaitement intacts, de même le cœur et le poumon, le foie, la rate et les reins; mais, dans le canal intestinal, il y avait *plus de cent lombrics* réunis en pelotons plus ou moins gros, qui remplissaient par endroits tout le calibre de l'intestin, et avaient fortement rougi la muqueuse.

Diagnostic. — Les symptômes locaux et généraux que nous venons de décrire permettent, il est vrai, d'établir un diagnostic de probabilité; mais on n'arrive à la certitude absolue qu'autant qu'il y a expulsion d'helminthes, et, pour le ver solitaire, de segments plus ou moins grands de ce ver. Les anthelminthiques ordinaires ne pouvant faire aucun mal à des enfants sains, du reste, et exempts de catarrhe intestinal, les symptômes cités plus haut suffisent pour nous autoriser à tenter l'expulsion des vers.

Traitement. — 1° On ne doit expulser le *tænia* que chez les enfants âgés de plus d'un an, parfaitement bien portants et n'ayant pas une forte disposition à la diarrhée. Les enfants très-jeunes ou tourmentés par la dentition supportent mal les tænifuges, même les plus anodins. Le remède le plus simple et en même temps le plus sûr, c'est l'écorce de racine de grenadier, qu'il faut avoir soin de choisir fraîche et de laisser longtemps macérer. Pour les enfants de deux à cinq ans, on peut adopter la formule suivante : Prenez : écorce de racine de grenadier récente, 30 grammes; faites macérer pendant vingt-quatre heures dans eau commune, 500 grammes; ensuite faites bouillir pendant douze heures, et réduire jusqu'à 200 grammes. On fait prendre ces 200 grammes de liquide le matin à jeun, partagés en trois portions, par intervalles de demi-heure en demi-heure. Le jour avant, on a soin de provoquer une à deux selles molles avec des pruneaux cuits. Il est bon de faire préparer la double dose du remède, parce qu'il arrive quelquefois que l'une ou l'autre portion est rejetée par le vomissement; ce qui force alors de faire reprendre la même quantité au bout d'une demi-heure. Le ver part ordinairement une à deux heures après la prise du remède. Si le ver n'est pas expulsé, ou si l'on ne trouve pas la tête du tænia, on peut recommencer le traitement après quelques jours, sans que la santé de l'enfant soit compromise. Ordinairement, l'administration de la décoction de racine de grenadier n'est pas suivie de diarrhée ni de coliques opiniâtres; si ces symptômes se présentent, on peut les vaincre par des émulsions.

Si l'on ne peut pas se procurer de la racine fraîche ou si les enfants refusent de l'avaler, on peut essayer les autres tænifuges, surtout l'extrait éthéré de fougère mâle, à la dose de 6 décigrammes, ou les fleurs du *Brayera anthelminthica* (cousso), à la dose de 30 grammes, en électuaire, avec du miel. On doit toujours renoncer à l'emploi des drastiques violents, tels que la gomme gutte, la coloquinte, l'huile de croton. Les remèdes contre le tænia ne sont jamais indiqués chez les enfants faibles et maladifs, et je connais des exemples d'enfants qui, malgré la présence du tænia, se sont peu à peu rétablis et dont, par conséquent, le développement n'a pas été arrêté par ce parasite.

2° Les *ascarides lombricoïdes* occasionnent rarement de véritables souffrances et sont souvent évacués en assez forte quantité par des enfants tout à fait sains, qui n'avaient présenté auparavant ni symptômes subjectifs, ni symptômes objectifs. La méthode ordinaire pour expulser ces vers consiste à prescrire un mélange composé de 4 grammes de semen contra et de 2 grammes de poudre de racine de jalap, divisé en quatre à cinq portions à prendre dans l'espace de deux heures. Généralement, les enfants prennent plus volontiers des poudres délayées dans l'eau que des électuaires. Dans ces derniers temps, on a pris l'habitude de chercher, dans les alcaloïdes qui peuvent être retirés d'une substance, la quintessence des effets de cette dernière, et l'on donne ainsi, au lieu de 4 grammes de semen contra, quelques grains de santonine. Mais les résultats de la santonine ne sont, à beaucoup près, pas aussi brillants qu'on a bien voulu le prétendre; ils sont, au contraire, très-problématiques et, dans tous les cas, bien inférieurs à ceux de la poudre ordinaire de semen contra, qui certainement ne sera pas remplacée par les pastilles ou bonbons de santonine, actuellement si répandus. Quoique la crainte du calomel, qui tourmente si fort quelques médecins, n'ait absolument rien de fondé, il n'en est pas moins vrai qu'il est superflu de l'employer contre les vers intestinaux, d'autant plus que les enfants ont l'habitude d'écraser dans la bouche les pains azymes dont on enveloppe les poudres, et gagnent alors ordinairement une stomacace. Dans tous les traités de pédiatrique l'huile de ricin joue un rôle important, et certains auteurs ne laissent échapper aucune occasion de gratifier les enfants de quelques cuillerées à café de cette huile. J'ai souvent cherché à administrer ce remède, mais je n'ai pu le faire prendre que par un bien petit nombre d'enfants, la plupart le rejetaient immédiatement sans l'avoir avalé, de sorte qu'aujourd'hui je renonce complétement à son emploi.

3° Contre l'*oxyure vermiculaire* les remèdes internes produisent très-peu d'effet; par contre, comme ce ver séjourne presque exclusivement dans le rectum, on peut très-bien le combattre par des lavements. On a incorporé à ces lavements bien des substances vermifuges; ainsi, on a fait des décoctions d'ail, d'oignon, d'asa fœtida, de valériane, de tanaisie, ou bien on a ajouté au lavement quelques gouttes d'essence de térébenthine, du camphre, de l'eau salée, même une faible solution de sublimé.

L'essentiel, toutefois, est toujours de liquéfier et de vider au moins trois fois par jour le contenu du rectum, résultat que l'on peut obtenir tout aussi bien avec l'eau froide. Deux lavements par jour à l'eau froide, continués pendant un mois, chasseront sûrement tous les oxyures. S'il existe en même temps de la leucorrhée, les injections à l'eau froide pourront encore très-bien y remédier. Dans les grandes selles molles qui suivent les premiers lavements à l'eau froide, on trouve parfois une telle quantité d'oxyures que toute la masse évacuée paraît dans un mouvement d'ondulation continuel, causé par l'agitation de cette immense quantité d'animalcules.

4° Le *Trichocephalus dispar* (trichocéphale) ne donne pas de symptômes et ne se découvre presque jamais dans les selles; c'est toujours par pur hasard qu'on le trouve à l'autopsie, de sorte qu'il ne peut être question de remèdes pour l'expulser.

E. — FOIE.

Le foie est, toute proportion gardée, beaucoup plus grand chez le nouveau-né que chez un enfant âgé d'un an. Mais les données de Portal et de Meckel, d'après lesquelles le foie du nouveau-né dépasse d'un quart le poids du foie d'un enfant de huit à dix mois, ne sont pas confirmées par Frerichs. Cet auteur a constaté les rapports suivants entre le poids du foie et celui du corps entier.

> 1 : 17 chez le fœtus de sept mois.
> 1 : 28 chez le nouveau-né.
> 1 : 24 —
> 1 : 20 —
> 1 : 33 chez un enfant de quinze mois.

Le foie du nouveau-né pèse, en moyenne, 100, celui de l'enfant de quinze mois, 250 grammes. Il ne peut donc pas être question d'une diminution proprement dite de cet organe.

L'examen physique du foie se fait chez les enfants absolument de la même manière que chez les adultes. On percute d'abord dans la ligne axillaire (ligne verticale partant du creux axillaire), ensuite dans la ligne mamillaire (ligne verticale traversant le mamelon), et enfin dans la ligne sternale (ligne verticale passant par le sternum). Par les deux premières de ces trois lignes, on détermine le diamètre du lobe droit du foie; par la dernière, celui du lobe gauche.

L'agitation des petits enfants rend cette percussion fort difficile et il faut entre autres renoncer à constater l'influence si importante des mouvements respiratoires sur la position du foie. Les enfants plus âgés, à partir de la troisième année, se laissent examiner aussi bien que les adultes si on leur donne de bonnes paroles.

Les maladies du foie sont extrêmement rares chez les petits enfants. L'ictère des nouveau-nés ayant déjà été décrit parmi les maladies qui se produisent immédiatement après la naissance, il ne nous reste à examiner que le foie syphilitique, le foie gras et les anomalies congénitales. Les autres maladies du foie, la cirrhose, le cancer, les hydatides, ne se présentent presque jamais chez les enfants et ne se distinguent sous aucun rapport, pour les symptômes et la marche, des mêmes affections, lorsqu'elles surviennent chez les adultes. Je ne sache pas que l'atrophie jaune aiguë du foie ait jamais été observée chez les petits enfants.

1° Inflammation syphilitique du foie.

Inflammation syphilitique du foie. — Le rapport qui existe entre une modification *sui generis* du foie et la syphilis secondaire a été signalé par Rayer et Ricord et mis en évidence par une série d'observations très-exactes faites par Dittrich. Cependant cette maladie est généralement assez rare. Ainsi, pour ma part, j'ai fait l'autopsie de bien des enfants atteints de syphilis héréditaire (peut-être une quinzaine) et je n'ai jamais manqué d'examiner attentivement le foie, et cependant je n'ai rencontré qu'une seule fois cette lésion.

Anatomie pathologique. — A l'autopsie des enfants atteints de syphilis congénitale, qui, d'après ce que l'on sait, succombent presque toujours, on trouve quelquefois dans le foie une inflammation d'une nature particulière qui envahit la substance glandulaire elle-même. L'exsudat fourni par ce processus inflammatoire est tantôt plastique et se transforme ultérieurement en une cicatrice calleuse qui cependant, à cause de la rapidité de la mort, a rarement le temps de se produire chez les enfants, tantôt il est séreux et par conséquent susceptible d'être résorbé, tantôt enfin il n'est ni plastique, ni susceptible d'être résorbé et consiste dans ce dernier cas en une masse grise ou jaunâtre qui, sous le microscope, se montre composée de granulations élémentaires, de gouttelettes de graisse et d'un fort petit nombre de cellules hépatiques. Si le processus a duré assez longtemps, cette masse grise ou jaunâtre, ayant à peu près le volume d'un grain de chènevis ou d'un pois, est englobée par la partie plastique devenue plus tard calleuse. Si ces modifications se produisent sur beaucoup de points, le foie prend une configuration inégale, bosselée, et son enveloppe péritonéale devient le siége d'un épaississement calleux, lorsque le processus a lieu à la surface de l'organe. Les parties du foie qui n'ont pas été envahies par le processus sont ordinairement à l'état normal chez les enfants ; mais chez les adultes il peut se développer une cirrhose, un cancer, un foie gras ou un foie muscade concomitants.

Chez les petits enfants, il est rare qu'il se développe de grandes modifications dans la forme de l'organe ; on ne trouve guère autre chose, en général, que quelques endroits qui se montrent plus durs à la coupe, présentent une couleur pâle et se composent des éléments microscopiques signalés plus haut, granulations, gouttelettes de graisse et très-peu de cellules hépatiques.

Symptômes et traitement. — Les symptômes dépendant spécialement du foie sont très-peu importants et à peine appréciables. Les enfants, ordinairement âgés de deux à trois mois, présentent les signes de la syphilis héréditaire, consistant en excroissances condylomateuses à l'anus et aux commissures des lèvres, en ulcères autour de la bouche, en ozène et en un exanthème syphilitique. La nutrition est très-imparfaite et les couches graisseuses ont complétement disparu. La surface du foie est parfois bosselée, d'inégale dureté, le bord tranchant de l'organe est plus mousse sur divers points de sa longueur.

Il est naturellement impossible de diagnostiquer les modifications du foie tant qu'elles n'ont pas pris un certain développement. Comme complication il y a lieu de mentionner une dégénérescence fibrineuse des reins par suite de laquelle il se produit une anasarque quelques jours avant la mort. Ce qu'il y a de plus remarquable dans cette maladie du foie, c'est qu'elle n'entraîne jamais d'ictère, mais seulement un teint gris, terreux, à l'approche de la mort.

On ne saurait indiquer un traitement particulièrement dirigé contre cet état. Les enfants, qui ne peuvent pas être allaités par leur propre mère et qu'il faut par conséquent élever artificiellement, vu qu'ils infecteraient des nourrices saines, succombent presque sans exception, que le foie soit atteint par l'infection syphilitique ou non. Toutes les fois que la peau le permet, c'est le traitement par les frictions mercurielles qui offre les plus grandes chances de succès. (Voy. pour plus de détails la *Théraeutique de la syphilis.*)

2° Foie gras.

Foie gras. — Par foie gras, nous entendons un excédant de graisse dans es cellules hépatiques, excédant tellement considérable que le parenchyme présente des changements de couleur très-manifestes. Il faut s'attacher à cette dernière modification parce que, dans le cas contraire, il suffirait d'avoir rencontré quelques cellules hépatiques chargées de graisse pour établir le diagnostic, et qu'alors on trouverait un foie gras pour ainsi dire à chaque autopsie. Le foie gras accompagne dans l'organisme des enfants assez constamment les maladies de consomption, surtout la tuberculose pulmonaire et les catarrhes intestinaux traînés en longueur.

On a cherché à expliquer son développement, dans la tuberculose, par l'insuffisance de la respiration, sous l'influence de laquelle l'oxydation des hydrates de carbone et des principes gras ne pourrait se produire convenablement. Mais Frerichs fait remarquer avec raison que d'autres maladies déterminant un trouble respiratoire fort considérable, par exemple l'emphysème pulmonaire, n'entraînent pas le foie gras, et que, d'un autre côté, cette affection se rencontre fréquemment dans d'autres processus tuberculeux, par exemple la tuberculose osseuse, dans laquelle les poumons peuvent être complétement intacts.

Il croit donc devoir chercher la cause de la maladie, chez les tuberculeux, dans la *modification du sang*, qui a lieu pendant le travail de consomption, modification qui consiste en un excès de graisse résorbé par les progrès de l'amaigrissement et amené dans le sang. Si, dans la tuberculose pulmonaire, le foie gras est plus prononcé que dans d'autres maladies de consomption, cela tient à ce que les poumons sains absorbent une plus grande proportion d'oxygène, et que, par conséquent, il se fait, dans ces conditions, une décomposition plus rapide de l'excès de graisse dans le sang.

Anatomie pathologique. — Le foie gras modèle est agrandi en surface, aplati ; ses bords ne sont pas tranchants, mais arrondis. Sa surface est polie, brillante, transparente, et offre une consistance pâteuse, de sorte que la pression du doigt laisse une empreinte qui persiste. Sa couleur est jaune, tirant sur le rouge ou jaune pâle, et une lame de couteau sèche et un peu chauffée se couvre d'un enduit gras, quand elle traverse un parenchyme hépatique atteint de dégénérescence graisseuse. La proportion de graisse se montre très-forte à l'analyse chimique. Frerichs trouva un jour jusqu'à 78 pour 100 de graisse dans la substance hépatique privée d'eau ; à l'état frais, le même foie contenait 43,84 de graisse, 43,84 d'eau, 12,32 de tissu, cellules, vaisseaux, etc. En même temps diminue la proportion d'eau du parenchyme dégénéré, proportion qui peut descendre de 76 pour 100 à 50 et même 43 pour 100. La graisse consiste en oléine, en margarine et en quelques traces de cholestérine.

Dans des cas moins prononcés, ces signes anatomiques sont moins marqués. Les lobules du foie s'affectant toujours de telle manière que les cellules situées à la périphérie sont les premières envahies par la dégénérescence graisseuse, tandis que le centre du lobule, le domaine des veines hépatiques, reste encore libre et de couleur normale, la surface de section du parenchyme présente un aspect réticulé ; c'est ce qu'on a appelé le foie muscade.

Les substances brun rouge et jaune pâle alternent ici de telle façon que la première forme de petits îlots qui sont entourés par la seconde, produisant autour d'eux une espèce d'auréole jaune claire. La forme des îlots bruns dépend de la direction dans laquelle les lobules ont été divisés ; partout où les veines centrales ont été coupées transversalement, les îlots sont ronds ; aux endroits où la section a été faite parallèlement aux veines centrales, ils représentent des figures allongées, semblables à des feuilles.

La graisse ne se dépose pas toujours également dans toutes les parties du foie ; il se produit alors, surtout à la surface du foie, des îlots pâles, plus ou moins grands, qui passent insensiblement à la couleur normale du parenchyme.

Les données microscopiques sont très-caractéristiques. La modification se borne exclusivement aux cellules hépatiques, et jamais on ne trouve de la graisse libre dans les espaces intercellulaires du parenchyme. Les cellules hépatiques, peu granulées à l'état normal, montrent, au commencement, de fines gouttelettes de graisse dans leur intérieur; ces gouttelettes augmentent bientôt en nombre et en volume, deviennent confluentes et rendent invisible le noyau primitif de la cellule. A la fin, toutes les gouttelettes graisseuses d'une cellule se réunissent en une seule. Les éléments antérieurs sont complétement effacés et ne redeviennent visibles que lorsqu'on a éloigné la graisse nouvellement formée, par une addition d'essence de térébenthine. La forme des cellules dégénérées devient ordinairement arrondie, et leur contours anguleux se perdent.

Quant aux autres conditions physiologiques du foie gras, elles sont, chose singulière, peu altérées. Les fonctions glycogéniques de cet organe, qui n'ont été découvertes et appréciées que dans ces dernières années (Claude Bernard), ne se modifient en aucune manière, et même la bile produite par le foie, ainsi dégénéré, ne diffère, ni sous le rapport de la composition, ni sous celui de la quantité, de la bile normale.

Il est difficile de tracer une limite entre le foie gras physiologique et le foie gras pathologique, cet état du foie se rencontrant chez presque tous les enfants à la mamelle, quelle que soit la maladie à laquelle ils aient succombé. Les jeunes animaux qui tettent encore le présentent également.

La disparition du foie gras, à mesure que les enfants avancent en âge, est une preuve certaine que les cellules, infiltrées de graisse, ne périssent pas, mais que le foie peut redevenir parfaitement normal, que, par conséquent, sa dégénérescence graisseuse est, jusqu'à un certain point, *curable*. Parmi les états pathologiques auxquels le foie gras vient s'associer, les plus fréquents sont la tuberculose, ensuite le rachitisme, la syphilis héréditaire, enfin toutes les maladies conduisant au marasme, telles qu'entérite folliculeuse, diphthérite, exanthèmes aigus, fièvre typhoïde.

Symptômes et traitement. — Il ressort suffisamment de ce qui a été dit plus haut, que les symptômes d'un état pareil ne peuvent être que très-vagues. Le meilleur point de repère est toujours l'agrandissement de la matité dans la région du foie, quoique l'absence de ce symptôme n'ait absolument aucune signification négative; car, dans beaucoup de cas, on trouve un foie gras très-développé, sans aucune augmentation de volume. Il est très-vrai, cependant, que le foie gras s'agrandit et s'aplatit souvent, et qu'il a une tendance à descendre en avant, le long de la paroi abdominale, cas dans lequel on le reconnaît par une matité étendue. En outre, on observe, chez ces enfants, l'état connu sous le nom de pléthore abdominale, et qui se fait reconnaître par un développement de gaz exagéré, de la flatulence et une tendance aux diarrhées. Le diagnostic approche le plus de la certitude, quand les maladies mentionnées plus haut, tuberculose, etc., ont existé ou existent encore.

Le foie gras des enfants ne peut guère devenir l'objet d'un traitement direct. S'il est possible de faire disparaître les états morbides qui ont fait naître le foie gras, ce dernier se dissipera de lui-même, sinon aucun moyen ne peut agir directement contre l'infiltration graisseuse des cellules hépatiques.

3° Anomalies congénitales.

Les vices de conformation du foie sont tout à fait insignifiants et n'intéressant que la forme de l'organe, ou tellement énormes qu'ils sont incompatibles avec la continuation de l'existence. Quant aux anomalies de forme, nous avons un foie carré, triangulaire, plat, large ou rond; la séparation en lobes peut manquer tout à fait ou, au contraire, être multiple. En fait de grandes anomalies, nous citerons d'abord l'absence totale du foie chez certains monstres, surtout les acéphales. Chez les monstres à double abdomen, on trouve aussi le foie double. Des vices de conformation analogues à ceux du foie s'observent aussi sur la vésicule biliaire et sur le canal cholédoque, à savoir la duplicité, l'absence ou des anomalies de forme. En cas de fissure congénitale du diaphragme, qui, du reste, s'observe très-rarement du côté droit, le foie peut remonter dans la plèvre droite, et, en cas de hernie congénitale du cordon ombilical, (voyez page 63) être mis à jour dans la fente abdominale.

En cas de transposition congénitale des viscères, le foie se trouve situé dans l'hypochondre gauche, et, à cette anomalie de situation se joint toujours une transposition plus ou moins complète des autres viscères abdominaux et pectoraux. La rate, généralement partagée en plusieurs organes plus petits, se trouve dans l'hypochondre droit, le cardia à droite, le pylore à gauche, le cœur dans la partie droite de la poitrine.

F. — RATE.

Jamais, sans doute, on n'observe, chez les enfants, des maladies idiopathiques et primitives de la rate; mais, dans quelques maladies aiguës, il se produit une tuméfaction secondaire de cet organe, comme nous l'avons longuement décrite, à l'occasion de la fièvre typhoïde. La constatation d'une augmentation de volume de la rate n'est pas aussi facile chez les enfants que chez les adultes, parce que, jusqu'à l'âge de trois ans, ils opposent toujours une résistance invincible à tout examen prolongé de la région splénique. On examine les enfants couchés sur le dos ou sur le flanc droit. Une rate normale ne se découvre jamais à la palpation, mais, même les rates notablement agrandies sont souvent tellement mobiles ou, comme, par exemple, dans le typhus abdominal, tellement molles qu'elles peuvent se dérober complétement à la palpation; il n'y a que la tuméfaction splénique dure, dans le rachitisme intense et dans la fièvre intermittente chronique, que l'on peut palper facilement et même voir, si les individus sont amaigris et qu'ils aient des téguments abdominaux relâchés. Cette tumeur descend légèrement à chaque inspiration et remonte à chaque expiration.

Si la tuméfaction est modérée, la rate conserve sa direction oblique d'arrière en avant et de haut en bas, mais s'il y a un gonflement chronique considérable, elle se place verticalement, et son axe longitudinal devient parallèle à celui du corps; le ligament pleuro-colique qui détermine la position oblique à l'état normal, venant à se distendre peu à peu. La forme de la rate est très-caractéristique, toutes les fois qu'on peut la sentir, elle représente un ovale allongé à bords mousses et offrant une échancrure à son bord interne, vers le milieu de la tumeur.

Si l'on veut connaître les limites de la rate par la percussion, il faut bien s'astreindre à percuter très-doucement, surtout en cas de météorisme des intestins, pour la raison très-simple, qu'en frappant fort, on fait résonner en même temps l'estomac et l'intestin tympanisé; il ne faut pas non plus négliger d'examiner toujours les malades dans la même position, parce que des différences, sous ce rapport, suffisent déjà pour déterminer des différences notables dans l'étendue de la matité. En général, il y a lieu de considérer, chez les enfants de moins d'un an, comme anormale toute matité de la région splénique qui dépasse l'étendue d'un plessimètre ordinaire. En cas d'ascite considérable et d'épanchement séreux dans la plèvre gauche, il est impossible de faire ressortir la matité splénique; en cas de météorisme prononcé, elle disparaît complétement, au point que, même en cas d'agrandissement de la rate, il se peut qu'on entende, à l'endroit correspondant, un son clair et tympanitique.

La tuméfaction splénique, que nous avons déjà examinée dans le typhus, s'observe encore dans la fièvre intermittente, et nous pouvons faire suivre ici la description de cette maladie infectieuse, comme nous avons décrit le typhus abdominal et le choléra, parmi les maladies de l'intestin.

Fièvre intermittente.

Chez les enfants, la fièvre intermittente se présente aussi souvent que chez les adultes. On a même rapporté des observations d'enfants qui étaient venus au monde avec un gonflement de la rate, la mère ayant été atteinte de fièvre intermittente pendant la grossesse, et qui étaient pris d'un accès de fièvre à la même heure à laquelle la mère avait le sien. Je n'ai encore rien observé de semblable; l'enfant le plus jeune que j'ai eu en traitement pour une fièvre intermittente était âgé de huit semaines. La description des symptômes qui va suivre ne s'applique qu'à des enfants de moins de deux ans, la marche étant tellement caractéristique chez les enfants plus âgés, qu'il suffit d'avoir observé un accès de fièvre intermittente, chez un adulte, pour immédiatement le reconnaître.

L'*étiologie* de la fièvre intermittente, chez les enfants, est naturellement la même que chez les adultes. Cette maladie est inhérente à certaines contrées et ne s'observe jamais sur un enfant qui n'habite pas la contrée infectée, ou qui n'y a pas au moins séjourné pendant un certain temps. L'exposé le plus complet de l'étiologie des affections paludéennes se trouve dans le traité des maladies infectieuses de Griesinger (*Pathologie spéciale de Virchow*) ; c'est dans cet ouvrage que les conditions d'imbibition du sol, de température et de lieu se trouvent le plus longuement développées.

Symptômes. — C'est le type quotidien qui est le plus commun chez les enfants ; cependant, on rencontre aussi chez eux des fièvres tierces et même quartes. L'heure de l'accès n'est pas toujours la même, mais toujours il a lieu à une époque déterminée de la journée, soit le matin, soit l'après-midi ou le soir. Quant à l'accès lui-même, il n'est généralement pas complétement développé, mais rudimentaire dans l'un ou l'autre stade. Quelquefois, il est vrai, on observe de véritables frissons, pendant lesquels les enfants tremblent, gémissent, s'affaissent, en même temps que leurs lèvres et leurs ongles bleuissent, frissons suivis d'une chaleur considérable avec peau chaude et sèche, soif vive, agitation, et plus tard, d'une sueur générale, de sorte que l'ensemble du processus présente le tableau d'un accès complet de fièvre intermittente; mais, le plus souvent, les symptômes sont moins saillants et ne font parfois soupçonner l'intoxication paludéenne que par la régularité même de leur retour quotidien. Les frissons peuvent manquer complétement, et l'on ne remarque qu'une pâleur extrême, une teinte bleuâtre des ongles, des lèvres et du pourtour des yeux, le refroidissement des extrémités, de légers gémissements ou de légers tremblements convulsifs des muscles de la face. Le pouls n'est pas accéléré pendant ce temps, mais fort petit. Les mouvements respiratoires conservent leur fréquence normale, l'haleine ne devient pas froide, et la température de la cavité buccale ne devient pas plus basse. Pendant la durée de cet ensemble de symptômes, qui correspondent au stade du froid, les enfants n'émettent presque jamais d'urine ; mais si, peu de temps auparavant, ils ont pris beaucoup de lait, ils le vomissent presque invariablement. Jamais ce stade ne dure au delà d'une heure et demie. Les enfants présentent, pendant ce temps, un aspect fort alarmant, et le médecin s'expose à commettre des erreurs de pronostic très-compromettantes pour sa réputation, si, au premier coup d'œil jeté sur le malade, il se hâte de prononcer un jugement. Moi-même, j'ai eu une mésaventure de cette nature, au commencement de ma carrière médicale.

Dans le deuxième stade, les enfants deviennent turgescents, leur face rougit, leur pouls devient plus dur et plus accéléré que pendant le frisson, l'impulsion cardiaque plus énergique et plus étendue. Les enfants deviennent très-agités, crient fort et longtemps, et sont souvent pris de convulsions, pendant lesquelles les pupilles se dilatent considérablement. Les urines et les selles sont retardées.

Cet état peut durer deux à trois heures. Les mères l'observent et le décrivent beaucoup mieux que le stade du froid. Souvent aussi, il n'est que passager, dure à peine un quart d'heure et cède la place à une légère transpiration, qui ouvre le troisième stade.

La transpiration n'est pas très-forte chez les enfants, tant qu'ils sont éveillés, la peau se trouve, il est vrai, dans un état de moiteur, mais il est rare qu'elle soit couverte de grosses gouttes de sueur, qui ne s'observent qu'au moment où les enfants s'endorment. La chaleur et la rougeur du visage, pendant ce temps, diminuent, la soif également, une urine assez foncée est évacuée, le pouls reprend ses qualités normales, et les enfants manifestent de nouveau un certain bien-être. Pendant l'apyrexie, ils sont rarement bien à leur aise, mais ordinairement très-agités ; leur appétit est diminué et la digestion est ralentie et troublée. Les accès de fièvre sont souvent si peu prononcés qu'il faut une observation de plusieurs jours pour fixer le diagnostic.

La cachexie paludéenne se développe bientôt chez les petits enfants, ordinairement déjà, au bout de huit à quinze jours, et se caractérise par les symptômes suivants.

Très-rapidement, l'enfant devient anémique, son teint devient tout à fait blanc ou prend même un reflet grisâtre, les lèvres et les muqueuses deviennent pâles, l'amaigrissement de jour en jour plus prononcé ; aux paupières inférieures, il se développe de petits gonflements œdémateux, la tuméfaction splénique est très-sensible à la palpation et devient même visible avec le progrès de l'amaigrissement, le foie également gonflé, et son parenchyme devient plus dur (foie lardacé). L'intestin est distendu par du gaz, les selles sont ordinairement en diarrhée, quelquefois mêlées de sang pendant les derniers jours de l'existence. L'importante découverte d'un pigment granulé, brun ou noir, dans le sang des individus atteints de fièvre intermittente, est une conquête de la microscopie pathologique, que nous devons à Virchow et à Meckel (mélanémie). Dans le sang que l'on peut exprimer du doigt d'un enfant, après une petite piqûre d'aiguille, on trouve rarement le pigment, parce que, pour cela, il faut un degré assez élevé de cachexie auquel les enfants arrivent rarement avant de mourir. D'ailleurs, le diagnostic de la fièvre intermittente a fait, dans ces derniers temps, des progrès si grands, et le traitement de la maladie est couronné de succès si rapides que, dans les familles où l'on a l'habitude de consulter le médecin, on ne verra plus guère se développer une cachexie bien prononcée.

Anatomie pathologique. — Dans nos pays, il n'arrive guère qu'un enfant succombe pendant l'accès, mais dans les contrées où règnent les fièvres pernicieuses, la mort peut arriver dès le premier accès, même chez les enfants. Les données nécroscopiques sont alors complétement négatives et la seule anomalie appréciable est une légère tuméfaction de la rate, avec engorgement sanguin de tout le système veineux. Mais, sur les cadavres d'individus ayant succombé à la cachexie paludéenne, on trouve des modifications diverses.

On rencontre l'anasarque et des épanchements dans les poches séreuses, le foie lardacé, la rate lardacée et volumineuse, et une accumulation considérable de pigment brun ou noir, surtout dans la rate, mais encore dans le foie, le cerveau, la muqueuse intestinale et les reins qui, en outre, sont souvent atteints de la maladie de Bright. L'urine que l'on trouve dans la vessie est, dans ces cas, toujours chargée d'albumine, et dans le sédiment qu'elle dépose on peut constater, au microscope, la présence de cylindres.

Traitement. — L'accès lui-même n'exige pas, dans les formes légères de la fièvre intermittente, telles qu'on les trouve dans nos pays, une intervention active, mais un traitement simplement expectant. Une température élevée et de légers irritants de la peau, tels que des frictions avec des chiffons de laine, avec de l'alcool camphré ou d'autres excitants suffisent pour le stade du froid, des compresses et des lotions froides sur la tête, de l'eau froide bue en abondance et, en cas de convulsions, une à deux gouttes de teinture d'opium, tels sont les remèdes qui conviennent pendant le stade de chaleur. La transpiration qui succède à cette dernière, doit être favorisée autant que possible. Pendant l'apyrexie, les enfants doivent être soumis à un régime sévère et entourés d'une température toujours égale. Mais, pour prévenir le retour des accès, nous avons, dans le sulfate de quinine, un remède infaillible. 5 centigrammes de sulfate de quinine, administrés en une fois suffisent ordinairement pour couper complétement les accès d'un enfant de moins d'un an. Aux enfants plus âgés, on en administre 10 à 15 centigrammes. Le sulfate de quinine ayant un volume assez considérable, il est très-irrationnel d'agrandir encore la dose en y ajoutant du sucre en poudre, d'autant plus que le goût n'en est nullement amélioré. Les petits enfants avalent très-facilement le remède; mais les enfants âgés de plusieurs années, qui ne sont pas encore assez intelligents pour avaler la poudre enveloppée dans du pain azyme, ne parviennent souvent pas à la prendre, même en y mettant la meilleure volonté, et se refusent alors énergiquement à tout nouvel essai. Dans ces cas, on peut très-bien donner le remède en lavements.

Un jour, un paysan habitant un pays de tourbières m'amena son fils, âgé de cinq ans, me disant que, depuis six semaines, l'enfant avait des accès réguliers de fièvre intermittente quotidienne et que le médecin de la contrée ne pouvait pas le guérir, parce qu'il était absolument impossible de lui administrer du sulfate de quinine. Ce petit garçon était complétement anémique, avait la rate très-développée, le bord du foie induré, une ascite manifeste, des traces d'albumine dans l'urine et un léger œdème des paupières inférieures. Je prescrivis immédiatement une solution de 50 centigrammes de sulfate de quinine, dans 45 grammes d'eau, et fis administrer cette solution sous mes yeux, dans un lavement que l'enfant accepta sans faire de difficultés. Le paysan ramena son fils chez lui, au milieu des tourbières et, quoique celui-ci y restât exposé aux miasmes paludéens, il n'eut cependant plus de nouveaux accès et se rétablit complétement, sous l'influence d'un traitement tonique composé de teinture de malate de fer, d'un régime animal et de l'usage régulier de la bière.

Si une dose de sulfate de quinine ne suffit pas, on y revient dans l'apyrexie suivante. La détermination de l'heure où il faut l'administrer et à laquelle plusieurs médecins attachent une si haute importance, paraît assez indif-férente. L'essentiel est toujours que la quinine soit bien et complétement absorbée, et nous conseillerons, par conséquent, de ne pas la donner im-médiatement avant ou après le repas et, dans tous les cas, pas immédia-tement avant le début du frisson, parce que, pendant ce temps, la diges-tion est interrompue.

.Pour ma part, je n'ai jamais échoué avec le sulfate de quinine dans les fièvres intermittentes de nos pays, et pour cette raison, je ne me suis pas encore vu dans le cas d'administrer l'arsenic contre cette affection ; cependant, je n'hésiterais pas un seul instant de prescrire ce dernier re-mède, en cas d'insuccès de la quinine, d'autant plus que la solution arse-nicale est parfaitement supportée par les enfants. Si déjà il y a un déve-loppement de cachexie, il faut un traitement consécutif. Le meilleur que l'on puisse employer est toujours d'éloigner l'enfant de la région infectée et de lui faire habiter un lieu sec et élevé. Si cela n'est pas possible, on est obligé de se borner au fer et au régime de la viande et, chez les enfants plus âgés, de la bière prise en petite quantité.

G. — PÉRITOINE.

1° Péritonite aiguë et chronique.

La péritonite, avec exsudat séro-fibrineux, n'est pas rare chez le nou-veau-né ni même chez le fœtus ; chez les enfants plus âgés, au contraire, on ne trouve presque jamais d'autre péritonite que les péritonites trau-matique et tuberculeuse, parce que chez eux les principales causes de la péritonite des adultes, les perforations intestinales et les maladies des organes génitaux de la femme ne s'observent pour ainsi dire jamais.

Étiologie. — Les trois espèces de péritonite qu'on a l'habitude d'ad-mettre dans la pathologie spéciale s'observent aussi chez les nouveau-nés. La forme idiopathique est la plus rare de toutes et se rencontre presque exclusivement chez le fœtus, la forme secondaire est la plus com-mune, et la forme métastatique s'observe dans les maisons d'accouche-ment où règne la fièvre puerpérale. Les deux dernières formes ne se laissent pas toujours bien séparer l'un de l'autre, car, dans l'une et l'autre, le processus part des vaisseaux ombilicaux conducteurs d'un liquide ichoreux. L'inflammation se propage-t-elle purement et simplement, dans ces cas, au péritoine voisin, ou bien ce dernier est-il, comme d'autres membranes séreuses, envahi par le processus pyohémique ; c'est là ce qu'il n'est pas toujours possible de distinguer. Cette espèce de péritonite, dépendant d'une gangrène du nombril, ne se présente que tant que cette dernière peut exister, c'est-à-dire six, tout au plus huit semaines après la naissance. A partir de ce moment, on ne trouve plus que la forme traumatique dans laquelle il faut compter également celle qui résulte de brûlures et de perforation de l'intestin, ou de l'estomac, celle qui survient à la suite de l'étranglement herniaire, ou d'une invagination; enfin, on trouve encore, à partir de l'époque sus-mentionnée, la forme tuberculeuse.

Symptômes. — Dans la péritonite des nouveau-nés, une pression exercée sur l'abdomen est toujours douloureuse, et cette douleur est si intense qu'au moindre attouchement, les enfants jettent des cris aigus mais entrecoupés. Les cris prolongés sont impossibles, parce que la contraction des muscles abdominaux, qu'il faudrait mettre en jeu pour cela, leur cause de nouvelles douleurs. Ils se tiennent plus tranquilles lorsqu'on les découvre tout à fait, de manière à laisser l'abdomen complétement libre de tout côté ; les jambes sont ordinairement étendues et les cuisses ne sont pas aussi rapprochées du ventre que cela est régulièrement le cas dans la colique, et cela, parce que la douleur paraît être augmentée, même par le contact des cuisses. Lorsque des enfants plus âgés sont atteints de péritonite, ils conservent constamment le décubitus dorsal et ne consentent à aucun prix à se coucher sur l'un ou l'autre côté. Dans tous les cas, il existe un état de parésie des muscles intestinaux et, conséquemment, un fort météorisme. Pour ainsi dire, jamais on ne constate, chez les nouveau-nés, la fluctuation, parce que : premièrement, l'exsudat est plastique et membraneux, et qu'en second lieu, l'intestin météorisé appuie si fortement contre les téguments abdominaux qu'un exsudat liquide, qui pourrait exister en même temps, devrait se placer en arrière et en bas.

Le vomissement s'observe beaucoup moins régulièrement dans la péritonite des enfants que dans celle des adultes. En outre, la diarrhée s'observe beaucoup plus fréquemment que la constipation. L'appétit est naturellement tout à fait nul, mais la soif très-vive. Si la péritonite gagne le revêtement péritonéal de la vessie, il y a rétention d'urine ou il ne s'échappe que quelques gouttes d'urine à la fois, au milieu des plus vives douleurs. Les signes de la fièvre sont toujours très-prononcés, la peau est sèche, chaude, le pouls fréquent et petit, les inspirations fréquentes et superficielles. Les mouvements respiratoires se distinguent de ceux de l'état physiologique, en ce que le diaphragme ne se meut pas du tout ou se meut très-peu, tandis que les muscles pectoraux tendent à dilater le thorax autant que possible. Toutefois, comme ce genre de mouvements respiratoires ne suffit pas pour dilater convenablement le poumon, les enfants sont forcés de faire toujours, après dix à quinze de ces inspirations superficielles, une inspiration profonde, diaphragmatique, qui est accompagnée d'une contraction douloureuse des traits de la face

.et souvent d'un cri anxieux. La face est plus souvent pâle que rouge; les
convulsions se rencontrent ici plus rarement que dans d'autres maladies, par exemple dans la pneumonie.

La péritonite des nouveau-nés entraîne ordinairement la mort du
premier au troisième jour. La péritonite tuberculeuse des enfants plus
âgés a une marche plus longue et peut même durer plusieurs mois.
Mais encore, dans cette forme, l'issue mortelle est presque inévitable.

Anatomie pathologique. — Le péritoine montre en plusieurs endroits,
surtout aux points de contact de deux anses intestinales, une injection
capillaire et un exsudat plastique qui entraîne diverses adhérences. Dans
la péritonite des nouveau-nés, qui a presque régulièrement sa source
dans une phlébite ombilicale, les principales modifications se trouvent à
l'anneau ombilical et à la face concave du foie, qui est soudée par un
exsudat plastique aux organes voisins, l'intestin grêle et le gros intestin.
Dans le petit bassin, on trouve ordinairement encore un liquide purulent, ichoreux ou sanguinolent dont la quantité varie entre 30 et
200 grammes. Dans les deux cas de péritonite fœtale décrits par Billard,
il existait, dans les cadavres des enfants mort-nés, de nombreuses brides
roides et des adhérences anciennes. — Comme complication, on trouve
souvent une pneumonie lobulaire.

Traitement. — D'après ce qui précède, on comprend que le traitement
de la péritonite doit être très-ingrat. Celle des nouveau-nés, qui est consécutive à la phlébite ombilicale, paraît être presque constamment mortelle, et par conséquent il ne peut y avoir d'autre indication que celle
d'un traitement symptomatique, consistant dans le repos, le soin de
nettoyer le nombril et de nourrir l'enfant autant que les circonstances le
permettent. Dans la péritonite tuberculeuse, il y a ordinairement déjà de
la fièvre hectique, et il ne peut ici guère être question de combattre
sérieusement la maladie, mais on se contentera de dissiper autant que
possible les symptômes fébriles par de petites doses de quinine et de
morphine. Contre les douleurs abdominales, je me sers de compresses
chaudes et humides, recouvertes de gutta-percha et d'un linge sec étendu
au-dessus de ce dernier. Ces compresses sont beaucoup plus propres et
plus commodes à appliquer que les cataplasmes, qui, surtout pendant la
nuit, deviennent souvent froids et durs, et, sous le rapport du calme
qu'elles procurent, elles valent au moins les cataplasmes. — La péritonite
traumatique exige un traitement antiphlogistique, se composant d'une
application de trois à douze sangsues, et, s'il n'y a pas de diarrhée, de
l'administration du calomel, à la dose de 2 centigrammes et demi à 5 centigrammes, répétée plusieurs fois par jour, jusqu'à production de selles
vertes. Encore, dans ce cas, des compresses chaudes et humides, couvertes de gutta-percha, et qu'on laisse jour et nuit appliquées sur le
ventre, procurent le plus grand soulagement. Si la douleur persiste,
l'opium est parfaitement indiqué ici, comme presque partout ailleurs.

2° Ascite. Épanchement hydropique dans le péritoine.

L'ascite n'est jamais une maladie primitive, idiopathique, mais toujours le symptôme de quelque autre affection constitutionnelle ou d'un trouble de la circulation. Chez les petits enfants, l'ascite n'est pas considérable, mais souvent il arrive qu'en faisant leur autopsie on trouve quelques cuillerées de sérosité dans le péritoine. Ainsi, les enfants qui succombent à la syphilis héréditaire, à la tuberculose, au marasme consécutif à l'entérite, à des anomalies congénitales du cœur ou à une induration du tissu cellulaire, présentent ordinairement un petit épanchement séreux dans l'abdomen. Un épanchement considérable, facile à constater, ne se présente que chez les enfants âgés de plus d'un an, particulièrement, à la suite de la fièvre scarlatine, de la fièvre intermittente et, ce qui a été moins bien observé, du typhus abdominal.

Anatomie pathologique. — Chez les enfants d'un certain âge, la quantité du liquide épanché peut s'élever à un ou plusieurs kilogrammes. La couleur de la sérosité est d'un jaune citrin, quelquefois on y trouve un mélange de matière colorante du sang; mais la couleur rougeâtre ainsi produite peut aussi être due à la lésion d'une ou de plusieurs veines de la peau pendant la ponction, veines qui laissaient écouler leur contenu dans le sac péritonéal. L'analyse chimique du liquide démontre la présence d'une certaine quantité d'albumine et des sels qui sont contenus dans le sérum sanguin. Le péritoine est tout à fait normal, ou il présente en quelques endroits des troubles blanchâtres qu'on remarque surtout dans les ascites de longue durée. Parfois, quelques anses intestinales ou le foie sont couverts d'une légère couche d'exsudat, ce qui représente alors une sorte de transition à la péritonite proprement dite. Jamais, à l'autopsie, on ne se contentera d'avoir simplement constaté l'existence de l'ascite, mais on ira toujours à la recherche de la cause, c'est-à-dire d'une des maladies mentionnées plus haut, et l'on examinera surtout dans ce but le cœur et les reins avec la plus grande attention.

Symptômes. — L'existence de l'ascite ne peut être démontrée que par une fluctuation manifeste. De faibles épanchements ne se reconnaissent jamais dans le décubitus dorsal; quelquefois on peut les constater en couchant les enfants sur le côté droit et en relevant un peu le bassin, position dans laquelle tout le liquide se réunit dans l'hypochondre droit. Les plus petits épanchements peuvent être constatés si l'on fait coucher les enfants sur le ventre et ensuite soulever par les jambes, de telle manière que l'ombilic occupe le point le plus déclive de tout l'abdomen. Il faut alors que, d'après les lois de la pesanteur, toute la collection liquide se réunisse autour du nombril, et il est facile d'en constater la présence par la percussion en remontant du pubis à l'ombilic. Pour percevoir la fluctuation, on a recours à la succussion, procédé qui consiste à appuyer la pulpe des doigts d'une main contre la paroi abdominale et à frapper avec la pointe des doigts de l'autre main un petit coup sec et rapide sur le côté opposé de la paroi abdominale ou au moins à une dizaine de centimètres de distance de la main appuyée. S'il se trouve du sérum entre les deux mains, l'onde produite dans le liquide par la petite secousse communique un léger choc à la main appuyée sur le ventre. Indépendamment de la fluctuation produite par l'ascite libre, cette sensation peut encore être déterminée par l'intestin rempli de matières diarrhéiques, par la vessie trop remplie et dépassant le niveau de la symphyse, enfin par l'œdème des parois abdominales, qui devient surtout considérable dans la néphrite consécutive à la scarlatine. Cet œdème se distingue facilement de l'ascite vraie par l'empreinte que laisse le doigt explorateur et par le caractère superficiel de la fluctuation. La vessie, trop remplie, est facile à vider, et le catarrhe intestinal peut être calmé par des substances mucilagineuses et de petites doses d'opium. Ces résultats obtenus, on ne peut plus conserver de doute sur la situation du malade.

Dans l'ascite légère, on ne découvre rien extérieurement, et le volume de l'abdomen n'a pas beaucoup augmenté ; mais, dans les degrés élevés, on est frappé, au premier coup d'œil, par le grand volume du ventre ; la peau est luisante et tendue, le son de la percussion est mat dans une grande étendue, à la partie inférieure de l'abdomen ; l'anneau ombilical est distendu, et le nombril proémine. La pression de la sérosité sur la vessie provoque de fréquents besoins d'uriner, mais l'urine est toujours évacuée par petites quantités à la fois.

Les symptômes généraux, manque d'appétit, fièvre, troubles de la respiration, etc., dépendent des causes qui ont amené l'ascite. En général, les enfants transpirent très-peu et émettent peu d'urine. Cette dernière est ordinairement très-pigmentée et contient, dans la néphrite, de l'albumine et des cylindres fibrineux. Les selles sont souvent en diarrhée.

Le *pronostic* ne dépend pas du volume de l'ascite, mais des conditions étiologiques. Pour presque toutes les espèces, le pronostic est défavorable ; il n'y a que l'ascite de la scarlatine et du typhus, ainsi que l'ascite dépendant de la rate, dans la fièvre intermittente, qui permettent d'espérer une issue favorable si on les soumet à un traitement convenable.

Traitement. — Le traitement diffère selon les causes qui ont déterminé l'ascite. Or, ces causes sont d'une nature si désespérante qu'il n'y a guère d'autre traitement à instituer qu'un régime tonique. Contre la néphrite dépendant de la scarlatine, le rob de genièvre, que les enfants prennent ordinairement très-volontiers pur et sans qu'il soit étendu avec de l'eau, constitue un excellent remède diurétique, que je fais généralement prendre à la dose d'une demi-cuillerée à café ou d'une cuillerée à café par jour. Ce médicament est également indiqué contre l'ascite consécutive à la fièvre intermittente et au typhus ; seulement, il faut encore, dans ces cas, en seconder l'effet par un traitement analeptique, composé de viande, de bière, de vin et de petites doses de teinture de malate de fer ;

dans tous les cas, la diminution de ces ascites se fait plus lentement que celle de l'ascite consécutive à la scarlatine.

3° Modifications pathologiques des ganglions mésentériques.

Les ganglions mésentériques s'agrandissent et s'indurent dans tous les cas d'entérite folliculeuse, et c'est leur imperméabilité qui, très-probablement, détermine l'atrophie générale qui succède si régulièrement à cette augmentation de volume, dont nous avons parlé plus longuement à l'occasion de l'entérite folliculeuse (p. 57). En outre, on y trouve, chez les enfants d'un certain âge, des tubercules caséeux, et, chez ceux qui sont morts de fièvre typhoïde, on rencontre parfois des hypertrophies ou de petits abcès dans quelques ganglions.

Les maladies des glanglions mésentériques ne paraissent déterminer aucun symptôme; il n'y a que la nutrition qui souffre promptement quand ils s'hypertrophient en grand nombre. Ils sont, du reste, beaucoup trop petits, et l'intestin toujours trop météorisé pour qu'il soit jamais possible de les sentir, comme beaucoup de nos vieux médecins semblent encore le croire.

CHAPITRE III

MALADIES DES ORGANES DE LA RESPIRATION.

A. — Cavité nasale.

Les maladies de la cavité buccale ayant déjà été décrites parmi celles de l'appareil digestif, nous n'aurons plus à nous occuper que des affections de la cavité nasale. L'examen de cette région est facile, vu qu'il se borne exclusivement à l'inspection et à l'exploration au moyen de sondes. Wintrich a trouvé qu'en percutant le larynx, on peut constater la perméabilité des fosses nasales. Si, en effet, on percute le larynx, la bouche étant fermée, le son tympanitique que l'on obtient de la sorte devient plus grave aussitôt que l'on ferme une narine, et plus grave encore lorsqu'on ferme les deux narines. Si, par conséquent, en fermant et en ouvrant alternativement une ou les deux narines, on n'obtient aucun changement dans le degré d'acuité du son tympanitique de la percussion, on a la preuve de l'oblitération de la fosse nasale correspondante. Pour cet examen, il faut des enfants ayant déjà un certain âge, fermant la bouche dès qu'on les y invite, et consentant à se laisser boucher les narines et percuter le larynx. Or, un enfant assez docile pour se soumettre à cet examen consent aussi à aspirer et à chasser l'air par les narines, et l'on peut, par ce moyen, bien plus commodément explorer la perméabilité des fosses nasales que par la percussion du larynx.

1° Épistaxis, saignement du nez.

L'épistaxis dépend, comme toute autre hémorrhagie, d'une déchirure de vaisseaux, et, dans le cas particulier, d'une déchirure des capillaires de la muqueuse nasale.

Étiologie. — Les causes se partagent en causes locales et générales. Les causes locales sont les traumatismes de toute sorte, coups, chocs, contusions, tiraillements, etc. Cependant, il faut encore avoir égard ici à la prédisposition individuelle, les diverses causes traumatiques ayant des effets différents, selon le plus ou moins de prédisposition à l'épistaxis. Une autre condition locale, ce sont les diverses formes d'ulcères de la muqueuse. Parmi les causes générales, nous comptons tous les états accompagnés de troubles de la circulation veineuse, tels qu'anomalies du cœur, emphysème, goître, l'état connu sous le nom de pléthore générale, ensuite la pneumonie et le typhus, les maladies accompagnées de véritables troubles du système capillaire, scorbut et maladie de Werlhof, et enfin une maladie du sang, la chlorose. Finalement, nous mentionnerons encore les épistaxis supplémentaires chez les filles, au moment où elles attendent leurs règles.

Symptômes. — Le sang s'écoule goutte à goutte (forme ordinaire) ou il s'échappe en jet continu (rhinorrhagie), ce qui constitue une rare exception. Sur la quantité du sang perdu, la famille nous induit souvent involontairement en erreur, parce qu'on oublie que les enfants ont laissé couler le sang dans un vase rempli d'eau froide, et qu'ensuite, en voyant l'eau teinte en rouge foncé, on prend le tout pour du sang pur. Un jour, je recueillis, chez un garçon de neuf ans, qu'on me disait perdre tous les jours « d'énormes » quantités de sang, un peu moins de 30 grammes de ce liquide dans l'espace de trente-cinq minutes, après lesquelles l'hémorrhagie s'arrêta spontanément ; or, c'est là une quantité qui, certes, ne saurait inspirer de bien vives inquiétudes.

Les petits enfants âgés de moins de trois ans n'ont presque jamais d'épistaxis par cause générale, mais l'hémorrhagie dépend constamment chez eux d'une cause traumatique ou d'un ulcère, et n'est jamais bien abondante. Chez les enfants plus âgés, il faut prendre en considération toutes les conditions étiologiques signalées plus haut. Chez les enfants atteints de fièvre, il arrive que le sang descend le long du pharynx et que le malade l'avale, ce qui entraîne une hématémèse ou des selles noires, quelquefois même encore mêlées de sang pur. L'hémorrhagie, ordinairement, dure moins d'une heure, mais se prolonge, dans quelques cas exceptionnels, pendant toute une demi-journée.

La signification pathologique de l'épistaxis diffère naturellement beaucoup, selon l'abondance et les causes de l'hémorrhagie. Il faut s'empresser de l'arrêter dans la chlorose et le scorbut; lorsqu'elle dépend d'autres causes, il faut agir selon le degré d'abondance de l'hémorrhagie, sa répétition plus ou moins fréquente et l'aspect plus ou moins anémique de l'enfant. La meilleure manière d'arrêter le sang est d'introduire dans la narine saignante quelques petits morceaux de glace du volume d'un pois et de boucher ensuite cette narine avec un tampon de charpie. Le tamponnement par la cavité buccale, au moyen de la sonde de Belloc, incommode beaucoup les enfants et ne doit être employé que dans les cas extrêmes de chlorose ou de scorbut. Si l'on ne peut pas se procurer de la glace, on fait bien d'imbiber le tampon d'une solution de perchlorure de fer. Un vieux moyen bien connu consiste à entourer d'un lien très-serré les extrémités supérieures ou inférieures et à faire tenir les bras levés.

On conçoit facilement qu'il faut toujours se préoccuper de la cause première pour la combattre par un traitement spécial. Pour éviter les redites, nous renvoyons aux chapitres consacrés à ces maladies.

2° Coryza, rhinite.

Par coryza, on entend un catarrhe de la muqueuse d'une ou des deux cavités nasales, catarrhe pendant lequel cette muqueuse se montre toujours rougie et tuméfiée.

Symptômes. — Le produit de sécrétion fourni par le catarrhe est au commencement limpide et fluide ; mais au bout de quelques jours, il devient glaireux et trouble jusqu'à ce qu'il finisse par reprendre les propriétés normales du mucus nasal. La réaction est toujours franchement alcaline, et sa richesse en soude peut devenir telle qu'il en résulte une action légèrement corrosive sur la lèvre supérieure et les ailes du nez. Ces parties paraissent rougies et érodées, et l'inflammation est fortement exagérée par les frottements répétés que les bonnes n'exécutent pas toujours avec tout le ménagement désirable, quand il s'agit de moucher les enfants. Tant que le catarrhe reste limité à la muqueuse nasale, il n'est ordinairement accompagné d'aucune fièvre ; mais lorsqu'il se propage aux sinus frontaux ou maxillaires, ce qui ne peut être constaté que chez les enfants d'un certain âge sachant répondre aux questions qu'on leur adresse, il devient fébrile et cause de violentes douleurs dans ces cavités. Lorsque l'inflammation catarrhale de la membrane pituitaire se propage à la conjonctive en suivant les canaux lacrymaux, la muqueuse oculaire devient rouge, douloureuse, en même temps il se produit du larmoiement, de la photophobie, en un mot une conjonctivite catarrhale ; si cette inflammation gagne la caisse du tympan, par l'intermédiaire de la trompe d'Eustache, il y a des bourdonnements, de la douleur dans les oreilles et une surdité incomplète. Dans d'autres cas encore, l'inflammation catarrhale descend dans le larynx, y provoque l'enrouement et de la douleur et gagne les bronches, où elle se termine dans les alvéoles pulmonaires en donnant lieu à une bronchite capillaire; enfin, l'estomac et l'intestin peuvent encore participer à l'affection, d'où résultent alors l'anorexie et des vomissements par lesquels le malade rejette de grandes quantités de mucus, ou bien des selles diarrhéiques et muqueuses.

Chez les enfants d'un certain âge, ces états, en supposant même que toutes les complications dont nous venons de faire mention s'y ajoutent, n'ont jamais rien de dangereux; mais chez les nouveau-nés et les nourrissons, le gonflement de la muqueuse et l'accumulation de la sécrétion produisent rapidement une oblitération absolue des fosses nasales, encore petites et étroites. La bouche, ordinairement fermée, reste toujours ouverte, la cavité buccale devient sèche et la respiration bruyante et ronflante. Si ces enfants essayent de prendre le sein et de téter, ou s'il s'agit de les élever au biberon, ils perdent rapidement la respiration; ils sont forcés de lâcher le sein ou le biberon, leur nutrition est en souffrance et ils commencent à maigrir.

En outre, les petits enfants atteints de muguet ont aussi les fosses nasales postérieures oblitérées par les champignons propres à cette maladie, condition qui occasionne également une forte dyspnée.

Outre ce coryza catarrhal simple, les cavités nasales deviennent encore le siége de diverses manifestations dyscrasiques. Ainsi, il existe un coryza chronique scrofuleux, syphilitique, et dans quelques cas très-rares, même un coryza déterminé par le virus morveux, affections dans lesquelles l'écoulement est tout autre et dans lesquelles les os peuvent même être détruits par la nécrose. Voir, pour plus de détails, les dyscrasies correspondantes.

Étiologie. — Le catarrhe simple du nez se rencontre épidémiquement et sporadiquement; sa manifestation épidémique est déterminée par un excès d'ozone dans l'air ou par l'altération mécanique ou chimique de ce dernier, par exemple, par la poussière, par le premier feu allumé dans un poêle qui pendant longtemps n'a pas servi, etc. Il est incontestable, en outre, que le coryza est contagieux par l'haleine des individus malades. Les cas sporadiques et tout à fait chroniques sont généralement de nature dyscrasique.

Traitement. — Pour la forme catarrhale ordinaire, il n'y a pas d'indications bien précises. Dans tous les cas, la prudence exige que les enfants soient soumis à une température égale et qu'on évite, pendant la durée du coryza, de trop refroidir la peau par des lavages et des bains froids. Le traitement abortif, si souvent tenté dans ces derniers temps par l'injection de solutions de zinc, de tannin et de morphine, est absolument inadmissible chez les enfants encore trop inhabiles pour éloigner le liquide injecté par une expiration nasale et qui, par conséquent, seraient exposés à en avaler des quantités plus ou moins fortes. Les cavités nasales des nourrissons, gonflées et oblitérées par la sécrétion, doivent être rendues perméables trois à quatre fois par jour, au moyen d'un pinceau trempé dans de l'huile d'olives, et qu'il faut introduire à au moins 2 ou 3 centimètres de profondeur. On rétablit d'autant mieux la perméabilité que l'irritation mécanique du pinceau fait éternuer les enfants plusieurs fois de suite, ce qui aide l'expulsion des croûtes de mucus durci. Les coryzas dyscrasiques ne céderont évidemment qu'à un traitement interne antidyscrasique. Contre la forme scrofuleuse, le remède le plus efficace est l'huile de foie de morue, contre la forme syphilitique, le mercure.

3° Néoplasmes du nez.

Les polypes sont le seul néoplasme que l'on trouve quelquefois chez les enfants d'un certain âge, toujours cependant plus rarement que chez les adultes. Le plus jeune enfant sur lequel j'aie extirpé un polype fibreux avait quatre ans. Sous le nom de polype, on entend deux espèces de tumeurs, assez différentes l'une de l'autre. Les polypes mous sont des excroissances vésiculeuses, gélatiniformes de la muqueuse, partant ordinairement de la paroi externe de la narine correspondante et auxquelles leur peu de consistance a fait donner le nom de polypes vésiculeux ou muqueux. Les polypes durs ne partent pas de la muqueuse, mais du tissu sous-muqueux ou du périchondre ; ils se composent de tissu conjonctif et ont une teinte rosée ; à cause de leur dureté, on les a appelés polypes fibreux ou sarcomateux. Les deux espèces sont pédiculées et se développent en tumeurs allongées, selon la forme de la cavité nasale ; les polypes fibreux peuvent prendre un volume si considérable, surtout d'avant en arrière, qu'ils poussent le pharynx en bas et embarrassent la déglutition et même la respiration.

L'*étiologie*, que donnent les manuels, qui représentent les polypes comme dus à des catarrhes chroniques, est fort sujette à caution et souffre dans tous les cas de nombreuses exceptions. La rareté de ces néoplasmes, chez les enfants, doit déjà être considérée comme un argument contre une origine semblable ; car, précisément chez les enfants, la sécrétion muqueuse, même à l'état physiologique, est beaucoup plus considérable que chez les adultes. Dans les cas peu nombreux que j'ai eu l'occasion d'observer chez les enfants, aucun catarrhe chronique n'avait précédé, et en général, on ne pouvait découvrir aucune condition étiologique particulière.

Symptômes. — Tant que les polypes sont petits et n'oblitèrent pas la cavité nasale, ils paraissent occasionner peu ou point d'embarras. Mais une fois que la cavité est devenue imperméable, les malades perdent l'odorat, prennent une voix nasillarde, tiennent la bouche toujours ouverte, ce qui leur donne un air très-niais, et cherchent en vain à rendre la voie libre, par des efforts d'expiration nasale. Ces efforts peuvent bien, de temps à autre, faire éclater un polype vésiculeux, de sorte que l'air peut de nouveau passer par la narine correspondante. Mais ces polypes vésiculeux étant généralement multiples, les plus petits prennent un développement rapide et finissent par oblitérer de nouveau la cavité, de sorte que les malades se retrouvent bientôt dans leur ancien état. Les polypes fibreux durs peuvent même se placer devant le canal lacrymal et la trompe d'Eustache et entraîner ainsi le larmoiement et la surdité, ce qui ne s'observe pas pour les polypes muqueux. Les deux formes sont accompagnées d'un coryza muqueux ou purulent et même d'ulcérations de la muqueuse, à la suite desquelles on voit souvent naître de petites hémorrhagies. Le diagnostic est très-facile ; ordinairement, les polypes descendent jusqu'à l'ouverture de la narine et la dépassent même. Si cela n'est pas le cas, on peut facilement constater l'imperméabilité de la fosse nasale correspondante en bouchant l'autre et en recommandant au malade de faire des efforts comme pour se moucher. Les polypes se distinguent des corps étrangers par la lenteur de leur développement, le peu de douleur qu'ils causent et la chronicité de leur marche. Les polypes vésiculeux récidivent très-fréquemment, les polypes fibreux beaucoup plus rarement, si on les a bien extirpés par la torsion.

Traitement. — Les remèdes internes, aussi bien que l'usage local des astringents, se montrent entièrement inefficaces; le seul traitement rationnel consiste à tordre et à arracher le polype, en ayant bien soin de le saisir le plus près possible de son origine. Chez les enfants, on se sert, à cet effet, de pinces à pansement, longues et étroites. Pour extirper les polypes fibreux, on se sert très-avantageusement de la galvano-caustique de Middeldorpf. — L'hémorrhagie produite par l'arrachement est arrêtée par des injections d'eau froide et l'introduction de petits morceaux de glace. Après l'enlèvement des polypes vésiculeux, il y a lieu d'introduire, pendant plusieurs semaines, des bourdonnets de charpie enduits d'onguent de précipité rouge, dans la cavité nasale, afin d'éviter les récidives.

4° Corps étrangers dans le nez.

Les enfants âgés de huit à dix ans s'introduisent souvent, en jouant, des corps étrangers dans le nez. Ceux qu'on trouve ordinairement sont : des noyaux de cerise, de petites pierres arrondies ou des perles en verre, des fèves et des boulettes de papier. Mais, indépendamment de ces objets, on voit aussi des insectes (mouches ou punaises) s'introduire dans le nez pendant le sommeil ; même des vers intestinaux sont venus s'y égarer, probablement pendant l'acte du vomissement. Aussitôt qu'un corps rond a pénétré dans une narine, les enfants cherchent à l'éloigner avec le doigt, qu'ils enfoncent à sa suite, pour le prendre, et qui ne fait que le pousser plus loin dans les fosses nasales, où l'objet finit par s'arrêter. La réaction causée par les corps étrangers varie beaucoup, selon leur nature. Si leur surface présente quelques rugosités, il se produit bientôt un gonflement douloureux et un coryza. La réaction la plus forte est celle que provoquent des fèves sèches ou des pois secs, qui bientôt gonflent dans la cavité nasale, chaude et humide, et peuvent même y germer. Un cas célèbre est celui qu'a rapporté Boyer, dans lequel un pois avait germé dans le nez d'un enfant, et poussé dix ou douze racines dont une avait jusqu'à 8 centimètres de longueur.

Le nez devient, dans ces cas, très-douloureux, et il est impossible de l'examiner à fond sans chloroformer l'enfant. Les rhinolithes, dépôts successifs de sels inorganiques autour du corps étranger, comme on les rencontre quelquefois chez les adultes, sont inconnus, d'après ce que je crois, en pédiatrique. Ce sont les boulettes de papier qui occasionnent le moins d'embarras ; car bientôt elles se ramollissent et reparaissent en morceaux. On cite d'ailleurs aussi des corps étrangers qui auraient provoqué une violente réaction, des délires, la méningite suivie de mort.

Traitement. — Un moyen qui n'occasionne pas de douleur et qui réussit dans beaucoup de cas, c'est de provoquer des mouvements sternutatoires, pour lesquels il suffit d'introduire aux enfants une prise de tabac dans la narine saine. Lors même que le corps étranger n'est pas complétement expulsé par ce moyen, il fait cependant toujours un mouvement en avant et devient plus mobile. Une fois qu'il est devenu visible, on peut le retirer facilement avec une pince finement dentée ou avec la curette de Daviel. Si le corps est mou, on peut aussi l'écraser avec une pince à pansement d'une certaine force, ce qui permet alors aux différents fragments de sortir avec facilité. Les essais d'extraction ne doivent jamais être longtemps continués, parce qu'il en résulterait une trop forte tuméfaction de la muqueuse. Si la première tentative a échoué, il ne faut y revenir qu'au bout de quelques jours. Dans tous les cas, on ne se pressera pas de fendre le nez, comme Dieffenbach le conseille ; mais on réservera ce moyen jusqu'à ce que des symptômes cérébraux graves, très-rares d'ailleurs, nous forcent d'y recourir.

B. — LARYNX ET TRACHÉE.

1° Croup. Laryngo-trachéite maligne.

Il n'y a guère de maladie qui ait reçu autant de noms que le croup. Les plus connus sont : cynanche trachealis, angine laryngée exsudative, pseudo-membraneuse, pharyngo-laryngite pseudo-membraneuse, laryngo-trachéite exsudative ; morbus strangulatorius, suffocatio stridula. Le nom le plus court a prévalu, il est emprunté à l'idiome écossais, dans lequel il signifie cette pellicule blanche (pépie) qui couvre la langue des poules atteintes d'une stomatite particulière.

Le croup paraît avoir été observé très-rarement dans l'antiquité ; car, dans les écrits des anciens, dont on ne peut cependant pas contester la sagacité et l'esprit observateur, on ne trouve pas une seule description bien caractéristique de cette maladie. D'après Friedreich, Baillou est le premier qui relate une autopsie d'un cas de croup survenu en 1576. La bibliographie du croup a été beaucoup enrichie par le concours ouvert par l'empereur

Napoléon Ier, à la suite de la mort rapide de son neveu, le fils du roi de Hollande, enlevé par le croup en 1807. 83 mémoires furent présentés; des prix furent adjugés à Jurine de Genève et à Albers de Brême, plusieurs autres reçurent des mentions honorables; mais pas un seul de tous ces concurrents ne sut proposer un traitement pouvant un tant soit peu diminuer la mortalité. Napoléon Ier ayant eu en vue la thérapeutique du croup bien plus que les progrès de la symptomatologie et de l'anatomie pathologique de cette maladie, tout ce concours n'a évidemment pu conduire à aucun résultat.

Anatomie pathologique. — Le croup est un ensemble de symptômes qui, chez différents individus, se reproduisent toujours de la même manière. Cela ne veut cependant pas dire que ces symptômes dérivent toujours des mêmes lésions anatomo-pathologiques; il est, au contraire, positivement démontré que ces symptômes peuvent être déterminés par trois processus différents, ayant pour siége la muqueuse du larynx. L'exsudat fourni par la muqueuse enflammée peut être : *a.* muco-purulent, *b.* simplement fibrineux, *c.* diphthéritique.

a. La muqueuse du larynx, qui sur le vivant est probablement d'un rouge vif et fortement injectée, ne conserve ordinairement pas sa couleur après la mort; elle ne montre que très-peu de rougeur, mais son gonflement inflammatoire persiste et se laisse facilement constater, moyennant quelques incisions verticales. L'épaississement inflammatoire occupe aussi les lèvres de la glotte; tout le larynx et la trachée sont couverts d'un mucus visqueux, jaunâtre, qu'il est difficile d'essuyer avec une éponge. En quelques endroits, la muqueuse enflammée montre de petites érosions catarrhales, et ses follicules sont devenus plus volumineux, de sorte que si l'on recourbe la trachée pour tendre fortement sa muqueuse, on voit sourdre de chaque follicule une petite goutte perlée d'un mucus grisâtre. Cette exsudation muco-purulente peut s'étendre jusqu'aux plus petites ramifications des bronches.

b. A cette modification que l'on doit trouver à chaque autopsie d'enfant mort du croup, s'ajoute ordinairement encore une exsudation fibrineuse dont le produit se laisse assez facilement détacher de la muqueuse enflammée, sous forme de pellicules plus ou moins épaisses et n'occasionne pas de véritables pertes de substance dans le tissu de la muqueuse. Ces pellicules se montrent composées, sous le microscope, de cordons fibrineux rubanés, entre lesquels sont accumulées de nombreuses cellules de pus. Ces cellules n'ont pas pris naissance dans la fibrine, mais elles se trouvaient antérieurement déjà sur la muqueuse, et l'exsudat fibrineux n'est venu que secondairement les entourer et les englober après sa coagulation. L'étendue des membranes varie beaucoup; on en trouve quelquefois de très-minces, analogues à des toiles d'araignée, quelques simples lambeaux attachés à un ou plusieurs endroits de larynx; dans d'autres cas, les membranes ont l'épaisseur du dos d'une lame de couteau, elles sont d'un blanc jaunâtre, couvertes à la surface d'un enduit crémeux et tapissent tout le larynx, la trachée et les bronches d'un ordre supérieur, d'une manière si complète qu'on peut les détacher comme un système cohérent de tubes arborescents et les retirer ainsi du larynx. On appelle cet état croup descendant. Quelquefois, les amygdales et le pharynx sont également couverts de ces membranes blanches.

c. Par laryngite diphthéritique, on entend une exsudation d'une couleur gris-blanc et qui se fait *dans l'épaisseur même du tissu de la muqueuse et non simplement à sa surface.* Cette masse d'exsudat grise, au-dessus de laquelle les restes de la muqueuse qui la couvre sont bientôt détruits, se compose d'un détritus amorphe dans lequel *on ne trouve pas de cordons de fibrine* et presque pas de cellules de pus. Elle ne se laisse pas aussi facilement détacher de la muqueuse que la simple membrane fibrineuse, et couvre ordinairement, non-seulement la muqueuse du larynx, mais encore celle du voile du palais, les amygdales et le pharynx. La différence entre le croup purement fibrineux et le croup diphthéritique est **exclusivement** *microscopique.*

Si l'enduit diphthéritique se détache encore pendant la vie de l'enfant, il laisse à sa suite un ulcère qui, immédiatement, se couvre, sur ses bords et à sa base, d'un nouveau dépôt gris. La diphthérite est à considérer, d'après Virchow, comme une inflammation accompagnée d'une destruction et d'une mortification partielles de la muqueuse. La laryngite diphthéritique règne épidémiquement et survient souvent à la suite de la rougeole et de la scarlatine.

Le parenchyme pulmonaire se trouve modifié dans les trois formes. Les poumons ne s'affaissent ordinairement pas à l'ouverture du thorax, parce que l'air contenu dans les bronches est isolé de la cavité buccale par l'abondante sécrétion ; souvent on trouve un œdème pulmonaire étendu, très-communément une pneumonie lobulaire, quelquefois une pneumonie lobaire ou une tuberculose.

Les ganglions lymphatiques voisins du cou et de la nuque, ainsi que les ganglions bronchiques, sont souvent tuméfiés et hypérémiés.

Les autres organes ne montrent aucune modification caractéristique, sauf la stase veineuse.

Symptômes. — Les prodromes du croup sont rarement bien caractéristiques. Les enfants éprouvent pendant quelques jours de la toux, des éternuements, un manque d'appétit, et sont quelquefois moins enjoués que de coutume ; cependant il arrive aussi qu'ils se couchent parfaitement gais et bien portants, dorment pendant les premières heures de la nuit et se réveillent ensuite subitement avec une toux croupale ; à partir de ce moment, les symptômes peuvent se développer avec une telle rapidité que, le lendemain matin, le médecin se trouve en présence d'un croup confirmé. Il n'y a donc pas lieu d'admettre une première période ou période prodromale, pour la simple raison que dans beaucoup de cas elle fait complétement défaut, et que dans d'autres encore plus nombreux elle n'offre pas de symptômes caractéristiques.

Le début du croup se compte à juste titre à partir du moment où les premières altérations du larynx se trahissent par les modifications de la voix et de la toux. La voix devient rauque et voilée et diminue de plus en plus, jusqu'à disparaître enfin complétement, au point que les enfants, si toutefois ils consentent encore à parler, ne se font plus comprendre que par les personnes placées immédiatement à côté d'eux. Même au milieu des plus vives douleurs ou de la plus grande colère, les enfants ne peuvent plus proférer un son haut. Aussitôt que la voix devient enrouée, la respiration devient bruyante, au point d'être entendue dans tout l'appartement. Ce bruit, qui accompagne les mouvements respiratoires, s'imite le mieux, si l'on réunit les lèvres en pointe, comme si l'on voulait siffler, mais en ayant soin, au lieu de siffler, d'inspirer et d'expirer simplement par les lèvres ainsi placées. Il résulte de là un bruit tenant le milieu entre le simple souffle et le sifflement. Dans le croup, ce bruit se rapproche plus du souffle que du sifflement. Les inspirations deviennent de plus en plus fréquentes et leur nombre peut s'élever finalement à 60 et plus à la minute. En même temps, elles deviennent inégales, tantôt profondes, tantôt superficielles ; et les muscles accessoires de l'appareil musculaire de la respiration contribuent de plus en plus à l'acte respiratoire.

En même temps que la respiration bruyante et l'enrouement, se développe la toux, dont le son est tellement caractéristique qu'on lui a donné purement et simplement le nom de toux croupale. Elle est aboyante, aphone, sèche, et on l'a comparée, avec une certaine justesse, au premier chant du jeune coq ; au commencement, elle est assez brève et se termine par une expiration unique, mais bientôt elle s'exaspère en véritables paroxysmes de toux qui durent une et même plusieurs minutes. Le premier jour du croup, ces forts accès sont rares et ne reviennent que toutes les quatre à six heures. Mais bientôt ils augmentent en fréquence et en violence et sont provoqués par de petites excitations extérieures, telles que l'essai de boire, ou par une simple pression sur la langue, pour faciliter l'inspection de la bouche. Seulement, vers la fin et à l'approche de la mort, ces paroxysmes diminuent et finissent même par disparaître complétement. Pendant l'accès, la face devient violette, les yeux fixes et congestionnés sortent de leur orbite, les veines de la tête et du cou se tuméfient en cordons durs et épais, le front se couvre de sueur ; mais, malgré les plus violents efforts, la toux reste aphone et ne met au jour que de petites quantités d'une mucosité spumeuse. Les paroxymes croupaux se distinguent de ceux de la coqueluche, également interrompus par des inspirations sifflantes, en ce qu'ils ont un son étouffé, aphone, et n'amènent ni expectoration ni vomissements. En outre, les enfants atteints de coqueluche retrouvent tout de suite la voix après la quinte, tandis que ceux qui ont le croup restent aphones après comme avant.

On se trompe, si l'on attribue au vrai croup seul la toux croupale et la respiration bryante et si l'on compte parmi les cas de vrai croup toutes les affections du larynx, dans lesquelles on entend ce son de la toux. C'est sans doute sur le compte d'une erreur de ce genre qu'il faut mettre le grand nombre de prétendues guérisons du croup, ces cas dans lesquels l'application de quelques sangsues ou quelque autre remède est censé avoir rendu de si éclatants services. Souvent on observe des laryngites très-simples et très-légères dans lesquelles les enfants n'ont aucune fièvre et conservent leur appétit, et qui sont cependant accompagnées pendant plusieurs jours de suite du même genre de toux et de la même respiration bruyante que le croup lui-même. Cet état peut même devenir chronique; il peut aussi être déterminé par un accroissement de la glande thyréoïde, se faisant autour de la trachée, et persister alors pendant de longues années.

Dans le vrai croup, il existe toujours, dès le commencement, une élévation de température, élévation qui n'est qu'une manifestation de la maladie générale. Encore ici, comme dans la plupart des maladies de l'enfance, l'accélération du pouls est d'une faible valeur, attendu que d'insignifiants catarrhes suffisent déjà pour la produire. La toux croupale, l'enrouement et la respiration bruyante *ne suffisent pas* pour le diagnostic du croup; il faut encore qu'on se trouve en présence des symptômes d'une *fièvre continue*. Ces symptômes consistent avant tout en une élévation sensible de la température de la peau, en manque d'appétit, soif augmentée et accélération du pouls.

Quant à l'examen de la cavité buccale, les auteurs s'accordent peu les uns avec les autres, et tout dépend du pays où ils font leurs observations. Dans les provinces russes de la Baltique et en France, surtout à Paris, où le croup diphthéritique paraît régner presque exclusivement, il est rare de trouver un enfant atteint de croup, chez lequel il n'y ait une forte rougeur, une mucosité visqueuse et même un exsudat diphthéritique sur la paroi postérieure du pharynx, sur les amygdales et le voile du palais. Chez les nombreux enfants atteints de croup que j'ai traités à Munich, je n'ai presque jamais rencontré de membranes dans l'arrière-bouche, ni même ordinairement un épais enduit muqueux, mais seulement une rougeur légère, même peu appréciable. Il en est autrement dans l'Allemagne centrale et dans l'Allemagne du nord, où les fausses membranes se rencontrent souvent sur les amygdales et où l'on observe une pharyngite plus forte, tandis que les auteurs anglais comptent l'angine croupale parmi les faits exceptionnels. La raison de ces différences doit sans doute être cherchée dans la différence qui existe entre les processus anatomo-pathologiques. Tantôt, en effet, le croup est déterminé par une simple exsudation plastique dans le larynx, exsudation qui ordinairement ne remonte pas au delà de l'épiglotte; tantôt, au contraire, il est déterminé par la diphthérite, qui, presque constamment, se manifeste en même temps sur les tonsilles.

L'auscultation du poumon fait toujours entendre des râles disséminés, la respiration sifflante du larynx est tellement intense, qu'elle couvre entièrement la respiration vésiculaire. Lorsque le croup a duré un à deux jours, on trouve aussi quelquefois une matité circonscrite ou étendue, et une respiration bronchique, surtout en appliquant l'oreille sur le dos, phénomènes qui dépendent d'une pneumonie lobulaire ou lobaire. Chez les enfants rachitiques, les atélectasies acquises, les carnifications rachitiques du poumon font de rapides progrès et s'entourent d'une infiltration pneumonique du tissu voisin. L'expectoration est, comme nous l'avons dit plus haut, ordinairement peu abondante, blanche et écumeuse, mais quelquefois des membranes croupales sont rejetées au milieu de paroxysmes violents ; ces membranes, tantôt ne représentent que des lambeaux isolés à bords frangés, tantôt des tubes complets d'un calibre plus ou moins large, selon le volume de la bronche d'où elles se sont détachées. L'expulsion de ces fausses membranes n'est suivie d'aucun soulagement ou d'un soulagement purement passager, et le pronostic n'en devient guère meilleur. C'est là un fait bien connu, et cependant les médecins ne cessent toujours pas de tourmenter les pauvres enfants par des vomitifs, jusqu'à ce qu'ils retirent triomphalement un petit lambeau membraneux des matières vomies. Si, comme cela arrive ordinairement, la maladie ne s'en termine pas moins par la mort, ces praticiens à courte vue se consolent en croyant avoir rempli leur devoir.

Une compression légère du larynx cause ordinairement une douleur sensible, tandis que la déglutition n'est pénible et douloureuse qu'autant que les amygdales et la paroi postérieure du pharynx participent à l'affection, ce qui, dans nos contrées, n'est ordinairement pas le cas. Les selles sont le plus souvent retardées, la sécrétion urinaire normale ou diminuée.

Lorsque les symptômes que nous venons d'énumérer ont duré un ou tout au plus deux jours, les effets de l'arrêt de la respiration deviennent plus manifestes. Les lèvres, les joues et les extrémités des doigts bleuissent, la soif d'air devient énorme ; les enfants, tant que leurs forces le permettent, restent assis dans le lit et tiennent la tête inclinée en arrière. Tous les muscles accessoires de la respiration sont dans une activité extrême, de sorte qu'à chaque inspiration la tête se rapproche de la poitrine. Avec un désespoir horrible, ils s'arrachent les vêtements de la poitrine et saisissent leur cou comme pour éloigner l'objet qui les suffoque. Les mains se cramponnent au bois du lit ou à quelque objet solide à leur portée, afin que les muscles pectoraux puissent mieux remplir leurs fonctions de muscles respiratoires. Jamais les enfants ne conservent longtemps la même position, mais ils cherchent toujours, en se jetant de côté et d'autre, à se procurer une position plus supportable. Le pouls ne peut presque plus se compter, il perd son rhythme et devient inégal. Quelques heures avant la mort, il se fait ordinairement une rémission de tous les symptômes laryngiens, la dyspnée diminue ; cependant la respiration continue d'être accélérée. Les enfants se recouchent sur l'oreiller ; ils n'ont plus cette expression de suprême angoisse, mais celle de l'indifférence ou de la stupeur. La famille, inexpérimentée, considère ordinairement cet état comme un commencement d'amélioration, mais la sueur froide et visqueuse, les progrès de la cyanose, l'inégalité et la précipitation du pouls suffisent au médecin pour éviter une erreur de ce genre, et pour pronostiquer une fin prochaine. Pour expliquer la dyspnée et les paroxysmes de la toux, on attribue la première ordinairement aux membranes croupales, les derniers à un spasme de la glotte. Mais, contre ces suppositions, on peut élever de sérieuses objections. Tout médecin occupé qui ne néglige pas d'autopsier les enfants morts du croup, sait parfaitement que l'épaisseur et l'étendue des membranes croupales ne sont pas en raison directe de la dyspnée observée pendant la vie. Là où la dyspnée la plus violente faisait attendre des fausses membranes fort épaisses, on ne trouve qu'un enduit circonscrit, mince comme une gaze, et réciproquement, là où le croup avait provoqué des symptômes moins horribles, on voit souvent à l'autopsie tout le larynx, la trachée et les bronches tapissés de membranes fort épaisses et tubuleuses. Il semble, d'après cela, que tout dépend du degré du gonflement œdémateux qui envahit la muqueuse de la glotte, bien plus que de l'abondance des fausses membranes. Mais le gonflement de la glotte échappe ordinairement à l'anatomiste, à cause de la modification peu sensible que présente la forme de cette ouverture.

Contre le spasme de la glotte, Schlautmann fait valoir des objections très-sérieuses. Selon lui, dans une pareille inflammation de la muqueuse, il se produirait une paralysie des muscles sous-jacents, par le fait d'un œdème collatéral, et il compare le croup aux symptômes qu'on observe chez les animaux après la section des nerfs pneumo-gastriques. Dans ce cas, il se produit une dyspnée énorme, la mise en jeu de tous les muscles accessoires de la respiration, une inspiration prolongée, bruyante, et une expiration très-courte. Le son grave, rauque, éteint de la voix et de la toux, passant souvent subitement à la voix de tête, parle également plutôt en faveur d'une paralysie que d'un spasme de la glotte ; dans ce dernier, les cordes vocales sont excessivement tendues, elles ne pourraient donner que des sons aigus et jamais des sons graves et rauques. La glotte est dilatée à chaque inspiration par la contraction musculaire ; une fois que cette dernière est abolie, ses lèvres flottent comme des voiles relâchées de côté et d'autre, et en mettant à nu la glotte après la section des nerfs vagues, on a reconnu que, les cordes vocales étant paralysées, l'ouverture se rétrécit à chaque inspiration, et que ce rétrécissement est d'autant plus considérable que l'inspiration est plus énergique. Par conséquent, chez les animaux dont les muscles laryngiens ont été paralysés, la dyspnée est intense, quand on provoque des inspirations profondes. Il en est de même pour la respiration des enfants atteints de croup. Tant que l'enfant peut respirer tranquillement, elle n'est pas gênée aussi fortement ; mais dès qu'il tousse, qu'il pleure, qu'il se réveille en sursaut, actes qui sont toujours accompagnés d'inspirations profondes, la glotte paralysée se ferme et l'on observe les symptômes de la plus forte dyspnée. — Ainsi, l'ancienne théorie d'un spasme de la glotte se trouve infirmée par ces observations de Schlautmann et doit céder le pas à la paralysie, à moins que de nouvelles expériences physiologiques ne permettent d'interpréter les faits d'une autre manière.

Quoique les symptômes croupaux soient des plus frappants, le diagnostic n'est pourtant pas si facile à établir, et plus que dans aucune autre maladie, il se commet ici des erreurs volontaires ou involontaires. Pour le diagnostic d'un vrai croup, il faut : 1° les symptômes d'une fièvre continue; peau chaude et sèche, pouls rapide, manque d'appétit et altération d'humeur; 2° la toux croupale; 3° l'enrouement; 4° une respiration bruyante; 5° des accès de suffocation. Il n'est pas indispensable qu'il y ait des modifications dans les parties postérieures de la cavité buccale; mais dans la diphthérite, ces parties sont couvertes ordinairement d'un exsudat blanc, formant des espèces d'îlots. Si un des signes que nous venons d'énumérer fait défaut, et principalement si la fièvre n'est pas bien prononcée, nous n'avons pas affaire *au croup*, mais à une simple laryngite catarrhale, sans gonflement dangereux de la muqueuse, autrement dit à un faux croup qui, à la vérité, peut, au bout de plusieurs jours encore, se transformer en croup véritable et conduire à la mort. Telle est probablement la forme dans laquelle on ne trouve sur le cadavre aucune membrane, mais seulement des mucosités épaisses et visqueuses, la rougeur et le gonflement de la muqueuse laryngienne, quoique sur le vivant les symptômes aient été tout aussi violents que dans la forme pseudo-membraneuse.

Ce manque de concordance entre les symptômes et les données nécroscopiques me semble prouver que le croup n'est pas une maladie locale du larynx, mais une affection générale, peut-être une intoxication avec localisation sur le larynx, et que les phénomènes laryngés sont au tableau d'ensemble à peu près ce que l'ulcère typhique est à la fièvre typhoïde. Ce qui prouve encore qu'au moins la diphthérite est autre chose qu'une maladie locale, c'est la formation de pseudo-membranes sur les plaies des vésicatoires appliqués sur le sternum. Lorsque, en effet, on applique à un individu atteint de croup diphthéritique, un vésicatoire, d'après la méthode de Luzsinsky, la plaie se couvre une à deux fois par jour d'une membrane qui offre la plus grande ressemblance avec les dépôts diphthéritiques qui se trouvent sur la muqueuse. Aussi, cette manière de voir peut-elle seule expliquer pourquoi une trachéotomie exécutée de bonne heure et avec habileté, est si régulièrement suivie d'insuccès; car il est impossible que cet insuccès soit dû, dans le croup, aux faibles conséquences que cette intervention chirurgicale entraîne dans les autres maladies du larynx.

Fréquence et marche. — En ce qui concerne le mode de développement du croup, le croup diphthéritique, qui se présente principalement à la suite de la rougeole, est positivement contagieux et attaque souvent successivement plusieurs enfants d'une seule et même famille; le simple croup fibrineux ne présente pas ce caractère contagieux. Cette dernière forme se rencontre surtout pendant les vents vifs et froids du nord et du nord-est ; aussi est-ce en hiver que cette forme s'observe le plus communément ; je l'ai du reste vue dans toutes les saisons et sous toutes les conditions atmosphériques.

Le croup est dans nos pays une maladie rare, que les médecins les plus occupés rencontrent au plus six à dix fois par an ; aussi est-il inconcevable que tant de médecins parlent d'*épidémies croupales*. Au mot épidémie s'attache toujours l'idée d'une grande quantité d'individus tombant malades à la fois. Or, c'est là ce qui ne s'observe jamais dans nos contrées. La période de la vie pendant laquelle les individus sont le plus prédisposés au croup est comprise entre les âges de un et de douze ans ; mais le plus grand nombre des malades sont âgés de deux à sept ans. Sur les enfants à la mamelle, la maladie s'observe très-rarement, et les observations qui ne donnent pas de rapport nécroscopique méritent d'autant moins de confiance qu'on peut si facilement confondre le croup avec l'affection spasmodique du larynx si fréquente à cet âge.

La marche de la maladie est excessivement rapide. Le temps le plus court que j'aie vu s'écouler entre le début et la mort était de vingt et une heures, le temps le plus long de huit jours. L'issue est presque toujours mortelle. Jamais je n'ai vu guérir un enfant de la forme purement fibrineuse ; la forme diphthéritique m'a donné 3 guérisons sur 20 à 25 malades. Dans ce cas, les enfants ne se rétablissaient qu'au bout de plusieurs semaines, les symptômes qui persistaient le plus longtemps étaient la voix enrouée et le son aboyant de la toux. L'attention la plus soutenue ne m'a pas permis de découvrir la moindre trace de membranes dans les matières rejetées par la toux ou le vomissement. Les symptômes diminuaient peu à peu, et, huit à dix jours après le début, les enfants pouvaient reprendre un peu de lait tiède, sans avoir de paroxysme de toux, la fièvre faiblissait, la dyspnée cédait, au point que les malades pouvaient se recoucher en arrière et passer quelques heures de la nuit à dormir. L'urine était émise en plus grande quantité, avec un abondant dépôt d'urates. Les enfants restaient longtemps très-pâles, amaigris et chétifs.

Quant à la question des récidives du croup, je ne saurais y répondre d'après ma propre expérience, car les trois individus que j'ai vus guérir et dont aucun n'a eu de récidive ne me permettent naturellement pas de hasarder une conclusion. Les auteurs les plus expérimentés, tels que Valleix et Guersant, se prononcent contre la possibilité de la récidive ; il n'y a que Rost qui raconte le cas d'un enfant ayant eu deux fois un vrai croup qui se serait terminé chaque fois par l'expulsion de fausses membranes. Si quelques mères affirment que leur enfant a eu trois ou six fois le croup, cela dépend toujours d'une erreur volontaire ou involontaire du médecin qui a traité l'enfant. Je vois les enfants d'une famille dont l'aîné doit avoir eu six fois le croup pendant les premières années de sa vie. Le médecin que la famille avait à cette époque avait traité trois accès par des saignées, les trois autres par des sangsues dont les cicatrices se voient encore en grand nombre au cou, et dans les six cas on avait donné à l'enfant plusieurs vomitifs. Le résultat de ce traitement offensif et souvent répété a été un retard considérable dans la croissance de l'enfant qui, en outre, est toujours maladif et reste également en retard pour son développement intellectuel. Quand un des plus jeunes enfants de cette famille eut, d'après l'opinion de la mère, également une attaque de croup, je fus appelé et ne pus rien trouver qu'une laryngite catarrhale sans fièvre, avec enrouement, toux et respiration croupales. Un simple traitement par une solution de carbonate de potasse (4 grammes sur 120 grammes, une cuillérée par heure) fit disparaître tous les symptômes au bout de très-peu de jours, et cette scène s'étant, dans l'espace de deux ans, répétée plusieurs fois, je fis toujours suivre le même traitement avec le même succès, de sorte que l'enfant ne fut nullement arrêté dans son développement. La mère, très-bonne observatrice, prétend que les accès croupaux de son aîné ne différaient aucunement de ceux du plus jeune, seulement, elle dit qu'il avait toujours fallu beaucoup plus de temps au premier pour se remettre ; et elle attribue, non sans raison, ce retard de la guérison et l'arrêt du développement de l'enfant aux traitements qu'on lui avait fait subir antérieurement.

Le *pronostic* est presque absolument mortel pour le croup confirmé. C'est dans le croup fibrineux d'enfants jusque-là sains et bien nourris qu'il a le plus de gravité. Leur constitution robuste ne leur procure d'autre avantage que de les laisser résister pendant un ou deux jours de plus à la maladie pour périr ensuite tout aussi sûrement que les enfants débiles. Le croup diphthéritique, surtout celui qui succède à la rougeole, peut, de loin en loin, se terminer par la guérison ; mais nous verrons plus bas que le traitement ne joue pas un grand rôle dans cette issue favorable. Une fois que le malade est tombé dans le collapsus, qu'il y a cyanose, qu'on ne peut plus compter le pouls, on peut sûrement pronostiquer une mort très-prochaine.

Traitement. — Si l'on excepte l'épilepsie, il n'y a guère de maladie contre laquelle on ait préconisé autant de remèdes et de méthodes que contre le croup ; mais ce n'est pas seulement sous le rapport de la variété, mais encore sous celui de l'efficacité qu'il existe une affligeante analogie entre les remèdes que l'on a l'habitude de prescrire contre ces deux maladies.

L'ancienne école de notre siècle qui considérait comme perdu tout malade atteint d'une maladie inflammatoire, si l'on ne pouvait lui retirer une grande quantité de sang, insistait naturellement dans la plus aiguë de de toutes les inflammations, le croup du larynx, sur la nécessité de faire des saignées et d'appliquer des sangues. On est même allé jusqu'à ouvrir les veines jugulaires, parce qu'on croyait obtenir par cette voie plus de sang, et ce n'est qu'à cause de l'arrêt difficile du sang que cette méthode ne s'est pas généralisée davantage. Par la saignée on retirait toujours autant de fois 45 grammes de sang que l'enfant comptait d'années, les sangsues étaient appliquées en nombre double de celui des années de l'enfant, et l'on préférait la région du sternum à celle du cou parce que, sur cette dernière, il était impossible d'exercer une compression, et que, par conséquent, il était souvent difficile de se rendre maître de l'hémorrhagie. Je ne saurais parler par expérience de l'effet des saignées générales, parce que jamais je n'ai vu traiter par ce moyen un enfant atteint du croup. Aujourd'hui même, les partisans des émissions sanguines l'ont abandonné comme offrant des inconvénients sérieux. Par contre, j'ai souvent observé l'effet des sangsues et je suis persuadé qu'elles sont directement nuisibles. Les enfants en ont peur et se débattent de toutes leurs forces contre l'application du remède, la dyspnée et les accès de suffocation sont plutôt augmentés par cette agitation que diminués, et régulièrement, l'émission sanguine est suivie d'un prompt collapsus. Si, au contraire, on s'est trompé dans son diagnostic, ce qui peut arriver facilement, parce que l'on n'espère du succès de ce remède qu'autant qu'il est employé de très-bonne heure, on ne fait que retarder la convalescence par le moyen des sangsues. La laryngite catarrhale se dissipe très-bien sans le secours des sangsues.

La plupart des médecins ont toujours été partisans de la médication vomitive dans le croup, quoique les opinions aient beaucoup différé sur la manière dont les vomitifs agissent, et par conséquent aussi sur leur dosage et leur mode d'administration. Tandis que les uns cherchent un effet spécifique dans les remèdes qui excitent le vomissement, par conséquent dans le tartre stibié, dans le sulfate de cuivre, ou bien dans l'ipécacuanha, les autres cherchent tout le succès du traitement dans l'acte même du vomissement, quelle que soit la manière dont ce dernier ait été provoqué. Les partisans de la première opinion ont longtemps discuté les avantages relatifs du tartre stibié, du sulfate de cuivre, de l'alun ou enfin du sulfate de zinc, l'opportunité des doses élevées ou des doses fractées, etc. On s'est livré à cet égard à bien des extravagances et l'on a fait subir des tourments raffinés et prolongés aux pauvres enfants qui, pendant les derniers jours de leur existence, étaient obligés de supporter, outre la dyspnée continue, un état tout aussi insupportable, des nausées continuelles, un mal de mer artificiellement produit. Il n'y a rien à objecter à l'idée qu'on a eue d'essayer cette méthode sur un certain nombre d'enfants, après avoir échoué avec tous les remèdes mis en usage auparavant ; mais aujourd'hui, que l'inefficacité des nauséeux est suffisamment prouvée, on a tort d'en continuer toujours encore l'usage.

On a aussi prétendu que les enfants atteints du croup vomissent difficilement et qu'il leur faut de fortes doses pour arriver à ce résultat, mais cette proposition n'est vraie que pour la période du croup qui précède l'agonie, période dans laquelle on ne peut presque plus compter le pouls et pendant laquelle les enfants sont tombés dans le collapsus. Au commencement de la maladie, les vomitifs produisent toujours leur effet comme sur les autres enfants, et il suffit d'une infusion d'ipécacuanha

(4 gr. sur 30 gr. d'eau) pour obtenir ce résultat. On ne peut nier que l'acte du vomissement une à trois fois répété ne produise souvent un effet favorable sur la dyspnée en chassant sûrement du larynx les dépôts faciles à détacher, de nature muqueuse ou membraneuse. Il est très-vrai que, par ce résultat, la guérison n'est encore rien moins qu'assurée, car les exsudations recommencent ordinairement et la dyspnée antérieure se reproduit avec son cortége de symptômes. Cependant, même dans le cas où le vomissement n'expulse pas de membranes, on remarque dans beaucoup de cas une diminution momentanée de la dyspnée, de sorte que l'acte du vomissement paraît exercer également une influence favorable sur le gonflement inflammatoire de la glotte elle-même. Pour exciter un à deux vomissements, l'ipécacuanha suffit parfaitement ; les fortes doses de tartre stibié ou de sulfate de cuivre que l'on continue de donner provoquent bien encore quelques vomissements, mais il est rare qu'elles procurent encore du soulagement ; par contre, elles conduisent à un collapsus rapide. L'infusion d'ipécacuanha offre en outre encore cet avantage que, non-seulement les enfants l'acceptent sans répugnance lorsqu'elle est suffisamment édulcorée, mais qu'elle provoque beaucoup plus rarement de la diarrhée que les vomitifs minéraux. J'ai l'habitude, lorsque je suis appelé auprès d'un enfant qui présente les symptômes du croup confirmé, de donner une ou deux fois le vomitif composé d'ipécacuanha ; mais je considère comme une cruauté inutile de tourmenter les enfants pendant des journées entières par des nausées.

Le sulfure de potasse était considéré pendant un certain temps comme le spécifique du croup et paraît devoir toute sa réputation à cette circonstance qu'un des concurrents au prix de Napoléon Ier, qui a gardé l'anonyme, conseille de l'employer comme unique remède contre toutes les attaques de croup. L'inefficacité complète de cette substance a été mise en évidence si fréquemment, qu'on en est, aujourd'hui, complétement revenu. La dose était de 2 et demi à 5 centigrammes par heure. — Le mercure est le remède le plus usité après les vomitifs. L'onguent mercuriel s'emploie en frictions sur le cou et des surfaces plus ou moins étendues du thorax, le calomel se donne à l'intérieur à dose plus ou moins élevée. Si l'on essaye de faire agir les préparations mercurielles sur la muqueuse du larynx en vertu de leurs propriétés altérantes, c'est là une conduite très-rationnelle et qui s'appuie sur plus d'une analogie ; mais si l'on donne le calomel à haute dose, uniquement pour produire une dérivation sur le canal intestinal, on peut atteindre ce but d'une manière plus inoffensive, par des purgatifs salins ou des drastiques à faible dose. Sur les nombreux malades que j'ai traités intérieurement et extérieurement par les mercuriaux, j'en ai vu guérir un seul. C'était une fille de cinq ans, à laquelle on n'avait d'ailleurs ménagé ni sangsues ni vomitifs, de sorte que le résultat obtenu laisse encore dans l'esprit quelques doutes quant à l'efficacité du mercure.

Depuis longtemps on a conseillé contre le croup les carbonates alcalins en vertu de leurs propriétés dissolvantes sur toutes les matières animales et entre autres aussi sur les membranes croupales. Hellveg, Voss, Dorfmüller, Eggert, Hufeland et autres se sont déjà prononcés en faveur de ces remèdes, et tout récemment, Luzsinsky, de Vienne, a tout particulièrement prôné le carbonate de potasse. Il le donne à la dose de 2 à 4 grammes par jour, dissous dans l'eau, et lui attribue une action spécificifique. Son traitement consiste : 1° à combattre la crase morbide du sang par le carbonate de potasse ; 2° à prévenir la localisation dans le larynx au moyen d'un vésicatoire maintenu en suppuration et appliqué sur la partie supérieure du sternum ; 3° à modérer la dyspnée et les paroxysmes de toux par l'opium ; 4° à cautériser les membranes déjà formées avec le nitrate d'argent, ou à les expulser par les vomitifs.

Si ma propre expérience ne me permet pas de partager l'opinion de Luzsinsky sur la vertu spécifique du carbonate de potasse, attendu que sur cinq enfants traités exclusivement d'après cette méthode je n'ai pu en sauver qu'un seul, cette dernière offre pourtant ce grand avantage sur le traitement antérieur par les sangsues et les nauséeux, qu'elle ne tourmente pour ainsi dire pas les enfants, et que, dans tous les cas, en la suivant, on sauve au moins autant et probablement même plus d'enfants que par les traitements antérieurs.

Quant aux autres méthodes telles que l'emploi de la quinine, des narcotiques à haute dose, l'hydrothérapie, dont chacune a ses partisans et ses antagonistes en suffisante quantité, je ne les ai pas expérimentées moi-même, et je m'abstiens par conséquent de tout jugement définitif à leur égard.

Le traitement local a également passé par bien des vicissitudes. Les uns enveloppent le cou de laine sèche, les autres de compresses chaudes et humides, ou y appliquent des éponges mouillées, quelques-uns font même une application de nids d'hirondelles cuits dans du lait (remède populaire bien connu). D'autres font continuellement couvrir le cou de graisses provenant de tous les animaux imaginables, d'autres prétendent que c'est en découvrant complétement le cou et la poitrine qu'on observe le moins de dyspnée. Les médecins français continuent à attacher la plus grande importance à la cautérisation du pharynx d'après Bretonneau. On se sert, à cet effet, de petites tiges de baleine pourvues d'une courbure spéciale et à l'extrémité desquelles se trouve fixée une petite éponge ayant à peu près la grosseur d'un pois. On plonge la petite éponge dans une solution de nitrate d'argent (50 centigr. à 4 gr. sur 30 gr. d'eau) et on la porte dans le pharynx après avoir autant que possible abaissé la langue au moyen d'une spatule. C'est sur l'épiglotte qu'on s'arrête le plus longtemps, et l'on cherche à faire égoutter la solution de nitrate d'argent en pressant l'éponge contre cet organe. Il n'y a pas lieu de prémunir contre le danger de cautériser le larynx lui-même en pénétrant entre les cordes vocales, car il faut pour cela une forte inspiration, pendant laquelle l'épiglotte remonte fortement et que les enfants auxquels on a introduit l'éponge imbibée de solution de nitrate d'argent se garderont bien d'exécuter. Cette solution exerce positivement une influence favorable sur la muqueuse, avec laquelle elle est mise en contact, et dont les fausses membranes se détachent régulièrement au bout de vingt-quatre heures, souvent pour ne plus revenir. Cependant, dans le vrai croup fibrineux, je n'ai jamais vu la cautérisation de la muqueuse pharyngienne, ordinairement intacte, suivie d'un bon résultat. Outre la solution de nitrate d'argent, on a encore employé, en insufflations dans le pharynx, la poudre d'alun, le précipité rouge (1 partie sur 12 de sucre), le sulfate de cuivre et le calomel.

L'atmosphère qui entoure les enfants atteints de croup doit être pure et humide, effet qu'on obtient le mieux en aérant fréquemment et en faisant souvent évaporer de l'eau dans des vases plats.

Comme résumé de ce qui précède, je fais suivre ici les méthodes curatives des principales autorités médicales, sans garantir l'efficacité des remèdes proposés.

1° *Jurine.* — Dans la première période, émissions sanguines proportionnées sur le degré du mal et l'état des forces; après la première émission sanguine, de légers vomitifs que l'on continue à faible dose pendant la seconde période, celle de la dyspnée et des suffocations. Si le mal fait des progrès, appliquer en outre des sinapismes et des vésicatoires sur le cou, la poitrine, etc. Seconder ce traitement par l'inhalation de vapeurs émollientes. Donner également, dans la seconde période, des vomitifs à dose élevée et plus tard de forts expectorants, au besoin des antispasmodiques.

2° *Gœlis.* — Sangsues, calomel à haute dose, frictions avec de l'onguent mercuriel sur le cou et la poitrine; dans les intervalles du nitre; de bonne heure des vésicatoires, des vomitifs contre la dyspnée.

3° *Hufeland.* — Premièrement la mixture vomitive (3 centigr. de tartre stibié, 12 décigram. de poudre d'ipéca sur 75 gram. de solution). Des vapeurs chaudes, en outre du nitre et des lavements avec 1 cuillerée de vinaigre. Si, malgré cela, la dyspnée fait des progrès (ce qui malheureusement arrive régulièrement dans le croup fibrineux), donner du sulfate de cuivre à dose vomitive, ensuite le même sel à la dose de un centigramme et demi toutes les deux heures. Dès que les accès de suffocation font de nouveaux progrès, on rend le sel à haute dose; dès ce moment, on fait également des frictions mercurielles sur le cou et l'on applique des révulsifs.

4° *Luzsinsky.* — Aussitôt que le diagnostic est posé, application d'un vésicatoire ayant au moins les dimensions d'une pièce de 5 fr. sur la fourchette du sternum. A l'intérieur : solution de carbonate de potasse (4 gram. sur 120 gram. à faire prendre dans les 24 heures). Couvrir la surface du vésicatoire avec du papier épispastique et entretenir la suppuration le plus longtemps possible. Contre la dyspnée excessive de petites doses de morphine; après de violentes attaques de suffocation, cautérisation du pharynx avec une solution de nitrate d'argent.

Cette dernière méthode, sauf toutefois le vésicatoire, offre le grand avantage d'épargner aux enfants de nouveaux tourments ; c'est pourquoi elle mérite la préférence sur toutes. Si après avoir été souvent appliquée elle se montrait complétement inefficace, il serait cependant cruel d'en continuer l'emploi à l'avenir. L'inefficacité de tous les remèdes employés jusqu'à ce jour doit nous engager à essayer toujours de nouveaux moyens contre cette terrible maladie.

Quelques mots, pour terminer, sur la trachéotomie. L'idée de rendre le poumon accessible à l'air au moyen d'une ouverture pratiquée dans la trachée, lorsqu'un individu est sur le point d'étouffer par suite d'une occlusion du larynx, est très-ancienne, et, en ce qui concerne le croup, presque aussi ancienne même que la connaissance de cette maladie, car déjà Home en avait saisi l'indication en 1765. Depuis cette époque, l'opération a été plusieurs fois pratiquée, mais toujours sans succès, si bien que les concurrents au prix de 1807 n'ont pu citer qu'un seul cas favorable, dont cependant le diagnostic paraît avoir été douteux. Bretonneau remit l'opération en vogue en 1823, et depuis cette époque, elle est toujours pratiquée et soutenue par quelques médecins français. A cet égard, nous ferons cependant remarquer que la plupart de ces opérations ont été faites dans les hôpitaux d'enfants où régnait la diphthérie épidémique, que, par conséquent, on avait opéré des individus atteints d'une de ces formes du croup qui fournit un nombre assez notable de guérisons même sans trachéotomie. Trousseau a fait jusqu'en 1842, 119 fois cette opération, et obtenu, dans le nombre, 25 guérisons ; alors on établit en principe qu'il fallait opérer de bonne heure, et la proportion devint tellement favorable que, sur 24 opérations, on obtint 14 guérisons. D'après une autre statistique faite par Isambert, il y eut 47 guérisons sur 216 opérations, par conséquent 22 pour 100 de guérisons. Ce qu'il y a de fâcheux dans tout cela, c'est que les chirurgiens veulent qu'on opère de bonne heure, et que les médecins, et à plus forte raison les chirurgiens, ne sont même pas en état de distinguer pendant le premier et le second jour de la maladie la laryngite croupale de la laryngite catarrhale. En Allemagne, quelques voix isolées, entre autres celles de Roser et de Passavant s'élèvent, il est vrai, en faveur de l'opération, mais nos médecins les plus versés dans les maladies des enfants, et même la plupart de nos chirurgiens, n'exécutent pas la trachéotomie en cas de croup. En Angleterre on la rejette généralement, et, même en France, il semble qu'il y ait contre elle un commencement de réaction, puisque Boucher (*Gazette médicale*, 1858, n° 41) rapporte que, sur 1000 habitants de Paris, le nombre des cas de mort causés par le croup augmentait d'année en année, et n'avait jamais été aussi considérable que dans les dix dernières années 1848-1858). En 1853, il mourut deux fois plus d'enfants du croup qu'en 1837 et la moyenne annuelle des décès croupaux de 1847 à 1858 a été cinq fois plus forte que le chiffre des décès survenus en 1838, tandis que, d'après un calcul approximatif, il n'y avait pas cinq fois plus de cas de maladie. Il accuse directement le traitement local actuellement en usage, la cautérisation et la trachéotomie, d'avoir occasionné cette mortalité plus forte. La raison pour laquelle chez nous, en Allemagne et encore en Angleterre, l'opération trouve si peu de partisans, c'est que nous avons peu de malades atteints du croup diphthéritique, mais presque exclusivement des individus atteints de croup fibrineux.

L'opération en elle-même est loin de mettre directement la vie en danger, et d'après Trousseau elle s'exécute de la manière suivante :

On place l'enfant sur une table en ayant soin de lui mettre sous les épaules un coussin roulé, n'allant que jusqu'à la nuque, de façon à laisser la tête pencher en arrière et à faire saillir convenablement la trachée. On fait alors une incision longitudinale de 4 centimètres de longueur, commençant au niveau du cartilage cricoïde et se dirigeant directement en bas. Ensuite on applique sur les deux côtés des crochets mousses et l'on ménage autant que possible les veines en les faisant écarter avec les crochets. Une fois que la trachée est découverte, dans une étendue d'au moins 3 à 4 anneaux cartilagineux, qui se reconnaissent à leur blancheur et à leur résistance plus considérable, on fait tenir prêt un bistouri boutonné, le dilatateur et une canule double faite exprès en vue de la trachéotomie. On fait alors une ponction dans la trachée, on agrandit l'ouverture avec le bistouri boutonné et l'on en écarte les bords avec le dilatateur pour pouvoir enfin introduire la double canule. Dès qu'on s'est assuré que l'air passe par la canule on retire le dilatateur, on fixe la canule à l'aide de rubans et l'on remet sur son séant l'enfant qui, à l'instant même, recommence à respirer librement.

En fait d'accidents survenant pendant l'opération Trousseau mentionne avant tout l'*hémorrhagie*. Les hémorrhagies veineuses sont arrêtées simplement par la compression digitale et cessent aussitôt que la canule est introduite ; quant aux hémorrhagies artérielles, il faut naturellement les arrêter par la ligature. Le danger de la pénétration du sang dans la plaie de la trachée paraît du reste avoir été un peu exagéré ; car chez les individus atteints d'hémoptysie il séjourne bien également de grandes quantités de sang dans la trachée et les bronches sans provoquer d'accès de suffocation bien prononcés.

La *syncope* survient très-souvent après l'opération ; elle est due au trouble produit dans la circulation cérébrale par suite du retour brusque de la respiration. Trousseau l'a vue un jour se prolonger pendant une heure entière, mais jamais se terminer par la mort.

Si à la fin de l'opération la respiration ne se rétablit pas, c'est que la canule est bouchée par des caillots de sang ou des pseudo-membranes qu'il faut avoir soin de retirer avec des pinces appropriées.

Dans le traitement consécutif il faut diriger toute son attention sur la canule. On couvre la plaie avec un morceau de taffetas ciré percé au milieu d'un trou pour recevoir la canule, on introduit une seconde canule dans la première pour n'avoir pas à déranger l'appareil lorsqu'il s'agit de nettoyer

la plaie ou de renouveler le pansement, et l'on entoure le cou d'une toile
légère afin que l'air ne soit pas mis directement en contact avec la muqueuse de la trachée et ne pénètre dans les voies aériennes que purifié de
la poussière qui se dépose dans la toile. Toutes les trois ou quatre heures
il faut retirer la canule interne pour la nettoyer. Une seule fois Trousseau
a pu définitivement retirer la canule dès le quatrième jour, quelquefois le
sixième ou le huitième, ordinairement entre le dixième et le treizième,
une fois le quarante-deuxième et enfin une fois le trente-troisième jour.

Les enfants boivent et mangent sans difficulté immédiatement après
l'opération. Mais quatre à cinq jours après il se produit une toux spasmodique toutes les fois que les enfants veulent boire, et une partie des
liquides est chassée par la canule, ce qui prouve que l'épiglotte ne fonctionne pas aussi parfaitement qu'à l'état de santé. Cet état dure une à deux
semaines et cesse ensuite spontanément. En cas de suffocation plus forte
Trousseau défend tout aliment liquide.

Ainsi se trouve terminé ce que nous avions à dire de l'exécution de la
plus ingrate des opérations. Pour ma part, je n'y insiste jamais, mais
je me borne à ne pas m'y opposer lorsqu'elle est réclamée par d'autres
confrères, ou mieux encore par les parents eux-mêmes.

Si nous admettons que tous les enfants opérés aient eu le vrai croup,
la proportion des guérisons (22 pour 100) n'en reste pas moins énormément défavorable, d'autant plus que les enfants opérés avaient pour la plupart la forme la plus légère, le croup diphthéritique. Si nous songeons en
outre que la grande majorité des praticiens experimentés rejettent complétement la trachéotomie dans le croup, et que nous avons quelque raison
de considérer cette affection comme une maladie générale localisée sur
le larynx, nous ne pouvons que déconseiller cette opération et nous ter-
minons par ces paroles de Gœlis : « ad tracheotomiam, omnium reme-
» diorum incertissimum, confugere res ardua est ; parentes abhorrent,
» aversantur agnati et periclitatur medici fama, quem, infausta si fuerit
» operatio ac votis illudens, lacrymis multis velut homicidam prolis
» amatæ detestantur parentes ».

2° Pseudo-croup. Laryngite catarrhale.

Lorsqu'un adulte contracte un catarrhe du larynx, il devient enroué,
est pris de chatouillements et de grattements dans le larynx et tousse ;
mais ordinairement il n'y a ni dyspnée ni accès de suffocation. Mais qu'un
enfant soit pris d'un simple gonflement catarrhal de la muqueuse laryngienne, et l'on verra se produire immédiatement les troubles respiratoires
les plus violents, troubles qui ont leur raison d'être dans l'étroitesse de la
glotte chez les enfants. Dans le larynx de l'enfant, le rapport entre le gonflement de la muqueuse et la largeur de la glotte paraît différer de celui
qui existe chez l'adulte. Tandis que la glotte de ce dernier supporte encore
un certain degré d'infiltration catarrhale sans qu'il en résulte une dyspnée

bien prononcée il n'en est plus de même chez les enfants qui souvent, lorsqu'ils sont à peine enroués, sont pris subitement d'accès de suffocation et se trouvent momentanément dans un état qui offre la plus frappante analogie avec le vrai croup, le croup fibrineux.

Symptômes. — Les enfants ont un catarrhe très-simple du nez ou des bronches ou de l'un et de l'autre appareil, ils conservent leur gaieté pendant toute la journée, mangent de bon appétit et se trouvent dans un état complétement normal sauf quelques éternuments et quelques accès de toux. Ils s'endorment à l'heure ordinaire, toussent peut-être un peu pendant le sommeil ou ronflent d'une manière inaccoutumée; puis, tout à coup, ils se réveillent avec tous les symptômes d'un accès de croup. Toux croupale, enrouement complet, respiration croupale, violent accès de suffocation, rien ne manque au tableau que personne au monde ne saurait distinguer de celui du croup véritable. D'ailleurs, même angoisse, même oppression, l'enfant se redresse, la face rougit et le pouls devient très-rapide. Après une durée d'une ou tout au plus de deux heures, le tableau change, les symptômes diminuent, la respiration et la voix deviennent presque normales, l'enfant se recouche, demande à boire et se rendort; puis vient une transpiration générale. Le médecin, qui souvent n'accourt qu'à ce moment trouve un enfant tout à fait sain, endormi, ayant la respiration et la circulation normales et qui se réveille très-fâché d'être de nouveau dérangé dans son sommeil. Il est rare que deux ou plusieurs accès se suivent dans la même nuit. Souvent un accès de cette nature reste complétement isolé; mais ordinairement il se répète les nuits suivantes et peut même revenir après avoir manqué pendant plusieurs jours et même des semaines entières. Après l'accès il reste ordinairement un peu d'enrouement, une toux aboyante et une respiration ronflante pendant le sommeil, la température de la peau peut bien être un peu augmentée au front et aux mains, mais une vraie fièvre avec malaise général et abattement notable ne s'observe guère. Les enfants demandent à quitter le lit et consomment leurs repas, quoiqu'avec un peu moins d'appétit que de coutume. Un fait singulier, c'est que des accès de ce genre n'arrivent jamais le jour, ce qui s'explique, sans doute par la sensibilité plus grande du larynx contre l'accumulation des mucosités. Ces dernières, aussitôt qu'elles sont réunies en quantité un peu forte, font naître un besoin de tousser et sont chassées en temps opportun dans le pharynx, tandis que pendant la nuit elles séjournent plus longtemps au même endroit et finissent par provoquer de violents phénomènes réflexes.

La durée de toute la maladie est de trois à huit jours. La terminaison ordinaire, presque constante, est la guérison; mais il arrive aussi quelques cas dans lesquels les enfants présentent pendant plusieurs jours de suite des signes manifestes de laryngite catarrhale qui finit par se transformer en croup véritable avec aggravation progressive de l'état général, et se termine alors le plus souvent par la mort. A l'autopsie on ne trouve ordinairement pas de fausses membranes dans ces sortes de cas, mais simplement une tuméfaction considérable, une rougeur partielle de la muqueuse du larynx et un enduit épais et visqueux de mucus sur cette dernière comme aussi sur celle de la trachée et du pharynx.

Le pseudo-croup est fort sujet à récidiver, ainsi que cela ressort d'ailleurs des nombreux récits faits par des individus adultes qui prétendent avoir eu, étant jeunes, six ou huit attaques de croup. Le plus souvent la maladie attaque les enfants qui sont en voie de faire leurs dernières molaires, sans cependant épargner complétement les enfants plus âgés; chez les enfants qui souffrent encore du percement des incisives on observe au contraire, plus fréquemment la forme spasmodique de l'affection laryngée, sans aucune espèce de catarrhe. Du reste il y a aussi des formes de transition pour lesquelles il est difficile de décider si l'on ne se trouve pas en présence d'un simple spasme de la glotte. Il n'y a que l'enrouement de la voix et le son croupal de la toux dans les intervalles qui fixent le diagnostic de l'une ou de l'autre forme, ces symptômes ne se présentant jamais dans le simple spasme glottique. Ce sont également les intervalles qui seuls distinguent le pseudo-croup du vrai croup. Tandis que dans le premier la voix est bien un peu enrouée et la toux un peu croupale pendant le jour, la fièvre et l'état général n'inspirent cependant jamais de l'inquiétude, les enfants se lèvent, sont gais, s'occupent de leurs jouets et prennent quelque nourriture. Dans le vrai croup, le contraire de tout cela arrive et les symptômes du larynx sont ici toujours beaucoup plus prononcés.

Traitement. — Même dans ses formes les plus légères le pseudo-croup ne doit jamais être négligé ; car il présente des transitions insensibles au croup vrai, après la fin mortelle duquel on accuse la moindre négligence dans le soin de combattre le premier enrouement, d'avoir occasionné la mort. On entourera donc les enfants d'une température toujours égale, on leur enveloppera le cou et on les soumettra au régime du lait et des simples potages. Les compresses humides sur le cou, si elles sont appliquées d'une manière convenable et avec les soins nécessaires, agissent d'une manière très-favorable. Mais il faut pour cela que la cravate humide ait peu de largeur, qu'elle soit couverte d'une feuille de taffetas en gutta-percha et qu'avec un mouchoir sec et plus large elle soit fixée au cou de telle manière que l'eau de la compresse ne s'évapore pas trop rapidement et n'entraîne par conséquent pas un refroissement partiel du cou qui ne ferait qu'augmenter l'enrouement. Ce danger et la conviction que la cravate humide n'est pas absolument indispensable m'ont engagé à la supprimer partout où l'enfant n'est pas confié à une garde-malade intelligente. Pour l'usage interne je fais prendre ordinairement une solution de carbonate de potasse (50 centigr. à 1 gram. sur 120 grammes d'eau) et je fais boire les enfants autant que possible, l'expérience ayant appris qu'une augmentation de la diaphorèse et de la diurèse est suivie d'une diminution de la sécrétion catarrhale de la muqueuse respiratoire. Rarement on se verra dans le cas d'administrer des vomitifs.

                    DEUXIÈME PARTIE.

3° Névroses du larynx.

Des troubles de la motilité des muscles du larynx s'observent assez
fréquemment dans la première enfance et même exclusivement à cet âge.
On observe les deux formes, le spasme et la paralysie ; mais le premier
est beaucoup plus fréquent que la dernière. Faisons d'abord la réserve
qu'il faut exclure toutes les affections du larynx dans lesquelles on peut
constater un symptôme quelconque de modification matérielle de la muqueuse ; car comme dans ces cas il y a toujours altération des muscles du
larynx, et qu'il se produit des modifications dans la voix, dans la respiration et dans la toux, il faudrait, sans cette exclusion, ranger parmi les
névroses toutes les maladies du larynx qui existent. A raison du peu d'importance des anomalies qu'une muqueuse pathologiquement altérée présente sur le cadavre il est dans certains cas difficile de savoir si la mort a
été le résultat d'une névrose pure ou d'une tuméfaction de la muqueuse,
d'un œdème de la glotte.

a. Spasme de la glotte.

Il est hors de doute que la glotte peut se contracter spasmodiquement.
Cela peut se démontrer expérimentalement par des vivisections et anatomiquement par les points d'insertion des muscles de la glotte. Les muscles
qui entrent en jeu dans ces cas et qui sont tous innervés par le nerf récurrent sont : 1° les muscles thyréo-aryténoïdiens ; 2° les muscles crico-
aryténoïdiens latéraux ; 3° le muscle aryténoïdien transverse.

On peut distinguer une forme aiguë et une forme chronique. Il y a des
spasmes de la glotte dans lesquels la mort par suffocation survient déjà
au bout de très-peu d'accès, d'autres qui se prolongent pendant des mois
et peuvent récidiver après des intervalles plus ou moins longs. Les auteurs
du dernier siècle et du commencement du siècle actuel ne rapportent pas
d'observations bien précises et expriment des opinions bien différentes
sur cet état ; aussi ils ont inventé une foule de noms qui, empruntés pour
la plupart à des conditions étiologiques, ont entraîné une confusion extrême
dans l'esprit des médecins qui ne cherchaient pas leurs convictions dans
les résultats de leurs propres investigations. Ainsi il y avait un asthme aigu
et chronique de Millar, dont les symptômes étaient cependant plutôt
ceux de notre pseudo-croup que ceux du spasme vrai de la glotte, un
asthme thymique de Kop, un *asthma dentientium*, un *asthma thymico-
cyanoticum*, une *suffocatio stridula*, une angine striduleuse, une *apnoea
infantum*, une *catalepsis pulmonum* (Hufeland), un *laryngismus stridulus*,
un *phrenoglottismus, laryngospasmus infantilis, tetanus apnoicus infantum*, et enfin un croup cérébral, nom sous lequel les Anglais, notamment
Clarke, entendaient un croup après lequel on trouvait à l'autopsie le larynx
libre et qu'on faisait dépendre d'une affection cérébrale, dont, à vrai dire,
l'existence n'a jamais été démontrée.

Symptômes. — Les traits généraux du tableau qu'offre cette affection sont les suivants : un enfant complétement sain et rempli d'embonpoint est pris subitement, et ordinairement pendant la dentition, d'un accès de suffocation. Tout à coup la face s'injecte, la tête se récline en arrière, la bouche, sans proférer un son, s'ouvre légèrement ou fait des mouvements comme pour happer un objet, les extrémités sont roides ou pendent le long du corps, quelquefois aussi l'enfant saisit son cou comme s'il voulait arracher un objet qui l'étrangle. Enfin, après une lutte très-pénible d'une demi-minute ou d'une minute, l'enfant fait quelques inspirations courtes, saccadées et sifflantes, sans expirations intermédiaires, puis tout l'accès est terminé et la respiration normale recommence par une inspiration prolongée et sifflante, ou bien il se produit un nouvel accès de suffocation avec interruption complète des mouvements respiratoires. Cette scène peut se répéter coup sur coup plusieurs fois de suite, si bien que l'enfant ne revient complétement à lui qu'au bout de quelques minutes. Les accès se présentent aussi souvent la nuit que le jour et se répètent, dans l'espace de vingt-quatre heures, de deux jusqu'à quarante fois ; ce sont surtout les inspirations profondes qui le provoquent. Quand la maladie dure depuis un certain temps, des convulsions générales s'ajoutent aux spasmes de la glotte ; c'est ce qui a été appelé par quelques auteurs la seconde période.

Si nous analysons d'une manière plus précise les différents symptômes, nous sommes forcé de les diviser en deux groupes : 1° symptômes pendant l'accès ; 2° symptômes entre les accès.

1° Ce qu'il y a de plus caractéristique, c'est le son qui accompagne les premières inspirations après la suffocation. C'est un cri strident, sifflant, une espèce de croassement (*crowing inspiration*, des Anglais) que l'on imite assez bien en faisant une inspiration prolongée avec la glotte presque fermée et en cherchant à prononcer en même temps la lettre *i*. Quelquefois l'apnée est aussi précédée de quelques inspirations de cette nature, mais dans la plupart des cas l'accès se produit d'une façon tellement brusque, que l'enfant n'a même plus le temps de faire une inspiration pareille et qu'il happe l'air sans proférer un son et comme étranglé ; en même temps la face devient violette et il récline la tête en arrière pour dilater autant que possible la glotte. Immédiatement après l'accès la respiration est superficielle et anxieuse ; mais bientôt elle redevient complétement normale et n'est pas accompagnée de ce bruit de sifflement qu'on entend dans la respiration croupale.

Un fait important pour le pronostic, c'est la complication des convulsions générales venant s'ajouter aux spasmes de la glotte (seconde période). Les pouces sont alors infléchis dans la main, les avant-bras sont dans une forte pronation, et tous les adducteurs des extrémités supérieures entrent dans une contraction spasmodique. Par contre, les pieds sont fortement étendus, le grand orteil est dans l'abduction et attiré en haut. Les muscles de la face sont agités de mouvements convulsifs et le dos devient creux. La température des extrémités est plutôt diminuée qu'augmentée. Ces spasmes généraux dépendent évidemment de celui de la glotte; car ils apparaissent et disparaissent avec lui.

Pendant l'accès, la face, naturellement, rougit et devient même cyanosée. Les globes de l'œil congestionnés deviennent fixes et sortent de leur orbite, la langue devient violacée, les veines du cou enflent et la face exprime une angoisse extrême. Pendant l'accès lui-même il est difficile de compter le pouls ou d'ausculter le cœur; ce serait d'ailleurs se montrer très-indifférent et, par conséquent, commettre un acte très-blâmable que de perdre son temps, au moment du plus énorme danger, à faire une investigation de ce genre. Quelques minutes plus tard le pouls est encore manifestement dépourvu de rhythme et d'une ampleur inégale. Souvent les selles, plus rarement les urines, partent pendant l'accès.

2° Les symptômes entre les accès diffèrent selon la violence et la durée de ces derniers. La plupart des enfants sont abattus et maussades dans les intervalles; ce n'est que dans les cas légers qu'ils retrouvent leur complet appétit et un sommeil tranquille pendant ces intervalles; le plus souvent, surtout quand les spasmes sont intenses et se suivent avec rapidité, les enfants maigrissent, ont de la fièvre et perdent l'appétit.

Durée, marche, pronostic.—La durée de cette maladie ne peut être exprimée en chiffres. Quelquefois le premier accès suffit déjà pour tuer l'enfant, de sorte que dans l'espace de quelques secondes un enfant tout à l'heure frais et bien portant est frappé mortellement. Dans d'autres cas, pas très-nombreux, les enfants ont pendant bien des mois, aussi souvent qu'une dent vient à percer, une inspiration par moments croassante ou sifflante, sans que cependant l'occlusion de la glotte devienne parfaite; mais au bout de quelques secondes la respiration normale se rétablit. Mais dans la plupart des cas la marche de l'affection a un caractère plus régulier, et l'on observe une période d'augment, d'état et de déclin. Au commencement les accès sont plus rares, ils se répètent tous les huit ou quinze jours, plus tard ils deviennent plus fréquents, finissent par se montrer plusieurs fois par jour et augmentent d'intensité. Jusqu'à ce que cette période d'état soit atteinte, il se passe ordinairement de quatre à six septénaires. Alors les enfants peuvent succomber dans un accès ou bien après huit ou quinze jours de durée de cette période ils sont pris de fièvre, maigrissent, et il s'y ajoute parfois une pneumonie lobulaire ou un catarrhe intestinal profus, conduisant également à la mort. La guérison est malheureusement la terminaison la moins fréquente, et n'arrive que très-rarement quand une fois la maladie a dépassé un certain degré de violence. Dans les cas favorables, les accès se répètent moins souvent et finissent par cesser complétement. Mais les enfants restent fort en retard pour leur développement, sont toujours pâles, rachitiques et prédisposés aux récidives, qui cependant prennent alors rarement une issue défavorable. Sur quinze cas que j'ai notés j'en ai vu mourir huit. Barthez et Rilliet ont observé une guérison sur neuf cas, Hérard une sur sept. En général on peut admettre que ces chiffres indiquent cependant une mortalité trop considérable, attendu qu'on ne conserve que le souvenir des cas graves et de ceux dans lesquels on a observé soi-même les accès qu'on a souvent été appelé à combattre, tandis qu'on laisse passer plus facilement inaperçues les formes plus légères qui occasionnent peu de peine au médecin et moins de soucis aux parents.

Le pronostic dépend de l'intensité et de la fréquence des accès, des complications et de l'état de la nutrition de l'enfant. Les enfants qui guérissent le plus souvent sont les enfants élevés au sein, ceux qui guérissent le plus rarement, les enfants maigres, disposés à l'atrophie. Plus le craniotabes, dont le rapport avec le spasme de la glotte sera plus longuement développé dans le paragraphe de l'étiologie, est prononcé et étendu, plus le pronostic devient défavorable.

Étiologie. — Il faut que nous établissions une distinction entre les causes qui provoquent ou favorisent les différents accès et entre les causes générales qui prédisposent à la maladie dans son ensemble.

Parmi les premières, ou *causes momentanées,* il faut compter la frayeur. Un bruit fort et subit suffit pour provoquer un spasme de la glotte. Ce dernier peut aussi être occasionné par l'abaissement de la langue en vue d'examiner la cavité buccale, par des mouvements de déglutition, la toux et les cris. Mais il faut avoir soin de bien distinguer du spasme de la glotte, déterminé par les cris, ces manques de respiration que des enfants très-irascibles et déjà un peu plus âgés, ayant par exemple de deux à quatre ans, peuvent faire naître *volontairement.* Il y a bien des enfants gâtés, mal élevés, qui, à la moindre contrariété, poussent des cris furieux, et font alors des efforts si violents que momentanément ils se trouvent privés d'air, deviennent rouges et même bleus, et recommencent ensuite de nouveau leurs cris par une inspiration sifflante. Ce genre de suffocation volontaire n'a absolument rien de dangereux, et il n'y a pas lieu de satisfaire les caprices de ces enfants pour empêcher le retour d'un état pareil. Le remède psychologique le plus expéditif contre ces accès est de projeter sur la face de l'enfant en une seule fois tout le contenu d'un verre d'eau.

Une fois que la maladie est arrivée à son summum d'intensité, il ne faut plus aux accès de causes prochaines pour éclater. Ils surviennent au milieu du sommeil le plus tranquille, quand le plus grand calme règne autour de l'enfant, à n'importe quel moment, et sans aucune cause particulière.

L'analyse des *causes générales* nous révèle des faits très-singuliers. Avant tout, le spasme de la glotte se distingue, *quant au sexe,* par cette particularité qu'il atteint beaucoup plus souvent les garçons que les filles; làdessus presque tous les auteurs sont d'accord. Sur les quinze malades observés par moi, il y avait onze garçons, de sorte que le larynx de l'homme semblerait se distinguer de celui de la femme dès le plus jeune âge, sinon par la forme, au moins par l'activité physiologique.

L'*âge* auquel la maladie se développe est compris entre six mois et trois ans, c'est-à-dire qu'elle se montre avec le percement de la première dent et disparaît avec celui de la dernière. Pendant le percement des dents incisives, par conséquent dans la première année, elle se présente bien plus fréquemment que pendant l'évolution des canines et des molaires. Une pensée qui se présente naturellement à l'esprit, c'est d'admettre une transmission directe de la maladie sur le larynx par la muqueuse buccale rougie et tuméfiée sous l'influence de la dentition. Mais il faudrait alors que le spasme de la glotte se développât le plus sûrement dans les cas où les souffrances locales de la dentition sont le plus prononcées, ce qui, d'après mes observations, est loin d'avoir lieu. Chez la plupart de ces enfants, je n'ai pas trouvé la cavité buccale bien rouge, ni une sécrétion bien abondante dans l'intérieur de la bouche.

Une condition intéressante c'est l'hérédité. Il y a des familles dans lesquelles tous les enfants sont plus ou moins atteints de cette affection, et Powell rapporte même, que sur treize enfants issus des mêmes parents, un seul en était resté épargné. Autant que j'ai pu m'en assurer, les mères des enfants traités par moi étaient toutes d'un naturel assez excitable, et se trouvaient empêchées par de nombreux symptômes d'hystérie de donner des soins convenables à leurs enfants.

Le rapport entre le craniotabes et le spasme de la glotte a été reconnu à l'évidence par Elsaesser, à qui la science doit la découverte de la première de ces deux maladies, appelée aussi occiput mou. Ce ne sont pas la mollesse et la dépressibilité de l'occiput, mais les conséquences de cet état que l'on doit considérer comme les causes déterminantes de l'affection qui nous occupe, les méninges étant par là mises dans un état de congestion anormale ; de véritables exsudations plastiques ne se rencontrent pas chez les enfants morts de cette affection. La découverte d'Elsuesser a été postérieurement confirmée par beaucoup d'autres auteurs, surtout par Lederer, et l'on connaît même quelquescas dans lesquels on pouvait, à volonté, provoquer un spasme de la glotte, en exerçant une pression sur les endroits ramollis de l'occiput rachitique. Sans nous permettre d'élever un doute sur la réalité de cette cause mécanique, nous ne pouvons la considérer que comme un fait exceptionnel ; car si elle était plus générale il faudrait que l'accès se présentât plus souvent pendant le sommeil, quand les enfants sont couchés sur l'occiput, qu'à l'état de veille, pendant lequel on les porte généralement assis sur les bras. Or, c'est précisément le contraire qui arrive. Les hyperémies du cerveau et de ses membranes, sur lesquelles Elsaesser insiste d'une manière toute particulière, sont probablement bien plutôt la conséquence que la cause de l'affection et s'il est permis de tirer une conclusion sur l'essence d'une maladie d'après l'effet des remèdes, il n'y a aucun lien de causalité entre ces hyperémies et les convulsions, parce que sans cela on pourrait faire disparaître ou au moins diminuer ces dernières par des émissions sanguines locales et des dérivations sur le canal intestinal, ce qui, d'après ce que l'on sait, ne peut être obtenu par ces moyens. Nous devons donc nous borner à constater le fait de la coïncidence, si éminemment fréquente entre les spasmes de la glotte et le craniotabes, tout en réservant à des recherches physiologiques et anatomo-pathologiques ultérieures la découverte du lien intime qui unit entre elles ces deux affections.

Les *troubles digestifs* peuvent également provoquer le spasme de la glotte, ce qui ressort déjà de ce fait qu'un régime rationnel, le soin de refuser à l'enfant tout aliment difficile à digérer, est suivi d'une amélioration sensible et rapide, tandis qu'aucun traitement ne peut produire de l'effet, tant que les digestions sont troublées, tant qu'il y a de la flatulence et de la diarrhée. Les enfants élevés au sein contractent bien rarement cette maladie et parmi ceux que l'on élève artificiellement, les plus exposés sont ceux qui ne supportent pas convenablement leur régime habituel. Je n'ai pas pu constater à Munich, comme Rilliet l'a constaté à Genève, que les enfants des personnes aisées restent complétement épargnés. Il est très-vrai que les enfants des pauvres contractent la maladie infiniment plus souvent que ceux des riches; mais qu'on se souvienne aussi que dans toutes les villes la proportion des premiers est infiniment plus grande que celle des derniers.

Enfin, Kopp, et après lui un grand nombre de médecins ont voulu voir dans le thymus la cause déterminante et même l'unique cause de cette maladie, de sorte que la dénomination d'asthme thymique de Kopp est aujourd'hui encore assez souvent employée par les vieux médecins. Les recherches anatomiques ont mis à néant cette théorie. Trop souvent, on a trouvé un grand thymus dans les cadavres d'enfants qui avaient succombé à de tout autres maladies et n'avaient jamais été atteints de spasme de la glotte, et, réciproquement, on a rencontré dans des cas où ce spasme avait été la cause de la mort un thymus normal, même atrophié. Il y a donc lieu d'abandonner complétement cette dénomination d'asthme thymique.

Anatomie pathologique. — Pour ce qui concerne le larynx lui-même, les données nécroscopiques sont régulièrement négatives. L'examen anatomique confirme donc également la nature spasmodique de l'affection. Les autres lésions ne sont pas constantes et n'ont par conséquent rien de caractéristique. Le plus souvent on trouve le rachitisme, surtout prononcé à l'occiput et aux côtes. Le thymus est tantôt volumineux, tantôt petit, tantôt en voie de résorption complète. Dans l'intestin, on trouve quelquefois une tuméfaction des follicules isolés, dans les bronches des traces de catarrhe, dans les poumons quelquefois une tuberculose. Ce sont les ganglions bronchiques qui, dans ce dernier cas, sont surtout transformés en grands tubercules caséeux. L'épaississement et l'injection des méninges constituent une lésion assez commune. Les nerfs pneumogastriques ont été trouvés durs par les uns et mous par les autres.

Traitement. — a. *Prophylaxie.* — Si dans une famille un ou plusieurs enfants ont déjà succombé au spasme de la glotte, les parents vivent naturellement dans une inquiétude continuelle et parfaitement justifiée pour leurs autres enfants, qu'ils craignent de perdre également à l'époque de la dentition. Aussi ils se déclarent prêts à n'importe quel sacrifice pour éviter ce malheur. Dans ces conditions, on a conseillé surtout de faire respirer l'air de la campagne, mesure contre laquelle il y a cependant à objecter que l'air frais ne peut profiter à l'enfant que pendant les mois d'été, pendant lesquels on peut réellement le laisser séjourner dehors ; que, d'un autre côté, la mère ne se sépare dans ces cas qu'à regret de son médecin habituel, et qu'enfin le séjour à la campagne n'offre absolument aucune garantie positive contre l'invasion du spasme glottique. Moi-même, j'ai été deux fois appelé à la campagne auprès d'enfants qui y étaient venus au monde, n'étaient jamais venus en ville, et qui cependant avaient été atteints de spasmes de la glotte des plus intenses. Il me paraît donc plus rationnel de laisser les enfants dans la maison paternelle, sous la surveillance du médecin, et de recommander seulement qu'on fasse en sorte de leur procurer la jouissance prolongée de l'air libre dans un jardin rapproché. Ces enfants doivent être maintenus au sein de leur mère le plus longtemps possible, et au moins jusqu'après le percement des six premières dents incisives. Pour prévenir le développement du rachitisme crânien, qui le plus souvent entraîne le laryngisme, on a soin de faire bien aérer l'appartement, de maintenir la tête fraîche, de la faire lotionner avec de l'eau froide et de prescrire en outre des bains aromatiques. S'il survient des troubles digestifs, on cherche à les faire disparaître le plus rapidement possible par de petites doses de carbonates alcalins auxquelles on peut ajouter un peu de rhubarbe en cas de constipation.

b. *Traitement de l'accès.* — Dans le court espace d'une minute le choix des remèdes à employer est naturellement fort restreint, et l'on ne conçoit pas que certains auteurs aient pu conseiller de traiter l'*accès* par des sinapismes, des vomitifs, des lavements de différentes espèces, voire même des bains chauds, si l'on songe que pour préparer tous ces remèdes il faut toujours un temps plus long que la durée même de l'accès. La première chose à faire est toujours de relever l'enfant pour donner au larynx une position aussi favorable que possible, en faisant pencher la tête en arrière, et d'enlever rapidement tout vêtement qui serre la poitrine. Dans les cas peu nombreux où j'ai moi-même assisté à un accès, j'introduisais l'index dans la bouche jusqu'à la paroi postérieure du pharynx, je relevais l'épiglotte avec la pointe du doigt et je touchais les cordes vocales elles-mêmes, ce qui était suivi immédiatement de fortes nausées et ensuite de l'inspiration bruyante déjà citée. Les personnes étrangères à notre art ne peuvent pas exécuter cette manœuvre et je me contente de leur montrer comment, par la pression du doigt sur la racine de la langue, on peut constamment faire naître des efforts pour vomir. La production de ces efforts est le seul moyen exempt de danger pour abréger l'accès. Les affusions d'eau froide et les balancements violents dans l'air, moyen que les gardes-malades aiment surtout à employer, ne m'ont jamais donné

de résultats bien positifs; le chloroforme est vivement conseillé par quelques médecins, surtout par Cox et Smage, mais j'hésiterais, pour ma
part, à en confier l'emploi à des individus étrangers à la médecine. La
trachéotomie, qu'on a également proposée comme dernière indication
vitale, n'a sans doute jamais été exécutée parce que l'on n'a pas le temps
nécessaire pour recourir à ce moyen.

c. *Traitement causal.* — Pour combattre la maladie confirmée on a conseillé un si grand nombre de remèdes que cette multiplicité suffit déjà
pour nous inspirer de la méfiance. Le remède le plus en faveur est toujours l'oxyde de zinc à la dose de 10 à 50 centigrammes par jour, ensuite
le nitrate d'argent (7 milligrammes à 2 1/2 centigrammes par jour), le sulfate de cuivre ammoniacal, l'asa fœtida, la teinture de musc, l'eau distillée d'amandes amères, la belladone, la jusquiame, l'opium, la teinture
de hachisch (5 gouttes d'heure en heure), le calomel à petites doses. Tous
ces remèdes sont incertains et n'ont absolument pas de vertu spécifique, la
plupart des enfants succombant malheureusement quel que soit le traitement employé. Un remède qui arrête sûrement le rachitisme c'est l'huile
de foie de morue brute, à saveur rance et à odeur très-pénétrante, et si l'on
se rappelle bien la coïncidence si fréquente entre le rachitisme crânien et
le spasme de la glotte, c'est bien à ce médicament que nous devons accorder
plutôt qu'à tout autre le titre de remède rationnel. Et, en effet, j'ai déjà
vu guérir trois enfants qui étaient soumis simplement à l'usage de l'huile
de foie de morue; il est fâcheux toutefois que très-souvent l'estomac ne
la tolère pas et qu'elle occasionne un embarras gastrique et des vomissements, accidents qui nous forcent alors d'y renoncer.

Les scarifications des gencives, fort en honneur chez les Anglais, ont
trouvé parmi nous peu de partisans. Je les ai pratiquées énergiquement,
mais sans aucun résultat, chez un seul enfant, dont la septième et la huitième dents incisives étaient très-près de percer. Les accès se répétèrent
de plus en plus souvent, devinrent plus intenses, et l'enfant succomba,
quoique la gencive tuméfiée fût complétement retranchée et que les bords
tranchants des dents fussent très-apparents.

Dans ces derniers temps, j'ai maintenu deux enfants, soumis d'ailleurs
à l'usage de l'huile de foie de morue, constamment dans une atmosphère
légèrement imprégnée de camphre, en leur faisant porter un petit morceau de camphre cousu dans un petit sachet de toile, suspendu au cou.
Les deux enfants guérirent; cette atmosphère de camphre a-t-elle con-
tribué à la guérison, c'est ce que l'emploi répété du remède pourra seul
nous apprendre.

b. — Paralysie de la glotte.

La paralysie de la glotte est une maladie rare (1), ce qui à la vérité
doit paraître singulier, si l'on songe aux nombreuses tumeurs qui se pré-

____

(1) Voyez, pour la paralysie de la glotte chez les adultes, le *Traité de pathologie* de
Niemeyer (traduit sur la 7e édition allemande).   (LES TRADUCTEURS.)

sentent au cou, tumeurs qui pourraient exercer une pression sur le nerf vague et le récurrent, et par cela même déterminer une paralysie des muscles du larynx. Dans les vivisections on n'observe, après la division des nerfs récurrents, ni une dilatation de la glotte pendant l'inspiration ni un rétrécissement de cette ouverture pendant l'expiration ; ce n'est que pendant les inspirations profondes qu'elle se rétrécit ou se ferme mécaniquement, le courant d'air attiré avec plus de force donnant alors à ses igaments lâches la forme de deux segments de sphère, dont il rapproche ainsi les bords, qui peuvent même venir à se toucher. La paralysie de la glotte, d'origine centrale, s'observe chez la plupart des mourants, et peut même exister dans quelques cas très-rares, plus ou moins longtemps avant la mort, par exemple en cas de tumeurs, de grands tubercules ou de cancers à la base du cerveau. La paralysie périphérique de la glotte résulte d'une pression sur la portion cervicale des nerfs vagues ou des récurrents, qui, d'après les travaux concordants de Volkmann, Longet, etc., déterminent seuls et la dilatation et la fermeture de la glotte. Cette pression est ordinairement exercée par un agrandissement scrofuleux des ganglions lymphatiques situés le long du pneumogastrique ou nerf vague, ganglions dans lesquels on a trouvé parfois, à l'autopsie, ce nerf ou le récurrent complétement englobé, comprimé, aminci ou aplati. Ce n'est que de cette manière que l'on s'explique les énormes troubles respiratoires qui se produisent quelquefois chez les enfants scrofuleux, chez lesquels le gonflement ganglionnaire peut être tellement insignifiant qu'il n'y a même pas à songer à une dyspnée provoquée directement par la pression des ganglions sur la trachée ou le larynx.

Symptômes. — Le symptôme principal est une difficulté continue de la respiration, un râlement, qui, à chaque inspiration profonde, provoquée par des cris, des éclats de rire, des efforts, dégénère en paroxysmes de toux.

Le bruit respiratoire est aussi fort que celui du croup, mais se distingue de la respiration croupale par le son moins strident, plutôt râlant, en outre, la dyspnée, beaucoup moindre et très-insignifiante d'habitude, ne devient bien prononcée que pendant la toux et peut alors s'exaspérer jusqu'à l'orthopnée. Cet état est toujours chronique et, s'il n'y a pas accidentellement d'autres affections, exempt de fièvre. La voix est rauque, enrouée, ou il existe même une aphonie complète.

La durée de l'affection ne peut être déterminée ; une fois je l'ai vue disparaître spontanément, bien que les paquets glandulaires, visibles extérieurement, augmentassent d'épaisseur, et qu'il fallût, par conséquent, supposer un ramollissement ou une résorption dans la profondeur. Le pronostic est ordinairement défavorable, et bientôt il se développe une bronchite étendue, souvent aussi une tuberculose pulmonaire, à laquelle les enfants succombent en peu de temps.

Traitement. — La scrofulose étant presque régulièrement le fond de la maladie, il y a indication urgente d'instituer un traitement antiscrofuleux

L'huile de foie de morue est sans contredit le meilleur remède contre cet état ; localement, un badigeonnage à la teinture d'iode, répété deux à trois fois par semaine, est le moyen qui diminue le plus promptement le volume des glandes. Si l'on ne parvient pas de cette manière à faire disparaître ou à diminuer au moins l'affection dans l'espace de huit à quinze jours, il y a indication urgente d'extirper les ganglions atteints. L'effet que manifestent les ganglions tuméfiés prouve à l'évidence que la dégénérescence s'étend très-loin en profondeur; aussi l'opération doit-elle être exécutée par un chirurgien habile, ayant des connaissances anatomiques très-exactes.

C. — Corps thyréoïde.

Si nous faisons abstraction de la thyréoïdite inflammatoire traumatique, maladie excessivement rare, qui peut se déclarer à la suite de lésions extérieures, d'efforts, de tentatives de strangulation, etc., il ne nous reste plus qu'à considérer les diverses espèces d'hypertrophie du corps thyréoïde.

Goître (struma).

Par goître on entend toute espèce d'augmentation de volume du corps thyréoïde. L'augmentation de volume quelquefois n'est que passagère, mais plus souvent définitive, faisant des progrès incessants. L'hypertrophie s'empare de la glande entière ou seulement d'un de ses lobes, quelquefois seulement de petites portions de ce lobe, et les symptômes de compression devront différer selon la direction dans laquelle l'hypertrophie se sera produite. Si la glande augmente de volume dans la direction d'arrière en avant et dedans en dehors, la peau qui la recouvre se distendra peu à peu, et, sauf la modification disgracieuse de la forme, il n'y aura pas d'autres troubles fonctionnels des organes voisins. Mais, si la glande augmente latéralement et d'avant en arrière, les muscles sterno-cléido-mastoïdiens, les grands vaisseaux et les nerfs du cou sont déplacés et il se produit des troubles variés de la circulation et de l'innervation. Ajoutez à cela de violents troubles de la respiration et de la déglutition dans les cas où, ce qui est heureusement fort rare, le goître contourne sous forme d'anneau la trachée et l'œsophage; les symptômes les plus graves sont ceux qui se produisent quand le bord inférieur de la glande s'allonge, descend sous la fourchette du sternum et, arrivé là, augmente de volume dans tous les sens.

L'agrandissement de la glande se fait d'une double manière : ou les grains glanduleux de l'organe physiologiquement constitué se développent en quantité plus grande, ce qui donne lieu à une substance glandulaire tout à fait normale, et ne montrant qu'une augmentation de sa masse (goître lymphatique) ou, au contraire, quelques-uns de ces grains s'agrandissent et se transforment en kystes qui, déjà, chez les enfants de quelques années, peuvent atteindre un diamètre de 3 centi-mètres et plus (goître cystique). Le contenu de ces kystes est un liquide épais, semblable à la colle, jaune ou brunâtre, pour lequel on a adopté la dénomination de colloïde. La paroi cystique est toujours très-mince et molle dans les goîtres des enfants, tandis que sur les goîtres des adultes, on observe, comme on sait, de forts épaississements et même des ossifications. Les goîtres cystiques sont bosselés et inégaux au tou-cher; les kystes un peu volumineux présentent une fluctuation mani-feste, les goîtres lymphatiques ne montrent nulle part un renflement sphérique, et leur consistance est partout la même.

Quelquefois les enfants viennent au monde avec un goître lymphatique congénital, ils sont ordinairement alors à demi asphyxiés, et ne peuvent qu'avec peine être rappelés à la vie ; une fois ranimés, ils respirent con-tinuellement d'une manière pénible et bruyante. Les goîtres des nouveau-nés disparaissent, chose singulière, spontanément au bout de quelques semaines. Mais très-souvent les enfants d'un certain âge, surtout les filles, sont atteints de goîtres après le commencement de la seconde den-tition, et l'on observe dans ce cas tout aussi souvent des goîtres cystiques que des goîtres lymphatiques. Les symptômes graves de déplacement et de compression des organes du cou et de compression de la trachée au-dessous du sternum, sont, du reste, très-rares chez les enfants, et l'on ne demande le secours du médecin que pour corriger la laideur.

Traitement. — Le danger de l'extirpation du goître et même de la simple ponction des kystes, suivie d'injection, ne permet une intervention chirurgicale qu'en cas de symptômes dangereux pour l'existence; et l'on ne devrait jamais y recourir uniquement pour corriger le vice de forme. Les goîtres lymphatiques disparaissent, sans exception, après six ou douze badigeonnages de teinture d'iode faits à des intervalles de trois à six jours. Les goîtres cystiques ne sont pas guéris par ce moyen, mais ils diminuent aussi d'une manière sensible, et ne grossissent, dans tous les cas, pas davantage, de sorte qu'à mesure que l'enfant grandit, le vice de forme devient de moins en moins apparent. La teinture d'iode agit infiniment plus rapidement et plus sûrement que les pommades à l'iodure de potassium; c'est pourquoi je ne me sers plus jamais de ces dernières.

D. — THYMUS.

L'anatomie et la physiologie du thymus ayant été suffisamment déve-loppées page 3, il ne nous reste plus qu'à décrire les altérations pa-thologiques peu nombreuses que cette glande présente encore dans quelques cas rares.

Déjà, à l'article SPASME DE LA GLOTTE, nous avons eu l'occasion de dire que le volume et la position du thymus n'exercent probablement aucune influence sur cette affection, la glande se montrant tantôt grande, tantôt petite à l'autopsie. Mais la dénomination d'asthme thymique de Kopp est doublement fausse : 1° parce que le thymus n'a rien de commun avec l'asthme ; 2° parce que bien longtemps avant Kopp, qui n'a publié son travail qu'en 1829, les plus grandes autorités, telles que Morgagni, P. Frank, Allan Burns, avaient cherché à soutenir l'opinion que le thymus pouvait déterminer des accès de suffocation.

F. Weber trouva, chez les nouveau-nés et chez quelques enfants mort-nés, de petites hémorrhagies dans le parenchyme du thymus. Ces foyers, coïncidant avec une forte hypérémie de tout l'organe, se montrent par points isolés ou en grande quantité, et ne dépassent guère la grosseur d'une tête d'épingle. Ordinairement on trouve en même temps des ecchymoses dans d'autres organes. Weber ramène tous ces extravasats à l'acte même de l'accouchement, et selon lui ils ne manquent que dans les cas rares où de petits enfants sont venus morts au monde malgré la largeur du bassin de la mère, et pour une cause qu'il était impossible de ramener à une condition de pression.

Chez les enfants mort-nés de parents syphilitiques, on voit, dans quelques cas rares, de vrais abcès du thymus ; mais on se gardera bien de confondre avec des abcès ces sinus physiologiques qui contiennent un suc blanc, et qui se rencontrent chez tous les enfants. Le contenu de ces sinus a toujours une réaction acide, celui des abcès une réaction alcaline, comme n'importe quel pus. En thèse générale, il y a lieu de faire remarquer que, chez la plupart des enfants morts de syphilis héréditaire, on n'a pas vu de cavités purulentes. J'ai, pour ma part, autopsié pour le moins une douzaine de ces enfants, et n'ai pu constater qu'une seule fois une cavité plus semblable à un abcès qu'à un sinus physiologique ; malheureusement j'ai négligé de constater la réaction chimique du contenu. Bednar observa une formation de kystes dans le thymus d'enfants syphilitiques. Il en trouva de la grosseur d'une fève, remplis d'un liquide limpide et jaunâtre, et, dans d'autres cas, les lobes entiers transformés en deux grands kystes jaunes.

La tuberculose du thymus n'est pas rare ; on a même trouvé dans cette glande ces grandes masses tuberculeuses qui ont ordinairement leur siége dans les ganglions bronchiques, restés libres dans ces cas.

Deux fois déjà j'ai trouvé, chez des garçons de cinq à six ans, un carcinome du médiastin antérieur, carcinome qui, dans l'un et l'autre cas, ne s'étendait que très-peu aux poumons, à la plèvre et au péricarde, et qui, par conséquent, avait très-probablement pris naissance dans le thymus.

Si l'on excepte le cancer du médiastin antérieur, qui se fait reconnaître par une matité étendue de la partie antérieure du thorax, et par des signes de compression du cœur, des gros vaisseaux et des poumons, les affections du thymus se dérobent au diagnostic ; car la matité à la percussion, dans la région du sternum, ne permet encore aucune conclusion sur l'état de la glande. Contre des modifications anatomo-pathologiques, dont les symptômes nous échappent sur le vivant, il est naturellement impossible d'instituer un traitement quelconque.

E. — POUMONS.

1° Catarrhe bronchique aigu, chronique. Bronchite.

Toutes les muqueuses sont couvertes, à l'état physiologique, d'un produit de sécrétion plus ou moins abondant, dont la formation constitue la fonction même de la muqueuse. La muqueuse bronchique sécrète également une certaine quantité de mucus, et dont la quantité est juste assez abondante pour empêcher son desséchement. Toute hypérémie de cette muqueuse entraîne une augmentation de la sécrétion, l'évaporation ne se fait pas en proportion de cette dernière, d'où résulte une accumulation de mucus dans les bronches, état qu'on a désigné sous le nom de catarrhe bronchique et, dans les cas plus intenses, de bronchite.

Anatomie pathologique. — Le catarrhe bronchique peut envahir, soit uniquement les bronches de premier et de second ordre, les petites bronches restant intactes ; soit de préférence ces dernières, les fortes bronches demeurant plus ou moins normales; soit enfin, sans distinction, les bronches de n'importe quel ordre. Il est rare que les deux poumons soient atteints à la fois, cas qui se présente surtout dans le typhus et les exanthèmes aigus, et il est rare aussi que le catarrhe soit partout également bien développé dans les bronches d'un même poumon. Ordinairement la sécrétion des lobes inférieurs est plus profuse et les modifications de la muqueuse y sont plus considérables qu'aux sommets, ce qui probablement dépend de conditions purement mécaniques, parce que des lobes supérieurs, la sécrétion arrive principalement, en vertu de son propre poids dans la grosse bronche, tandis que des lobes inférieurs, elle n'y arrive que par des mouvements vibratiles, des expirations violentes, la toux.

La muqueuse des endroits malades est rosée et présente, dans les degrés élevés, une injection arborescente; cette injection augmente de plus en plus, et finit par devenir, dans les degrés les plus élevés, tellement serrée, que la muqueuse ressemble à un velours écarlate. En même temps, cette muqueuse devient plus épaisse, ce que l'on peut très-bien constater à l'aide de quelques coupes transversales et en comparant la coupe transversale d'une bronche saine à celle d'une bronche atteinte de catarrhe, et de même ordre. La muqueuse paraît, du reste, ramollie, facile à déchirer, et ne se décolle plus, par petits lambeaux, du tissu sous-muqueux.

De la rougeur inflammatoire, il faut cependant bien distinguer une rougeur d'imbibition que l'on trouve dans tous les cadavres, une fois qu'ils ont commencé à entrer en putréfaction. Dans la rougeole, il paraît que la muqueuse bronchique est quelquefois, mais non régulièrement, couverte de taches rouges analogues à celles qu'on observe sur la peau ;

dans la variole, la trachée et les bronches de premier et de second ordre peuvent devenir le siége de pustules varioliques. Les érosions qui accompagnent le catarrhe bronchique chronique des adultes n'ont pas encore été constatées chez les enfants, même après qu'ils ont toussé pendant des années entières.

Le produit de sécrétion est tantôt une écume fine, tantôt, ne renfermant que très-peu de bulles d'air, il forme une masse jaune, épaisse, qui remplit presque toute la cavité d'une bronche. Sous le microscope, il se montre composé de cellules épithéliales peu caractéristiques, dont la plupart ont une forme ovoïde sans angles bien nettement dessinés, et de cellules de pus qui sont ici extraordinairement grandes, finement granulées et complétement sphériques. En outre, on trouve des globules inflammatoires et, par ci par là, de petits fragments de muqueuse ramollie.

Si l'on exerce sur la surface de section d'un poumon atteint de catarrhe une douce pression, toutes les bronches malades laissent échapper une goutte de cette sécrétion ; la quantité et la dimension des points jaunes ainsi produits dans le tissu jaune du poumon permettent d'évaluer le degré d'étendue et de violence du catarrhe. Se présente-t-il aussi des caillots fibrineux dans ces sécrétions, comme quelques auteurs l'indiquent, c'est là ce que je ne saurais décider, attendu que je n'y ai jamais rien rencontré de semblable. Un fait à noter, c'est que les poumons ainsi atteints de catarrhe ne s'affaissent pas immédiatement après l'ouverture du thorax, pour la raison très-simple que l'accumulation de la sécrétion empêche la communication de l'air extérieur avec l'air contenu dans les bronches. Si le catarrhe se prolonge, les bronches se dilatent un peu, parce qu'il se développe une atonie de la muqueuse. Mais la dilatation est toujours faible, cylindrique, jamais en vessie ; les bronchectasies ou dilatations des bronches en ampoule, ou vessie, ne se rencontrent pas chez les enfants. Très-souvent il arrive aussi, dans le catarrhe bronchique, qu'une portion ou une autre du tissu pulmonaire s'affecte à son tour, et présente les lésions de la pneumonie lobuleuse, qui sera spécialement décrite à l'article suivant.

Symptômes. — Ils se partagent en symptômes subjectifs et objectifs. Les symptômes subjectifs ne se font remarquer que chez les enfants âgés de plus de deux ans, et consistent en douleurs le long du sternum, auxquelles s'ajoute encore, pendant la toux, une douleur étendue en ceinture et correspondant à l'insertion du diaphragme. Il s'y joint aussi parfois un malaise général qui se trahit par une tendance à pleurer, et de la répugnance pour les jeux ordinaires. Les signes objectifs sont tirés de l'exploration physique, de la nature de la toux, de l'expectoration et de la fièvre qui peut exister. Le symptôme le plus frappant est toujours la toux ; elle seule décide les parents à chercher du secours. Ordinairement les accès de toux sont assez violents et durent une demi-minute ou une minute entière, se répétant ainsi plusieurs fois dans la même heure ; ils deviennent plus rares pendant le sommeil, mais sans pour cela s'arrêter complétement. Beaucoup d'enfants continuent de dormir malgré la toux, d'autres se réveillent chaque fois, et sont fort affaiblis par ces interruptions fréquentes du repos de la nuit. Un symptôme très-suspect, c'est un toussotement court, immédiatement interrompu et très-fréquent, signe qui, ordinairement, annonce la tuberculose. Un autre symptôme de mauvais augure, c'est une toux plus forte lorsque les enfants sont couchés sur l'un ou l'autre côté que sur le dos, cette différence étant encore, le plus souvent, déterminée par des modifications importantes du parenchyme pulmonaire. Les enfants atteints d'une bronchite simple toussent moins dans le décubitus dorsal que dressés sur leur séant; on ne peut constater chez eux aucune différence, sous le rapport de la toux, entre le décubitus dorsal et le décubitus latéral; de plus, la douleur produite par la toux d'une bronchite simple n'est pas assez violente pour provoquer chaque fois, chez les enfants, une contraction des traits du visage, ou d'autres manifestations de douleur après la fin de l'accès.

L'expectoration qui, chez les adultes, est un si puissant point de repère pour l'appréciation de l'état du poumon, ne se montre presque jamais chez les enfants. On entend bien au son de la toux si des mucosités sont expulsées du larynx ou non; mais les enfants ne savent pas imprimer à leur langue les mouvements nécessaires pour amener au dehors le produit de la sécrétion avant l'âge de trois et même de cinq ans, et ils avalent régulièrement les matières arrivées jusqu'à la racine de la langue. Uniquement, lorsque les mouvements de la toux sont très-violents et que les enfants, en les faisant, ouvrent largement la bouche, on observe quelquefois des crachats isolés qu'on peut recueillir facilement sur un petit chiffon de linge qu'on porte, immédiatement après une toux grasse, sur la racine de la langue. Dans le catarrhe bronchique, les crachats sont ou blancs et mousseux, ou jaunes et, dans ce cas, ordinairement moins riches en bulles d'air. Ils n'ont jamais une teinte sanguinolente; cependant, comme après tout effort, quelques petites hémorrhagies peuvent aussi se faire sous l'influence de la toux dans le larynx, le pharynx ou la cavité buccale, mais jamais ce sang ne se mêle intimement aux crachats; il se montre, au contraire, toujours par petites stries ou caillots isolés. Dans la plupart des cas de bronchite simple, l'expression de la face est peu modifiée; comme il n'y a généralement pas de fièvre, la température de la peau n'est pas plus élevée à la tête, et l'on n'aperçoit pas de rougeur aux joues. Mais lorsque la bronchite est très-diffuse, que les bronches de tout ordre sont atteintes dans les deux poumons, il se produit une cyanose très-prononcée, pour laquelle on cherche, en voyant pour la première fois un enfant atteint de cette maladie, une autre cause dans la circulation, sans toutefois pouvoir la trouver. Une affection aussi généralisée des bronches est fort dangereuse, la respiration devient pénible comme dans la pneumonie, et la mort arrive ordinairement par suffocation. Ce n'est que par exception qu'on trouve à l'autopsie le parenchyme pulmonaire tout à fait intact; ordinairement une pneumonie lobulaire s'est développée en plusieurs endroits.

L'examen physique du poumon des petits enfants a déjà été traité à la page 18 et suivantes, dans la première partie. Toutes les précautions que nous avons recommandées dans cette circonstance, et toutes les différences que nous avons signalées entre l'examen des enfants et celui des adultes, il faut les avoir constamment présentes à l'esprit dans les articles qui suivent sur les différentes maladies du poumon. L'examen d'enfants plus âgés, ayant dépassé l'âge de cinq ans, ne se distingue plus en aucune manière de celui des adultes; mais chez les enfants de un à cinq ans, la possibilité d'un examen quelconque dépend uniquement de la conduite du médecin. Le principal est toujours de commencer par gagner l'amitié de l'enfant, et de ne procéder à l'examen qu'au bout d'un certain temps. Si l'on fait purement et simplement déshabiller l'enfant et qu'on cherche immédiatement à percuter et à ausculter, 99 fois sur 100 on fera jeter les hauts cris, qui ne cesseront que quand l'auteur de cette scène se sera complétement retiré; bien plus, les cris recommenceront toutes les fois que le médecin détesté se représentera devant l'enfant; il est évident que dans des conditions pareilles, il ne peut être question d'un diagnostic, ni d'un traitement rationnel.

La percussion donne, dans le catarrhe bronchique, des résultats absolument négatifs; la résonnance tympanitique est ordinairement très-marquée, et la matité physiologique qui, pendant l'action des muscles abdominaux, se produit en arrière et à droite, est d'autant plus prononcée chez les petits enfants atteints de catarrhe bronchique, que l'accumulation des mucosités peut plus facilement empêcher la communication de l'air des bronches avec l'air extérieur.

La palpation est le mode d'examen le plus utile et, en même temps, le plus simple. On sent dans le catarrhe bronchique un ronflement et un râlement manifestes sur toute la surface du thorax, ordinairement avec le plus de force au niveau du larynx et de la trachée, parce que c'est le plus souvent là que les grandes bulles muqueuses éclatent, et que quelques lamelles de mucus visqueux sont mises en vibration par l'air inspiré et expiré. Si, de l'étendue dans laquelle on sent les râles à la surface du thorax, on voulait conclure à l'étendue du catarrhe, on commettrait une grave erreur. Toutes les fois qu'un râle un tant soit peu bruyant se produit dans le larynx, on le sent sur tout le thorax, et il suffit quelquefois d'un seul effort de toux énergique, ayant pour effet l'expulsion du mucus qui cause ce bruit, pour faire disparaître le râle et le ronflement de toute la poitrine. Ce n'est que dans le cas où l'on ne sent pas de râles au cou, tout en les percevant sur un des côtés de la poitrine, ou même dans un endroit encore plus circonscrit, qu'on ne les voit pas disparaître dans un temps aussi court, et qu'ils se prolongent, au contraire, pendant plusieurs jours ou plusieurs semaines consécutivement. En somme, si l'on veut attacher de l'importance à la perception des rhonchus par le toucher, on doit considérer leur manifestation, sur un point limité, comme un signe plus défavorable que leur dissémination sur toute la poitrine, attendu que, dans le premier cas, le catarrhe bronchique s'est établi dans les bronches de troisième ou de quatrième ordre, tandis que dans le second il se peut qu'un seul crachat dans la trachée, qui, dans l'espace d'une ou de deux heures sera expulsé, ait été la cause du phénomène. Mais si les râles disséminés dans l'étendue du thorax peuvent être sentis d'une manière constante pendant des journées et des semaines entières, c'est la preuve d'un catarrhe bronchique des plus étendus et qui, ordinairement, est déjà accompagné d'une assez forte dyspsnée.

L'auscultation ne nous fournit pas beaucoup plus de renseignements dans le catarrhe bronchique que la percussion. Avec un peu d'exercice, on sent les rhonchus aussi bien qu'on les entend, on est même en état d'en distinguer l'acuité et la rudesse. En même temps, on a l'avantage de faire l'examen plus rapidement, plus exactement et sans provoquer une aussi grande résistance de la part de l'enfant. L'auscultation n'est désirable que parce qu'elle nous fournit le moyen de diagnostiquer une complication par la pneumonie, complication qui se trahit par des râles crépitants, et, plus tard, par le souffle tubaire. Je ne saurais partager l'opinion de quelques auteurs, d'après laquelle on entendrait les râles crépitants même dans la bronchite capillaire. Cette supposition nous enlèverait le dernier moyen de distinguer la bronchite de la pneumonie, et la confusion, déjà si regrettable, n'en deviendrait que plus grande. Toutes les fois qu'on entend chez un enfant des râles crépitants, il n'y a plus de simple catarrhe des petites bronches, mais une affection pneumonique, alvéolaire. Le diagnostic du catarrhe bronchique et de la bronchite ne se fonde que sur la présence de râles sonores et muqueux de diverses espèces et sur l'existence d'une respiration vésiculaire rude ; jamais on n'entend, dans ces cas, de râles crépitants, ni à plus forte raison du souffle tubaire.

La manière de respirer des enfants atteints d'un catarrhe bronchique ordinaire ne diffère pas de la respiration physiologique ; c'est seulement dans le cas où le catarrhe prend une grande extension, que la respiration devient plus fréquente et plus pénible ; mais comme ordinairement il s'y joint alors un état de fièvre qui, par lui-même, suffit déjà pour accélérer les mouvements de poumons, très-sains d'ailleurs, on ne saurait déterminer exactement quelle est la part prise à l'accélération de la respiration par la fièvre, et quelle est celle qui revient au catarrhe. Le battement des ailes du nez, accompagnant chaque inspiration, est très-rare dans le catarrhe bronchique, et annonce, presque sans exception, une complication par la pneumonie.

La durée de cette maladie diffère beaucoup selon la cause et la constitution de l'enfant. Un enfant qui n'est pas disposé aux catarrhes peut s'attirer une toux par des irritations extérieures, un refroidissement du thorax, un air trop froid, un air nuisible ou vicié. Mais une toux semblable ne durera jamais longtemps; elle disparaîtra déjà au bout de très-peu de jours. Par contre, il y a d'autres enfants qui, sans descendre de parents tuberculeux ou l'être eux-mêmes, souffrent pendant des années, de catarrhe bronchique offrant seulement de temps à autre des rémissions; et, enfin, nous avons les enfants vraiment tuberculeux qui ne le perdent presque jamais. Le pronostic n'est pas toujours aussi favorable que le bien-être général tendrait à le faire supposer. La bronchite la plus simple peut devenir mortelle par suffocation, si elle prend une grande extension ; celle qui accompagne la tuberculose ne permet naturellement qu'un pronostic fort douteux.

Étiologie. — Il n'y a guère d'enfant qui, pendant les premières années de sa vie, n'ait eu un catarrhe bronchique, et il n'y a pas d'âge où il se présente d'une manière aussi constante que pendant la première enfance, surtout à l'époque de la première dentition. Ainsi, par exemple, tous les enfants qui bavent en faisant leurs dents toussent ordinairement, parce que la salive leur mouille continuellement les vêtements, et produit ainsi un refroidissement de la poitrine. En hiver, le catarrhe bronchique est plus répandu qu'en été, dans les villes et dans les quartiers des **pauvres** plus qu'à la campagne. Les enfants qui grandissent dans des ateliers remplis de poussière en sont atteints très-souvent; ceux qui naissent de parents tuberculeux l'ont si régulièrement, qu'ils n'y font même plus attention, et n'en parlent pas, à moins qu'on leur en **fasse** directement la question. Mais, indépendamment de ces conditions en quelque sorte extérieures, il y a encore un contagium qui transmet le catarrhe bronchique d'un individu à l'autre. C'est ce qui arrive pour la forme connue sous le nom de grippe (*influenza*). Cette dernière n'est, en définitive, qu'un catarrhe bronchique qui commence par des symptômes fébriles et un manque d'appétit. Elle n'épargne aucun âge, pas même les premiers mois de l'existence. Chez les enfants sains, la grippe suit son cours régulier, et se termine au bout de deux à trois septénaires par une guérison parfaite; par contre, chez les enfants tuberculeux elle est souvent le point de départ du développement ultérieur de la dyscrasie; les enfants toussent de plus en plus, ils sont pris de fièvre hectique et finissent par mourir dans cet état.

Le catarrhe bronchique forme en outre une complication d'une foule de maladies générales. Ainsi la muqueuse bronchique est atteinte dans chaque typhus aussi bien que la muqueuse intestinale, et dans les cas légers de fébricula, ce symptôme, qui ne manque jamais, est le plus important de tous pour fixer le diagnostic.

Rokitansky est même d'avis que la bronchite, la bronchostase forme la base des typhus exanthématiques contagieux, tels qu'on les rencontre, par exemple, en Irlande.

De plus amples détails à ce sujet ont été fournis page 187, à l'occasion du typhus abdominal.

Enfin, le catarrhe bronchique est un symptôme constant et immanquable de la rougeole, où il est provoqué probablement par une efflorescence morbilleuse de la muqueuse, et doit, par conséquent, se montrer sans exception. Souvent, mais non toujours, on le rencontre dans la scarlatine et dans la variole ou la varioloïde.

Traitement. — Il n'y a pas de remède qui exerce une influence positive et directe sur la marche du catarrhe bronchique. Toutes les méthodes curatives proposées jusqu'à présent ont souvent refusé le service. Il y a surtout deux symptômes qu'il faut s'efforcer à combattre, la dyspnée et l'excès de sécrétion. La première est due à l'accumulation du mucus bronchique; si l'on parvient à éloigner ce dernier, on fait disparaître du même coup la dyspnée, et le meilleur moyen pour atteindre ce but est de provoquer des efforts pour vomir. Il n'est pas nécessaire de donner de forts vomitifs; leur effet serait trop prompt et les efforts, qui sont ce qui importe le plus, sont loin d'être en rapport direct avec la proportion de la dose. Une très-bonne manière de provoquer des nausées et des efforts prolongés consiste à faire prendre une infusion concentrée d'ipécacuanha (4 grammes sur 30 grammes d'eau) dont une cuillerée à café produit déjà l'effet le plus énergique, sans, en même temps, affecter l'intestin. Si pendant et immédiatement après le vomissement il ne part pas de fortes quantités de mucus, et si la respiration ne devient pas en même temps plus libre, il est inutile de faire continuer cette médication, et il n'en résultera qu'un catarrhe chronique de l'estomac, qui épuise extrêmement les enfants. En fait d'expectorants, il ne faut choisir que ceux du règne végétal, et encore ne faut-il les employer que dans les cas où la digestion est restée intacte. Si cette dernière est en souffrance, le dommage causé par les expectorants est beaucoup plus évident que leur utilité qui, de toute manière, paraît assez problématique, remarque qui s'applique surtout aux antimoniaux, au tartre stibié, au soufre doré, au kermès et à l'oxyde blanc d'antimoine. Le chlorhydrate d'ammoniaque, qui est si fort en vogue dans la bronchite des adultes, n'est ordinairement accepté sous aucune forme par les enfants. Ce qui convient le mieux dans le catarrhe bronchique aigu, c'est une infusion très-légère d'ipécacuanha (5 centigrammes sur 30 grammes d'eau avec un peu d'oxymel simple) ou une solution très-étendue de carbonate de potasse (10 centigrammes sur 30 grammes). Les frictions de térébenthine ont été vantées comme un excellent moyen par Little, qui les fait répéter toutes les deux ou trois heures, et ensuite couvrir la poitrine avec de la flanelle. Si les accès ont un caractère plus spasmodique, il y a lieu de prescrire des narcotiques et des antispasmodiques qui ont une influence favorable, non-seulement sur la violence et la durée des accès de toux, mais encore sur la marche générale de la maladie. Au nombre de ces remèdes, il faut compter avant tout l'eau distillée d'amandes amères (pour chaque dose, deux à trois fois autant de gouttes que l'enfant compte d'années, et donner trois à quatre de ces doses par jour), la teinture d'opium à la dose déjà plusieurs fois indiquée, l'extrait de belladone à la dose de 2 à 5 milligrammes plusieurs fois répétée par jour.

Si une tuberculose forme la base du catarrhe, ce traitement symptomatique reste ordinairement sans effet. Il faut, dans ce cas, essayer l'huile de foie de morue, le fer ou le quinquina. La poudre de quinquina, à peu près la charge d'une pointe de couteau, est facilement acceptée par la plupart des enfants, et, bien des fois, j'ai vu des catarrhes bronchiques très-suspects, accompagnés de fréquentes exacerbations fébriles et d'amaigrissement, disparaître après l'usage de ce remède continué pendant quatre à huit semaines. Ces malades doivent être entourés d'une température toujours égale ; on leur fera porter des vêtements plus chauds qu'à l'état de santé, et on les fera boire le plus souvent possible pour provoquer d'abondantes transpirations. Toutes les fois que la cause du catarrhe persiste, il faut naturellement avoir soin de la faire disparaître, et entre autres, on défendra de faire coucher les enfants dans des ateliers remplis de poussière, comme cela arrive si souvent dans la classe ouvrière.

Pour empêcher les récidives et émousser en quelque sorte la prédisposition au catarrhe, il est fort à conseiller aux parents d'endurcir systématiquement le corps de leurs enfants. Pour les vêtements, on ne peut guère donner de prescriptions fixes : il faut, dans tous les cas, qu'ils ne soient pas assez chauds pour fatiguer l'enfant et le faire entrer en sueur dès qu'il prend un peu d'exercice. Cette habitude de trop couvrir les enfants engendre certainement plus de catarrhes qu'elle n'en empêche. La meilleure manière d'endurcir les enfants est de leur laver régulièrement tout le corps à l'eau froide le soir avant de les coucher, méthode que l'on peut commencer aussitôt après le percement des dents canines.

2° Pneumonie lobulaire et lobaire.

La pneumonie se rencontre très-fréquemment chez les enfants, mais ordinairement sous une forme qui présente un tout autre tableau anatomo-pathologique que celui que nous rencontrons à l'autopsie des individus adultes. En effet, les poumons ne s'enflamment pas ici dans une grande étendue, par lobes entiers, mais seulement par petits endroits circonscrits, ayant à peu près les dimensions d'un pois et entre lesquels on trouve du tissu normal en assez grande abondance. C'est là un processus que l'on a très-justement désigné sous le nom de pneumonie lobulaire. On rencontre bien aussi la pneumonie lobaire, mais beaucoup plus rarement ; elle peut se manifester idiopathiquement et d'emblée, comme chez les adultes ; mais, ordinairement, elle est d'origine pyohémique, comme la pleurésie des nouveau-nés. Dans ce dernier cas, elle se termine toujours par la mort ; du reste, le pronostic est très-défavorable, même pour la pneumonie lobulaire non pyohémique. La pneumonie lobulaire est une maladie extrêmement commune chez les enfants à la mamelle, et emporte surtout beaucoup d'enfants pendant la période dentaire. Dans les hospices d'enfants trouvés, beaucoup d'enfants meurent de cette affection, et l'on a cru voir une des causes de la maladie dans le décubitus horizontal prolongé, dans lequel on maintient ces enfants nuit et jour. Une circonstance qui, effectivement, parle en faveur de cette opinion, c'est que, dans la plupart des autopsies, ce sont les parties postérieures et inférieures du poumon, par conséquent celles qui ont la position la plus déclive qu'on trouve atteintes le plus souvent. En outre, la statistique a prouvé qu'en hiver beaucoup plus d'enfants en sont atteints qu'en été, et qu'on ne voit jamais une inflammation lobulaire envahir un endroit du poumon qui ne communique en même temps avec des bronches atteintes d'un catarrhe très-intense. Entre la pneumonie lobulaire et le catarrhe bronchique existe probablement la relation suivante : le produit de sécrétion qui descend aux points les plus déclives en obéissant aux lois de la pesanteur produit une irritation par action chimique et mécanique sur les terminaisons des bronches correspondantes, ce qui donne lieu au développement secondaire de petites pneumonies aux endroits irrités. Tel est ici le rapport de cause à effet. La même chose arrive aussi dans la plupart des cas de croup ; cependant la pneumonie lobaire est, dans ce cas, presque aussi fréquente que la pneumonie lobulaire, et l'extension des membranes, qu'elles soient épaisses ou minces, limitées à de petits endroits, ou qu'elles descendent de tous côtés bien loin dans les ramifications de l'arbre bronchique, n'a pas d'influence bien marquée sur le développement de la pneumonie. On trouve encore cette dernière dans presque tous les cadavres d'enfants morts d'induration du tissu cellulaire, enfin, dans la tuberculose du poumon, c'est elle qui vient souvent clore la série des symptômes présentés par les malades.

Anatomie pathologique. — Les processus anatomo-pathologiques sont de deux espèces, comme l'indiquent déjà les noms pneumonie lobaire et pneumonie lobulaire ; mais ce n'est pas seulement sous le rapport de l'extension, mais encore sous celui de la nature de l'exsudat, que ces deux formes se distinguent l'une de l'autre.

La *pneumonie lobaire* est excessivement rare chez les enfants à la mamelle, si l'on excepte la forme métastatique ou pyohémique comme on la rencontre dans les maisons d'accouchements et d'enfants trouvés ; mais lorsqu'elle se présente, ses modifications anatomiques sont les mêmes que chez les adultes. Encore ici nous trouvons une hépatisation *rouge* et une hépatisation *grise,* selon l'époque où la mort arrive. L'exsudat n'est pas déposé entre les alvéoles pulmonaires ni dans l'épaisseur de leurs parois, mais dans les cavités elles-mêmes qu'il remplit totalement, ses propriétés sont celles de l'exsudat purement fibrineux. Le poumon envahi par l'hépatisation rouge ne s'affaisse pas à l'ouverture du thorax, il est complétement privé d'air, sa surface de section est sèche, rouge brun, le plus souvent uniformément granuleuse, et les portions ainsi altérées du poumon peuvent se briser comme le parenchyme du foie. L'état granuleux de la coupe est dû à ce que les alvéoles, gonflés par l'exsudat qui s'est figé dans leur intérieur, sont, par endroits, soulevés par les fibres élastiques étendues entre eux. La coloration rouge de l'exsudat dépend de corpuscules sanguins disséminés dans son épaisseur.

L'exsudat primitivement amorphe, sauf les corpuscules sanguins qui s'y trouvent mêlés, se ramollit bientôt en masses analogues à l'albumine et au mucus, et il se fait un développement de cellules qui se forment aussi bien aux dépens de la paroi alvéolaire que de l'exsudat lui-même. En même temps, les corpuscules sanguins se dissolvent, leur matière colorante disparaît, la masse entière se décolore, et c'est là ce qu'on est convenu d'appeler l'hépatisation grise ; l'exsudat devient de plus en plus semblable au pus, aussi l'a-t-on appelé en France infiltration purulente. Le contenu des alvéoles, qui finit par se fondre en un suc laiteux, est ensuite résorbé, et l'on assiste ici au fait, assez rare dans le corps humain, d'une réparation entière, *restitutio ad integrum*. Exceptionnellement, il se forme aussi de véritables abcès d'un grand volume, un fait encore plus rare, c'est l'imperméabilité, l'induration complète du parenchyme pulmonaire, voire même la gangrène du poumon. La tuberculisation (1) d'une pneumonie lobaire comme on la trouve quelquefois chez les adultes, ne se présente presque jamais chez les enfants parce que les enfants tuberculeux succombent ordinairement peu de jours après avoir contracté une pneumonie lobaire fibrineuse.

La pneumonie *lobulaire*, densification du tissu sous forme d'îlots, n'est pas une inflammation croupale ou fibrineuse, mais catarrhale. On voit ici les modifications occuper de petits foyers au milieu du tissu pulmonaire sain, foyers qui, tout en confluant quelquefois, n'offrent cependant pas le tableau de la pneumonie lobaire fibrineuse. L'affection est ordinairement répandue sur les deux poumons, mais généralement plus prononcée à droite qu'à gauche et envahit le plus souvent les parties postérieures des lobes inférieurs. Des poumons ainsi altérés ne s'affaissent pas complétement, ce qui dépend moins de la pneumonie lobulaire elle-même que du catarrhe bronchique qui l'accompagne constamment ; si l'on palpe le parenchyme dans divers sens, on trouve, dans la profondeur ou à la surface, quelques endroits plus durs que d'autres. Si l'on incise ces endroits, on aperçoit, sur la coupe transversale, des taches d'un rouge bleuâtre, où le parenchyme est plus dense, mais sans délimitation bien nette. Les parois des vésicules pulmonaires sont fortement boursouflées, et si on les gratte avec la lame du scalpel, cette dernière se couvre d'un exsudat muqueux, rougeâtre, faiblement écumeux. La substance pulmonaire environnante étant ordinairement emphysémateuse, les foyers envahis par la pneumonie lobulaire se montrent situés un peu au-dessous du niveau de la surface de l'organe et se reconnaissent facilement à leur teinte plus foncée. Si l'on excise ces foyers avec précaution, de manière

---

(1) Pour le sens qu'il faut attacher à ce mot tuberculisation, comme en général pour tout ce qui concerne les rapports entre la tuberculose, la pneumonie et la phthisie, nous engageons le lecteur à consulter le *Traité de pathologie* de **Niemeyer**, traduit sur la 7ᵉ édition allemande.   (LES TRADUCTEURS.)

à n'y laisser adhérer aucune trace de tissu pulmonaire sain, ils tombent complétement au fond de l'eau et ne présentent plus aucune trace de crépitation. Mais si l'on insuffle tout le poumon, ils donnent de nouveau accès à l'air, contrairement à la pneumomie lobaire dans laquelle l'insufflation reste absolument sans produire d'effet; cependant, les endroits envahis par la pnéumonie lobulaire conservent toujours après l'insufflation une rougeur plus foncée et une sensible dureté. A l'examen microscopique, on reconnaît que les vésicules sont remplies de cellules épithéliales très-nombreuses et d'un exsudat liquide. Nous n'avons donc ici *aucune hépatisation*, ni rouge ni grise ; car il faudrait pour cela qu'il y eût un exsudat coagulé et solide. Si des pneumonies lobulaires deviennent confluentes, elles se distinguent toujours encore de la pneumonie fibrineuse lobaire par l'absence de l'état cassant, par la possibilité de faire pénétrer l'air dans le tissu malade au moyen de l'insufflation, par l'humidité plus grande et par l'existence de parties intactes qui constamment sont interposées entre les foyers malades. Le processus conserve toujours son caractère catarrhal, et ne devient jamais fibrineux ; ce qui le distingue surtout, c'est sa dissémination dans les deux poumons. C'est pourquoi aussi l'appellation de Lebert: « Densification sous forme d'îlots » paraît la plus rationnelle.

En outre on trouve, si la pneumonie est superficielle, des exsudations sur la plèvre, et régulièrement la bronchite dans les bronches qui communiquent avec les endroits enflammés. Dans la poche de l'arachnoïde rachidienne, on prétend avoir constaté une sécrétion augmentée. Les complications les plus ordinaires sont le muguet, l'entérite folliculeuse (ne pas confondre avec la fièvre typhoïde) et l'induration du tissu cellulaire.

Symptômes. — Les symptômes de la pneumonie lobulaire et ceux de la pneumonie lobaire peuvent très-bien être décrits ensemble, attendu que, sauf ceux de la percussion, ils présentent très-peu de différences. Dans la description qui va suivre, nous ne comprenons que les enfants au-dessous de l'âge de deux ans accomplis. Ceux qui ont dépassé l'âge de la première dentition sont rarement atteints de pneumonie lobulaire, mais d'une pneumonie lobaire qui ne se distingue en aucune manière de celle des adultes. L'examen physique de la pneumonie, chez les enfants, offre de grandes difficultés et exige beaucoup de temps et de patience. Les enfants résistent presque toujours énergiquement et jettent des cris qui rendent impossible toute exploration sérieuse. En outre, il n'y a pas de crachats, et leur absence fait doublement reconnaître combien on en a besoin pour asseoir le diagnostic sur une base solide. Mais ce qui nous dédommage en quelque sorte, c'est l'aspect caractéristique de l'enfant et le caractère tout particulier de la respiration, caractère tellement prononcé, qu'avec un peu d'exercice on distingue cette pneumonie des nourrissons, même avant d'avoir fait déshabiller l'enfant.

Le début de la pneumonie lobulaire se laisse rarement constater avec précision, parce que toujours elle est précédée d'un catarrhe bronchique plus ou moins prolongé qui ne passe pas sans transition à la pneumonie. Ordinairement les enfants commencent par une toux sans fièvre, toux qui augmente de plus en plus, puis vient un peu de fièvre, la température de la peau devient de plus en plus élevée, et au bout de quelques jours, tout le groupe des symptômes pneumoniques est arrivé à son complet développement.

Le symptôme le plus frappant est une énorme accélération des mouvements respiratoires, qui peuvent s'élever à 60 et même à 80 à la minute et dont le rhythme se renverse complétement. Tandis qu'à l'état sain l'accent, pour nous servir d'une comparaison grammaticale, repose sur l'inspiration et que, si toutefois on entend le bruit respiratoire, ce n'est que celui de l'inspiration, c'est le contraire qui a lieu dans la pneumonie où l'accent repose sur l'expiration, qui est bien plus bruyante que l'inspiration. Si l'on fait déshabiller les enfants, on voit les contractions les plus énergiques du diaphragme. A chaque respiration, les côtes inférieures s'enfoncent profondément, d'où résultent des fossettes momentanées sous les mamelons, dans la direction du sternum. A un degré plus élevé de la pneumonie, les muscles de la face prennent eux-mêmes part au mouvement, les ailes du nez se lèvent et s'abaissent, et c'est là un phénomène sur lequel on ne peut pas assez fixer son attention, la bouche est ouverte, les commissures des lèvres sont douloureusement attirées en bas, les yeux sont brillants, fixes ou se jettent anxieusement de côté et d'autre.

Autant ces symptômes offerts par la manière de respirer et les muscles de la face sont saillants, autant ceux qui ressortent de l'examen physique sont vagues et incertains.

La *percussion* donne des résultats purement négatifs dans la pneumonie lobulaire ; dans la pneumonie lobaire on trouve une matité manifeste à l'endroit enflammé, matité qui, contrairement à la matité physiologique, déterminée par l'action des muscles abdominaux, doit pouvoir être constatée même en l'absence de celle-ci, pendant l'inspiration aussi bien que pendant l'expiration. Ce qui prouve bien que trop souvent la matité physiologique, à droite et en arrière, a été confondue avec la matité pneumonique, c'est que dans tous les traités on a bien soin de noter que la pneumonie fibrineuse envahit de préférence le lobe inférieur droit.

La marche rapide et ordinairement favorable qu'on attribue aux pneumonies dans les rapports annuels des hôpitaux d'enfants et des polycliniques est encore une preuve assez palpable de la fréquence de cette confusion.

Les autres précautions qu'il faut observer pendant la percussion ont déjà été indiquées dans la première partie, à la page 19.

A l'*auscultation*, on peut percevoir, dans la pneumonie lobulaire, des râles sous-crépitants, sans qu'il soit possible d'affirmer pour cela qu'il n'existe pas de pneumonie en l'absence de ce signe, attendu que les foyers condensés qui le produisent ne sont pas toujours situés à la périphérie. En même temps il existe toujours un catarrhe bronchique qui, par ses râles, masque souvent la crépitation beaucoup moins sonore; celle-ci, du reste, ne s'entend pas non plus si les endroits atteints sont très-disséminés entre des portions volumineuses de tissu sain. Comme on ne l'entend ordinairement que dans une faible étendue, il faut, pour la trouver, un examen très-complet, ainsi on ne laissera pas un seul endroit de la surface dorsale sans y appliquer l'oreille ou le stéthoscope, ce qui, chez des enfants agités, une fois rendus impatients, ne peut être exécuté même lorsqu'on y met la plus grande patience et la plus grande persévérance. De gros râles s'entendent sans exception dans les deux poumons. Les râles crépitants et sous-crépitants sont un signe précieux pour confirmer le diagnostic, mais leur absence n'exclut pas la pneumonie lobulaire.

Dans la pneumonie lobaire on entend, comme chez les adultes, au commencement des râles crépitants, ensuite, pendant plusieurs jours de suite, une respiration bronchique (souffle tubaire) manifeste, une forte consonnance de la toux, de la voix et des rhonchus, ensuite le râle sous-crépitant de retour et enfin, en cas de guérison, au bout de huit à neuf jours une respiration vésiculaire normale, à moins que la persistance du catarrhe bronchique ne produise pour quelque temps encore des râles étendus.

Dans la pneumonie lobulaire, la *palpation* ne fait sentir que des râles ; les vibrations du thorax, produites par la toux ou des cris, sont les mêmes des deux côtés. Dans la pneumonie lobaire on trouve, dans l'étendue de la matité, des vibrations plus fortes de la voix, des rhonchus et de la toux ; mais il peut arriver qu'on ne sente rien du tout, si la bronche communiquant avec la portion condensée du poumon est momentanément obstruée par des mucosités. On ne peut jamais assez s'exercer à la palpation du thorax ; car c'est le seul mode d'exploration que l'on peut mettre en usage même sur des enfants qui ne cessent de crier.

Le cri des enfants atteints de pneumonie est caractéristique en ce sens que jamais il n'est très-élevé ni surtout prolongé ; c'est au contraire, un gémissement court et souvent interrompu. La toux est toujours fréquente et prolongée ; s'il survient de violents accès de toux, les enfants, même les plus jeunes, font arriver un peu d'écume blanche devant les lèvres ; mais ordinairement, on ne voit aucune trace d'expectoration. La toux, contrairement à celle du catarrhe bronchique, est toujours douloureuse, les enfants gémissent après chaque accès et contractent douloureusement les traits.

Les symptômes généraux diffèrent selon l'étendue du mal et selon les complications. La fièvre de la pneumonie lobulaire débute ordinairement le soir, après un catarrhe bronchique, exempt de fièvre, qui a duré plus ou moins longtemps, elle disparaît de nouveau après quelques heures, mais revient toujours plus violente et à des intervalles plus rapprochés, jusqu'à ce qu'elle finisse par devenir continue. La peau est, pendant ce temps, chaude et sèche au toucher, les pieds seuls sont froids et difficiles à réchauffer. Le pouls devient excessivement rapide et peut monter jusqu'à 200 pulsations à la minute. C'est la limite extrême qu'on est en état de compter avec une certaine habitude.

Dans la pneumonie lobaire, la fièvre débute ordinairement brusquement et avant qu'il ne soit possible d'apercevoir les symptômes d'une respiration troublée. Elle est aussi violente que la fièvre d'un exanthème aigu. Le lendemain, la pneumonie se présente avec son cortége de symptômes et suit sa marche cyclique. Les symptômes cérébraux consensuels ne sont pas en rapport avec l'étendue de la lésion pulmonaire, mais avec l'irritabilité individuelle. Il y a des enfants qui, dans la pneumonie lobaire la plus violente, conservent le sensorium intact et d'autres qui, à la plus légère atteinte, sont pris de convulsions et de phénomènes nerveux de toute espèce.

L'appétit a naturellement tout à fait disparu, la soif est grande, la sécrétion urinaire en rapport avec la quantité des liquides ingérés. Les selles sont souvent en diarrhée, parce que la plupart des enfants tombent malades à l'époque de la dentition, et que dans cette période les selles sont ordinairement liquides. Très-souvent aussi cette diarrhée dépend du traitement, et nous insisterons plus loin sur ce qu'il y a d'irrationnel dans une semblable médication.

La *marche* est très-rapide dans la pneumonie lobaire qui, au bout de six à huit jours, se termine par la mort ou entre en voie d'amélioration. Chez les petits enfants, l'issue mortelle est plus fréquente que la guérison. Les enfants qui ont dépassé l'âge de deux ans supportent la pneumonie lobaire aussi bien que les adultes. Le début de la pneumonie lobulaire est difficile à déterminer parce qu'elle dérive insensiblement d'un catarrhe bronchique simple ; il faut que ce dernier l'ait précédée d'au moins quatre à cinq jours, mais il peut tout aussi bien avoir existé depuis des semaines et des mois. Sa marche n'a absolument rien de cyclique ; elle est tantôt tellement rapide et accompagnée de symptômes tellement prononcés que le premier individu venu peut reconnaître une modification du poumon, tantôt si traînante et si peu marquée qu'elle échappe même à un clinicien exercé. Il est rare que ces enfants guérissent complétement avant deux ou trois semaines, mais si la maladie incline vers une fin mortelle, tous les symptômes vont en augmentant. La dyspnée et la fréquence du pouls deviennent plus grandes, les extrémités se refroidissent, les ongles bleuissent, les muscles de la face se contractent de plus en plus et l'expiration n'est plus si fortement accentuée. Enfin les inspirations deviennent de plus en plus rares, râlantes ou haletantes et la mort arrive au milieu de convulsions. Elle survient rarement dans la pneumonie lobulaire avant la seconde ou la troisième semaine. Bouchut a perdu 33 malades sur 55 âgés de quelques jours à deux ans. D'après Valleix, tous les nouveau-nés qui en ont été atteints à l'hôpital des Enfants de Paris ont succombé (127 sur 128). Trousseau a indiqué un signe pronostique particulier, à savoir, le gonflement des veines du dos de la main, phénomène qui ajouterait beaucoup à la gravité du pronostic. Ce signe n'a de valeur qu'en ce sens que les veines de la peau ne s'aperçoivent que chez les enfants maigres et qu'en général ces derniers survivent plus rarement à la pneumonie. Chez les enfants chargés d'embonpoint qui ont succombé, je n'ai jamais vu pendant toute la durée de la maladie un gonflement veineux aux mains.

Traitement. — Toute pneumonie lobulaire étant régulièrement précédée d'un catarrhe bronchique, il est évident que ce dernier ne doit jamais être négligé chez un petit enfant. Il faut immédiatement employer les remèdes énumérés à l'article précédent. Les enfants doivent rester dans une température toujours égale; même en été, quand il n'y a pas le moindre courant d'air, il ne faut pas qu'on les porte hors de la chambre et l'on aura surtout soin de leur tenir la poitrine chaude et sèche. Intérieurement, ce qu'on peut leur donner de plus rationnel, ce sont de très-faibles doses d'opium, de belladone ou d'eau de laurier-cerise. On continuera ce traitement en même temps qu'une surveillance sévère tant qu'il existe la plus légère trace de toux. Quiconque a traité beaucoup de pneumonies lobulaires et vu échouer entre ses mains les remèdes même les plus vantés, ne s'étonnera pas que nous recommandions ce traitement prophylactique si minutieux et si attentif du simple catarrhe bronchique et ne trouvera rien d'exagéré et rien de pédantesque dans nos conseils. Il faut s'habituer à voir dans tout catarrhe bronchique survenant pendant la dentition le début possible d'une pneumonie et, trop souvent on apprendra par l'expérience que l'événement justifie cette manière de voir.

Contre la pneumonie lobaire ou lobulaire, une fois développée, on emploie de nos jours, encore assez généralement, les émissions sanguines, et, dans ces cas, on préfère généralement les sangsues, les ventouses scarifiées étant trop douloureuses et difficiles à appliquer, parce que le thorax des enfants offre de trop petites surfaces, et la saignée générale, échouant ordinairement, à cause de la petitesse des veines sous-cutanées et de l'épaisseur du pannicule adipeux. On applique les sangsues au nombre de deux ou de trois dans la région des mamelons ou, d'après Bouchut, à la face interne des cuisses. On laisse saigner pendant une heure, après la chute des sangsues. Depuis bien des années, je n'ai plus recours à ce moyen, et j'avoue que depuis cette époque je suis plus satisfait des résultats de mon traitement. Souvent, j'ai l'occasion d'observer des enfants auxquels des confrères d'un avis différent du mien avaient fait appliquer des sangsues avant de m'appeler en consultation, et je ne puis absolument rien rapporter de favorable sur la marche des pneumonies traitées de cette manière. La plupart des enfants étaient étendus dans leur lit, anémiés, ayant les paupières et les lèvres pâles, et l'on prétendait qu'ils avaient eu une diminution momentanée de leur dyspnée, soulagement dont cependant il n'existait plus aucune trace le lendemain. La marche de la maladie est manifestement abrégée par les sangsues, en ce sens que ces enfants meurent ordinairement plus vite que ceux qui sont traités par la méthode expectante. Ceux qui survivent à la maladie, après avoir été traités par les sangsues, passent par une convalescence beaucoup plus longue ; ils conservent encore longtemps leur pâleur et leurs symptômes d'anémie, et restent en général fort en retard pour leur développement ultérieur. Or, du moment que je n'ai jamais pu constater d'avantages réels, mais infiniment souvent une déplorable aggravation, à la suite des applications de sangsues, j'agirais d'une manière peu sérieuse, si j'hésitais à publier cette observation et à déconseiller ouvertement les émissions sanguines. Des autorités telles que Barthez et Legendre se prononcent également avec énergie contre tout traitement actif.

Ce que nous venons de dire des sangsues s'applique aussi au tartre stibié, remède si fort en vogue, et dont des hommes d'ailleurs doués d'une haute sagacité, entre autres Valleix, n'ont pas craint de faire l'éloge. D'après de nombreuses expériences, le catarrhe intestinal est la plus dangereuse complication de la pneumonie, et il faut, par conséquent, éviter tout remède qui peut le provoquer. Or, une substance qui, plus que n'importe quelle autre, entraîne cet accident, c'est le tartre stibié qui, précisément, lorsqu'on l'administre par doses fractionnées, insuffisantes pour faire vomir, détermine, pour ainsi dire, régulièrement une diarrhée difficile à arrêter. Ses effets fâcheux sur le canal intestinal se montrent bien plus rapidement et plus sûrement que ses effets favorables comme antiphlogistique et expectorant. Même l'ipécacuanha peut, quoique plus rarement, nuire sous ce rapport ; toutefois les diarrhées qui en résultent sont moins longues, moins pernicieuses, s'arrêtent bientôt d'elles-mêmes ou se laissent au moins vaincre par l'opium. Contre la dyspnée et les accès de suffocation, quelques cuillerées à café d'une forte infusion d'ipécacuanha (4 grammes sur 30 grammes d'eau), produisent un effet très-favorable ; mais il est défendu de recourir à ce moyen plus souvent que tout au plus une fois dans les vingt-quatre heures. S'il en résulte de la diarrhée, il faut immédiatement la combattre par de petites doses d'opium, par exemple d'une goutte de teinture. Une infusion faible d'ipécacuanha (5 ou 10 centigrammes sur 30 grammes d'eau) n'excite les enfants ni à vomir ni à aller à la selle ; elle est, par conséquent, sûrement inoffensive sous ce rapport ; l'expectoration du produit de la sécrétion catarrhale en est-elle sensiblement favorisée, c'est là une autre question. Dans tous les cas, on peut affirmer, sans se faire accuser de scepticisme, que les modifications dans le caractère et la fréquence de la toux qu'on peut observer après ce mode d'administration du remède ne sont pas bien frappantes.

Mon traitement consiste à administrer régulièrement, en cas de chaleur brûlante de la peau et en l'absence de toute diarrhée, le calomel à la dose d'environ 7 milligrammes, quatre à cinq fois par jour, jusqu'à production de selles vertes demi-liquides ; ce résultat obtenu, je cesse d'administrer le calomel et prescris un simple mucilage de gomme arabique, avec un peu de sirop et une à deux gouttes de teinture d'opium, jusqu'à ce que la constipation soit revenue. On ajourne l'emploi de l'infusion concentrée d'ipécacuanha aussi longtemps que possible, mais par mesure de précaution, on peut la faire préparer dès le premier jour et conserver dans un endroit frais. Si la dyspnée fait des progrès rapides on l'administre, et les vomissements faits avec effort qui en résultent expulsent souvent une grande quantité de mucosités bronchiques, et amènent de la sorte un soulagement visible. Comme traitement local, je fais appliquer dans tous les cas une ceinture humide. Cet appareil s'applique de la manière suivante : on plie un petit drap d'enfant ou un grand mouchoir de toile en cravate, de telle manière que la bande ainsi obtenue ait une largeur de trois à quatre travers de doigt, mais conserve toute la longueur du drap ou du mouchoir. On plonge alors la bande dans de l'eau tiède, on l'exprime assez pour que l'eau n'en tombe plus par gouttes, puis on l'applique comme une ceinture autour de la partie supérieure du thorax de l'enfant. On prend ensuite un second drap, ayant la double grandeur du premier, et qu'on plie également en bande, mais en ayant soin de lui donner une largeur de six à huit travers de doigt. Avec cette bande qui doit être chaude et sèche, on couvre la première. Une excellente précaution est de placer entre les deux bandes une couche de gutta-percha qui, d'une part, conserve plus longtemps l'humidité et empêche, d'autre part, la bande supérieure d'être mouillée. Si l'eau dont on se sert n'est pas trop froide, les enfants consentent volontiers à se laisser entourer de cette ceinture, et au bout de très-peu de temps on s'aperçoit déjà d'un petit ralentissement de la respiration, et d'une diminution dans le battement des ailes du nez. Ces fomentations peuvent être continuées pendant quatre à six jours; il n'est pas nécessaire d'enlever une seule fois, pendant ce temps, la ceinture humide; il suffit de retirer la ceinture sèche et la feuille de gutta-percha, et de verser sur la ceinture qui reste en place, lorsqu'elle est séchée, quelques cuillerées à café d'eau tiède, ou de l'humecter à plusieurs reprises avec une éponge mouillée. L'important est de ne pas laisser se produire un refroidissement prolongé de la peau par l'évaporation; il faut, par conséquent, que le drap sec couvre parfaitement de tout côté le drap humide, et qu'un peu d'humidité ne pouvant être évité, on le change plusieurs fois par jour. J'ai certainement employé cette ceinture plus de cent fois déjà, et très-souvent j'ai constaté, après son application, une rapide amélioration; cependant, j'ai soin d'ajouter que je n'en ai pas moins perdu la moitié des enfants traités de cette manière. Si l'on applique aux enfants les compresses *froides*, recommandées par quelques auteurs, ils poussent chaque fois des cris désespérés, sont pris d'une oppression assez sensible et d'une accélération des mouvements respiratoires, accélération qui ne cesse que quand l'eau froide est réchauffée par la température de la peau. Il paraît donc plus rationnel de prendre immédiatement de l'eau chaude pour éviter cette agitation momentanée.

3° Atélectasie acquise du poumon.

Parmi les maladies qui sont à considérer comme les conséquences immédiates de l'accouchement, nous avons déjà décrit l'atélectasie congénitale (p. 54); il ne nous reste donc plus qu'à nous occuper de l'atélectasie acquise. Celle-ci est en relation intime avec le rachitisme du thorax, et concerne, par conséquent, ordinairement les enfants de six mois à trois ans. Dans quelques cas rares, l'augmentation de densité du parenchyme pulmonaire et l'atélectasie finale dépendent de déviations considérables de la colonne vertébrale, d'une dilatation du péricarde, d'anévrysmes ou de néoplasmes. Ce sont les exsudats pleurétiques qui entraînent l'atélectasie la plus prononcée, le poumon étant dans ces cas réduit à l'épaisseur d'un doigt, et proportionnellement densifié.

Anatomie pathologique. — Les degrés de l'atélectasie sont très-variés. On observe une simple augmentation de densité qui se distingue par une consistance plus forte, une plus grande richesse en sang et un tissu plus serré; mais la compression peut aussi atteindre un degré tel que les espaces cellulaires disparaissent, que le tissu devient imperméable, et que la circulation capillaire est supprimée. Au commencement, ces parties comprimées, atélectasiées, contiennent encore du sang et offrent beaucoup de ressemblance avec la chair musculaire, similitude qui a aussi fait donner à cet état le nom de carnification; après une durée plus ou moins longue, elles deviennent d'un brun bleuâtre ou grises, se ratatinant en une couenne coriace; le tissu pulmonaire ne peut plus être reconnu, et devient une masse cellulo-fibreuse, qui est petit à petit effacée par le tissu emphysémateux environnant, et finit par disparaître complétement. Toujours est-il que, chez les enfants avancés en âge et les adultes, on ne trouve presque jamais de ces endroits atélectasiés. Quelquefois, on parvient encore à insuffler les atélectasies de date assez récente; mais le plus souvent cette expérience ne réussit pas, parce que les alvéoles pulmonaires ont positivement disparu, et se trouvent remplacés par une masse cellulo-fibreuse.

Si la modification est un tant soit peu étendue, elle produit sur la circulation un effet analogue à celui de l'emphysème pulmonaire. La circulation capillaire en est restreinte à un tel point, qu'il se produit une stase dans le tronc de l'artère pulmonaire, une dilatation du cœur droit, et enfin une stase veineuse, la cyanose.

Nous avons dit plus haut qu'il fallait chercher la cause ordinaire de l'atélectasie acquise dans la déformation rachitique du thorax; or, cette dernière se développe de la manière suivante : l'inspiration se produit par l'effet de la contraction des muscles inspirateurs, contraction entraînant à son tour une dilatation des vésicules pulmonaires. De là résulte dans ces dernières une raréfaction momentanée de l'air; l'air extérieur presse plus fortement sur le thorax, en même temps le tissu pulmonaire élastique exerce une traction sur la plèvre costale, et la résultante de toutes ces forces produit à chaque inspiration un enfoncement des espaces intercostaux, et chez les individus maigres, même des régions sous-claviculaires. Une circonstance qui m'a permis de constater cet état de choses de la manière la plus frappante, c'est le cas d'un enfant qui avait eu une côte fracturée en deux endroits, par la rencontre d'un timon de voiture. Le fragment de côte, complétement détaché sous une peau restée saine, avait une longueur de 45 millimètres, et se portait comme la soupape d'un soufflet à chaque inspiration en dedans et à chaque expiration en dehors. Si les côtes osseuses, plus pauvres en sels calcaires, ont perdu leur solidité, elles participent également à ces mouvements en dedans, mouvements que, dans d'autres cas, les muscles intercostaux exécutent seuls, et perdent ainsi leur convexité extérieure. En outre, elles obéissent à la traction du diaphragme, cèdent d'un autre côté à la pression des viscères abdominaux, et restent, en outre, encore en retard sous le rapport du développement en longueur (raccourcissement rachitique des os). De là résulte finalement un thorax dévié, comprimé, difforme, dont le contenu doit nécessairement être comprimé, puisqu'à raison de la déviation et du ralentissement dans la croissance de la colonne vertébrale, il ne peut pas non plus se développer par en bas.

Symptômes. — La diminution des alvéoles contenant de l'air, doit être suivie d'une accélération de la respiration, si l'échange des gaz doit continuer de se faire dans une mesure proportionnée au poids du corps. Les mouvements respiratoires augmentent en effet et s'exécutent avec de grands efforts, de sorte que les ailes du nez y participent également. L'emploi du stéthoscope est entouré de beaucoup de difficultés dans la déformation rachitique du thorax, parce que les renflements des extrémités sternales et les concavités dans la région des mamelons ne permettent pas de l'appliquer à plat. On est presque toujours obligé de se borner à une auscultation immédiate de la surface dorsale où l'on entend presque sans exception et partout des bruits de râle, parce que les bronches qui conduisent aux parties atélectasiées sont affectées de catarrhe. Aux endroits malades eux-mêmes (si les gros râles ne masquent pas tous les autres bruits), on entend des râles crépitants ou une respiration bronchique. Mais sur le thorax des enfants, et surtout sur le thorax rachitique, la respiration vésiculaire, puérile, est tellement marquée, et l'expiration tellement sonore, que la différence entre la respiration puérile et la respiration bronchique ne consiste qu'en une fine nuance du bruit, et qu'il faut une grande habitude pour distinguer sûrement l'une et l'autre.

Il est rare que les endroits atélectasiés soient mis clairement en évidence par la percussion, parce qu'ordinairement ils sont trop peu étendus et confinent le plus souvent au foie l'étranglement du bord des poumons, entre la surface de ce dernier organe et les côtes repliées en dedans, favorisant beaucoup la condensation du tissu pulmonaire. En outre, nous avons toujours à tenir compte de la matité physiologique pendant l'action des muscles abdominaux, de l'épaississement rachitique des omoplates et des déviations si fréquentes de la colonne vertébrale, avant qu'il nous soit permis d'attribuer à l'atélectasie une matité que nous rencontrons sur le thorax.

D'après ce que nous venons de dire jusqu'à présent, on n'a pu découvrir encore aucun signe distinctif entre la pneumonie et l'atélectasie acquise, et il n'y a effectivement qu'un seul symptôme qui nous permette de bien établir à première vue le diagnostic différentiel entre les deux états. Dans la pneumonie, il existe toujours une chaleur mordicante à la peau et un état fébrile, qui manque dans l'atélectasie. Mais si chez un enfant rachitique, ayant une atélectasie acquise, il se développe acciden‧tellement un état de fièvre pendant la dentition, ou sous l'influence de quelque maladie aiguë, on n'est jamais en état de poser un diagnostic définitif au premier examen. Il n'y a que la marche des complications accidentelles, la persistance de la dyspnée et du mode respiratoire après la disparition de la fièvre qui puissent nous éclairer, et cette difficulté du diagnostic est un nouveau motif pour ne pas traiter immédiatement les pneumonies par des sangsues et des remèdes antiphlogistiques. Les enfants rachitiques se trouvent toujours très-mal d'un traitement semblable.

Le développement de l'atélectasie rachitique acquise est toujours lent, sa marche chronique, et la maladie peut traîner pendant de longues années. A mesure que les forces augmentent, et que les côtes recommençent à croître en longueur, les respirations se ralentissent, le fort enfoncement, qui se fait à chaque inspiration, depuis la quatrième jusqu'à la huitième côte diminue, la poitrine en carène s'aplatit, les muscles du cou, accessoires de la respiration, et les ailes du nez cessent d'être en activité.

Mais si, au bout de quelques mois, cette consolidation du thorax n'a pas lieu, et si l'atélectasie gagne une étendue de plus en plus grande, les parties restées intactes du poumon finissent par ne plus suppléer à celles qui ont cessé de fonctionner, il se développe une bronchite plus intense, et les enfants succombent à des accès de toux suffoquants, après avoir eu à souffrir pendant des semaines et même pendant des mois, de la dyspnée la plus intense, à laquelle un œdème des jambes peut venir se joindre quelques semaines avant la mort.

Le pronostic dépend du degré et de la durée des phénomènes. Plus la déformation du thorax est grande, plus la condensation du tissu est étendue et la dyspnée intense, et plus, par conséquent, il y a de danger pour les enfants de succomber à un catarrhe bronchique insignifiant, ou à une hydrémie par défaut de nutrition. Ajoutons cependant que des déformations très-fortes du thorax, et les atélectasies qui en résultent guérissent souvent complétement.

Traitement. — La première question qui se présente est toujours celle de l'alimentation, la seconde, celle de l'habitation. Comme la poitrine en carène ne se développe que du sixième au neuvième mois de l'existence, les enfants sont ordinairement déjà retirés du sein, et soumis au régime des bouillies et des soupes de toute espèce. On ne peut dire d'aucun de ces modes d'alimentation qu'il soit absolument nuisible ; car avec chacun d'eux, on voit prospérer ou mourir un certain nombre d'enfants, et l'on ne peut pas non plus dire positivement quel est celui qui prévient le plus sûrement le rachitisme, attendu que cette affection surgit sous n'importe quel régime. L'essentiel est toujours que les aliments soient digérés et ne provoquent ni catarrhes intestinaux ni autres troubles digestifs. Les enfants qui ont des digestions très-régulières sont bien rarement atteints de rachitisme.

Le séjour dans des appartements humides et mal aérés favorise positivement le développement du rachitisme ; c'est pourquoi il se présente plus souvent en hiver qu'en été, et plus souvent parmi les pauvres que dans la classe aisée. Dans le traitement on doit donc principalement exiger des chambres bien aérées, sèches, et un séjour aussi long que possible en plein air. Si l'on ne peut obtenir ces conditions, la terminaison sera le plus souvent défavorable. En général, on s'efforcera le plus souvent en vain de dissiper par les expectorants, les narcotiques ou n'importe quels autres médicaments internes, le catarrhe bronchique, concomitant de l'altération pulmonaire. Ce catarrhe guérit spontanément aussitôt que les poumons se trouvent logés dans un plus grand espace. Je me borne à prescrire des frictions avec des corps gras, à faire plusieurs fois par jour sur la poitrine, et je donne l'huile de foie de morue ou la teinture de malate de fer, dont les indications plus précises seront données plus loin, dans le chapitre du rachitisme.

4° Emphysème pulmonaire.

L'emphysème pulmonaire à grosses bulles, que l'on trouve chez les adultes, et qui donne au thorax de ces derniers une forme de tonneau et déplace le cœur et le diaphragme ne prend jamais, chez les enfants, une importance pareille. Ce genre de raréfaction du tissu pulmonaire paraît même manquer chez eux complétement. Par contre, on trouve souvent, chez les enfants, l'emphysème vésiculaire et interstitiel présentant les phénomènes anatomiques suivants.

Anatomie pathologique. — L'emphysème *vésiculaire* pur consiste en une dilatation permanente d'un grand nombre de vésicules pulmonaires, qui toutefois ne se déchirent pas, mais enflent peut-être du double. Telle est la modification que le tissu pulmonaire, contenant de l'air, présente presque régulièrement dans le voisinage d'endroits imperméables, par conséquent de foyers pneumoniques, atélectasiques, tuberculeux. Le poumon emphysémateux ne s'affaisse pas après l'ouverture du thorax ; il donne au toucher la sensation d'un coussin rempli d'air, est d'un gris tirant sur le jaune, anémié, et s'affaisse, lorsqu'on l'incise, en répandant un bruit vague de crépitation. Lorsque la maladie dure depuis un certain temps et que l'atrophie de la paroi alvéolaire fait des progrès, il finit toujours par s'y ajouter un emphysème *interlobulaire*.

Celui-ci consiste en une accumulation d'air dans le tissu cellulaire, qui unit entre eux les différents lobules pulmonaires et ne peut résulter que de la déchirure de quelques cellules pulmonaires, suivie de la pénétration de l'air dans les interstices interlobulaires adjacents. Il se montre alors par transparence, près la surface, sous la plèvre pulmonaire, des bulles ou des stries d'air plus ou moins grandes, qui se laissent déplacer dans la direction des interstices et se ramifient également dans la profondeur du poumon. Quelquefois ces bulles ou stries circonscrivent un lobule pulmonaire, sous forme d'îlot, et forment, lorsque l'emphysème interlobulaire se développe entre beaucoup de lobules voisins, des bulles d'air plus grandes, qu'on peut faire glisser en différents sens, à d'assez grandes distances, sous la plèvre. Un accident rare, c'est l'échappement de l'air dans le tissu conjonctif qui entoure les bronches, dans le médiastin antérieur, et de là dans le tissu cellulaire du cou et de la poitrine. Ces cas se terminent presque toujours par la mort.

Sur l'origine de l'emphysème ordinaire, on a émis diverses opinions, dont plusieurs ne résistent pas à un examen sérieux. Ce qu'il y a de certain, c'est que les condensations d'une partie du parenchyme pulmonaire occasionnent un emphysème vésiculaire supplémentaire du reste du tissu, et qu'à l'autopsie d'enfants atrophiques, principalement à la suite d'entérite folliculeuse et de choléra nostras, on trouve ordinairement un emphysème interlobulaire. Je ne possède aucune expérience positive sur le développement de l'emphysème à la suite de la coqueluche ; bien au contraire, je ne me souviens pas de l'avoir jamais rencontré chez un enfant mort de coqueluche ou des maladies consécutives à cette dernière. Rilliet et Barthez n'admettent pas non plus cette complication, et il ressort de là clairement, qu'outre la dilatation mécanique des alvéoles, qu'on peut aussi se figurer produite par les efforts d'expiration aux dépens du contenu sanguin du poumon, il faut encore admettre l'existence d'un trouble nutritif spécial de la paroi alvéolaire, sans lequel, malgré toutes les causes occasionnelles possibles, l'emphysème ne peut pas se produire. On a encore cité comme une cause éloignée l'insufflation de l'air chez les nouveau-nés asphyxiés, condition qui cependant paraît peu vraisemblable, si l'on songe qu'aux autopsies les poumons des nouveau-nés peuvent être insufflés avec la plus grande énergie sans jamais se déchirer. Les poumons sont extensibles et se laissent tellement dilater par une insufflation forcée, qu'un seul poumon peut remplir toute la cavité thoracique ; mais, aussitôt qu'on laisse l'air s'échapper, ils s'affaissent de nouveau, sans présenter la moindre trace d'emphysème.

Symptômes. — Comme chez les enfants, on ne trouve, à ce qu'il paraît, jamais un emphysème chronique, mais toujours un emphysème aigu, le thorax ne prend pas chez eux la forme de tonneau, et il n'y a pas non plus d'abaissement du diaphragme. Nous n'avons, par conséquent, aucun signe physique, et l'on peut se demander si l'accélération de la respiration, signalée dans les livres, ne doit pas plutôt être attribuée aux maladies pulmonaires qui entraînent l'emphysème, qu'à l'emphysème lui-même. Ce dernier n'a donc qu'une valeur anatomo-pathologique. Il ne peut évidemment pas être question d'un pronostic ou d'un traitement lorsqu'il s'agit d'une maladie qui se soustrait au diagnostic.

5° Œdème pulmonaire.

Dans la plupart des maladies du cœur, des gros vaisseaux et du poumon la scène terminale de toute la maladie est un œdème pulmonaire, rapidement mortel, qui peut ne survenir que pendant l'agonie. Cet œdème a naturellement très-peu de signification comme état pathologique, mais doit être considéré comme le commencement de la mort. Par contre, dans la rougeole, et principalement dans la scarlatine, il survient un œdème pulmonaire, à développement rapide, qui ne conduit pas toujours à la mort, mais redisparaît spontanément ou après l'emploi de remèdes convenables. C'est de ce dernier que nous avons à nous occuper plus particulièrement dans ce chapitre.

Anatomie pathologique. — Par œdème pulmonaire, nous entendons une exsudation séreuse dans les alvéoles pulmonaires, les dernières ramifications bronchiques et le tissu interstitiel. Ni les alvéoles, ni le tissu interstitiel ne peuvent être infiltrés de sérosité isolément, et par conséquent la controverse soulevée par quelques auteurs sur la question de savoir si l'œdème a son siége dans les alvéoles ou dans les interstices peut être vidée à l'avantage des deux partis. Les poumons œdémateux ne s'affaissent pas à l'ouverture du thorax; ils sont d'une couleur gris bleu ou gris-jaune, selon la proportion du sang contenu dans les parties atteintes, et leur poids est assez considérable; ils nagent dans l'eau et produisent une forte crépitation lorsqu'on les comprime. La pression du doigt laisse une légère empreinte, la plèvre correspondante étant également infiltrée par l'œdème. La coupe présente une surface polie, luisante d'où s'échappe, à la plus légère pression, une écume rouge ou jaune, fort abondante et à bulles fines. La sortie de cette écume est également accompagnée d'un bruit de crépitation. L'œdème pulmonaire ne se borne jamais à des portions restreintes du tissu pulmonaire, mais envahit ordinairement les lobes inférieurs des deux poumons, preuve évidente que sa cause n'est pas locale, mais générale et dépend de troubles circulatoires. Les poumons œdémateux se laissent insuffler, et par conséquent les alvéoles ne sont pas tous remplis de sérum. Les bronches correspondantes contiennent du mucus, et dans les bronches volumineuses on trouve toujours une écume rougeâtre, analogue à celle qui s'échappe de la surface de section.

Symptômes. — Le symptôme prédominant est une dyspnée intense qui peut s'exagérer rapidement jusqu'à la suffocation et se terminer par la mort au bout de quelques heures. Si les enfants sont déjà assez grands et si leurs forces le leur permettent, ils se dressent sur leur séant pour obtenir la plus grande dilatation possible du thorax. Les petits enfants ont de forts accès de suffocation dans le décubitus horizontal; c'est pourquoi il est nécessaire de les relever. La respiration devient excessivement fréquente, haletante et râlante, la parole basse et indistincte. La toux est humide; aussi les enfants un peu avancés en âge font arriver un peu d'écume blanche devant les lèvres. Le pouls est très-petit, mais sa fréquence n'est pas en rapport avec celle de la respiration.

L'examen physique donne, en cas d'extension considérable de l'œdème, un son moins sonore, mais jamais complétement mat à la percussion. L'œdème pulmonaire occupant, dans la plupart des cas, les deux côtés, et la matité n'étant pas absolue, il arrive souvent que la percussion ne fournit pas de renseignements suffisants sur la modification existante du parenchyme pulmonaire. L'auscultation a une importance plus grande. Au-dessus des endroits œdémateux, on entend un râle sous-crépitant répandu au loin et qui, pour une oreille exercée, se distingue de la crépitation pneumonique par un bruit plus fort et plus irrégulier. Souvent ces râles sous-crépitants sont dominés par les gros râles muqueux que produit l'accumulation du mucus dans les bronches d'un fort calibre, mais qui disparaissent momentanément après un énergique effort de toux. A l'imposition de la main, on sent ces derniers râles très-fortement, tandis que le râle sous-crépitant ne se reconnaît ordinairement pas à la palpation. Il est difficile de distinguer l'œdème de la pneumonie, surtout dans ces cas d'œdème aigu accompagné de forte fièvre. La dyspnée est presque plus grande encore dans l'œdème que dans la pneumonie; l'examen physique ne fait pas découvrir de différence bien caractéristique, et le seul phénomène qui permette de soupçonner assez fortement l'œdème, c'est l'apparition des râles sous-crépitants sur l'un et l'autre côté du thorax, tandis qu'ordinairement la pneumonie lobaire est unilatérale.

Si la maladie ne dépend pas d'une anomalie du cœur ou d'une affection chronique des poumons, le pronostic n'est pas aussi défavorable qu'on pourrait, au premier abord, le croire. Les enfants atteints après la scarlatine de néphrite et d'œdème consécutif du poumon ont souvent la plus grande· dyspnée, leur visage est défiguré, et l'on croit pouvoir pronostiquer une fin prochaine; mais peu à peu ils se remettent, en même temps que l'albumine et les cylindres diminuent dans l'urine et que la quantité absolue de cette dernière augmente.

Traitement. — Le traitement antiphlogistique par le calomel, les purgatifs et les émissions sanguines, se montre positivement nuisible dans la néphrite consécutive à la scarlatine, lorsque c'est cette néphrite qui est la cause déterminante de l'œdème pulmonaire. On peut, il est vrai, faire disparaître rapidement la dyspnée chez les enfants d'un certain âge au moyen d'une saignée; mais elle revient bientôt, et l'état de l'enfant devient d'autant plus fâcheux qu'une anémie est venue le compliquer. Des ventouses sèches, appliquées en grand nombre sur la poitrine et le dos, diminuent beaucoup la dyspnée, et l'on peut revenir sur ce moyen sans dommage et sans difficulté une à deux fois par jour. Il faut naturellement donner des soins tout particuliers à l'enveloppe cutanée, et ce qui convient le mieux dans ce but, c'est de faire des lotions avec une solution très-étendue de carbonate de potasse. Selon les observations que j'ai pu faire jusqu'à présent, aucun médicament n'excite autant la sécrétion urinaire que le rob de genièvre, si connu, qui jouit d'une si grande vogue comme remède populaire, et dont on fait prendre une demi-cuillerée à café une à deux fois par jour. Cette substance offre encore l'avantage de n'exercer aucune influence nuisible sur l'appétit et les selles, et les enfants peuvent la prendre très-longtemps si l'on a soin de l'incorporer dans du miel ou du sirop. Les autres diurétiques, tels que la scille, la digitale, l'acétate de potasse, etc., sont tous plus désagréables à prendre et offrent bien des inconvénients accessoires; ils paraissent donc les uns et les autres moins utiles que ce rob de genièvre. Dans une dyspnée extrême, un vomitif composé d'ipécacuanha et de tartre stibié rend quelquefois d'excellents services.

6° Hémorrhagie pulmonaire. Hémoptysie.

Chez les adultes, on connaît trois espèces d'hémorrhagie pulmonaire. Il se présente, pendant un temps plus ou moins long, des crachats d'une teinte sanguinolente, ou bien le sang s'échappe par jet de la bouche et du nez (pneumorrhagie), ou enfin un malade s'affaisse sans connaissance et rejette, au réveil, du sang en toussant. Chez les enfants, on n'observe, à ma connaissance, que la seconde forme, qui devient une complication de la coqueluche et de la tuberculose. Dans quelques épidémies de coqueluche, les enfants rejettent assez souvent du sang en grande quantité par le nez et par la bouche; mais la marche éminemment bénigne, l'absence des crachats sanglants consécutifs, et en général de toutes les autres suites fâcheuses, nous permettent de douter sérieusement que le sang, ainsi rejeté, vienne effectivement des poumons et l'on peut supposer que par suite des violents paroxysmes de toux, il se fait plutôt quelques ruptures de vaisseaux dans le larynx et le pharynx. Tout bien considéré, cette dernière supposition me paraît la plus plausible.

Les hémorrhagies pulmonaires sont excessivement rares chez les enfants tuberculeux. On peut en voir succomber des centaines sans observer un seul cas d'hémoptysie, et, si cette dernière arrive, on ne la rencontre pas au début du processus tuberculeux, mais comme complication ultime, quelques jours avant la mort. Chez les petits enfants, je n'ai jamais observé cette hémorrhagie. Une seule fois, je l'ai vue chez une jeune fille de dix ans.

Le traitement de l'hémoptysie dépendant de la coqueluche se trouve rapporté dans l'article consacré à celle-ci; le traitement de l'hémorrhagie des enfants tuberculeux est purement symptomatique et consiste exclusivement dans l'administration des narcotiques à faible dose, en vue de diminuer la toux et d'adoucir les souffrances de l'agonie.

7° Infarctus hémorrhagique du poumon.

Cette modification du poumon, bien décrite pour la première fois par Laennec, se rencontre quelquefois à l'autopsie d'enfants morts de purpura ou de tuberculose du poumon, mais on la trouve encore chez les nouveau-nés, le plus souvent compliquée de pyohémie et d'embolie pulmonaire.

Anatomie pathologique. — Dans un, quelquefois dans les deux poumons, on trouve des foyers d'un rouge noir, dont les dimensions varient entre celles d'un pois et celles d'une noix, qui tranchent fortement sur le reste du tissu pulmonaire, et offrent une résistance beaucoup plus grande que ce dernier. La coupe est sèche, granulée et non lisse, et les endroits ainsi modifiés se laissent casser presque comme le parenchyme pulmonaire. La cause de cette coloration plus foncée et de cette résistance augmentée consiste en un épanchement sanguin qui a rempli un assez grand nombre d'alvéoles et comprimé leurs interstices. L'état légèrement granulé de la surface de section s'explique également par ce fait, le sang coagulé représentant le modèle exact des alvéoles disposés en grappes de raisin. Si l'on fait passer avec une certaine pression le dos du scalpel sur une pareille surface de section, on obtient un liquide sanguinolent mêlé de caillots finement granuleux.

On pourrait confondre cet état avec la pneumonie fibrineuse ; mais si l'on a égard à la forme circonscrite de l'infarctus hémorrhagique, à sa coloration d'un rouge foncé, à sa délimitation tranchée et à la bouillie sanglante, grumeleuse, que l'on peut détacher de la surface de section en la grattant avec le scalpel, on ne pourra guère conserver un doute sur le diagnostic. Si ces infarctus se sont développés au milieu d'un tissu rouge foncé, hypostatique, par exemple en arrière et en bas, la différence de couleur disparaît, il est vrai, mais la fermeté plus grande et l'état cassant, ainsi que le manque de bulles d'air, offrent toujours encore des points de repère suffisants. Les infarctus hémorrhagiques sont plus souvent centraux que périphériques, ils s'aperçoivent, dans ce dernier cas, par transparence à travers la plèvre. Les bronches qui y conduisent sont remplies, jusqu'à un certain niveau, de coagulums, mais le sang ne remonte ordinairement pas bien haut, et voilà pourquoi les malades ne rejettent pas de crachats sanglants.

D'après Rokitansky, cet état coïncide souvent avec une dilatation active du cœur droit, et peut se compliquer, dans les degrés élevés, d'une déchirure de la substance pulmonaire, ce qui donne alors lieu à des excavations étendues, remplies de sang et de parenchyme détaché. D'après le même auteur, il peut aussi se faire une formation régressive, l'infarctus se liquéfiant et prenant une teinte d'un brun noir, rouillée, lie-de-vin, et étant ainsi en partie résorbé et en partie rejeté par les bronches ; d'un autre côté, cette formation régressive peut être l'effet d'un racornissement du sang coagulé et de sa conversion en un tissu brun et fibreux. Dans les cas les plus graves, l'infarctus peut aussi se terminer en gangrène et offrir alors le tableau d'une gangrène complète du poumon.

Symptômes. — L'infarctus hémorrhagique n'est jamais idiopathique, mais il forme toujours une complication du purpura, de la tuberculose, de la pneumonie et des anomalies du cœur ; toujours sa production augmente la dyspnée et la fièvre ; ni les signes physiques, ni d'autres symptômes ne nous mettent en état de le distinguer de la pneumonie lobulaire. L'examen physique ne peut ordinairement donner aucun résultat, ne serait-ce que parce que l'infarctus occupe ordinairement la racine du poumon, et non la périphérie. Avec des points de repère aussi incomplets pour le diagnostic, il ne peut évidemment pas être question d'un traitement spécialement dirigé contre cette affection.

8° Gangrène pulmonaire.

La gangrène pulmonaire est une maladie éminemment rare chez les enfants. Elle survient après une pneumonie traumatique occasionnée par des corps étrangers qui ont pénétré dans le poumon pendant une inspiration violente, où elle complique les exanthèmes aigus à marche maligne, le noma ou le typhus abdominal. Dans la pyohémie, enfin, elle constitue une terminaison funeste de l'infarctus hémorrhagique.

Anatomie pathologique. — Depuis Laennec, on distingue une gangrène pulmonaire *diffuse* et une gangrène pulmonaire *circonscrite*.

Les caractères de la gangrène diffuse sont : sa diffusion sur de grandes portions du poumon, sur un lobe ou un poumon entier, la coloration verdâtre ou brunâtre du tissu devenu mou ou tout à fait diffluent, répandant une odeur fétide, *sui generis*, et infiltré d'une sanie floconneuse, écumeuse, qui répand également une odeur gangréneuse. Cette espèce de gangrène n'est nulle part nettement délimitée, mais passe insensiblement, par l'intermédiaire d'un tissu œdémateux, au tissu sain. On ne l'observe presque jamais seule, mais ordinairement jointe à la gangrène circonscrite.

La gangrène *circonscrite* se rencontre plus fréquemment que la première. Dans cette forme, le tissu est transformé dans un endroit quelconque en une eschare vert noirâtre, humide, ne se déchirant pas facilement, partout exactement limitée. Au bout d'un certain temps, ce bouchon gangréné se détache du tissu normal qui l'entoure et reste comme corps étranger dans une cavité du parenchyme, baigné de tout côté par une sanie ichoreuse, ou bien il se réduit bientôt en une bouillie gangréneuse enfermée dans une cavité à parois villeuses. Ce bouchon se trouve plus souvent près de la périphérie et dans le lobe inférieur qu'au centre de l'organe, et tombe, si la plèvre se mortifie à son tour et n'adhère pas solidement au feuillet pariétal, dans le sac pleural, accident suivi de pleurite ichoreuse et de pneumothorax.

Le tissu pulmonaire qui entoure le bouchon gangréneux est simplement œdémateux, ou il est envahi par une inflammation pneumonique plus ou moins étendue ; dans les deux cas, il y a beaucoup de tendance à la gangrène diffuse, de sorte que si les enfants supportent assez longtemps cette vaste destruction, on peut trouver tout un lobe du poumon transformé en une bouillie sanieuse. Si les artères qui traversent les parties malades ne sont pas toutes thrombosées, il se déclare de fortes hémorrhagies qui peuvent se frayer un chemin par les bronches et qui, dans tous les cas, augmentent la gangrène par le sang qui s'accumule dans la cavité ichoreuse. Il n'y a que la gangrène traumatique qui, jusqu'à présent, se soit terminée par la guérison.

Symptômes. — Les symptômes varient selon la cause de la gangrène. Dans le typhus, le noma et la rougeole maligne, l'état général est tellement mauvais, et la sensation de la douleur tellement diminuée, qu'il n'y a pas de symptômes subjectifs et de symptômes objectifs très-insignifiants, par contre la gangrène traumatique débute avec les symptômes de la pneumonie. J'observai un jour un cas de ce genre : il s'agissait d'un garçon de quatorze ans, ayant eu dans la bouche un épi d'herbe qui lui était entré dans le larynx pendant un fort éclat de rire. A la suite de cet accident, il se trouva assez bien pendant plusieurs jours, et l'on croyait déjà qu'il s'était trompé et qu'il avait simplement avalé l'épi, quand tout à coup, tous les symptômes d'une pneumonie survinrent, mais d'une pneumonie dont la marche n'avait rien de régulier. En effet, les crachats devinrent gangréneux et le malade expectora, au milieu de violents accès de toux, quelques parties de l'épi et de nombreux lambeaux gangrenés qui empestaient l'air de la chambre d'une manière insupportable. Cette expectoration continua pendant plusieurs semaines et ne cessa complétement qu'après bien des mois. Le garçon, réduit à l'état de squelette, conserva une grande caverne qui diminua peu à peu et dont on pouvait à peine encore découvrir la trace au bout de six ans. Il lui fallut des années pour retrouver son air florissant d'autrefois. Je dirai, en passant, que c'est là le seul cas de gangrène du poumon que j'aie vu se terminer heureusement.

Dans les autres cas, non traumatiques, de gangrène pulmonaire, le début de la maladie se trahit par une aggravation subite de l'état général : la face s'altère rapidement, prend un aspect blafard, défiguré, hippocratique ; en même temps, le pouls devient excessivement petit et fréquent. La température de la peau n'est pas augmentée ; mais le signe caractéristique est toujours l'odeur cadavérique exhalée par la bouche et qui ne peut s'expliquer par des modifications de la cavité buccale. L'examen physique peut n'amener aucun résultat, si le processus reste central, ou bien on trouve une matité faible et circonscrite, des râles sous-crépitants, la respiration bronchique, de gros râles et, en cas de perforation du poumon, les signes du pneumothorax. Ordinairement, les crachats sont sanglants, la toux pénible et spasmodique. Bientôt il s'y ajoute des sueurs colliquatives, une fièvre hectique et des délires, conduisant presque régulièrement à la mort.

Traitement. — Une maladie pour ainsi dire constamment suivie de mort semble assez difficile à combattre par un traitement rationnel. Les guérisons observées jusqu'à présent ont été obtenues avec le quinquina, les acides minéraux, l'acétate de plomb, le chlore et ses préparations, et enfin la créosote.

9° Tuberculose du poumon et des ganglions bronchiques.

Comme, dans un chapitre ultérieur, nous étudierons particulièrement les dyscrasies en tant que maladies générales, il suffira, pour être complet, d'exposer ici l'anatomie pathologique et la symptomatologie de la tuberculose pulmonaire, tandis que l'étiologie et l'étude de la maladie générale seront mieux placées dans l'histoire des dyscrasies.

Anatomie pathologique. — Dans le poumon des enfants, on rencontre toutes les formes de tubercules. On trouve : 1° les tubercules discrets ou miliaires, 2° les tubercules agglomérés, et 3° les grandes infiltrations caséeuses de matière tuberculeuse. Souvent les trois formes se rencontrent à la fois dans le même poumon.

Le *tubercule miliaire* est un produit d'exsudation riche en fibrine, épanché dans les vésicules pulmonaires, produit qui n'envahit pas simultanément plusieurs vésicules juxtaposées ni encore moins un lobule entier ; aussi a-t-on fort judicieusement donné à ce produit le nom de *tubercule discret.* Il représente une petite nodosité grise, ayant à peine la grosseur d'une tête d'épingle et se montrant complétement amorphe sous le microscope, vu qu'à l'exception de quelques cellules épithéliales et fibres élastiques, provenant du tissu interstitiel adjacent, on n'y trouve qu'un simple détritus. L'acide acétique dissout lentement ce dernier.

Les *tubercules agglomérés* se composent du même détritus amorphe que les tubercules miliaires, ils sont réunis en petits foyers, envahissent plusieurs lobules et ont une teinte tirant plus particulièrement sur le jaune. Le tissu pulmonaire, situé entre les différents tubercules composant une agglomération de ce genre, est constamment privé d'air, condensé et rempli d'exsudat.

L'*infiltration tuberculeuse* envahit des portions étendues du poumon, dont elle occupe un demi-lobe ou même un lobe entier. Contrairement à ce qui arrive chez les adultes, on l'observe chez les enfants plutôt dans les lobes inférieurs que dans les sommets, ses limites ne sont pas bien tranchées, et elle se distingue par sa couleur jaune et sa consistance caséeuse. C'est sur ces grandes infiltrations tuberculeuses qu'on peut le mieux observer la marche du ramollissement et de la fonte définitive. La matière tuberculeuse qui finit par devenir tout à fait diffluente se vide par une grosse bronche et laisse à sa place une caverne encore en partie remplie ou tout à fait vide dont les parois deviennent le siége de tubercules nouveaux qui, à leur tour, se ramollissent et agrandissent de nouveau la caverne. Ainsi naissent finalement des cavités irrégulières, anfractueuses, présentant diverses saillies et remplies d'un pus sale, grumeleux, jaune ou grisâtre. Tantôt on en trouve plusieurs petites, tantôt une seule plus grande, qui peut occuper tout un lobe. Faisons cependant remarquer, en passant, que presque jamais une caverne n'empiète sur le lobe voisin, mais qu'ordinairement les adhérences qui existent entre les différents lobes restent intactes. Les cavernes d'une certaine capacité communiquent toujours avec quelques bronches qui s'ouvrent brusquement dans la caverne, comme si on les avait coupées en travers au niveau de la paroi de cette dernière. Quelquefois des vaisseaux oblitérés ou des restes de parenchyme forment des espèces de cordons ou de ponts qui traversent la caverne. Mais ces vaisseaux semblent régulièrement oblitérés, les hémorrhagies pulmonaires étant excessivement rares chez les enfants et n'ayant même jamais été observées chez eux à un degré considérable. La rupture d'une caverne dans la plèvre et par conséquent le pneumopyothorax ne s'observe pas non plus, à ma connaissance, chez les enfants tuberculeux. Le tissu pulmonaire qui entoure une caverne n'est jamais complétement normal, mais dans un état de condensation cicatricielle ou d'hépatisation grise, rouge ou récemment tuberculisée. Souvent on trouve aussi de l'œdème, surtout dans les lobes inférieurs, en même temps qu'un emphysème supplémentaire occupe ordinairement le lobe supérieur. Les bronches qui communiquent avec les cavernes contiennent un pus caverneux jaune et grumeleux, tandis que les autres présentent une muqueuse injectée et tuméfiée. D'après Hasse, les branches de l'artère pulmonaire qui conduisent aux cavernes et dépôts tuberculeux s'oblitèrent; mais au fur et à mesure que cette oblitération a lieu, il se développe dans ces parties du poumon qui ont perdu leur principal réseau vasculaire, de nouveaux vaisseaux qui sont issus, les uns des artères bronchiques, les autres des artères intercostales, et versent leur sang dans les veines bronchiques et la veine azygos; trouble circulatoire auquel on peut rapporter également la dilatation partielle et le développement extraordinaire des veines sous-cutanées.

Les cavernes peuvent guérir, d'après ce que l'on sait, par oblitération ou par cicatrisation. Pour les deux modes de guérison, il faut, dans tous les cas, une longue série d'années, et il n'est par conséquent guère possible d'en trouver la trace à l'autopsie d'un enfant. L'oblitération ne s'observe jamais chez les enfants; par contre, on trouve quelquefois à côté des cavernes encore existantes, des endroits condensés, des espèces de cicatrices rayonnées, qui très-probablement ne sont que les restes de petites cavernes.

Le poumon tuberculeux des enfants se distingue encore de celui des adultes par le manque de pigmentation.

Les *ganglions bronchiques* sont bien plus fréquemment le siége de tubercules que le poumon lui-même ; ils sont régulièrement dégénérés dans les cas où l'affection a envahi le poumon, mais très-souvent on trouve aussi la dégénérescence dans les ganglions bronchiques sans que les poumons en présentent la moindre trace. C'est principalement le grand tubercule jaune que l'on rencontre dans ces cas, tandis que les agglomérations de petits tubercules sont plus rares et que les tubercules miliaires ne s'observent presque jamais.

Ordinairement, tout le ganglion dégénère en un grand tubercule jaune et atteint les dimensions d'une noisette et même d'une noix. La tuberculose envahit le plus souvent plusieurs ganglions, de sorte que la bifurcation des bronches est entourée d'un grand paquet tuberculeux. Il n'y a que les ganglions situés en dehors du poumon qui atteignent de si grandes dimensions ; ceux qui côtoient les bronches dans l'intérieur du poumon dépassent à peine la dimension d'une petite amande, ou représentent des espèces de gouttières en forme de croissant, qui s'appuient contre les bronches. Le parenchyme glandulaire a ordinairement tout à fait disparu, et il ne reste plus qu'une enveloppe, l'ancienne capsule, à laquelle la matière jaune tuberculeuse adhère de tout côté. Cette matière paraît avoir peu de tendance au ramollissement, toujours est-il qu'on trouve très-rarement des tubercules ramollis dans les ganglions ; mais lorsque le ramollissement a lieu, il peut tout aussi bien débuter à la périphérie qu'au centre. Chez les enfants d'un certain âge, on observe bien aussi de temps à autre une crétification partielle. L'effet produit par les ganglions bronchiques tuberculeux sur les organes voisins est double, comme cela est fort bien exposé par Rilliet et Barthez. Nous empruntons aux auteurs que nous venons de citer les faits suivants. Les ganglions agissent : 1° par compression ; 2° par adhérence intime avec les organes voisins et perforation consécutive.

1° Les anatomistes distinguent les ganglions situés en dehors du poumon : *a.* en ganglions trachéaux, placés sur les côtés de la trachée, jusqu'à sa bifurcatien ; *b.* en ganglions bronchiques, placés dans la bifurcation ; *c.* en ganglions cardiaques (ne pas confondre avec les ganglions nerveux) placés sur la base du cœur et les gros vaisseaux ; *d.* en ganglions œsophagiens, placés dans le médiastin postérieur, près de l'œsophage. Tous ces ganglions peuvent subir une dégénérescence tuberculeuse et un agrandissement et, comprimer alors les organes les plus rapprochés

En ce qui concerne la compression des vaisseaux, ceux qui y sont plus particulièrement sujets sont : la veine cave supérieure, l'artère pulmonaire, les veines pulmonaires, et la veine azygos. On a rapporté des exemples d'oblitération complète de ces veines ; moi-même, je n'ai jamais observé rien de semblable, mais je me souviens d'avoir vu une seule fois, dans une veine pulmonaire, un rétrécissement coïncidant avec une tuberculose des ganglions bronchiques. La compression des vaisseaux peut entraîner des hémorrhagies et des œdèmes. Ainsi, par exemple, celle de la veine cave supérieure avait entraîné, d'après les deux auteurs en question, une hémorrhagie dans la cavité de l'arachnoïde et un œdème de la face. La compression des veines pulmonaires peut fort bien provoquer un œdème du poumon.

La *trachée* et les *bronches mères des deux poumons* présentent quelquefois des dépressions qui dépendent également de ganglions tuberculeux, mais qui ne sont pas susceptibles de produire un rétrécissement notable du calibre de ces conduits. Un fait plus important, c'est la compression des nerfs, surtout des nerfs pneumogastriques. Les ganglions les entourent quelquefois si étroitement, qu'il devient littéralement impossible de les disséquer sur leur trajet à travers ces masses glandulaires. La conduction nerveuse ne paraît cependant pas être interrompue, sans quoi, dans la tuberculose ganglionnaire, il faudrait qu'on observât des troubles considérables dans la circulation et la respiration beaucoup plus fréquemment que cela n'est réellement le cas. La compression de l'œsophage paraît se rencontrer bien rarement, quelquefois on trouve ce tube simplement un peu déjeté sur le côté.

2° Les ganglions bronchiques peuvent contracter en dedans et en dehors du poumon des adhérences intimes avec les bronches, et perforer la paroi bronchique pendant le ramollissement qui commence ensuite à se produire. D'après Rilliet et Barthez, on verrait aussi des nodosités tuberculeuses qui ne se ramollissent pas, mais restent dures, user les anneaux cartilagineux des bronches et conduire ainsi à la perforation, état dont les anatomo-pathologistes ont tenu peu de compte jusqu'à présent. Dans le poumon même, il est difficile de distinguer une caverne d'un ganglion bronchique qui s'est vidé dans une bronche et subit une fonte purulente. Ces pseudo-cavernes siégent toujours dans le voisinage de la racine du poumon, et leur cavité se relie extérieurement aux autres masses tuberculeuses formées par les ganglions bronchiques dégénérés.

Les auteurs en question mentionnent aussi une perforation tuberculeuse de l'artère pulmonaire et de l'œsophage, faits à l'appui desquels je ne puis citer aucune observation personnelle.

Symptômes. — En ce qui concerne d'abord l'examen physique, nous rappellerons encore une fois que la percussion doit être faite très-doucement et de manière à laisser les coups se suivre avec une certaine lenteur, parce qu'autrement les légères différences de sonorité passeraient toujours inaperçues. Dans la tuberculose miliaire, où les deux poumons sont assez uniformément parsemés de tubercules de la grosseur d'un grain de sable, la percussion ne fournit évidemment aucun éclaircissement; le son de la percussion est en général un peu tympanitique; mais il est impossible de découvrir une inégalité entre les deux côtés de la poitrine. Il en est de même dans la tuberculose des ganglions bronchiques, qui sont recouverts par les poumons et les grands troncs vasculaires et se dérobent ainsi complètement à l'examen physique. Par contre, des infiltrations tuberculeuses d'une certaine étendue se laissent très-bien constater à l'aide d'une percussion attentive ; disons cependant en passant, comme déjà cela a été dit à l'occasion de l'anatomie pathologique, qu'elles n'occupent pas invariablement les sommets du poumon. Souvent on trouve plus bas ou sur les côtés une matité circonscrite qui doit également être rapportée à la tuberculose, et qui ne se rencontre presque jamais chez les adultes dans des conditions semblables. Une fois que des cavernes se sont formées et ont vidé leur contenu par une bronche, le son mat de la percussion redevient un peu plus sonore et prend la résonnance tympanitique, ce qui est loin d'annoncer une amélioration ou une diminution de l'infiltration tuberculeuse.

- L'auscultation ne laisse absolument rien découvrir de caractéristique dans la tuberculose miliaire, le catarrhe bronchique qui toujours existe dans ces cas, produit des bruits de râle étendus, à grosses et à petites bulles, qui ne se distinguent en rien de ceux d'un catarrhe bronchique simple. Dans les condensations tuberculeuses plus étendues du tissu pulmonaire; on entend une respiration bronchique, une forte résonnance de la voix et de la toux, et une propagation anormale, très-sensible, des bruits cardiaques jusque dans des parties du poumon fort éloignées du cœur. Sur les limites de la matité on entend dans quelques endroits des râles crépitants ou simplement une respiration rude. Le choc du cœur est singulièrement renforcé chez tous les enfants tuberculeux. Si une infiltration tuberculeuse solide vient à se fondre et donne ainsi lieu à une caverne, les symptômes de l'auscultation subissent des changements qui correspondent à ceux dont il a été question à l'occasion de la percussion; on entend alors un gargouillement et des râles caverneux, la respiration devient également caverneuse; cependant les cavernes des petits enfants ne sont généralement pas assez vastes pour que ces symptômes s'entendent régulièrement et d'une manière assez caractéristique.

Quant aux symptômes fonctionnels, ils sont de nature variée. Les *mouvements respiratoires* sont presque toujours accélérés ; leur rapidité est surtout grande dans la tuberculose aiguë, où deux éléments se trouvent réunis, fièvre et obstacle mécanique dans les voies aériennes. Les respirations s'élèvent alors au nombre de 60 à 80 à la minute. Dans la tuberculose chronique, l'accélération est à peine sensible, et il n'y a aucune dyspnée. Dans les cas à développement et à progrès rapides, il peut se produire un grand embarras de la respiration, même de l'orthopnée et un battement des ailes du nez, ce qui doit être mis bien plutôt sur le compte d'une pleurite simultanée et d'une pneumonie tuberculeuse partielle, que sur celui d'une diminution de la surface respirante par le fait des tubercules. En somme, on peut admettre que plus le processus est aigu et diffus dans les poumons, plus les mouvements respiratoires sont accélérés et pénibles.

La *toux* est de tous les symptômes le plus constant, car jamais elle ne manque complétement ; c'est dans la tuberculose miliaire aiguë que ce symptôme est le plus faible et le moins marqué, parce que, dans cette maladie, le même processus, en se développant dans d'autres organes, avant tout dans le cerveau, émousse à un tel point l'irritabilité du système nerveux que les enfants hydrocéphaliques passent souvent des journées entières sans tousser une seule fois, quoique bientôt après, à l'autopsie, on trouve les deux poumons farcis de tubercules miliaires et les ganglions bronchiques transformés en masses caséeuses.

La toux est non-seulement le plus constant mais encore le plus précoce de tous les symptômes ; pendant toute la durée de la maladie, elle ne cesse jamais complétement, quoique de temps à autre il se produise de courtes rémissions qui semblent promettre une issue favorable. Au commencement, la toux est sèche et brève, mais cependant, déjà, à retour très-fréquent ; plus tard, quand des portions plus étendues du poumon ou des bronches d'un certain calibre sont envahies, la toux devient humide et s'accompagne d'accès convulsifs. Ces accès offrent une grande analogie avec ceux de la coqueluche, toutefois, ce qui manque pour compléter la ressemblance, c'est cette inspiration caractéristique, bruyante, prolongée à la fin de l'accès ; on n'aperçoit pas non plus au bout de quelques semaines cette expectoration de mucosités glaireuses et abondantes qui caractérise la coqueluche. Cette toux spasmodique a sa raison ordinaire dans les ganglions trachéaux tuberculeux et agrandis qui exercent une pression et une irritation toujours croissante sur la trachée et sympathiquement sur le larynx, elle peut cependant aussi être provoquée exclusivement par une sécrétion profuse, comme cela s'observe assez souvent sur des adultes atteints d'une simple bronchorrhée. Si cette dernière cause existe, l'accès cesse aussitôt que le mucus a traversé le larynx, ce qui chez l'enfant n'est pas si facile à juger, parce qu'il l'avale immédiatement. Au contraire, dans la tuberculose des ganglions bronchiques, les accès peuvent se prolonger pendant un temps indéterminé et sans aucune expectoration, et ne cessent ordinairemen que quand l'épuisement est arrivé à un degré très-élevé.

L'*expectoration* qui, chez les tuberculeux adultes, fournit un point de repère excellent, ne peut pas être utilisée pour le diagnostic chez les enfants âgés de moins de cinq à six ans, car ces derniers avalent les mucosités aussitôt qu'elles ont dépassé le larynx. Ce n'est qu'en cas d'accès de toux très-violent qu'on voit quelquefois sur la langue des tout petits enfants une écume blanche à bulles fines, qui se montre même entre les lèvres, mais qui, dans tous les cas, ne doit être envisagée que comme le simple produit du catarrhe des bronches, et n'a absolument rien de caractéristique pour la tuberculose. Les enfants âgés de plus de sept ans, chez lesquels, du reste, la phthisie pulmonaire est très-rare avant l'époque de la puberté, expectorent comme les adultes et, le pus provenant des cavernes est chez eux aussi diffluent et aussi pauvre en bulles d'air que chez ceux-ci. La rareté des hémoptysies, chez les enfants tuberculeux, a déjà été signalée, à l'occasion des hémorrhagies pulmonaires en général.

Si les enfants sont déjà assez âgés pour indiquer le lieu de leurs souffrances, ils montrent presque toujours la région précordiale ou le sternum, et très-rarement une des parties latérales du thorax, comme en étant le siége. Pour que l'on puisse instituer un traitement rationnel, il faut absolument que la douleur plus ou moins violente soit bien explorée ; car plus cette douleur est intense et plus elle fait naître d'agitation, plus les enfants s'acheminent rapidement vers une mort certaine. La tuberculose étant rarement limitée à un poumon, on ne remarque non plus rien de particulier dans le *décubitus* de ces enfants, ils sont ordinairement couchés sur le dos, et il est rare qu'ils préfèrent être habituellement couchés sur l'un ou l'autre côté. Un fait remarquable, c'est que, malgré l'horrible maigreur, la longue durée de la maladie et la fièvre continue, ils ne s'écorchent que rarement et très-tard. Au thorax, on remarque toujours un amaigrissement qui prend des proportions beaucoup plus grandes que celui du reste du corps, et un développement des veines sous-cutanées qui forme un symptôme assez caractéristique de la tuberculose. Ces veines atteignent, surtout dans le voisinage du sternum, depuis la première jusqu'à la troisième côte, une dilatation excessive et peuvent arriver jusqu'à la largeur d'une ligne.

A l'extrémité des doigts, on observe, dans toute maladie chronique accompagnée d'un obstacle à la circulation pulmonaire, par conséquent avant tout dans la tuberculose étendue et dans les anomalies du cœur, un renflement particulier, par l'effet duquel les ongles s'infléchissent en avant, à la manière de griffes. Dans les degrés les plus élevés de cette déformation les doigts ressemblent à des baguettes de tambour. Nous possédons dans ce fait un signe très-précieux, en ce que cet épaississement des extrémités digitales n'est jamais congénital et ne se présente jamais chez des enfants sains, mais marque toujours un degré supérieur de stase dans le cœur droit, ayant ordinairement sa source dans les poumons.

Les ganglions bronchiques considérablement augmentés de volume, entraînent quelquefois, comme déjà cela a été dit dans l'anatomie pathologique, un œdème de la face qu'il faut attribuer à des troubles locaux de la circulation, vu que dans l'hydropisie dépendant d'une dyscrasie ce sont les pieds qui, d'après ce que l'on sait, se tuméfient les premiers, et que seulement longtemps après vient le tour des extrémités supérieures et de la face, tandis que dans la maladie qui nous occupe, c'est l'œdème de la face qui existe seul. On trouve alors aussi une dilatation considérable des veines sous-cutanées du cou et une légère cyanose aux lèvres et aux paupières. Rilliet et Barthez ont prouvé par un grand nombre d'autopsies que dans ces cas il existait réellement une pression de ganglions tuméfiés sur la veine cave supérieure.

La tuberculose du poumon est ou une tuberculose miliaire aiguë, dans laquelle le même processus s'établit encore dans d'autres organes et entre autres surtout dans le cerveau et le péritoine, de sorte que les symptômes dépendant des poumons s'effacent devant les nombreux phénomènes provenant d'autres organes, ou une tuberculose chronique qui donne lieu, comme chez les adultes, au tableau de la phthisie pulmonaire. Nous reviendrons sur la première forme à l'occasion de la dyscrasie tuberculeuse. La seconde a une durée de deux mois à deux ans et peut aussi être complétement enrayée. Je connais des enfants issus de parents manifestement tuberculeux qui pendant les premières années de leur existence avaient présenté des signes très-apparents d'une tuberculose pulmonaire confirmée, une matité évidente à tel ou tel endroit du poumon, une respiration bronchique, des râles crépitants, une bronchite violente et de longue durée, un amaigrissement, de la fièvre, etc., et qui cependant ont guéri complétement, ou plutôt seulement en apparence. En effet, la nutrition s'est rétablie, l'aspect est devenu florissant, la fièvre et la toux ont lentement diminué, mais la matité a persisté, et au moindre dérangement de l'état général il revient toujours une bronchite nouvelle et opiniâtre. Quelquefois le processus se généralise encore vers la fin, et les enfants phthisiques succombent en présentant les symptômes de la tuberculose miliaire.

Pour ce qui concerne la thérapeutique nous renvoyons aux préceptes que nous mettrons en avant pour la tuberculose en tant que dyscrasie.

10° Cancer du poumon et du médiastin antérieur.

Le cancer est, en général, une maladie excessivement rare chez les enfants, et celui du poumon n'a été décrit qu'un petit nombre de fois; dans les cadavres on a trouvé, en même temps que des nodosités cancéreuses d'autres organes, le carcinome médullaire du poumon, sous forme de tumeurs blanches ou d'un gris rose, de la dimension la plus variée. Les symptômes appréciables pendant la vie se réduisent à la bronchite et à la dyspnée, et sont ordinairement effacés par ceux des cancers siégeant dans d'autres organes.

J'ai observé deux cas de cancer du médiastin antérieur concernant, l'un, un garçon de cinq, l'autre, un garçon de six ans. Comme dans les deux cas le cancer avait rempli tout le médiastin antérieur et qu'en même temps il avait contracté des adhérences avec les plèvres, les poumons et le péricarde, nous jugeons utile d'en donner ici une description.

Le développement de ce cancer paraît être assez rapide; toujours est-il que les deux enfants cités par nous n'avaient présenté que peu de semaines auparavant les premiers symptômes d'une affection des voies respiratoires, et cependant la percussion immédiatement exécutée faisait déjà reconnaître alors une matité considérable sous le sternum, et qui dépassait cet os des deux côtés. Le principal critérium est donc cette matité qui, dans le cours de la maladie, prend de vastes proportions, non-seulement par l'accroissement du cancer, mais encore par la formation d'épanchements hydropiques dans les plèvres. Il est facile de constater que l'exsudat, cause première de la matité, n'est pas de nature liquide. Car au-dessus de lui on entend les bruits du cœur presque aussi distinctement que si l'on auscultait le cœur directement ; les râles qui se produisent dans les bronches envahies par le catarrhe sont également très-distincts au niveau de la tumeur cancéreuse. Les troubles fonctionnels dépendent avant tout de la direction dans laquelle le cancer fait les progrès les plus rapides. Les gros troncs veineux devaient être comprimés dans les deux cas, car il existait des œdèmes de la face et des mains, et les veines du cou étaient fort dilatées. A cause de la compression fort pénible des parties antérieures du poumon, les enfants ont une orthopnée continuelle et respirent le plus facilement quand ils courbent le dos et tiennent la tête penchée en avant, position qu'ils conservent même dans le sommeil. La face dorsale du thorax rend un son sonore, tympanitique, et les parties postérieures du poumon étant obligées de fonctionner à la place des parties antérieures comprimées, le bruit respiratoire y est excessivement marqué, mais souvent masqué par des râles. Le cœur est déplacé en dehors et en bas, et faisait entendre, dans l'un de mes deux cas, un bruit de souffle systolique, sans qu'à l'autopsie on en trouvât l'explication dans une lésion matérielle soit de la substance même du cœur, soit des valvules. Le pouls est fort accéléré, l'appétit en partie conservé ; aussi l'amaigrissement n'arrive-t-il pas, dans cette maladie, à un degré aussi élevé que dans la tuberculose. Enfin, fort heureusement pour les malades eux-mêmes et leur famille, le cerveau se prend à son tour, ils tombent dans un état de somnolence ou de délire, et s'acheminent à partir de ce moment rapidement vers la mort.

A l'autopsie, j'ai trouvé dans l'un des deux cas un cancer médullaire qui occupait tout le médiastin antérieur et s'étendait même sur les parties antérieures du poumon droit sans avoir provoqué dans cet organe ni dans aucun autre le développement de tumeurs secondaires ; dans l'autre cas il s'agissait d'un cystosarcome de la grosseur d'un fort poing d'homme. Dans les deux cas il y avait un hydrothorax considérable, mais peu d'ascite.

La dyspnée de ces enfants, qui était pénible à voir, pouvait être calmée passagèrement d'une façon très-remarquable au moyen de quelques doses d'opium, 1 à 2 centigrammes et demi par jour.

11° Coqueluche. — Toux convulsive.

La coqueluche est un catarrhe bronchique épidémique, contagieux, accompagné d'accès de toux convulsifs, très-caractéristiques. Nulle part on n'en trouve une mention bien évidente dans les œuvres d'Hippocrate ; les descriptions des épidémies des siècles derniers ne se rapportent pas non plus exactement au cortége des symptômes observés de nos jours, et ce n'est qu'à partir du xviiie siècle que la maladie a été bien observée et bien décrite dans les différents pays.

Cette affection a reçu toute espèce de noms : coqueluche, chin-cough,

(Angleterre), toux convulsive, affection pneumogastro-pituiteuse, broncho-céphalite, catarrhe convulsif, pertussis, tussis suffocativa, spasmodica, strangulans, clangosa, fernia, toux bleue (*blauer Husten*, en Allemagne). Nous n'avons pas affaire ici à une simple modification anatomo-pathologique, mais à une maladie cosmique, aiguë, appartenant à la classe des épidémies dites atmosphériques.

Symptômes. — La marche de la coqueluche peut être divisée assez rigoureusement en trois périodes : 1° une période catarrhale ; 2° une période convulsive ; 3° une période de déclin.

Première période. — Les phénomènes de la période catarrhale ou prodromale, ou période d'invasion, sont ceux d'un simple catarrhe bronchique, quelquefois compliqué de symptômes gastriques. Un peu d'enroument, de chatouillement dans la gorge, une toux sèche, quelques éternuments, des mucosités abondantes par le nez, de la rougeur des yeux et du larmoiement, tels sont les symptômes qu'on observe, soit réunis, soit partiellement, chez tout enfant atteint d'une coqueluche commençante. Si, ce qui arrive souvent, il s'y ajoute encore des symptômes de fièvre, chaleur à la peau, pouls fréquent, abattement, malaise général et manque d'appétit, on a sous les yeux un tableau identique avec celui de la période prodromale de la rougeole, circonstance sur laquelle il faut diriger toute son attention à cause du pronostic, lorsque, ce qui arrive quelquefois, la rougeole et la coqueluche règnent simultanément dans une localité. La toux prend dès le début un son creux, métallique, se montre bientôt sous forme de paroxysmes, et est toujours parfaitement sèche, à moins qu'il n'existe déjà une maladie du poumon d'origine plus ancienne. Cette période dure de quatre jours à trois semaines, et s'observe, plus ou moins marquée, au début de chaque coqueluche.

Deuxième période. — La période convulsive ou nerveuse se distingue par la toux qui se répète en paroxysmes violents, toux tellement caractéristique qu'on l'a toujours présente à l'esprit pour peu qu'on l'ait une fois observée. Les enfants déjà arrivés à un certain âge ont ordinairement un pressentiment de l'accès à venir. Ils ont un chatouillement dans la gorge, une oppression sur la poitrine ou des nausées, ils respirent anxieusement et plus vite, se relèvent dans leur lit ou courent, s'ils sont levés, vers une chaise ou un autre objet pouvant leur servir d'appui et leur permettre ainsi d'opposer une plus forte résistance aux secousses de l'attaque. Celle-ci consiste en une série de secousses de toux brèves, se succédant rapidement, assez inégales, et qui se trouvent interrompues par une inspiration prolongée, sifflante, répandant un bruit d'aspiration particulier. Les Français donnent le nom de reprises à ces inspirations sifflantes. Immédiatement après la première reprise, les secousses de toux expiratoires, convulsives, recommencent, durent de dix à quinze secondes, puis vient une nouvelle reprise, et ainsi plusieurs fois de suite, de manière que l'attaque entière, depuis le début jusqu'au rétablissement de la respiration normale, dure de une à quinze minutes. Au commencement du paroxysme les secousses se succèdent avec une rapidité excessive et sans aucune interruption, au point que les enfants paraissent sur le point de mourir suffoqués. Et, en effet, pendant la toux, il ne pénètre pas d'air du tout dans le poumon jusqu'à la reprise, ce dont il est facile de se convaincre par l'auscultation de la face dorsale du thorax. Pendant la reprise, la glotte est manifestement dans un état de rétrécissement passager, dépendant soit d'un spasme, soit d'une paralysie, comme déjà cela a été assez longuement exposé à l'occasion du croup, et l'on voit entrer en action tous les muscles accessoires de la respiration, tant du cou que de l'abdomen. Aux efforts de toux, accompagnés en même temps d'efforts pour vomir, correspondent des stases circulatoires énormes, le sang s'arrête dans l'artère pulmonaire et entraîne une dilatation du cœur droit et de tout le système veineux périphérique, ce qui s'aperçoit surtout très-bien sur les grosses veines du cou. Du reste, la tête entière se colore d'un rouge violet d'où dérive d'ailleurs la dénomination allemande : *blauer Husten*, toux bleue. Les yeux s'injectent et font une légère saillie. La face se gonfle et se couvre d'une sueur froide, les mouvements cardiaques et, avec eux, le pouls deviennent faibles et inégaux ; souvent l'urine et les excréments sont chassés involontairement par les violentes contractions des muscles de l'abdomen, quelquefois aussi il en résulte des hernies et des chutes du rectum. La stase veineuse donne souvent lieu à des hémorrhagies ; les plus fréquentes sont celles qui se font par la bouche et le nez. Le sang expectoré ou vomi dans ces cas en grande abondance provient-il, comme quelques-uns le pensent, du poumon ? C'est ce dont il est bien permis de douter, parce que très-souvent ces pertes de sang ne sont suivies d'aucune modification du poumon et d'aucune aggravation de l'état général, et que dans un accès suivant, revenant au bout de quelques minutes, les malades rejettent un mucus tout à fait incolore. Or, nous savons qu'après une hémoptysie, par exemple, d'un individu tuberculeux, les crachats conservent pendant plusieurs jours encore une teinte sanguinolente. Souvent il se fait aussi des extravasats dans la conjonctive oculaire ou dans le tissu cellulaire lâche des paupières supérieures, où le sang épanché traverse ensuite les mêmes modifications de couleur que celles qui se produisent après des lésions extérieures. Bouchut raconte le cas d'un enfant qui aurait réellement pleuré des larmes de sang, et dit, entre autres, que dans la coqueluche les hémorrhagies deviennent quelquefois profuses, au point de menacer l'existence, fait dont, pour ma part, je n'ai pas encore pu me convaincre. Je n'ai pas non plus observé encore ces hémorrhagies par les oreilles, dont il est fait mention dans la plupart des manuels, cependant je ne les mets pas en doute, surtout lorsqu'il y a des otorrhées et des ulcérations dans le conduit auditif externe. P. Frank rapporte le cas extraordinaire d'une malade qui, à chaque attaque, était forcée d'éternuer plus de cent fois. Enfin, les enfants irritables peuvent tomber dans des convulsions générales.

L'accès se termine ordinairement par un vomissement qui, au commencement de cette seconde période, donne issue à peu de mucosités mais à beaucoup de chyme et de suc gastrique. Plus la coqueluche se prolonge et plus elle approche de la troisième période, plus la sécrétion des bronches devient profuse, et enfin les malades expectorent, à chaque attaque, moitié par des mouvements de toux, moitié par des efforts de vomissement, une forte quantité d'un mucus incolore et visqueux.

Si les attaques sont très-longues, si elles durent de dix à quinze minutes, les enfants se sentent épuisés et se plaignent de douleurs dans la poitrine après la fin de l'accès; leur respiration a bien encore quelque chose d'anxieux et de fréquent, et bientôt après ils s'endorment. Mais ordinairement, si les paroxysmes ont été d'une force modérée, ils oublient tout leur mal, aussitôt que ces derniers ont cessé, et reprennent, au grand étonnement des personnes inexpérimentées qui les entourent, leurs jeux et même leurs repas au point où il les ont laissés. La coqueluche simple est exempte de fièvre ; un développement de fièvre et un manque d'appétit annoncent toujours une complication.

Le nombre des paroxysmes qui peuvent se présenter dans les vingt-quatre heures varie entre quatre et soixante ; mais ordinairement il ne s'en présente pas plus de dix-huit à vingt-quatre dans ce laps de temps, sans que cependant on puisse jamais rien observer de régulier dans la succession des accès ou dans la longueur des intervalles. Les accès les plus violents et les plus fréquents sont ceux du soir, d'autant plus qu'alors plusieurs causes occasionnelles extérieures viennent ordinairement se réunir, telles qu'échauffement, excitation intellectuelle, repas, etc. Les accès arrivent, soit d'une manière tout à fait spontanée chez des enfants qui sont dans le repos le plus complet, soit provoqués par des cris, des émotions de toute espèce, le rire, l'action d'avaler, surtout des objets secs et rudes au gosier, enfin par un air froid ou impur, etc. Si plusieurs enfants atteints de coqueluche se trouvent réunis et si l'un d'eux commence à tousser, cet aspect est le plus souvent contagieux pour les autres et immédiatement ils entonnent en chœur leur lamentable concert.

Cette période se prolonge, chez les enfants sains et placés dans de bonnes conditions extérieures, pendant environ un mois; mais dans des conditions opposées, elle peut durer deux mois et même davantage. Une diminution dans la violence et la fréquence des paroxysmes, jointe à une augmentation de la sécrétion bronchique, annonce le prochain passage à la troisième période.

Troisième période. — Dans cette période, appelée aussi *période critique* ou *de déclin*, les quintes de toux ont perdu leur violence. Les paroxysmes ne sont plus si longs ni si rapides, la reprise cesse entièrement, il y a bien encore quelques efforts de vomissement, qui n'amènent plus de chyme, mais une énorme quantité de mucosités bronchiques. Ce produit est le plus souvent jaunâtre ou verdâtre, et à chaque accès de toux l'enfant en rejette à peu près une cuillerée. Chez la plupart des enfants il se déclare vers cette époque des sueurs nocturnes, quelquefois aussi des eczémas. Si l'on ausculte les poumons, on entend de tous côtés des râles à grosses bulles. La toux, une fois arrivée à cette période, cesse, chez les enfants sains, complétement.au bout de deux à trois semaines, tandis que chez les enfants tuberculeux et scrofuleux elle se continue pendant bien des mois. Souvent aussi il survient encore de petites rechutes, faisant revenir la maladie à la seconde période, mais ordinairement l'amélioration ne se fait pas attendre.

Les complications de cette maladie sont nombreuses et pour la plupart dangereuses.

La première et la plus immédiate des complications est l'atteinte du parenchyme pulmonaire, qui peut se développer très-facilement par suite de la descente et de la décomposition du mucus bronchique accumulé dans les bronches. Ordinairement elle a le caractère de la pneumonie lobulaire, exceptionnellement celui de la pneumonie lobaire, et il y a lieu de la redouter d'autant plus que les enfants sont plus jeunes. Les enfants âgés de moins d'un an, qui sont beaucoup couchés sur le dos et n'ont pas encore les muscles assez bien développés pour pouvoir convenablement expectorer les mucosités, présentent très-souvent dans le cours de la coqueluche les symptômes de la pneumonie lobulaire : chaleur à la peau, respiration fréquente et douloureuse, bruyante à l'expiration, et battement des ailes du nez. Les paroxysmes perdent alors leur caractère et la toux devient sèche, mais fréquente et accompagnée d'une contraction douloureuse des traits. La plupart des enfants qui se trouvent dans ces conditions succombent au bout de quelques jours, au milieu de convulsions et dans un état de cyanose très-prononcée, et ce n'est que chez le très-petit nombre que les symptômes de la pneumonie lobulaire diminuent pour être de nouveau remplacés par ceux de la coqueluche primitive, sans toutefois que le danger des récidives cesse pour cela d'exister.

D'autres enfants présentent la complication gastrique. Ils ont la langue chargée, manque d'appétit, fièvre, abattement général, et rendent des excréments qui répandent une odeur putride. Un fait singulier, c'est l'ulcération du frein de la langue, depuis longtemps connue en Allemagne et en partie oubliée, et sur laquelle Gambarini (de Milan) a de nouveau appelé l'attention. L'ulcère montre presque toujours une direction coupant transversalement l'axe longitudinal du frein de la langue; on le trouve très-souvent chez les enfants atteints de coqueluche à l'âge d'un ou de deux ans, jamais chez les tout petits enfants, et très-rarement chez les enfants plus âgés. Il paraît se produire d'une manière purement mécanique, la langue étant fortement tirée hors de la bouche pendant les mouvements forcés de la toux, et le frein étant alors en quelque sorte scié par les incisives tranchantes de la mâchoire inférieure. Aussi cette lésion ne se rencontre-t-elle jamais chez les enfants encore dépourvus de dents, et rarement chez les enfants déjà d'un certain âge, pour la raison très-simple que ces derniers ont déjà les incisives plus mousses et ne font pas autant sortir la langue pendant leurs accès de toux. L'ulcère du frein de la langue manque, du reste, extrêmement souvent dans la coqueluche;

on l'observe, d'ailleurs, chez les enfants atteints de simple bronchite, et même en l'absence de tout accès de toux, comme simple ulcère aphtheux, surtout pendant la dentition. Cet ulcère ne guérit pas aussi longtemps que dure la période convulsive, quel que soit le traitement employé; mais, aussitôt que l'intensité de la toux diminue, il se cicatrise spontanément.

Chez d'autres enfants, la stase veineuse provoque de graves symptômes cérébraux, fait qui, cependant, s'observe en général assez rarement. Les enfants deviennent somnolents, portent souvent la main à la tête, accusent une violente céphalalgie, et la coqueluche elle-même s'efface plus ou moins devant ces symptômes. Enfin, il se déclare même des grincements de dents, des vomissements hydrocéphaliques, des convulsions alternant avec le coma; cependant la mort en résulte fort rarement, et l'on trouve dans ce dernier cas une affection cérébrale qui n'est pas directement liée à la coqueluche, à savoir une hydrocéphale aiguë ou une méningite purulente.

En fait de complications rares, il nous reste encore à mentionner la pleurite, la péricardite et le pemphigus. Jadelot a vu dans plusieurs épidémies se produire des bulles de pemphigus, et la mort être chaque fois le résultat de cette complication.

Parmi les maladies consécutives, les plus fréquentes sont le catarrhe chronique des bronches, le goître, les hernies, les prolapsus, l'hydropisie, la tuberculose et les anévrysmes.

Il est infiniment rare que la mort résulte directement d'une attaque; aussi je ne me souviens pas d'avoir vu un seul cas de ce genre dans les épidémies nombreuses et étendues qu'il m'a été donné d'observer. Par contre, les enfants atteints de pneumonie lobulaire succombent pour la plupart, et les enfants âgés de moins d'un an peuvent dépérir à un tel point, même en l'absence de toute fièvre, qu'ils ne parviennent plus à se rétablir.

Il n'existe pas d'incompatibilité entre la coqueluche et d'autres maladies épidémiques. Les enfants pris de coqueluche peuvent contracter toutes les maladies possibles, telles qu'exanthèmes aigus, fièvre intermittente, typhus, choléra, etc.; il n'y a que les affections chroniques de la peau qui rétrocèdent parfois très-visiblement pendant la durée de la coqueluche.

Le diagnostic de la coqueluche est facile à établir. La marche cyclique, la toux particulière, avec inspirations longues et bruyantes, le vomissement à la fin des accès, et surtout le caractère épidémique et souvent manifestement contagieux, voilà des symptômes tellement constants, que leur réunion ne peut laisser aucun doute sur le diagnostic. Du reste, on peut immédiatement provoquer un accès chez tout enfant atteint de coqueluche (ce qui parfois est avantageux, au point de vue clinique), pour peu qu'on presse avec le doigt sur la base de la langue. L'effort pour vomir, qu'on détermine de cette manière, est, pour ainsi dire, régulièrement suivi d'un violent paroxysme, qui, à défaut d'une bonne description et d'une observation exacte de la part des parents, fixe le diagnostic.

Anatomie pathologique. — Si un enfant atteint de coqueluche meurt dans le cours de cette maladie, par suite d'un accident ou d'une maladie aiguë quelconque, on trouve, dans la période convulsive, les voies aériennes quelquefois injectées et hypérémiées, mais quelquefois aussi dans un état complétement normal. Si l'enfant a succombé dans la dernière période, on trouve la trachée et les grosses bronches remplies de ce mucus qui avait été expectoré en si grande abondance pendant la vie. La glotte n'offre pas la plus légère modification.

Les ganglions bronchiques sont tuméfiés quelquefois, mais non toujours. Comme depuis longtemps on soupçonne une névrose de jouer un rôle dans cette maladie, on a bien des fois soumis le cerveau et la moelle épinière, ainsi que les nerfs vagues, à un examen approfondi; mais cet examen n'a fourni aucun résultat dans la plupart des cas; quelques auteurs seulement mentionnent une rougeur des nerfs pneumogastriques, rougeur qu'il faut très-probablement considérer comme une imbibition cadavérique, et qui, vu la rareté de son existence, ne peut certainement pas être la cause de la coqueluche.

En fait d'états consécutifs, les plus fréquents sont la pneumonie lobulaire et lobaire, la dilatation cylindrique des bronches, l'emphysème partiel du poumon, la pleurite, la péricardite, la méningite tuberculeuse ou la tuberculose des poumons et des ganglions bronchiques.

Étiologie. — La coqueluche est *contagieuse* et n'atteint qu'une *seule fois* les individus. La contagiosité d'une affection est un fait démontré toutes les fois que l'on peut signaler un certain nombre de cas qui évidemment ne peuvent être attribués à une autre cause. Or, c'est ce qui a été fait pour la coqueluche, et il est absurde de vouloir attribuer à cette affection une origine spontanée, parce que, dans un certain nombre de cas, on n'a pu découvrir aucun contact entre les malades qu'on a sous les yeux et d'autres individus atteints de la même maladie. Et, en effet, nous ne savons même pas si la contagion n'est pas assez intense pour être transmise par d'autres personnes, par exemple des adultes, qui elles-mêmes restent entièrement indemnes. D'ailleurs l'absence de fièvre et la longue durée du processus, qui permettent aux enfants atteints de coqueluche de se promener dans les rues et sur les places publiques, rendent ce contact beaucoup plus facile que cela n'a lieu pour n'importe quelle autre maladie contagieuse. La plupart des médecins expérimentés affirment positivement, que la vraie coqueluche n'atteint les enfants qu'une seule fois. Les dires de quelques autres, très-peu nombreux, qui prétendent l'avoir observée deux fois sur un même individu, se fondent probablement sur cette circonstance que certains sujets tuberculeux offrent des paroxysmes analogues à ceux de la coqueluche, ou ils avaient observé une coqueluche déjà en plein déclin et qui s'était mise à récidiver.

Cette contagiosité et l'immunité pour des atteintes ultérieures font que la coqueluche est presque exclusivement une maladie de l'enfance et que bien rarement elle atteint les adultes; parmi ces derniers elle frappe surtout les individus appartenant à de grandes familles nobiliaires, dans lesquelles on a toujours l'habitude d'éloigner rigoureusement les enfants de tout contact avec d'autres appartenant à des classes moins privilégiées. Les parents et les bonnes des enfants atteints de coqueluche contractent cependant assez souvent une espèce plus légère de toux spasmodique, qui paraît également due à la communication avec les malades, ces personnes n'étant aucunement prédisposées à la toux et la perdant de nouveau aussitôt qu'elles sont sorties de l'atmosphère infectée. Les petits enfants, n'ayant pas encore traversé la première dentition, sont moins exposés que ceux qui ont dépassé les premiers mois; cependant on observe aussi, par exception, chez les premiers une coqueluche complète, qui, ordinairement, se complique d'une pneumonie lobulaire et se termine alors par la mort.

On ne peut pas dire positivement de quelle nature est le principe contagieux. Il est fort probablement lié aux mucosités expectorées et se dissémine dans le milieu environnant par le fait de l'évaporation de ces mucosités, supposition qui semble corroborée par cette circonstance que la contagion a lieu le plus facilement dans la dernière période.

La période d'incubation est de très-courte durée et ne dépasse guère trois à quatre jours.

En outre, il existe peut-être encore une contagion purement nerveuse, par simple imitation, comme on l'observe pour le bâillement, le vomissement, la chorée, les convulsions hystériques, etc. Le sexe, la constitution, la manière de vivre et la saison sont sans influence marquée sur le développement de la maladie.

C'est donc à la contagiosité qu'est due l'extension épidémique de la coqueluche, de telle sorte que dans l'espace de trois, tout au plus de six mois, tous les enfants, ou au moins une grande partie des enfants d'une localité, en sont envahis. Les principaux foyers d'infection sont les écoles, les orphelinats et les hôpitaux d'enfants. Dans ces derniers surtout on voit la maladie régner encore pendant des années, quand depuis longtemps elle est éteinte en ville, pour la raison très-simple que les enfants continuent d'y affluer sans interruption pour être traités de maladies internes ou chirurgicales et contractent encore la coqueluche, qu'ils tendent à éterniser dans l'établissement.

Traitement.—La prophylaxie consiste exclusivement à éloigner les enfants encore sains de la localité actuellement infectée de coqueluche, leur isolement étant très-difficile à effectuer sur place et n'offrant jamais autant de garanties qu'un changement de séjour. Déjà Jenner avait remarqué que des enfants vaccinés depuis peu restaient épargnés de la coqueluche et que la vaccination opérée, dans le cours de la maladie, sur des individus non vaccinés auparavant exerçait une influence favorable sur la marche de la coqueluche dont elle abrégeait la durée. Comme dans nos pays on a l'habitude de vacciner les enfants dès les premiers mois de leur existence et que les petits enfants sont moins sujets à la coqueluche que ceux qui ont passé la première année, le contingent auquel cette prophylaxie peut s'appliquer est assez limité. Je n'ai vacciné que deux enfants atteints de coqueluche dont l'un était tombé malade depuis quinze jours, l'autre depuis trois semaines ; chez l'un et l'autre, la marche de la maladie était régulière ; chez le premier, les paroxysmes se maintinrent encore pendant dix, chez le second, pendant trois jours, de sorte que si l'on compte six semaines pour la durée ordinaire de la maladie, cette dernière s'est trouvée effectivement abrégée chez les deux enfants. L'usage interne de la belladone et la suspension, autour du cou, de petits sachets contenant des substances odorantes telles que camphre, musc, etc., ont été depuis longtemps reconnus complétement inefficaces comme moyens prophylactiques.

Le traitement rationnel de la maladie confirmée se compose de l'ordonnance d'un régime approprié, du traitement des paroxysmes et des tentatives faites en vue de diminuer la durée totale du processus par voie médicamenteuse.

Pour ce qui concerne la manière de vivre, elle doit être réglée sur la saison ; en hiver, pendant les vents rudes, il y a toujours du danger à laisser sortir les individus atteints de coqueluche, et il en résulte souvent des complications inflammatoires ; en été, au contraire, ce qui convient le mieux, c'est de laisser les enfants se promener pendant la journée entière à l'air libre. Pour cette raison, la marche de la coqueluche est toujours plus longue en hiver ; car, dans cette saison, les enfants restent enfermés pendant plusieurs semaines consécutives dans leur chambre et peuvent tout au plus sortir à l'heure de midi, en plein soleil ; en outre, les maladies consécutives sont bien plus fréquentes en hiver qu'en été.

Quant au régime, il n'y a rien à modifier, tant que le processus se passe d'une manière simple et sans fièvre ; toutefois on défendra le pain et le gâteau secs et, en général, tous les aliments qui, par leur sécheresse, peuvent gratter la gorge, attendu qu'en passant sur l'épiglotte ils provoqueraient infailliblement un accès. Aussitôt qu'il se déclare une complication fébrile, le régime antiphlogistique se commande de lui-même. Une influence bienfaisante est celle du laitage et, en général, du lait chaud, pris en abondance, tandis que les infusions, tant recommandées, de guimauve, de sureau et de bouillon blanc sont généralement refusées par les enfants.

Quant au changement d'air, il s'en faut qu'un séjour à la campagne abrége, autant qu'on veut bien le dire, la durée de la maladie ; toutefois, son effet est quelquefois surprenant si l'on envoie les enfants à la campagne pendant la dernière période de la coqueluche, par conséquent, dans la quatrième ou la cinquième semaine. La grande joie causée par ce changement de séjour, la différence dans le régime et la manière de vivre coupent, en quelque sorte, ce qui reste de la maladie, et l'on n'entend plus un seul accès de toux aussitôt que le changement de séjour est accompli.

Si, au contraire, on envoie un enfant à la campagne aussitôt qu'il a été atteint de coqueluche, on n'aperçoit aucune modification ni aucune diminution dans la durée de la maladie; mais la contagion s'empare de tous les enfants du village restés indemnes jusqu'à ce jour et si alors l'un ou l'autre de ces petits villageois vient à succomber à une pneumonie lobulaire, il en résulte des scènes fort pénibles pour les parents de l'enfant qui a causé ces malheurs. En Angleterre et en France, on a recommandé, dans ces derniers temps, comme fort utile, le séjour dans les *usines à gaz* et, en effet, on ne peut pas nier que quelques enfants ne soient débarrassés, par ce moyen, très-rapidement de leur coqueluche, mais, il faut en convenir, seulement après le quatrième septénaire. Ce procédé, toutefois n'est applicable qu'à un très-petit nombre de malades, attendu que ces établissements ne peuvent accueillir à la fois un grand nombre d'enfants avec leur mère ou leur bonne, que le travail des ouvriers en est gêné et que, pendant la saison rigoureuse, le chemin que les enfants sont obligés de faire, pour se rendre à ces établissements, ordinairement très-éloignés, est fort nuisible. L'essai que j'ai fait d'entourer les enfants d'une atmosphère de benzine en arrosant avec ce liquide leur lit et leurs vêtements ne m'a laissé constater aucune diminution dans la durée et l'intensité de la toux.

Pour ce qui concerne l'accès, il faut éloigner soigneusement les causes occasionnelles. Il faut habituer les enfants à manger lentement et en gardant le silence, on ne les laissera ni courir ni s'échauffer et on leur épargnera, autant que possible, toute émotion. La vue d'enfants pris d'un accès de coqueluche provoquant immédiatement un accès, chez ceux qui sont atteints de la maladie, il est rationnel d'isoler, autant que possible, les enfants malades les uns des autres.

Pendant le paroxysme, la meilleure position à donner aux enfants est de leur faire pencher la tête en avant et de les laisser appuyer les bras contre un objet quelconque. Si la tête s'incline trop en avant et en bas, on fait bien de soutenir le front avec le plat de la main. Quelquefois on peut abréger des accès très-intenses et très-longs en portant un doigt au fond de la bouche, ce qui provoque immédiatement le vomissement et fait cesser instantanément le paroxysme. Churchill conseille de faire évaporer, au début de l'accès 2 grammes d'éther ou de chloroforme dans le creux de la main devant la face de l'enfant. J'ai essayé ce moyen une seule fois, mais l'enfant se défendit énergiquement contre ces vapeurs et la chambre répandit, pendant toute la journée, une forte odeur de chloroforme qui occasionna des maux de tête à tous les membres de la famille et empêcha la continuation de ce moyen. Si l'accès est suivi d'un léger vertige et d'étourdissements, il faut que l'enfant reste couché pendant un certain temps et qu'on lui couvre la tête de compresses froides.

Nous nous laisserions entraîner trop loin si nous voulions énumérer tous les remèdes qui ont été préconisés contre la coqueluche, remèdes, en général, fort inutiles, attendu que l'on sait aujourd'hui, à n'en pas douter, que ceux qui se sont montrés fort efficaces dans une épidémie, ont complétement échoué dans une autre.

Il est inconcevable qu'aujourd'hui encore on traite souvent cette maladie par les vomitifs. On les a prescrits jusqu'à présent journellement, ou au moins tous les deux jours, pendant une à deux semaines, et l'on a cru obtenir, par ce moyen, une diminution de l'intensité et de la durée des accès. Les Français administrent aux petits enfants leur sirop d'ipécacuanha et aux enfants plus âgés le vin stibié. J'ai dû m'abstenir d'autant plus d'imiter cette méthode, que le nombre de ses partisans diminue de jour en jour, et que dans une maladie qui, par sa nature même, entraîne des vomissements répétés, il paraît pour le moins superflu de provoquer cet acte artificiellement.

Parmi les narcotiques la *belladone* est celui qu'on a employé le plus souvent et c'est aussi de tous les remèdes celui qui a donné les effets les plus variés dans les différentes épidémies. Ainsi J. Frank en a obtenu des résultats favorables dans une épidémie et des résultats complétement nuls dans six autres. Moi-même, je n'ai à reprocher à la belladone que la composition peu constante de ses différentes préparations, inconvénient qui nous commande une prudence extrême dans l'augmentation des doses. Aussitôt qu'il se produit une dilatation des pupilles et un grattement dans la gorge les paroxysmes se modèrent, il est vrai, d'une façon très-notable. Mais ces symptômes d'intoxication sont, par eux-mêmes, assez désagréables ; en outre, ils effrayent les parents et s'exaspèrent sur certains enfants, alors même qu'on suspend l'emploi du remède, jusqu'à la cécité complète, au vertige et à d'inquiétants délires.

Tant que la pupille ne s'est pas dilatée, je n'ai jamais pu constater une diminution des paroxysmes. La dose moyenne est de 6 à 7 milligrammes de poudre de racine de belladone, à répéter deux fois par jour. Comme il y a beaucoup d'enfants qui n'acceptent pas volontiers les poudres, on peut donner l'extrait de belladone (10 à 20 centigrammes dissous dans 18 grammes d'eau distillée d'amandes amères ; vingt gouttes à prendre deux à trois fois par jour). Le reproche d'inconstance dans les effets selon le plus ou moins d'ancienneté de la préparation et la manière de la conserver s'adresse encore plus à l'extrait de belladone qu'à la poudre. Il est impossible d'obtenir, par le moyen de la belladone, une diminution dans la durée totale du processus et l'affaiblissement des différents paroxysmes ne s'obtient qu'au prix d'une intoxication toujours accompagnée de fâcheux symptômes accessoires.

L'*opium* a également été recommandé par beaucoup d'auteurs. Le dernier reproche adressé à la belladone est bien plus mérité encore par l'opium. Si l'on continue pendant un certain temps l'administration de ce remède, il provoque une constipation difficile à vaincre et des congestions cérébrales ; cependant, au point culminant de la maladie, quand les enfants ont déjà passé plusieurs nuits sans dormir et se trouvent dans une grande agitation, l'opium est un moyen fort utile. Une à cinq gouttes de teinture d'opium administrées, selon l'âge, à des enfants de un à dix ans, produisent alors un sommeil profond de plusieurs heures, suivi, il est vrai, de paroxysmes aussi violents qu'auparavant.

Outre ces remèdes, on a encore vanté les extraits de *ciguë*, de *jusquiame*, de *laitue vireuse*, de *pulsatille*, de *tabac*, enfin l'*eau distillée d'amandes amères*, moyens qui tous ont été tour à tour exaltés et rejetés. Dans les épidémies de coqueluche que j'ai pu observer jusqu'à ce jour, j'ai souvent constaté que l'usage des narcotiques, continué pendant plusieurs jours consécutifs, ne peut faire que du mal, tandis qu'au point culminant de la maladie une légère intoxication produite une ou même plusieurs fois avec l'opium ou la belladone ne peut exercer qu'une influence bienfaisante sur les enfants épuisés et néanmoins agités.

Les adversaires des narcotiques ont surtout vanté les *antispasmodiques métalliques*. Les défenseurs de cette substance disent très-naïvement que, par ces moyens, il s'agit bien moins de faire cesser rapidement la toux violente que d'enlever peu à peu à cette dernière son caractère convulsif pour enfin la guérir, ce qui veut dire, en d'autres termes : la marche régulière de la coqueluche n'en est nullement altérée. les remèdes les plus estimés de cette classe sont l'oxyde de zinc à la dose de 50 centigr. à 1 gram. par jour, le carbonate de fer (1 à 2 gram. par jour), l'acétate de plomb, le sous-nitrate de bismuth, le sulfate de cuivre et enfin le nitrate d'argent.

En fait d'*antispasmodiques végétaux et animaux*, ceux que l'on préfère généralement sont le musc, le castoréum, l'asa fœtida, le succinate d'ammoniaque et le café.

Les *toniques* et les *astringents* sont d'une efficacité très-marquée dans la dernière période de la coqueluche ; le plus important de tous ces médicaments est l'écorce de quinquina pulvérisée. Je prescris, dans cette période, à beaucoup de petits enfants faibles la charge d'une pointe de couteau de poudre de quinquina pur et non mélangé, à répéter deux fois par jour, et je trouve que les enfants acceptent ce remède sans résistance; aussi je préfère la poudre à la décoction et au sulfate de quinine si désagréable à cause de son amertume. Beaucoup d'auteurs vantent aussi le tannin pris seul ou mêlé avec parties égales de fleurs de benjoin jusqu'à concurrence de 25 centigr. par jour. Ce qu'il y a encore de fâcheux dans ce remède, c'est le goût désagréable et surtout aussi l'action constipante de l'acide tannique.

Un moyen purement empirique et assez répandu parmi les praticiens anglais, c'est la *cochenille*, qui d'après des rapports très-dignes de foi, aurait été d'un effet surprenant dans quelques épidémies. A cause de la facilité avec laquelle elle se décompose on l'administre le mieux sous forme de poudre mêlée au sucre, à la dose de 10 à 30 centigr. par jour. Les essais faits par moi dans deux épidémies ne m'ont donné aucun résultat favorable, et comme ce remède est d'ailleurs fort cher, je l'ai de nouveau abandonné. Par contre, j'ai, dans les deux dernières années, beaucoup employé un médicament qui était tombé dans un certain discrédit, je veux parler du *calomel*. Je l'administre à tous les enfants atteints de coqueluche et âgés de moins d'un an, à la dose de 6 milligrammes par jour, pendant deux à trois semaines, jusqu'à ce que la violence des paroxysmes diminue, et j'ai observé depuis ce temps beaucoup moins de ces pneumonies lobulaires qui auparavant enlevaient un grand nombre de petits enfants atteints de coqueluche. Ce traitement n'entraîne aucune conséquence fâcheuse, ni directe ni indirecte.

En fait d'autres remèdes empiriques pour l'usage interne, nous mentionnerons le soufre, le *Lobelia inflata*, le gui de chêne, l'acide chlorhydrique, l'arsenic, le phosphore, la teinture de cantharides.

Le traitement endermique, par le tartre stibié, a été complétement abandonné de nos jours comme cruel et cependant inefficace. Par contre, la méthode de Lachmund mériterait d'être soumise à un plus ample examen. Ce dernier prétend que la coqueluche peut être coupée dans sa première période par la vaccination et chez les enfants déjà vaccinés, il répand des croûtes de vaccin pulvérisées sur des plaies de vésicatoires où il les fixe avec du sparadrap pour les laisser en place pendant plusieurs jours. On dit que les plaies traitées de la sorte occasionnent quelquefois de vives douleurs et peuvent même devenir gangréneuses. Lachmund a même essayé l'usage interne de cette poudre; ainsi il administre des croûtes de vaccin triturées avec du sucre de lait et répète la même dose au bout de quatre jours ; il prétend avoir également obtenu de promptes guérisons avec le remède administré de cette manière.

Enfin, il nous reste à mentionner les cautérisations assez pénibles de la muqueuse du pharynx et du larynx avec une solution de nitrate d'argent, d'après la méthode de Watson, cautérisations qui, dans l'espace de huit jours, auraient le pouvoir de couper la maladie. Chez nous, elles ne se sont pas montrées aussi efficaces et n'ont pas été pratiquées sur une aussi vaste échelle. La simplification si avantageuse de nos appareils inhalateurs actuels rend l'inhalation de caustiques étendus très-facile et cette méthode mérite certainement la préférence sur l'application forcée au moyen d'une petite éponge imbibée du liquide. Rohn a fait inhaler journellement à quelques enfants, âgés de plus quatre ans, 15 grammes d'une solution étendue de nitrate d'argent (2 centigrammes et demi sur 30 grammes) et a constaté, après huit à dix séances, une diminution sensible de tous les symptômes de la maladie, qui ne laissait plus à suite qu'un simple catarrhe bronchique.

Si je dois résumer mon opinion sur le traitement de la coqueluche, je dirai que selon toute probabilité il n'existe pas de remède, et que probablement il n'en existera jamais qui soit capable de couper la coqueluche pas plus qu'il n'en existe pour les exanthèmes aigus, le typhus ou la pneumonie. On doit donc, autant que possible, suivre une méthode expectante, calmer les attaques trop violentes par les narcotiques et chercher à prévenir chez les petits enfants la pneumonie lobulaire par l'administration du calomel. Les enfants faibles seront soumis à un traitement corroborant et, en général, on aura soin de placer les malades dans des conditions hygiéniques aussi favorables que possibles.

12° Toux nocturne périodique.

La toux nocturne périodique est une maladie très-singulière et très-rare. On l'observe sur des enfants très-sains, mais plus souvent encore sur ceux qui sont atteints de tuberculose héréditaire et principalement sur des enfants âgés de deux à dix ans.

L'enfant est très-bien portant pendant la journée et ne tousse pas une seule fois ; il s'endort tranquillement le soir et ne se réveille ordinairement qu'après minuit, jetant des cris et toussant avec une extrême violence. La toux est ordinairement sèche et continue, elle ne donne pas lieu à des paroxsymes assez prononcés pour produire la dyspnée comme dans la coqueluche, mais cependant elle est assez intense pour empêcher les enfants pendant deux à trois heures de dormir. Il n'y a pas d'expectoration, et le caractère de la toux se rapproche le plus de la toux des filles hystériques, qui, elles aussi, souffrent parfois d'accès de toux purement spasmodiques. Cette toux revient chaque nuit, non exactement, mais à peu près à la même heure, chaque paroxysme a environ la même durée jusqu'à ce que finalement les enfants se rendorment, complétement épuisés et respirant rapidement, pour ensuite ne plus se réveiller que le lendemain matin. C'est ainsi que les choses se continuent pendant des semaines et des mois, les accès deviennent plus faibles et plus courts et finissent par cesser complétement. Souvent le percement d'une dent de la première ou de la seconde évolution dentaire met fin à cette singulière maladie. Je ne l'ai observée pour ma part que trois fois : un enfant était parfaitement bien portant avant et après, mais les deux autres provenaient de parents tuberculeux et manifestèrent plus tard les signes évidents d'une tuberculose progressive. Quoique la toux s'arrête complétement pendant le jour et qu'on n'entende pas le moindre bruit de râle dans l'intérieur du thorax, les enfants sont cependant toujours tristes, maussades, et ont le teint pâle. Ils n'ont pas un appétit normal et se plaignent ordinairement d'avoir les pieds froids.

Traitement. — Les intermittences régulières qui caractérisent la marche de cette maladie devaient tout naturellement faire penser à un traitement par le sulfate de quinine. Mais, malgré cette circonstance, le remède en question s'est montré assez inefficace ; car ordinairement, la toux revient même lorsqu'on donne d'emblée des doses s'élevant à 20 et à 30 centigrammes du sel de quinine. Un effet tout aussi insuffisant est celui des narcotiques à faibles doses. L'opium et la morphine, administrés jusqu'à production d'un narcotisme profond produisent, il est vrai, du calme pour toute une nuit ; mais les effets secondaires de doses élevées de ces médicaments, tels que maux de tête, manque d'appétit et constipation opiniâtre, sont si désagréables, que j'ai toujours dû renoncer à les administrer d'une manière suivie et bien avant d'avoir obtenu la guérison. L'inefficacité de la quinine et de la morphine semblent prouver d'une manière assez péremptoire qu'il s'agit ici d'une modification matérielle, et qu'il faut peut-être chercher dans une tuméfaction ou une tuberculose des ganglions bronchiques. Le mieux est de se borner à un traitement diététique, roborant, à un régime nourrissant, à faire respirer l'air frais, à entourer les enfants d'une température toujours égale, moyens qui, d'après les expériences faites jusqu'à présent, ont toujours amené une terminaison favorable de la maladie, quoique après un temps fort long.

F. — PLÈVRE.

1° Pleurite ou pleurésie.

Les enfants peuvent, déjà dans le sein de leur mère, être atteints de pleurésie ; ils meurent alors en général dans l'utérus, où ne vivent que très-peu de temps après la naissance. Chez les nouveau-nés, la phlébite ombilicale est du reste une cause fréquente de résorption ichoreuse, et, par conséquent, de pleurite secondaire.

Les empyèmes sont si rares dans la première enfance que les praticiens même les plus occupés n'en ont observé que des cas complétement isolés. Par contre, on rencontre très-souvent chez les petits enfants, qui de leur vivant ont été atteints d'affections pulmonaires, surtout de tuberculose, des adhérences pleurétiques sur tous les points de la surface pulmonaire. Chez les enfants plus âgés, les empyèmes ne sont pas rares, se résorbent assez vite, s'il n'y a pas de complications, et ne laissent à leur suite aucune difformité du thorax. On doit considérer la pleurésie comme une affection excessivement rare pendant la première enfance et comme assez rare encore après le commencement de la seconde dentition.

Anatomie pathologique. — D'après F. Weber de Kiel, à qui nous devons le plus d'éclaircissements sur ces états pathologiques, il faut bien établir la distinction entre la pleurite vraie des enfants mort-nés et la transsudation souvent assez abondante du sérum sanguin dans les poches séreuses et par conséquent aussi dans la cavité pleurale. Dans cette simple filtration cadavérique, il n'y a jamais de flocons fibrineux et, de son côté, la mère n'a jamais offert, pendant sa grossesse, des phénomènes auxquels il soit possible de rapporter ces lésions. Weber admet, chez les enfants mort-nés, une *pleurite purement inflammatoire*, et une *pleurite dyscrasique*.

Dans la pleurite purement inflammatoire, ayant précédé la naissance des enfants, le poumon correspondant est ordinairement affecté de pneumonie. La pleurite est simple ou double et se fait reconnaître par une couenne fibrineuse, plus ou moins épaisse, blanchâtre, demi-transparente, plus ou moins facile à détacher. L'épanchement séreux est toujours très-insignifiant, jaune et limpide ; contrairement à ce qui existe dans la pleurésie dyscrasique, il ne répand jamais une odeur putride et ne présente jamais une teinte sanglante bien prononcée.

Dans la *pleurite dyscrasique*, les deux cavités pleurales et en outre encore le péricarde et le péritoine sont constamment affectés de la même manière. Les exsudats sont plus abondants que dans la première forme, ont un aspect terne et trouble et répandent une odeur putride. Cette affection ne se rencontre que dans les maternités et pendant le règne des épidémies de fièvre puerpérale. La pleurite pyohémique qui se déclare à la suite d'une phlébite ombilicale présente le même caractère.

Chez les enfants plus âgés, on rencontre souvent des adhérences et des couennes ou fausses membranes pleurétiques, mais rarement de grands exsudats liquides. Il est excessivement rare que ces affections inflammatoires de la plèvre se rencontrent primitivement et isolément, mais elles constituent ordinairement une complication d'affections pulmonaires, de tuberculose. L'état anatomique des fausses membranes, le déplacement des viscères pectoraux et du diaphragme sont les mêmes que chez les adultes.

Symptômes. — Toute pleurésie débute par un mouvement fébrile. Les enfants deviennent inquiets, ne dorment plus, perdent l'appétit et boivent abondamment. Le signe le plus évident de la fièvre est toujours l'élévation de la température de toute la surface cutanée, surtout au tronc, tandis que la fréquence du pouls a beaucoup moins de valeur, principalement chez les petits enfants, à cause de ses grandes fluctuations physiologiques. Les enfants d'un certain âge présentent aussi un frisson initial.

La *douleur* ne peut être jugée chez les enfants par d'autres moyens que par une pression ou une percussion faite successivement sur diverses parties du thorax. Une pression ou une percussion exécutée sur un endroit en proie à une pleurite récente, provoquera toujours un cri ou un gémissement douloureux. Les enfants âgés de deux à trois ans, interrogés sur le siége de la douleur, montrent ordinairement l'épigastre, sans que l'inflammation corresponde réellement à cet endroit. Ce n'est qu'à partir de l'âge de cinq à six ans que l'on peut attacher une certaine valeur aux indications fournies à ce sujet par les enfants. La douleur se présente ordinairement en même temps que la fièvre, mais il est très-rare qu'elle persiste longtemps ; elle présente au contraire le plus souvent des rémissions marquées et peut disparaître complétement au bout de quatre à six jours sans qu'on ait employé des remèdes pour la combattre.

En général, on peut dire que la fièvre et la douleur marchent de front, mais cette règle souffre aussi de nombreuses exceptions. Un phénomène qui mérite une attention toute particulière, c'est le renouvellement subit d'une douleur qui avait cessé depuis plusieurs jours, surtout si cette réapparition est accompagnée de fièvre ; cela indique que la pleurite n'est pas simple, mais compliquée ; c'est dans la tuberculose pulmonaire qu'il faut voir la complication la plus fréquente ou la cause déterminante du processus, lorsqu'il affecte une forme semblable. La douleur exerce aussi une grande influence sur le degré de la dyspnée, qui au commencement devient beaucoup plus intense par elle que par l'obstacle mécanique provenant de l'exsudation. Aussitôt que la matité devient considérable, que, par conséquent, l'exsudat a pris une grande étendue, la douleur cesse complétement dans la plupart des cas ; mais en revanche, on voit alors se développer les troubles mécaniques occasionnés par la compression du poumon. Il est difficile d'expliquer pourquoi la douleur, malgré la grande étendue de la pleurite, reste souvent étroitement circonscrite. Ce qui me paraît le plus vraisemblable, c'est que, dans certains endroits, l'inflammation envahit le névrilème des nerfs intercostaux et produit ainsi la douleur fixe circonscrite, excessivement augmentée par la pression.

La *position* à donner au malade n'a évidemment aucune importance chez les tout petits enfants qui conservent en général le décubitus dorsal. Au commencement de la maladie et aussi longtemps que durent les douleurs, les enfants sont ordinairement couchés sur un côté ; toutefois, ce n'est pas toujours sur celui qui correspond à l'inflammation, mais quelquefois sur le côté opposé, selon que la douleur est exaspérée davantage par la pression ou par les mouvements respiratoires. Dans le premier cas, les enfants sont couchés sur le côté sain, dans le second sur le côté malade, attendu que dans cette dernière position l'ampleur des mouvements respiratoires diminue d'une manière purement mécanique et sans efforts de la part du malade.

La nature et le nombre des *mouvements respiratoires* diffèrent selon le degré de la fièvre et de la douleur. Plus ces deux symptômes sont intenses, plus les enfants respirent rapidement et superficiellement. Par contre, quand le processus aigu est arrivé à sa fin, l'exsudat liquide est rarement assez copieux pour accélérer la respiration d'une manière continue. La forme de cette respiration accélérée est la forme expiratoire, c'est-à-dire que l'accent, pour nous servir d'une comparaison déjà employée précédemment, repose sur le bruit expiratoire. Il n'y a pas, à vrai dire, manque d'air, car les respirations sont seulement fréquentes et superficielles, afin que le malade puisse éviter les respirations plus profondes et beaucoup plus douloureuses. Pour la même raison, les battements des ailes du nez sont beaucoup moins prononcés que dans une affection parenchymateuse du poumon, par exemple une pneumonie ou une tuberculose avancée.

L'*aspect extérieur* ne permet pas de reconnaître de quel côté siége la pleurésie, tant qu'il n'y a qu'une simple exsudation de fausses membranes sans exsudat liquide bien abondant. Mais une fois que ce dernier s'est formé, les espaces intercostaux s'effacent et peuvent même faire saillie en avant et parmi les côtes, toutes celles qui se trouvent séparées des parties correspondantes du poumon par l'exsudat liquide cessent de se mouvoir. Alors aussi la mensuration des deux moitiés du thorax montre un volume plus grand du côté malade. Chez les enfants maigres, l'exsudat, s'il occupe le côté droit, fait découvrir un abaissement du foie, s'il occupe le côté gauche, un déplacement du cœur à droite vers l'appendice xiphoïde et même au delà.

Par la *palpation* du frémissement vocal, on peut très-facilement et très-exactement apprécier les épanchements pleurétiques, ce qui a d'autant plus de valeur, quand il s'agit de petits enfants, que cette méthode peut très-bien être employée même pendant qu'ils crient et s'agitent. En effet, dans toute l'étendue de l'exsudat liquide, on ne sent aucun frémissement vocal ou du moins un frémissement très-faible ; aux autres endroits du thorax, ce frémissement est d'autant plus prononcé. Les bruits de frottement sont excessivement rares chez les enfants au début de la pleurésie, on les rencontre un peu plus souvent dans l'empyème en voie de résorption et l'endroit où on les perçoit le plus fréquemment est le point de transition de la matité au son clair. On peut également, il est vrai, percevoir ce frottement par la palpation seule, mais la sensation très-analogue de bruits de râle peut facilement entraîner des illusions. Chez les enfants tranquilles et raisonnables, on peut facilement compléter ce mode d'examen par l'*auscultation*. Au début d'une pleurite, on entend, soit le bruit de frottement, soit une respiration vésiculaire normale, en supposant, bien entendu que le poumon n'ait pas déjà été malade auparavant. Aussitôt qu'une couche d'exsudat liquide sépare les poumons des côtes, on ne peut plus rien entendre dans la plupart des cas, mais quelquefois on perçoit, contrairement à toute attente et sans qu'on ait pu donner jusqu'à présent l'explication physique de ce fait, une respiration bronchique modèle, qui cependant ne dure que peu de jours et finit par disparaître complétement. Mais lorsque l'exsudat devient assez abondant pour comprimer totalement le poumon du côté malade et le repousser en arrière comme une masse compacte, on perçoit sur la face dorsale du thorax, dans toute l'étendue de ce poumon privé d'air, non une respiration puérile, mais une respiration bronchique. Pendant la résorption de cet empyème, ce poumon se dilate de nouveau, la respiration bronchique disparaît, il se déclare souvent des bruits de râle ou l'on entend de nouveau une respiration vésiculaire normale.

La *percussion* ne fournit de résultats positifs que dans les grands exsudats liquides ; les couennes compactes et plus encore les simples adhérences pleurétiques ne déterminent aucune modification dans le son de la percussion ; mais lorsqu'il s'est formé un exsudat liquide, la matité est beaucoup plus prononcée que dans les condensations du tissu pulmonaire, il se produit un véritable son fémoral. Sur la limite de la matité, on observe régulièrement une résonnance tympanitique qui se prolonge encore jusqu'à une certaine distance dans l'étendue du son clair normal,

Si une forte quantité de liquide purulent s'est accumulée dans une cavité pleurale et résorbée par la suite, condition qui ne se rencontre que chez les enfants âgés de plusieurs années, il se développe chez eux un habitus pareil à celui qui devient si frappant chez les adultes. Sur le côté malade, l'épaule s'abaisse, la fesse remonte légèrement, toute la moitié correspondante du thorax est aplatie et enfoncée, surtout entre la cinquième et la huitième côte et la colonne vertébrale subit une courbure latérale dont la concavité se dirige du côté malade et la convexité du côté sain. Naturellement il existe aussi une courbure compensatrice des vertèbres lombaires. A mesure que les enfants se rétablissent et se fortifient, ces courbures s'effacent presque complétement au bout de quelques années, résultat qu'une gymnastique rationnelle tend à favoriser essentiellement.

L'ouverture spontanée des empyèmes à l'extérieur se rencontre plus souvent chez les enfants que chez les adultes. Au milieu d'une fièvre assez intense et d'une douleur pongitive, il se développe sur un point du thorax, le plus souvent en avant, sous le mamelon, une rougeur érysipélateuse, l'espace intercostal correspondant devient de plus en plus saillant, le sentiment de fluctuation de plus en plus prononcé et il se forme enfin une tumeur circonscrite, ovalaire qui s'ouvre spontanément ou qu'on peut ouvrir sans danger avec une lancette. Au commencement, il s'écoule de grandes quantités de pus, mais l'ouverture de l'abcès se rétracte bientôt et se transforme en un trajet fistuleux oblique, le plus souvent anguleux, qui se ferme, mais s'enflamme et s'ouvre de nouveau au bout d'un certain temps. Selon la dilatabilité du poumon correspondant un pareil trajet fistuleux peut rester ouvert pendant des mois et même pendant de longues années et finit par se fermer en donnant lieu à une cicatrice rayonnée, profondément enfoncée. Malgré la longue durée de la maladie, il n'y a presque jamais de carie des côtes.

Les *complications* de la pleurite sont très-variées. Nous avons à signaler premièrement les diverses affections générales dans le cours desquelles la pleurite peut se développer. Telles sont la scarlatine, la rougeole, la variole, le typhus, la pyohémie, le scorbut. La fréquence de cette complication des maladies que nous venons de nommer varie selon les diverses épidémies. La pleurite devient surtout grave et dangereuse, lorsqu'elle se développe dès le début d'une affection générale, tandis que celle qui survient pendant la convalescence se termine assez souvent heureusement. La pleurite de la pyohémie et du scorbut est naturellement toujours mortelle.

Très-souvent la pleurésie s'ajoute secondairement à la tuberculose et à la pneumonie. Il n'y a, en somme, aucune modification périphérique du parenchyme du poumon, à laquelle la plèvre pulmonaire ne vienne participer. S'il est vrai que la forme ordinaire de cette participation consiste en simples adhérences ou tout au plus de minces dépôts pseudo-membraneux, il n'est cependant pas rare de rencontrer de grands exsudats liquides, surtout chez les enfants tuberculeux. Ces exsudats ne sont presque jamais simplement purulents, mais se métamorphosent eux-mêmes en matière tu-berculeuse. Toute la plèvre environnant l'exsudat se transforme en une couenne tuberculeuse couverte de granulations jaunes, et jamais on n'a observé la résorption d'un exsudat de ce genre. La perforation d'un poumon tuberculeux dans la cavité pleurale et le pyopneumothorax qui en résulte ne se rencontrent presque jamais chez les enfants, à raison de la marche plus aiguë de la tuberculose à cet âge.

La *marche* et les *terminaisons* de la pleurésie sont très-variées. La pleurite aiguë, *primitive*, telle qu'elle envahit quelquefois les enfants sains déjà d'un certain âge, n'est pas, à vrai dire, une maladie dangereuse, malgré l'abondance de l'exsudat, qui remplit toute la cavité correspondante de la plèvre, jusqu'au sommet du poumon. Au bout d'un à deux mois, la résorption commence, et si l'enfant est sain d'ailleurs, elle est achevée au bout de trois mois. Même l'habitus que la résorption de l'empyème laisse à sa suite peut de nouveau s'effacer après un certain nombre d'années. Une forme infiniment plus dangereuse, c'est la pleurite *secondaire* aiguë, telle que nous l'observons dans le cours des exanthèmes aigus, de la fièvre typhoïde et de la tuberculose ; une forme absolument mortelle, c'est la pleurite pyohémique des nouveau-nés, de même le pyopneumothorax, maladie fort rare du reste, qui suit la rupture d'une caverne tuberculeuse.

Les pleurésies chroniques, telles qu'elles accompagnent toute affection du poumon, et leurs produits, les fausses membranes minces ou les simples adhérences ne sont soumises à aucune résorption ou ne se résorbent que fort lentement. La modification du poumon prédomine dans ces cas à un tel point que les phénomènes pleurétiques n'entrent jamais en ligne de compte. Les empyèmes enkystés qui chez les adultes peuvent persister pendant dix ou vingt ans, ne se rencontrent pas sur les enfants chez lesquels la résorption se fait avec une rapidité proportionnée à celle du développement physiologique.

Traitement. — Nous n'avons pas à nous occuper du traitement de la pleurésie secondaire, pyohémique des nouveau-nés, attendu que cette affection est toujours mortelle. La pleurésie primitive des enfants plus âgés, accompagnée d'une rapide exsudation liquide, doit être d'abord soumise à un traitement modérément antiphlogistique. Il n'y a pas de remède qui à un moment quelconque puisse arrêter l'augmentation d'un exsudat liquide, et même avec les évacuations sanguines les plus énergiques, ce but ne peut être atteint. Ces évacuations sont donc loin d'être formellement indiquées ; cependant, on ne peut nier que chez les enfants âgés de plus de cinq ans, la violence des douleurs pleurétiques ne soit beaucoup diminuée par l'application de quelques sangsues. Chez les petits enfants, il suffit, pour calmer la douleur, d'employer la ceinture humide déjà décrite à l'occasion de la pneumonie, ceinture qui, faisant le tour du thorax, peut rester en place pendant quatre à six jours consécutifs.

Le traitement interne le plus rationnel, tant que durent la fièvre et les douleurs, se compose de petites doses de calomel auxquelles on fait très-bien d'ajouter de petites quantités d'opium. Aux enfants de trois à six ans, on fait prendre journellement 2 à 3 centigrammes de calomel additionnés de 5 à 10 milligrammes d'extrait d'opium. On ne laissera pas persister la diarrhée. Une fois que l'exsudat pleurétique est formé et qu'il cesse d'augmenter, la fièvre disparaît à son tour, et le moyen que nous venons de citer n'est plus indiqué; il ne s'agit donc plus que de hâter la résorption de l'exsudat. A cet effet, on ordonne des frictions mercurielles, des frictions avec de la pommade iodée, des badigeonnages avec de la teinture d'iode, ou bien on applique pendant un temps plus ou moins long des vésicatoires volants. Pour l'usage interne, on a vanté les différents diurétiques.

Les diurétiques salins, le nitrate et l'acétate de potasse ne conviennent pas pour les enfants à cause de leur goût désagréable et de leur action purgative. Par contre, ils supportent très-bien de petites doses de teinture de digitale (six à sept gouttes par jour, dans 60 à 90 de véhicule); on suspend le remède aussitôt qu'il se produit un ralentissement du pouls et on le reprend dès que le pouls revient à sa vitesse normale. Ce que les enfants supportent le mieux et le plus longtemps, c'est le rob de genièvre, qu'on peut administrer pendant des mois entiers à la dose d'une à deux cuillerées à café. Qu'on se garde du reste de s'exagérer l'effet des diurétiques; car trop souvent on a pu constater que dans des conditions d'ailleurs favorables, les exsudats pleurétiques simples ont complétement disparu dans l'espace de quelques jours, même en l'absence de tout traitement interne. Une bonne alimentation et un air pur sont les principales conditions d'une résorption rapide. L'air des hôpitaux est on ne peut plus défavorable à la résorption d'un empyème, et par conséquent on doit éviter autant que possible de placer ces malades dans les hôpitaux d'enfants. L'opération de la thoracocentèse a été exécutée avec succès sur les enfants d'un certain âge. Pour ma part, je n'ai du reste rencontré jusqu'à présent aucun cas où cette opération fût indiquée d'urgence; aussi je n'ai jamais eu recours à ce moyen.

Deux fois j'ai vu, chez des enfants robustes et bien nourris, une tumeur se reproduire au-dessous de la mamelle, tumeur qui dans l'un des deux cas s'est ouverte spontanément et que dans l'autre j'ai dû ouvrir par une ponction avec la lancette. Dans les deux cas il s'était écoulé, au commencement, une grande quantité de pus, et le poumon se dilata au fur et à mesure. Mais la fistule que cet abcès laissa à sa suite ne se ferma qu'au bout de quelques années et se rouvrit à plusieurs reprises.

2° Hydrothorax.

Les épanchements séreux s'observent très-rarement chez les enfants à la mamelle, mais chez les enfants plus âgés ils se déclarent très-souvent à la suite de certains états pathologiques. Le liquide épanché est purement séreux, jaune contient de l'albumine et les sels y sont renfermés dans les mêmes proportions que dans le sérum sanguin. La plèvre elle-même ne présente aucune modification pathologique, à moins que l'hydrothorax n'ait été précédé de maladies du poumon suivies d'une légère pleurite consécutive.

Étiologie. — L'hypothèse d'un hydrothorax primitif, essentiel, tel qu'il est encore admis par quelques auteurs, est fort problématique, attendu que dans certains cas on a pu fort bien laisser passer inaperçues quelques maladies antécédentes. La cause la plus fréquente de l'hydrothorax est sans contredit la néphrite consécutive à la scarlatine; vient ensuite la cachexie paludéenne, et en dernier lieu la cause la plus rare de toutes, une anomalie acquise du cœur. Les autres cachexies qui peuvent déterminer l'hydrothorax chez les adultes, à savoir : la cirrhose du foie, la maladie de Bright chronique, le cancer, les paralysies, etc., ne s'observent pour ainsi dire jamais chez les enfants.

Symptômes. — L'hydrothorax scarlatineux est toujours précédé pendant plusieurs jours d'une anasarque, ce qui cependant ne veut pas dire que l'anasarque soit toujours suivie d'hydrothorax. L'anasarque est invariablement précédée de symptômes fébriles très-prononcés, symptômes qui vont encore en augmentant quand les épanchements séreux de la plèvre et du péritoine s'ajoutent à l'anasarque. Cette dernière, qui existe régulièrement, facilite dans ce cas le diagnostic.

L'hydrothorax d'origine paludéenne se montre tantôt avec fièvre, tantôt sans fièvre. Mais ordinairement il existe encore ici de l'anasarque, au moins aux extrémités inférieures. Le teint jaune grisâtre, l'extrême anémie des muqueuses et la tuméfaction constante de la rate sont des symptômes tellement frappants que la cachexie paludéenne ne se laisse confondre avec aucune autre.

L'hydrothorax consécutif aux maladies du cœur est le plus rare de tous, parce que l'endocardite se montre très-rarement chez les enfants, et se termine, en général, promptement par la mort et parce que les enfants atteints d'anomalies congénitales du cœur atteignent également dans très-peu de cas l'âge où les épanchements hydropiques se produisent ordinairement.

L'hydrothorax, contrairement à la pleurésie, existe beaucoup plus souvent sur les deux côtés que sur un seul; cependant il est rare que le niveau du liquide soit le même de part et d'autre. Un symptôme qui manque encore dans l'hydrothorax, c'est le point de côté si constant et si opiniâtre de la pleurésie. Pour peu que l'hydrothorax soit considérable, la matité est complète et peut facilement être modifiée par des changements de position, auxquels les enfants ne consentent, en général, pas très-volontiers; l'exsudat est, en effet, tellement fluide et en même temps tellement abondant, qu'il change rapidement de place pour obéir aux lois de la pesanteur. On ne perçoit, dans cette maladie, jamais de frottement ni à la palpation, ni à l'oreille, et la forme externe du thorax se modifie tout aussi considérablement, peut-être encore plus considérablement que dans l'empyème. La dilatation et la saillie des espaces intercostaux, l'immobilité des parties du thorax en contact avec le sérum, les déplacements du foie et du cœur se rencontrent ici à un degré extrêmement prononcé.

L'hydrothorax étant le plus souvent double, la dyspnée augmente rapidement ; il se développe de l'orthopnée, de la cyanose et de l'œdème pulmonaire, bientôt suivis de mort. La sécrétion urinaire est dans tous les cas fort diminuée, les selles sont le plus souvent retardées, à moins que le canal intestinal ne soit mis à contribution, comme cela se fait généralement, pour une médication dérivative.

La fréquence du pouls est d'abord augmentée, mais elle peut revenir à son chiffre normal si la dyspnée n'est pas trop exagérée.

Le *pronostic* est le plus favorable pour l'hydrothorax consécutif à la scarlatine, moins favorable pour l'hydrothorax consécutif à la fièvre intermittente, et absolument fâcheux, même funeste pour l'hydrothorax consécutif aux maladies du cœur.

Traitement. — Il n'y a jamais lieu d'instituer ici un traitement antiphlogistique, débilitant, en supposant même que dans les premiers jours de la maladie il se soit développé des phénomènes fébriles bien manifestes. Les enfants ont perdu tant de forces sous l'influence de leurs maladies précédentes, qu'il faut se préoccuper avant tout de leur alimentation. On leur donnera donc des potages nourrissants, avec du jaune d'œuf, ou bien du lait de bonne provenance autant qu'il est possible de leur en faire prendre, et l'on cherchera à augmenter la sécrétion par de légers diurétiques qui n'apportent aucun trouble à la digestion et ne provoquent pas de diarrhée. Sous ce rapport, quelques gouttes de teinture éthérée de digitale et le rob de genièvre à dose assez élevée, sont ce qui convient le mieux. Comme traitement consécutif, il y a lieu de recommander avant tout le quinquina et le fer.

CHAPITRE IV

MALADIES DES ORGANES DE LA CIRCULATION.

A. — CŒUR ET TRONCS VASCULAIRES.

1° Anomalies congénitales.

Pour la bonne intelligence des anomalies congénitales du cœur, nous rappellerons d'abord quelques faits de l'histoire du développement embryonnaire. Ainsi, on sait que tout au commencement de la vie intra-utérine, le cœur et les troncs vasculaires ne sont pas creux, mais se composent de cellules lâchement unies, sans lacune et sans cavité. A cette époque, le cœur présente encore la forme d'un cylindre droit, se bifur-quant en haut et en bas. Les deux branches inférieures sont les troncs des vaisseaux, qui ultérieurement se subdivisent et se répandent dans la vési-cule germinative et conduisent de là le sang au cœur, autrement dit, les veines omphalo-mésentériques ; les deux branches supérieures repré-sentent les deux premières crosses aortiques futures qui distribuent le sang du cœur au corps de l'embryon. Peu à peu seulement, d'après Bischoff, la surface externe devient plus compacte, les cellules s'y serrant ici plus étroitement les unes contre les autres et formant ainsi des parois ; ainsi se développe à l'intérieur une cavité dans laquelle se réunissent un liquide et des cellules libres, premiers vestiges du sang. Le cylindre cardiaque prend ensuite une forme un peu recourbée en S et commence à se contracter et à se dilater alternativement dans un rhythme fort lent, de telle sorte que son contenu liquide est poussé en avant et en haut, dans la crosse de l'aorte, tandis que d'autre part, le contenu des troncs veineux est entraîné d'arrière en avant et de bas en haut.

Peu à peu ce canal cardiaque, en subissant diverses courbures, dilata-tions et étranglements de quelques-unes de ses parties, devient le cœur lui-même, composé du renflement aortique, d'un ventricule et d'une oreillette. Plus tard seulement arrive un développement de cloisons don-nant lieu aux deux ventricules et aux deux oreillettes. C'est le développe-pement incomplet ou l'insertion vicieuse de ces cloisons qui produit la plupart des anomalies congénitales du cœur.

Cependant, on observe aussi des cas qui permettent de reconnaître dis-tinctement une inflammation embryonnaire du muscle cardiaque et, comme suites de ce processus, l'atrophie et la cicatrisation des endroits malades.

Les meilleures descriptions des anomalies congénitales du cœur se trouvent réunies dans les traités de Bamberger et de Rokitanski, descrip-tions qui serviront aussi de base au résumé suivant :

1° L'*absence du cœur* ou *acardie* ne se rencontre que chez les monstres privés en même temps de la moitié supérieure du tronc et n'ayant, pour la même raison, qu'un système nerveux très-rudimentaire. Le contraire de cette difformité, c'est la duplicité du cœur qu'on observe en cas de forma-tions doubles, surtout de duplicité de la moitié supérieure du corps. On trouve deux cœurs complétement séparés dans deux péricardes à part ou dans un péricarde commun.

2° *Situation anormale du cœur.* Cette anomalie comprend le maintien de la situation fœtale de l'organe, au milieu de la cavité thoracique, ensuite la transposition du cœur faisant sentir l'impulsion cardiaque du côté droit du sternum (dexiocardie) coïncidant ordinairement avec le déplacement d'autres organes, surtout du foie et de l'estomac, enfin l'ectopie du cœur. Dans ce dernier cas, il n'y a pas de sternum ; quant à la peau, tantôt elle est normale, tantôt elle manque également, et le cœur est complétement à jour, ou il n'est couvert que par le péricarde, et la continuation de la vie devient absolument impossible. S'il manque une partie notable de la paroi thoracique et des téguments abdominaux, d'autres viscères se trouvent encore situés en dehors des cavités, état auquel on a donné le nom d'éventration. Dans des cas extrêmement rares, il existe aussi une perte de substance ou une fente du diaphragme et le cœur pénètre alors à travers cette lacune dans la cavité abdominale.

3° *Anomalie de forme et de grandeur.* Les différences de forme que peut présenter le cœur n'ont souvent aucune importance. Ainsi, un cœur large, un cœur cylindrique, un cœur divisé à la pointe. un cœur pointu, ou un cœur rond peuvent fonctionner très-normalement ; par contre, un développement trop grand ou trop petit de tout le cœur ou de quelques-unes de ses parties est ordinairement accompagné de troubles fonctionnels. Le plus souvent, c'est le ventricule droit qui se trouve agrandi par la persistance des voies de la circulation fœtale.

4° *État anormal de quelques parties du cœur.* Dans cette catégorie rentrent les anomalies a *du septum,* b *des troncs vasculaires* et c *des orifices et des valvules.*

a. Lorsque le développement des cloisons fait complétement défaut, nous n'avons qu'une *seule* oreillette et un *seul* ventricule. Mais ordinairement les cloisons sont légèrement accusées par des rebords saillants et même complétement développées dans l'une ou l'autre cavité, de sorte que nous avons sous les yeux deux oreillettes complétement séparées avec un seul ventricule, ou réciproquement deux ventricules avec une seule oreillette. Comme, au commencement, le trou de Botal permet, même à l'état physiologique, une petite communication entre les deux oreillettes ; c'est aussi de ce côté que l'on trouve le plus souvent un développement incomplet. Il arrive aussi que l'oreillette gauche communique par un canal étroit avec le ventricule droit, ou réciproquement l'oreillette droite avec le ventricule gauche. Le plus souvent, les forts arrêts de développement des cloisons coïncident avec une origine vicieuse des gros troncs vasculaires, qui peut aussi dépendre d'une fausse insertion des cloisons, en dehors de la ligne médiane. De cette manière, il peut arriver que la veine cave inférieure se jette dans l'oreillette gauche au lieu de se jeter dans l'oreillette droite, ou bien que l'aorte parte du cœur droit.

b. Comme il vient d'être dit, les anomalies des troncs vasculaires dépendent principalement d'un arrêt de développement ou d'une fausse insertion des cloisons. Les anomalies principales sont les suivantes :

α. L'artère pulmonaire manque totalement, ou elle est fortement rétrécie à son origine et ne se dilate qu'à partir du canal artériel qui lui amène du sang venant de l'aorte. S'il n'y a qu'un ventricule, l'aorte remplit complétement l'office de l'artère pulmonaire.

β. Ce que nous venons de dire de l'artère pulmonaire s'applique aussi à l'aorte, qui peut également être rétrécie ou complétement oblitérée à son origine. Elle reçoit alors son sang du canal artériel resté ouvert.

γ. Le type fœtal de la distribution du sang se maintient complétement, l'aorte distribuant le sang dans la moitié supérieure du corps, l'artère pulmonaire, par l'intermédiaire du canal artériel, dans la moitié inférieure.

δ. Il existe une transposition des gros vaisseaux, de telle sorte que l'aorte naît du ventricule droit, l'artère pulmonaire du ventricule gauche.

ε. Les deux vaisseaux naissent du même ventricule.

ζ. L'aorte a deux racines égales ou inégales et naissant, l'une du ventricule gauche, l'autre du ventricule droit.

η. Le bulbe de l'aorte s'agrandit fortement et représente un troisième ventricule.

θ. Le canal artériel reste souvent perméable, ou bien il peut manquer complétement ou se développer en un tronc vasculaire définitif.

Une anomalie qui mérite une description plus détaillée, c'est l'oblitération de l'aorte au delà de l'embouchure du canal artériel. Cette anomalie a surtout été bien examinée par Rokitansky. A l'endroit mentionné se trouve un fort étranglement de l'aorte, qui cependant n'a que quelques lignes de longueur, et se termine de nouveau par une aorte descendante d'un calibre tout à fait normal. Cette anomalie dépend de ce que, dans le fœtus, l'artère pulmonaire se continue sous forme d'arc avec l'aorte descendante, tandis que le sang de l'aorte n'arrive que dans les artères des bras et de la tête, par conséquent, dans le tronc brachio-céphalique, dans la carotide et la sous-clavière gauches. Le sang de l'artère pulmonaire se rend dans l'aorte descendante par le large canal artériel. La continuation de l'aorte est formée par un segment vasculaire étroit qui s'unit à l'arc formé par l'artère pulmonaire et que l'on a désigné sous le nom d'isthme de l'aorte. Après la naissance, la dilatation des poumons détourne le sang du canal artériel, qui immédiatement s'atrophie et devient imperméable; en même temps, le segment vasculaire sus-mentionné, l'isthme de l'aorte, s'élargit et prend le diamètre de l'aorte normale. Si, après la naissance, cet élargissement de l'isthme de l'aorte ne s'accomplit pas et que, malgré cela, le canal artériel s'oblitère, il se produit un étranglement définitif de l'isthme de l'aorte.

Il se forme alors pour le sang du cœur gauche, empêché de se rendre à la moitié inférieure du corps, une circulation collatérale, par l'effet de laquelle la partie de l'aorte située au-dessous de l'étranglement est néanmoins remplie de sang. Ainsi, les ramifications de l'artère sous-clavière se dilatent et décrivent des trajets sinueux. Les branches les plus importantes pour l'établissement de la circulation nouvelle sont: l'artère mammaire interne, dont les rameaux intercostaux antérieurs conduisent le sang dans les rameaux intercostaux postérieurs qui s'anastomosent avec eux et qui naissent de l'aorte descendante, ou plutôt, pour mieux exprimer ce qui se passe dans le cas particulier, qui se jettent ici dans ce vaisseau. En outre, il reste à mentionner les anastomoses entre la mammaire interne, l'épigastrique supérieure et les artères lombaires; ensuite l'artère intercostale supérieure avec les branches intercostales de la mammaire; enfin, la branche dorsale descendante de la cervicale transverse avec les branches dorsales des artères intercostales.

L'aorte descendante est de cette manière complétement remplie, cependant elle n'atteint jamais son volume normal, tandis que la crosse se montre dilatée jusqu'au point correspondant à l'étranglement. Ces individus sont parfaitement viables.

ι. Les embouchures des veines dans les oreillettes peuvent être transposées de la même manière que les troncs artériels, ou bien il peut arriver que les veines caves et les veines pulmonaires se jettent dans la *même* oreillette.

c. Les anomalies congénitales des valvules et des orifices sont plus rares et se laissent plutôt ramener à des processus inflammatoires intra-utérins, à une myocardite fœtale, qu'à de véritables arrêts de développement. Les anomalies les plus fréquentes sont les suivantes :

α. Rétrécissement du cône de l'artère pulmonaire ou de l'aorte, la chair musculaire qui forme le cône s'étant transformée en une masse blanche et calleuse. A l'artère pulmonaire, ce rétrécissement se rencontre plus fréquemment qu'à l'aorte et il constitue, d'après Bamberger, une des causes les plus fréquentes de la cyanose congénitale. Le trou de Botal reste régulièrement ouvert, même la cloison interventriculaire peut être incomplétement développée.

β. Les valvules peuvent être le siége d'un épaississement cartilagineux; aux valvules auriculo-ventriculaires, on trouve alors des muscles papillaires épaissis et surnuméraires et des fils tendineux mal insérés ; ou bien, au contraire, ces valvules sont translucides, très-amincies et trouées. En cas de formation rudimentaire des grosses artères, ou d'insertion vicieuse des cloisons, les valvules auriculo-ventriculaires ou les valvules semi-lunaires peuvent aussi manquer complétement.

γ. La valvule du trou de Botal peut aussi faire complétement défaut ou se fermer prématurément, de même on a observé un arrêt de développement de la valvule d'Eustache.

Symptômes.—On trouve dans des dissertations et dans des monographies étendues de nombreuses considérations anatomiques sur les formations vicieuses de l'appareil circulatoire ; par contre, les symptômes de ces anomalies ont été rarement bien développés et les descriptions qui en ont été données sont loin de s'accorder toujours pour les mêmes lésions anatomiques. Avec Bamberger, nous rangerons toutes les formations vicieuses en trois groupes, suivant les symptômes qu'elles font naître.

1. Dans le premier groupe rentrent les anomalies absolument incompatibles avec la continuation de la vie. Telles sont les monstruosités, l'ectopie du cœur avec absence plus ou moins complète de la peau qui doit couvrir l'organe, les cœurs à ventricule unique, la transposition des gros vaisseaux.

2. Dans le second groupe, il faut ranger les anomalies qui permettent aux enfants de vivre et de prendre pendant les premières années un

développement plus ou moins régulier, mais qui, d'année en année, ajoutent cependant aux embarras de la circulation et entraînent sûrement la mort pendant la première ou au plus tard pendant la seconde dentition. De ce nombre sont les rétrécissements congénitaux dans le cône de l'artère pulmonaire ou de l'aorte, les larges communications entre les ventricules ou les oreillettes, ou bien entre un ventricule et l'oreillette opposée, le concours des deux ventricules pour l'origine de l'aorte, la persistance du canal artériel.

3. Il y a une série de petites anomalies qui n'apportent aucun trouble à la circulation, et par conséquent n'opposent aucun obstacle au développement de l'enfant. Telles sont surtout les anomalies de la forme extérieure du cœur, la bifurcation de la pointe du cœur et sa forme conique ou cylindrique, large ou ronde. De même, la transposition du cœur sur le côté droit, compliquée ordinairement d'une transposition du foie et de l'estomac, n'exerce aucune influence sur la continuation de la vie. La persistance du trou de Botal est encore un fait peu important, comme cela a déjà été démontré par de nombreuses autopsies, et entre autres cette persistance ne sera peut-être jamais une cause de cyanose, symptôme sur lequel nous aurons à revenir plus loin.

Quant à l'époque où les symptômes se manifestent, elle est très-variée. Il est très-vrai que les troubles circulatoires, dus à des anomalies congénitales du cœur, peuvent être insignifiants au commencement et n'augmenter que de mois en mois. Mais, des rapports qui paraissent fort sujets à caution, sont ceux de quelques auteurs qui prétendent qu'un vice congénital du cœur ne commence à produire des symptômes qu'au bout de quelques années, ou seulement au début de la puberté. Probablement on a commis, dans ces cas, des erreurs et laissé passer inaperçues des maladies aiguës du cœur. Bien des enfants, du reste, présentent, immédiatement après la naissance, les signes les plus manifestes de grands troubles circulatoires. Ils naissent dans un état d'asphyxie et succombent bientôt en présentant les symptômes de l'atélectasie pulmonaire. Ils ne poussent que des cris faibles, n'ayant rien de continu, sont toujours froids, un peu cyanosés, dorment beaucoup et ont des accès de toux convulsive, pendant lesquels la cyanose augmente rapidement et la langue, faisant saillie hors de la bouche, prend une teinte d'un violet foncé.

Le symptôme le plus constant et le plus sûr est toujours la cyanose, sur l'origine de laquelle on a cependant émis des opinions erronées. Autrefois, on admettait que la cyanose se produit dans les anomalies congénitales du cœur, quand il y a mélange de sang artériel et de sang veineux, quand, par conséquent, le système artériel reçoit un sang plus foncé qu'à l'état normal. Ce qui prouve que cette manière de voir est fausse, ce sont d'abord les nombreux cas de cyanose qui coïncident avec un état anatomique parfaitement normal du cœur, par exemple la cyanose du choléra ou celle qui s'observe dans les empoisonnements par l'oxyde de carbone. Ces sortes de cyanoses sont, comme on sait, assez intenses;

et, cependant, on ne trouve à l'autopsie aucune trace d'une modification du cœur. Cette même erreur a fait attacher une trop grande importance à la persistance du trou de Botal, et l'on croyait avoir expliqué suffisamment la cyanose, en faisant passer une sonde d'une oreillette à l'autre, que la valvule fût suffisante ou non.

La seule cause admissible de la cyanose consiste dans l'oxydation insuffisante du sang dans le poumon, jointe à une stase dans le système périphérique. Or, ce processus peut être déterminé par des états différents : ou il existe un obstacle dans le cœur gauche, et, par conséquent, une stase sanguine dans les veines pulmonaires, ou bien l'afflux du sang au poumon est diminué par un rétrécissement dans le cœur droit et, par cela même, le sang est oxydé en plus faible quantité, ou bien la circulation rencontre des obstacles dans le poumon par suite de maladies du parenchyme de cet organe, ou bien, enfin, l'air respiré est pauvre en oxygène et n'oxyde que d'une manière incomplète. La consistance du sang peut encore subir de tels changements que son cours est ralenti, ce qui est surtout le cas pour l'épaississement de ce liquide dans le choléra. Ainsi, nous voyons que les conditions de la cyanose sont assez variées et qu'il faut bien se garder de les chercher exclusivement dans des modifications mécaniques du cœur.

Les degrés de la cyanose sont très-variés et flottent entre un simple reflet bleuâtre de la paupière inférieure et une coloration rouge-bleu du corps entier ; cette cyanose est encore augmentée par toute congestion accidentelle. Une température trop élevée ou trop basse, l'agitation, les cris, le rire, les efforts corporels, tels sont, par conséquent, les causes les plus fréquentes de cette exagération de la cyanose.

Si les enfants atteints d'anomalies congénitales du cœur conservent la vie pendant les premières années, il se présente encore divers autres symptômes du trouble circulatoire. Ils ont presque tous les muscles de la poitrine mal développés et une poitrine en carène. Les extrémités sont toujours froides et humides comme la peau d'une grenouille, les pointes des doigts se renflent en massue, les ongles sont recourbés en avant sous forme de griffe, les veines de la peau sont excessivement volumineuses, les enfants ne supportent aucun effort, ils ne peuvent ni courir, ni monter, ni crier d'une manière continue, parce que tous ces actes leur causent de violentes douleurs dans la région péricordiale, de la dyspnée et des palpitations. Dans quelques cas rares, on observe aussi de l'hémoptysie chez les enfants déjà un peu plus âgés, l'épistaxis constitue un symptôme très-fréquent qui, généralement, procure un soulagement momentané. Enfin, une hydropisie générale du tissu cellulaire et des poches séreuses, à laquelle s'ajoute encore une albuminurie, met fin à la triste existence de ces malheureux.

L'examen physique des anomalies congénitales du cœur présente des difficultés excessives. Presque sans exception, on constate une hypertrophie du cœur, qui provient ordinairement d'une augmentation de volume très-considérable du cœur droit. Le choc du cœur est étendu et renforcé. Par l'auscultation on entend rarement des bruits du cœur normaux, mais presque toujours des bruits anormaux à la place de l'un ou de l'autre bruit normal et souvent des deux à la fois. Un souffle fort prolongé fait supposer une communication considérable entre les deux moitiés du cœur, une perforation du septum; un fort souffle systolique, que l'on entend le mieux au-dessus de l'artère pulmonaire, annonce un rétrécissement de ce vaisseau, c'est-à-dire une des anomalies les plus communes. Quelquefois, cependant, les données de l'auscultation ne s'accordent ni avec l'une ni avec l'autre anomalie, et le diagnostic ne peut porter que sur une anomalie congénitale du cœur, en général, sans détermination de l'espèce. Il résulte des travaux statistiques de Friedberg et Aberle , que ce sont surtout les périodes de la première et de la seconde dentition qui deviennent dangereuses pour les enfants atteints d'anomalies congénitales du cœur. Sur 159 cas, il y a eu 53 morts dans la première année, 51 entre deux et onze ans, 30 entre onze et vingt-cinq, et il n'y a que 5 individus qui aient dépassé l'âge de quarante-quatre ans.

Traitement. — Il ne peut évidemment pas être question d'un traitement direct, on se bornera simplement à éloigner autant que possible les influences nuisibles et à prescrire une bonne hygiène. Il est facile de maintenir ces enfants dans le repos nécessaire; car leur expérience leur apprend bientôt combien tout mouvement un peu fort du cœur leur est nuisible et dangereux. Quant au régime, il n'y a pas de précautions particulières à prendre; on se bornera seulement à défendre sévèrement toute boisson alcoolique ou échauffante. Les vêtements chauds sont fort avantageux dans ces cas; il faut donc bien recommander, entre autres, les gilets de flanelle. Toujours il faut éviter un traitement antiphlogistique composé de sangsues, de calomel, de laxatifs, car ces moyens ne peuvent qu'accélérer les progrès de l'hydropisie et hâter la mort. De fortes congestions, comme elles se présentent si souvent, doivent être combattues par l'emploi externe du froid, par des boissons acidulées et par un régime sévère.

Si les enfants arrivent au monde dans un état d'asphyxie, il faut faire les tentatives, déjà exposées au chapitre de l'asphyxie, pour les rappeler à la vie, mais ces tentatives échouent le plus souvent dans ces circonstances.

2° Endocardite, péricardite et rhumatisme articulaire aigu.

Nous réunissons ainsi dans le même cadre trois maladies qui n'ont entre elles aucune similitude anatomo-pathologique, mais qu'il n'est guère possible de séparer cliniquement si l'on ne veut pas s'exposer à de nombreuses redites en décrivant isolément les différentes modifications qui correspondent à chacune. Ces états pathologiques sont d'ailleurs fort rares chez les enfants ; nous pourrons donc nous dispenser d'en donner une longue description.

Symptômes. — Nous commencerons par donner la symptomatologie du rhumatisme articulaire aigu, à la suite de laquelle nous décrirons, comme complications les plus fréquentes, l'endocardite et la péricardite.

Rhumatisme articulaire aigu.

Le rhumatisme aigu des enfants se distingue peu de celui des adultes, seulement sa marche est plus courte et la maladie généralement moins intense. Le plus jeune enfant que j'aie eu en traitement pour un rhumatisme aigu bien prononcé, suivi d'une endocardite mortelle, était âgé d'un an et neuf mois, et succomba à l'affection du cœur, après trois mois de maladie. Mais c'était là un cas fort exceptionnel ; car les auteurs n'ont généralement rencontré la maladie que chez des enfants âgés de six ans et au delà. Beaucoup d'affections, désignées par le public sous le nom vague de fièvre de croissance, rentrent dans cette catégorie.

Au début, il y a toujours une fièvre violente, la peau devient chaude et brûlante, la soif vive, le pouls énormément accéléré ; il y a de l'agitation et de l'insomnie. Cette fièvre intense se perd ensuite peu à peu et ne persiste, pour un temps indéterminé et d'une manière continue, qu'autant qu'il s'est produit des complications malignes, surtout des affections du cœur. Les enfants sont le plus souvent très-pâles et affaissés, leur visage exprime la souffrance, l'œil est terne et ils maintiennent les articulations malades dans le plus grand repos possible, tandis que les extrémités encore libres se trouvent dans une agitation continuelle à cause de la grande chaleur fébrile.

Le phénomène caractéristique de la maladie consiste en un gonflement particulier de diverses articulations, surtout des extrémités inférieures, absolument comme chez les adultes. L'attouchement, et plus encore les mouvements imprimés aux membres atteints, sont douloureux au point que les enfants surveillent, avec la plus grande inquiétude, les moindres mouvements que l'on fait pour approcher d'eux, et se défendent du moindre contact. Les articulations gonflées sont toujours un peu rougies au commencement, mais la rougeur se dissipe avant le gonflement. Les articulations, le plus souvent atteintes, sont celles des genoux, viennent ensuite celles des pieds, puis celles des extrémités supérieures et, finalement, celles de la colonne vertébrale.

Les gonflements articulaires ne passent presque jamais à la suppuration chez les enfants, mais se dissipent sans laisser de trace et sont suivis, tout au plus, d'un peu de faiblesse et d'endolorissement pendant qu'ils cherchent à faire usage du membre qui a été le siége de l'affection. Mais ce qui constitue encore un fait caractéristique, c'est l'envahissement successif des diverses articulations, les sauts que fait le mal pour aller d'un article à l'autre. Il est très-rare que le processus se termine par l'atteinte simultanée de plusieurs articulations, mais ordinairement au bout de quelques jours, quand les articulations prises les premières dégonflent, d'autres se prennent avec la même violence et présentent les mêmes symptômes, et ainsi on peut voir se répéter trois ou quatre poussées successives.

Les symptômes généraux sont en rapport avec la violence de la fièvre. L'appétit est beaucoup diminué, ou complétement nul, les selles sont retardées ; l'urine foncée, riche en acide urique, n'est émise qu'en petite quantité. Les enfants transpirent abondamment et se couvrent de vésicules miliaires.

Le diagnostic du rhumatisme articulaire aigu est très facile, d'autant plus qu'il envahit presque exclusivement les enfants déjà arrivés à un certain âge, et pouvant convenablement articuler leurs plaintes. Au commencement, on ne pourrait le confondre qu'avec un exanthème aigu, avant l'éruption, ou avec une fièvre typhoïde, dans laquelle on observe également parfois de violentes douleurs dans les articulations du pied et du genou. Mais ces douleurs articulaires de la fièvre typhoïde se reconnaissent facilement en ce qu'elles ne sont jamais accompagnées de gonflement et qu'une pression légère ou un mouvement passif, imprimé avec lenteur, n'augmente pas sensiblement la douleur, ce qui arrive, au contraire, chaque fois dans le rhumatisme articulaire aigu. La confusion avec l'arthrocace scrofuleuse, la tumeur blanche, pourrait, tout au plus, avoir lieu pendant les premiers jours, attendu que dans cette affection on n'observe jamais un passage d'une articulation à une autre et que la marche est complétement chronique.

Le rhumatisme articulaire aigu, non compliqué, a chez les enfants une durée de quinze jours au plus. Mais, lorsqu'il se complique d'affections du cœur, ce qui paraît arriver dans le tiers des cas observés, sa durée est d'une longueur indéterminée et la mort peut arriver après de longues années de souffrance, etc. Parmi les complications, nous aurons à étudier : *a* l'endocardite et *b* la péricardite.

a. — Endocardite.

Anatomie pathologique. — Les excellents travaux de Luschka ont prouvé que l'endocarde se compose des mêmes couches que les vaisseaux. La surface est formée par une mince couche d'épithélium pavimenteux, qui doit être considéré comme faisant directement suite à celui des vaisseaux. Puis vient une couche de fibres longitudinales, ensuite une couche de fibres élastiques très-déliées et se croisant dans divers sens, enfin une couche de tissu conjonctif qui unit cette membrane élastique au muscle cardiaque. Les vaisseaux et les nerfs se trouvent presque exclusivement dans le tissu conjonctif et touchent très-peu les fibres élastiques ; aussi une véritable exsudation ne peut-elle se produire que dans le tissu conjonctif. Mais l'exsudat écarte bientôt les couches qui le recouvrent et se montre à jour dans la cavité du cœur ; d'un autre côté, il envahit aussi les couches es plus proches du muscle cardiaque, de sorte que l'endocardite est toujours accompagnée d'un certain degré de myocardite. D'abord, on aperçoit, d'après Luschka, dans l'endocarde, des taches rouges qui laissent encore la surface parfaitement lisse ; mais, bientôt cet état lisse disparaît, la surface devient rude et cette exsudation montre, dès lors, sous le microscope, des cellules épithéliales entières ou en fragments, des corpuscules d'exsudat et des éléments fibreux. Le torrent sanguin, en passant sur ces rugosités, y dépose ensuite quelques franges fibrineuses qui leur communiquent un aspect floconneux. Ces exsudats endocarditiques peuvent, d'après Bamberger, subir les métamorphoses suivantes :

1° L'exsudat peut se résorber complétement, ce qui, cependant, ne paraît possible que pour les couches très-minces qui n'ont pas encore perforé l'épithélium.

2° Dans la plupart des cas, il ne disparaît plus complétement, mais produit des modifications permanentes sur la surface interne du cœur. Les plus communes, parmi ces modifications, sont des endroits blancs calleux, ce qu'on appelle les taches tendineuses, qui ont toujours une tendance au ratatinement, à la rétraction ciciatricielle et qui, lorsqu'elles occupent les valvules ou leur voisinage, en déterminent le ratatinement ou en altèrent la position et les insertions. L'endocardite est donc la cause première d'anomalies ultérieures. Dans d'autres cas, l'exsudat endocarditique a une tendance à dégénérer en végétations polypeuses, offrant une grande ressemblance avec les condylomes syphilitiques et qui, pour cette raison, ont été faussement prises pour une manifestation de la syphilis constitutionnelle.

3° C'est surtout aux recherches infatigables de Virchow que l'on doit la connaissance de ce fait important que quelques parcelles déjà coagulées peuvent de nouveau être arrachées et entraînées, et qu'ainsi naissent des thromboses dans différentes parties du corps. Les siéges les plus fréquents de ces thromboses sont la rate, les reins et le cerveau. La mort est le résultat presque inévitable de ces accidents.

Symptômes. — Si l'exsudat endocarditique est disposé de telle sorte qu'il ne puisse étendre son influence sur aucune valvule, on ne peut pas le découvrir par l'examen physique, mais les phénomènes fonctionnels sont si variés et sont indiqués d'une manière si peu précise, même par les enfants déjà arrivés à un certain âge, que leur diagnostic est presque impossible. Ordinairement, toutefois, il y a des végétations aux valvules et alors il se produit des modifications physiques très-apparentes.

Le cœur gauche s'affecte beaucoup plus souvent que le cœur droit, l'endroit atteint le plus fréquemment est la valvule mitrale. Ce ne sont pas seulement les dépôts sur la valvule elle-même, mais encore ceux qui se font dans le voisinage des muscles papillaires et des cordes tendineuses qui peuvent occasionner une déviation, un tiraillement ou un ratatinement et, par conséquent, une insuffisance de la valvule. Le signe physique le plus ordinaire est donc, à la place du premier bruit, un souffle systolique qu'on entend *le plus distinctement* à la pointe du cœur, peu à l'aorte et *point* aux carotides. Le cœur droit se dilate bientôt d'une manière consécutive, de sorte que la matité précordiale est plus étendue et que, par conséquent, on sentira le choc du cœur sur une plus large surface, et possédant une plus grande énergie. Si les végétations de l'orifice auriculo-ventriculaire gauche deviennent très-abondantes, il peut en résulter aussi un rétrécissement de cet orifice et, par conséquent, un souffle diastolique, ce qui, toutefois, arrive très-rarement.

Les valvules semi-lunaires de l'aorte peuvent également être envahies par l'endocardite et devenir insuffisantes par ratatinement ou perforation, mais le phénomène le plus commun que présentent ces valvules, est de se couvrir de végétations et d'entraîner, par conséquent, un rétrécissement de l'orifice correspondant. Dans ces cas, on entend également un souffle systolique, mais qui est le plus fort dans l'aorte et se propage manifestement dans les carotides.

Le cœur droit est bien plus rarement envahi par l'endocardite que le cœur gauche, les bruits de souffle qu'on y entend doivent être interprétés de la même manière que ceux qui se produisent dans le ventricule gauche; toutefois, dans les anomalies valvulaires du cœur droit, la stase sanguine des veines du cou est bien plus prononcée que dans celles du cœur gauche.

Les symptômes fonctionnels de l'endocardite sont très-variés. La douleur est rarement bien considérable, un fait plus constant, c'est l'angoisse, l'agitation continuelle, autant que le rhumatisme la comporte, et l'oppression de la poitrine. Cependant, tous ces symptômes sont plus prononcés dans la péricardite que dans l'endocardite. Il y a toujours des battements de cœur qui augmentent sous l'influence d'efforts tels que cris et mouvements du corps et, en même temps, il se déclare régulièrement une espèce particulière de dyspnée nerveuse, un essoufflement dont on ne peut pas saisir d'abord la cause mécanique, mais qui plus tard s'explique suffisamment par la stase veineuse du ventricule gauche.

Les enfants, atteints d'endocardite, ont toujours de la fièvre et présentent de nouveau de violents symptômes fébriles, quand déjà ils ont perdu la fièvre qui accompagne le rhumatisme aigu. Ces symptômes se continuent pendant un temps indéterminé, souvent pendant de longues semaines et c'est de leur intensité plutôt que de l'anomalie commençante du cœur que dépend l'énorme amaigrissement que présentent ces enfants. Quelquefois il se développe des délires furieux prolongés et si, pendant ce temps, la rate est encore augmentée de volume, ce qui s'observe surtout en cas d'embolie de cet organe, il peut en résulter un ensemble de symptômes faciles à confondre avec ceux de la fièvre typhoïde. Du reste, les symptômes secondaires, déterminés par l'entraînement des caillots fibrineux, sont excessivement rares chez les enfants. Une seule fois, j'ai trouvé une embolie dans la rate et les reins chez un petit garçon de huit ans, mort d'endocardite.

Le diagnostic de l'endocardite est presque toujours hérissé de difficultés, et, à cette occasion, on se rappellera avant tout qu'il s'en faut que chaque bruit de souffle annonce une endocardite, les enfants présentant très-souvent et très-rapidement, dans les maladies fébriles, des bruits sanguins, dus à l'anémie, et qui disparaissent d'eux-mêmes pendant la convalescence : ce souffle d'anémie s'observe surtout après les émissions sanguines, même simplement locales, et comme on fait souvent usage de ces dernières contre les douleurs rhumatismales, les bruits en question se produiront fréquemment à la suite du rhumatisme aigu.

Pour le diagnostic de l'endocardite, il faut, outre le bruit de souffle, un choc plus étendu, une augmentation de volume du cœur, qui se reconnaît à une matité plus grande, à l'accélération du pouls et à la dyspnée. Les terminaisons de l'endocardite sont la guérison, la mort ou des maladies consécutives. La guérison complète d'une endocardite bien développée est à compter parmi les faits rares, parce que les restes de l'exsudat entraînent ordinairement une lésion des valvules et, par conséquent, des anomalies définitives. La mort survient rarement au point culminant de la maladie, par épuisement ou par embolie, le plus souvent les enfants sont réduits au marasme par la fièvre continue, des diarrhées et des bronchites accidentelles et meurent finalement d'une pneumonie lobulaire. Les anomalies valvulaires qui résultent de cette maladie souvent ne se développent qu'après plusieurs mois par suite du ratatinement de l'exsudat et exercent une influence de plus en plus fâcheuse sur la circulation, jusqu'à ce que, finalement, l'anomalie produise des troubles tels que la mort en résulte après un temps plus ou moins long.

b. — Péricardite.

La péricardite ne peut être sûrement diagnostiquée que depuis la découverte du bruit du frottement péricarditique faite par Collin, en 1824. Mais, aujourd'hui encore, ce diagnostic est fort difficile et incomplet, comme on va le voir dans ce qui suit.

Anatomie pathologique. — Selon l'étendue du processus, on distingue une péricardite diffuse et une péricardite circonscrite. La propriété de s'étendre appartient à la péricardite au plus haut degré et, pour cette raison, on rencontre plus souvent la péricardite diffuse que la péricardite circonscrite. La lésion peut commencer par le feuillet pariétal aussi bien que par le feuillet viscéral et il se produit alors une injection immédiatement suivie d'une exsudation plastique à la surface.

Selon la nature de l'exsudat, on distingue diverses formes :

1° *Exsudat fibrineux.* — On trouve le feuillet viscéral aussi bien que le feuillet pariétal couvert d'une membrane villeuse blanche, tirant sur le jaune, et une adhérence soit totale, soit partielle entre les deux membranes. Cet exsudat est très-susceptible d'organisation et bientôt il s'y développe des vaisseaux capillaires qui souvent donnent lieu à de petits extravasats. A côté de cette membrane organisée, il y a toujours encore une quantité plus ou moins grande d'exsudat liquide rendu jaunâtre, louche et floconneux par les villosités qui se détachent et les coagulums superficiels. Cette partie liquide de l'exsudat est ordinairement résorbée par la suite ; alors les membranes inflammatoires, compactes se touchent de tous côtés et contractent entre elles des adhérences solides, ou bien, si leur plasticité est faible, s'usent l'une contre l'autre et finissent par disparaître complétement. Les taches tendineuses sont à considérer comme les résidus de ce processus, et leur grande fréquence aux autopsies nous fournit la preuve que trop souvent les inflammations partielles du péricarde peuvent passer inaperçues. A ma connaissance, on ne connaît en pédiatrique aucun exemple d'ossification de l'exsudat comme on l'a parfois rencontrée aux autopsies d'individus adultes.

2° *Exsudat pyo-ichoreux.* — Si , à côté des membranes fibrineuses, l'exsudat liquide est très-abondant et présente une consistance puriforme, on donne, à une péricardite de ce genre, le nom de péricardite purulente. Naturellement il n'existe pas de limite bien tranchée entre la forme précédente et celle dont il est ici question, attendu que des membranes, aussi bien qu'un exsudat liquide, s'observent dans l'une et l'autre. Il peut très-bien arriver qu'une péricardite qu'il faudrait appeler purulente au commencement, devienne fibrineuse après très-peu de temps, quand la partie liquide de l'exsudat a été résorbée. Chez les nouveau-nés, on rencontre presque exclusivement la péricardite ichoreuse, pyémique, dont nous avons déjà fait mention à l'occasion de la pleurite pyémique. On ne la trouve jamais isolément, mais concurremment avec la pleurite ou la péritonite ; elle se distingue par la couleur brun-rouge et l'odeur gangréneuse de l'exsudat assez ténu qu'elle fournit ; en outre, les flocons suspendus dans cet exsudat sont d'une couleur gris-brun, jamais jaunâtres. Comme déjà nous l'avons dit antérieurement, on trouve dans ce cas ordinairement une phlébite des veines ombilicales et une gangrène de l'ombilic.

3° *Exsudat tuberculeux.* —La péricardite tuberculeuse est toujours un accident rare, malgré le grand nombre d'enfants qui succombent à la tuberculose. Les tubercules qui se rencontrent sur le péricarde sont ordinairement plus grands que les tubercules miliaires des poumons et sont tantôt disséminés, tantôt tellement accumulés qu'ils forment une membrane bosselée dont on ne reconnaît pas, au premier aspect, le caractère tuberculeux. A l'œil nu, on les reconnaît à l'état cassant des membranes adhérentes et à la facilité avec laquelle elles se déchirent ; sous le microscope, elles se font reconnaître par le détritus tuberculeux.

Symptômes. —Le tableau clinique que les manuels tracent habituellement de la péricardite s'accorde rarement avec les symptômes observés sur les enfants, et les phénomènes sont ici tellement variables, qu'à dire vrai, il faut presque renoncer à donner une symptomatologie applicable à tous les cas qui peuvent se présenter. Tantôt les symptômes sont très-insignifiants et masqués, pour ainsi dire, complétement par les maladies concomitantes telles que : rhumatisme aigu, pyémie, maladie de Bright et tuberculose, tantôt ils redeviennent apparents et se manifestent par une grande oppression et une douleur violente, de la dyspnée, un pouls rapide, des syncopes, des délires et de la cyanose. Les points de repère les plus importants sont toujours ceux que fournit l'*examen physique.*

A l'inspection de la poitrine, mise à nu, on voit, au début de la péricardite, le cœur battre dans une étendue plus grande, et quelquefois on aperçoit, à ce moment déjà, une petite irrégularité dans le rhythme des battements. Plus tard, quand l'exsudat devient plus abondant, et surtout quand la partie liquide l'emporte, le cœur est refoulé en haut et à gauche et vient, par conséquent, frapper la paroi thoracique plus en haut et plus à gauche qu'à l'état normal. Si l'exsudation continue de faire des progrès, il se produit un symptôme caractéristique, à savoir, qu'*on ne peut plus ni voir ni sentir le choc du cœur.* Lorsque le bruit de frottement péricarditique devient très-prononcé, on peut quelquefois le découvrir à la simple palpation.

Si l'exsudat est petit, on ne découvre rien d'anormal à la *percussion ;* mais s'il est abondant et liquide, la matité devient plus étendue et prend la forme d'une pyramide tronquée, ayant le sommet dirigé en haut. C'est le niveau élevé de la matité, pouvant s'étendre jusqu'au troisième, et même jusqu'au deuxième cartilage costal, qui devient surtout caractéristique et facilite essentiellement le diagnostic. On ne perdra pas de vue qu'il y a des péricardites considérables, à exsudat essentiellement membraneux, qui ne peuvent être constatées à la percussion.

L'*auscultation* nous permet de constater, au commencement, des bruits cardiaques normaux, seulement un peu renforcés et ne s'écartant que de temps à autre légèrement du rhythme normal. Mais bientôt on perçoit à un point correspondant à la matité un bruit de frottement qui, au commencement, est fort difficile à distinguer d'un léger souffle endocarditique et prend seulement plus tard le caractère du bruit de frottement de la péricardite. Selon le degré de son intensité, ce bruit ressemble à un léger frôlement, à un grattement, à un raclement ou à un petit craquement, et ce qui le distingue avant tout, c'est qu'il n'est ni systolique ni diastolique, mais qu'on l'entend entre les deux temps. Souvent il est très-difficile à distinguer du souffle de l'endocardite ; pour y parvenir, il faut toujours que l'on examine les enfants pendant leur sommeil, et l'on recommandera aux parents de prendre la précaution de les coucher avec un vêtement qui s'ouvre facilement en avant et permet ainsi de mettre le thorax à nu. Les principales différences sont toujours les suivantes : le bruit de frottement péricarditique est très-étroitement circonscrit et ne se propage jamais aussi loin que les bruits endocarditiques, il ne correspond ni à la systole ni à la diastole et s'arrête souvent subitement pour reparaître sur un point voisin ou disparaître complétement.

Quelquefois, ces alternatives font naître entre médecins appelés en consultation bien des différences d'avis, non-seulement sur la maladie, mais encore sur la capacité de l'un ou de l'autre.

Au début de la maladie, le pouls est large, rapide et difficile à comprimer; dans le cours de l'affection, il devient généralement petit, perd son rhythme et se laisse alors comprimer facilement. En cas d'exsudation abondante, on remarque, sur les veines jugulaires, des mouvements d'ondulation très-manifestes, et ces veines s'engorgent pendant la systole et se dégorgent pendant la diastole. En effet, au début de la systole, la valvule tricuspide se ferme et l'oreillette droite se dilate; or, comme, à cause de l'exsudat, cette dilatation ne peut pas bien se faire, le sang s'arrête dans les vaisseaux afférents et produit une dilatation visible des veines jugulaires. En outre, on trouve presque constamment un çatarrhe bronchique et souvent une compression partielle du poumon droit.

Ainsi que nous l'avons fait remarquer au commencement, les troubles fonctionnels et généraux sont très-variables et dépendent plutôt des complications de la péricardite que de la maladie elle-même. Les terminaisons sont ou la guérison, coïncidant dans quelques cas rares avec une disparition subite du bruit de frottement, ou la mort qui souvent vient avec une rapidité surprenante, ou enfin des maladies secondaires; adhérence totale du cœur avec le péricarde, dilatation de quelques régions du cœur, affection du muscle cardiaque et divers troubles circulatoires consécutifs à ces processus.

Traitement. — Le rhumatisme aigu ne peut être coupé ni même simplement abrégé; ni le calomel, ni le tartre stibié, ni la vératrine, ni les émissions sanguines, ni l'hydrothérapie ne donnent des résultats positivement favorables. Dans ces conditions, il n'y a pas d'autre ressource qu'un traitement symptomatique, dans lequel la morphine joue le rôle principal. A l'aide du sirop de morphine, on peut procurer aux enfants le repos nécessaire et quelques heures de sommeil, ce qui du reste ne modifie en aucune manière le processus. Quant aux articulations malades, ce qu'on peut faire de mieux, c'est de les frotter avec de l'huile et de les entourer d'ouate pour les garantir contre tout contact un peu rude.

L'endocardite et la péricardite qui compliquent le rhumatisme aigu ne doivent jamais être soumises à un traitement antiphlogistique bien rigoureux. Tout au plus peut-on se permettre d'administrer aux enfants bien nourris quelques doses de calomel, comme antifébrile. De légers révulsifs cutanés, tels que sinapismes, ventouses sèches, etc.: voilà ce qui convient dans ces sortes de cas. La péricardite pyémique des nouveau-nés se termine naturellement toujours par la mort et n'exige, par conséquent, aucun traitement particulier. Les anomalies valvulaires consécutives demandent un régime prudent et sévère, comme nous l'avons déjà recommandé précédemment, à l'occasion des anomalies congénitales du cœur.

3° Hydropéricarde. Hydropisie du péricarde.

Isolément, l'hydropisie du péricarde ne s'observe que dans les anomalies cardiaques, affections dans lesquelles le trouble circulatoire peut se manifester sur la séreuse du cœur avant de se montrer sur la plèvre et le péritoine. Le plus souvent, cependant, elle est compliquée par des épanchements séreux dans les poches que nous venons de nommer et constitue une des dernières manifestations de l'hydropisie générale avec issue promptement mortelle. La néphrite consécutive à la scarlatine est chez les enfants pour ainsi dire l'unique cause des hydropisies pures.

Anatomie pathologique. — On trouve dans le péricarde 30 à 120 grammes d'une collection limpide, d'un jaune citrin, ayant les propriétés chimiques des autres épanchements séreux, c'est-à-dire celles d'un sérum sanguin très-ténu. Contrairement à la péricardite suppurée, le péricarde est complétement intact, sauf une légère infiltration séreuse, et n'est ni couvert de pseudo-membranes ni adhérent à aucun endroit. Le muscle cardiaque lui-même est, comme chez tous les hydropiques, d'une teinte jaune plutôt que rouge.

Symptômes. — Les petits épanchements péricardiques ne se laissent pas diagnostiquer et ne donnent probablement lieu à aucun symptôme, attendu que, même à l'état physiologique, le péricarde renferme un produit liquide dont la quantité peut varier dans des proportions assez notables. Si les épanchements sont considérables, on observe très-distinctement les symptômes de la péricardite que nous venons de décrire. Il se développe une forte oppression, même une orthopnée, les veines jugulaires se gonflent à chaque systole et se dégonflent pendant la diastole. La peau se cyanose un peu aux endroits connus, et sa température baisse. Comme, presque toujours, d'autres hydropisies ont précédé et que celles qui ont pris naissance en même temps continuent d'exister, le tableau clinique de l'hydropéricarde pur est masqué et effacé de bien des manières, ce qui peut s'appliquer surtout aux troubles respiratoires. Les signes physiques sont les mêmes que ceux de la péricardite, toutefois bien plus prononcés et plus faciles à constater, ces malades étant moins gravement atteints dans leur état général et par conséquent plus tranquilles que ceux qui souffrent d'une péricardite. La région précordiale fait une légère voussure, l'impulsion du cœur est faible ou même insensible, le pouls petit, la matité supérieure très-marquée. Il n'y a qu'un signe de la péricardite qui ne se rencontre jamais ici, c'est le bruit de frottement, les conditions qui président à sa formation, c'est-à-dire des parois rugueuses, tapissées de fausses membranes n'existant pas dans l'affection dont il est ici question. Les terminaisons de l'hydropéricarde diffèrent selon les causes. Les épanchements qui compliquent les anomalies cardiaques se terminent toujours par la mort, tandis que ceux qui succèdent à la scarlatine sont susceptibles de résorption, lorsqu'on les soumet à un traitement convenable.

Traitement. — Comme pour toutes les hydropisies, c'est encore ici le traitement diurétique qui se trouve indiqué en première ligne et parmi les médicaments diurétiques, le rob de genièvre, pur et sans l'addition d'aucune autre substance est celui qui se supporte le mieux et le plus longtemps. Les dérivations sur l'intestin ne doivent pas être essayées sur ces petits malades, parce qu'elles mettent toujours la digestion en souffrance, et que pour la guérison d'une hydropisie il faut nécessairement une nutrition intacte. Encore la révulsion cutanée, au moyen de vésicatoires répétés, paraît peu indiquée, à cause de la douleur qui en résulte, et il faut éviter surtout ce moyen chez les enfants atteints de néphrite, parce que les cantharides exercent toujours une nouvelle irritation sur les reins. Dans beaucoup de manuels, la paracentèse du péricarde est recommandée comme remède ultime, mais à ma connaissance, on ne l'a jamais exécutée sur un enfant malade.

B. — Artères et veines.

Jamais on ne rencontre de maladies d'artères chez les enfants, et c'est en vain qu'on cherche ici cette dégénérescence athéromateuse qui ne fait défaut, pour ainsi dire, à aucune autopsie d'individus âgés. La seule anomalie sur laquelle nous ayons à appeler ici l'attention, c'est une fausse direction des artères radiales, qui, lorsqu'on se trouve en présence d'enfants sérieusement malades ou anémiques, peut entraîner de grossières erreurs de pronostic. En cas de petitesse extraordinaire ou d'absence totale du pouls radial, il est toujours utile de s'assurer de l'état du pouls d'autres artères, telles que les carotides et les artères temporales avant de hasarder une conclusion sur l'état de plénitude ou de vacuité du système vasculaire. Pour marquer la transition aux maladies des veines, nous décrirons ici les tumeurs érectiles.

1° Tumeur érectile, nævus vasculosus, téléangiectasie artérielle.

Par tumeur érectile, on entend la dilatation d'un certain nombre de capillaires, état qui s'observe surtout à la face, aux paupières, aux lèvres et au cou. Cette affection des vaisseaux capillaires intéresse tantôt ceux du derme, tantôt ceux du tissu cellulaire sous-cutané, tantôt les uns et les autres, dans une étendue plus ou moins grande. Dans le premier cas, nous avons une saillie rouge de la peau, présentant la couleur et souvent aussi la forme d'une framboise, dans le dernier, une tumeur un peu pâteuse, recouverte d'une peau normale ou également traversée par des vaisseaux dilatés. Ces dilatations vasculaires sont ordinairement congénitales, mais leur accroissement n'est pas en proportion de celui du reste de l'organisme qu'il dépasse de beaucoup, au point qu'une petite tumeur vasculaire qui, au moment de la naissance, est à peine de la grosseur d'une tête d'épingle présente, au bout d'un an déjà, le volume d'un pois ou d'une noisette. Ce fait est généralement connu; par contre, la plupart des médecins ne connaissent pas suffisamment la marche spontanée de ces tumeurs. En effet, on se figure généralement que si l'on n'y porte pas remède au moyen d'une opération, elles continuent de s'accroître et l'on ne s'est pas encore bien rendu compte pourquoi on les rencontre si rarement chez les adultes, et si fréquemment chez les enfants. La raison de ce fait, c'est que la plupart de ces téléangiectasies diminuent d'elles-mêmes et finissent par disparaître totalement, même lorsque rien n'a été fait pour les combattre. Cette atrophie spontanée, analogue à celle des verrues chez les enfants, distingue suffisamment le nævus vasculosus d'un néoplasme malin.

Les tumeurs érectiles à téguments normaux sont presque aussi faciles à diagnostiquer que les autres. Il suffit, en effet, de rappeler qu'elles disparaissent sous la pression digitale, que pendant les cris et les efforts elles deviennent plus volumineuses et plus tendues, qu'elles donnent parfois de légères pulsations et font entendre une sorte de bruissement à l'auscultation.

Anatomie pathologique. — Si l'on incise, sur le cadavre, une tumeur de ce genre, elle s'affaisse considérablement et donne issue à une assez grande quantité de sérum rouge. En l'examinant plus attentivement, on voit qu'elle ne se compose que de capillaires renflés et dilatés, communiquant entre eux de diverses manières et présentant ainsi un tissu spongieux. Telle est aussi la raison pour laquelle les tumeurs érectiles se laissent si bien comprimer par la pression digitale. Si l'on examine ces tumeurs au microscope, on trouve des coupes longitudinales et transversales de vaisseaux capillaires, quelques-uns de ces vaisseaux semblent présenter de petites dilatations analogues à des bourses ou se terminer par un renflement en massue. Entre les vaisseaux, on trouve un tissu cellulaire parfaitement développé.

Traitement. — Le nævus cutané exige un traitement autre que celui des tumeurs érectiles du tissu cellulaire sous-cutané. Pour éloigner les excroissances framboisées du front, des paupières, etc., on emploie le plus avantageusement la vaccination. On fera donc avec une aiguille trempée dans du vaccin dix à vingt ponctions sur le nævus. Ces ponctions sont toujours suivies de l'échappement de quelques gouttes de sang; si l'opération se borne là, le vaccin est entraîné par ce sang et le résultat est nul. Mais si on laisse s'écouler tout le sang et qu'ensuite, après avoir essuyé les plaies avec de l'eau froide, on les badigeonne de nouveau avec une couche de vaccin, toutes ou presque toutes les ponctions se convertissent en pustules. Ces pustules, d'un rouge bleuâtre, s'élèvent le cinquième jour au-dessus du nævus, deviennent confluentes, occasionnent un mouvement fébrile assez intense, se dessèchent vers le huitième ou le neuvième jour et laissent, après la chute des croûtes, une cicatrice violette au commencement et pâlissant plus tard. Si l'on est obligé de traiter un nævus chez des enfants déjà vaccinés, cette méthode ne donne naturellement aucun succès. Dans ces cas, on peut se servir d'un emplâtre composé d'une partie de tartre stibié sur trois parties d'emplâtre simple qui, étendu sur de la toile, reste appliqué pendant quatre à six jours et produit alors des pustules profondes, après la dessiccation desquelles le nævus peut également disparaître ou au moins se partager en plusieurs autres plus petits. Les petits résidus de la tumeur peuvent, sans aucun inconvénient, être couverts à plusieurs reprises de cet emplâtre. Les nævus étendus en surface peuvent être rendus moins apparents au moyen d'un tatouage. On pique dix à douze aiguilles dans une petite plaque de liége en ayant soin de faire en sorte que les pointes des aiguilles traversent la plaque, ensuite on ponctionne le nævus sur tous les points avec cet instrument et l'on fait pénétrer par friction de la magnésie calcinée ou de l'oxyde de zinc dans les piqûres ainsi produites. Ce mélange de rouge et de blanc donne une teinte rose qui diffère peu de la couleur naturelle de la peau.

Avant de procéder à une cautérisation intense avec le caustique de Vienne, le chlorure de zinc, l'acide sulfurique concentré, etc, application parfois suivie de grandes eschares et de vilaines cicatrices, ou de faire une opération chirurgicale, on se rappellera toujours que bien des nævus disparaissent spontanément et laissent tout au plus à leur suite un peu de rougeur de la peau qui souvent défigure beaucoup moins que de grandes cicatrices rayonnées. J'ai adopté pour principe de ne jamais traiter chirurgicalement des nævus cutanés qu'on ne peut pas aisément contourner par deux incisions elliptiques et réunir ensuite exactement au moyen de la suture.

Il en est autrement des tumeurs érectiles sous-cutanées qui, du reste sont beaucoup plus rares que les téléangiectasies de la peau. Les tumeurs sous-cutanées peuvent donner lieu à des hémorrhagies dangereuses lorsqu'elles s'ouvrent spontanément, ou qu'elles sont blessées légèrement; il faut, par conséquent, qu'on se hâte de les soumettre à un traitement convenable. Dans quelques cas, on est parvenu, il est vrai, à faire disparaître une tumeur de cette nature par une compression méthodique; mais il faut pour cela toujours beaucoup de patience et de persévérance, et en outre il faut naturellement une solide base osseuse pour pouvoir exercer la compression. Si ces conditions premières font défaut, la compression ne peut pas réussir. Pour se rendre maître de ces hypergénèses capillaires sous-cutanées, on avait autrefois recours à la ligature en traversant la base de la tumeur par une longue aiguille garnie d'un fil double ou mieux encore de deux petits rubans et en étreignant ensuite chacune des deux moitiés de la tumeur par une ligature séparée; dans ces derniers temps, la galvanocaustique a rendu la tâche

beaucoup plus facile. On fait passer plusieurs fils de platine, distants de
5 à 7 millimètres les uns des autres, à travers la base de la tumeur,
et on les chauffe au rouge blanc au moyen de la batterie, ce qui donne lieu
à des eschares, à de grands coagulums et à une suppuration suivie de la
guérison du nævus sous-cutané.

2° Thrombose des sinus de la dure-mère.

Depuis que Virchow a développé et perfectionné la doctrine de la
thrombose, on a fait de nombreuses recherches sur cet objet et trouvé
dans les résultats nécroscopiques l'interprétation des symptômes morbides. Ainsi, sur 96 autopsies d'enfants, Gerhart a rencontré 7 fois la
thrombose des sinus de la dure-mère, et chez ces sept enfants la mort
avait été précédée de diarrhée profuse, de cyanose, de coma et de convulsions.

Ce qu'il y a de fâcheux dans cette lésion, c'est qu'il est difficile de fixer
l'âge du thrombus. Ce dernier a-t-il pris naissance plusieurs jours avant la
mort, pendant l'agonie, ou seulement après la mort, c'est ce qui n'est pas
toujours facile à reconnaître. Les principaux points de repère sont la disposition par couches successives, le ramollissement central et l'adhérence
des thrombus à la paroi veineuse; la coloration, jaune ou rouge, a moins
d'importance. Ces thrombus ne paraissent pas être un phénomène caractéristique de l'atrophie mésentérique chez les enfants, comme on a voulu
le prétendre, attendu que bien souvent je les ai cherchés en vain chez
des enfants morts de cette affection et que dans d'autres cas j'ai trouvé
des thrombus rouges, de formation récente et qui évidemment n'avaient
pris naissance qu'après la mort. On ne peut donc attacher à ces lésions
qu'une très-faible valeur clinique.

CHAPITRE V.

MALADIES DU SYSTÈME NERVEUX.

A. — CERVEAU.

1° Hydrocéphale aiguë interne. Fièvre cérébrale.

Synonymie. — Tuberculose méningée. Méningite tuberculeuse. Maladie
cérébrale de Whytt. Hydrophlogose des ventricules du cerveau (Lobstein).
Fièvre hydrocéphalique, Entero-cephalopyra !! (Eisenmann).

L'hydrocéphale aiguë consiste essentiellement en une tuberculose miliaire de l'arachnoïde, surtout à la base du cerveau, accompagnée d'une
augmentation considérable du contenu liquide normal des ventricules

cérébraux et d'un ramollissement des parties du cerveau qui concourent à la formation des ventricules. On cite ordinairement la tuberculose comme cause occasionnelle et l'on signale aussi une hydrocéphale aiguë interne non tuberculeuse. Je n'ai pas encore rencontré cette dernière espèce, tandis que j'ai fait plus de cinquante autopsies d'individus ayant succombé à la première, et étudié la marche de la maladie sur la plupart de ces individus.

Anatomie pathologique. — En faisant l'autopsie d'un individu mort d'hydrocéphale aiguë, il faut procéder à l'ouverture du crâne avec une prudence extrême. Si la grande fontanelle n'est pas encore fermée, on la trouve excessivement bombée et souvent on peut y constater une fluctuation évidente. Pour ouvrir le crâne, on sciera lentement et surtout vers la fin on fera des traits de scie très-doux pour ne pas léser le cerveau, qui est souvent fort mou, et ne pas faire écouler le contenu des ventricules avant d'avoir pu bien examiner l'état des parties. Si la dure-mère adhère encore à quelques points de la surface interne de l'os, on réussit difficilement à enlever la calotte osseuse avec la dure-mère sans léser en même temps le cerveau. Pour ces cas rares, je conseille de ne pas couper la dure-mère seule après la section du crâne, mais d'enlever à la fois, avec un grand couteau à lame large et plate, la calotte osseuse, la dure-mère et toutes les parties du cerveau situées au-dessus de la section osseuse. On tombe, à la vérité, sur les ventricules dont le contenu liquide s'écoule, mais on a l'avantage de ménager plus complétement le cerveau délicat et fragile et de pouvoir en examiner plus exactement la base.

Une fois la calotte osseuse et la dure-mère enlevées, le cerveau tend à sortir de la cavité crânienne, l'arachnoïde et la pie-mère sont fort tendues, la première se montre desséchée au niveau de la face convexe du cerveau, les circonvolutions sont effacées et l'on s'aperçoit distinctement que la substance cérébrale a été fortement pressée contre l'os de dedans en dehors. Il est suffisamment constaté aujourd'hui que l'injection des méninges cérébrales sur le cadavre n'a rien de commun avec leur état de congestion sur le vivant, et il n'y a par conséquent rien d'étonnant que dans l'hydrocéphale aiguë on trouve les méninges tantôt d'un rouge foncé, tantôt dans un état d'anémie complète. Si, ce qui est fort utile, on veut examiner chimiquement le liquide hydrocéphalique, on ponctionne les ventricules avec un trocart et l'on ne soumet à l'analyse que le liquide ainsi obtenu ; car si l'on reçoit dans une tasse tout le liquide qui s'échappe des ventricules lorsqu'on les incise, on obtient toujours un mélange de sang et de liquide intra-ventriculaire, liquide qui donnerait des résultats absolument faux à l'analyse chimique.

L'analyse du liquide hydrocéphalique pur donne des résultats très-singuliers sur lesquels Ch. Schmidt de Dorpat a pour la première fois appelé l'attention. La réaction du liquide est toujours manifestement alcaline, il est en outre d'une limpidité presque absolue et ne renferme que de faibles traces d'albumine. Traité par un acide et soumis à l'ébullition, il se trouble très-peu et ne dépose jamais de gros flocons d'albumine. Un fait très-extraordinaire, c'est la proportion des sels contenus dans ce liquide. En effet, tandis que le transsudat recueilli à la périphérie des méninges cérébrales, de la pie-mère, et de l'arachnoïde renferme les sels dans les mêmes proportions que les sécrétions d'autres membranes séreuses, à savoir dans les proportions du sérum sanguin, le transsudat des plexus choroïdes renferme plus de sels de potasse et plus de phosphates, en sorte que le rapport du potassium au sodium et celui des phosphates aux chlorures se rapproche davantage de ce qui existe dans les sels renfermés dans les corpuscules sanguins. Ainsi, tandis que, d'après Ch. Schmidt, les sels du transsudat périphérique des méninges cérébrales renferment 40,0 pour 100 de sodium sur 2,8 pour 100 de potassium, ceux qui sont contenus dans le liquide de l'hydrocéphale interne ne renferment que 27,2 pour 100 de sodium sur 17,8 pour 100 de potassium. Il ne s'agit donc pas ici d'un simple produit de filtration du sérum sanguin, mais d'une véritable sécrétion à laquelle les corpuscules sanguins semblent prendre une part très-active.

Les parois ventriculaires sont plus ou moins ramollies, leur épendyme est détruit. La dilatation des ventricules latéraux est souvent tellement considérable que la cloison qui les sépare se déchire et que les ventricules communiquent directement entre eux. Ces ramollissements atteignent leur plus haut degré aux couches optiques, ensuite au corps calleux et au corps strié, dont la surface se montre quelquefois érodée, en lambeaux, floconneuse. Les plexus choroïdes sont tout à fait exsangues, pâles et nullement gorgés de sang, comme on l'enseigne fort à tort dans quelques manuels modernes. Cette pâleur est d'ailleurs fort naturelle, l'énorme accumulation du liquide devant nécessairement opposer de grands obstacles à la turgescence de ce plexus veineux. L'anémie du plexus, jointe à la dilatation générale des ventricules, est le meilleur critérium pour juger de l'extension de l'hydrocéphale, si par un manque de précaution on a fait écouler le liquide en ouvrant le crâne.

Après avoir achevé ces investigations, on dirige son attention sur la base du cerveau. Ici l'on trouve un exsudat blanc tirant sur le jaune, ou jaune verdâtre, d'une consistance gélatineuse toute particulière et qui se trouve déposé dans la pie-mère et entre cette membrane et l'arachnoïde. Les sillons cérébraux sont assez solidement agglutinés par cet exsudat, qui, en outre, remplit complétement les enfoncements à la base de l'organe, surtout ceux qui correspondent à la selle turcique. C'est à la base du cerveau, entre le chiasma des nerfs optiques et le pont de Varole, et même au delà de ce dernier, le long de la moelle allongée, que l'exsudat se trouve accumulé en quantité excessive et se répand en haut, surtout dans les deux scissures de Sylvius et la scissure moyenne. Là, dans la scissure de Sylvius, en suivant le trajet de l'artère et de la veine, on reconnaît le plus distinctement le caractère tuberculeux de cet exsudat, attendu que surtout en cet endroit, on trouve une énorme quantité de petites granulations blanches qu'à l'examen microscopique on reconnaît pour des tubercules miliaires. Ces granulations se composent en effet exclusivement d'un amas de petits grains amorphes, d'un détritus, et les fibres de tissu conjonctif qui s'y montrent par-ci par-là n'appartiennent pas au tubercule miliaire lui-même, mais à la pie-mère, dans l'épaisseur de laquelle il est logé. Outre les tubercules accumulés dans la scissure de Sylvius, on en trouve encore un grand nombre qui se sont déposés à la base du cerveau, le long des vaisseaux.

Pour ce qui concerne les autres organes, on remarque constamment sur quelques points du corps la présence d'un volumineux tubercule jaune et ancien, le plus fréquemment dans les ganglions bronchiques, ensuite dans les poumons, dans le cerveau lui-même et parfois dans un os. Le lien de causalité signalé dans quelques manuels entre l'hydrocéphale aiguë et le ramollissement de l'estomac n'existe pas en réalité, comme nous l'avons déjà suffisamment démontré à l'article consacré à la gastromalacie, p. 146.

Symptômes. — La maladie frappe le plus souvent les enfants âgés de deux à sept ans. L'enfant le plus jeune que j'aie trouvé atteint d'une tuberculose méningée était âgé de trois mois ; chez les enfants plus âgés et les adultes, la tuberculose miliaire se localise beaucoup plus souvent sur les poumons que sur les méninges.

Pour la facilité de l'aperçu, on a proposé de diviser la maladie en diverses périodes. Ainsi, on a admis : 1° une période de congestion, 2° une période d'inflammation, 3° une période de transsudation. Bouchut admet une période prodromale, une période d'invasion et une période convulsive ; mais en réalité, on ne peut anatomiquement établir aucune division en périodes, et symptomatiquement il n'y a qu'une période d'irritation et une période de paralysie. Dans la première de ces deux périodes, on peut distinguer d'une part les prodromes, d'autre part les symptômes de la fièvre cérébrale confirmée.

Les prodromes sont d'une nature très-singulière et très-variée. Tout en admettant qu'on en a trop étendu l'acception et qu'on y a fait rentrer bien des phénomènes qui ne doivent pas y figurer, on aurait cependant bien tort de nier l'existence de cette période. Avant tout, il faut distinguer si l'hydrocéphale se développe chez un enfant qui longtemps auparavant avait déjà présenté des signes manifestes de tuberculose, ordinairement de tuberculose pulmonaire, ou bien si ces symptômes ont fait jusqu'alors défaut et si l'affection s'est développée chez un enfant parfaitement sain en apparence. Quelques médecins d'hôpitaux relatent, il est vrai, des cas où les prodromes auraient fait complétement défaut et où les symptômes de l'hydrocéphale aiguë confirmée se seraient déclarés d'emblée, mais dans la clientèle privée jamais rien de pareil n'a été observé. On voit toujours pendant un certain nombre de jours, ordinairement même pendant des semaines, quelques prodromes assez constants qui augmentent lentement jusqu'à ce que l'on se trouve en face de la maladie confirmée et se présentant avec tout son cortége de symptômes dangereux.

Cette période prodromale dure ordinairement de deux à trois semaines; cependant il se présente aussi des cas où les enfants en manifestent les symptômes pendant plusieurs mois. Le plus constant de tous ces phénomènes est un amaigrissement lent qui, chose remarquable, épargne presque entièrement la face, si bien que les enfants, lorsqu'ils sont habillés, ne laissent apercevoir aucun changement. Les mères et les bonnes attentives en sont cependant régulièrement frappées et s'inquiètent surtout des saillies visibles des côtes. A cela s'ajoute bientôt une légère pâleur de la face et un brillant particulier des yeux, Les enfants perdent leur enjouement et leur pétulance habituels. Ils dorment plus que de coutume, renoncent bien vite aux jeux qui auparavant leur offraient le plus d'attrait, deviennent maussades et timides envers les personnes qui les entourent et pleurent à la moindre occasion. Un fait très-singulier, entre autres, c'est qu'ils ne tentent plus leurs petits exploits antérieurs, comme par exemple de grimper sur une chaise, d'ouvrir des serrures difficiles à atteindre, ni même de regarder par une fenêtre grillée, et se refusent obstinément à faire ces choses quand on les y engage. Des garçons qui auparavant ne supportaient aucune contrariété de la part de leurs camarades, qui se battaient avec eux et se défendaient tant que leurs forces le permettaient, se retirent maintenant de ces luttes, lâchement et en pleurant. D'autres enfants deviennent extrêmement caressants, embrassent leurs parents continuellement et restent longtemps sans se consoler quand ces derniers les quittent.

Chez les enfants d'un certain âge, qui fréquentent déjà l'école, les maîtres remarquent une distraction et une indifférence extraordinaires; ils n'apprennent plus par cœur aussi facilement qu'auparavant et récitent en balbutiant leur leçon quand ils finissent enfin par la savoir. De jour, les enfants dorment beaucoup et souvent, mais le sommeil de la nuit est moins profond et se trouve interrompu par des rêves pénibles, une agitation continuelle et des cris d'effroi subits et plusieurs fois répétés. L'appétit est diminué, souvent il leur vient des envies d'aliments excitants, dont, cependant, ils n'acceptent encore que de très-petites quantités. La soif n'est pas augmentée, la sécrétion urinaire est un peu diminuée et l'urine souvent tellement riche en urates, que ces sels forment au fond et sur les bords du vase un dépôt briqueté. Les selles sont ordinairement retardées, surtout chez les enfants déjà arrivés à un certain âge, cependant une diarrhée existante est loin d'exclure le développement d'une hydrocéphale aiguë. Ainsi, chez les petits enfants qui n'ont pas encore achevé leur première dentition, il peut arriver que la diarrhée dentaire ordinaire persiste comme à l'état normal et que néanmoins il se prépare une hydrocéphale aiguë. Les enfants, même déjà arrivés à un certain âge, n'accusent presque jamais de maux de tête; on remarque bien plus souvent des vertiges et une incertitude dans la démarche. Il y a quelque temps, on m'amena un petit garçon de quatre ans qui présentait plusieurs symptômes précurseurs d'une hydrocéphale aiguë, et qui, tout en marchant sur un terrain uni, levait les jambes aussi haut que s'il s'était agi de monter un escalier. Au bout de quelques jours, le mal se développa davantage et la justesse du diagnostic fut confirmée par l'autopsie. Assez souvent, les enfants accusent des coliques qui augmentent sensiblement à la pression. Ordinairement il n'y a pas de fièvre ; cependant nous pouvons répéter ici ce que nous avons dit à l'occasion de la diarrhée, à savoir que l'existence de la fièvre n'est pas une raison suffisante pour exclure la possibilité d'une hydrocéphale commençante.

Les symptômes que nous venons de décrire augmentent de plus en plus, soit tous à la fois, soit seulement quelques-uns d'entre eux ; les enfants se couchent, et l'on voit se développer les symptômes d'une exsudation commençante sous la forme de l'irritation cérébrale.

Les conditions ne sont plus les mêmes lorsque des enfants atteints d'une tuberculose pulmonaire bien prononcée contractent finalement une tuberculose méningée accompagnée d'hydrocéphale. Dans ces cas, les symptômes d'une tuberculose pulmonaire prolongée, fièvre hectique, grande faiblesse, forte bronchite, etc., prédominent naturellement à un tel point que les prodromes signalés plus haut se laissent à peine apercevoir. La maladie débute immédiatement dans ces cas par les symptômes de l'exsudation commençante et de l'irritation qui en résulte.

Les symptômes les plus saillants de la *période d'irritation* sont : le vomissement, la constipation, le ralentissement du pouls, l'absence du rhythme dans les mouvements respiratoires, l'élévation de la température cutanée, la rétraction du ventre, la céphalalgie, l'agitation alternant avec la somnolence, un commencement de diminution de l'intelligence et toute espèce de troubles de la motilité.

Les symptômes prédominants de la *période de paralysie* sont une énorme accélération du pouls, un coma profond et la paralysie des muscles soumis à l'empire de la volonté. Pour ne pas interrompre l'histoire de chaque symptôme, et comme d'ailleurs le point de transition d'une période à l'autre est loin de pouvoir être défini aussi rigoureusement que quelques manuels le présentent, nous ferons, dans la description suivante, complétement abstraction de cette division en périodes et nous poursuivrons l'histoire de chaque symptôme jusqu'à l'issue mortelle.

En ce qui concerne d'abord les troubles de la digestion, c'est le *vomissement* qui occupe ici la première place. C'est un symptôme extrêmement constant, qui ordinairement se montre de si bonne heure qu'il est le premier à fixer jusqu'à un certain point le diagnostic. Il y a des enfants qui ne vomissent que pendant un ou quelques jours et qui alors même ne rejettent pas tous les aliments consommés, d'autres vomissent presque continuellement depuis le commencement de la maladie jusqu'à la fin et il n'est pas possible de trouver un aliment qui, bientôt après avoir été ingéré, ne soit rejeté par le vomissement. Un fait singulier, c'est que ce symptôme n'offre pas de rémission, mais qu'une fois arrêté depuis vingt-quatre heures il ne se reproduit plus jusqu'à la fin. Un fait d'une importance capitale pour le diagnostic, c'est le mode du vomissement. En effet, tandis qu'un enfant qui souffre d'une indigestion présente quelque temps avant de vomir des nausées, des renvois, fait des efforts et se couvre de sueur, aucun de ces symptômes préparatoires ne précède le vomissement des enfants atteints d'hydrocéphale aiguë; on dirait qu'ils rejettent simplement un liquide dont ils auraient rempli la bouche un instant auparavant. On favorise le vomissement en redressant les enfants ou en les couchant sur le côté. Tant que l'estomac reste complétement vide, le vomissement s'arrête; aussitôt qu'il y pénètre des liquides et à plus forte raison des aliments solides, l'enfant les rejette sans qu'il en paraisse inquiété ni tourmenté d'aucune manière. La bile se trouve rarement mêlée à ces déjections, fait qui s'explique facilement par la faiblesse des mouvements anti-péristaltiques. Comme le médecin est rarement présent à l'acte du vomissement, il ne lui reste qu'à prendre des renseignements exacts; il faut rappeler aux parents qu'ils aient à bien observer la nature du vomissement, s'il se produit facilement ou difficilement, avec ou sans efforts.

Un deuxième symptôme tout aussi constant, c'est la *constipation*, qui existe pour le moins chez les trois quarts des enfants atteints de méningite tuberculeuse. La sécrétion intestinale est diminuée à un tel point que même les drastiques énergiques restent sans produire d'effet, fait auquel s'ajoute encore cette circonstance défavorable que la plus grande partie de ces remèdes est rejetée par le vomissement au lieu d'être absorbée. Le calomel, que l'on aime tant à administrer aux enfants constipés, reste ici ordinairement sans produire d'effet. Cette constipation ne se continue pas jusqu'à la mort, mais, à une période ultérieure de la maladie, il se produit quelques selles molles, qu'on ait administré des purgatifs ou non. Même les diarrhées profuses, dépendant d'une tuberculose intestinale, peuvent s'arrêter dès le début d'une hydrocéphale aiguë, mais les selles qui se produisent ultérieurement sont de nouveaux liquides et répandent l'odeur cadavérique si connue. On peut établir en principe général, que la constipation s'observe d'une manière moins constante que le vomissement, attendu qu'il n'est pas très-rare d'observer des cas dans lesquels les selles se produisent journellement depuis le commencement jusqu'à la fin de la maladie. La diminution considérable dans la quantité des déjections alvines s'explique tout naturellement par le peu de nourriture pris par les enfants. L'appétit a disparu et les aliments, péniblement ingérés étant aussitôt rejetés, il est tout naturel qu'il se développe une constipation de plusieurs jours qui n'empêche pas le ventre de s'affaisser de plus en plus et ne permet de sentir nulle part, à la palpation, des scybales à travers l'épaisseur des téguments abdominaux.

Les autres modifications qui se produisent du côté de l'appareil digestif sont moins caractéristiques. La *soif* ne devient jamais aussi vive que dans d'autres états fébriles, tels que la fièvre typhoïde ou les exanthèmes aigus et, pour la même raison, la sécrétion urinaire est fortement diminuée. Ce besoin peu prononcé de liquides dépend, sans doute, du peu d'élévation de la température cutanée, de l'état du pouls, qui n'est accéléré que d'une manière insignifiante et passagère au commencement de la maladie, enfin, du trouble de l'innervation de l'estomac. L'urine est très-concentrée, riche en urée, en acide urique, en matière colorante et en sels et dépose, pour cette raison, un sédiment épais tantôt déjà dans la vessie, tantôt peu de temps après avoir été émise à l'état limpide. Vers la fin de la maladie les enfants restent souvent vingt-quatre heures et même plus longtemps sans uriner, et cependant la vessie ne se montre pas bien dilatée dans ce cas, ce qui annonce une paralysie des nerfs qui président à la sécrétion urinaire. L'urine enfin émise ou retirée par la sonde est trouble, a une odeur pénétrante et une réaction alcaline. Je ne sache pas qu'on y ait jamais rencontré de l'albumine.

L'*appétit* a rarement disparu d'une manière aussi complète que dans les maladies que nous venons de nommer; il n'y a pas, à la vérité, un désir bien accentué de prendre de la nourriture, mais on réussit le plus souvent sans trop de difficultés à faire avaler à ces enfants du lait ou du bouillon, ce qui est d'autant plus étonnant que régulièrement l'ingestion de ces substances est suivie de vomissements.

Dans cette période, la *langue* est toujours humide, couverte d'un enduit blanc plus ou moins marqué et n'offre rien de caractéristique. Dans presque toutes les maladies de l'enfance, la langue reste humide, ce qui provient de ce que la sécrétion muqueuse de la cavité buccale est très-profuse à cet âge et que les enfants ont la bonne habitude de dormir en tenant la bouche fermée. De même, les gencives sont constamment humides; seulement on trouve encore ici l'enduit blanc qui se montre dans la plupart des maladies.

Dans aucune période de la méningite tuberculeuse, les *phénomènes fébriles* ne sont d'une violence excessive. Dans une tuberculose miliaire qui se développe d'une manière tout à fait locale, dans la pie-mère, il ne se produit jamais une chaleur fébrile générale, lorsqu'au contraire la tuberculose miliaire s'établit encore sur différents autres organes et principalement sur le poumon, le péritoine et le péricarde, la peau prend cette chaleur mordicante qu'on n'est habitué à voir que pendant l'éruption des exanthèmes aigus. La température de la tête, surtout du front, est, dans tous les cas, très-élevée et reste telle jusqu'à l'issue mortelle, tandis que les pieds ont une forte tendance à se refroidir.

La température de la peau est généralement en raison directe de la rapidité du pouls, le front seul reste toujours chaud, quel que soit le ralentissement du pouls.

De tout temps on a attaché dans cette maladie une grande importance au *pouls* et, en effet, il n'y a pas de maladie dans laquelle ce phénomène mérite une aussi grande attention que dans celle qui nous occupe en ce moment. La fréquence, au commencement de l'affection, dépend bien plus de la tuberculose miliaire qui se développe dans les autres organes que de la tuberculose méningée. Si la tuberculose miliaire est très-étendue et en voie de formation dans un grand nombre d'organes, l'accélération du pouls qui l'accompagne l'emporte sur le ralentissement qui devrait à la rigueur résulter de la maladie cérébrale et il peut se passer bien des jours avant l'établissement du pouls lent, hydrocéphalique. Si, au contraire, la tuberculose méningée reste localisée dans les méninges cérébrales, ce ralentissement du pouls se fait bientôt sentir et facilement reconnaître par une diminution dans la quantité et une modification dans la qualité des pulsations. Un fait certain, c'est qu'au commencement de l'hydrocéphale aiguë le pouls est souvent accéléré, mais qu'il peut aussi, dans d'autres cas, devenir de plus en plus lent dès le premier jour de la maladie. Le plus souvent il est un peu accéléré au commencement pour se ralentir au bout de quelques jours. A mesure que l'épanchement liquide dans les ventricules fait des progrès, le nombre des pulsations descend de 60 à 40, sans cependant s'arrêter ordinairement à un chiffre déterminé; au contraire, il change souvent d'heure en heure, au point que, dans l'espace de vingt-quatre heures, on peut compter tantôt 40, tantôt 60, tantôt 80 pulsations. Si le pouls est compté par différents observateurs, on est fort tenté d'expliquer ces grandes différences par des fautes d'observation; mais je me suis moi-même, à plusieurs reprises, convaincu de l'exacte vérité du fait dont il vient d'être question. On remarque en outre, le plus souvent, des modifications qualitatives; une forte onde sanguine est suivie de plusieurs autres plus petites et *vice versa*; on remarque aussi des intermittences manifestes, qui, cependant, ne se répètent pas régulièrement, et parfois le pouls prend un caractère vibrant tout particulier, comme si l'on tenait le doigt appuyé sur une corde en vibration. Ce caractère se perd dès que l'on comprime l'artère un peu plus fortement, et par conséquent il faut, pour cet examen, la toucher légèrement et avec précaution.

Un à trois jours avant la mort, le pouls s'accélère de nouveau et à un tel point qu'on n'est presque plus en état de le compter; ainsi, il peut s'élever à 180 et même à 200 pulsations à la minute. Si le ralentissement décrit plus haut avec les modifications de qualité qui l'accompagnent est suivi de cette augmentation continue dans la fréquence des pulsations, on peut pronostiquer en toute certitude une fin prochaine, cette accélération devant être envisagée comme le début d'une paralysie du nerf vague.

Les modifications que présente la *respiration* sont également fort importantes. Au début de la maladie, les enfants respirent normalement, excepté dans les cas où la tuberculose miliaire a fait de grands progrès dans les poumons et où la fièvre devient violente; naturellement la respiration est alors fort accélérée et cette accélération a sa raison d'être aussi bien dans les troubles locaux que dans la fièvre ou atteinte de l'organisme par la maladie générale. Mais, aussitôt que les symptômes de l'exsudation sont devenus plus accentués, ils se font infailliblement aussi reconnaître par des modification de la respiration. Dans une minute, les enfants respirent 15, dans un autre 30, et dans une autre encore 20 fois ; les respirations sor t tantôt superficielles et s'accomplissent avec une dilatation à peine visible du thorax et sans aucun bruit, tantôt elles représentent de profonds soupirs ; ces derniers s'observent d'une manière tellement constante qu'on leur a donné purement et simplement le nom de soupirs hydrocéphaliques. Cette respiration lente, privée de rhythme, se présente dans tous les cas, même dans ceux où une tuberculose pulmonaire avancée devrait entraîner une accélération notable des mouvements respiratoires. Quelquefois la respiration est suspendue pendant dix secondes et même encore plus longtemps, et l'on attend avec anxiété la respiration suivante qui se présente sous la forme d'un soupir profond et qui est de nouveau suivie de quelques inspirations tranquilles, tout à fait normales. Une fois que le pouls, peu de temps avant la mort, a pris cette accélération énorme dont il a été question plus haut, les mouvements respiratoires, à leur tour, s'accélèrent et deviennent à peu près aussi rapides qu'à l'état normal, sans cependant jamais se précipiter dans la même mesure que la respiration.

L'examen physique du poumon fournit ou des résultats complétement négatifs ou l'on constate, dans quelques cas, une tuberculose avec formation de cavernes, affection qui, chez les enfants, envahit beaucoup plus souvent les lobes inférieurs que les sommets du poumon. Pendant longtemps, je percutais exactement et à plusieurs reprises le sternum des enfants atteints d'hydrocéphale aiguë, dans la supposition que les ganglions bronchiques ou tuberculeux et tuméfiés en gros paquets pourraient produire une matité particulière dans cette région. Mais cet examen ne m'a pas fourni de résultats, attendu que les ganglions bronchiques, quelle que soit leur augmentation de volume, ne s'agrandissent jamais en avant, dans la direction du sternum, mais toujours latéralement vers le côté interne des poumons, par en bas, sous la bifurcation, et en arrière, vers la colonne vertébrale. Au niveau du sternum, on ne remarque donc jamais une matité étendue, bien que dans le cadavre on voie les ganglions tuberculeux atteindre le volume d'un œuf de pigeon et même d'un œuf de poule.

Les phénomènes, du côté de la *peau*, sont d'une importance beaucoup moins grande. Au début de la maladie, la peau est ordinairement humide ; en outre, on observe de fortes transpirations à la tête, mais, à mesure que la maladie fait des progrès, la peau devient sèche, fendillée, l'épiderme s'enlève par une desquamation furfuracée, et ce n'est que pendant l'accélération ultime du pouls qu'il se développe une sueur profuse, la sueur de la mort. De là il résulte que les sudamina doivent être fort rares. La peau conserve, presque jusqu'à la mort, sa sensibilité pour les irritants extérieurs ; l'action des pommades stibiées ou au sublimé est presque aussi prompte chez ces malades que chez les enfants sains, et même les simples frictions avec l'onguent mercuriel provoquent, chez les enfants doués d'un épiderme mince l'éruption vésiculeuse habituelle.

Dans les ouvrages français, il est question d'une tache méningitique de nature particulière, qui se produirait à la suite d'un frottement léger avec l'ongle sur la peau de l'abdomen ou de la poitrine ; on verrait alors persister pendant plusieurs minutes une strie d'un rouge vif qui se confondrait insensiblement avec la teinte rose de la peau environnante. J'ai souvent cherché à produire ces taches méningitiques, mais je n'ai jamais obtenu que la raie rouge ordinaire telle qu'on la produit immédiatement en frottant, avec l'extrémité de l'ongle, une partie délicate de la peau d'un individu sain.

C'est Trousseau qui le premier a appelé l'attention sur ce symptôme que, pour ma part, je n'ai jamais pu constater après lui. Le fait qu'à la suite d'une congestion locale, il se développe des taches rouges, tantôt à tel endroit, tantôt à tel autre, constitue un phénomène qui est loin d'appartenir spécialement à l'hydrocéphale aiguë. Si ces taches se montrent, dans cette maladie, plus souvent que dans d'autres, cela tient naturellement à l'inégalité et au manque de rhythme du pouls et aux troubles de la circulation qui en sont la conséquence.

La *céphalalgie* est également un symptôme saillant et assez constant. Elle ne se présente cependant pas aussi fréquemment que l'on devrait le supposer à raison de l'origine de la maladie, qu'il faut bien voir dans les méninges cérébrales, et elle manque, pour ainsi dire, régulièrement pendant la période prodromale, comme déjà cela a été dit précédemment. La céphalalgie se montre avec ou peu avant le vomissement et atteint bientôt un degré si élevé que les enfants d'un certain âge pleurent et se lamentent continuellement et que les enfants plus jeunes portent continuellement leurs petites mains à la tête, se tiraillent les oreilles et les cheveux et jettent sans cesse la tête de côté et d'autre sur l'oreiller. Ces manifestations de douleur continuent aussi longtemps que les enfants conservent leur connaissance. Ils n'indiquent ordinairement pas comme siége de la douleur un endroit déterminé du crâne, cependant, le plus souvent, lorsqu'on les interroge à ce sujet, ils portent les mains au front. Chez les tout petits enfants, on observe des mouvements automatiques qui, pour la plupart, paraissent également se rapporter à des maux de tête et qui consistent ordinairement à faire passer rapidement la main du vertex au front et du front au vertex. Ordinairement les douleurs ne sont pas intermittentes, mais persistent sans discontinuer jusqu'à ce que finalement les enfants tombent dans le coma.

Les enfants plus âgés accusent très-fréquemment, mais non toujours, des *coliques*, surtout dans la région de l'estomac. Les douleurs augmentent à la pression et peuvent devenir tellement violentes que les enfants jettent les hauts cris dès qu'on leur touche, même légèrement, l'estomac ou un point quelconque de l'abdomen. Du reste, ces coliques ne durent pas aussi longtemps que les maux de tête, cessent souvent subitement, puis reviennent, mais ne se laissent pas toujours ramener à des modifications anatomiques de la muqueuse intestinale. Ainsi, sur un grand nombre d'individus atteints d'hydrocéphale aiguë, chez lesquels ces douleurs avaient été très-prononcées, j'ai examiné exactement l'estomac et l'intestin, sans jamais y constater une modification sensible.

La forme de l'*abdomen* est extrêmement caractéristique. Au commencement, on n'y remarque rien de particulier; mais, lorsque les vomissements, la constipation et les autres symptômes hydrocéphaliques ont duré depuis un certain temps, l'abdomen devient de jour en jour plus petit, plus ridé et s'enfonce jusqu'à ce que finalement il se creuse en bateau et qu'on sente manifestement, à la plus légère pression, l'aorte abdominale sur la colonne vertébrale. On s'explique ce ventre creusé en bateau par une paralysie des muscles abdominaux qui seraient lâchement étendus au-dessus de l'intestin contracté ; mais, de fait, il ne s'agit pas d'une paralysie; c'est, au contraire, une contraction spasmodique prolongée du muscle transverse et des muscles grands obliques de l'abdomen, à laquelle participe également la couche musculaire de l'intestin ; car le calibre de l'intestin est ici toujours fortement rétréci. La paroi abdominale conserve toujours un certain degré de dureté et de tension quelque creusée qu'elle soit, et ce n'est que pendant les derniers jours de l'existence qu'il se produit, parfois, une paralysie qui fait disparaître ce fort enfoncement et donne à la paroi abdominale une consistance flasque sans trop d'affaissement. Il n'en est plus de même de la peau qui couvre les muscles abdominaux; sur celle-ci on constate de bonne heure une paralysie, car si l'on y soulève un pli, ce dernier met beaucoup de temps à s'effacer.

La rétraction de l'abdomen ne manque jamais de se produire dans l'hydrocéphale aiguë; la comparaison de cette rétraction avec la forme d'un bateau est assez juste, attendu que le mont de Vénus, les cartilages costaux et l'appendice xiphoïde forment des points saillants entre lesquels les muscles contractés de l'abdomen représentent un creux profond. Déjà Goelis a attaché à ce symptôme une grande importance et le considère comme le meilleur signe distinctif entre l'hydrocéphale aiguë et la fièvre typhoïde.

Quant à des modifications extérieures du crâne, on ne les remarque que chez les enfants dont les fontanelles sont encore ouvertes. La grande fontanelle fait une saillie bombée de plus en plus prononcée à mesure que l'épanchement fait des progrès, et fait reconnaître une fluctuation manifeste. Si la fontanelle est déjà fermée, il se développe parfois rapidement une circulation collatérale périphérique dans les veines du cuir chevelu, ce qui est à considérer comme une conséquence de la pression exercée par l'épanchement liquide sur les sinus de la dure-mère.

Les *fonctions psychiques* éprouvent de très-bonne heure des troubles qui, du reste, ont déjà été exposés avec quelques détails à l'occasion de la période prodromale. Ce qui frappe le plus, c'est le regard égaré, fixe, l'expression maussade et hostile, et dans d'autres cas un air d'indifférence absolue envers des personnes et des objets chers auparavant. Plus tard, quand les autres symptômes ne permettent plus aucun doute sur le diagnostic, il se présente aussi de vrais délires, qui cependant sont ordinairement d'une nature plus calme que ceux de la méningite suppurée de la partie convexe des méninges. Le délire furieux ne s'observe dans l'hydrocéphale aiguë que d'une manière exceptionnelle et, pour un temps très-court, pour céder bientôt la place à une sorte de mussitation suivie d'un coma profond et continu. D'après les observations de Rilliet et Barthez, que plusieurs autopsies faites par moi tendent à confirmer, la violence du délire et des symptômes nerveux, en général, est loin d'être en raison directe de l'étendue des lésions des méninges. Dans certains cas où de violents symptômes cérébraux font supposer une épaisse couche d'exsudat et une grande quantité de tubercules miliaires, on ne trouve à l'autopsie que quelques traces de ces lésions, et dans d'autres où il n'y avait pas de délire, mais simplement un état comateux pendant les derniers jours de la vie, il s'était souvent développé une transsudation surabondante et une tuberculose étendue dans les méninges.

Un symptôme fort commun, c'est un cri unique, aigu, se répétant à des intervalles plus ou moins longs et que Coindet considérait comme tellement caractéristique qu'il l'appela purement et simplement « cri hydrocéphalique ». Souvent les enfants font aussi entendre, pendant des nuits entières, à d'assez longs intervalles et à peu près d'égale distance, une plainte unique telle que : J'ai mal ! et qui est régulièrement accompagnée d'un profond soupir. Ces symptômes d'irritation qui, pour des parents aimants, ont quelque chose d'éminemment triste et pénible, durent heureusement tout au plus six à huit jours et sont suivis d'un *coma* profond.

Une fois que les enfants sont tombés dans le coma, ils ne se réveillent ordinairement plus jusqu'à la mort ; dans quelques cas rares, il arrive que le coma et le délire alternent, mais le premier l'emporte toujours de beaucoup sur l'autre. Dans quelques cas, tout à fait exceptionnels, rapportés par Rilliet et Barthez, la connaissance serait complétement revenue, pour ne céder que trop tôt la place au coma qui avait existé avant ce retour passager de l'intelligence.

Les *troubles dans l'appareil du mouvement, dans la motilité,* sont extrêmement variés et ne manquent, d'une manière absolue, chez aucun individu atteint d'hydrocéphale aiguë, mais ordinairement ils se manifestent si tard qu'ils influent peu sur le diagnostic. La période dans laquelle ces troubles se manifestent est d'un grand intérêt au point de vue de la pathologie du système nerveux et donne bien des éclaircissements sur l'innervation de différentes parties du corps. On observe des *convulsions* et des *paralysies ;* les premières précèdent les secondes, et, parmi les convulsions, il faut distinguer, avant tout, celles qui sont générales de celles qui sont purement locales.

Les convulsions générales se manifestent par paroxysmes. Les intervalles d'un paroxysme à l'autre sont, au commencement, assez longs, souvent de trois à quatre jours. Ordinairement, les accès se répètent cependant plus souvent et peuvent, dans quelques cas, persister pendant plusieurs heures. Ils débutent ordinairement par les muscles de l'inspiration, ainsi se fait un arrêt de la respiration qui n'est interrompu qu'un petit nombre de fois dans le cours d'une minute par une inspiration rapide et incomplète. Aussitôt après les extrémités sont agitées par des secousses qui se suivent rapidement et qui alternent avec de fortes torsions des avant-bras, une roideur tétanique comparable à celle de l'opisthotonos. En même temps, il se produit naturellement de fortes stases veineuses, la face rougit, les yeux s'injectent, roulent dans diverses directions et se renversent ordinairement en haut, de sorte que, entre les fentes à demi ouvertes des paupières, on ne voit ni iris ni pupille, mais uniquement la blanche sclérotique. Au bout de quelques minutes, quelquefois seulement de deux à huit heures, ces convulsions générales diminuent, puis les enfants, d'une pâleur mortelle, tombent dans une prostration profonde et présentent une forte aggravation de l'état général.

Les *convulsions locales* s'emparent des groupes musculaires les plus variés, le plus souvent de ceux de la face. Là on observe des *contorsions de la lèvre supérieure*, un *rire sardonique* et des *mouvements de succion* par lesquels, pendant des heures entières, les enfants réunissent alternativement leurs lèvres en pointe et les aplatissent. Quant aux yeux, ils sont pris à une période assez avancée de la maladie, de *strabisme*, tantôt convergent tantôt divergent. Le strabisme souvent n'est pas continu, mais l'irritation partielle ou la paralysie antagoniste peut successivement envahir divers muscles du globe de l'œil et disparaître de nouveau complétement pendant les derniers jours de l'existence. Ce symptôme, comme nous venons de le dire, se montre ordinairement tard ; cependant je me souviens aussi du cas d'un enfant de trois ans qui me fut amené uniquement à raison d'un strabisme faisant tous les jours de nouveaux progrès et chez lequel il se développa pendant les jours suivants des symptômes hydrocéphaliques de plus en plus marqués ; à l'autopsie, on trouva un tubercule de la grosseur d'une noisette dans l'une des couches optiques.

Un fait caractéristique, bien connu d'ailleurs et bien redouté des gardes-malades expérimentées, c'est le *grincement de dents*, qui dépend également de contractions spasmodiques des muscles masticateurs et qui persiste jusqu'au moment où la paralysie générale est devenue complète. Aux *bras* on observe tantôt de grands mouvements automatiques, tantôt des contractures, tantôt de légers tremblements, tantôt seulement des soubresauts de quelques tendons ; beaucoup d'enfants atteints de fièvre cérébrale portent continuellement la main aux parties génitales et y exécutent des mouvements de masturbation.

Les *extrémités inférieures* sont moins sujettes à des convulsions partielles que les supérieures ; elles sont le plus souvent à demi fléchies, dans un état paralytique, et lorsqu'elles sont prises de convulsions ce sont des secousses brèves, tétaniques, avec tension extrême des orteils.

Les *muscles de la nuque et du dos* sont fortement contractés, et la plupart des enfants, lorsqu'on les couche sur le côté ou qu'on les redresse, rejettent la tête fortement en arrière. Plus haut, il a déjà été question de la convulsion tonique des *muscles abdominaux* qui donne lieu à l'enfoncement si connu, en forme de bateau, de l'abdomen.

Des troubles non moins frappants sont ceux de la *sensibilité* et les modifications présentées par les *organes des sens*. En effet, chez la plupart des enfants on observe au commencement de la maladie une hyperesthésie considérable de la peau, se trahissant par une grande sensibilité au moindre contact. Il suffit de les relever ou de les faire changer de position, même avec la plus grande douceur, d'exercer la pression la plus faible sur la tête, l'abdomen ou les mains, pour qu'immédiatement ils résistent en manifestant la plus grande douleur. Lorsque au contraire l'épanchement fait des progrès, le tableau de la maladie se modifie rapidement, la paralysie s'empare des nerfs sensitifs. On peut, dès ce moment pincer et piquer les enfants, les coucher sans ménagement sur l'un ou l'autre côté, leur appliquer des onguents produisant des pustules, voire même des vésicatoires ; ils ne réagiront plus contre ces actes et manifesteront tout au plus un reste de sensibilité par un léger et court gémissement. L'absence de sensibilité s'aperçoit d'une manière très-frappante sur la conjonctive qu'on peut toucher avec le doigt sans provoquer de clignement.

Aux *yeux*, outre le strabisme, qui déjà a été mentionné à l'occasion des troubles de la motilité, et le regard égaré ou étonné, il reste à noter l'état de *la pupille* et *l'augmentation de la sécrétion muqueuse*. La période du rétrécissement de la pupille est très-passagère et bien loin d'être constante, ordinairement la pupille a bientôt une tendance à la dilatation, et cette dilatation augmente sensiblement de jour en jour. Vers la fin de la maladie, il se présente quelquefois ce singulier phénomène que les pupilles deviennent inégales. Ainsi, chez un enfant de trois ans, j'observai, pendant les derniers jours de la vie, une dilatation unilatérale du côté sur lequel l'enfant était précisément couché et en même temps des mouvements oscillatoires particuliers du globe de l'œil de ce côté, tandis que la pupille et le globe du côté opposé ne présentaient rien de semblable ; en faisant coucher l'enfant sur l'autre côté, j'ai pu quelquefois, mais non toujours, produire les mêmes modifications sur l'œil, auparavant tranquille, tandis que l'œil agité le premier cessait de l'être.

Souvent j'ai pu vérifier l'observation de Brachet qui a vu, sous l'influence subite de la lumière, les pupilles se contracter, pendant un temps très-court, pour se dilater de nouveau au bout d'une ou de deux minutes, tout en continuant d'être éclairées par une vive lumière. Toutefois, pendant les derniers jours de la maladie, la lumière, même la plus éclatante, ne produit plus aucun effet. La sécrétion de la conjonctive et des glandes de Meibomius augmente pendant la maladie, et l'on est forcé d'éloigner, plusieurs fois par jour, des amas de mucus assez volumineux de l'angle interne de l'œil et des cils.

Le *sens de l'ouïe* paraît rester intact pendant un temps assez long ; car les enfants, tant qu'ils ne sont pas plongés dans le coma, réagissent un peu lorsqu'on les appelle même à voix basse. L'*odorat* et le *goût* ne se perdent également que vers la fin ; car les enfants résistent énergiquement quand il s'agit de leur administrer des aliments de mauvais goût et de mauvaise odeur.

Enfin, pour ce qui concerne les paralysies, jamais on n'observe une paralysie générale et prolongée, comme par exemple après une commotion cérébrale ; par contre, on rencontre, dans quelques cas, des hémiplégies qui persistent jusqu'à la mort. Ordinairement on trouve alors à l'autopsie, outre la tuberculose miliaire des méninges, encore un ou plusieurs tubercules jaunes et anciens dans l'intérieur du cerveau. Le plus souvent on observe des paralysies des paupières supérieures ou d'une moitié de la face avec participation des muscles de la langue ; on observe aussi des paralysies d'une seule extrémité supérieure, rarement d'une inférieure. La rétention d'urine, pendant les derniers jours de l'existence, doit, comme nous l'avons déjà fait remarquer, être attribuée à une paralysie des nerfs sécrétoires plutôt qu'à une paralysie de la vessie, attendu que la vessie ne remonte généralement pas au-dessus de la symphyse, et qu'avec la sonde on ne retire pas de très-fortes quantités d'urine.

La mort arrive le plus souvent à la suite de convulsions générales très-violentes et qui se prolongent pendant des heures entières ; il est bien rare que les symptômes paralytiques augmentent progressivement et déterminent ainsi, sans aucune agonie, l'arrêt pur et simple des fonctions essentielles au maintien de l'existence.

Le diagnostic de la méningite est facile à établir dans la plupart des cas ; mais on ne peut ordinairement déterminer qu'approximativement si elle est de nature tuberculeuse ou simplement purulente. Les symptômes cérébraux sont les mêmes dans les deux processus, à cela près que dans la méningite simple ils se montrent beaucoup plus brusquement et plus violemment, que leur évolution est beaucoup plus rapide et que même il n'est pas impossible de voir cette maladie se terminer par la guérison, tandis qu'au contraire la méningite tuberculeuse doit être envisagée comme une maladie absolument mortelle. On trouvera, à ce sujet, de plus amples détails à l'article suivant, consacré à la méningite simple. La confusion avec la fièvre typhoïde n'est guère possible pour peu qu'on ait l'habitude du diagnostic. La diarrhée, le météorisme, la rapidité du pouls et la tuméfaction de la rate sont des signes trop constants de fièvre typhoïde ; la rétraction du ventre, la constipation, le caractère du vomissement, la lenteur du pouls et l'absence de rhythme dans la respiration, des symptômes trop frappants d'hydrocéphale aiguë, pour qu'une erreur puisse ici se commettre. La confusion serait plutôt possible pour les catarrhes chroniques de l'estomac, qui font maigrir même les enfants d'un certain âge et qui peuvent se compliquer de quelques symptômes cérébraux. A l'occasion des vers intestinaux, nous avons déjà rapporté le cas d'un enfant qui avait succombé au milieu de symptômes hydrocéphaliques et chez lequel on ne trouva à l'autopsie rien autre chose qu'une grande quantité de vers lombrics, page 210. S'il est vrai que ce sont là des cas extrêmement rares, il est cependant prouvé que quelques individus porteurs de vers ont les pupilles dilatées, des vomissements fréquents et même des ralentissements du pouls et, par conséquent, on peut très-bien, en présence de ces faits, concevoir l'idée d'une méningite commençante, présentant de l'irrégularité dans ses symptômes.

Ce qui vient d'être dit ne se rapporte qu'au processus confirmé, parfaitement développé, et non aux prodromes qui n'admettent absolument aucune précision diagnostique. A cette période, il se commet à la vérité de nombreuses erreurs et l'on confond la maladie avec une fièvre typhoïde commençante, avec un catarrhe simple de l'estomac, avec des vers intestinaux, avec une dentition difficile, et c'est sans doute à de pareilles erreurs de diagnostic qu'il faut attribuer les prétendus cas de guérison de la méningite tuberculeuse avec épanchement hydrocéphalique. Dans les cas douteux, le meilleur point de repère pour le diagnostic nous est toujours fourni par la prédisposition tuberculeuse héréditaire ; si déjà le père ou la mère, un frère ou une sœur est mort de tuberculose, la probabilité que les symptômes prodromiques douteux appartiennent réellement à la méningite, devient beaucoup plus grande que si jamais aucun cas de tuberculose n'a pu être constaté dans la famille.

Terminaison et pronostic. — Je me souviens d'un cas assez prononcé d'hydrocéphale aiguë, que j'ai observé tout au commencement de ma carrière médicale, et qui se termina par la guérison, si bien qu'au bout de quelques semaines l'enfant put être renvoyé de l'hôpital, en apparence complétement guéri. Mais le même petit garçon, arrivé à l'âge de sept à huit ans, retomba malade un an après sa première maladie, et mourut alors d'une tuberculose méningée avec un fort épanchement hydrocéphalique, fait dont nous pûmes nous convaincre à l'autopsie.

Chez tous mes autres malades (et j'en ai traité au moins 40 à 50), la mort est arrivée régulièrement après deux à quatre semaines, lorsque les symptômes montraient une hydrocéphale aiguë, bien développée. En indiquant ces limites, nous ne voulons cependant pas prétendre que la durée de la maladie s'y renferme toujours ; car, pour aucune affection, il n'est plus difficile que pour celle-ci de bien déterminer le début. On a l'habitude de faire dater la maladie du jour où l'enfant se couche. Mais une mère attentive remarque des semaines et même des mois auparavant toute une série de symptômes dont elle ne peut se rendre compte et pour lesquels on consulte souvent le médecin.

Or, si d'après mes observations aucun enfant n'a été guéri, et si un seul a survécu à une première attaque, pour succomber l'année suivante d'une seconde, il est évident qu'en se plaçant au point de vue scientifique on doit considérer le pronostic comme absolument mortel. Par contre, l'humanité aussi bien que le soin de son propre intérêt commande au médecin de laisser aux parents jusqu'à la mort une lueur d'espoir, attendu que l'espoir du succès rend d'abord plus faciles les soins si pénibles dont il faut entourer l'enfant, et que, d'un autre côté, on n'a pas le droit d'en vouloir aux parents, s'ils cherchent du secours auprès d'un autre médecin lorsque le premier consulté a déclaré sans détour que l'enfant est irrévocablement perdu.

Dans les annales de la science, on a consigné des cas de guérison dont l'authenticité est garantie par des autorités de premier ordre. Je n'ai pas besoin d'ajouter que j'ai bien des fois institué, dans toute sa rigueur, le traitement rapporté dans ces observations, et, cependant, j'ai toujours eu à déplorer le même insuccès que si j'avais administré les remèdes les plus insignifiants.

Traitement. — La seule chose réellement utile que le médecin puisse faire en vue de cette terrible calamité, c'est d'instituer, dans les familles tuberculeuses, une prophylaxie prévoyante et bien dirigée. Tout ce qui peut provoquer des congestions vers le cerveau doit être soigneusement évité. Ces enfants ne doivent jamais être assujettis à de longs travaux intellectuels, ils ne doivent jamais se livrer à des jeux bruyants et animés; ils ne doivent pas faire de courses longues et rapides, pas faire de sauts ; de plus, il faut avoir soin de leur tenir constamment la tête fraîche et préservée de l'action directe des rayons solaires. Au reste, on fera suivre toutes les mesures qui seront données plus loin au chapitre de la tuberculose en tant que dyscrasie. On sait que la constipation est une cause de congestion cérébrale très-fréquente et très-manifeste, il faut donc toujours se préoccuper d'un état semblable ; jamais, cependant, on ne devrait chercher à provoquer des selles par des drastiques et des purgatifs salins, mais toujours en faisant éviter les aliments qui, d'après l'expérience, ont une action constipante et en conseillant, au contraire, ceux qui ont la vertu de faciliter les évacuations. Les enfants de parents tuberculeux ayant presque tous, pendant les premières années de leur existence, des affections scrofuleuses, surtout des dartres humides à la face et à la tête, on s'est demandé, depuis les temps les plus reculés, si la suppression de ces éruptions a, oui ou non, une influence sur le développement de la méningite tuberculeuse. Autrefois, on était généralement d'accord à ne soumettre ces éruptions qu'à des soins de propreté, parce qu'on remarquait qu'au bout d'un certain temps, souvent, il est vrai, après bien des mois, elles cessaient d'être humides, formaient des croûtes sèches, après la chute desquelles la peau se montrait à l'état normal, sans production de cicatrices bien évidentes. Comme les médecins des générations précédentes faisaient une thérapeutique beaucoup plus active que ceux de la nôtre et que, dans tous les cas, ils savaient, aussi bien que nous, que l'on peut hâter la guérison d'un impétigo par des solutions de nitrate d'argent ou de sublimé, par l'eau saturnée ou la pommade à l'oxyde de zinc, il faut bien admettre que de fâcheuses expériences ont dû les conduire à l'abandon de ce traitement d'une efficacité si évidente. De nos jours on envisage, presque généralement, ces mesures de prudence comme un simple préjugé, et l'on cherche à faire disparaître les éruptions scrofuleuses le plus rapidement possible, méthode que pour ma part j'ai également suivie bien longtemps. Or, il m'est arrivé deux fois déjà que des enfants, sur la tête desquels de grandes éruptions s'étaient rapidement desséchées eurent, immédiatement après, une méningite tuberculeuse; depuis ce temps, je m'abstiens de soumettre les dartres humides à un traitement siccatif. Je suis loin de prétendre par là qu'il existe positivement un rapport de causalité entre les éruptions de la tête et la tuberculose méningée, car les deux cas observés par moi jusqu'à présent ne suffisent pas pour justifier une affirmation semblable et l'on peut leur en opposer bien des centaines d'autres où les éruptions de la tête se sont rapidement desséchées sans aucune conséquence fâcheuse. Mais comme il est également prouvé par des centaines d'exemples qu'au bout d'un certain temps ces éruptions guérissent spontanément et sans aucune intervention médicale, un traitement expectant ne peut, dans aucun cas, faire du mal et aura peut-être son utilité.

Quel est donc le traitement qu'il s'agit d'instituer quand les premiers symptômes de la méningite se sont manifestement déclarés? La réponse est facile à deviner si l'on veut bien se souvenir de ce qui a été dit à l'occasion du pronostic. Dans aucune maladie, on ne peut proclamer aussi positivement que dans celle-ci l'inefficacité de toute espèce de remède et si dans ce qui suit nous donnons un court aperçu des méthodes curatives mises en usage jusqu'à présent, ce n'est pas pour engager à les suivre, mais uniquement pour montrer combien de vains efforts ont été tentés jusqu'à présent pour combattre cette funeste maladie.

Pour les premiers jours, on a surtout recommandé les révulsions sur la peau : un séton dans la nuque, de grands cautères aux bras, un vésicatoire à demeure, des pommades au tartre stibié ou au sublimé pour produire des pustules, la cautérisation à la potasse caustique, telle est la série des remèdes qui tendent tous à remplir le même but, à savoir, une forte irritation de la peau suivie d'une suppuration aussi profuse que possible.

On comprend que la méthode antiphlogistique à divers degrés d'énergie a dû être appliquée à toutes les périodes. On applique un nombre plus ou moins grand de sangsues derrière les oreilles, à la nuque, à l'anus, entre les cuisses, on fait de petites ou de grandes saignées au bras, au pied, à la veine jugulaire, on a même été jusqu'à proposer la ligature des carotides, mais je ne sache pas qu'on l'ait jamais exécutée.

Le froid a été employé de diverses manières. On met les compresses froides ordinaires sur la tête rasée; on applique une vessie à glace, on fait deux ou trois fois par heure une lotion ou une affusion avec de l'eau froide, on a même inventé un appareil à irrigation continue. Il n'y a pas d'objection à faire contre les premières de ces méthodes, mais l'irrigation me paraît être une conception par trop hardie. Pour la faire on enveloppe, d'après Bouchut, le cou de l'enfant d'une étoffe imperméable qui des deux côtés communique avec une gouttière permettant à l'eau employée de s'écouler sans mouiller le lit; ensuite on fait tomber goutte à goutte sur la tête de l'enfant un mince filet d'eau qui s'échappe d'un vase suspendu au-dessus du lit. On ne dit pas si les enfants atteints de méningite tuberculeuse consentent à cette irrigation, cela me paraît, du reste, fort peu probable.

En fait de remèdes destinés à favoriser la résorption de l'épanchement, ceux qui occupent le premier rang sont le mercure et l'iode; viennent ensuite les diurétiques. En fait de préparations mercurielles, celles qu'on emploie le plus communément sont la pommade mercurielle dont l'absorption se manifeste par le développement de la stomacace, le sublimé et le calomel, ce dernier, donné à dose assez élevée, devant en même temps provoquer des selles. Pour produire ce qui s'appelle un effet perturbateur ou contro-stimulant, on a aussi proposé d'administrer journellement quelques grains de tartre stibié. Même le phosphore a été essayé comme faisant partie intégrante de la substance cérébrale. Parmi les diurétiques on a employé le nitre, la digitale, la scille, les baies de genièvre, parmi les antispasmodiques, l'asa fœtida, le camphre, le musc et le castoreum. Aux enfants agités et dans le délire on a administré comme calmants les préparations opiacées, qui remplissent ce but de la façon la plus évidente; mais la plupart des médecins redoutent l'action paralysante de l'opium et n'ont que trop de tendance à attribuer les progrès incessants de la maladie à l'administration de ce remède. Mais après avoir vu succomber tant d'autres enfants qui n'ont pas pris de narcotiques, on prescrira sans se faire le moindre scrupule de l'opium ou même encore de la morphine lorsqu'il s'agira de combattre l'agitation ou de violents maux de tête.

Voici donc le court et triste résumé de la thérapeutique à opposer à cette implacable maladie : soumettre les enfants au commencement, comme ceux qui sont atteints d'une méningite simple, non tuberculeuse, à un traitement légèrement antiphlogistique, composé de petites doses de calomel, de frictions avec la pommade mercurielle et d'affusions froides sur la tête; employer des révulsifs peu douloureux et calmer par la morphine une agitation trop prononcée. Les moyens trop actifs et cruels doivent être absolument rejetés, attendu qu'on a déjà trop eu l'occasion de se convaincre de leur inutilité, et que les tourments ainsi imposés à ces pauvres petits êtres ne pourraient être justifiés que par l'espoir d'une guérison. Pour le reste, dans une maladie généralement reconnue mortelle, il faut permettre toute espèce d'expérimentations thérapeutiques.

2° Méningite simple, purulente, et encéphalite.

Quoique l'histoire de l'hydrocéphale chronique dût à la rigueur se rattacher immédiatement à celle de l'hydrocéphale aiguë, nous avons cependant préféré faire suivre l'article consacré à cette dernière maladie de quelques considérations sur la méningite simple, qui s'en rapproche sous tant de rapports.

C'est une affection beaucoup plus rare que l'hydrocéphale aiguë et ne se rencontre pas plus souvent chez les enfants que chez les adultes. Presque toujours les parties du cerveau les plus rapprochées des méninges prennent part à l'affection, et comme au point de vue clinique il n'est pas possible d'établir une différence entre l'inflammation des méninges, la congestion et l'inflammation cérébrales, ce que nous aurons de mieux à faire, c'est de résumer ces différents processus anatomiques dans une description clinique commune.

Étiologie. — Les causes de cette affection se laissent quelquefois déterminer avec une grande exactitude. Les plus immédiates sont toujours les lésions traumatiques de la tête, la commotion cérébrale, qui à raison de la vivacité et de la maladresse des enfants ne se présentent que trop souvent. Les agents qui offensent directement la substance cérébrale sont le froid et la chaleur, l'insolation, une tension exagérée de l'esprit; l'inflammation peut aussi être le résultat d'une simple transmission de l'inflammation d'un organe voisin; le plus souvent c'est une otorrhée qui a servi de point de départ à la maladie ainsi produite; il est bien plus rare que la méningite procède d'un ozène ou d'une affection des orbites. La méningite succède aussi aux érysipèles, mais dans la plupart des cas de ce genre, l'érysipèle paraît d'origine traumatique, et l'on est forcé d'admettre une résorption ichoreuse par les vaisseaux osseux. L'origine la plus problématique de la méningite est la suppression d'une éruption cutanée, d'une épistaxis habituelle, etc., bien que cette origine soit encore proclamée par quelques voix autorisées dans la science. A certaines époques, on a même observé une manifestation épidémique de cette maladie.

Anatomie pathologique. — La dure-mère ne participe à l'inflammation que dans les cas traumatiques. Le processus, dans ces cas, reste toujours circonscrit et donne lieu à un exsudat fibrineux ou purulent étendu en nappe. Dans les cas chroniques, qui chez les enfants s'observent très-rarement, la dure-mère s'épaissit considérablement et il se fait une thrombose dans un de ses sinus. L'exsudat inflammatoire se trouve déposé dans la méningite simple, entre l'arachnoïde et la pie-mère, dans les sillons de laquelle il s'enfonce assez profondément. Contrairement à ce qui existe dans la méningite tuberculeuse, l'exsudat n'est jamais aussi étendu à la base du cerveau qu'à la surface des hémisphères, mais souvent il s'étend sur les méninges rachidiennes et forme alors une méningite spinale.

L'exsudat est jaune verdâtre, fibrineux ou purulent, et l'épaisseur de la couche qu'il forme dépasse à peine une ligne ; il est ou entouré d'une assez forte quantité d'un sérum trouble dans lequel il se liquéfie en un fluide floconneux, à reflet verdâtre, ou il est au contraire pauvre en sérum et riche en fibrine, ce qui le fait adhérer en partie au cerveau lorsqu'on essaye d'enlever l'arachnoïde. Un fait singulier, c'est que jamais une hydrocéphale aiguë ne s'ajoute à la méningite simple, tandis que dans la méningite tuberculeuse de la base du cerveau, cet accident se produit régulièrement, ce qui provient sans doute de cette circonstance que dans le premier cas, à l'endroit où la pie-mère se continue dans les ventricules, ces cavités ne sont pas obstruées, tandis que dans le dernier c'est précisément la base du cerveau qui devient le siége de la masse gélatineuse. La substance corticale peut se trouver dans un état d'inflammation ou de ramollissement, ou être complétement intacte.

Cette méningite simple, à marche suraiguë, se termine, il est vrai, le plus souvent par la mort ; cependant on a aussi trouvé des traces évidentes d'évolution régressive. L'exsudat se transforme dans ce dernier cas en un tissu fibreux, la pie-mère devient une membrane compacte d'un blanc laiteux et contracte des adhérences avec l'arachnoïde.

Symptômes. — La méningite simple, si elle n'est pas de nature traumatique et si elle n'a pas pour point de départ une otorrhée, envahit presque exclusivement des enfants robustes et bien nourris, ne présentant aucune trace de scrofulose ; en outre, il n'est pas rare qu'elle cause la mort des crétins, et l'on trouve alors à l'autopsie, à côté d'anciens épaississements des méninges cérébrales, un exsudat purulent de fraîche date, de sorte que l'on est obligé de considérer la dernière maladie mortelle comme une récidive de méningites antérieures. Le début est excessivement aigu, et au second ou au troisième jour la maladie est régulièrement arrivée à son point culminant ; les prodromes cités à l'occasion de l'hydrocéphale aiguë manquent ici complétement. Mais une hydrocéphale aiguë arrivée à son point culminant ne peut plus être distinguée de la méningite des hémisphères, et il n'y a que la marche des deux maladies qui nous offre quelques points de repère pour le diagnostic différentiel.

Dans la méningite simple, tout comme dans la méningite tuberculeuse, nous avons le vomissement sans efforts, la constipation, le ralentissement du pouls, la respiration sans rhythme, une violente céphalalgie, la rétraction du ventre et toute la série des troubles nerveux dont il a été question plus longuement à l'article précédent. Les seules différences que l'on pourrait à la rigueur faire valoir sont les suivantes : la marche de la méningite simple est beaucoup plus rapide ; car la mort arrive ordinairement entre le troisième et le sixième jour de la maladie et par cela même la température de la peau est plus manifestement augmentée, surtout à la tête. Le délire est dans cette maladie excessivement bruyant, même furieux, la face a une expression sauvage, égarée, les convulsions et les contractures du tronc sont d'une violence extrême. Le pouls est plutôt privé de rhythme que ralenti, le vomissement n'est pas si constant et peut même manquer complétement.

Si les enfants ne succombent pas à la maladie dans les premiers jours, les symptômes s'améliorent peu à peu, cependant le diagnostic est toujours douteux entre cette maladie et l'hydrocéphale aiguë. Il se produit un amaigrissement énorme et souvent un affaiblissement intellectuel qui persiste pendant la vie entière comme cela m'est arrivé deux fois dans ma clientèle. La grande ressemblance qui existe entre la marche de la méningite simple et celle de la méningite tuberculeuse, est un argument de plus contre la possibilité d'une guérison de cette dernière maladie; en effet, il n'est pas impossible que par exception un enfant né de parents tuberculeux ait contracté une méningite simple au lieu d'une méningite tuberculeuse, et que la guérison obtenue ne soit, par conséquent, pas une guérison d'hydrocéphale aiguë.

Traitement. — Dans cette maladie, le traitement mercuriel est d'une utilité évidente. Les deux enfants que j'ai vus guérir ont été traités par le mercure intus et extra. Pour remplir cette indication, on fait tous les jours une friction de 4 grammes d'onguent mercuriel double sur la tête après avoir eu soin de faire couper les cheveux très-courts; en même temps on donne 2 centigrammes et demi de calomel par heure. Chez les deux enfants, qui déjà étaient arrivés au summum d'intensité de la maladie, qui avaient les vomissements caractéristiques, un pouls privé de rhythme, un ventre rétracté et toute sorte de mouvements convulsifs, il se développa vers le troisième jour une forte stomacace, et immédiatement après une diminution progressive de tous les symptômes graves. Des affusions froides sur la tête, répétées toutes les deux ou trois heures, exercent une influence favorable sur le délire. La manière la plus simple de les pratiquer est d'envelopper la poitrine et les bras de l'enfant d'un grand drap et de lui maintenir la tête au-dessus d'une écuelle destinée à recevoir l'eau qu'on laisse tomber pendant une ou deux minutes sur la tête, d'une cruche élevée à une certaine hauteur. Toujours il en résulte une diminution passagère, il est vrai, des symptômes cérébraux.

Cinq enfants que j'avais traités par les sangsues ont succombé après avoir présenté une pâleur subite des lèvres et un prompt collapsus, seules conséquences appréciables de cette méthode. Par contre je n'avais pas appliqué de sangsues aux deux enfants guéris; ainsi, en ne consultant que mon expérience personnelle, je dois rejeter le traitement par les sangsues.

La stomacace et la salivation qui surviennent à la suite du traitement mercuriel, symptômes auxquels il faut du reste se garder d'attacher une signification critique, attendu qu'ils peuvent se développer même chez les enfants qui succomberont le jour suivant, sont guéris infailliblement par l'administration du chlorate de potasse qu'on fait prendre à la dose de 4 grammes par jour, dissous dans quelques onces d'eau.

Faut-il, comme quelques-uns le prétendent, combiner en cas d'agitation extrême le calomel avec l'opium? c'est là ce que je n'oserais prétendre attendu que dans cette maladie dangereuse tuant si rapidement par la paralysie, les narcotiques me paraissent contre-indiqués, et que les affusions froides m'ont rendu des services très-positifs contre l'agitation.

La compression digitale des carotides qu'on avait chaudement recommandée en France il y a quelques années, s'exécute de la manière suivante: on presse avec le pouce et l'index les carotides contre les parois latérales du larynx, ou bien en arrière, contre la colonne vertébrale. La compression faite pendant une minute, est répétée plusieurs fois par jour jusqu'au moment où les symptômes céphaliques s'amendent. Il a été suffisamment démontré par S. Lewis que cette compression, si elle est exécutée faiblement, n'est qu'illusoire et que, par contre, si elle est faite avec énergie, les veines jugulaires en sont atteintes encore bien plus sûrement, et que même les troncs nerveux peuvent en être irrités. Le procédé ne présente donc qu'un simple intérêt historique.

L'amaigrissement qui succède à la méningite doit être combattu par un régime nourrissant et un traitement roborant composé de fer, de quinquina, etc. L'affaiblissement intellectuel qui survit à la maladie ne peut, selon moi, être combattu d'une manière efficace que par de grands ménagements imposés à l'activité psychique, et par un traitement moral tendant à remplir cette indication.

3° Insolation.

Un état qui se rattache étroitement à la méningite purulente, c'est l'insolation, bien que l'anatomie pathologique ne montre pas une corrélation directe entre ces deux maladies. En effet, dans la dernière on ne trouve pas d'exsudat purulent sur les méninges, mais simplement une forte injection, une légère augmentation du contenu rougeâtre des ventricules et une certaine mollesse de la substance cérébrale.

Symptômes. — Des enfants qui ayant la tête nue se sont exposés pendant plusieurs heures de suite à un soleil ardent, reviennent souvent avec la face, la nuque et les bras rouges et accusent immédiatement une violente céphalalgie. La couleur rouge des parties que nous venons de nommer ne disparaît pas comme à la suite d'un simple échauffement, mais persiste pendant un certain nombre de jours sous forme d'un érythème légèrement bosselé. Au bout de très-peu d'heures surviennent des délires, souvent de nature furieuse, avec un développement de force musculaire extraordinaire. Les yeux rouges, les pupilles contractées, la forte pulsation des carotides, la chaleur de la peau, la soif ardente et la sécheresse de la langue font supposer une violente méningite. Toutefois le pouls est ici fort accéléré et conserve le plus souvent son rhythme, tandis que dans la méningite purulente il le perd bientôt et souvent se ralentit. Le vomissement manque également à moins que de fortes quantités d'aliments non digérés se trouvent encore dans l'estomac.

La marche de l'insolation est bien opposée à celle de la méningite.
Après une demi-journée, une journée entière, au plus deux jours, tous
les symptômes que nous venons de nommer disparaissent. Les enfants
tombent dans un sommeil d'abord agité, ensuite profond, d'où ils se
réveillent avec toute leur connaissance et avec une forte diminution de la
fièvre. Deux ou trois jours plus tard, la santé est complétement rétablie.
Dans quelques cas la maladie se termine rapidement par la mort qui survient au milieu d'un coma de plus en plus profond, d'une insensibilité
générale, de paralysie et de râles trachéaux ; toutefois ces cas paraissent
exceptionnels et ne s'observent que rarement dans nos climats tempérés.

Traitement. — La saignée calme un peu les symptômes ; cependant elle
est difficile à pratiquer sur un enfant pris d'un délire furieux ; on peut
en dire à peu près autant des applications de sangsues. Le moyen le plus
court et le plus efficace est toujours de couper les cheveux le plus près
possible de la tête et de faire ensuite d'heure en heure une affusion froide
dans une baignoire vide. Il en résulte régulièrement une forte diminution
des phénomènes les plus tumultueux. Aussitôt que les enfants sont devenus un peu plus calmes, on leur applique de la glace sur la tête, on pose
des sinapismes sur les extrémités inférieures, on donne du calomel avec
du jalap et l'on fait administrer des lavements irritants. Les enfants guérissent presque tous de cet état en apparence si menaçant.

4° Hydrocéphaloïde et irritation cérébrale.

Marshall Hall a trouvé quelque ressemblance entre l'hydrocéphale aiguë
et les symptômes dépendant de l'anémie chez les enfants épuisés. C'est
ce qui l'avait décidé à donner à ce dernier état le nom d'*hydrocephaloid
disease*. Cette nouvelle entité morbide, quoiqu'elle ne s'appuie sur aucune
lésion anatomique, a passé dans la plupart des manuels et nous voulons
également lui consacrer une courte description. Quoique ce ne soit pas à
vrai dire une maladie, mais plutôt la terminaison d'une maladie, le nom
« hydrocéphaloïde » mérite cependant d'être conservé, ne serait-ce que
pour la commodité et pour pouvoir comprendre dans une seule expression tout un ensemble de symptômes. Par irritation cérébrale on entend,
en pédiatrique, presque exclusivement ces symptômes cérébraux qui se
produisent à la suite d'un arrêt de la nutrition, d'une atrophie générale ;
on peut donc parfaitement réunir dans une description commune les
symptômes de l'hydrocéphaloïde et ceux de l'irritation cérébrale.

Symptômes. — A la suite de diverses maladies épuisantes, le plus souvent de diarrhées et de pertes de sang, les enfants âgés de moins d'un an
présentent une série de symptômes cérébraux qui, au premier abord et
tant qu'on ne s'est pas procuré tous les renseignements anamnestiques
voulus, peuvent à la vérité éveiller le soupçon d'une modification matérielle
du cerveau, d'une exsudation.

Parmi ces symptômes cérébraux, les plus saillants sont : un frottement continuel de la tête, que les enfants cherchent à enfoncer dans l'oreiller, mouvement suivi de la perte presque complète des cheveux de l'occiput et souvent de petites déchirures de la peau, de la perte de l'épiderme et d'une production de furoncles. Beaucoup d'enfants portent les mains à la tête, se tiraillent les cheveux et les oreilles et s'écorchent la peau de la face à force de se gratter. Ils cessent de fixer les objets et les personnes qui les entourent et roulent le plus souvent les globes oculaires en haut tout en tenant les paupières à demi fermées. Les extrémités supérieures se trouvent dans un état de flexion rigide continue, les poings se crispent, le pouce étant renversé dans la paume de la main et il faut même l'emploi d'une certaine force pour les ouvrir, la paume de la main est ordinairement dépouillée de son épiderme. Ce dernier phénomène s'observe surtout chez les enfants habitués au nouet et qui mettent souvent leurs mains en contact avec cet objet en fermentation. Les extrémités inférieures sont également rigides, soit étendues, soit attirées vers le ventre et les muscles de la nuque se trouvent dans un état de contracture prononcée, de sorte que couchés sur le côté, les enfants se replient fortement en arrière. Quelquefois, surtout vers la fin, il se produit de véritables spasmes tétaniques.

Presque tous ces enfants vomissent ordinairement bientôt après qu'on les a fait boire ou manger, fait qui augmente encore la ressemblance entre cette affection et une maladie exsudative du cerveau. Ce vomissement a lieu également, il est vrai, sans nausées ni efforts, comme cela s'observe en général chez les petits enfants, mais il faut en chercher la raison dans un état d'irritation de la muqueuse de l'estomac ou de l'intestin.

Si l'on examine le crâne d'enfants devenus atrophiques à la suite de diarrhées profuses et présentant les symptômes cérébraux que nous venons d'énumérer, on trouve une température augmentée, un affaissement de la grande fontanelle et un chevauchement des os crâniens, en un mot les signes d'une atrophie très-avancée du cerveau, faisant présager sûrement une terminaison mortelle.

Les selles sont plus souvent retardées qu'en diarrhée, jamais copieuses, l'appétit a ordinairement complétement disparu, mais quelquefois il se présente une faim vorace qui persiste presque jusqu'au moment de la mort.

Ce qui distingue cet état de la méningite tuberculeuse, c'est qu'ici le pouls est toujours très-précipité, et que la respiration même, quoique privée de rhythme, est en général manifestement accélérée. Au commencement les enfants crient sans cesse pendant plusieurs jours et plusieurs nuits, vers la fin ils sont tout au plus en état de faire entendre un gémissement étouffé et quelques cris isolés.

Sur le cadavre on trouve le cerveau très-diffluent, la substance grise passant insensiblement et sans limite bien marquée à la substance blanche, les méninges infiltrées de sérosité et dans les ventricules une quantité de liquide qui ne dépasse pas la quantité normale. Il est à supposer que la proportion de la graisse a beaucoup diminué dans le cerveau et que les symptômes cérébraux dépendent de cette diminution ; je n'ai pas connaissance d'analyses chimiques faites en vue de cette constatation.

Traitement. — Tout ce que nous avons dit ailleurs sur le traitement du catarrhe intestinal et de l'entérite folliculeuse trouve ici son application. Nous renvoyons donc le lecteur à ces articles. Le meilleur moyen qu'on puisse employer contre les cris continuels et l'insomnie consiste à verser de l'eau froide sur la tête en ayant soin de garantir le front contre le contact du liquide. Après avoir ainsi versé l'eau pendant quelques minutes simplement avec le creux de la main, on obtient ordinairement un repos d'une ou de plusieurs heures. Le seul moyen bien évident de relever une nutrition aussi profondément altérée, c'est le sein d'une bonne nourrice. La seule précaution qu'on devra prendre est de laisser la nourrice allaiter son propre enfant jusqu'au moment où l'enfant malade est en état de bien teter, ce qui demande souvent plusieurs jours. Une maladie de la nourrice, un phlegmon du sein, ou la disparition du lait ne se ferait pas attendre si l'on négligeait ce précepte.

5° Hydrocéphale chronique.

On distingue théoriquement une hydrocéphale chronique externe et interne, congénitale et acquise ; mais dans la pratique, ces différentes espèces ne se laissent ordinairement pas séparer les unes des autres, attendu que, surtout en ce qui concerne la seconde différence, il est impossible de savoir si un enfant est venu au monde avec un petit épanchement, qui n'a fait des progrès marqués qu'après la naissance, ou bien si d'abord normalement constitué il n'est devenu hydrocéphalique qu'ultérieurement. L'hydrocéphale externe est presque toujours congénitale et compliquée d'une hernie cérébrale. Aussi n'en sera-t-il question que plus loin.

Anatomie pathologique. — Les plus grands épanchements intra-ventriculaires s'observent chez le fœtus, au point que l'accouchement en devient impossible et qu'on est forcé de recourir à la perforation du crâne. La quantité du liquide peut être de plusieurs litres dans l'hydrocéphale congénitale, quelques auteurs parlent de collections qui se seraient élevées jusqu'à 5 kilogr. Les ventricules sont transformés en vastes poches dont les parois supérieures sont tellement amincies qu'elles ont à peine le diamètre d'une ligne ou qu'elles se trouvent réduites à l'état d'une pellicule qu'il est à peine possible de disséquer. Les circonvolutions du cerveau sont à peine marquées, la surface est tout à fait polie et les méninges cérébrales sont excessivement délicates et minces, la déformation de la boîte osseuse correspond à la quantité du liquide épanché. L'ossification des os crâniens reste naturellement fort en arrière, les sutures ont plus d'un travers de doigt de largeur, la grande fontanelle a plusieurs pouces de diamètre. Lorsque l'ossification, dans les cas où la vie se prolonge pendant plusieurs années, finit cependant par s'accomplir, c'est par le moyen de prolongements rayonnés partant des bords osseux et allant à la rencontre les uns des autres, ou bien par une suture anfractueuse de ces bords qui ont fini par se toucher, enfin par des os intercalaires qui se développent dans les fontanelles et les sutures ouvertes. Comme ce mode d'ossification ne s'accomplit jamais d'une manière régulière et uniforme, et qu'une suture se ferme plus tôt d'un côté que de l'autre, il en résulte de fortes déformations du crâne, qui ont surtout été étudiées par Virchow. Les principales anomalies de ce genre sont la longueur, la largeur et la hauteur excessives du crâne, sa forme carrée, enfin son obliquité dans le sens du diamètre longitudinal ou transversal.

Le liquide épanché étend son action de haut en bas aussi bien que de bas en haut. Les corps striés sont aplatis, écartés l'un de l'autre par la distension du troisième ventricule; il en est de même des couches optiques; le plancher de ce ventricule est aminci et transparent. Pour la même raison les tubercules quadrijumeaux sont aplatis, les commissures tendues et amincies, les piliers de la voûte écartés, la cloison interventriculaire perforée en plusieurs endroits. Le cervelet, dont le volume n'est plus en rapport avec celui du cerveau, est aplati ainsi que la protubérance et la glande pituitaire.

Les modifications ne sont pas aussi prononcées dans l'*hydrocéphale chronique acquise* qui se produit chez des enfants dont le crâne a pris pendant un certain temps, par exemple quelques mois ou quelques années, un développement entièrement physiologique. La quantité du sérum dépend dans ce cas de l'état des os crâniens; il s'agit de savoir s'il y a des sutures non ossifiées et quelles sont ces sutures, et si un écartement des os est encore possible lorsque la collection aqueuse s'accomplit. La quantité du sérum ne dépasse guère dans ces cas 100 à 200 grammes, et les modifications qui se produisent dans la forme du crâne et du cerveau, évidemment ne seront plus aussi grandes que dans l'hydrocéphale congénitale, qui fait de rapides progrès après la naissance. La description de la forme extérieure du crâne sera plus convenablement placée dans la symptomatologie.

Parmi les causes immédiates de l'hydrocéphale, nous mentionnerons particulièrement les néoplasmes, qui oblitèrent un sinus de la dure-mère et déterminent ainsi une accumulation de sérosité. On ne trouve pas d'autres complications auxquelles on pourrait positivement rattacher le développement de l'hydrocéphale, et nous ferons surtout remarquer que, contrairement à ce qui existe dans la forme aiguë, on n'observe généralement ici aucune trace de tuberculose.

Les analyses chimiques du liquide épanché ont montré qu'il possède des propriétés tout à fait identiques avec celles de l'hydrocéphale aiguë. Encore ici la réaction est alcaline. Quant à l'albumine, on n'en découvre que quelques traces, et le rapport entre le potassium et le sodium n'est pas le même que dans le sérum sanguin. Voyez pour plus de détails, page 344.

Symptômes. — L'examen du crâne révèle des anomalies très-notables de forme. Sa capacité devient d'autant plus grande que l'hydrocéphale a commencé plus tôt. Les dimensions les plus grandes sont celles qui s'observent en cas d'hydrocéphale intra-utérine, les plus faibles dans les cas où les sutures étaient déjà fermées lors du début de la maladie. Plus l'exsudation ou, pour parler plus exactement, l'augmentation du transsudat physiologique des ventricules commence de bonne heure, plus la forme sphéroïde devient prononcée; plus, au contraire, elle arrive tard, plus les formes deviennent irrégulières. Si quelques sutures sont fermées et que d'autres soient encore susceptibles de distension, le crâne *s'allonge* toujours dans la direction de la suture *fermée*. Pour compléter l'examen on peut mesurer l'agrandissement de la voûte crânienne en cherchant à connaître sa plus grande circonférence qui passe par les bosses frontales et en prenant la mesure d'une oreille à l'autre et de la protubérance occipitale jusqu'à la racine du nez. Ces mensurations n'ont guère de valeur pratique, la voussure du front et le renversement en dehors des os temporaux faisant suffisamment reconnaître l'énorme augmentation de volume; cependant elles peuvent devenir instructives pour l'étude de la marche de l'affection; car par ce moyen on s'assure que la distension du crâne ne se fait pas d'une manière régulièrement progressive, mais par poussées et après de longs temps d'arrêt.

Si la grande fontanelle n'est pas encore fermée, comme cela arrive dans la plupart des cas, elle se distend au point de former une grande saillie bombée de plusieurs pouces de diamètre, qui donne une fluctuation évidente et offre de la résistance au toucher. Cette saillie et cette tension persistent toujours jusqu'à la mort, quel que soit d'ailleurs l'amaigrissement du corps. Le soulèvement de la fontanelle, isochrone avec le pouls artériel, se reconnaît très-manifestement, tandis que son soulèvement et son abaissement coïncidant avec l'inspiration et l'expiration s'effacent complétement.

On s'est beaucoup occupé, il y a quelque temps, à ausculter la grande fontanelle, et l'on s'est effectivement assuré qu'à divers endroits du crâne, surtout à la grande fontanelle des enfants rachitiques, on perçoit un léger bruit de souffle qu'on n'entend jamais chez les enfants hydrocéphaliques. Comme ces bruits de souffle se produisent très-probablement dans les inégalités des sinus de la dure-mère, on conçoit facilement qu'ils doivent disparaître complétement lorsque ces sinus sont fortement comprimés par l'augmentation de l'épanchement liquide.

Le meilleur point de repère nous est fourni par la position des os temporaux. Tandis que chez l'enfant sain ces os on une direction verticale, ils sont fortement déjetés en dehors chez l'enfant hydrocéphalique, et cela à un tel point, dans les cas bien prononcés, que, regardés de haut en bas, ils ne laissent même pas apercevoir le pavillon de l'oreille. Lorsque la maladie a duré depuis un certain temps, la paroi supérieure de l'orbite s'aplatit sous la pression prolongée du cerveau ; de là résulte une saillie en avant et en bas des globes oculaires, et l'on voit ordinairement toute la cornée et même une partie de la sclérotique située au-dessus de cette dernière, ce qui donne au regard des enfants une expression de fixité désagréable.

Pour la même raison, augmentation de la pression dans l'intérieur de la cavité crânienne, il se développe aussi parfois une forte circulation collatérale dans le cuir chevelu et la peau du front, qui est sillonnée dans divers sens par d'épais cordons bleuâtres et prend un aspect très-singulier par le fait de cette coloration.

La face paraît bien rapetissée comparativement à ces dimensions de la voûte crânienne ; elle a du reste des dimensions tout à fait normales. Chez les petits enfants atteints d'hydrocéphale congénitale, elle est le plus souvent maigre, pointue, semblable à une face de vieillard, tandis que chez les enfants plus âgés, elle peut rester pleine et ronde jusqu'à la mort.

Les *troubles fonctionnels* sont très-variés et diffèrent presque pour chaque cas particulier. Dans l'hydrocéphale acquise ces symptômes se développent d'une manière tout à fait lente et progressive, ou bien ils sont précédés de fièvre et de quelques phénomènes semblables à ceux qui se présentent dans l'hydrocéphale aiguë : cris subits, vomissements, céphalalgie, grincements de dents et délires.

Les facultés intellectuelles restent parfois bien longtemps intactes, et l'on éprouve une singulière impression de tristesse à la vue de ces enfants, condamnés par leur tête monstrueuse à garder le lit dans un état de paralysie ou de contracture et donnant cependant encore des réponses pleines de sens, faisant même parfois des saillies spirituelles. Dans quelques cas, il est vrai, les facultés s'obscurcissent bientôt et les enfants tombent finalement dans un état d'imbécillité.

Parmi les sens, celui qui disparaît le premier et le plus souvent, c'est la vue ; la pupille alors se dilate et la sensation de la lumière se perd si complétement que les enfants aiment à fixer longtemps le soleil. Le strabisme est ici plus rare que dans l'hydrocéphale aiguë ; plus souvent, on observe un nystagmus des deux globes de l'œil ou d'un seul de ces organes, les pupilles elles-mêmes sont quelquefois inégalement contractées ou dilatées. Les autres sens se conservent ordinairement jusque très-peu de temps avant la mort, ce qui est surtout le cas pour l'ouïe ; la sensibilité de la peau se perd surtout dans les extrémités envahies par la paralysie.

Les hémiplégies s'observent plus rarement que les paralysies occupant l'un et l'autre côté ; de ces dernières la plus commune est celle des extrémités inférieures. Celle-ci est bientôt suivie d'une insensibilité, ensuite d'une paralysie des sphincters de la vessie et du rectum, rendant excessivement pénibles les soins à donner à ces enfants qui, dès ce moment, répandent une odeur infecte. Le décubitus qui en est la conséquence inévitable, hâte d'ailleurs fort heureusement la terminaison mortelle que, sans cet accident, il faut souvent attendre pendant des années. Les contractures sont un phénomène très-commun. Les convulsions ne s'observent pas très-souvent, et la mort peut venir brusquement en interrompre le cours.

Les autres phénomènes qui caractérisent si bien l'hydrocéphale aiguë, font ici généralement défaut. La respiration qui, dans la première, se distingue par l'absence du rhythme, s'accomplit d'une manière très-normale dans l'hydrocéphale chronique; de même on n'observe, en général, pas de ralentissement du pouls. La digestion peut rester tout à fait normale; il n'y a ni vomissement, ni constipation, ces symptômes ne se montrent même pas d'une manière passagère, et c'est là ce qui explique facilement que la nutrition puisse se maintenir pendant des années entières dans d'assez bonnes conditions. Ainsi, à moins d'une coïncidence d'autres maladies, telles qu'une tuberculose ou un catarrhe intestinal, les enfants se nourrissent parfaitement, leur appétit dégénère en voracité et l'embonpoint prend un développement exagéré.

Les enfants n'accusent que passagèrement des maux de tête, et les phénomènes fébriles ont plus souvent leur raison d'être dans d'autres affections qui s'y ajoutent accidentellement, que dans l'hydrocéphale elle-même. Des exacerbations aiguës peuvent pendant quelques jours donner lieu à un ensemble de symptômes parfaitement identiques avec ceux de la méningite; cependant l'aggravation ne fait pas ici des progrès incessants, mais il s'opère ordinairement un temps d'arrêt avec disparition des symptômes les plus menaçants.

La *marche*, comme cela résulte déjà du nom de la maladie, est toujours chronique. Les individus qui succombent le plus vite sont ceux qui sont porteurs d'une grande hydrocéphale congénitale et qui déjà, par le fait de l'accouchement, sont exposés à la pression la plus dangereuse et survivent bien rarement à l'acte de la parturition. Quelques épanchements modérés, acquis ultérieurement, sont, au contraire, supportés pendant bien des années, de sorte que ces individus peuvent fort bien arriver à un âge moyen; dans les recueils scientifiques, on a même rapporté le cas d'un individu atteint d'hydrocéphale et arrivé à l'âge de cinquante-quatre ans.

La mort peut être le résultat immédiat des modifications cérébrales et arriver au milieu de convulsions ou bien dans un coma faisant des progrès incessants, cas dans lesquels on peut trouver dans le cadavre les traces d'une méningite ou d'une hémorrhagie méningée récente; ses causes les plus immédiates peuvent aussi être le décubitus et ses conséquences, pyohémie et épuisement. Toutefois, dans la plupart des cas, les enfants succombent à d'autres maladies idiopathiques et intercurrentes, avant tout au catarrhe intestinal et à l'entérite folliculeuse survenant pendant la dentition, à la bronchite, à la pneumonie, à la méningite ou à des exanthèmes aigus, maladies qui toutes se terminent bien plus souvent par la mort chez les enfants atteints d'hydrocéphale chronique que chez ceux qui sont surpris en pleine santé par une de ces maladies.

Dans les cas bien prononcés, le *diagnostic différentiel* ne présente aucune difficulté; une erreur de diagnostic est même tout à fait impossible. Par contre, les petites collections liquides sont loin de donner lieu à des symptômes frappants, et peuvent très-bien se confondre avec un rachitisme crânien ou une hypertrophie simple du cerveau et de la boîte osseuse qui l'entoure.

La principale différence entre l'hydrocéphale chronique et le rachitisme crânien consiste en ce que, dans la première, les os temporaux ont toujours une direction horizontale, tandis que dans le second, leur direction est verticale, quelle que soit la grandeur de la fontanelle. Du reste tous les symptômes hydrocéphaliques fonctionnels font défaut dans le rachitisme; au crâne même, l'amincissement n'est pas également répandu partout, mais limité exclusivement aux parties postérieures, tandis que les os frontaux montrent l'épaississement rachitique ordinaire et que les autres parties du squelette sont également envahies par le rachitisme.

L'hypertrophie cérébrale n'est également accompagnée d'aucun symptôme hydrocéphalique; elle se développe le plus souvent à la suite du rachitisme crânien, et est accompagnée d'un fort épaississement osseux. Au reste, tant qu'on n'aura pas pesé exactement le cerveau comparativement à la masse totale du corps pour en fixer le poids moyen, on ne sera pas en droit de s'en rapporter au simple coup d'œil pour admettre une hypertrophie du cerveau.

Traitement. — Je connais, il est vrai, des enfants atteints d'hydrocéphale chronique, chez lesquels depuis plusieurs années il ne s'est produit aucune augmentation de la collection séreuse, et dont le développement physique et intellectuel se trouve dans des conditions assez supportables; mais jamais je n'ai vu d'exemple d'une guérison réelle, faisant de ces individus des membres utiles de la société humaine. L'essentiel, pour conserver ces enfants, est de les entourer de soins délicats et de les astreindre à un régime nourrissant et bien réglé. De la classe des diurétiques, dont l'effet favorable au point de vue de la résorption des liquides hydrocéphaliques est des plus problématiques, on ne choisira que ceux qui n'exercent pas une action débilitante sur l'ensemble de l'organisme; tels sont le rob de genièvre, la digitale à dose modérée, l'acétate de potasse. On évitera l'iodure de potassium, le mercure, le tartre stibié, les drastiques. Un traitement toxique, roborant, ne sera jamais nuisible, surtout si l'on a soin de procurer au malade des selles régulières.

Localement, on a préconisé les onguents et fomentations les plus variés, méthode contre laquelle il n'y a rien à objecter tant qu'on n'expose les enfants à aucun tourment. Le moyen recommandé par Engelmann, et qui consiste à entourer pendant plusieurs années consécutives la tête avec des bandelettes de sparadrap, ainsi que la ponction et l'évacuation des ventricules, que des chirurgiens avides d'opérations ont proposé de pratiquer à des malades ayant les fontanelles encore ouvertes, voilà des procédés qu'on a abandonnés pour diverses raisons, et notamment parce que jamais ils n'ontconduit à aucun résultat.

6° Encéphalocèle. Hernie congénitale du cerveau.

L'encéphalocèle est toujours congénitale et due à une distension excessive du cerveau, distension par suite de laquelle il se produit un arrêt dans le développement des os crâniens. On trouve alors après la naissance, à un point quelconque du crâne, le plus souvent dans la région de l'occiput, une tumeur qui, examinée plus attentivement, fait reconnaître une perte de substance circulaire de l'os. La grandeur de cette tumeur varie entre celle d'une tête d'enfant et celle d'une noix, différences qui tiennent surtout à la quantité du liquide qui, dans tous les cas, entoure la portion herniée du cerveau. Quelquefois la tumeur ne renferme aucune trace du cerveau, mais uniquement du liquide cérébro-spinal, ce qui constitue alors la méningocèle longuement décrite par Spring. Plus la lacune osseuse est étroite, plus la tumeur est pédiculée, plus, au contraire, cette lacune est large, plus la tumeur est plate.

L'enveloppe est formée par un derme atrophié, privé de cheveux, adhérant intimement au péricrâne et aux méninges cérébrales ; si les hernies cérébrales sont grandes, la peau peut s'atrophier à un tel point que la poche se rompt pendant le travail de l'accouchement, au moment où le crâne traverse le détroit supérieur, accident qui naturellement est bientôt suivi de mort.

L'encéphalocèle occupe le plus souvent l'occiput, la petite fontanelle, ou un endroit situé immédiatement au-dessous, en outre la racine du nez ou un des angles de l'œil, ou bien encore la grande fontanelle, le plus rarement un des os temporaux. Si la hernie sort à la racine du nez, les os nasaux s'écartent et les yeux s'éloignent l'un de l'autre.

Par la compression, on peut complétement réduire la tumeur ou au moins la diminuer considérablement, mais on occasionne par là de vives douleurs, et si la compression se prolonge, même des accidents cérébraux, des convulsions, le tétanos, un état comateux, des syncopes. Si la tumeur est petite et l'enveloppe épaisse, une mort précoce est loin de résulter inévitablement de cette infirmité. Mais la tumeur, dans son accroissement, suit celui du reste du corps ; les contusions et lésions de toute sorte qui s'y produisent presque infailliblement, déterminent bientôt une méningite chronique, et il arrive ainsi qu'un adulte ou même un enfant avancé en âge et porteur d'une hernie cérébrale, est à compter parmi les raretés les plus grandes. Lors même que par une surveillance et des soins assidus la vie peut être conservée pendant quelques années, le développement intellectuel reste cependant fort en retard et l'imbécillité en est le résultat final.

Traitement. — La guérison radicale paraît avoir réussi pour les hernies cérébrales très-petites, complétement réductibles, surtout les méningocèles. Dans ces cas, des sels calcaires avaient pu se former dans la lacune par suite de la répression continue du sac et ainsi une obturation osseuse a pu se produire. Si, comme cela est ordinairement le cas, la réduction ne réussit pas complétement, ou si elle provoque de graves symptômes cérébraux, tout ce qui reste à faire se réduit à protéger autant que possible le point vulnérable par une plaque de plomb creuse ou par un morceau de cuivre, auquel on donne une forme appropriée. Ainsi garantis, les individus peuvent arriver à un âge assez avancé, et l'on conserve, entre autres, au musée anatomique de Munich, le crâne d'un adulte dont l'occiput présente une perte de substance bien arrondie, de la dimension d'une pièce de cinquante centimes, qui avait donné issue à une hernie cérébrale pendant la vie de l'individu.

L'extirpation au bistouri ou par la ligature, occasionnerait toujours, d'après Bouchut, une méningite mortelle, et l'on y a complétement renoncé pour cette raison. Il en est autrement des ponctions. Si, à l'aide d'un trocart explorateur, ou mieux encore par des piqûres d'aiguille souvent répétées, on évacue le contenu liquide de la hernie, on parvient à diminuer considérablement la tumeur, et l'on peut appliquer un appareil protecteur que, sans ce traitement, il eût été presque impossible de faire porter au malade. Il est très-vrai qu'après les premières ponctions, la collection séreuse se réunit de nouveau, mais après six à huit répétitions il se fait une diminution définitive et partant une amélioration sensible de toute l'affection.

7° Sclérose du cerveau.

L'induration du cerveau est excessivement rare chez les enfants. Rilliet et Barthez et F. Weber sont les seuls qui en aient observé quelques exemples. La sclérose occupe, comme chez les adultes, tantôt tout le cerveau, tantôt seulement quelques petites portions de cet organe ; c'est donc une induration totale ou partielle. L'augmentation de consistance oscille entre une dureté légère, à peine sensible, et une résistance cartilagineuse, et coïncide toujours, dans ce dernier cas, avec une atrophie et une altération de structure de l'organe. Ce qui s'observe le plus souvent, ce sont les degrés légers d'induration totale, comme on les rencontre parfois chez les individus morts de fièvre typhoïde ou de scarlatine, tandis que la rareté plus grande de la sclérose partielle s'explique, tout naturellement, par ce fait que les apoplexies cérébrales ne se rencontrent presque jamais chez les enfants, et que c'est précisément l'évolution régressive des foyers apoplectiques qui est la cause principale de cette sclérose.

En cas d'hémorrhagie méningée abondante ou de méningite purulente, les parties les plus rapprochées du cerveau s'affectent ordinairement, et le dernier terme des modifications qui en résultent est généralement la sclérose. Dans ces cas, l'affection se caractérise par une dureté presque cartilagineuse et une teinte sale, gris jaune, qui envahit principalement la substance grise mais ne respecte pas non plus entièrement la substance blanche. Avec l'induration du cerveau, on ne confondra pas le cancer dont nous développerons les propriétés dans l'article suivant.

. Cette sclérose cérébrale offre un intérêt presque exclusivement anatomo-pathologique, les symptômes qu'elle entraîne n'étant rien moins que caractéristiques, de sorte qu'au lit du malade le diagnostic n'est pas possible. Les phénomènes qui peuvent en résulter sont : des attaques épileptiformes, des convulsions, des paralysies, l'idiotisme, des névralgies de l'espèce la plus variée, sans qu'aucun de ces accidents nous autorise à admettre l'existence forcée d'une sclérose cérébrale.

Le traitement doit naturellement être symptomatique; car je ne sache pas que jamais on soit parvenu à guérir les endroits indurés. Les narcotiques, les antispasmodiques et les toniques, tels sont les moyens qui, selon le cas donné, pourront être de quelque utilité.

8° Néoplasmes du cerveau.

Les néoplasmes ne sont pas un accident bien rare dans le cerveau des enfants, remarque qui s'applique avant tout au tubercule. Leurs effets sont d'autant plus considérables qu'ils sont plus volumineux et que leur accroissement est plus rapide. La pression qui se produit de cette manière sur les parties environnantes du cerveau a pour effets généraux une augmentation de volume de l'hémisphère atteint et des troubles de la circulation qui finissent par amener un œdème cérébral, ou un épanchement de sérosité dans les ventricules, pour effets locaux un ramollissement ou de petites apoplexies du voisinage immédiat. Considérés dans l'ordre de leur plus grande fréquence, les divers néoplasmes du cerveau sont:

a. *Tubercule.* — Le nombre des grands tubercules est fort limité dans le cerveau. On n'en rencontre en effet généralement que deux à trois, rarement plus de cinq à six. Leur grandeur varie selon leur nombre et se trouve comprise entre les dimensions d'une aveline et celles d'une noix. Si, par exception, le nombre des tubercules est plus considérable, ces produits ne dépassent plus le volume d'un pois. Leur forme est toujours arrondie ou ovale, il est rare qu'ils soient lobés ou déchiquetés, ce qui semble prouver que le tubercule occupe un certain volume dès l'origine et n'augmente plus de dimensions par la suite.

A tous les endroits du cerveau on a trouvé des tubercules; cependant il faut reconnaître qu'ils siégent plus souvent dans la substance grise que dans la substance blanche, par conséquent, ou complétement à la périphérie cu tout à fait au centre, dans les couches optiques ou les corps striés où la substance grise abonde. Le plus rarement on les trouve dans la moelle allongée, le septum ou les cuisses du cerveau. Le tubercule périphérique peut être tellement superficiel qu'il touche les méninges et contracte des adhérences avec la dure-mère, ce qui rend possible une confusion avec la tuberculose méningée qui, toutefois, ne se présente jamais sous cette forme.

Si l'on examine plus attentivement le tubercule lui-même, il ne se distingue en rien des tubercules caséeux dans les ganglions bronchiques ou dans les poumons. Il se compose ici, comme dans les parties que nous venons de nommer, d'une masse jaune caséeuse, ferme, cassante, qui, sous le microscope, ne montre aucune formation cellulaire, mais exclusivement des granulations et de petits amas amorphes, en un mot rien que du détritus. Les environs immédiats sont plus fortement vascularisés. L'adhérence entre le tubercule et la substance cérébrale n'est pas intime et le premier se laisse énucléer sans peine.

Le mode de production n'est pas bien connu; car on trouve toujours le tubercule jaune tout formé, jamais de granulations grises, demi-transparentes, comme on peut les trouver dans chaque poumon tuberculeux.

Rokitansky a quelquefois trouvé, il est vrai, quelques portions du tubercule dans cet état cru, gélatiniforme, mais il suppose que dans tous les cas la transformation doit s'opérer très-rapidement.

Ordinairement tout le tubercule forme une masse homogène sans aucune différence de consistance et de couleur; cependant on peut quelquefois reconnaître le commencement d'un ramollissement par suite duquel le centre est liquéfié ou le produit entier transformé en une caverne capsulée contenant une sorte de bouillie puriforme. La matière qu'on observe dans ces cas se distingue microscopiquement du pus véritable par l'absence de tout élément cellulaire et la présence d'un simple détritus. Comme pour amener l'état crétacé de grandes masses tuberculeuses, il faut toujours une période de plusieurs années, on ne trouve naturellement jamais un tubercule crétacé chez les enfants. La complication la plus commune et en même temps la cause de mort la plus immédiate, c'est la tuberculose miliaire aiguë des méninges avec hydrocéphale aiguë, laquelle paraît dériver du tubercule primitif par le fait d'une résorption directe. En seconde ligne il y a lieu de citer la tuberculose des ganglions bronchiques et des poumons. La raison pour laquelle les grands tubercules cérébraux jaunes sont plus communs chez les enfants que chez les adultes, c'est que ces néoplasmes sont probablement congénitaux ou acquis bientôt après la naissance, et qu'ainsi ils peuvent bien rester latents pendant quelque temps, même pendant quelques années, mais que néanmoins la mort doit arriver dans ces cas pendant le jeune âge et que, par conséquent, on ne rencontrera que très-exceptionnellement cet état anatomique chez un adulte. Les tubercules cérébraux ne donnent lieu à aucun symptôme ou, s'ils en produisent, ces symptômes ne diffèrent pas de ceux des autres néoplasmes intracrâniens; c'est pourquoi, pour éviter les redites, nous donnerons la description générale des symptômes qui en dépendent après l'exposé anatomo-pathologique de ces diverses lésions.

b. *Cancer.* — Le cancer du cerveau, comme le cancer en général, est très-rare chez les enfants ; pour ma part, je ne l'ai rencontré que dans deux cadavres d'enfants. D'après les rapports de tous les auteurs, la forme médullaire, celluleuse, autrement dit l'encéphaloïde, prédomine, tandis que le cancer fibreux dur ne s'observe pour ainsi dire jamais. Les cancers cérébraux peuvent ou infiltrer le cerveau et passer insensiblement à la substance normale, ou se trouver nettement circonscrits, affecter une forme ronde ou ovale, cas dans lequel il est facile de les énucléer totalement. Ordinairement, le néoplasme est d'un assez fort volume et n'occupe qu'un hémisphère ; cependant, on a aussi rapporté des exemples de nodosités disséminées dans toute la masse cérébrale. Le cancer n'affecte pas une préférence pour la substance grise, comme le tubercule. Ces cancers croissent ordinairement avec une grande rapidité ; arrivés à l'enveloppe osseuse, ils s'aplatissent un peu, mais ils peuvent entraîner l'usure de l'os lui-même et se montrer sous le cuir chevelu, ou bien ils suivent le trajet des nerfs optiques, pénètrent dans l'orbite et envahissent le globe oculaire. Souvent ils se développent primitivement dans le cerveau et y restent isolés, sans se montrer simultanément dans d'autres organes.

c. *Entozoaires.* — Dans la science, on ne trouve que quelques exemples fort isolés de vers vésiculaires dans le cerveau des enfants. Ainsi on a rencontré des échinocoques sous formes de vessies plus ou moins grandes dans la substance cérébrale ; le *cysticercus cellulosæ* est un peu plus commun ; on le trouve ordinairement en même temps dans les muscles où il se montre fort abondant. D'après Rokitansky, le cysticerque se rencontre presque exclusivement dans la substance grise, et principalement dans les couches périphériques, où les vésicules proéminent au-dessus du niveau du cerveau et soulèvent en partie les méninges. Les animaux peuvent mourir et les vessies s'incruster, de sorte qu'on trouve une concrétion calcaire enfermée dans une capsule, qu'il est fort difficile de distinguer d'un tubercule crétacé.

Symptômes. — Un des phénomènes les plus inexplicables de toute la pathologie, c'est que les symptômes de ces néoplasmes cérébraux ne sont rien moins que constants, bien plus, que dans un grand nombre de cas, on n'observe même aucune espèce de symptôme. Très-souvent des enfants en apparence pleins de santé sont atteints d'une hydrocéphale aiguë de forme ordinaire, et succombent au bout de deux à trois septénaires, puis on trouve dans le cerveau un ou deux grands tubercules jaunes qui peuvent même être en voie de ramollissement, et dont l'existence remonte certainement à bien des mois, peut-être même à des années. Il se peut qu'aucun symptôme n'ait trahi de si grandes lésions anatomiques. Dans d'autres cas, il est vrai, une période prodromale bien prononcée dure excessivement longtemps, et l'on observe les symptômes généraux de la compression chronique du cerveau. Les enfants perdent l'appétit, vomissent et contractent des paralysies unilatérales (hémiplégies) ou doubles. Les organes des sens cessent de fonctionner, il se produit une amaurose ou une surdité, de violents maux de tête, des convulsions et des contractures, et les symptômes de la méningite mettent ordinairement fin à l'existence.

Les carcinomes sont accompagnés ordinairement de fort maux de tête, ensuite d'agitation, de bégayement, d'affaiblissement des organes des sens, de mouvements choréiques, d'onanisme, de convulsions, de somnolence, de paralysies et d'épuisement. Les vers vésiculaires produisent le plus souvent l'épilepsie, la chorée et en outre les symptômes que nous venons de nommer. En présence de symptômes cérébraux on peut, en toute certitude, diagnostiquer des cysticerques, si des vésicules de cette espèce se remarquent dans d'autres parties du corps, dans les muscles, dans les yeux.

Les néoplasmes du cerveau sont en dehors du domaine de la thérapeutique et peuvent réclamer tout au plus un traitement symptomatique du moment.

9° Anomalies congénitales.

Outre l'hydrocéphale congénitale et la hernie cérébrale, dont il a déjà été question, il se présente encore quelques autres arrêts de développement, qui cependant représentent presque tous des monstruosités n'offrant de l'intérêt qu'au point de vue de l'anatomie pathologique et quelquefois de l'embryologie.

L'*absence totale* du cerveau est appelée *acéphalie*, état sous lequel on entend un monstre dépourvu de tête, le plus souvent avec spina bifida, ectopie du cœur, développement incomplet du poumon, absence de quelques viscères abdominaux et difformité des extrémités.

A cet état se rattache l'*absence partielle* du cerveau, qui peut présenter un arrêt de développement, soit dans le sens de la longueur, soit dans celui de la largeur, les variétés de l'hémicéphalie. Il existe différents degrés de cette anomalie. Ainsi il peut y avoir absence de presque tout le cerveau dont il n'existe qu'un petit rudiment à la base du crâne, d'où naissent les nerfs de la tête, ou bien quelques parties du cerveau sont complétement développées, mais les hémisphères manquent ; en même temps les os crâniens sont incomplets ou tout à fait rudimentaires et les méninges originairement distendues en une vessie remplie d'un liquide aqueux, qui cependant s'est rompue de bonne heure, pendent en lambeaux atrophiés au-dessus des masses informes du cerveau. Ou bien il ne manque que des parties plus petites, par exemple les lobes antérieurs et les éminences mamillaires, les couches optiques avec les nerfs optiques, le corps calleux, etc.; anomalies auxquelles correspond une petitesse ou un arrêt de développement des parties de la face destinées à recevoir les impressions sensitives. Les os du crâne peuvent exister dans ces cas, mais naturellement dans un état de petitesse relative.

Parmi les arrêts de développement dans le sens de la longueur le plus considérable est l'*absence d'une des moitiés du cerveau* accompagnée de cyclopie, d'un état rudimentaire ou d'une absence totale de la face. En outre, on rencontre une adhérence intime entre les couches optiques et les corps striés de l'un et de l'autre côté et, contrairement à cet état, une absence des commissures, et comme résultat, une division complète du cerveau. Le développement du crâne peut avoir été normal dans ces cas ; cependant il se produit toujours un état d'idiotisme et un arrêt de développement du corps entier.

Outre l'absence de quelques-unes des parties qui constituent le cerveau, on rencontre encore une petitesse du cerveau dans son ensemble, quoique l'organe soit d'ailleurs normalement conformé. La voûte osseuse est très-basse, le front plat et la tête pointue. Ces enfants peuvent vivre et se développer et, ce qui est fort remarquable, ils ne restent même pas en retard pour leur développement intellectuel.

Les excès de développement sont très-rares dans le cerveau, et la multiplicité des lobes, qu'on observe parfois, est plutôt une anomalie de forme qu'un excès de développement.

B. — Moelle épinière.

1° Inflammation de la moelle épinière et de ses membranes. Méningite spinale et myélite.

Les maladies de la moelle épinière forment un domaine très-obscur, et les points qui s'y trouvent positivement acquis à la science pourraient être rendus en très-peu de lignes, si l'on voulait s'en tenir exclusivement aux faits anatomo-pathologiques bien constatés. Avant tout, en ce qui concerne l'hypérémie dont on a tant abusé, il faut exclure comme de nulle valeur toutes les données nécroscopiques recueillies sur des cadavres qu'on n'a pas pris soin de faire coucher sur la face très-peu de temps après la mort, et qui ont été autopsiés après un délai de plus de vingt-quatre heures. En effet, si l'on procède autrement, on trouve chez tout enfant, même chez ceux dont l'état ne présente absolument rien d'anormal, une hypostase cadavérique étendue, une imbibition par la matière colorante du sang et un ramollissement de putréfaction rendant absolument impossible la constatation d'une vraie maladie de la moelle épinière.

Quoique les altérations anatomo-pathologiques diffèrent de l'inflammation de la moelle épinière et de ses membranes, elle peut cependant être résumée dans un seul et même article symptomatologique, parce que les phénomènes sont presque identiques dans l'un et l'autre processus, et que le diagnostic différentiel, au point de vue clinique, est très-difficile et incertain dans ses résultats.

Anatomie pathologique. — La poche formée par la dure-mère ne remplit pas complétement le canal vertébral, mais se trouve fixée dans ce canal par de la graisse qui est plus particulièrement accumulée du côté des arcs vertébraux, par un tissu cellulaire lâche qui l'attache en avant, aux corps vertébraux, et enfin par un lacis veineux qui l'entoure de tout côté. Au côté interne de cette poche formée par la dure-mère, le feuillet externe de l'arachnoïde adhère intimement, tandis que le feuillet interne de cette dernière est lâchement uni à la pie-mère. Entre ces feuillets interne et externe se trouve le liquide cérébro-spinal qui communique avec celui des méninges cérébrales et des ventricules, et qui, chez les petits enfants, peut déjà être évalué à environ 4 grammes. La pie-mère rachidienne est plus riche en vaisseaux que celle du cerveau et se laisse facilement détacher chez les nouveau-nés.

Après ces considérations sommaires sur l'état normal des enveloppes de la moelle épinière, nous allons nous livrer à l'examen de leurs hypérémies et de leurs hémorrhagies. L'arachnoïde et la pie-mère, ainsi que les veines à l'intérieur du canal vertébral, sont toujours gorgées de sang chez les petits enfants, alors même qu'on a pris la précaution de coucher les cadavres sur le ventre peu de temps après la mort; et il n'est pas rare du tout qu'on observe des exsudats sur lesquels nous devons les plus grands éclaircissements à Weber, de Kiel.

Il n'est pas toujours facile de décider si du sang que l'on rencontre *en dehors de la dure-mère*, s'est extravasé pendant la vie des individus ou bien s'il n'a été répandu sur cette membrane que pendant l'enlèvement des arcs vertébraux et après la section de quelques veines. Le meilleur moyen d'éviter l'erreur est de ne pas détacher tout d'une pièce de trop longues portions des arcs vertébraux, mais d'enlever de petits fragments en différents endroits et de diriger un filet d'eau d'une force modérée sur la dure-mère mise à nu. Le sang épanché des veines après la mort se laisse très-facilement entraîner, tandis que le sang extravasé pendant la vie est toujours un peu coagulé et adhère jusqu'à un certain point à la dure-mère. Ces hémorrhagies se rencontrent le plus souvent dans les régions cervicale et lombaire, s'étendent tantôt à de courtes distances; tantôt elles sont tellement puissantes que tout le canal vertébral est tapissé de haut en bas et dans toute sa circonférence d'une couche de sang coagulé. Les petits extravasats se reconnaissent quelquefois plus distinctement sur les arcs vertébraux que sur la dure-mère; c'est pourquoi il faut toujours aussi examiner avec attention la face interne de ces arcs.

Des hémorrhagies analogues à celles qui s'observent en dehors de la dure-mère se rencontrent aussi à *l'intérieur* de ce sac, entre la dure-mère et l'arachnoïde, ou bien entre celle-ci et la pie-mère. Encore ici le volume de l'exsudat varie entre la grosseur d'une tête d'épingle et une masse telle que toute la moelle épinière est entourée de sang. La dure-mère n'ayant pas de fortes veines, il est encore assez facile d'éviter ici une erreur provenant d'une coloration sanglante qui ne se serait effectuée que pendant l'autopsie.

Outre ces hémorrhagies, dont nous avons dû nous occuper avant d'aborder l'étude de l'inflammation, parce qu'elles représentent les plus hauts degrés de l'hypérémie, il se produit encore de véritables **exsuda**-tions au-dessus et au-dessous des méninges cérébrales.

Entre la dure-mère et le canal vertébral osseux on trouve, à l'état nor mal déjà, un peu de sérum dans le tissu cellulaire lâche; mais ce liquide peut beaucoup augmenter pathologiquement, couvrir, sous forme d'une masse gélatineuse, de grandes étendues de la dure-mère et adhérer même à la surface interne des arcs vertébraux détachés; chez les enfants plus âgés on trouve aussi, après des lésions traumatiques ou en cas de spondylar-throcace, un trouble et un épaississement visibles de cette membrane et un exsudat plastique, fibrineux, qui en couvre la surface.

Après l'ouverture de la dure-mère, on trouve chez tous les enfants une assez grande quantité de liquide cérébro-spinal qui, à l'état normal, est d'un jaune clair et d'une limpidité parfaite, mais qui devient trouble, flo-conneux ou sanguinolent en cas de maladie de l'arachnoïde et de la pie-mère. La teinte sanguinolente se rencontre surtout chez les enfants morts de pyohémie pendant une épidémie de fièvre puerpérale. Ces exsudats li-quides obéissent naturellement toujours à la loi de la pesanteur et se trou-vent réunis à l'endroit le plus déclive, comme il est facile de le démon-trer, tant que la poche de la dure-mère est intacte, en changeant les positions du cadavre. Dans quelques cas rares on trouve encore ici, à côté d'un liquide cérébro-spinal floconneux, un dépôt fibrineux sur la pie-mère; cette dernière peut encore subir une fonte purulente, comme il arrive dans la méningite purulente.

La moelle épinière elle-même est ordinairement ramollie ou érodée pendant que ses membranes ont subi ces modifications. Il est du reste très-difficile d'examiner la moelle épinière d'un enfant et de diagnostiquer un ramollissement ou une sclérose selon le degré de résistance rencontré par la lame du couteau, la moelle épinière étant en général tellement molle et mince qu'il faut infiniment peu de force pour la diviser. Si les modifications des membranes rachidiennes dont il a été question plus haut se sont produites, on observe ordinairement le ramollissement rouge dans différents endroits de la moelle. La modification la plus frappante de la moelle s'observe chez les individus porteurs de gibbosités provenant d'une maladie de Pott guérie. Dans ces cas, il s'est produit à la suite de la destruction de plusieurs corps vertébraux une flexion anguleuse du canal vertébral et de la moelle épinière elle-même. Au siége de la flexion la moelle est aplatie, ferme et généralement un peu plus jaune ou plus rouge que le reste de sa substance; même on a déjà rencontré des solu-tions de continuité complètes.

Symptômes. — Les hémorrhagies et les inflammations dans l'intérieur du canal vertébral ne présentent aucun symptôme chez le nouveau-né, attendu que les convulsions toniques et cloniques qui s'observent dans ces cas se rencontrent encore bien plus fréquemment en l'absence de toute modification appréciable de la moelle épinière. Les symptômes qui **correspondent à ces affections s'observent le plus distinctement chez les** enfants atteints de spina bifida, lorsque la poche s'est rompue ou est tombée en gangrène. Ces enfants ont des spasmes intermittents des muscles du dos, spasmes tantôt passagers et consistant en une légère roideur des muscles, tantôt dégénérant en opisthotonos excessivement violent et prolongé. En même temps, si l'on touche la colonne vertébrale, on fait toujours naître de la douleur et l'on provoque de nouveaux spasmes; aussi on fait bien de coucher ces malades constamment sur le côté. Même l'attouchement des extrémités, tant qu'elles ne sont pas encore paralysées, occasionne de la douleur, qui augmente encore par les mouvements. Enfin il y a paralysie des extrémités inférieures, plus tard des supérieures, paralysie qui parfois alterne encore avec des commotions convulsives, et au bout de quelques jours la mort arrive au milieu du trismus et du tétanos.

Chez les enfants d'un certain âge, la carie des vertèbres avec ses flexions consécutives, la scarlatine, la fièvre typhoïde, sont parfois suivies de symptômes spinaux très-prononcés et peuvent laisser à leur suite des paralysies complètes. Les enfants accusent très-nettement, d'abord un engourdissement, une diminution de la sensibilité, tout en ressentant de vives douleurs sous l'influence d'un contact un peu rude ou lorsqu'ils veulent exécuter des mouvements, puis viennent parfois des mouvements convulsifs et bientôt une paralysie totale des jambes. Au commencement, le processus est accompagné de fièvre, le pouls devient fréquent, la température augmente, et cette augmentation est surtout remarquable au dos. La fièvre ordinairement diminue bientôt, mais la paralysie persiste bien des mois, quelquefois même pendant la vie entière. Des phénomènes qu'on observe plus rarement, sont un trouble de la sensibilité cutanée, des embarras de la déglutition, des palpitations, des accès de dyspnée, le hoquet, le priapisme, etc.

C'est à dessein, que nous insistons si peu sur les convulsions et les paralysies, parce que ces symptômes se rencontrent encore bien plus souvent en l'absence de toute modification appréciable de la moelle épinière, et qu'à cause de leur importance clinique nous y reviendrons dans quelques autres chapitres.

L'inflammation de la moelle épinière et de ses membranes se manifeste le plus souvent sporadiquement; cependant, la maladie peut aussi régner épidémiquement. Ainsi on a observé quelques épidémies en France de 1842 à 1844, et plus récemment dans les hôpitaux et les pénitenciers d'Irlande. Dans l'Allemagne du Sud, elle a beaucoup régné dans ces dernières années et a été l'objet de nombreuses descriptions, sous le nom de *méningite cérébro-spinale* (1). Quoique dans les cadavres on eût trouvé un fort épanchement entre les méninges rachidiennes, la moelle ellemême était rarement bien altérée. La marche de la maladie était très-aiguë et se terminait par la mort entre le premier et le quatrième jour.

(1) Consultez à ce sujet l'article *Méningite cérébro-spinale épidémique,* de la *Pathologie* de Niemeyer, édition de 1869 (Chamerot et Lauwereyns), vol. II, p. 258.

Pour le diagnostic différentiel entre l'inflammation de la moelle épinière et celle de ses membranes, on a fait valoir cette particularité que la première serait une affection chronique, sans fièvre et avec prédominance de paralysie, tandis que la dernière débuterait avec des symptômes violents, une fièvre intense et avec des convulsions générales, plus tard seulement suivies de paralysies; comme déjà nous l'avons fait remarquer plus haut, les deux affections se trouvent presque toujours réunies, plus ou moins développées, sur le même individu; il est par conséquent impossible et même inutile de chercher des signes différentiels.

Traitement. — Un traitement antiphlogistique entièrement conforme aux règles de l'école n'est applicable que dans les cas les plus rares. Ou les enfants sont trop jeunes, d'autant plus que ce sont précisément les nouveau-nés qui sont sujets à la myélo-arachnoïdite, ou bien, en supposant même qu'ils soient plus avancés en âge, les processus qui ont entraîné la maladie de la moelle épinière, spondylarthrocace, scarlatine, fièvre typhoïde, ont réduit leur nutrition à un état qui exclut forcément un traitement antiphlogistique. La fièvre et les convulsions sont le mieux combattues au début de la maladie par de petites doses de calomel. Après que les symptômes violents de cette période ont été calmés on donne souvent une infusion de fleurs d'arnica, sans que cependant on puisse attribuer à ce remède une action bien manifeste; les paralysies qui persistent ordinairement à la suite de cette affection ne sont pas d'un pronostic très-défavorable, attendu qu'à mesure que les forces du corps augmentent il se produit au moins une amélioration, sinon une guérison complète. Nous possédons de puissants adjuvants dans la douche froide appliquée sur le dos et dans l'administration prudente du nitrate de strychnine; on n'élèvera jamais la dose journalière de ce remède à plus de 7 milligrammes, parce que sans cela il pourrait se présenter subitement de violents symptômes d'empoisonnement, consistant en convulsions tétaniques et en délires. L'excrétion urinaire doit constamment être bien surveillée et il y a lieu d'appliquer la sonde toutes les fois que les enfants ont passé plus de douze heures sans uriner.

2° Spina bifida. Hydrorrhachis.

Par hydrorrhachis, on entend une tumeur congénitale qui se montre au niveau de la colonne vertébrale, le plus souvent de sa partie sacrée et qui provient d'une hernie des méninges rachidiennes à travers une lacune osseuse du canal vertébral.

Anatomie pathologique. — On peut distinguer plusieurs degrés de cet arrêt de développement, degrés qui, sur l'os, se caractérisent de la manière suivante :

La colonne vertébrale est divisée tout entière ou l'anomalie n'en intéresse que quelques parties. La division complète ne s'observe que sur quelques monstres, sur les hémicéphales, etc., et n'est, par conséquent, pas du ressort de l'examen clinique; mais le développement incomplet de quelques vertèbres ne rend pas la continuation de l'existence absolument impossible, et doit pour cette raison être étudié dans ce livre. Encore ici nous remarquons différents degrés dans l'arrêt du développement osseux. Le plus faible degré de l'affection se caractérise par un développement complet des lames vertébrales, qui occupent d'ailleurs une position presque normale; il n'y a que les deux moitiés de l'apophyse épineuse qui ne soient pas soudées et laissent subsister entre elles une *fente étroite*. A un degré plus élevé, les lames vertébrales sont incomplètes, quelques apophyses épineuses faisant complétement défaut et déterminant ainsi une *fente plus large*. A un degré encore plus élevé, les corps vertébraux eux-mêmes sont divisés, et l'on trouve alors une *fente qui divise toute l'épaisseur* de la colonne vertébrale. Enfin, au degré le plus élevé, nous avons, outre la fente divisant toute l'épaisseur de la colonne, un arrêt de développement tel que quelques vertèbres n'existent qu'à l'état rudimentaire.

Si l'on examine la tumeur elle-même, on trouve que la poche est formée soit par la dure-mère et l'arachnoïde, soit par la dernière seule faisant hernie à travers une rupture de la première. La peau qui recouvre le tout est, ou normale, ou atrophiée, demi-transparente, ou bien elle manque complétement, cas dans lequel naturellement l'arachnoïde, cette membrane si mince, se rompt déjà dans l'utérus ou pendant l'accouchement et pend en lambeaux noirs autour de la fente. Si les enveloppes restent intactes, la tumeur est assez tendue et fluctuante sur le vivant, mais sur le cadavre elle s'affaisse et la poche devient flasque. Le contenu de la tumeur est du liquide cérébro-spinal pur. Sa forme et sa grandeur varient beaucoup: tantôt elle est si petite, qu'elle n'est sensible qu'au toucher, mais non à la vue; tantôt, au contraire, elle atteint jusqu'aux dimensions d'un œuf de poule. Le siége ordinaire du spina-bifida est la région lombaire; cependant il n'y a pas de vertèbre où on ne l'ait rencontré. La moelle épinière est ou tout à fait intacte, ou elle peut, si la tumeur est située bien bas, aux vertèbres lombaires, s'étaler en faisceaux dans les parois de la poche.

Symptômes. — Avec la description des lésions anatomiques, celle des symptômes se trouve déjà tracée en grande partie. La forme de la tumeur est celle d'un œuf ou d'une poire; quelquefois on peut y distinguer une sorte de pédicule. La peau qui la couvre est ordinairement livide, d'un violet tirant sur le rouge; de plus, on trouve des cicatrices étoilées, très-bien marquées, au milieu de la tumeur qui, dans ce cas, est plus aplatie. Ces cicatrices dépendent très probablement d'une déchirure de la poche pendant la vie intra-utérine. Le milieu liquide dans lequel flotte le fœtus permet, après la diminution de la tension, une cicatrisation de l'endroit rompu et par cela même une rétraction cicatricielle.

Si l'on appuie avec les doigts sur la tumeur, elle devient un peu plus petite; s'il existe encore une seconde poche au niveau de la colonne vertébrale ou une hydrocéphale congénitale externe concomitante, on s'aperçoit que ces parties deviennent plus tendues pendant que l'on comprime la première poche. Du reste, toute pression, même le simple contact de la tumeur, est douloureuse et occasionne ordinairement des convulsions tétaniques. Sur les grandes tumeurs avec atrophie du tégument cutané, la respiration est quelquefois visible; la tumeur augmente pendant l'expiration et diminue pendant l'inspiration. Si l'on examine attentivement les bords de la tumeur avec le doigt, on reconnaît distinctement la fente des vertèbres, les angles supérieur et inférieur de cette fente et la dilatation myrtiforme vers le milieu.

Quant aux autres conditions dans lesquelles se trouvent ces enfants, ils viennent ordinairement vivants au monde, mais il est bien rare que leur vie se prolonge au delà de quelques jours. La tumeur se rompt déjà pendant le travail; quelquefois elle tombe en gangrène sans avoir éclaté, et ce n'est que d'une manière tout à fait exceptionnelle que la peau qui la couvre reste normale et s'épaissit peu à peu. Si l'air pénètre dans la tumeur, c'est-à-dire surtout dans les cas où la poche éclate ou devient gangréneuse, il se développe une méningite purulente et ichoreuse bientôt suivie de mort. Si la peau reste normale et que la tumeur n'ait pas été très-volumineuse au commencement, il n'est pas impossible que les enfants continuent de vivre; cependant, dans ces cas encore, il survient plus tard des paralysies des jambes, du rectum et de la vessie, et, à la suite de ces accidents, une mort prématurée. On rapporte quelques cas d'individus atteints de spina-bifida et qui auraient vécu vingt à trente ans dans un état de bien-être relatif. Dans les degrés élevés, ce vice de formation est, du reste, rarement isolé; ordinairement il est accompagné d'autres anomalies considérables, d'hydrocéphale congénitale, d'ectopie de la vessie, du cœur, de pieds bots, etc.

En ce qui concerne la fréquence, il a été prouvé par un travail statistique de Chaussier, que dans la Maternité de Paris, on compte, sur mille enfants nouveau-nés, un cas de spina-bifida.

Il n'est guère possible de confondre cette lésion avec d'autres tumeurs analogues, parce que dans tout spina-bifida vrai, il est facile de sentir à travers les téguments les arcs vertébraux restés ouverts. Comme cas rares, fort isolés, on cite dans la science quelques hernies dorsales congénitales, des kystes, des lipomes, des mélicéris implantés sur la colonne vertébrale et pouvant à la rigueur se confondre avec l'hydrorhachis. L'intra-fétation, cet état si rare qu'on appelle aussi *fœtus in fœtu*, et dans lequel on trouve implantée sur le sacrum une tumeur informe, volumineuse, renfermant quelques os isolés et de grands vaisseaux, n'a évidemment rien de commun avec l'état dont il est ici question.

Traitement. — Les chirurgiens ont essayé les méthodes les plus variées pour diminuer la tumeur et amener la fermeture du canal vertébral. Si tous ces essais ont, pour ainsi dire, régulièrement échoué, cela tient à cette simple circonstance que la paroi interne de la poche à opérer est formée par l'arachnoïde, et que toute irritation de cette membrane provoque une méningite qu'aucun remède n'a pu jusqu'à présent localiser sur l'étendue de la poche.

On a ponctionné la tumeur après avoir déplacé la peau au-dessus d'elle, soit avec le trocart explorateur, soit par de nombreuses piqûres d'aiguilles. Tout récemment, Gaupp présenta un garçon de sept ans qui avait été atteint d'une hydrorhachis de la grosseur d'une tête d'enfant, et dont il avait obtenu la guérison au moyen de huit ponctions successives faites dans l'espace de quelques semaines immédiatement après la naissance. Après la première ponction, la division de la colonne vertébrale était très-facile à sentir; mais la fermeture ne se fit pas attendre, et au bout de dix semaines elle était complète. Aujourd'hui toutes les parties constituantes des vertèbres existent chez ce garçon; la seule anomalie qu'on aperçoit encore, c'est un aplatissement des apophyses épineuses appartenant aux vertèbres anciennement divisées. On a aussi fait l'excision du sac, suivie d'une suture entortillée; d'autres ont essayé la compression latérale au moyen de deux tuyaux de plume ou de petites tiges de bois. Chassaignac a traité l'hydrorhachis par la ponction suivie d'une injection de teinture d'iode, comme on fait pour l'hydrocèle; dans les cas où la tumeur était pédiculée, on a aussi essayé de la guérir par la ligature. Enfin on a essayé la compression continue au moyen d'un coussin garni de crin, moyen par lequel on a fait naître de violentes douleurs et des secousses convulsives, mais dont l'emploi n'a jamais été suivi d'une guérison.

Tous les expérimentateurs avouent que sauf quelques exceptions très-peu nombreuses, leurs tentatives ont régulièrement échoué; bien plus, que les symptômes méningitiques se sont manifestés immédiatement après l'intervention chirurgicale et ont été rapidement suivis de mort. Il faut cependant convenir que le pronostic de l'hydrorhachis est des plus fâcheux, et que la plupart des enfants en meurent lors même qu'ils n'ont été soumis à aucun traitement chirurgical. Toutefois nous manquons jusqu'à présent d'une statistique comparative à cet égard, fait qui s'explique facilement par la rareté même de cet état pathologique.

Pour ma part, ce qui me semble le plus rationnel, c'est de ménager autant que possible la peau qui forme l'enveloppe de la poche; sous ce rapport, ce qu'on peut faire de mieux, c'est de protéger la poche contre toute lésion extérieure à l'aide d'une sorte d'hémisphère creux, rembourré et n'appuyant que par ses bords, et de fixer cet appareil protecteur à l'aide de bandes de caoutchouc bien souples. Lorsque l'hydrorhachis se complique d'une hydrocéphale congénitale, comme cela arrive assez souvent, il n'y a pas d'autre procédé à employer que celui dont nous venons de parler, attendu que toute diminution de la tumeur dorsale obtenue à l'aide d'une compression provoquerait une tension d'autant plus grande dans l'intérieur de la tête.

C. — TROUBLES DE LA CONDUCTION NERVEUSE.

Nous aurons à nous occuper ici d'une série d'affections nerveuses qui, très-probablement, ne représentent encore que les symptômes de certaines modifications du cerveau et de la moelle épinière, comme cela ressort assez positivement de l'analogie qu'offrent leurs différents symptômes avec ceux des maladies traitées dans les deux sections précédentes. Toutefois il a été impossible jusqu'à présent de constater les modifications morphologiques ou chimiques correspondantes des organes centraux, constatation qui d'ailleurs est d'autant plus difficile que la plupart de ces maladies nerveuses ne se terminent pas par la mort et ne permettent que rarement et d'une manière purement accidentelle le contrôle de l'autopsie.

Comme il a été impossible jusqu'à présent de découvrir des processus centraux, nous sommes forcés de considérer provisoirement le cerveau et la moelle épinière comme normalement constitués, et de donner une description symptomatique des différents phénomènes nerveux avec leurs dénominations traditionnelles.

1° Éclampsie, convulsions des enfants.

Cette affection a joué de tout temps un grand rôle en pédiatrique ; elle est aussi une de celles que les personnes étrangères à la médecine connaissent et redoutent le plus. Ce sont des secousses musculaires cloniques, générales ou partielles, qui se manifestent, soit une seule fois, soit plusieurs fois de suite, et qui presque toujours sont provoquées par une autre maladie, de nature fébrile, ou la précèdent. Les enfants ont perdu connaissance complétement ou presque complétement, surtout quand les convulsions sont générales. Un accès, considéré isolément, ne peut être distingué d'une attaque d'épilepsie ; car il n'y a que la marche chronique et le retour inattendu et sans fièvre des accès qui caractérisent l'épilepsie. Ce qui distingue l'éclampsie de la chorée, c'est que dans celle-ci la contraction musculaire se répète sans discontinuer, qu'il se passe toujours des semaines entières avant que la maladie ait disparu et que l'état général n'en est pas affecté.

Pour ce qui concerne l'époque à laquelle les convulsions arrivent le plus souvent, on peut dire que l'âge ordinaire, c'est la première enfance jusqu'à l'achèvement de la première dentition ; cependant on voit aussi des enfants plus âgés, qui, à l'époque que nous venons de nommer, avaient déjà été atteints d'éclampsie, contracter de violentes convulsions au début d'un exanthème aigu, d'une simple angine, voire même d'une indigestion. Les secousses partielles plus légères persistent ordinairement pendant plusieurs jours, et s'observent surtout chez les petits enfants à la suite de troubles digestifs ; les convulsions générales, qui seules devraient être désignées sous le nom d'éclampsie, ne sont naturellement pas continues, mais toute l'affection est terminée par un seul accès, ou il y a au moins un intervalle plus ou moins long entre les différentes attaques.

La forme légère, comme elle s'observe surtout chez les enfants âgés de moins d'un an, est caractérisée par les symptômes suivants : L'enfant dort avec les paupières à demi fermées et les globes oculaires renversés en haut, de telle sorte que dans la fente palpébrale on ne voit apparaître que la blanche sclérotique. Les muscles de la face se contractent de différentes manières pendant le sommeil, ce qui peut donner à la face des enfants l'aspect du sourire (rire sardonique). La respiration est prompte et régulière, mais elle est tantôt superficielle, tantôt profonde et suspirieuse ; les membres sont agités par des secousses légères, les doigts sont fléchis, les poings fermés et le pouce recouvert par les quatre autres doigts ; les jambes sont attirées vers le ventre, les orteils écartés.

Après un sommeil aussi agité, les enfants se réveillent en sursaut avec des cris ou des gémissements, et cherchent à manifester, après avoir été débarrassés de leurs langes, le malaise qu'ils éprouvent, en agitant les jambes et en fléchissant et tordant leur corps dans toutes les directions possibles.

Le calme s'établit ordinairement après l'expulsion de quelques gaz, de selles vertes, muqueuses et fétides, ou bien après un vomissement ; en même temps le corps entre en moiteur ; mais dans beaucoup de cas, le sommeil ne revient plus pendant le reste de la nuit.

Cet état peut se prolonger pendant plusieurs jours et se renouveler journellement plusieurs fois à de courts intervalles. Pendant ce temps les enfants ont ordinairement de la fièvre et leur face maigrit visiblement à cause du trouble de la nutrition, et peut-être aussi à cause de l'agitation continuelle des muscles qui rend leurs traits plus marqués et leur nez plus effilé.

La forme plus grave, l'éclampsie vraie, se fait reconnaître aux signes suivants.

Il n'arrive guère que les symptômes graves se produisent immédiatement avec toute leur violence ; mais dans la plupart des cas leur explosion est précédée de l'ensemble des symptômes décrits plus haut et dont l'âge plus avancé tend à modifier un peu le tableau. Des enfants jusque-là dociles et avenants deviennent opiniâtres, maussades, irascibles ; ils sont pris de légères secousses dans le sommeil, grincent des dents, et se réveillent en sursaut en jetant des cris de terreur ; en même temps le globe de l'œil se renverse en haut, les paupières se ferment incomplètement, les commissures des lèvres se contractent en un rire sardonique de mauvais augure, et l'état général est toujours plus ou moins altéré. Enfin, dans le sommeil aussi bien qu'à l'état de veille, arrive subitement un paroxysme qui, envisagé isolément, ne peut en aucune manière être distingué d'une attaque d'épilepsie.

Les enfants perdent subitement connaissance ; le regard devient fixe, quelquefois ils louchent ou les yeux roulent vaguement dans leur orbite. Les muscles de la face sont agités par les secousses les plus variées et qui communiquent à la physionomie tantôt l'expression du sourire, tantôt celle de la colère; il se peut même que les dents, mises à nu par le retrait convulsif des lèvres, donnent au visage un caractère bestial. La mâchoire inférieure exécute toute sorte de mouvements : on dirait que l'enfant mâche ou qu'il veut happer un objet, en même temps il grince des dents. Si dans ces moments on verse des liquides dans la bouche de l'enfant, il n'en résulte que des mouvements de déglutition fort incomplets et la plus grande partie de ces liquides est de nouveau rejetée par la bouche. Les convulsions se sont emparées de presque tous les muscles du corps. Ceux du dos sont dans un état de contraction tonique ou de convulsion tétanique ; aux extrémités ce sont des mouvements pour frapper, pour pousser, des torsions ; la respiration devient irrégulière et peut être suspendue complétement par le spasme de la glotte. On entend alors quelques inspirations sifflantes suivies d'un arrêt subit des mouvements respiratoires, d'une cyanose considérable, et finalement de la mort si les pasme no cesse pas en très-peu de minutes. L'obstacle à la circulation entraîne aussi des hémorrhagies de la muqueuse buccale et nasale ; toutefois l'écume sanglante qui se trouve ordinairement au devant des lèvres dépend plutôt de lésions mécaniques de la langue ou de la muqueuse buccale, lésions qui dépendent souvent des mouvements de la mâchoire dont il a été question plus haut et des essais nombreux quelquefois tentés par l'entourage du malade pour les empêcher. Le muscle cardiaque se contracte très-rapidement, mais sans rhythme. Les selles et les urines partent souvent d'une manière involontaire. La température de la peau est normale au tronc, un peu diminuée aux extrémités ; vers la fin de l'accès, le corps se couvre ordinairement de sueur. La sensibilité de la peau est abolie à un tel point, que les enfants n'ont conscience d'aucune contracture si douloureuse qu'elle soit, et que souvent ils se blessent même en se livrant à leurs mouvements désordonnés.

Nous avons décrit ici un ensemble de symptômes qui, peut-être, jamais ne se trouvent tous réunis dans une seule attaque, mais dont quelques-uns peuvent faire défaut sans que pour cela l'attaque puisse être appelée une attaque légère ou incomplète.

La durée d'une de ces attaques n'est que de quelques secondes, tout au plus de quelques minutes ; les accès dont la durée dépasse de beaucoup ce laps de temps dépendent de modifications matérielles du cerveau, et ne doivent pas être confondus avec l'éclampsie. Après la fin des convulsions, il se produit un état qui est encore absolument identique avec celui qui succède à une attaque d'épilepsie. Les enfants sont plongés dans un léger coma, dans une sorte d'affaissement ; la fièvre augmente, les yeux s'injectent, des symptômes cérébraux se déclarent; l'appétit a disparu, et les enfants à la mamelle n'acceptent même pas le sein de la nourrice.

A une époque où l'on usait du traïtement antiphlogistique dans les maladies des enfants beaucoup plus largement que de nos jours, on distinguait, dans un intérêt thérapeutique, une éclampsie avec hypérémie et une éclampsie avec anémie. On traitait la première par la saignée suivie encore d'une application de sangsues, tandis que la seconde était traitée par d'autres moyens. Aujourd'hui, qu'on emploie les émissions sanguines bien plus rarement qu'autrefois, cette distinction n'a d'autre valeur que de nous apprendre que ces convulsions peuvent envahir aussi bien des enfants pâles et anémiques que des enfants frais et roses.

Au point de vue théorique, on distingue en outre : 1° une éclampsie *idiopathique*, c'est-à-dire partant directement du cerveau; et 2° une éclampsie *deutéropathique* ou *sympathique*, c'est-à-dire transportée d'un autre organe malade *par voie réflexe* au cerveau. En pratique, cette distinction est souvent impossible et, même après une longue observation, on peut être dans l'incertitude sur l'espèce d'éclampsie à laquelle on a affaire. L'autopsie peut seule dissiper ces doutes.

Étiologie. — 1° L'éclampsie *idiopathique* peut être déterminée par la compression mécanique de la tête pendant le travail de l'accouchement, par des modifications anatomiquement appréciables dans le cerveau, surtout la tuberculose, ou bien par des aliments et des médicaments agissant directement sur le cerveau, tels que les spiritueux et les narcotiques, enfin par l'insolation. Les enfants à occiput mou, dont il sera plus longuement question au chapitre du rachitisme, sont plutôt que d'autres sujets aux convulsions, lesquelles peuvent aussi être le résultat d'une irritation directe du cerveau, déterminée par une pression extérieure. On cite aussi parmi les causes une trop grande tension des facultés intellectuelles ; mais cette cause est certainement à compter parmi les plus rares, et l'on pourrait citer avec plus de raison une frayeur vive, une grande angoisse et des explosions de colère.

2° L'éclampsie *deutéropathique* ou *sympathique* est la forme à beaucoup près la plus fréquente. L'organe d'où les spasmes réflexes partent le plus souvent est l'intestin. L'énorme irritabilité de ce dernier en fournit l'occasion à tous les âges de la vie. Dès les premiers jours qui suivent la naissance, ces spasmes peuvent être provoqués par la rétention du méconium ; toutefois on doit toujours, dans ce cas, songer à la possibilité d'un insultus mécanique de la tête pendant le travail de l'accouchement.

Une cause particulière qui n'a pas encore été chimiquement expliquée, c'est le lait d'une nourrice exposée peu de temps avant d'avoir mis l'enfant au sein à une forte émotion. On a constaté des cas d'enfants très-sains auparavant, qui, après avoir bu un lait qui se trouvait dans de pareilles conditions, eurent quelques convulsions courtes, mais violentes, et moururent subitement sans qu'il fût possible de rien découvrir à l'autopsie. Comparativement aux nombreux accès de colère et autres émotions qui, pour la plupart, ont leur raison d'être dans le changement d'habitudes et de milieu supporté par la nourrice, ces cas sont pourtant si rares, qu'on les a mis en doute, non sans une certaine apparence de raison. Ce qui, par contre, ne saurait être contesté, c'est l'effet fâcheux de l'alimentation artificielle, qui fait bientôt naître des catarrhes intestinaux, et, comme conséquence de ces derniers, des irritations cérébrales plus ou moins graves. C'est à l'époque du sevrage que ces accidents prennent le plus d'intensité. Ces enfants souffrent de flatulence et de coliques, ont ensuite des selles diarrhéiques fétides et de couleur verte, vomissent, deviennent très-agités, ont de la fièvre et finalement des convulsions. Dans d'autres cas, ce dernier accident n'est précédé d'aucune diarrhée, mais au contraire de constipation et de manque d'appétit. Chez les enfants plus âgés, il y a lieu de citer principalement les indigestions et l'irritation provoquée par les vers intestinaux.

Une autre cause bien digne d'attirer notre attention, c'est l'*évolution dentaire*. Il est très-vrai que ce processus se complique ordinairement de troubles digestifs, dans lesquels on pourrait voir la cause prochaine des convulsions. Mais il existe aussi des cas dans lesquels la digestion reste entièrement normale et dans lesquels on ne peut expliquer les convulsions réflexes que par l'inflammation de la muqueuse buccale. Pour pouvoir constater cette forme, il faut qu'on trouve les enfants dans une des deux périodes dentaires; la cavité buccale est alors rouge et chaude, la sécrétion muqueuse souvent plus faible que dans la dentition normale; l'une ou l'autre joue est d'un rouge foncé; les enfants sont très-agités et mordent sur tout objet qui leur pénètre dans la bouche et même sur les mamelons de la nourrice. Les éclampsies provenant d'une irritation dentaire sont à compter parmi les formes graves, laissant souvent à leur suite des paralysies partielles ou l'imbécillité.

Une troisième cause essentielle des convulsions consiste dans l'*invasion d'une maladie aiguë, fébrile*, surtout d'un exanthème aigu, maladie dans laquelle les convulsions des enfants sont jusqu'à un certain point le pendant du frisson chez les adultes. Ces éclampsies sont celles qui offrent le moins de danger; elles sont de courte durée et n'ont pour ainsi dire jamais de conséquences fâcheuses. On peut soupçonner ces causes avec assez de vraisemblance lorsqu'une maladie éruptive que l'enfant n'a pas encore traversée règne épidémiquement au moment où il est atteint de convulsions et lorsque déjà les prodromes d'un pareil exanthème se sont annoncés. Tels sont : pour la rougeole, la toux, l'éternument, le larmoiement; pour la scarlatine, l'angine avec embarras de la déglutition; pour la variole, des douleurs lombaires et de la céphalalgie, une forte fièvre. Mais dans bien des cas on n'aperçoit aucun prodrome, et l'on ne reconnaîtra qu'à la marche de la maladie ce qui a pu provoquer l'éclampsie. Outre les exanthèmes aigus, il nous reste à signaler, parmi les maladies aiguës, la pneumonie, la fièvre intermittente, la fièvre traumatique consécutive aux blessures et aux opérations, et les angines simples. Je traitais deux ou trois fois par an d'une violente angine un garçon dont la mère est d'une constitution faible et souffre de fréquentes céphalalgies. Régulièrement il se développait, au premier jour de chaque angine, une attaque d'éclampsie qu'il était impossible de distinguer d'une attaque d'épilepsie. Enfin j'extirpai les deux amygdales, et l'éclampsie, ou, d'après l'opinion des parents profondément affligés, l'épilepsie disparut aussitôt et n'a plus reparu depuis deux ans.

Enfin il a été signalé dans la science, surtout par les anciens auteurs, des cas d'éclampsie qui se seraient subitement déclarés après la *guérison rapide d'un exanthème humide.* Dans le traitement de l'hydrocéphale aiguë, nous avons déjà appelé l'attention sur la corrélation qui existe entre cette maladie et les exanthèmes humides de la tête, et l'on ne saurait nier qu'une guérison rapide d'une suppuration extérieure n'expose les organes internes, et par conséquent aussi le cerveau, au danger d'une inflammation. D'autre part, il faut cependant reconnaître que bien des individus sont rapidement guéris d'impétigo, soit spontanément, soit par des moyens thérapeutiques, et qu'ils n'en conservent pas moins une santé parfaite.

L'*hérédité* joue un certain rôle dans l'étiologie de cette maladie. Généralement les parents eux-mêmes avaient déjà été atteints de convulsions, et surtout les mères de ces enfants sont souvent hystériques et souffrent de toutes sortes d'hyperesthésies. Bouchut parle d'une famille composée de dix membres, qui tous avaient été atteints de convulsions dans leur jeunesse. Une des filles se maria et eut dix enfants, dont neuf furent également pris de convulsions.

Marche, terminaisons et pronostic. — Les contractions musculaires partielles peuvent persister pendant bien des jours dans le cours d'une maladie aiguë, sans que le danger de cette dernière en soit sensiblement augmenté. Mais l'éclampsie confirmée se termine ordinairement en un seul accès. Cet accès peut être immédiatement mortel, ou bien le processus morbide qui l'a provoqué se développe le lendemain, et le retour d'attaques d'éclampsie sympathiques n'a plus de raison d'être. L'éclampsie d'origine gastro-intestinale disparaît après un vomissement, ou bien après le départ de quelques gaz ou de selles diarrhéiques ; l'éclampsie dépendant d'une intoxication du sang ne revient jamais, une fois que l'exanthème aigu, la scarlatine, la variole, la rougeole, s'est manifesté.

Comme déjà nous l'avons fait remarquer antérieurement, ces sortes de convulsions sympathiques sont rarement mortelles, mais elles donnent à supposer que la maladie qui s'en suivra prendra une grande intensité et sera accompagnée de symptômes violents. En général, on peut dire que plus l'enfant est jeune, plus le pronostic est grave.

D'après mon expérience personnelle, abstraction faite des convulsions dépendant de véritables maladies du cerveau, convulsions qui entraînent presque toujours la mort, celles qui dépendent de la dentition et d'une affection intestinale concomitante offrent le pronostic le plus fâcheux. Ou ces enfants succombent à un de leurs accès, ou ils présentent des symptômes d'hydrocéphaloïde et périssent de cette manière, ou bien enfin leur système nerveux reste plus ou moins impressionné par l'éclampsie qu'ils

ont traversée. Presque tous les enfants qui louchent, et dont le **strabisme
ne** se laisse pas ramener à un défaut visible de la cornée et du cristallin,
ont été atteints d'éclampsie dans les premières années de leur existence.
En outre, la perte des organes des sens, l'amaurose ou la surdité, l'imbécillité à divers degrés, l'hydrocéphale chronique et une paralysie musculaire générale ou partielle, peuvent être les suites de cette triste maladie.

Traitement. — Avant tout, il s'agit de distinguer ici entre les secousses
musculaires partielles et les convulsions générales, épileptiformes (la vraie
éclampsie des enfants). Le traitement se modifie, en outre, selon l'âge et
l'état des forces des enfants, et il est indiqué d'urgence de chercher à reconnaître les véritables causes de l'affection par une investigation minutieuse. Pour cela, on ne se fiera pas exclusivement aux renseignements
fournis par l'entourage, mais on visitera soi-même toute la surface du corps
de l'enfant atteint de convulsions. Une écharde dans la plante du pied ou
entre les orteils, un corps étranger dans la cavité nasale, dans le conduit
auditif, peuvent être une cause de convulsions qui cessent immédiatement
après la disparition de la cause.

Pendant l'accès lui-même, il est bien rare que le médecin puisse intervenir directement, vu qu'à son arrivée l'accès est presque toujours entièrement passé; il se bornera donc à donner aux personnes qui entourent le
malade des instructions faciles à suivre pour le cas où l'attaque reviendra.
On commencera toujours par déshabiller les enfants le plus vite possible,
afin que la respiration et la circulation ne soient pas gênées par les rubans
et les agrafes. Ensuite on couche les enfants sur un lit de grande personne,
en ayant soin de leur tenir la tête un peu haute, ou même sur le sol, si les
convulsions sont assez violentes pour faire craindre que les enfants ne se
blessent en se heurtant contre le bois du lit ou en tombant à terre. Inutile
de dire qu'on ne doit jamais laisser ces enfants seuls. En projetant sur la
face et la poitrine mise à nu de l'eau froide, on parvient souvent à provoquer des inspirations profondes et spasmodiques, inspirations qui diminuent au moins le danger de la suffocation. Les aspersions ou affusions ne
produisent généralement pas d'autre effet et ne diminuent guère la durée
de l'accès.

La saignée, qui a été conseillée par quelques thérapeutistes, abstraction
faite de tant d'autres raisons qui tendent à faire rejeter ce moyen, ne peut
être faite pendant l'accès, ne serait-ce qu'à cause des mouvements désordonnés des bras, qui rendent la ponction très-peu sûre, et qui, dans le cas
même où l'on serait parvenu à ouvrir la veine, détruiraient immédiatement le parallélisme entre la plaie cutanée et la plaie veineuse, et em-
pêcheraient par conséquent le sang de couler. Il y a lieu de mentionner
encore la constriction du crâne, au moyen d'un lien, conseillée par
Grantham, pour les enfants dont la fontanelle n'est pas encore fermée.
J'ai déjà essayé deux fois l'application de ce bandage sur le cuir chevelu,
sans en obtenir le moindre résultat, et l'emploi prolongé de la bande,
que cet auteur recommande même comme un moyen prophylactique,

fut suivi d'une agitation telle, qu'il fallut y renoncer après très-peu de jours.

Pour ce qui concerne l'intervention médicale après la fin de l'accès, elle consiste principalement dans l'emploi d'une médication dérivative. On applique des sinapismes et, chez les très-petits enfants, du levain sur les mollets, ou bien on frictionne ces parties avec une solution d'essence de moutarde dans l'alcool (1 gramme d'essence sur 15 parties d'alcool), moyen qui, presque immédiatement, est suivi d'une rubéfaction considérable des parties frictionnées. Si l'on soupçonne le moins du monde une irritation provenant de l'estomac, il faut établir une dérivation sur le canal intestinal. On ne renoncera à ce moyen que dans le cas où les enfants ont déjà eu de la diarrhée et rendu des gaz avant et pendant l'accès. Quant aux enfants plus âgés, qui peu de temps avant l'attaque avaient chargé leur estomac de fortes quantités d'aliments, ce qu'on peut faire de mieux, c'est de les faire vomir avec une forte infusion d'ipécacuanha, additionnée de 5 centigrammes de tartre stibié, moyen qui suffit pour expulser immédiatement tout le contenu de l'estomac. Toutes les fois qu'il est impossible de constater une indigestion, on doit préférer le calomel au vomitif. On administre d'heure en heure 2 et demi à 5 centigrammes de calomel jusqu'à production de plusieurs évacuations. Si une constipation est la cause probable de l'éclampsie, on peut, déjà pendant la durée de l'accès, donner un lavement à l'eau salée. Jamais je n'ai été forcé de recourir à l'huile de croton.

Parmi les antispasmodiques, l'oxyde de zinc est le remède le plus usité et le plus en faveur, et il convient parfaitement pour être administré pendant un temps plus ou moins long à la dose de 7 à 10 centigrammes par jour. Il est difficile de se prononcer sur la valeur de ces moyens prophylactiques, attendu que dans la plupart des cas il ne se produit qu'une seule attaque d'éclampsie. Les narcotiques ne sont pas indiqués dans cette maladie, parce qu'administrés pendant l'accès ils ne produisent pas assez vite leur effet, et qu'après les accès ils font naître des congestions cérébrales. Comme traitement consécutif on peut employer, surtout contre les éclampsies d'origine dentaire ou gastrique, les toniques, le fer, le quinquina, le vin, la bière.

2° Paralysie.

Après avoir plusieurs fois déjà, à l'occasion des maladies du cerveau et de la moelle épinière, mentionné les paralysies centrales qui en dépendent, il ne nous reste plus qu'à parler de la *paralysie*, dite *essentielle*, d'une ou de plusieurs extrémités avec intégrité complète des centres nerveux, et de la *paralysie* également périphérique *du nerf facial*.

Quant à la *paralysie du nerf facial*, on l'observe parfois immédiatement après la naissance ; mais à raison de l'immobilité de la physionomie des nouveau-nés, elle est plus difficile à reconnaître chez eux que chez les adultes. Le changement ne devient frappant que lorsque l'enfant se met à crier; car, dans ce cas, la commissure des lèvres du côté sain est attirée en dehors, et tout le côté sain du visage se ride, tandis que l'immobilité du côté malade reste la même que pendant le silence de l'enfant. Si la cause de la paralysie est d'origine centrale, la luette est également déjetée; mais comme le point de départ de la paralysie se trouve ordinairement sur le trajet périphérique du nerf facial, on ne trouve le plus souvent aucune modification du voile du palais et de la luette. La cause la plus fréquente des paralysies des nouveau-nés est l'application du forceps; en outre, on rencontre encore une petitesse et une difformité congénitale du rocher comme cause de l'affection. Plus tard la carie de cet os, les gonflements ganglionnaires ou des tiraillements cicatriciels exercés sur le nerf facial, sont les causes ordinaires de la paralysie.

Le traitement de la paralysie du nerf facial dépend de la cause, et n'est couronné de succès qu'autant qu'il est possible de faire disparaître cette dernière. Les cicatrices exerçant un tiraillement et dépendant d'ulcères scrofuleux, ainsi que les tumeurs ganglionnaires, peuvent s'éloigner; par contre, la paralysie dépendant d'une carie du rocher persiste en général pendant la vie entière.

Une maladie beaucoup plus fréquente et plus intéressante, c'est la *paralysie essentielle* de quelques extrémités, paralysie qui, dans les anciens ouvrages, ne se trouve mentionnée que très-brièvement, et n'a été bien exactement décrite que de nos jours par Heine, Kennedy et Rilliet.

Sous le nom de *paralysie essentielle*, on entend la perte partielle ou complète de la motilité, et jusqu'à un certain point aussi de la sensibilité dans une, rarement dans deux extrémités, sans qu'il soit possible, même par l'examen le plus attentif et l'interrogatoire le plus minutieux, de découvrir la moindre participation des organes centraux. Ce qui prouve que les organes centraux n'ont subi aucun changement matériel, c'est la rapidité même avec laquelle la paralysie disparaît dans certains cas, par exemple au bout de deux ou de trois jours. Ce qui le prouve encore, ce sont les rapports nécroscopiques qui parlent d'enfants atteints de paralysie essentielle et qui ont été enlevés par quelque autre maladie intercurrente. Rilliet et Barthez ont eu deux fois, Fliess une fois, l'occasion d'autopsier ces enfants : les premiers avaient trouvé le cerveau et les méninges parfaitement sains ; le second avait observé dans un cas de paralysie d'un bras une simple congestion des méninges rachidiennes au niveau du plexus brachial. La paralysie essentielle n'ayant jamais une issue mortelle par elle-même, l'autopsie d'enfants atteints de cette paralysie est toujours un accident assez rare.

Symptômes. — La paralysie débute ordinairement de la manière suivante : Un enfant, le plus souvent à l'époque de la dentition, s'endort le soir en parfaite santé et à l'heure ordinaire, s'agite un peu pendant la nuit, et laisse pendre le lendemain matin un bras ou une jambe, rarement les deux jambes dans un état de paralysie absolue. La paralysie est com-

plète dès le premier jour et rien ne manque au tableau de la maladie dès
le premier examen. Dans d'autres cas, la paralysie est précédée pendant
plusieurs jours de troubles de la dentition avec convulsions partielles, ou
même avec attaques d'éclampsie. Les paralysies qui suivent ces accidents
sont le plus souvent hémiplégiques ou paraplégiques, et d'une plus longue
durée que celles qui naissent spontanément. Dans quelques cas exceptionnels on a vu une paralysie essentielle des extrémités inférieures se manifester à la suite de chorée, de fièvre typhoïde et d'exanthèmes aigus, et
la paralysie, dans ces cas, ne s'est bien développée que pendant la convalescence. Il est fort douteux que dans ces conditions elle soit toujours
d'origine purement périphérique et se soit constamment développée sans
avoir été précédée d'aucun changement dans les méninges. Le type le plus
pur de la paralysie essentielle est sans contredit fourni par ces cas dans
lesquels un membre, ordinairement un bras, est frappé subitement de
paralysie dans l'espace d'une nuit et sans qu'il y ait eu précédemment le
moindre trouble de l'état général. C'est cette forme que nous aurons principalement en vue dans la description suivante.

Quoique l'ensemble des symptômes soit à considérer comme développé
complétement dès l'origine de la maladie, on peut cependant, au moins
quant à la marche, distinguer deux périodes : 1° la période de la simple
paralysie; 2° la période de l'atrophie.

La seconde période, si la maladie suit une marche aiguë et se termine
rapidement par la guérison, n'arrive pas à se déclarer et ne se présente
que pour les paralysies qui durent des mois entiers. Dans la première
période, on ne trouve aucun changement quant à la longueur, au volume
et à la température de l'extrémité atteinte; mais si le mal se prolonge,
celle-ci commence à s'atrophier, les muscles deviennent flasques et minces,
le pannicule adipeux diminue à son tour, et enfin même le développement
des os en longueur reste arrêté.

Quant aux symptômes des différentes paralysies, celle du bras se reconnaît aux signes suivants : Le bras pend sans mouvement le long du corps,
et lorsqu'on l'a soulevé, il retombe aussitôt qu'on l'abandonne à lui-même.
Un fait singulier, c'est qu'il existe une paralysie des muscles du bras dans
laquelle la main et les doigts restent intacts, tandis qu'on n'observe jamais la condition opposée. Dans ce cas, les enfants sont encore en état de
prendre un objet en main et de le tenir, mais ils ne peuvent lever l'objet
saisi, par exemple pour le porter à la bouche. Les enfants plus âgés et
ayant déjà de la raison se donnent beaucoup de peine pour se servir malgré
cela de leur bras, et soutiennent le membre malade avec le membre sain.
Le seul changement de forme qui s'aperçoit dès le principe est un aplatissement de l'épaule causé par la paralysie du deltoïde et le poids du bras
pendant.

La paralysie essentielle d'une extrémité inférieure s'étend rarement à
tous les muscles du membre; elle n'envahit souvent que ceux de la jambe
et pas même toujours la totalité de ceux-ci, de sorte que le pied se place

de préférence en dedans ou en dehors. Il est extrêmement facile de diagnostiquer cette lésion : les petits enfants qui ne se tiennent pas encore debout laissent la jambe paralysée couchée sans mouvement, tout en jetant des cris et en attirant l'autre vers l'abdomen ; lorsqu'ils sont assis et laissent pendre les jambes, celle qui est paralysée oscille sans obéir à la volonté ; mais s'ils savent déjà marcher, ils refusent de se livrer à cet exercice, ou bien, s'il n'y a qu'une paralysie partielle de quelques muscles, ils traînent le pied ou essayent de sauter sur une jambe.

Si les deux membres sont atteints, les enfants restent immobiles dans le lit, mais bientôt ils apprennent à s'asseoir, et le réveil du fonctionnement procède de haut en bas, de sorte qu'ils meuvent d'abord la cuisse, ensuite la jambe, et en dernier lieu le pied.

Ce qui caractérise encore ces paralysies périphériques, c'est que jamais elles n'envahissent la vessie et le rectum.

Leur marche et leur durée varient. Dans la plupart des cas, elles disparaissent complétement au bout de quelques jours ou de quelques semaines sans laisser de traces ; mais si elles se prolongent pendant plus de six à huit semaines sans amélioration, il se déclare des signes d'atrophie commençante, comme nous les avons déjà exposés plus haut pour ce qui concerne la modification des formes. Bientôt il s'y ajoute une diminution sensible de la température cutanée, une anesthésie complète et souvent aussi un léger œdème du dos du pied, reconnaissant principalement pour cause la faiblesse du pouls artériel dans le membre malade.

L'atrophie ne va jamais si loin qu'on ne puisse provoquer la contraction des différents muscles au moyen de la faradisation. La sensibilité se maintient longtemps encore dans les extrémités paralysées de la sorte ; mais il n'est pas facile de s'assurer si elle est aussi exquise que du côté sain, attendu que les enfants sont ordinairement encore trop jeunes pour fournir à cet égard des renseignements précis. Pendant les premiers jours qui suivent le début de la paralysie, on observe parfois une hyperesthésie et un endolorissement considérable, état qui semble annoncer une inflammation du névrilème, mais qui laisse aussi supposer la possibilité d'une contusion ayant précédé ces symptômes. Toujours ces douleurs se dissipent au bout de quelques jours.

Plus la paralysie se prolonge, plus les modifications de forme deviennent considérables. L'articulation de l'épaule se relâche à un tel point, qu'il en résulte une subluxation de l'humérus, avec production d'un vide sous-acromial et aplatissement complet du muscle deltoïde. Aux extrémités inférieures il se forme, en cas de paralysie partielle, des contractures dans la direction des muscles non paralysés, des pieds bots et la difformité connue sous le nom de genou valgum ; à la colonne vertébrale se développe une scoliose par suite de l'obliquité du bassin.

Pour la durée, Rilliet et Barthez fournissent des indications précises. Dans un cas, une paralysie essentielle bien constatée disparut déjà au bout de douze heures ; dans beaucoup d'autres, au bout de six à huit jours. Une guérison complète a été observée, même après une durée de onze mois. Dans les cas où l'extrémité atteinte est restée en retard pour son développement et exécute très-mal ou n'exécute pas du tout certains mouvements, on peut encore quelquefois, même après des années, atténuer le mal par une gymnastique convenable et l'électricité, et même obtenir une guérison parfaite.

Étiologie. — La paralysie essentielle est une maladie de la première enfance et se trouve positivement liée à l'évolution dentaire. Les enfants de moins de six mois y sont fort peu sujets ; le plus souvent elle se déclare au moment du percement des molaires, et après l'achèvement de la première dentition, elle devient excessivement rare. Cependant aucun âge de la vie n'en reste complétement épargné. D'après mon expérience, les garçons en sont atteints plus souvent que les filles, ce qui cependant peut être un simple effet du hasard ; car les ouvrages les plus récents ne font aucune mention de cette différence.

La constitution paraît n'exercer aucune influence, car la plupart des enfants s'étaient bien développés jusqu'au moment de la maladie ; et s'il est vrai que les enfants scrofuleux n'en sont pas épargnés, la fréquence même de cette dyscrasie ne permet pas d'affirmer qu'elle entraîne une prédisposition particulière à la paralysie essentielle. La seule chose que l'on remarque d'une manière assez constante, c'est un état de congestion vers le cerveau et une tendance à la constipation pendant la dentition. Comme cause occasionnelle, on cite dans tous les ouvrages particulièrement le refroidissement ; et cependant, à l'appui de cette cause, on ne mentionne toujours qu'un seul et même cas, celui d'un enfant qui, ayant été assis sur une pierre froide, fut atteint de paralysie d'une jambe. Naturellement, en invoquant cette cause occasionnelle, on est obligé de passer sous silence la quantité innombrable d'autres enfants, surtout de ceux qui appartiennent aux classes pauvres, et qui, tout en ayant été assis sur des pierres froides, sont restés en bonne santé.

Traitement. — On a tenté contre la paralysie, de même que contre la plupart des autres altérations morbides, l'emploi des antiphlogistiques, des saignées locales et de la pommade mercurielle, sans avoir, par ces moyens, pu obtenir une amélioration plus prompte que par la méthode expectante. Il en est de même des purgatifs et, en général, de tous les remèdes préconisés contre cette maladie. Beaucoup de ces remèdes ont d'enthousiastes partisans, et cela pour la raison très-naturelle que la plupart des paralysies essentielles disparaissent dans une semaine ou très-peu après, quel que soit le traitement mis en usage. Comme, d'autre part, quelques paralysies essentielles, dont le diagnostic est élevé au-dessus du moindre doute, résistent à toute espèce de traitement, même par l'électricité, il ne peut naturellement jamais être question d'un effet spécifique pour aucun des moyens recommandés. Ce qui paraît le plus rationnel et le plus simple pendant les premières semaines de la paralysie, c'est l'application journalière d'une douche froide ; ensuite, le soin de tenir chaud le membre paralysé ; enfin, de fréquents mouvements passifs et des frictions aromatiques. Ce traitement seul suffit pour guérir la plupart des paralysies essentielles. Si aucune motilité ne s'établit au bout d'un mois au plus tard, il est temps de chercher à prévenir l'atrophie consécutive des muscles par l'électricité d'induction, qu'on a soin d'employer tous les jours une fois pendant cinq à dix minutes.

Si quelques semaines après il n'y a toujours pas d'amélioration, on passe à l'usage interne du sulfate de strychnine, qu'on donne à la dose de 3 milligrammes à 1 centigramme par jour, et qui doit être préféré à la noix vomique à cause des différences dans les proportions de strychnine que renferme cette dernière. On administrera la strychnine avec beaucoup de prudence, en ayant soin d'instruire les parents de ses propriétés toxiques, et de leur indiquer ce qu'ils auraient à faire s'il se présentait subitement de violents accès tétaniques. Le meilleur moyen dans ces sortes de cas est de faire rapidement une affusion froide et de donner une infusion concentrée de café.

Si une extrémité a pris une forme vicieuse, on cherchera à lui rendre sa forme normale par un traitement orthopédique ; contre les paralysies incurables on peut également employer l'orthopédie mécanique avec ses nombreux et ingénieux appareils.

3° Danse de Saint-Guy, petite chorée.

La meilleure description de la danse de Saint-Guy est donnée par Hasse dans son traité des *Maladies de l'appareil nerveux* (*Pathologie* de Virchow), description à laquelle nous avons souvent dû recourir pour l'exposé qui va suivre.

Par *danse de Saint-Guy*, ou *petite chorée* (*chorea minor*), on entend des mouvements continuels, involontaires, de presque tous les muscles de la vie de relation, mouvements qui deviennent plus violents lorsque ceux qui sont commandés par la volonté viennent s'y ajouter, et qui ne cessent qu'après l'abolition de la conscience, pendant le sommeil. La définition que nous venons de donner permet de distinguer cette affection suffisamment d'autres états autrefois confondus avec elle, et qui sont la grande chorée, ou *chorea Germanorum*, la chorémanie, les épidémies par imitation et le tarentisme.

Symptômes. — Les mouvements involontaires continuels agitent, soit tous les muscles de la vie de relation, soit seulement ceux de quelques parties du corps : ainsi ils peuvent rester limités à la moitié supérieure ou au bras, à la jambe du même côté, ce qui donne lieu à des mouvements de danse ; ou bien, enfin, le bras et la jambe des côtés opposés sont en proie à l'agitation musculaire, ce qui est un des cas les plus rares. Les extrémités musculaires ne sont pas toujours atteintes au même degré les unes et les autres : ainsi, tandis qu'un bras ne repose pas une seconde et se trouve continuellement agité par de grandes secousses, l'autre peut conserver le repos pendant des minutes entières et ne présenter que des contractions musculaires faibles et à peine visibles. Cette inégalité s'observe aussi aux extrémités supérieures. Les muscles de la face, dans certains cas, restent complétement indemnes, tandis que ceux des extrémités ne cessent pas d'être agités.

Quant aux différents mouvements, les plus désordonnés sont ceux des extrémités supérieures. Aux bras se produisent les torsions et les secousses les plus singulières; les épaules sont soulevées par un mouvement subit, comme si les enfants y sentaient une démangeaison; les doigts, tantôt se réunissent, tantôt s'écartent ou tiraillent continuellement les vêtements. Les pieds ne restent pas une seconde en repos, car les diverses contractions involontaires provoquent un piétinement continuel. Lorsque les enfants sont couchés, ils écartent aussi les orteils et sont pris de contractions dans l'articulation du genou. La marche devient incertaine, trébuchante, même impossible dans les degrés les plus élevés de la maladie ; elle devient traînante si un membre est plus fortement atteint que l'autre. La tête présente les mouvements les plus bizarres ; elle est tournée dans divers sens, secouée convulsivement, attirée tantôt vers l'un, tantôt vers l'autre côté. Les contractions des muscles de la face impriment à la physionomie le jeu le plus varié, pouvant dégénérer en véritables grimaces. Les yeux peuvent devenir fixes et saillants, ou il se produit un strabisme passager. Le clignotement agite ordinairement les paupières.

Les muscles de la mastication et de la déglutition prennent également part à ce désordre : ainsi les enfants se mordent la langue ou la muqueuse des joues en voulant mâcher leurs aliments; pendant que la bouche est vide, il y a même des grincements de dents. La déglutition ne se fait pas toujours bien, et même la langue n'obéit plus à la volonté; voilà pourquoi les enfants bégayent souvent, s'arrêtent au milieu d'une phrase et se mordent si souvent la langue. Le tronc s'agite et se tourne dans tous les sens. Les muscles de la respiration ne participent pas bien manifestement à cette agitation, au moins les inspirations s'accomplissent d'une manière assez régulière.

Ce désordre entraîne naturellement divers troubles dans les mouvements volontaires, d'autant plus que ces derniers produisent une exagération visible des mouvements involontaires. Les enfants ne peuvent plus manger convenablement; il leur vient, pendant qu'ils veulent porter la cuiller à la bouche, une secousse qui en répand le contenu sur leurs vêtements. Si l'on est assez imprudent pour leur accorder une fourchette, ils se blessent au visage. En écrivant, ils font tout à coup de longs traits sur le papier ou y poussent l'extrémité de la plume avec une telle violence, qu'ils traversent plusieurs feuilles de leur cahier. Lorsqu'ils veulent se déshabiller, les mouvements plus étendus que cet acte exige, provoquent des secousses telles, que les habits se déchirent. Aussitôt qu'on engage les enfants à se tenir un peu plus tranquilles, le piétinement n'en devient que plus fort, malgré les efforts les plus sincères pour se conformer à cet ordre. Si on leur dit de montrer tranquillement la langue, ils la font sortir par une série de petits mouvements transversaux, et ne peuvent, en aucun cas, la maintenir pendant un certain temps tranquillement hors de la bouche.

Ce qui, bien plus encore que les mouvements commandés par la volonté, tend à augmenter l'agitation, ce sont les tentatives faites pour contenir les parties malades. Ces tentatives peuvent même être suivies d'une aggravation de tout cet état morbide.

La sensibilité de la peau n'est pas diminuée dans la chorée, et les irritations de la peau produites par des piqûres, des pincements, des brûlures, etc., sont suivies des mouvements réflexes ordinaires. La toux, l'éternument, le bâillement, se font également sans obstacle, et la maladie n'exerce aucune influence sur l'émission des selles et de l'urine. Un fait remarquable, c'est que dans les cas, même les plus violents, et après avoir été dans une agitation extraordinaire pendant toute la journée, les enfants n'accusent jamais de fatigue, et que par cela même les contractions, loin de devenir plus faibles, deviennent au contraire plus fortes dans la soirée. Il est impossible de découvrir des signes constants d'une affection des organes centraux. De même le signe indiqué par Stiebel, c'est-à-dire une douleur à la pression qu'on trouverait toujours sur un point ou l'autre de la colonne vertébrale, ne s'est nullement confirmé. Souvent le moral des choréiques s'altère; ils pleurent facilement, deviennent irascibles, et des enfants jusque-là pleins de douceur et d'amabilité prennent une humeur capricieuse et méchante. Si la maladie se prolonge, la mémoire faiblit de son côté. — Quelle que soit l'agitation musculaire à l'état de veille, aussitôt que l'enfant dort, il s'établit un calme profond. Le soir, quand les enfants commencent à avoir sommeil et se couchent, les tremblements diminuent de plus en plus et cessent entièrement dès que la conscience est perdue. Le sommeil est ordinairement moins tranquille que celui des enfants bien portants. Si les enfants font des rêves pénibles, il se produit même quelques légers mouvements choréiques, mais au réveil les symptômes reparaissent tous avec leur première intensité.

La chorée n'est accompagnée d'aucune fièvre ni d'aucun trouble bien manifeste de l'état général. On a au contraire remarqué qu'une maladie aiguë intercurrente, par exemple un exanthème aigu, rendait les accès plus faibles, et qu'immédiatement il se faisait une amélioration durable, bientôt suivie d'une guérison définitive. Dans la chorée simple, le pouls n'est ni accéléré ni irrégulier. Si quelques auteurs ont prétendu le contraire, cela tient probablement à la difficulté de saisir le pouls radial pendant les soubresauts tendineux qui se suivent sans interruption. Mais en auscultant régulièrement le cœur, on acquerra bientôt la conviction que le rhythme et la fréquence des contractions cardiaques ne s'écartent pas de l'état normal.

Si la maladie se prolonge, la nutrition est quelquefois un peu altérée,

les enfants deviennent pâles et maigres, et l'on constate, surtout chez les
filles arrivées à un certain âge, des bruits d'anémie et, en général, des
symptômes chlorotiques.

La marche est toujours chronique, et peut-être jamais il n'arrive
qu'une chorée bien développée guérisse en moins de deux à trois mois,
d'autres durent six mois et même tout une année; et Romberg raconte
le cas d'une femme âgée de soixante-seize ans, atteinte de chorée depuis
l'âge de six ans, par conséquent pendant une durée de soixante-dix
ans, et qui a sans doute emporté sa chorée dans la tombe. On a encore
admis ici une division en périodes : 1° période de prodromes, 2° période d'augment, 3° période d'état, et 4° période de déclin. Toutefois,
dans les maladies dont les transitions sont si insensibles et ne sont signalées par aucun symptôme particulier, cette division n'a qu'une faible
valeur. Le début est toujours insensible : les enfants deviennent excessivement maladroits, laissent tomber facilement les objets qu'ils tiennent
entre les mains, cassent presque tout ce qu'on leur donne, trébuchent
souvent, et sont rendus inquiets et timides par les mauvais traitements
que ces maladresses leur attirent. Ordinairement, à la suite d'une émotion, frayeur, colère, peur, etc., les premiers mouvements involontaires
se déclarent, pour commencer sur de petits groupes musculaires, et se
généralisent ensuite rapidement au point que la maladie est arrivée à sa
période d'état dans l'espace de deux à trois semaines. A ce niveau, les
symptômes se maintiennent pendant au moins quatre à six semaines sans
augmenter ni diminuer le moins du monde; puis vient une amélioration
très-peu sensible et excessivement lente. Les récidives sont fréquentes.
Sée en a constaté 37 sur 158 cas. Finalement, la guérison arrive cependant
presque toujours, et ce n'est que d'une manière fort exceptionnelle qu'il
persiste pendant des années ou pendant la vie entière des tremblements
de quelques groupes musculaires, surtout de la face. Wicke et Leudet
rapportent quelques cas de mort. La maladie s'était rapidement élevée
aux degrés les plus intenses; puis survinrent rapidement le coma, une
émission involontaire des selles et des urines, le collapsus, une respiration irrégulière, un pouls petit, une perte de connaissance absolue, et
finalement la mort.

Étiologie. — La chorée est presque exclusivement une maladie de l'enfance, et si les adultes en sont atteints, ils l'ont cependant toujours
acquise dès le jeune âge. Elle atteint les enfants le plus souvent entre
l'âge de six et de quinze ans; voilà pourquoi on a cherché son origine
tantôt dans la seconde dentition, tantôt dans les approches de la puberté.
S'il est vrai que ces processus peuvent faire naître la prédisposition à la
chorée, leur rapport avec cette maladie n'est cependant pas si intime,
attendu qu'elle cesse souvent sans qu'une nouvelle molaire ait percé ou
sans que la menstruation se soit déclarée.

La chorée est une des maladies peu nombreuses qui attaquent les deux
sexes avec une grande inégalité numérique. D'après une statistique de

Dufossé, sur 250 malades, il y en avait **79** du sexe masculin et **164** du sexe féminin; et Sée admet également un rapport de 1 à 3 pour le nombre des garçons choréiques comparativement aux filles atteintes de cette maladie. A Munich, la disproportion paraît encore plus grande, car sur 10 choréiques dont j'ai noté l'observation, je trouve 1 garçon et 9 filles.

Il n'y a pas, à vrai dire, de disposition héréditaire, et il n'arrive que d'une manière tout à fait exceptionnelle que l'enfant d'une mère ayant eu elle-même la chorée pendant sa jeunesse en soit atteint à son tour. Par contre, on ne peut se dissimuler que le plus souvent les mères de ces enfants ont un système nerveux irritable et souffrent des formes les plus variées de l'hystérie. Des maladies fébriles antérieures prédisposent également à l'agitation musculaire.

On n'a pas pu constater dans nos climats une influence bien manifeste des saisons, quoique dans les pays tropicaux la maladie ne se rencontre presque jamais, et que dans les contrées septentrionales elle soit plus fréquente. Il n'est toujours pas bien avéré qu'elle puisse emprunter le caractère d'une épidémie comme les historiens le soutiennent; il est probable que ces prétendues épidémies se réduisent à une simple imitation. Le fait de chorées développées par imitation dans les écoles et pensionnats de jeunes filles est affirmé par beaucoup d'observateurs dignes de foi, et l'on en a observé dans ces derniers temps des exemples dans un village du Tyrol et dans un pensionnat à Eisenach. Un fait analogue, c'est le développement de spasmes hystériques se produisant au simple aspect d'une personne atteinte de ces spasmes, comme cela arrive assez fréquemment dans les grands hôpitaux.

Parmi les causes psychiques, on cite surtout la frayeur. Si un enfant est déjà atteint d'un commencement de chorée, un effroi subit peut, à la vérité, hâter le développement de la maladie. Comme il existe, toutefois, un grand nombre d'enfants qui, pour les causes les plus futiles, s'effrayent outre mesure, la chorée devrait se montrer beaucoup plus fréquemment, si la frayeur pouvait réellement la provoquer chez un enfant jusque-là en bonne santé.

Sée attache une grande importance au lien de causalité découvert par lui entre le rhumatisme et la chorée. Ce lien paraît cependant être des plus lâches; car si l'on doit reconnaître qu'un rhumatisme articulaire aigu peut être suivi de chorée, il n'en est pas moins vrai que l'on a beaucoup exagéré la fréquence de cette coïncidence. Dans les villes où les affections rhumatismales sont très-communes, la chorée devrait se rencontrer beaucoup plus souvent, et réciproquement; or il n'en est pas ainsi. A Genève, par exemple, le rhumatisme est, d'après Rilliet, très-répandu et la danse de Saint-Guy ne s'y observe presque jamais. Il faudrait encore, si ce lien de causalité était bien réel, que le rhumatisme fût beaucoup plus commun chez les jeunes filles que chez les garçons, sur lesquels les premières l'emportent notoirement pour la chorée. Or, le contraire a lieu pour le rhumatisme, qui est bien plus répandu chez les garçons que chez les filles.

L'anatomie pathologique fournit dans cette maladie des résultats complétement négatifs, ce qui peut dépendre en partie de la grande rareté des cas de mort, qui sont toujours purement accidentels. L'observation d'un gonflement de l'apophyse odontoïde de l'axis faite par Froriep dans cinq cas de chorée, gonflement qu'il attribue à une hypertrophie simple de la masse osseuse, est beaucoup trop isolée dans la science pour nous autoriser à fonder sur elle une conclusion quelconque. La vraie cause de la chorée n'est pas connue jusqu'à ce jour, malgré les nombreuses hypothèses faites à cet égard par Stiebel père et fils; de même le rapport de causalité entre la chorée et les maladies vermineuses, auquel on attachait autrefois une si grande importance, n'existe pas en réalité, car autrement il faudrait que la chorée fût beaucoup plus fréquente dans les contrées où règnent les maladies vermineuses et qu'on pût la guérir par les remèdes anthelminthiques, ce qui n'est pas le cas.

Diagnostic et pronostic. — Le diagnostic de cette maladie est ordinairement si facile, que chaque individu, même étranger à la médecine, qui l'a vue une fois, la reconnaîtra à première vue et la distinguera par la durée non interrompue des symptômes, qui se prolongent pendant des semaines entières, de toute autre espèce de convulsions, et entre autres de celles que l'on a réunies sous la dénomination un peu inexacte de convulsions choréiformes. Parmi ces dernières on range le bégayement, le clignotement, les contorsions de la bouche et la crampe des écrivains, spasmes sur lesquels, sans exception, la volonté exerce une influence, souvent passagère, il est vrai, et qui, en outre, ne se montrent que par accès plus éloignés, et sont, par conséquent, loin d'être aussi continus que la danse de Saint-Guy. Une maladie qui se confondra tout aussi peu avec la chorée, c'est l'affection décrite par Dubini et assez improprement désignée sous le nom de *chorée électrique*. D'après Hasse, il se présente ici des douleurs de la tête et du dos, ensuite des secousses électriques dans les extrémités, secousses qui n'intéressent d'abord qu'un côté et s'étendent plus tard à tout le corps. Dans l'intervalle de ces symptômes, il y a des convulsions générales accompagnées de fièvre et de transpiration, et les enfants meurent paralysés au bout de quelques semaines.

Le pronostic est très-favorable pour la grande majorité des cas, et les enfants guérissent pour la plupart parfaitement, dans l'espace de trois, tout au plus de six mois, pour peu qu'on les soumette à un traitement rationnel. L'espèce de chorée qui, d'après quelques auteurs, passe à l'épilepsie et à la démence, dépend d'une affection matérielle des organes centraux, et ne doit, par conséquent, pas être envisagée comme une danse de Saint-Guy proprement dite.

Les récidives ne sont pas rares. Ainsi on m'a deux fois déjà présenté des enfants qui, après avoir été parfaitement rétablis, étaient restés pendant plusieurs mois complétement épargnés, et furent ensuite de nouveau atteints d'une chorée de longue durée. Il est certain que ces enfants conservent une grande tendance aux névralgies de l'espèce la plus variée. Un fait remarquable, c'est que, d'après les données statistiques, la guérison est beaucoup plus longue à obtenir chez les garçons que chez les filles. En effet, chez les premiers, le traitement prend soixante-quatorze à quatre-vingt-un jours, tandis que chez les secondes il est achevé dans l'espace de trente-trois à trente-sept jours. La durée moyenne, comme elle a été évaluée pour ces dernières, me paraît cependant au-dessous de la vérité.

Traitement. — L'indication causale ne peut presque jamais être remplie, pour la raison très-simple que l'on n'a pas encore été en état de bien reconnaître les causes de la maladie. Au point de vue de cette indication, on prendra en considération le séjour dans un logement humide, l'expulsion spontanée de vers intestinaux, l'onanisme, le début de la menstruation et les complications rhumatismales.

On ne peut se faire une juste idée de la valeur du traitement médicamenteux par l'immense quantité de remèdes proposés qu'en ayant toujours présente à l'esprit la possibilité d'une guérison spontanée de cette maladie. Il n'est que trop vrai que n'importe quel remède, à moins d'être par trop absurde et d'empoisonner par trop l'organisme, est suivi de guérison, au bout de quelques semaines, ou tout au plus au bout de quelques mois. Cette surabondance de médicaments ne se rencontre que pour deux classes de maladies, diamétralement opposées quant à leur terminaison, à savoir, celles qui guérissent spontanément, et celles qui sont presque régulièrement incurables. Comme prototype de celles-ci nous citerons l'épilepsie.

Pour les cas où la maladie débute, chez les individus robustes, par un orgasme vasculaire, on a conseillé des émissions sanguines, en se fondant sur l'autorité de Sydenham. Pour ma part, je rejette tout traitement antiphlogistique comme inutile, sinon dangereux, vu que l'orgasme vasculaire en question n'a aucun caractère grave, et qu'assez souvent, si la maladie se prolonge, il se développe un état d'anémie qui ne peut qu'être hâté par un traitement antiphlogistique institué au début de la maladie. Les révulsifs appliqués sur la nuque et le long de la colonne vertébrale, et parmi lesquels on a vanté les pommades au tartre stibié et au sublimé, les vésicatoires et l'huile de croton, sont des tourments inutiles qui laissent aux jeunes filles des cicatrices durables, quelquefois défigurantes, pouvant plus tard entraîner bien des inconvénients et les priver de bien des plaisirs.

Un moyen moins à redouter, c'est la dérivation sur le canal intestinal que l'on peut effectuer par les purgatifs salins, l'huile de ricin, la rhubarbe, le séné ou l'aloès, remèdes auxquels on ajoutera sans inconvénient des anthelminthiques, si l'on soupçonne la présence des vers intestinaux. Le calomel et le tartre stibié sont à éviter à n'importe quelle dose, à cause de leur fâcheux effet sur la constitution générale, et l'on renoncera d'autant plus facilement à ces médicaments, que rien ne promet qu'ils exercent une influence spécifique sur la chorée.

Si l'orgasme vasculaire manque au début de la maladie, on peut immédiatement s'adresser aux moyens empiriques, parmi lesquels le plus rationnel est sans contredit le fer, surtout dans les cas où les enfants sont anémiques et présentent les premiers symptômes de la chlorose. Les préparations et les eaux minérales ferrugineuses sont vantées par la plupart des praticiens et les meilleurs, et l'on peut en continuer l'usage pendant bien des semaines, même après la terminaison de la maladie, sans occasionner le moindre dommage. Si l'administration des ferrugineux est suivie d'une constipation trop intense, il faut y remédier par les purgatifs doux signalés plus haut. Le choix de la préparation est assez indifférent en ce qui concerne les effets à produire sur l'affection nerveuse, et l'on se laissera guider par la facilité avec laquelle le remède est digéré et accepté par le malade.

Les enfants, surtout en bas âge, s'entendent fort mal à avaler des pilules; quoiqu'ils sachent, avec la plus grande facilité, faire passer plusieurs douzaines de noyaux de cerises et qu'il faille toujours leur recommander spécialement de ne pas les avaler avec le fruit, on ne réussit pourtant pas à leur faire avaler de même les pilules; ils mordent dessus et en conservent les fragments dans la bouche jusqu'à ce qu'ils soient ramollis, ce qui fait totalement manquer le but des pilules, qui est simplement de faire arriver le médicament dans l'estomac sans incommoder le malade par son mauvais goût. L'administration des poudres finit par devenir incommode; il faut qu'on les fasse renouveler souvent, et elles prennent facilement de l'humidité à l'air. Je préfère, pour cette raison, les teintures de fer, et me sers presque exclusivement de la teinture de malate de fer, qui paraît s'assimiler le mieux. Romberg recommande le cyanure, d'autres le sulfate ou le carbonate de fer. D'après mon expérience personnelle, la teinture ferrugineuse n'agit pas plus favorablement sur la marche de la maladie lorsqu'elle est administrée à haute dose que lorsqu'elle est donnée à dose faible; par contre, les doses élevées entraînent plus facilement des troubles digestifs et la constipation : c'est là ce qui m'a engagé à n'aller jamais au delà de 20 à 30 gouttes par jour. Pendant la convalescence, on peut du reste aussi prescrire avec avantage le quinquina, la quinine et d'autres toniques.

Il existe, en outre, une foule de remèdes empiriques qui tous ont eu leurs partisans exaltés, sans que leur efficacité en fût plus certaine. Premièrement il faut citer dans le nombre les métaux, le zinc, le cuivre et l'arsenic. Parmi les préparations de zinc, la plus estimée est l'oxyde, qui se donne jusqu'à concurrence d'un gramme répété trois fois par jour; ensuite le sulfate de zinc à la dose de 5 à 40 centigrammes, en augmentant graduellement; le cyanure de zinc à la dose de 15 centigrammes par jour, et enfin le ferro-cyanure de zinc. Escolar vante le valérianate de zinc à la dose de 10 à 60 centigrammes par jour.

Le sulfate de cuivre ammoniacal et le sulfate de cuivre ont été, avec raison, abandonnés, à cause de leur action vomitive. On devrait agir de même avec la liqueur arsenicale de Fowler, dont Henoch a, tout récemment encore, fait l'éloge.

Il était tout naturel qu'on essayât l'effet des narcotiques pour calmer l'agitation musculaire. On a fait de nombreux essais avec ces remèdes. L'opium, la belladone, la jusquiame, le haschisch, l'acide cyanhydrique, l'aconitine, l'atropine, ont été tour à tour proposés, et depuis longtemps abandonnés. Il en est de même de la strychnine, qui a été proposée par Trousseau, et que la plupart des médecins ont abandonnée de nos jours.

Un remède qui, dans les chorées violentes, privant les enfants du repos de la nuit, procure un soulagement momentané, c'est le chloroforme. Mais les inhalations trop souvent répétées embarrassent la tête et troublent la digestion.

Tout autant que les narcotiques, on a essayé les antispasmodiques végétaux et animaux, la valériane, l'asa fœtida, le camphre, le musc, le castoréum, l'arnica, le colchique, etc. Des remèdes d'une action plus sûre, sont les bains froids et les affusions froides dans une baignoire vide, moyens qui, par cela même qu'ils sont ordinairement très-désagréables, ont au moins pour effet d'exciter la volonté autant que possible à résister aux mouvements involontaires. Dupuytren est le partisan enthousiaste des bains et affusions froids, et croit que par leur usage régulier toute chorée peut guérir; c'est là une confiance qui, cependant, nous paraît trop absolue.

Comme il y a des filles qui ne supportent pas du tout ces bains et affusions froids, on a eu aussi recours aux bains chauds et, parmi ceux-ci, particulièrement aux bains sulfureux. A cet effet, on ajoute à chaque bain 120 grammes de sulfure de potasse, et l'on fait rester les enfants dans le bain pendant une heure. Rufz admet que la durée de la maladie est abrégée de vingt-quatre jours par ce moyen; mais Kœhler fait remarquer qu'il y a des cas où l'aggravation de tous les symptômes défend la continuation des bains sulfureux.

Pour ce qui concerne le traitement psychique des individus atteints de la danse de Saint-Guy, on se rappellera que par la sévérité on fait bien plus souvent du mal que du bien; ce qui, cependant, ne veut pas dire qu'il faille complétement renoncer à stimuler ces individus à faire intervenir la volonté. Il faut, par de bonnes paroles et en leur promettant de petits cadeaux, engager les enfants à se tenir tranquilles, par exemple jusqu'à ce que l'on ait compté 10 ou 20, et ainsi de suite; on leur fera exécuter de petits mouvements avec la main et le pied, et on les récompensera quand ils auront réussi dans leurs essais.

On a cru jusqu'à présent que les moyens de contention, les bandes et les attelles, produisaient un mauvais effet; dans ces derniers temps on a cependant publié quelques cas dans lesquels l'application d'attelles faite au commencement seulement pendant la nuit, à cause de la violence des mouvements qui ne permettait pas aux enfants de se reposer, et ensuite continuée nuit et jour pendant plusieurs jours consécutifs, avait amené une amélioration sensible suivie d'une prompte guérison (Monahan, de Dublin). Par ce traitement on cherchera seulement à fixer doucement les extrémités, au moyen d'attelles, convenablement courbées et rembourrées, les mouvements du tronc ne pouvant guère être empêchés. Toujours est-il que cette méthode doit être soumise à un sérieux examen.

Les petits mouvements volontaires recommandés plus haut ont été systématiquement perfectionnés par la gymnastique suédoise, par laquelle on exerce d'abord les enfants aux mouvements passifs, ensuite aux mouvements dits redoublés, et enfin à des mouvements actifs plus compliqués.

Le régime n'est pas d'une grande importance. Les enfants irrégulièrement et mal nourris des pauvres guérissent à peu près aussi rapidement que ceux de la classe aisée, où l'on ne donne, pour ainsi dire, pas une bouchée d'aliment sans le consentement du médecin. Un logement sec et aéré et le séjour au grand air hâtent la guérison; les fatigues intellectuelles la retardent; chez les individus adonnés à l'onanisme elle devient souvent impossible.

Si nous voulons résumer tout le traitement, nous voyons qu'il se compose essentiellement d'affusions et bains froids, de l'administration de remèdes ferrugineux et d'une sage action sur la volonté. Les formes les plus violentes seront traitées par le chloroforme plutôt que par les narcotiques, et l'on ferait bien de tenter, dans ces cas, une application d'attelles.

4° Grande chorée (chorea Germanorum).

C'est une maladie des plus rares, avec laquelle on a encore confondu les maladies convulsives de l'espèce la plus variée. La grande chorée s'attaque pour ainsi dire exclusivement aux filles, et parmi celles-ci uniquement à celles qui approchent de la puberté. Le caractère essentiel de cette affection consiste dans des paroxysmes de mouvements coordonnés, paraissant exécutés en pleine connaissance et sous l'influence de la volonté, et pendant lesquels il se produit une singulière exaltation des facultés intellectuelles. De là au somnambulisme, à la rhabdomancie (buguette divinatoire), au magnétisme animal, à la manie des miracles et à tant d'autres états étranges, il n'y a pas un long chemin à parcourir, et il faut toute la sagacité du médecin pour établir dans ces cas la juste limite entre la fraude ou l'illusion et un véritable processus pathologique.

Symptômes. — Les phénomènes présentés par les malades sont si variés, qu'il est difficile de tracer un tableau clinique applicable à tous les cas qui peuvent se présenter. L'explosion des paroxysmes est presque toujours précédée de prodromes psychiques et somatiques. Parmi les premiers, il faut compter la tristesse, un air distrait, des inquiétudes vagues, la peur des fantômes, des rêves pénibles, un sommeil inquiet ; parmi les derniers, des battements de cœur, des cardialgies, des troubles digestifs, le manque d'appétit, des maux de tête et de la rachialgie.

Enfin, surviennent les vrais paroxysmes. Les malades commencent à faire des mouvements tantôt simples, tantôt compliqués et volontaires en apparence, mouvements qu'ils exécutent avec une force, une sûreté, une promptitude et une persévérance extraordinaires. On les voit nager, grimper, danser, ramper et tenter les tours de force les plus bizarres.

Chez d'autres, il se produit une aliénation ou exaltation purement psychique ; ils commencent à parler en vers, à prêcher, à chanter, à débiter des choses insensées avec volubilité ou avec emphase ; d'autres enfin imitent le cri des animaux.

L'influence de la volonté n'est pas toujours entièrement suspendue : ainsi quelques-uns, il est vrai, ne peuvent être rappelés de leur paroxysme par aucun obstacle, ni par aucune douleur artificiellement produite ; d'autres, au contraire, reviennent à la raison dès qu'on leur projette un verre d'eau au visage.

Cet état se compare le mieux à celui d'un individu incomplétement chloroformisé, état dans lequel le malade se trouve également dans une agitation extraordinaire. Ces paroxysmes tantôt ne durent que quelques minutes, tantôt plusieurs heures consécutives, et se terminent, soit par le retour subit de la tranquillité, les malades jetant autour d'eux un regard étonné comme s'ils sortaient d'un rêve, soit par un sommeil profond qui souvent se prolonge pendant bien des heures. Quant au souvenir de ce qui s'est passé pendant le paroxysme, on remarque de grandes différences : les uns se rappellent les paroles qu'ils ont prononcées, ou les actes auxquels ils se sont livrés, à peu près comme on se souvient d'un rêve ; les autres n'en conservent aucun souvenir.

Pendant l'attaque, les irritations venant du dehors ne sont suivies d'aucun mouvement réflexe, ou bien les mouvements réflexes se produisent après telle irritation, et n'ont pas lieu après telle autre, ce qui doit toujours éveiller le soupçon de la simulation. Si, par exemple, une jeune fille supporte, sans réagir, des pincements, des piqûres, des coups, mais éternue lorsqu'on lui chatouille les narines, ou éprouve une commotion lorsqu'on lui verse inopinément de l'eau froide sur le corps, ou enfin revient à elle en gémissant lorsqu'on la brûle, il n'existe pas ordinairement une maladie réelle, mais plutôt une sorte d'égarement, un besoin irrésistible de se rendre intéressant.

Il y a encore de grandes différences sous le rapport de la marche suivie par la maladie. Toute l'affection peut se terminer en une seule attaque, ou bien un grand nombre d'attaques se suivent, à des intervalles plus ou moins longs, pouvant varier entre quelques heures et un grand nombre de jours. Si l'intervalle entre deux paroxysmes est court et ne dépasse pas

deux ou trois jours, l'état général n'a guère le temps de revenir à l'état
normal, et les enfants conservent toujours de la faiblesse musculaire,
quelque chose d'étrange et d'égaré dans leur manière d'être et des
troubles digestifs plus ou moins marqués. Ordinairement la durée totale
de la maladie n'est que de quelques semaines ou de quelques mois, et se
termine par une guérison complète aussitôt que la menstruation est régulièrement établie. On a aussi observé des récidives pendant lesquelles la
menstruation est restée de nouveau suspendue ou est devenue irrégulière.
Après la guérison, la plupart de ces filles, surtout les « clairvoyantes », deviennent extrêmement fécondes et montrent une forte tendance à l'obésité.

Quant au sexe et à l'âge, la maladie, d'après une statistique établie par
Wicke, qui a recueilli 126 cas, a été rencontrée 88 fois sur des filles et
38 fois sur des garçons. Sur 107 individus chez lesquels le début de la
maladie a pu être constaté, 84 étaient tombés malades entre la dixième et
la vingtième année, et parmi ces derniers 62 entre dix et seize ans. Souvent
on a pu constater une prédisposition héréditaire ; presque toujours l'éducation de ces enfants était dirigée par des mères hystériques et exaltées.

On ne peut former que des suppositions sur l'état anatomique du cerveau
dans cette affection. Dans tous les cas il n'y a pas de lésions déterminées
de telle ou telle partie de cet organe, qui correspondent à la maladie ; sans
quoi les symptômes seraient plus constants et plus uniformes, et dans tous
les cas on ne saurait admettre ici la présence d'un exsudat inflammatoire,
ni une modification durable de l'espace intra-crânien, pour la raison très-
simple que la maladie se termine presque toujours par guérison, et ne se
transforme qu'exceptionnellement en paralysie ou en épilepsie. L'activité
du cerveau est surexcitée dans son ensemble, et cette surexcitation porte
tantôt plus particulièrement sur les centres nerveux de la motilité, tantôt
sur les fonctions psychiques du cerveau. Hasse dit fort judicieusement :
« Il n'y a qu'un état qui puisse être utilisé pour l'explication de cette singulière maladie, c'est le sommeil et le rêve. Si l'on suppose les impressions si nombreuses des rêves, qui tantôt se reproduisent avec une
remarquable uniformité, tantôt varient à l'infini, traduites en action, on a
l'image fidèle de la grande chorée. »

Ce qui complète encore cette analogie, c'est que le paroxysme est précédé d'une espèce d'assoupissement et de rêverie, et se termine par une
sorte de réveil, de façon que, d'après cette manière de voir, nous n'aurions
dans la grande chorée que l'exagération d'un rêve avec grande excitabi-
lité du sensorium.

Le *pronostic* est favorable en ce sens que la maladie n'est pas mortelle
et que les accès cessent presque toujours, quoique souvent après un temps
fort long ; par contre, ces individus conservent pendant la vie entière
quelque chose de bizarre qui rend leur société peu agréable. Tantôt ces
personnes tombent en proie à l'exaltation religieuse ; tantôt elles aiment à
nouer de folles intrigues amoureuses, et presque jamais elles ne passent
pour être des femmes calmes et réfléchies.

Traitement. — Il n'y a pas de médicaments qui permettent de prévenir sûrement les accès ni même d'abréger simplement la maladie. Par contre, l'ensemble de la constitution fournit souvent l'occasion d'intervenir médicalement. Ces filles sont souvent atteintes de chlorose et de constipation opiniâtre, états qui commandent l'emploi du fer et des laxatifs. Le plus souvent la constipation est si difficile à combattre, qu'on est forcé d'en venir aux drastiques, qui finissent par entraîner quelques selles copieuses.

L'essentiel est toujours le traitement psychique. Une fois que les attaques sont devenues un sujet d'étonnement général et de conversation publique, elles ne cesseront plus pendant des années. Il importe donc, avant tout, de procurer à ces enfants un entourage raisonnable, et si la famille se compose elle-même d'individus exaltés, on fait bien de les en séparer complétement. Il faut que les accès soient attendus tranquillement, et qu'une fois passés, il n'en soit plus question devant les malades.

En outre, on aura soin d'empêcher qu'elles ne se fassent du mal par la violence des mouvements.

Jamais il ne faut raconter à ces enfants ce qu'ils ont fait ou dit pendant leurs accès.

Toute lecture et toute société pouvant exalter l'imagination doivent être évitées soigneusement. Les exercices et même les fatigues du corps offrent le double avantage d'exciter la digestion et de chasser les rêveries nuisibles. Hasse condamne les essais faits avec le magnétisme animal, et en général toutes sortes d'expériences qu'on pourrait vouloir tenter sur ces individus. Dans l'unique cas que j'ai observé dans ma pratique, l'eau froide était d'une utilité évidente. Quand l'enfant, âgée de douze ans, et qui avait reçu une éducation fort extravagante, fut séparée de sa mère à moitié folle et confiée à son grand-père, homme de beaucoup de sens et de caractère, les accès disparurent complétement après quelques affusions froides. Dans ses accès, cette jeune fille s'asseyait subitement sur le sol, faisait entendre une sorte de grognement, puis tournait avec une étonnante rapidité autour d'elle-même. Quelques verres d'eau froide violemment projetés à la face la faisaient revenir à elle-même; il suffit de répéter cette opération dans cinq accès consécutifs pour faire disparaître à jamais les paroxysmes.

5° Épilepsie.

Sous le nom d'*épilepsie*, on entend des paroxysmes convulsifs qui se répètent plus ou moins souvent, et qui sont accompagnés de l'interruption subite et absolue de la conscience et du sentiment.

Les traités de pathologie spéciale décrivent si longuement l'épilepsie, ses causes, la nature et les suites des paroxysmes, qu'il me semble inutile de traiter ce sujet à fond, et que je puis très-bien renvoyer aux excellents articles que Canstatt, Romberg et Hasse ont consacré à cette maladie dans leurs manuels. Je me contenterai donc de rapporter ici les particularités qui distinguent l'épilepsie chez les enfants.

Symptômes. — Chez les adultes, on observe souvent des prodromes éloignés et presque toujours des prodromes prochains (aura). Les premiers consistent en un changement de caractère, grande irritabilité, maux de tête, vertige, lassitude ; les seconds, qui précèdent immédiatement l'attaque et qui souvent sont si courts, que les malades ont à peine le temps de choisir une position qui les mette à l'abri du danger, consistent en maux de tête, vertiges, bourdonnements d'oreille, éblouissements, sensation d'odeurs désagréables, tremblements, frissons, oppression et battements de cœur. Quant aux prodromes éloignés, on n'en aperçoit aucune trace chez les enfants, pour la raison très-simple que chez eux les attaques sont beaucoup plus communes, qu'elles se répètent journellement ou au moins une fois par semaine, et que, par conséquent, ces prodromes éloignés n'ont même pas le temps de se produire ; quant aux prodromes prochains, appelés aussi aura, les enfants ordinairement ne les signalent pas non plus, parce qu'ils s'observent moins et que l'attaque les saisit avec une rapidité si foudroyante au milieu de leurs jeux, qu'aucune aura ne peut être sentie.

Quant au paroxysme lui-même, il débute presque régulièrement par un cri ou un gémissement étrange, inarticulé ; quelquefois aussi des larmes baignent les joues, ce qui a fait supposer que le début de l'accès devait être douloureux, mais que la sensation ultérieure de la douleur était suspendue par la perte de connaissance immédiatement survenue. Pendant ou aussitôt après ce cri, les enfants tombent violemment par terre ; on ne les voit pas s'affaisser en fléchissant d'abord les genoux, mais ils sont précipités avec une force telle, qu'ils semblent poussés à terre par un coup invisible qui les aurait atteints de haut en bas et en même temps par le côté. La direction dans laquelle ils tombent dépend exclusivement de la position du corps avant l'attaque, et n'a, par conséquent, aucune signification pathognomonique. La chute est si violente, qu'elle détermine à elle seule de fortes lésions qui, quelquefois, ont même été suivies de mort. On peut admettre en principe que plus le début de l'attaque est brusque et la chute violente, plus aussi l'attaque elle-même sera intense et prolongée.

Après que les enfants sont tombés, commencent les convulsions les plus variées, tantôt toniques, tantôt cloniques, tantôt alternant les unes avec les autres. C'est l'inégalité dans la forme des convulsions qui distingue surtout l'épilepsie des enfants de celle des adultes. Tandis que chez les adultes, surtout les hommes, une attaque se passe toujours exactement comme les autres, la durée et la forme des spasmes varient souvent considérablement chez les enfants, et ce ne sont pas toujours les mêmes groupes musculaires qui entrent en contraction. Les phénomènes les plus fréquents sont des grincements de dents, des secousses et contorsions tétaniques des extrémités, le renversement du pouce dans la main, la flexion de la tête en arrière et les contorsions les plus variées des muscles de la face et des yeux. Cependant aucun de ces symptômes n'est assez constant pour que son absence puisse jeter un doute sur le diagnostic de l'épilepsie, si les autres signes de la maladie se trouvent réunis. Une opinion populaire, entre autres, qui manque de tout fondement, c'est celle en vertu de laquelle on voudrait refuser le caractère de l'épilepsie à toute convulsion qui ne serait pas accompagnée du renversement du pouce dans la main. Ce symptôme, à la vérité très-fréquent, manque dans un grand nombre de cas, d'ailleurs très-prononcés.

Dans les accès violents, les muscles de la respiration prennent également part à la convulsion, ce qui détruit le rhythme de la respiration et tend à embarrasser surtout l'expiration, à cause de la contraction continue des muscles qui devraient se relâcher pendant ce temps du mouvement respiratoire. Le thorax se dilate alors dans tous les sens, et l'on n'entend plus que faiblement le bruit respiratoire, en supposant d'ailleurs qu'on puisse ausculter le poumon, ce qui est souvent impossible à cause de l'agitation générale du corps et du râlement qui bientôt est occasionné par les mucosités accumulées dans le larynx. Les effets immédiats de ces troubles respiratoires sont : la cyanose, l'engorgement des veines du cou, l'injection des yeux, la tuméfaction de la langue et de la face entière, et enfin même des hémorrhagies de la conjonctive, de la muqueuse nasale et buccale. Cependant les hémorrhagies par la bouche sont loin d'avoir toujours leur source dans les troubles de la respiration ; elles proviennent, au contraire, bien plus souvent de morsures de la langue engagée entre les dents serrées les unes contre les autres.

Le muscle cardiaque ne prend presque jamais part aux convulsions ; le pouls bat, à la vérité, un peu plus rapidement, à cause de l'agitation générale, mais il ne perd pas son rhythme et revient immédiatement à la vitesse normale après la fin du paroxysme.

Les enfants laissent échapper, plus souvent que les adultes, les selles et l'urine pendant la durée de l'accès, et comme, en général, la sécrétion muqueuse et salivaire de la cavité buccale est chez eux plus abondante, ils ont assez régulièrement devant la bouche l'écume blanche ou sanguinolente si connue. Par l'effet des grands efforts, ils se couvrent toujours vers la fin d'une sueur profuse pendant laquelle les grandes contorsions cessent, et les enfants, se réveillent comme sortant d'un rêve et regardent autour d'eux en poussant des soupirs profonds. Presque jamais les attaques ne durent plus de cinq minutes ; ce temps paraît naturellement beaucoup plus long aux parents désolés, et c'est là ce qui les porte involontairement à exagérer, dans leurs indications, la durée de l'attaque. Tandis qu'il y a des épileptiques adultes qui sont pris tout au plus d'une attaque par an, les enfants épileptiques en ont pour le moins une par semaine ; mais jamais on ne remarque rien de régulier dans le retour des accès. Tantôt il y a des intervalles assez longs, tantôt les accès reviennent tous les jours ; tantôt plusieurs accès consécutifs reviennent à la même heure, de sorte que l'on se croit positivement en droit d'admettre un caractère intermittent et de prescrire de la quinine, malheureusement toujours inutilement ; tantôt, enfin, chaque accès arrive à un autre moment de la journée.

Les paroxysmes sont loin d'être tous aussi complétement développés qu'on pourrait le croire d'après la description ci-dessus ; il y a, au contraire, beaucoup de formes plus légères que l'on a désignées sous le nom de *vertige épileptique*. Les enfants atteints de cette forme ne tombent pas par terre ; ils chancellent tout au plus, cherchent à s'asseoir, ou continuent de marcher, l'œil fixe et les traits contractés, comme plongés dans un rêve. Cet état ne dure guère plus d'une minute, mais il revient plusieurs fois dans la même journée. Il y a aussi des enfants qui ont des attaques de forme différente, tantôt de simples vertiges, tantôt de fortes attaques convulsives accompagnées de chute violente. Entre ce léger vertige et les paroxysmes les plus horribles, avec déchirure des muscles, fractures et hémorrhagies, il y a des transitions infiniment nombreuses. Si l'attaque a été légère, les enfants sont bien vite remis, mangent et jouent comme auparavant ; mais après une attaque grave, ils tombent dans un long et profond sommeil, d'où ils se réveillent avec des maux de tête et une lassitude qui persiste encore pendant plusieurs jours.

Dans les intervalles libres, l'état du malade varie selon la durée, la violence et la fréquence des accès. Quelques enfants qui n'ont que la forme légère conservent leur aspect florissant et continuent de bien se développer physiquement et intellectuellement ; mais d'autres, surtout après une durée de plusieurs années d'une épilepsie intense, prennent une physionomie bestiale, deviennent maussades, irascibles, voraces, reculent continuellement au lieu d'avancer dans leur développement intellectuel, et finissent par tomber dans une complète imbécillité. En outre, le corps est toujours couvert de cicatrices et de marques de contusions provenant des chutes, les dents s'usent par suite du grincement, et la langue est fissurée par les morsures.

Les formes légères se supportent pendant la vie entière sans conséquences fâcheuses ; on sait d'ailleurs que quelques hommes de génie ont été épileptiques jusqu'à la fin de leurs jours. Les épileptiques les plus célèbres sont Jules César, Mahomet, Charles-Quint, Pétrarque et Rousseau.

La marche de l'épilepsie est essentiellement chronique, les individus conservant la maladie la vie durant et l'emportant dans la tombe. Le début est éminemment aigu, car le plus souvent il n'y a que des prodromes très-vagues, et la maladie ne peut être diagnostiquée qu'à la première attaque. Plus les enfants sont jeunes, plus les attaques se répètent souvent. Avec l'âge, leur fréquence diminue jusqu'aux approches de la puberté, époque à laquelle on remarque de nouveau une aggravation ; après la puberté, les accès prennent une forme plus constante et les intervalles deviennent moins inégaux. Les attaques se rapprochent très-manifestement chez les individus adonnés à l'onanisme, aux excès alcooliques, et de même après toute sorte de surexcitations intellectuelles. Les phases de la lune, qui jouent un si grand rôle dans l'opinion du public, n'ont aucune influence positivement appréciable sur le retour des accès. Par contre, le climat ou peut-être simplement la température n'est pas sans influence dans un certain nombre de cas. Je connais un homme qui ne souffre d'une épilepsie légère que pendant les mois les plus froids de l'hiver et en reste complétement épargné pendant l'autre partie de l'année. Or, depuis qu'il a passé deux hivers consécutifs à Alger, aucune attaque ne s'est reproduite.

Pendant l'évolution de maladies aiguës, fébriles, l'épilepsie est suspendue, mais une exacerbation d'états morbides chroniques, tels que l'helminthiase, la constipation, les névralgies, l'aggrave. Plus haut nous avons déjà parlé de son influence sur les fonctions intellectuelles.

Sa *terminaison* ordinaire est la mort, c'est-à-dire que la maladie persiste jusqu'à la fin de l'existence. Elle n'empêche pas, il est vrai, les individus de grandir et d'atteindre un âge de trente à quarante ans ; mais il ressort clairement des documents statistiques que les épileptiques dépassent rarement cet âge. Les épilepsies violentes conduisent ordinairement à d'autres maladies du cerveau, à l'apoplexie, à la manie ou à la démence, qui emportent rapidement les individus. La guérison est un événement fort rare qui cependant s'observe plus souvent encore chez les enfants que chez les adultes. On a vu cesser l'épilepsie chez les enfants après le percement des quatre secondes molaires, quelquefois aussi à la suite d'un changement de résidence. A l'étiologie, il en sera question plus longuement. La guérison est ou subite ou progressive. Ainsi il peut arriver que le dernier accès soit tout aussi violent que les accès antérieurs, ou bien les attaques diminuent graduellement et se transforment en un léger vertige épileptique qui finit à son tour par ne plus revenir.

Étiologie. — S'il est, dans la plupart des cas, fort difficile de découvrir la vraie cause de l'épilepsie, il importe cependant, précisément dans cette affection, d'examiner très-attentivement le malade, d'inspecter très-minutieusement tout son corps, parce que c'est uniquement à cette condition que l'on peut instituer un traitement rationnel. La forme des attaques fournit peu ou point de données à l'étiologie, et chez les enfants on comptera d'autant moins sur la description d'une espèce particulière d'aura, que celle-ci est en général fort courte et s'oublie immédiatement après l'attaque.

Aucun *âge de la vie* n'échappe complétement à l'épilepsie. Les petits enfants souffrent rarement d'une d'épilepsie vraie, si l'on veut se donner la peine de bien séparer, comme il le faut d'ailleurs absolument, l'éclampsie de cette dernière. Ce qui distingue très-nettement l'éclampsie de la maladie dont il est ici question, c'est qu'elle éclate le plus souvent au début de quelque maladie aiguë ; que, par conséquent, l'accès terminé, l'état général est loin de redevenir ce qu'il était auparavant, et que l'éclampsie est assez souvent mortelle, tandis que l'attaque d'épilepsie n'entraîne presque jamais un danger immédiat.

D'après une statistique de Beau, 211 épileptiques se partagent, selon l'âge, de la manière suivante :

```
Épilepsie congénitale.............................  17
Début entre la naissance et l'âge de 6 ans..........  22
    —            entre 6 et 12 ans...............  43
    —            entre 12 et 16 ans..............  49
    —            entre 16 et 20 ans............. .  17
    —            entre 20 et 30 ans.............  29
    —            entre 30 et 40 ans.............  12
    —            entre 40 et 50 ans.............  15
    —            entre 50 et 60 ans.............   5
    —            entre 60 et 61 ans.............   1
```

Les deux tiers de ces malades étaient donc au-dessous de seize ans au début de leur maladie.

En ce qui concerne le *sexe*, on admet généralement pour les adultes que la maladie est plus répandue parmi les femmes que parmi les hommes. Je ne connais pas de tableau statistique d'enfants épileptiques séparés selon le sexe. Les cas que j'ai rencontrés jusqu'à présent ne me permettent pas d'admettre pour les enfants la différence qui, sous ce rapport, existe chez les adultes, attendu que je me souviens de plus de garçons que de filles atteints d'épilepsie.

L'*hérédité* est généralement admise, même par les personnes étrangères à la médecine. Il n'est nullement dit que l'épilepsie héréditaire doive nécessairement être une épilepsie congénitale, c'est-à-dire se déclarant immédiatement ou très-peu de temps après la naissance. Elle peut rester longtemps latente et ne se montrer qu'à l'époque de la puberté ou même encore plus tard. L'épilepsie congénitale s'observe surtout dans les cas où des mères épileptiques ont eu de fréquentes attaques pendant leur grossesse. Chez les enfants de moins d'un an, il est très-difficile de distinguer l'épilepsie de l'éclampsie ; elle ne se caractérise à cet âge que par sa chronicité et l'absence de toute maladie consécutive après la fin de l'attaque.

Quelquefois l'épilepsie saute une génération et reparaît avec toute sa violence première sur la génération suivante ou bien elle n'attaque, dans une famille, que les enfants de même sexe, soit les garçons, soit les filles.

Indépendamment des causes que nous venons de nommer, on en cite dans les manuels encore beaucoup d'autres dont la réalité est cependant fort contestable. Ainsi, par exemple, il nous paraît assez arbitraire de compter au nombre des causes réelles de la maladie les grandes émotions, surtout la frayeur, la crainte ou la colère. Si ces causes étaient fondées, le nombre des épileptiques devrait être beaucoup plus énorme qu'il ne l'est. Suivant le point de départ de l'aura, on distingue une épilepsie spinale, thoracique, abdominale, néphrétique, génitale, périphérique,

distinctions qui cependant ne se fondent sur aucune particularité anatomique.

Chez les enfants on rencontre principalement une épilepsie ayant pour
base la tuberculose. Un grand tubercule situé dans les ganglions bronchiques ou dans le cerveau, un ganglion lymphatique hypertrophié et
tuberculeux exercent sur les nerfs voisins une pression ayant pour résultat
le développement d'une épilepsie. Une pression semblable paraît provoquer l'épilepsie dans les cas rares et favorables où elle a pour cause le
cryptorchidisme. La maladie guérit alors si plus tard le testicule opère sa
descente, ou bien après la castration, à laquelle on peut être dans le cas
de recourir si le testicule reste engagé dans le canal inguinal, qu'on est
forcé de dilater pour enlever la glande. Parmi les causes d'origine périphérique la plus fréquente est le percement d'une molaire, quelquefois
d'une dent de sagesse ; ce processus terminé, on a également vu guérir la
maladie. Un fait beaucoup plus rare, c'est la guérison si souvent racontée
qu'on prétend avoir obtenue après l'excision d'une cicatrice. Depuis que
ce résultat a été publié, on va souvent minutieusement à la recherche
des cicatrices, que l'on trouve quelquefois et qu'on excise avec le meilleur espoir, sans qu'ordinairement cette opération exerce la moindre influence sur la marche de l'épilepsie, qui continue d'exister comme auparavant.

Anatomie pathologique. — L'autopsie des individus épileptiques ne
fournit aucun résultat constant. Quelquefois le résultat est complétement
négatif. Dans beaucoup de cas, on trouve les altérations les plus variées
du cerveau, l'atrophie ou l'hypertrophie, l'induration ou le ramollissement, un exsudat plastique ou séreux des méninges cérébrales, des
hémorrhagies, des tubercules et des abcès dans la substance même du
cerveau, des fractures, des exostoses, la carie ou la nécrose des os crâniens. Dans les épilepsies congénitales, on trouve, en outre, l'assymétrie
des os crâniens, l'aplatissement du front, un occiput large ou pointu,
les os crâniens tantôt remarquablement épais, tantôt d'une minceur
anormale. Elliotson a bien raison de dire que cette anomalie des os crâniens n'entraîne pas forcément l'épilepsie. Tout ce que l'on peut dire
avec certitude, c'est que très-souvent la maladie se produit en cas de
développement incomplet du cerveau. Dans les anciens manuels les injections vasculaires du cerveau et de la moelle épinière jouent un grand
rôle, mais de nos jours on considère avec raison ces anomalies de la distribution du sang comme des phénomènes qui ne se développent que
pendant l'agonie ou même après la mort. Dans les autres organes on peut
trouver des lésions encore plus variées que dans le cerveau, ce qui revient à dire, en d'autres termes, que les épileptiques peuvent succomber
non-seulement aux suites de leur maladie, mais encore à toute espèce de
maladies aigües et chroniques.

La dissection minutieuse du système nerveux fait découvrir souvent des
névromes.

Diagnostic. — Chez les femmes adultes, la principale difficulté qui se présente consiste dans la distinction entre les attaques d'hystérie et les attaques d'épilepsie, distinction qui se fonde principalement sur ce fait que dans les premières la conscience n'est pas complétement abolie, que, par conséquent, il n'y a ni chute violente, ni morsures à la langue. Chez les enfants, on n'a pas à craindre une confusion entre l'épilepsie et l'hystérie; chez eux, il s'agit de distinguer l'épilepsie de l'éclampsie. En ne tenant compte que de l'attaque elle-même, il est impossible de distinguer les deux maladies. Il n'y a que l'état consécutif à l'attaque qui permet d'établir le diagnostic différentiel. Après l'attaque d'éclampsie, les enfants ne se sentent jamais bien à leur aise, ils ont toujours de la fièvre, contractent un exanthème aigu ou une autre maladie aiguë ou vomissent au moins des matières que l'estomac refuse de digérer ; au contraire, les enfants épileptiques se sentent de nouveau bien remis le même jour ou, au plus tard, le lendemain et ne conservent pas une trace de fièvre.

Des enfants tout à fait vicieux et corrompus conçoivent parfois l'idée de simuler l'épilepsie pour se préserver des châtiments corporels, parce qu'ils ont fait la juste remarque que jamais on ne punit sévèrement des enfants reconnus atteints d'épilepsie. Cette simulation leur est rendue plus facile dans les grands colléges ou pensionnats où ils ont fréquemment l'occasion d'observer des attaques d'épilepsie. La distinction, si les enfants sont rusés et doués d'un certain talent d'imitation, n'est pas toujours facile et il faut se garder de croire sans réserve à la simulation tant que l'on n'en a pas la preuve certaine. On conseillera donc aux chefs d'institution de toujours traiter au commencement ces enfants avec tous les égards dus aux épileptiques et de se laisser plutôt tromper une ou plusieurs fois que de s'exposer à aggraver l'état d'un enfant réellement malade par une sévérité mal employée. Les individus qui simulent parviendront difficilement à imiter la forte turgescence de la face, qui se produit pendant l'accès, et bien moins encore la pâleur extrême qui lui succède. D'après Marc, on éprouve toujours de la peine à tendre le pouce et à ouvrir le poing d'un véritable épileptique, mais une fois ce résultat obtenu, la main reste ouverte. L'individu qui simule ne sait rien de cette particularité et referme le poing immédiatement lorsqu'il ne sent plus de résistance. Il serait cependant nécessaire d'examiner un plus grand nombre d'épileptiques en vue de ce symptôme avant de lui accorder une confiance illimitée.

Traitement. — De tous les chapitres de la thérapeutique spéciale, celui de l'épilepsie est le plus long et en même temps le plus ingrat. Il n'y a pas de remède qui n'y soit représenté et les succès qu'on attribue à toutes ces substances sont vantés à un tel point qu'il faut une bonne dose de scepticisme médical pour les révoquer en doute. S'il est vrai que dans les prétendus effets de beaucoup de ces remèdes il ne faut voir que fraudes ou illusion ou des faits mal observés, il y a une circonstance qui rend plus difficile encore la connaissance de la vérité, à savoir que, après toute espèce de remèdes, quelle que soit leur composition chimique, on commence toujours par constater une amélioration sensible. Cette expérience, déjà faite par Esquirol, s'est depuis confirmée infiniment souvent et prouve clairement que l'état psychique n'est pas sans influence sur le processus morbide.

Le traitement lui-même comprend : la prophylaxie, l'éloignement des causes, l'emploi des spécifiques et une hygiène générale physique et morale.

I. La *prophylaxie* consiste à empêcher les épileptiques de se marier, à cause de l'hérédité bien reconnue, et à confier l'allaitement d'un enfant provenant d'une mère épileptique, non à cette dernière, mais à une bonne nourrice. Au reste, on élevera avec des ménagements extrêmes les enfants de parents épileptiques. Ainsi, on évitera de surexciter leur système nerveux par un travail intellectuel prématuré et trop assidu; on évitera de leur causer des frayeurs par des reproches violents, des corrections, ou bien en leur racontant des histoires de revenants, etc.

II. Le *traitement causal* est de beaucoup le plus efficace, si l'on est réellement parvenu à connaître la cause de la maladie; malheureusement on parvient beaucoup moins souvent que cela est généralement admis à connaître les vraies causes du mal, car les indications fournies à ce sujet par la famille, tendant à faire remonter la maladie à une chute, à une frayeur, à une affection antérieure, etc., ne doivent être accueillies qu'avec une réserve extrême.

Avant tout, on fera déshabiller complétement les enfants, et l'on soumettra toutes les parties de leur corps à une investigation minutieuse. Jamais on ne se contentera de la déclaration des parents, que le corps de leur enfant est normalement constitué dans toutes ses parties, pour se dispenser de cet examen. Plus d'une fois, en effet, cet examen a fait découvrir sur les membres, et, en général, dans le trajet périphérique des nerfs, une tumeur exerçant sur ces derniers une compression ou une cicatrice qui les tiraille, ou un corps étranger enkysté, anomalies après l'éloignement desquelles l'épilepsie a disparu pour ne plus revenir. On prétend même qu'on a déjà pu la guérir par l'excision d'un cor ou l'avulsion d'une dent cariée (?). Le moyen le plus efficace pour remédier à cette épilepsie périphérique, c'est la section du nerf lésé. On accordera naturellement une attention toute particulière à l'état du cerveau et des parties qui l'entourent. On examinera attentivement les os de la tête, pour voir s'ils ne présentent ni enfoncement, ni cicatrice, ni exostose syphilitique, etc.; enfin on s'assurera s'il n'y a pas d'otorrhée. Les états congestifs chroniques du cerveau doivent être éloignés par une dérivation sur le canal intestinal ou par des révulsifs cutanés, tels que vésicatoires, pustulation, sétons dans la nuque, et même des moxas. A cet effet, on a même été jusqu'à lier les carotides; plus tard on a essayé de les comprimer; mais le résultat de ces essais a été nul jusqu'à présent. Si l'excision de cicatrices occupant le cuir chevelu n'est pas suivie d'une diminution des accès, il y a lieu de trépaner les os autrefois lésés, opération que Tissot propose et soutient si ardemment qu'il voudrait la voir entreprendre dans tous les cas désespérés.

S'il y a des vers intestinaux, il faut les expulser par les méthodes indiquées au chapitre des helminthes ; s'il y a une tendance à la constipation, on la combattra par des lavements répétés ou une eau minérale purgative. On examinera attentivement les parties génitales, pour voir si elles présentent des traces d'onanisme. Quelquefois on peut rappeler des éruptions cutanées, rapidement guéries, et des transpirations habituelles, subitement arrêtées.

Le *traitement de l'accès lui-même* consiste essentiellement à mettre l'individu à l'abri des lésions qu'il pourrait se faire. Ainsi les meubles doivent avoir des bords arrondis, la cheminée ou le fourneau doit être entouré d'une grille, le sol couvert de tapis, le lit assez bas pour que le malade ne se blesse pas trop en tombant du lit dans une attaque nocturne. Tous les moyens essayés pendant l'attaque, frictions, affusions froides, compression des carotides, magnétisme, faire respirer des gaz irritants, ouvrir les pouces, entourer la face d'un bandeau et tant d'autres remèdes médicaux ou populaires sont les uns inutiles et les autres positivement nuisibles.

Les essais que l'on a tentés jusqu'à présent, en cas d'aura de longue durée, de faire avorter l'accès lui-même, n'ont pas été couronnés de beaucoup de succès jusqu'à présent. En général, on ne peut admettre la possibilité de faire avorter les accès qu'autant qu'ils sont d'origine périphérique. On lie alors fortement le membre correspondant, et on n'enlève la bande qu'au bout de quelques heures, en ayant soin de la desserrer peu à peu. De cette manière, on parvient quelquefois, il est vrai, à empêcher complétement l'accès ; mais, dans d'autres cas, ce procédé provoque chez le malade une angoisse telle qu'il demande avec énergie qu'on enlève la bande, et préfère de supporter l'attaque. Après celle-ci, les enfants se remettent ordinairement très-vite ; de sorte qu'il ne peut être question d'un traitement consécutif. Si un état soporeux, de la fatigue ou des nausées persistent plus ou moins longtemps après l'attaque, il suffit d'un sinapisme ou d'un bain de pied irritant pour en faire justice.

III. Les *spécifiques antiépileptiques* se sont, depuis un temps immémorial, augmentés à un tel point que cette expression, toujours encore en usage, de « remèdes spécifiques », est à considérer comme une véritable ironie. Il serait impraticable de reproduire ici la nomenclature complète de tous les antiépileptiques employés autrefois ou encore en usage de nos jours, et nous nous contenterons de mentionner ici brièvement les plus connus parmi ces remèdes.

D'après Koehler, les remèdes anodins suivants conviennent pour le traitement des cas récents :

1° Racine d'armoise vulgaire, 50 à 75 centigrammes de la poudre récente, à donner autant que possible peu de temps avant l'attaque.

2° Racine de valériane, 50 centigrammes à 1 gramme de la poudre récente.

3° Fleurs de zinc, 5 centigrammes à 1 gramme. Cette substance doit, en général, être donnée à dose aussi élevée que possible. Elle a été vantée par beaucoup de médecins, surtout par Herpin. Le traitement doit être continué pendant environ trois mois. Le valérianate de zinc est, à la vérité, un produit de combinaison de deux remèdes antiépileptiques ; mais l'effet du zinc ne paraît pas être renforcé par l'acide valérianique. D'autres préfèrent le sulfate de zinc, à la dose de 5 à 25 centigrammes par jour.

Les médicaments suivants sont indiqués dans les cas plus anciens, contre lesquels on a essayé sans résultat les remèdes nommés jusqu'à présent :

1° Le sulfate de cuivre ammoniacal et diverses autres préparations à base de cuivre, qu'on ne peut ordinairement donner à dose plus élevée que 6 à 12 milligrammes, à cause des nausées qui en résultent.

2° Le nitrate d'argent, recommandé par beaucoup d'auteurs, surtout par Heim, et qu'on donne aux enfants, à la dose de 1 à 5 centigrammes par jour, doit être continué pendant des années. Le danger d'une teinte ardoisée de la peau, dont on accuse l'usage interne du nitrate d'argent, ne paraît pas bien considérable, car cette coloration du tégument externe se développe chez bien peu de malades ; ainsi, pour ma part, je n'ai jamais eu à déplorer cet accident, tout en faisant le plus grand usage de ce remède. Les grandes précautions dont on use pour faire arriver le nitrate d'argent comme tel dans l'estomac sont probablement superflues, attendu que les chlorures contenus dans le suc gastrique convertissent sans doute immédiatement le sel en chlorure d'argent.

3° Le mercure, administré intérieurement sous forme de calomel, de sublimé ou de cinabre, et employé extérieurement sous forme d'onguent mercuriel, ne peut trouver son indication que dans le cas où il y a lieu de soupçonner l'existence de tophus syphilitiques, et ne peut faire que du mal en toute autre circonstance, à cause de son action fâcheuse sur la constitution.

4° En fait de médicaments métalliques, il nous reste à mentionner l'acétate de plomb, l'oxyde d'étain, le sous-nitrate de bismuth, les ferrugineux, le manganèse et l'arsenic.

5° Les narcotiques ont été beaucoup employés et entrent invariablement dans la composition des différents remèdes secrets. On ne sait rien de positif sur l'action curative que peut avoir l'opium ; mais, par contre, on a vu la démence se développer fréquemment et rapidement après l'usage de ce remède. La racine de belladone et, dans les temps modernes, l'atropine, à la dose de 0,8 milligrammes à 5 milligrammes, le chloroforme, l'éther, l'extrait de stramonium, la jusquiame, la digitale, l'*amanita muscaria* (fausse oronge), le narcisse, le pseudo-narcisse, la noix vomique et la strychnine (cette dernière à la dose de 4 milligrammes à

2 centigrammes et demi par jour), ont été recommandés tour à tour par un grand nombre d'auteurs.

6° Pour terminer ce qui concerne les spécifiques, mentionnons encore une série de végétaux et d'autres médicaments des classes les plus variées de la matière médicale : le *selinum palustre*, l'indigo, le gui de chêne, le *sedum acre*, la feuille d'oranger, la racine de pivoine, le *cotyledon umbilicus*, le *scutellaria geniculata*, l'asa fœtida, le musc, le castoréum, le camphre, le succin, le quinquina et ses préparations, la racine de dictame blanc, les grains de poivre, l'essence de térébenthine, l'huile animale de Dippel, le phosphore, les acides minéraux.

IV. L'hygiène générale du corps et de l'esprit est d'une grande importance. Le régime ne doit pas être trop nourrissant; les boissons alcooliques doivent être absolument interdites, attendu que, chez beaucoup de malades, chaque indigestion et, plus sûrement encore, chaque gorgée de boisson alcoolique est suivie d'un accès. Jamais il ne faut laisser la constipation se produire. Toujours on favorisera l'activité de la peau par des bains froids et chauds et de fréquentes transpirations. L'exercice, surtout à l'air libre, par exemple le jardinage et le travail aux champs, produit souvent l'effet d'un remède souverain. Parmi les différents genres d'exercices, on ne choisira évidemment que ceux qui ne deviennent pas par eux-mêmes une source de danger au moment d'un paroxysme. Ainsi on ne conseillera ni l'équitation, ni la natation. Les voyages et le changement de climat, surtout le passage d'un pays froid dans un pays plus chaud, suspend souvent complétement les accès, résultat auquel, sans doute, les distractions et l'heureuse disposition d'esprit de la plupart des voyageurs ne sont pas étrangers. Il est un fait bien connu, c'est que, pour ainsi dire, jamais les enfants ne sont pris d'une attaque pendant leurs jeux ni pendant une occupation corporelle quelconque, mais que leurs accès ne viennent que pendant la nuit ou pendant qu'ils se tiennent assis tranquillement ou en boudant dans un coin.

On ne doit pas les dispenser de tout travail intellectuel, car l'intelligence ne peut que s'assoupir et s'émousser davantage lorsqu'elle n'est pas régulièrement exercée; mais il faut que l'étude soit dirigée de telle façon que les enfants s'y intéressent et aiment à s'instruire, résultat qu'à la vérité il n'est pas donné à chaque maître d'atteindre. Autant que possible, on évitera d'envoyer ces enfants à l'école; car ordinairement ils apprennent plus difficilement que d'autres, et trop souvent il arrive que les autres enfants les redoutent ou se moquent d'eux à cause de leurs accès. L'affaiblissement de l'intelligence est considérablement augmenté par ces circonstances, et, pour un individu qui, dans sa jeunesse, a été atteint d'une épilepsie complétement guérie par la suite, il est toujours fâcheux que la ville entière l'ait su atteint de cette maladie qui, de tout temps, a inspiré une si grande horreur.

APPENDICE.

Maladies mentales.

Chez les enfants, on rencontre principalement l'*idiotisme* et l'*imbécillité*, qui n'en est qu'un degré inférieur. Il faut bien distinguer entre l'idiotisme vrai et un développement lent ou arriéré de l'intelligence, quoiqu'il y ait, à la vérité, des états de transition dans lesquels la distinction est difficile à établir. Chez les vrais idiots, le développement du corps reste toujours visiblement en retard, tandis que beaucoup d'enfants doués de très-peu d'intelligence, et qu'on a l'habitude d'appeler des enfants arriérés, prennent un développement physique d'autant plus complet.

Au crâne des idiots, on rencontre toujours des anomalies considérables qui dépendent d'une petitesse congénitale du cerveau. Le volume du crâne est faible, la tête est comme aplatie d'avant en arrière ou par les côtés, formée en pointe. Cette conformation de la tête distingue l'idiotisme du crétinisme endémique, dont les types les plus marqués existent dans quelques vallées du Tyrol, et qui se fait remarquer par le volume exagéré de la tête devenant pour ainsi dire carrée, et par l'épaississement des os crâniens. L'idiotisme dépendant de la petitesse du cerveau, se présente sporadiquement et dans tous les pays, et son développement paraît favorisé par les mariages entre parents. D'après les documents statistiques recueillis par Bemis, en Kentuky, sur 100 idiots, il y en a 15 provenant de mariages entre cousins germains. Le crétinisme ne s'observe que dans les vallées étroites et sombres, et ne se rencontre presque jamais dans les pays plats. Le coït exercé dans un état d'ivresse peut-il également avoir pour résultat la naissance d'enfants idiots? c'est ce dont il y a lieu de douter; car autrement ces derniers seraient probablement beaucoup plus nombreux.

Symptômes. — Les degrés de l'idiotisme diffèrent. Au degré le plus élevé, les fonctions intellectuelles sont absolument nulles, et même les organes des sens fonctionnent d'une manière très-imparfaite. La surdité est assez commune. Les enfants non-seulement n'apprennent pas à parler, mais ils n'essayent même pas de se faire comprendre en cherchant à articuler quelques sons; le cri est rauque et monotone. Les enfants commencent très-tard à se tenir assis, n'apprennent jamais à courir, engloutissent avec voracité et sans aucun discernement tout aliment qu'on leur présente, et laissent échapper involontairement, pendant toute leur vie, les selles et les urines; de là résulte une atrophie musculaire et une rudesse de la peau, qui souvent se couvre d'ulcères. La plupart de ces individus meurent heureusement pendant la première dentition, au milieu de convulsions, et jamais on ne les voit atteindre l'âge de la puberté.

Au degré moins élevé, les enfants apprennent à balbutier quelques mots; plus tard, à marcher, et quelques instincts s'éveillent. Ils demandent à boire et à manger, reconnaissent leur entourage, et se laissent habituer, à peu près comme des animaux dociles, à la propreté et à quelques actes purement mécaniques. Leur marche conserve cependant toujours un caractère incertain; la face reste dépourvue d'expression; les muscles sont faibles, et souvent il se développe des convulsions suivies de paralysie. Ce sont encore là des enfants qui supportent rarement la première et la seconde dentition, et n'atteignent pas un âge avancé.

Au degré le plus faible, dans lequel il faut voir une transition à la simple faiblesse d'esprit, la petitesse de la tête n'est plus bien marquée, le corps se développe, quoique lentement, jusqu'à des dimensions presque normales, et il n'y a qu'un sens ou l'autre qui reste plus ou moins incomplet; la faiblesse de la vue ou la surdi-mutité font encore de ces malheureux le plus souvent des membres inutiles de la société humaine.

Traitement. — Le développement incomplet du cerveau ne peut naturellement jamais devenir l'objet d'un traitement direct; tout ce qu'il est possible d'obtenir, c'est de tenir les faibles facultés intellectuelles autant que possible en éveil par une éducation convenable. La première condition à remplir pour prolonger autant que possible la vie de ces enfants, c'est de les habituer à la propreté; si l'on néglige ce soin, la peau se couvre toujours d'ulcères, et bientôt ils tombent dans le marasme. Ce qu'on peut faire de mieux, c'est d'éloigner les enfants de la maison paternelle, attendu que rarement la mère est douée d'assez d'énergie et d'assez de persévérance pour obtenir ce résultat, qu'il faut souvent poursuivre pendant de longues années. Ensuite il s'agit de découvrir, par une observation longue et soutenue, telle ou telle manifestation de l'intelligence, et de s'en servir de point de départ pour en provoquer habilement d'autres. Malheureusement deux grandes difficultés s'opposent au succès de ces tentatives, c'est l'extrême indolence et la distraction absolue des idiots. L'instruction de ces petits malheureux exige une patience pour ainsi dire surhumaine et que l'on rencontre fort rarement; aussi, on se borne, dans la grande majorité des cas, à les habituer simplement à la propreté.

Les autres maladies mentales sont très-rares chez les petits enfants; après l'achèvement de la seconde dentition, on les observe plus fréquemment. D'après un tableau statistique des cas observés à Bicêtre dans l'espace de trois ans, on a compté, en moyenne, sur 1000 aliénés, 10 enfants, sans compter les épileptiques et les idiots. Les renseignements commémoratifs prouvent que, dans ces cas, après la prédisposition héréditaire et des maladies antérieures, la principale cause de la maladie était une éducation mal dirigée. L. Paulmier, auteur de ce travail, distingue trois formes d'aliénation maniaque chez les enfants : 1° la simple exaltation maniaque; 2° la manie aiguë; 3° la manie incohérente.

Dans la première forme, le jugement n'est pas complétement aboli, mais on s'aperçoit d'un manque réel de raisonnement. Les malades sont loquaces, agités, vaniteux, et s'abandonnent à une prodigalité insensée, quelquefois à des actes impudiques ou violents. Dans le second degré, la manie aiguë, le désordre des idées est plus prononcé, le malade saute continuellement d'un objet à l'autre, et passe brusquement d'un sentiment à un sentiment opposé. Enfin, dans la troisième forme, la plus grave de toutes, l'association des idées est complétement nulle ; souvent il s'y ajoute alors la pantophobie et la monomanie des grandeurs ; enfin, les signes de la paralysie commençante et de la démence.

L'aliénation mentale du jeune âge se complique encore, indépendamment des symptômes maniaques, de chorée et d'une espèce particulière de catalepsie qui se manifeste par accès d'une durée variée et revenant à des intervalles plus ou moins longs.

West parle d'enfants aliénés qui n'étaient âgés que de six à sept ans ; cependant la plupart de ces malades ont atteint l'âge de dix ans et approchent de la puberté. Le pronostic est, en général, plus favorable que pour l'aliénation des adultes ; mais, d'après Delasiauve, il persiste toujours une certaine tendance aux récidives. On a fait la remarque que plus la période des prodromes se prolonge, plus le pronostic devient fâcheux. Dans tous les cas, s'il est vrai que souvent la guérison reste définitive, il est cependant permis de conclure qu'un trouble psychique survenant pendant l'enfance doit toujours être considéré comme une maladie grave.

Le *traitement* ne peut guère être suivi de bons résultats dans la maison paternelle, et le médecin doit insister avec la plus grande énergie sur la nécessité de transférer ces malades dans une maison d'aliénés.

D. — ORGANES DES SENS.

I. — Sens de la vue.

L'ophthalmologie est devenue de nos jours une spécialité portée à un tel degré de pefectionnement, qu'il ne convient plus guère de consacrer, dans un traité général de pédiatrique, une description détaillée aux maladies des yeux qui se rencontrent chez les enfants. Nous renvoyons donc, pour cet objet, aux traités d'ophthalmologie, et nous ne traiterons que d'une manière sommaire les maladies de l'œil qui se rencontrent tout particulièrement chez les enfants, ainsi que les maladies congénitales de cet organe.

1° Épicanthis.

Par épicanthis, on entend un développement de peau exagéré dans la région de la racine du nez, du côté de l'angle interne des deux yeux, ce qui fait naître de chaque côté un pli en croissant qui couvre à la manière d'une poche la commissure interne des paupières. La pointe supérieure de ce croissant se trouve près de la racine du nez, la pointe inférieure se

perd dans la peau des joues. La racine du nez est toujours fort aplatie, et
les os du nez forment, l'un avec l'autre, un angle très-obtus, ce qui fait
que les plis cutanés soulevés par l'accumulation de la graisse se trouvent
au même niveau que le nez ainsi déprimé. La poche ne va jamais assez
loin pour rétrécir le champ visuel, mais couvre complétement l'angle
interne de l'œil, et peut s'étendre jusqu'au bord interne de la cornée. La
cause du mal doit être cherchée, d'après Ammon, dans l'aplatissement
du dos du nez et dans la laxité des attaches de la peau aux os propres
du nez et aux os lacrymaux. Cette étiologie n'est cependant pas complétement satisfaisante, attendu qu'on rencontre bien des enfants ayant le nez
enfoncé et la peau mobile sans présenter aucune trace d'épicanthis.

L'épicanthis est toujours congénitale et double, mais elle peut être plus
développée d'un côté que de l'autre. Si l'on soulève entre deux doigts un
pli de la peau qui couvre le dos du nez, la difformité disparaît, et l'on
peut se guider sur ce fait pour la manière d'opérer. Comme l'épicanthis
s'observe assez fréquemment chez les nouveau-nés, mais jamais chez les
adultes, il est permis de conclure qu'elle diminue à mesure que les enfants avancent en âge, et finit par disparaître complétement. Si la
guérison spontanée tarde trop à s'établir, on peut remédier à cette petite
infirmité en excisant un pli longitudinal sur la racine du nez, et en réu-
nissant ensuite les bords de la plaie par des points de suture.

2° Cyclopie, monophthalmie.

Chez certains monstres, on rencontre une absence complète des orbites, l'os frontal se continue directement avec le maxillaire supérieur, et
au lieu de l'orbite on ne trouve qu'une gouttière peu profonde dans l'os.
En cas de développement incomplet du cerveau, d'hémicéphalie, les os
de l'orbite n'ont pris qu'un développement rudimentaire, et surtout le
bord supérieur de cette cavité est fort petit et très-rapproché du trou
optique. Enfin, la cyclopie ne se rencontre également qu'en cas d'arrêt
de développement des os de l'orbite; il y a toujours, dans ce cas, absence
de l'ethmoïde, des os lacrymaux, des os nasaux, et même le sphénoïde
est modifié dans sa forme. Ce sont là des vices de développement qui ne
s'observent que sur les monstres non viables, et qui, par conséquent,
n'offrent aucun intérêt clinique.

3° Vices de développement des milieux de l'œil.

a. Le coloboma de l'iris ou iridoschisma, la division congénitale de
l'iris, est une anomalie analogue au bec-de-lièvre; dans la plupart des cas,
la fente va de haut en bas et la lésion porte plus souvent sur les deux yeux
que sur un seul. Les bords de la fente convergent vers le bord ciliaire et
sont rarement parallèles ou divergents, ainsi la pupille prend le plus

souvent la forme d'une poire ayant la queue dirigée en bas. Dans quelques cas rares, la fente n'existe que dans la grande circonférence de l'iris, de sorte qu'on observe une pupille centrale, ronde et normale, et une autre périphérique et triangulaire et séparée de la première par un segment intermédiaire, ayant la couleur de l'iris. En exposant l'œil alternativement à la lumière et à l'ombre, on ne distingue une dilatation et un rétrécissement bien évidents que dans la partie opposée à la fente. Les bords du coloboma ne s'allongent et ne se raccourcissent que d'une manière très-insignifiante et ne peuvent se rapprocher même sous l'influence de la plus vive lumière. Parmi les causes de cette anomalie, on a constaté plusieurs fois l'hérédité ; comme complication, on a constaté la microphthalmie, la forme ovalaire de la cornée, la cataracte lenticulaire centrale, le bec-de-lièvre, l'hypospadias, l'absence de certaines parties du cerveau, et enfin le coloboma de la *paupière supérieure*. Le coloboma palpébral n'a été observé qu'à la paupière supérieure et consiste en une fente étroite du cartilage tarse supérieur, fente qui n'intéresse pas la peau extérieure. On ne peut trouver aucune explication embryogénique de ce vice de développement, comme on la trouve, par exemple, si facilement pour le bec-de-lièvre, attendu qu'à aucune période de la vie embryonnaire la paupière supérieure ne se compose de deux parties.

b. Iridérémie. — Absence congénitale totale ou partielle de l'iris, qui s'observe toujours sur les deux yeux à la fois. Comme exception, on ne cite qu'un seul cas observé par Morison. On ne voit aucune trace de l'iris ou simplement une bande étroite et rudimentaire. La pupille n'est jamais bien noire, et sous certains angles d'incidence de la lumière, le fond de l'œil luit comme celui des yeux de chat, phénomène qui s'observe aussi dans quelques grands colobomes. La cornée ordinairement n'est pas normale, elle est oblongue, ou passe insensiblement à la sclérotique, ou bien elle est légèrement trouble, comme aussi le cristallin.

Ces enfants ont naturellement toujours la vue basse et contractent les paupières, parce qu'ils perçoivent trop vivement la lumière qui leur arrive en trop grande abondance. Cette contraction des paupières supplée jusqu'à un certain point chez eux à l'absence de l'iris.

A cause de cette insuffisance de la force visuelle, il se produit aussi un mouvement continuel du globe de l'œil (nystagme oscillatoire et rotatoire).

D'après Arlt, cette anomalie n'a jamais entraîné la cécité par paralysie de la rétine, mais souvent il se développe une inflammation de la cornée et de la conjonctive et peu à peu un trouble du cristallin.

Le traitement se borne à diminuer la trop grande abondance des rayons lumineux par des verres bleus ou des diaphragmes artificiels.

c. Cataracte nucléaire. — Elle consiste en un point gris clair, nettement limité, de la dimension d'un grain de colza situé au centre du cristallin, et qui parfois est entouré d'une auréole nébuleuse ayant encore une certaine transparence. Cette cataracte s'observe le plus souvent sur les deux yeux et se complique ordinairement d'absence de l'iris ou de colobome. En outre, il se développe encore après la naissance des points blancs dans le cristallin ou sa capsule, d'où partent même parfois des prolongements formant de petits rayons blancs; la vue est certainement altérée par cette lésion, mais non abolie complétement, et jamais il ne se produit un trouble complet de tout le cristallin.

d. Atrésie congénitale de la pupille. — L'atrésie congénitale de la pupille dépend de la persistance anormale de la membrane pupillaire après la naissance. D'après Bischoff, la membrane capsulo-pupillaire et la membrane pupillaire forment ensemble une poche composée d'une membrane vasculaire qui, partant du bord postérieur de la capsule lenticulaire, se continue à travers la chambre postérieure de l'œil jusque sur l'iris avec laquelle elle communique par des vaisseaux, et représente ici par sa paroi antérieure la membrane pupillaire. Or, comme au commencement le cristallin est situé immédiatement derrière la cornée et qu'il n'existe pas encore d'iris, cette poche n'enveloppe dans l'origine que le cristallin et sa capsule. A mesure que l'iris vient à se développer, elle contracte des adhérences avec les parties antérieures de la poche et retient la membrane adhérente pendant que le cristallin recule après la formation de la chambre antérieure, et ainsi se développe une vraie membrane au devant de la pupille. Cette membrane pupillaire devrait disparaître à partir du septième mois de la vie intra-utérine et ne plus laisser de traces au moment de la naissance, mais souvent elle persiste à l'état de membrane transparente, pourvue de peu ou point de vaisseaux, encore plus ou moins longtemps après la naissance.

D'après Stellgaw de Carion, il y a une foule de cas où la membrane pupillaire a été observée dans une intégrité parfaite sur les nouveau-nés et même sur les adultes. Elle représente une petite membrane grise et ténue qui, tendue exactement entre les bords de l'ouverture pupillaire, ferme la pupille, affaiblit considérablement la vue et rend l'iris immobile. Dans quelques cas, cette membrane est déjà trouée ou il n'en reste plus que quelques lambeaux qui pendent au bord pupillaire. Stellgaw avertit de la facilité avec laquelle on peut confondre cette anomalie avec des exsudats organisés et des cataractes capsulaires, et considère comme favorable le pronostic de l'atrésie congénitale de la pupille. La nature finit toujours par achever ce qui est resté incomplet avant la naissance. Sous l'effort des fibres musculaires de l'iris, la membrane se déchire et ses lambeaux se résorbent peu à peu. L'affection est du reste très-rare et bien des oculistes ne l'ont jamais rencontrée tout en ayant une grande clientèle.

C'est là ce que nous avions à dire sur les anomalies congénitales de l'œil. Les enfants ont en général une forte prédisposition aux affections oculaires, et il faudrait écrire un traité complet d'ophthalmologie pour rendre compte de tous les états pathologiques que l'organe de la vue peut présenter à cet âge. Deux affections qui se rencontrent spécialement chez les enfants, l'ophthalmie des nouveau-nés et la conjonctivite œdémateuse de la dentition ont déjà été mentionnées aux chapitres correspondants, p. 73 et p. 109. Sur les *affections scrofuleuses de l'œil*, nous reviendrons au chapitre de la scrofulose, afin qu'il n'y ait pas de lacune dans l'histoire générale de cette maladie. Les autres maladies de l'œil ne se distinguent, pour ainsi dire, en rien de celles qu'on rencontre chez les adultes, et nous pouvons, par conséquent, les passer sous silence. D'une manière générale, nous ajoutons simplement que chez les enfants ce sont les parties externes, la cornée, la conjonctive, les paupières et l'appareil musculaire qui s'affectent, tandis que chez les adultes ce sont plus souvent les milieux de l'œil, à savoir, l'iris, le cristallin, le corps vitré, la choroïde et la rétine.

II. — Sens de l'ouïe.

1° Anomalies de l'organe de l'ouïe.

a. Arrêt de développement du pavillon de l'oreille. — On observe quelquefois une anomalie congénitale consistant en une petitesse anormale, un ratatinement ou une absence complète du pavillon de l'oreille, soit d'un seul, soit des deux côtés, anomalie qui généralement est encore accompagnée de vices de développement d'autres organes. Outre une difformité très-choquante, il en résulte une dureté plus ou moins sensible de l'ouïe.

Si l'on veut faire quelque chose et qu'on ne préfère pas cacher purement et simplement cette infirmité à l'aide des cheveux, ce qui, avec un peu d'habitude, est facile à réaliser, le seul moyen à employer est de faire porter une oreille artificielle. Les oreilles en papier maché, en cuir ou en métal, et peintes à l'huile s'attachent au moyen de crampons au pavillon rudimentaire, ou bien, s'il n'y a plus aucun point d'attache, on les fixe à l'aide d'un ressort passant sur la tête et qu'on a soin de cacher sous les cheveux. Naturellement ce moyen ne peut être employé que sur les enfants d'un certain âge et ayant déjà un peu de raison. L'otoplastique, ou restauration de l'oreille aux dépens de la peau circonvoisine, n'a jamais fourni, d'après Rau, un produit offrant la moindre ressemblance avec le pavillon de l'oreille, et doit par conséquent être complétement rejetée, d'autant plus que l'opération est fort douloureuse et laisse à sa suite des cicatrices indélébiles.

Outre l'absence complète, on constate encore assez souvent une position vicieuse du pavillon de l'oreille. Ce dernier s'applique à plat contre l'os crânien, *auricula adpressa*, ou bien il s'en détache à angle droit. Contre la première anomalie, bien que la finesse de l'ouïe en soit un peu altérée, on n'a presque jamais demandé de secours, tandis que souvent on a cherché à corriger la dernière pour rétablir la beauté des formes. Chez les nouveau-nés, les oreilles fortement proéminentes se laissent facilement ramener définitivement en arrière à l'aide de bandelettes de sparadrap qu'il faut appliquer pendant plusieurs semaines consécutives. Un jour on m'apporta un enfant qui avait une oreille très-normalement placée, tandis que l'autre était tellement recourbée en avant qu'on ne pouvait en apercevoir que la face postérieure, et que le conduit auditif était complétement recouvert. Cette difformité si considérable fut également corrigée définitivement par l'application de bandelettes de sparadrap longtemps continuées.

b. Occlusion du conduit auditif. Atrésie ou oblitération, ou imperforation du conduit auditif. — Il peut arriver que par suite d'une anomalie osseuse le canal osseux fasse complétement défaut, mais le plus souvent il est normalement développé et son orifice est seul fermé par une membrane. A cela il faut ajouter, comme complication, l'absence ou l'arrêt de développement du pavillon de l'oreille. L'orifice du conduit auditif est marqué par un petit enfoncement ou bien la membrane le couvre si exactement qu'on ne peut découvrir l'anneau osseux ni à la vue ni au toucher. Il est rare que cette pseudo-membrane soit placée plus à l'intérieur, de telle sorte que le conduit auditif représente un petit cul-de-sac. La membrane qui en forme le fond se distingue du tympan par sa situation superficielle et son insensibilité au toucher avec la sonde. L'audition est presque supprimée par cette anomalie, qui, heureusement, ne se rencontre ordinairement que sur une seule oreille. Il faut bien distinguer l'occlusion membraneuse de l'obturation mécanique du conduit auditif par le vernis caséeux ou, chez les enfants plus âgés, par la crasse et des corps étrangers de toute nature. L'oblitération de l'oreille reste souvent longtemps ignorée si l'oreille externe est bien conformée du reste, et ce n'est qu'après des années que les enfants eux-mêmes en font la remarque à mesure que leur faculté d'observer se développe davantage.

Traitement. — L'opération peut seule porter remède à cette infirmité. Elle consiste à fendre la membrane obturatrice à l'aide d'une incision cruciale, à saisir ensuite les lambeaux avec une fine pince à dents de souris et à les enlever avec de petits ciseaux courbes. C'est le traitement consécutif qui offre le plus de difficulté, parce que l'ouverture pratiquée conserve une grande tendance à se refermer. Pour obvier à cet inconvénient, on introduit des mèches de charpie, de l'éponge préparée, des cordes de boyau, et plus tard de petites canules en argent. En cas d'oblitération osseuse, accident qui ne se présente peut-être jamais sans être accompagné d'autres vices de développement plus importants, hémicéphalie, etc., il n'y a évidemment rien à espérer d'une opération.

2° Inflammation simple du conduit auditif. Otite externe.

Nous passons sous silence les inflammations et les autres modifications du pavillon de l'oreille, qui, aussi bien que le reste de la surface du corps, est sujet aux diverses maladies de la peau, et nous abordons immédiatement l'otite externe aiguë et chronique.

Symptômes. — Le conduit auditif représente un cul-de-sac dont le fond est formé par le tympan. Ses parties antérieures sont pourvues de glandes sébacées, ses parties postérieures, celles qui correspondent au canal osseux, de glandes cérumineuses. La peau de ce canal, aussi loin que s'étendent les follicules sébacés, est parfaitement analogue à la peau extérieure, mais la membrane qui tapisse le conduit osseux s'en distingue essentiellement. A l'état physiologique, elle ne peut pas non plus être assimilée à une muqueuse, attendu que le produit qu'elle sécrète, le cérumen, n'a rien de commun avec le mucus. Dans le processus inflammatoire, ce produit devient, il est vrai, muco-purulent et ne se distingue pas de celui de l'ozène, sauf l'odeur; on peut alors admettre que la membrane ainsi modifiée a pris les propriétés d'une membrane muqueuse. Aussitôt que cette transformation s'est accomplie, les glandes cérumineuses cessent de fonctionner, et l'on peut considérer comme le signe d'une amélioration le retour de la sécrétion cérumineuse.

Dans l'inflammation du conduit auditif, on peut distinguer une forme érythémateuse et une forme catarrhale.

Dans l'*otite érythémateuse,* on trouve, en l'examinant avec le spéculum de l'oreille, une rougeur plus grande du conduit auditif et une quantité de cérumen bien plus considérable. Au bout de quelques jours, tout le conduit auditif se desquame en écailles plus ou moins grandes, le cérumen accumulé se dessèche en croûtes grumeleuses et tombe hors de l'oreille si les individus prennent une position favorable à cette chute ou bien il est entraîné par l'eau d'un bain. Ce processus, qui est très-commun, n'a rien de douloureux, on peut comprimer et tirailler le pavillon de l'oreille dans tous les sens sans que les enfants expriment la moindre douleur. L'état général se maintient intact et le plus souvent l'affection ne se découvre qu'accidentellement chez des enfants présentés au médecin pour quelque autre maladie.

L'*otite catarrhale* provoque des symptômes locaux et généraux beaucoup plus sérieux que l'otite érythémateuse. Après une démangeaison plus ou moins vive, suivie ensuite d'une véritable douleur qui peut se prolonger sans le moindre changement pendant plusieurs jours consécutifs, il se produit un écoulement blanc-jaunâtre, d'un liquide homogène ou floconneux, écoulement qui répand une odeur d'acide gras d'abord peu prononcée, plus tard très-fétide. L'écoulement n'est pas toujours également abondant et l'on en juge le mieux par les taches qu'on trouve le matin sur l'oreiller de l'enfant. Ces taches prennent une étendue égale à celle de la moitié de la main en cas d'otorrhée profuse. Au bout de quelques jours ou de peu de semaines l'écoulement cesse dans l'otite externe simple, non dyscrasique ; il devient d'abord plus rare et prend la consistance du fromage, et la sécrétion du cérumen se rétablit. La surdité incomplète qui s'était produite pendant l'otorrhée disparaît à son tour. La sécrétion fournie se dessèche en partie dans le pavillon de l'oreille qu'elle corrode et il se forme des érosions légèrement saignantes, et de grands ulcères plats sur les différentes parties du pavillon, sur le lobule et les parties du cou les plus rapprochées du cou. En même temps la membrane du conduit auditif enfle à un tel point que les parois de ce canal viennent presque se toucher, et que, tout en le lavant avec le plus grand soin et en se servant de la lumière la plus éclatante, on n'arrive pas à voir le tympan. L'examen avec le spéculum est excessivement douloureux, provoque facilement des hémorrhagies, et l'on fait bien d'y renoncer complétement à raison même de son inutilité en présence de ce gonflement des parties enflammées.

Chez les enfants atteints de dyscrasies, surtout de scrofulose, l'otorrhée a une forte tendance à devenir chronique. Elle disparaît souvent pour plusieurs mois, pendant la saison chaude, et revient avec une nouvelle violence en hiver. La sécrétion est tantôt une mucosité glaireuse, tantôt un pus jaune, et excorie ordinairement le lobule de l'oreille. La muqueuse est moins infiltrée que dans la forme aiguë; mais si l'affection dure depuis un certain temps, elle peut finalement devenir le siége de productions polypeuses, qui contribuent, de leur côté, à rendre l'ouïe plus dure.

L'otorrhée chronique ne peut être envisagée comme entièrement guérie, en supposant même que l'écoulement soit complétement arrêté, tant que, dans la profondeur du conduit auditif, on trouve, non du cérumen, mais une matière épaisse, caséeuse, répandant une mauvaise odeur et qui prouve que la membrane n'a pas encore repris ses fonctions normales, mais qu'il y a simplement diminution dans la sécrétion purulente.

La guérison n'est à considérer comme achevée que lorsque le cérumen est manifestement reproduit. Il est rare que l'otorrhée chronique attaque les deux oreilles à la fois et avec une égale intensité ; mais le plus souvent le mal se porte alternativement d'une oreille à l'autre.

Le pronostic dépend essentiellement de l'état de la membrane qui tapisse le conduit auditif et de la constitution de l'enfant. Plus le gonflement, les excoriations et, quelquefois, les végétations polypeuses sont prononcés, plus la guérison sera longue à obtenir. Chez les enfants scrofuleux, la guérison est également très-difficile, et le mal revient après le moindre refroidissement et à chaque indisposition. D'après Rau et Wilde, les terminaisons fâcheuses si redoutées, perforation du tympan, périostite secondaire et atteinte du cerveau, ne se rencontreraient jamais à la suite d'une otite catarrhale. Selon ces auteurs, on aurait mis ces affections sur le compte de l'otite catarrhale, par suite d'une erreur de diagnostic, erreur d'ailleurs bien pardonnable, si l'on songe que, malgré des injections répétées, on reste cependant plusieurs semaines consécutives sans pouvoir bien examiner le fond du conduit auditif, si le gonflement est très-prononcé.

Étiologie. — Chez beaucoup d'enfants, il existe une corrélation intime entre les maladies de la bouche et celles de l'oreille, comme cela s'explique tout naturellement par le voisinage anatomique. Ainsi, on trouve, entre autres, des enfants qui, chaque fois qu'il leur perce une dent, tant pendant la première que pendant la seconde dentition, ont des maux d'oreilles et une otorrhée plus ou moins longue. Il arrive surtout fréquemment que cette otorrhée se déclare secondairement, après la **scarlatine** et la rougeole, et qu'elle se joint à des exanthèmes scrofuleux de la ête, cas dans lequel on reconnaît très-manifestement dans le conduit auitif une éruption de même nature que celle de la tête. Les otorrhées qu'on rencontre chez les petits enfants mal nourris, avant la dentition, ne proviennent généralement pas de simples otites externes, mais d'inflammation de l'oreille moyenne, dont il sera question plus loin.

Traitement. — L'otite externe simple suit, en général, une marche favorable, même en l'absence de tout traitement. Qu'on ne tourmente donc pas les enfants par ces vésicatoires et ces pustulations dont on fait un si grand abus, et qui ne font qu'ajouter un second mal au premier sans en diminuer l'intensité. Au commencement, il suffit de faire deux ou trois injections d'eau tiède par jour dans l'oreille et de fermer légèrement cette dernière avec un petit tampon de charpie fine. Si les douleurs sont très-vives et que les enfants soient dans une insomnie prolongée, on leur donne, selon l'âge, d'une à quatre gouttes de teinture d'opium par jour. Pendant les premiers jours de l'écoulement, les injections astringentes n'ont aucune efficacité, mais provoquent ordinairement de la douleur et, après une courte diminution, une augmentation profuse de l'écoulement, de sorte que l'on ne saurait mieux faire que de se borner pendant les premiers huit jours à de simples injections d'eau chaude. Parmi les astringents, celui qui me paraît le plus efficace et en même temps le plus propre est une simple injection d'alun (4 grammes sur 30 grammes d'eau), dont on instille quelques gouttes matin et soir dans l'oreille en faisant tenir la tête de l'enfant convenablement inclinée, et après avoir préalablement nettoyé par quelques injections d'eau tiède, puis doucement essuyé l'oreille. Cette solution est d'un effet tout aussi astringent que le nitrate d'argent et offre, en outre, ce grand avantage de ne colorer en noir ni la peau ni le linge. Au bout de quelques semaines, l'écoulement s'arrête complétement. Si alors la sécrétion cérumineuse tarde encore à se montrer, il y a lieu de faire des instillations d'huile de foie de morue iodée (5 centigrammes d'iode sur 30 grammes d'huile) qui, tout en faisant naître une démangeaison prolongée, rappellent la sécrétion normale.

Chez les enfants scrofuleux, ce traitement local doit toujours être secondé par un traitement général consistant en huile de foie de morue, fer, bains, séjour à la campagne, gymnastique, etc., ainsi que nous l'exposerons plus loin avec plus de détail au chapitre de la scrofulose.

3° Abcès dans le conduit auditif. Otite externe phlegmoneuse.

Les symptômes du phlegmon, avec production de pus, sont beaucoup plus violents que ceux de la forme précédente. Comme il n'y a que la partie antérieure et cartilagineuse du conduit auditif qui possède une couche de tissu cellulaire, tandis que dans le canal osseux le périoste adhère intimement à la membrane tégumentaire, les abcès doivent se rencontrer exclusivement dans les parties antérieures, et facilement accessibles à la vue, du conduit auditif. Au commencement, la douleur est supportable, et l'on n'aperçoit qu'une rougeur générale et un léger gonflement. Mais au bout de vingt-quatre à quarante-huit heures la douleur devient atroce, les enfants crient nuit et jour sans discontinuer, ils ne peuvent plus ni manger ni dormir, et chaque mouvement de la mâchoire inférieure augmente encore la douleur; aussi, ils ne parlent que d'une manière indistincte et prennent les plus grandes précautions pour avaler. Même les enfants qui ne sont âgés que de quelques mois peuvent être atteints de cette maladie et appellent l'attention des assistants sur le siége de la douleur en portant souvent la main à l'oreille. Ces douleurs, d'abord continues pendant deux à trois jours, sont ensuite accompagnées de battements et ne peuvent être calmées pour quelques heures que par des doses assez élevées de morphine ; pendant ce temps le conduit auditif est fermé entièrement par le gonflement, et si on l'examine attentivement à l'aide de la sonde, on trouve que la tuméfaction n'est plus uniforme, mais qu'elle s'élève d'une partie de sa surface, ordinairement de la partie inférieure, sous forme d'une petite poche fluctuante, ayant environ les dimensions d'un pois. Si l'on ouvre cette poche avec une aiguille à cataracte ou si elle s'ouvre spontanément, il s'en écoule quelques gouttes de pus et de sang, et aussitôt toute douleur se dissipe; le petit abcès ne suppure que pendant très-peu de jours, se ferme ensuite complétement, la rougeur et la tuméfaction des parties circonvoisines disparaissent, et ce mal qui avait réduit au désespoir toute la famille de l'enfant a disparu comme par enchantement et sans laisser aucune trace de son existence.

Je ne connais aucune cause positive, immanquable. L'abcès de l'oreille se déclare aussi bien chez les enfants sains que chez les enfants scrofuleux, mais on l'observe avec une fréquence toute particulière pendant la dentition. Le pronostic est extrêmement favorable, ce qu'une personne peu expérimentée a de la peine à admettre en présence des violents symptômes initiaux. Pour ainsi dire jamais on n'observe à la suite de cette affection des indurations ou une mise à nu du cartilage et de l'os, suivie d'exfoliation. La périostite du conduit auditif externe est excessivement rare chez les enfants; par contre, les maladies de l'oreille moyenne, dont l'histoire va suivre ci-dessous, dépendent assez souvent d'une périostite.

Traitement. — L'indication la plus urgente consiste à calmer la douleur si pénible, résultat que l'on obtient le plus sûrement en administrant des doses convenables de morphine ou d'opium. Une mesure également essentielle, c'est de donner aux malades un oreiller dur, bourré de crin, qui leur permet plus facilement de garantir l'oreille contre le contact du lit. Localement, ce qu'il y a de mieux à faire, c'est d'injecter de l'eau tiède et de conduire sur l'abcès la vapeur d'une infusion chaude de fleurs de camomille. Les cataplasmes provoquent infailliblement de vives douleurs au moment de leur application et de leur enlèvement, et ne hâtent pas sensiblement la maturation de l'abcès. On procure le plus grand soulagement aux malades en ouvrant l'abcès aussi promptement que possible, ce qui se fait très-bien au moyen d'une simple ponction. Qu'ensuite on continue encore pendant quelques jours des injections tièdes, et presque toujours toute l'affection sera dissipée.

4° Inflammation de l'oreille moyenne. Otite interne.

Dans l'inflammation de l'oreille moyenne, la muqueuse peut être affectée seule ou concurremment avec le périoste et l'os; c'est pourquoi il faut distinguer (*a*) le catarrhe et (*b*) la périostite de l'oreille moyenne.

a. — Catarrhe de l'oreille moyenne.

Comme cette maladie se déclare ordinairement sur les deux oreilles, il faut aussi la considérer comme la cause la plus ordinaire de la surdité future. Le catarrhe se propage probablement de la trompe d'Eustache à la caisse du tympan, et la muqueuse de cette dernière, devenue le siége d'une inflammation catarrhale, se comporte absolument comme d'autres muqueuses affectées de catarrhe chronique. Il se produit tantôt des améliorations, tantôt des exacerbations, et les enfants entendent le plus difficilement par les temps humides et lorsqu'ils sont atteints de coryza et d'angine. Quelquefois, après une forte expectoration, un éternument ou un vomissement, l'ouïe redevient subitement assez bonne, mais sa dureté antérieure revient régulièrement au bout de quelques heures.

Le diagnostic du catarrhe de l'oreille moyenne ne peut être établi d'une manière aussi positive et aussi directe chez les enfants que chez les adultes, en ce que les premiers ne consentent pas facilement à se laisser sonder la trompe d'Eustache, et que, par conséquent, on est privé de la preuve la plus directe, l'effet de la douche d'air. L'examen du conduit auditif externe, au moyen du spéculum de l'oreille, fournit des résultats négatifs, et les faibles variations de couleur du tympan, auxquelles les spécialistes attachent une si grande valeur, ne fournissent pas non plus des points de repère suffisants pour le diagnostic.

Le symptôme essentiel est une dureté de l'ouïe qui change avec le temps et qui est accompagnée de symptômes catarrhaux dans les cavités buccale et nasale, avec absence de modifications du conduit auditif externe.

La marche de l'affection est très-fâcheuse, attendu que, pour ainsi dire, dans aucun cas de catarrhe chronique, l'ouïe ne reprend son ancienne finesse et, qu'au contraire, les malades doivent s'estimer très-heureux si le mal n'empire pas de plus en plus pour se transformer en surdité complète. La cause de la maladie est ordinairement l'hérédité, en ce qui concerne la dyscrasie scrofuleuse qui, chez les enfants prédisposés à la dureté de l'ouïe, se localise beaucoup plus rarement sur d'autres parties, telles que les yeux, le nez et la peau.

Traitement.— Comme, d'après ce qui a été dit plus haut, le cathétérisme de la trompe d'Eustache et, par conséquent, la douche d'air peut rarement être appliqué facilement chez les enfants, le traitement local doit se borner à l'extirpation des amygdales, à la résection de la luette allongée, à des insufflations de poudre d'alun sur la paroi postérieure du pharynx. Comme, d'un autre côté, la plupart des enfants qui ont l'ouïe dure sont scrofuleux et comme, d'après ce que j'ai pu souvent observer, ces enfants présentent rarement les autres manifestations de la scrofulose, et entre autres les exanthèmes qui, dans tous les cas, n'existent chez eux qu'à un faible degré, j'ai, dans trois cas, jusqu'à présent, entretenu pendant des années une pustulation alternativement derrière les oreilles et sur différents endroits du cou et de la nuque, et j'ai lieu de me déclarer très-satisfait des résultats obtenus à l'aide de cette méthode, attendu que deux de ces enfants entendent positivement beaucoup mieux, et que chez le troisième le mal au moins n'a pas empiré. Je me sers de l'emplâtre suivant : Pr. emplâtre diachylon 5 grammes, tartre stibié 1 gramme. A étendre sur un morceau de toile de la dimension d'une pièce de 5 fr. Je laisse cet emplâtre appliqué pendant quatre jours sur la peau, qui est alors couverte de pustules sanguinolentes, auxquelles il faut plusieurs jours pour guérir. Aussitôt que ces pustules sont complétement guéries, j'applique le même emplâtre à un autre endroit.

Du reste, il faut mettre les enfants à l'abri des catarrhes, ce que l'on obtient le mieux en cherchant à les endurcir par des lotions faites journellement à l'eau froide, et par le séjour à la campagne. L'huile de foie de morue et le fer sont indiqués contre la scrofulose.

b. — Périostite de l'oreille moyenne. Otite interne proprement dite.

La périostite de l'oreille moyenne est la plus importante et la plus dangereuse de toutes les maladies de l'oreille, vu que non-seulement elle provoque les plus vives douleurs et entraîne souvent la perte complète de l'ouïe, mais qu'en outre elle peut occasionner une méningite purulente et par conséquent menacer au plus haut point l'existence. Aussi les spécialistes ont-ils consacré de tout temps la plus grande attention à l'étude des symptômes et des terminaisons de cette maladie, qu'ils ont décrite avec plus de développement que toutes les autres affections de l'oreille.

Symptômes. — La maladie débute, chez les enfants, presque toujours brusquement et n'envahit heureusement qu'une oreille, jamais les deux à la fois. Il se développe dans l'oreille malade une douleur térébrante, lancinante, faisant de rapides progrès, douleur qui s'irradie vers les parties voisines, les tempes, l'occiput, le cou et les mâchoires, et qui devient en très-peu de temps tellement atroce que les enfants semblent en perdre la raison, qu'ils jettent sans discontinuer des cris furieux et ne se laissent calmer en aucune manière. C'est pendant la nuit que la douleur devient le plus intense; elle est exagérée, en outre, par le moindre mouvement de la tête, la déglutition, l'éternument, la toux, et surtout par le bruit. Cependant cette hyperesthésie du nerf acoustique qui se trahit par une très-grande sensibilité au bruit et par de continuels bourdonnements d'oreilles, ne cesse que trop tôt et se trouve bientôt remplacée par une surdité plus ou moins complète. Les symptômes locaux si violents ne manquent naturellement pas de réagir sur l'état général et il se développe une forte fièvre, un pouls très-fréquent et dur, une peau brûlante, un malaise général, des sueurs d'angoisse et une soif très-vive.

Chez les enfants à la mamelle, les symptômes que nous venons d'énumérer ne peuvent pas tous se reconnaître. Ces petits êtres sont excessivement agités, poussent des cris plus aigus au plus léger bruit et portent souvent la main à l'oreille; lorsqu'ils sont enfin parvenus à s'endormir, ils se réveillent à la moindre occasion en poussant des cris lamentables, et frottent continuellement la tête de côté et d'autre. Une pression exercée sur l'oreille malade excite de nouveaux cris de douleur. Mis au sein, ils ne tètent que très-peu de temps et quittent la mamelle en criant parce que la succion elle-même augmente encore leurs souffrances. Par contre, ils boivent avec avidité les liquides qu'on leur présente dans une cuiller. Comme toute douleur et toute maladie fébrile, celle-ci peut encore occasionner des convulsions partielles ou générales qui entraînent facilement une confusion avec des affections cérébrales.

L'examen du conduit auditif externe ne donne aucun résultat positif pendant les premiers jours de la maladie; il est du reste extrêmement douloureux, surtout lorsqu'on veut se servir du spéculum de l'oreille.

Jamais ces symptômes violents ne se prolongent au delà de cinq, tout au plus de six jours. Pendant ce temps la mort peut être survenue, dans quelques cas exceptionnels, au milieu de convulsions et d'accidents méningitiques. Il se peut aussi qu'avec une rémission lente des douleurs, l'inflammation se termine simplement par résolution; cependant, dans ces cas, on peut toujours soupçonner une erreur de diagnostic; car dans la grande majorité des cas cette inflammation entre en suppuration, et l'exsudat purulent peut se faire jour au dehors par les voies que nous allons énumérer.

La terminaison la plus fréquente est la perforation du tympan, suivie de l'écoulement d'un pus strié de sang, excessivement fétide, du départ des osselets de l'ouïe et de quelques fragments d'os, avec guérison définitive de la périostite et surdité complète de l'oreille malade. Il peut arriver cependant que les osselets de l'ouïe ne partent pas, que le tympan perforé se referme après l'écoulement du pus, et qu'il ne reste alors qu'un léger degré de surdité.

On cite quelques exemples d'évacuation du pus par la trompe d'Eustache; cependant cette terminaison paraît très-rare et ne peut guère être constatée chez les enfants qui avalent le pus au lieu de le rejeter de la bouche par des efforts.

Un chemin que le pus prend très-souvent, ce sont les cellules mastoïdiennes. Il se montre dans ce cas une rougeur œdémateuse derrière l'oreille externe; la partie rougie devient de plus en plus bombée et fluctuante; enfin, il se fait une ouverture spontanée si l'on abandonne les choses à elles-mêmes. Le pus mêlé de sang qui s'écoule d'abord en abondance, a également une odeur pénétrante, entraîne quelques parcelles osseuses et devient, au bout de quelques semaines, muqueux et filant. L'examen à la sonde montre presque constamment quelques parties rugueuses de l'os, qu'il est parfois impossible de découvrir à cause des anfractuosités ou des sinuosités du trajet, et le pus est tellement riche en acide sulfhydrique et en sulfure ammonique qu'une sonde en argent noircit immédiatement. Ce n'est qu'après bien des mois et souvent après des années que l'ouverture fistuleuse se ferme; mais la cicatrice enfoncée de la peau reste adhérente à l'os. Encore ici la terminaison la plus ordinaire est la surdité, la plus favorable et en même temps la plus rare, une légère dureté de l'ouïe. Si la carie envahit le canal de Fallope, il se produit une crampe et plus tard une paralysie des muscles correspondants de la face, à cause de l'irritation et de la compression du nerf facial qui parcourt ce canal. Cette paralysie n'est pas toujours irrémédiable, mais elle peut de nouveau disparaître si le pus qui exerce la pression s'écoule de bonne heure; mais une fois que la paralysie a eu quelques mois de durée, elle persiste ordinairement pendant la vie entière.

L'accident le plus grave, c'est la participation du labyrinthe et la nécrose du rocher avec méningo-encéphalite purulente consécutive. Les foyers purulents de la substance cérébrale communiquent ordinairement avec le pus de l'oreille interne et peuvent même s'ouvrir en dehors, en cas de rupture du tympan. Mais on observe encore des abcès du cerveau sans que le rocher soit manifestement atteint, ce qui prouve que l'otite interne peut entraîner une méningo-encéphalite, non-seulement par simple contiguité de tissu, mais encore par irritation sympathique. Ces affections du cerveau paraissent régulièrement entraîner une terminaison mortelle.

Si l'on fait abstraction de la terminaison si douteuse par résolution, on doit considérer la perforation du tympan avec écoulement du pus au dehors comme l'issue la plus favorable, surtout quand les individus ont le rare bonheur de conserver intacts les osselets de l'ouïe et que le tympan se referme.

Une issue moins favorable, c'est la carie de l'apophyse mastoïde, qui altère, en général, plus gravement l'ouïe et donne lieu à des fistules qui mettent des années à guérir et à des cicatrices douloureuses et enfoncées. Dans la carie du rocher, qui se trahit par de graves symptômes de méningite, par des convulsions unilatérales suivies d'hémiplégie, le pronostic est pour ainsi dire constamment mortel. En général, on peut admettre que les enfants atteints d'otite interne sont scrofuleux au dernier degré, et que, par conséquent, ils contracteront, selon toute probabilité, une tuberculose pulmonaire à l'époque de la puberté.

Étiologie. — La scrofulose et la tuberculose sont les causes principales de cette affection. Elle alterne avec les exanthèmes scrofuleux et se localise, après la dessiccation rapide de ces derniers, immédiatement dans l'oreille interne, sans otorrhée externe concomitante, ou bien une otorrhée, également de nature scrofuleuse, du conduit auditif finit par perforer le tympan, et le pus arrive ainsi dans l'oreille moyenne. Cette affection peut aussi se montrer à la suite d'affections aiguës, surtout de la scarlatine. Comme causes occasionnelles, il y a lieu de citer : des corps étrangers dans l'oreille externe et qui viennent irriter le tympan, des liquides caustiques introduits dans l'oreille par malice, par mégarde ou avec des intentions criminelles, enfin des lésions graves et des coups sur la région de l'oreille.

Traitement. — La violence extraordinaire des douleurs au début de la maladie fait que les parents sollicitent un secours immédiat, ce qui toutefois, dans la plupart des cas, ne peut se faire aussi rapidement que ce serait à désirer. En effet, le plus important de tous les calmants, l'opium, ne peut être administré aux petits enfants n'ayant pas encore dépassé la première dentition, parce qu'il peut en résulter une somnolence immédiate, suivie d'une irritation cérébrale, et qu'ainsi les effets de l'opium et ceux du processus morbide se propageant au cerveau ne peuvent plus être distingués les uns des autres. Il est permis, à la vérité, de faire des essais prudents avec l'opium, même sur les petits enfants ; car les effets secondaires, tant redoutés, ne se présentent pas chez tous ; mais alors on est forcé de se borner à des doses tellement faibles, que l'apaisement de la douleur qu'on a en vue ne peut être obtenu.

L'eau distillée d'amandes amères et l'extrait de belladone ont donné de meilleurs résultats chez les petits enfants. Comme les enfants sujets à cette maladie sont presque tous scrofuleux, il faut employer avec beaucoup de ménagement les saignées locales dont l'effet calmant ne peut, à la vérité, pas être contesté ; car les enfants sont déjà bien assez épuisés par la douleur et la fièvre.

Jamais on n'appliquera aux enfants plus de sangsues derrière les oreilles qu'ils comptent d'années. La saignée générale doit être complétement évitée.

Le conduit auditif et le pavillon de l'oreille ne supportent en général aucun contact, et la douleur se tolère le plus facilement si on laisse l'oreille tout à fait libre et sans être touchée par aucun objet extérieur. Si au bout de quelques jours la douleur se manifeste par battements et que la région de l'apophyse mastoïde vienne à rougir, on peut conduire avec avantage des vapeurs chaudes de camomille dans le conduit auditif et appliquer des cataplasmes derrière l'oreille. Aussitôt que le pus a perforé le tympan ou l'apophyse mastoïde, toute douleur cesse, et il n'y a plus qu'à bien entretenir l'écoulement. A cet effet, il est indispensable de procurer aux parents une bonne seringue en étain, et non en verre, et de leur en bien montrer l'usage. Des injections faites régulièrement toutes les deux ou trois heures avec de l'eau chaude offrent l'unique garantie d'établir un écoulement libre et sans douleur. En nettoyant le canal avec le coin tordu d'un mouchoir, on produit de l'irritation, et par conséquent on renoncera à cette pratique. Si, au contraire, on ne fait rien pour éloigner le pus, il se forme, surtout à l'apophyse mastoïde, des croûtes ; l'écoulement s'arrête, et de nouvelles douleurs se font sentir. Si la période inflammatoire est terminée depuis plusieurs semaines déjà, on peut commencer à faire des injections astringentes pour lesquelles on emploie le plus avantageusement une solution d'alun. Rau recommande contre la carie de l'apophyse mastoïde une solution de sulfate de cuivre (10 à 60 centigrammes sur 30 grammes d'eau), à injecter dans les cellules mastoïdiennes.

Intérieurement, on donne ordinairement pendant la période inflammatoire, jusqu'au percement du pus, le calomel à petites doses, ce qui, dans tous les cas, tend à tenir le ventre ouvert, à diminuer la chaleur fébrile, mais n'empêche aucunement la suppuration. Plus tard les enfants ont besoin d'un traitement analeptique, antiscrofuleux : huile de foie de morue, fer, quinquina, régime animal, vin, bière, bains de mer, séjour à la campagne.

Pour les inflammations plus rares de l'*oreille interne*, pour l'otalgie et la surdité nerveuse, nous renvoyons aux ouvrages spéciaux de Rau, de Troeltsch et d'Érhard, et il ne nous reste plus qu'à ajouter quelques observations sur les corps étrangers.

5° Corps étrangers dans l'oreille.

C'est une habitude inhérente à la curiosité naturelle des enfants de soumettre leur corps à toute sorte d'expériences et d'examiner surtout les cavités qui s'ouvrent à la surface. Aussi faut-il voir dans ce motif la tendance toute particulière à faire glisser de petits objets dans ces cavités et à en attendre l'effet. Les objets introduits dans le conduit auditif se reconnaissent en général facilement à la lumière directe du soleil, et l'exploration ne peut offrir de difficultés que dans le cas où déjà l'irritation a produit le gonflement. On se servira des sondes avec la plus grande précaution, parce que l'on risque, par ce moyen, de pousser le corps étranger plus profondément dans l'oreille.

Les symptômes provoqués dans l'oreille par un corps étranger varient beaucoup selon la forme et la nature de ce corps. Des corps polis et arrondis, qui ne se gonflent pas dans l'oreille, restent souvent fort longtemps sans produire aucun symptôme ; au bout d'un certain temps, le conduit auditif finit cependant toujours par enfler, et il se développe une otorrhée douloureuse. L'otorrhée, et surtout aussi les essais d'extraction, lorsqu'ils n'aboutissent pas au résultat voulu, conduisent facilement à une perforation du tympan, et l'on voit alors se développer tous les signes de l'otite interne, décrite à l'article précédent. Parmi les objets introduits dans l'oreille, les plus communs sont : des noyaux de cerise, des pépins de raisin, des pois, des fèves, des lentilles, de petites pierres, des perles en verre, des boulettes de papier, des dragées. Les amas composés de cérumen durci, de coton et de crasse, et les concrétions pierreuses ou otolithes que l'on rencontre si souvent chez les personnes âgées, ne s'observent presque jamais chez les enfants. Les animaux vivants produisent, il est vrai, au commencement des sensations fort désagréables, mais bientôt ils se collent au cérumen et meurent; on peut aussi les tuer facilement à l'aide de quelques gouttes d'eau ou d'alcool étendu. Le perce-oreille (*forficula auricularis*), tant redouté par le vulgaire, n'entraîne pas plus de dangers que tous les autres animaux vivants de même grandeur.

Les symptômes les plus violents sont occasionnés par les substances caustiques, le nitrate d'argent, la potasse caustique et les acides minéraux, qui détruisent promptement le tympan et provoquent une otite interne avec les affreux symptômes qui en dépendent. Parmi les corps non corrosifs, les plus fâcheux sont ceux qui sont de nature organique et que l'humidité et la chaleur du conduit auditif font gonfler, ce qui est surtout le cas pour les pois, les fèves, les lentilles et, à un moindre degré, pour tous les noyaux de fruits. Les petits cailloux et les perles en verre se supportent longtemps sans provoquer de douleurs, à moins qu'on ne les ait solidement engagés par de trop violents efforts d'extraction. Ce sont les petits objets en sucre qui donnent le moins d'embarras ; car bientôt ils se ramollissent et fondent, ce qui naturellement est beaucoup favorisé par l'introduction de quelques gouttes d'eau dans l'oreille.

Traitement. — L'indication principale et unique, l'extraction du corps étranger, ne peut pas toujours être remplie sur-le-champ, parce qu'il peut arriver que le gonflement et l'endolorissement du conduit auditif s'y opposent momentanément. Si de pareils symptômes se présentent, il faut les combattre par des sangsues, des cataplasmes, des instillations d'huile et des injections d'eau tiède. Les méthodes proposées pour éloigner le corps étranger sont très-variées, quelquefois compliquées et étranges. Le moyen le plus sûr et le plus simple pour le dégager, c'est l'injection forcée d'un jet d'eau chaude. Le corps étranger n'a presque jamais exactement la forme du conduit auditif; l'eau parvient donc derrière lui et le fait flotter peu à peu, de manière qu'il se présente à la partie antérieure du canal et se laisse alors enlever facilement. Si l'on ne réussit pas de cette manière, il faut avoir recours aux leviers. On peut se fabriquer un levier soi-même en courbant sur le plat le bout arrondi d'une fine aiguille à friser; avec cet instrument on cherche à contourner le corps étranger en l'engageant derrière lui, au fond du conduit auditif. On peut aussi, dans quelques cas désespérés, se servir de petits crochets aigus qu'on introduit à plat et dont on cherche ensuite à enfoncer la pointe d'arrière en avant, dans le corps étranger; il faut cependant user de grandes précautions en employant ce moyen ; car la pointe du crochet peut se casser, et l'on blesse facilement le tympan, pour peu que l'enfant s'agite. Les pinces sont le plus souvent inutiles et même nuisibles lorsqu'il s'agit d'extraire des corps ronds, tels que pois, fèves, cailloux, perles, les deux branches de ces instruments prenant trop de place et ne pouvant pas saisir le corps par son plus grand diamètre. Le plus souvent elles glissent sur lui et l'engagent alors d'autant plus profondément.

Une troisième méthode, très-inoffensive il est vrai, mais qui souvent ne donne aucun résultat, est celle qui consiste dans l'extraction au moyen d'une substance agglutinative qu'on a d'abord mise convenablement en rapport avec le corps étranger. A cet effet, on engage dans l'oreille un tuyau de plume coupé en travers à ses deux extrémités, et l'on y fait passer un petit ruban imbibé de colle forte, que l'on pousse jusque sur le corps étranger. Au bout de quelques heures le ruban adhère au corps d'une manière assez solide, et l'on parvient quelquefois à faire l'extraction par ce moyen. Si l'on a affaire à de petites pierres ou à d'autres corps anguleux fortement engagés, le ruban reparaît le plus souvent seul, et toute l'opération est restée infructueuse.

Toutes ces tentatives d'extraction exigent un calme et une patience extrêmes de la part du patient, qualités que l'on ne peut guère espérer chez un enfant. C'est pourquoi il faut, dans la plupart des cas, recourir à l'anesthésie par le chloroforme, ce qui facilite extrêmement toute la manœuvre. L'otite et l'otorrhée qui se déclarent à la suite, seront traitées selon les principes indiqués précédemment, mais, même en l'absence de tout traitement, elles guérissent bien plus rapidement qu'un écoulement d'origine dyscrasique.

CHAPITRE VI

MALADIES DES ORGANES GÉNITO-URINAIRES.

A. — REINS.

1° Anomalies des reins.

Les reins ne manquent jamais complétement et existent même partiellement sur les monstres les plus rudimentaires. Il peut arriver qu'il n'existe qu'un seul rein. Ici il faut, d'après Rokitansky, établir une différence entre le rein *impair* et le rein *simple*. Dans la première variété, on trouve à l'endroit normal, à droite ou à gauche de la colonne vertébrale, un rein qui, même sous le rapport de la forme, diffère très-peu d'un rein ordinaire, tandis que, du côté opposé, on ne trouve pas la moindre trace de cet organe. Le rein simple est, par contre, l'adhérence anormale entre deux reins, dont le degré le plus faible est représenté par le rein en fer à cheval (ren unguiformis). Dans ce cas, il existe encore deux reins séparés de forme normale et qui se trouvent unis à leur extrémité inférieure par un pont aplati de substance parenchymateuse. Plus ce pont devient petit, plus la forme du rein *simple* devient évidente. Enfin, les deux hiles s'unissent à leur tour, et l'on n'aperçoit plus qu'un seul hile à la face antérieure. Le rein simple descend de plus en plus bas et se trouve ordinairement situé au niveau du promontoire, rarement en dehors de la ligne médiane, comme le rein impair.

On trouve, en outre, encore quelques autres anomalies moins considérables dans la forme de l'organe ; à cette occasion, nous ferons remarquer que le rein des nouveau-nés présente un aspect plus fortement bosselé, même à l'état normal, qu'il est généralement plus arrondi et sensiblement aplati vers le haut.

2° Infarctus urique des nouveau-nés. Infarctus rénal.

L'infarctus urique est une découverte des temps modernes dont le mérite revient surtout à Vernois, Engel, Schlossberger, Virchow et Martin (de Berlin). Cet état est représenté par un faisceau de stries d'un jaune doré, très-marqué, qui se rencontre dans les pyramides. Ces stries se réunissent toutes concentriquement dans les papilles ; aussi est-ce là qu'on les trouve le plus serrées les unes contre les autres. Sous le microscope, elles représentent de petites colonnes cylindriques qui, comprimées avec une certaine force, se désagrègent et se montrent formées d'une poudre rouge qui se compose d'urates amorphes, de cellules épithéliales provenant des tubes droits et de petits cristaux rhomboédriques d'acide urique. Lorsqu'on trouve de ces stries jaunes dans les papilles, la même substance existe ordinairement aussi dans les bassinets et dans la partie la plus déclive de la vessie, où elle se montre à l'état de poussière d'un rouge carmin.

L'infarctus urique existe chez les deux tiers des enfants morts après le second et avant le onzième jour de l'existence. Chez les enfants mort-nés on ne le trouve presque jamais ; chez les enfants qui n'ont respiré qu'un seul jour, rarement ; par contre, il dure souvent plus longtemps que onze jours, de sorte que, par exception, on le rencontre même chez des enfants qui ont vécu quatre à six semaines.

Ce qui prouve qu'il ne s'agit pas ici d'un processus pathologique, mais d'un état physiologique, c'est la fréquence de cet état, l'absence de tout symptôme de maladie pendant la vie et sa constatation purement accidentelle chez des enfants morts de toute autre manière. D'après Virchow, ce processus s'explique très-simplement de la manière suivante : immédiatement après la naissance, la respiration détermine une oxydation beaucoup plus rapide des tissus ; l'acide urique représente un de ces produits d'oxydation. Cet acide, lié à des bases, est éliminé dans les reins, mais ne trouve pas encore assez de véhicule aqueux chez le nouveau-né, pour rester en dissolution. Les urates sécrétés en abondance se précipitent donc dans les tubes droits et paraissent jaunes parce qu'ils fixent en même temps la matière colorante. L'urine, sécrétée plus tard en plus grande quantité et, par cela même, plus étendue, les redissout en partie et en entraîne une autre partie sans la dissoudre, dans la vessie, et au dehors. Et, en effet, chez la plupart des nouveau-nés, on trouve dans les langes une poussière rouge qui, bien examinée, est reconnue pour être le produit d'un infarctus urique. Cette explication ne répond pas à tous les points de la question ; car un fait qui ne peut être expliqué de cette manière, c'est l'existence, infiniment rare, il est vrai, de l'infarctus urique chez les mort-nés. L'infarctus urique doit être considéré comme un processus essentiellement physiologique ; cependant il entraîne aussi des états pathologiques, à savoir, la gravelle et les calculs vésicaux. Le noyau de ces calculs consiste effectivement presque toujours en acide urique chez les enfants.

Pour la médecine légale, l'infarctus urique n'est pas sans valeur, attendu qu'il fournit une preuve au moins aussi convaincante de la vie de l'enfant que la présence de l'air dans les poumons, et qu'en outre il offre sur ce dernier signe l'avantage de ne pas se modifier si rapidement sous l'influence de la putréfaction. Pour le reste, il n'a présenté jusqu'à présent qu'un intérêt anatomo-pathologique.

3° Maladie de Bright.

Chez les enfants, on rencontre presque exclusivement la forme aiguë de la maladie de Bright, et toujours comme affection consécutive à la scarlatine. La forme chronique est tellement rare, que je ne l'ai encore observée qu'une seule fois chez un garçon tuberculeux, âgé de dix ans. Cette dernière forme ne se distingue en aucune manière de la maladie que l'on rencontre chez les adultes, et nous pouvons, par conséquent, renvoyer à ce sujet aux traités modernes et surtout à la monographie de Frerichs, ce modèle d'un travail savant et consciencieux.

Nous nous bornons à donner une description suffisamment étendue de la forme aiguë.

Anatomie pathologique. — Les reins présentent ordinairement ces modifications que Frerichs attribue à la fin de la première ou au commencement de la seconde période. Ils sont visiblement agrandis par suite d'une augmentation de volume de la substance corticale, qui est devenue rouge foncé, molle et cassante. La surface de section est très-humide et l'on peut en détacher un sérum visqueux et sanguinolent. On y trouve aussi assez fréquemment de petits extravasats sanguins de la grosseur d'une tête d'épingle. Les pyramides sont beaucoup moins altérées et ne montrent qu'une injection vasculaire assez considérable qui donne lieu à une rougeur foncée et diffuse.

L'agrandissement du rein dépend d'un exsudat fibrineux qui remplit les canalicules flexueux de la substance corticale et que l'on peut constater au microscope dans le liquide qui couvre la surface de section. On trouve alors de nombreux cylindres tantôt clairs, tantôt hyalins, tantôt encore entourés de cellules épithéliales, et tantôt renfermant des globules sanguins très-apparents. On trouve encore les cylindres, mais en quantité beaucoup plus faible, dans les tubes droits ; ils ne manquent d'ailleurs jamais dans le dépôt formé par une urine albumineuse. Si les enfants succombent dès le début de l'affection, l'urine renferme beaucoup de corpuscules sanguins qui la colorent en rouge foncé ; après un temps plus ou moins long, elle devient jaune clair, trouble, ne renferme plus ni corpuscules sanguins, ni matière colorante du sang, mais de l'albumine, et les cylindres continuent toujours de s'y montrer. Dans ce dernier cas, la substance corticale présente les caractères de la seconde période, d'après la division de Frerichs.

Elle perd alors de plus en plus sa couleur rouge foncé, et commence à être colorée par endroits en jaune pâle, teinte qui bientôt se répand uniformément sur toute la substance corticale. Les corpuscules sanguins renfermés dans les capillaires oblitérés se désorganisent, sont résorbés ou entraînés en même temps que la matière colorante, et l'exsudat des canalicules urinifères subit également une formation régressive. Les cylindres se réduisent en molécules graisseuses ; ils conservent bien encore vaguement leur forme primitive, mais la perdent à la plus légère pression du verre qui les recouvre ; aussi, à cette période, faut-il simplement les placer sur le porte-objet, sans les couvrir.

Le rein conserve son volume augmenté, devient très-cassant, son enveloppe fibreuse se décolle facilement, et la surface présente alors un aspect légèrement granuleux. L'état un peu inégal de la surface dépend de cette circonstance que la métamorphose graisseuse et la fonte consécutive ne se font pas d'une manière uniforme dans toutes les parties de la substance corticale. Pendant qu'une partie s'affaisse et commence à s'atrophier, une autre est encore remplie d'exsudat et continue de conserver son volume exagéré.

La quantité d'urine qu'on trouve dans la vessie est faible dans les cas très-aigus ; chez les enfants qui ne succombent qu'au bout de plusieurs semaines, elle peut être revenue à la mesure normale.

En outre, on trouve dans presque tous les cadavres une anasarque et des épanchements hydropiques dans la cavité du péritoine, dans les plèvres, dans le péricarde, épanchements souvent accompagnés d'exsudats inflammatoires, surtout sur la plèvre. Dans les autres organes, on ne rencontre pas ces modifications si constantes que l'on trouve dans la forme chronique des adultes.

Symptômes. — Les premiers signes de l'affection du rein se présentent ordinairement au moment de la plus forte desquamation, vers la fin de la troisième semaine. Les enfants ayant déjà repris leur gaieté et ayant de-

puis longtemps recommencé à manger du meilleur appétit, le perdent tout
à coup et sont pris de nausées, et quelquefois de vomissements. En
même temps la face prend un aspect bouffi, la peau des paupières inférieures se bombe en petites poches luisantes, et au bout de quelques heures
toute la surface du corps est envahie par l'anasarque. En même temps on
constate un arrêt manifeste de la sécrétion urinaire, souvent de vives douleurs dans la région rénale; dans les cas les plus aigus, les enfants restent
plus de vingt-quatre heures sans uriner et finissent par rendre, au milieu
des plus vives douleurs, quelques gouttes d'une urine teinte de sang et
concentrée. Mais dans beaucoup de cas l'urine n'a pas subi une si forte
diminution et n'a pas de teinte sanguinolente, mais se trouve colorée en
jaune clair et limpide, de sorte qu'à la simple inspection on n'y reconnaît
aucun changement.

Les modifications chimiques et microscopiques de l'urine sont les
mêmes que dans la maladie de Bright des adultes. Pendant les premiers
jours, si le sang ne s'y trouve pas mêlé en grande quantité, l'albumine y
est moins abondante que plus tard et ne dépasse pas la proportion de
10 à 30 pour 1000. L'estimation approximative de la perte d'albumine
peut se faire de la manière suivante : on fait bouillir journellement une
certaine quantité d'urine dans une éprouvette graduée, et on laisse à l'albumine précipitée vingt-quatre heures de temps pour se déposer. Si alors
on connaît la quantité de l'urine rendue en vingt-quatre heures, il est facile de calculer combien de centimètres cubes d'albumine sont éliminés
avec l'urine dans les vingt-quatre heures. Chez les enfants toutefois, il
n'est pas facile de recueillir toute l'urine rendue dans les vingt-quatre
heures, parce qu'ils urinent toujours en allant à la selle.

La meilleure manière de trouver les cylindres et de les obtenir en
grande quantité, consiste à décanter lentement l'urine rendue depuis plusieurs heures, et à verser le reste dans un verre à champagne. Dans ce verre
on laisse de nouveau reposer l'urine pendant plusieurs heures, puis on
décante encore jusqu'à quelques gouttes, et l'on examine au microscope
ce dernier résidu. Si alors on ne trouve pas de cylindres, on peut être sûr
qu'il n'y en a pas dans l'urine. Or, dans tous les cas de maladie de Bright
aiguë, on les voit très-rapprochés et accumulés les uns sur les autres, et
par l'inspection et la comparaison d'un assez grand nombre de ces produits
on se rend un compte exact de la nature de la maladie. Selon le temps
qui s'est écoulé depuis le commencement de l'affection, les cylindres ont
les différentes propriétés dont il a été question plus haut, à l'occasion de
l'anatomie pathologique.

La proportion de l'urine est généralement diminuée, les sels le sont
également, mais dans la plupart des cas, la matière colorante a augmenté;
cependant, dans le cours de la maladie, l'urine reprend une couleur normale jaune-paille. Les nombreux troubles et sédiments dépendent, soit
de la présence de beaucoup de cylindres, soit du grand nombre de cellules épithéliales et d'urates.

Si l'évacuation d'une urine albumineuse continue pendant plusieurs jours, l'anasarque augmente de plus en plus, et bientôt il s'y ajoute des symptômes d'hydropisie des cavités viscérales. Le bas-ventre devient de plus en plus bombé; si on le percute, le malade étant assis, on trouve une matité complète de la partie inférieure; dans le décubitus dorsal, on constate une fluctuation manifeste qui, du reste, dépend encore ici en partie de l'hydropisie cutanée. Des symptômes encore plus frappants sont ceux de l'hydrothorax. Plus l'épanchement séreux augmente dans les plèvres, plus les enfants respirent vite et difficilement, le son mat de la percussion remonte de plus en plus, on n'entend plus le bruit respiratoire ou on ne l'entend qu'à un faible degré, ce bruit étant remplacé par des râles que les côtes transmettent à l'oreille. L'hydropéricarde qui, le plus souvent, se développe en même temps, rend le pouls irrégulier, intermittent, petit, la matité de la région précordiale gagne de l'étendue, mais ne peut être exactement limitée à cause de l'hydrothorax concomitant. Cependant la dyspnée des enfants prend des proportions effrayantes. Ils sont assis droit dans leur lit comme les individus atteints de croup et dorment, lorsque le sommeil les gagne, la tête penchée en avant. Ils se cramponnent avec les mains contre le lit pour fixer les muscles pectoraux et les faire contribuer, autant que possible, à la dilatation du thorax, et jettent autour d'eux des regards d'angoisse et de désespoir qui semblent invoquer le secours de tous ceux qui les entourent.

Les progrès de l'hydrothorax peuvent faire mourir les enfants de suffocation; la mort peut aussi résulter d'un œdème de la glotte; enfin la profonde altération des reins peut faire naître des symptômes d'urémie qui se trahissent par une céphalalgie violente, la diminution de la vue, de l'ouïe, la somnolence et le délire. La mort peut aussi être due à l'épuisement occasionné par des vomissements opiniâtres et des diarrhées profuses.

La forme chronique de la maladie de Bright ne s'observe presque jamais à la suite de la scarlatine; ou les enfants meurent rapidement en présentant les symptômes décrits plus haut, ou l'albumine diminue dans l'urine au bout de deux ou de trois semaines. Cette dernière est de nouveau émise en grande quantité, les œdèmes et les épanchements des poches séreuses disparaissent, et l'enfant guérit complétement. C'est ce dont je me suis convaincu un jour en faisant l'autopsie d'un enfant que j'avais eu en traitement six mois auparavant pour une maladie de Bright, aiguë, et qui succomba plus tard à une fièvre typhoïde intense. La substance corticale des reins était, dans ce cas, complétement normale, ni trop grande ni trop petite, et ne se distinguait en aucune manière d'un rein sain, même examinée au microscope.

Les néphrites qui accompagnent la scarlatine ou qui se déclarent après elle ne produisent pas toutes l'hydropisie, c'est-à-dire que dans certains cas la mort arrive trop tôt pour que ce symptôme ait le temps de se déclarer. Telles sont la plupart des scarlatines qui tuent rapidement au milieu de convulsions, de vomissements et d'un état comateux, et dont l'issue malheureuse est souvent faussement attribuée à la violence de la fièvre, à la rétrocession trop prompte de l'exanthème, à une méningite, ou plus simplement et plus commodément encore à l'empoisonnement trop intense par le contagium. Un examen plus attentif de la substance corticale montre dans la plupart de ces cas à évolution rapide une modification manifeste de cette substance, modification qui correspond à la première période de la maladie de Bright.

Mais, réciproquement, on rencontre aussi quelques cas d'hydropisie cutanée consécutive à la scarlatine et dans lesquels il n'y a aucune affection des reins, aucune trace d'albumine. D'après Frerichs, cette anasarque simple est occasionnée par des refroidissements pendant la période de desquamation, et dépend d'une paralysie des nerfs vasculaires de la peau et du tissu cellulaire sous-cutané.

Le srapports les plus contradictoires ont été publiés sur la fréquence de cette complication de la scarlatine. Tandis que certains auteurs ont vu les deux tiers et même les trois quarts des enfants atteints de scarlatine contracter une maladie de Bright, aiguë, d'autres l'ont observée très-rarement, peut-être une fois sur vingt ou trente cas de scarlatine. Les premiers croient qu'il suffit d'examiner attentivement l'urine dans tous les cas qui peuvent se présenter, les autres repoussent avec indignation le reproche caché sous ce conseil et accusent leurs adversaires de la plus grosse exagération. Cependant ils peuvent avoir raison les uns et les autres; car la fréquence de cette complication dépend essentiellement du caractère des épidémies et non de l'intensité du mal dans un cas donné. Dans certaines épidémies, près des deux tiers des individus deviennent hydropiques; dans d'autres, cette complication s'observe à peine chez 2 ou 3 pour 100 des individus atteints.

Sur 100 scarlatineux, l'hydropisie a été observée:

Par Haidenhein	80 fois.
Par James Miller	57 fois.
Par Wood d'Édimbourg.	12 fois.
Par Roesch	10 fois.
Par Frerichs	4 fois.

Depuis plusieurs années la scarlatine règne endémiquement à Munich, où elle est cependant faiblement contagieuse et j'en ai, pour ma part, traité au moins cinquante ou soixante cas. Dans le nombre, je n'ai vu que deux albuminuries, et encore cette complication était-elle très-passagère.

Traitement. — C'est la prophylaxie bien conçue qui joue le plus grand rôle parmi les moyens à opposer à cette maladie. Il faut bien examiner l'endroit où est couché un enfant atteint de scarlatine au point de vue des courants d'air, des conditions de température et d'humidité, et l'on donnera la préférence à des appartements dans lesquels il ne suffit pas d'ouvrir simplement une porte pour occasionner un courant d'air désagréable, qui peuvent être convenablement chauffés et aérés, et dont les murs ne conservent aucune trace d'humidité. Comme les frictions faites sur la peau avec un corps gras rendent positivement cette dernière beaucoup moins sensible aux différences de température, on fait toujours bien de recourir à ce moyen, quoiqu'il soit loin d'offrir toutes les garanties dont Schneemann voudrait le doter.

On continue d'agir de cette manière jusqu'au moment où la desquamation est complétement achevée, et l'enfant habitué, par quelques bains, à des changements de température plus considérables.

Une fois que l'hydropisie et l'albuminurie se sont développées, ce qu'on a de mieux à faire c'est de neutraliser la stase dans les reins en stimulant d'autres sécrétions, et entre autres celle de la peau et de l'intestin. En fait de laxatifs, ceux que l'on donne le plus avantageusement sont le calomel, l'huile de ricin, plus tard le séné, le jalap et la coloquinthe, et l'on évite, avec raison, les purgatifs salins, attendu qu'ils sont, pour la plus grande partie, absorbés et ensuite éliminés par les reins. Avec les enfants qui, en général, sont prédisposés à la diarrhée, il faut cependant que l'on use de grandes précautions, parce qu'autrement on s'exposerait à occasionner des diarrhées profuses, pouvant même entraîner la mort. Quant à la sécrétion de la peau qui, dans l'anasarque, est fortement diminuée, on peut chercher à la stimuler par de petites doses de tartre stibié ou bien, si les enfants sont très-agités, par de petites doses d'opium ou de camphre. La principale attention doit toujours être dirigée sur la sécrétion urinaire. Si l'on parvient à la bien rétablir, les enfants guérissent presque toujours avec une bonne surveillance et de bons soins. Si cette sécrétion reste, au contraire, diminuée, il faut l'augmenter par les diurétiques. Le meilleur diurétique, le seul qui, à notre avis, n'entraîne aucun effet accessoire fâcheux, et qui peut être longtemps administré sans occasionner de troubles digestifs, c'est le roob de genièvre, autant que possible, fraîchement préparé. Les enfants l'acceptent le plus souvent très-volontiers, édulcoré et étendu d'eau, et il est facile de leur en donner deux à trois cuillerées à café dans les vingt-quatre heures. Déjà à plusieurs reprises je me suis assuré de l'effet manifestement avantageux de ce remède et je le préfère, chez les enfants, à la digitale, à la crème de tartre et à l'acétate de potasse.

Le danger de l'urémie doit être combattu par des acides végétaux et des bains alcalins. Contre la diarrhée profuse, le moyen le plus efficace est l'acétate de plomb associé à l'opium et administré journellement à la dose de 10 à 15 centigrammes. Si l'œdème et l'albuminurie n'avaient pas encore disparu au bout de trois à quatre septénaires, comme heureusement cela arrive le plus souvent, il faudrait employer les toniques, le tannin, le quinquina et les préparations ferrugineuses. Contre l'anémie qui peut persister après la maladie, il suffit de prescrire une bonne nourriture, facile à digérer et le séjour à l'air frais de la campagne.

4° Calculs rénaux, tubercules rénaux, kystes rénaux.

Quoique la formation de *concrétions* soit fréquente dans l'appareil sécréteur de l'urine chez les enfants, et qu'elle ait sa source dans l'infarctus urique physiologique, déjà signalé, on y observe cependant rarement des calculs d'une dimension considérable, qui devraient provoquer des symptômes plus ou moins graves. On observe, dans ce dernier cas, des douleurs rénales bien prononcées, un sédiment purulent dans l'urine et le départ de petites concrétions accompagné de violentes douleurs le long des uretères et de l'urèthre. Le pus qui se trouve dans l'urine dépend d'une inflammation secondaire du bassinet et de la muqueuse irritée des uretères et de la vessie.

Le traitement consiste essentiellement à faire boire aux enfants le plus d'eau possible, parce que de cette manière, d'une part, les concrétions existantes sont entraînées plus facilement et que, d'autre part, une urine diluée doit déterminer plutôt une diminution des concrétions qu'une formation de précipités nouveaux. Si de grandes ulcérations se sont formées dans le bassinet, il se développe une fièvre qui bientôt prend le caractère de la fièvre hectique, et la mort arrive, ou bien le rein malade devient impropre à la sécrétion, et l'autre, resté sain, fonctionne à sa place.

Le *tubercule rénal* se montre sous une double forme. Tantôt le rein, en même temps que la plupart des autres organes parenchymateux, est envahi par une tuberculose miliaire aiguë qui ne provoque presque aucun symptôme du côté du rein, et ne se découvre qu'à l'autopsie; tantôt, chez les garçons, la tuberculose est d'une nature plus particulièrement locale et s'étend d'un testicule tuberculeux à la muqueuse de la vessie et de là à celle des uretères et des reins. Dans ce cas, une grande partie du rein peut être occupée par des tubercules jaunes, caséeux et s'hypertrophier à un tel point que la surface en devient bosselée. On observe même une fonte du tubercule jaune, d'où résulte une caverne rénale tuberculeuse et, finalement, une phthisie rénale. Le traitement de la tuberculose rénale est très-ingrat et doit se borner exclusivement à améliorer la constitution par des moyens roborants et l'huile de foie de morue.

La *formation des kystes*, dans les reins, est un processus très-commun, et s'observe même à l'état congénital. On a rapporté des cas de dystocie dans lesquels l'abdomen était tellement gonflé par des kystes développés dans les deux reins du fœtus, qu'il en est résulté un obstacle à l'accouchement. Très-souvent on trouve, sur les cadavres d'enfants morts de toute sorte de maladies, quelques kystes du rein allant de la grosseur d'une graine de chènevis à celle d'une cerise. Ces kystes sont toujours situés très-superficiellement dans la substance corticale, et le plus souvent remplis d'un sérum mince et limpide. L'analyse chimique de ce sérum montre de très-faibles proportions d'albumine et très-exceptionnellement les corps chimiques qui caractérisent l'urine, c'est-à-dire l'urée et l'acide urique.

Comme cause de ces kystes on admet généralement l'oblitération de quelques canalicules urinifères par l'infarctus urique et, plus tard, par des concrétions calcaires, des extravasats et des exsudats cylindriques. Les poches d'hydatides et les cystoïdes composés sont excessivement rares dans les reins des enfants, et peuvent, par conséquent, être passés sous silence.

B. — Vessie.

1° Arrêts de développement et anomalies.

A. Une absence complète de la vessie s'observe rarement et se trouve toujours combinée avec des vices de développement d'autres organes. Les uretères s'ouvrent dans ces cas dans le nombril, le rectum ou le vagin. Plus fréquemment on observe l'anomalie suivante :

B. *Fissure vésicale.* — Prolapsus, état rudimentaire, ectopie, inversion de la vessie. Toutes ces dénominations signifient un manque de développement de la paroi antérieure de la vessie et de la partie correspondante de la paroi abdominale, de telle sorte que la paroi postérieure de l'organe est à jour. (Pl. III, fig. 10.)

On distingue deux formes, une fissure ou ectopie *totale* et une *partielle*. Dans la première, la solution de continuité s'étend depuis le nombril jusqu'au pubis et aux parties génitales; dans la dernière, on trouve un nombril bien conformé, des parties génitales normales et simplement une petite ouverture dans la paroi antérieure de l'abdomen. Chez le nouveau-né, on trouve au niveau de la vessie une ouverture ayant environ les dimensions d'une pièce de 5 francs, dont le fond est d'un rouge vif et qui est limitée par une sorte d'anneau cutané à bord tranchant. Ce n'est qu'après la naissance que le fond rouge de cette ouverture, formé par la paroi postérieure de la vessie, est renversé en dehors par l'action des muscles abdominaux pendant les cris et la défécation, et se montre alors sous la forme d'une tumeur molle et fluctuante et d'apparence charnue. Cette tumeur est constamment humide et lubrifiée et montre à sa partie inférieure, de chaque côté, un petit bouton qui représente l'ouverture de l'uretère correspondant et qu'on reconnaît surtout avec facilité, si l'on soulève un peu la tumeur. En l'observant pendant un certain temps, on voit l'urine sourdre goutte à goutte par ces points, et cette division de l'urine donne lieu à un développement très-rapide de carbonate d'ammoniaque qui se reconnaît à son odeur pénétrante.

Au bout de quelques années, l'anneau cutané se gonfle davantage et empiète sur le prolapsus, de sorte que la muqueuse vésicale n'est plus apparente dans une aussi grande étendue, mais toujours une portion assez grande de la paroi postérieure de la vessie reste à découvert. Cette portion finit par perdre son caractère de membrane muqueuse et devient, au-dessus des uretères, assez sèche, calleuse et insensible, tandis qu'au-dessous, le prolapsus s'excorie assez souvent par suite de l'écoulement continuel de l'urine fortement ammoniacale et prend un aspect fongueux.

Les fissures totales de la vessie s'étendent toujours jusque dans les parties génitales. Le pénis est très-court, rapproché de la vessie renversée et fendu, soit en totalité, soit partiellement; dans ce dernier cas, il semble fendu de bas en haut à partir de l'urèthre, de sorte que ce dernier, au lieu de former un canal fermé, représente une gouttière ouverte en haut. Si la fissure va très-loin, on voit pendre des deux côtés un appendice allongé qui n'est que le pénis divisé et cette division peut s'étendre jusque dans le scrotum, ce qui donne parfois lieu à des difficultés pour la distinction du sexe. Cette distinction devient encore plus difficile lorsque, comme cela arrive ordinairement, les testicules sont restés enfermés dans la cavité abdominale.

Chez les filles, on trouve des divisions analogues. Le clitoris est fendu, les grandes et les petites lèvres sont largement écartées et le vagin manque souvent totalement. Le périnée est excessivement court et l'anus placé immédiatement derrière les parties génitales; il peut même avoir été poussé si loin en avant, qu'il s'ouvre directement dans la paroi postérieure de la vessie et que les excréments sortent du prolapsus en même temps que l'urine.

Lorsqu'il existe des divisions aussi considérables, les branches horizontales du pubis n'existent qu'à l'état rudimentaire. Elles s'arrêtent simplement dans le voisinage du prolapsus ou se trouvent reliées derrière lui par un pont étroit. Le bassin est très-large dans son diamètre transversal, mais rétréci d'arrière en avant. Le sacrum et le coccyx sont fortement incurvés en avant, d'où dépendent sans doute le peu de largeur du périnée et la situation de l'anus, fortement déjeté en avant.

Les conséquences de cette infirmité varient beaucoup, selon l'extension qu'elle a prise. Toujours les individus qui en sont atteints répandent une odeur d'urine fort repoussante et souffrent continuellement d'excoriations autour des orifices des uretères. En cas de division complète du pénis, qui est le degré le plus élevé de l'épispadias ou de développement rudimentaire du vagin, les individus sont naturellement incapables de procréer. Du reste, ces enfants sont parfaitement viables et l'on connaît des individus qui ont pu atteindre l'âge de quarante ans. Huxham décrit même le cas éminemment remarquable d'une femme atteinte de prolapsus congénital de la vessie, avec cloaque, qui se maria à l'âge de 23 ans, conçut et enfanta.

Le mari d'un être semblable doit exciter notre étonnement presque au même point que la malheureuse elle-même.

On a émis bien des hypothèses sur l'origine de cette ectopie de la vessie. L'explication la plus plausible me paraît être celle qui a été donnée par J. Muller.

D'après cet auteur, la vessie ne se forme pas par la simple inflexion d'un feuillet, mais par la dilatation progressive du canal qui, avec l'ouraque se sépare du sinus uro-génital par l'étranglement de ce dernier. Mais l'ouraque, à son tour, ne résulte pas de l'inflexion d'un feuillet, mais il n'est que le col de l'allantoïde qui primitivement sort du canal intestinal sous forme d'une vésicule. De ces deux faits, J. Muller tire la conclusion que nous n'avons pas affaire ici à un arrêt de développement, à la persistance d'une des phases antérieures de la formation de la vessie. Il croit, au contraire, que l'absence de la paroi antérieure de la vessie dépend d'une rupture de cet organe, s'opérant à une époque où les téguments abdominaux ne sont pas encore entièrement formés. La rupture doit avoir sa raison d'être dans une imperméabilité permanente ou transitoire de l'urèthre, imperméabilité par suite de laquelle l'urine accumulée dans la vessie dilate cette dernière à un tel point qu'elle finit par se rompre. Il résulte de là une ouverture entre l'ombilic et les parties génitales externes. Le degré le plus léger de cette anomalie est l'épispadias, l'écoulement de l'urine par la face supérieure du pénis ou au-dessus de la vulve, mais sa conséquence la plus fréquente est une ouverture plus grande entre l'ombilic et le pubis.

Traitement. — On ne peut songer à une occlusion de la solution de continuité par l'avivement des bords et la réunion au moyen de sutures qu'autant qu'il existe un urèthre perméable ; mais encore dans ce cas, du reste assez rare, l'opération échoue régulièrement à cause du contact de l'urine avec la surface saignante. Il faut donc se borner à prévenir et à guérir autant que possible les excoriations en prenant les plus grands soins de propreté et en les frottant avec de l'huile. Si les enfants arrivent à un âge plus avancé, on peut essayer de diminuer l'odeur repoussante au moyen de l'appareil d'Earle, qui consiste en une plaque d'argent creuse dans laquelle s'ouvre un tuyau en caoutchouc qu'on peut fermer à l'aide d'un robinet. On presse cette plaque contre la vessie à l'aide d'un double bandage herniaire.

C. *Formation de cloaque*, ou communication du rectum avec la vessie. Il en a été question parmi les anomalies du rectum.

2° Catarrhe de la vessie. Inflammation de la vessie. Cystite.

C'est une maladie rare chez les enfants. Elle ne se développe qu'à la suite de lésions extérieures ou bien sous l'influence du frottement rude de certains calculs, en outre elle succède à l'abus des cantharides, enfin à certaines maladies graves, fièvre typhoïde, choléra, variole.

Anatomie pathologique. — Les causes que nous venons de signaler entraînent presque toujours une simple cystite muqueuse, le catarrhe de la muqueuse vésicale ; et il n'y a que les lésions extérieures qui peuvent occasionner une inflammation du revêtement séreux de la vessie ou bien une péricystite, c'est-à-dire l'inflammation du tissu cellulaire qui entoure lâchement la vessie.

La muqueuse vésicale enflammée est fortement injectée, pigmentée en gris brun et épaissie lorsque la cystite existe depuis un temps plus ou moins long ; au fond de la vessie, on trouve d'assez fortes quantités de mucus ; en outre, on trouve des excoriations, des ulcères et des diverticulums. Les plus grandes altérations se rencontrent toujours en présence d'un calcul à surface rugueuse.

Symptômes.— Les symptômes offerts par la vessie peuvent se développer très-rapidement dans certains cas, par exemple chez les enfants sensibles à l'action des vésicatoires, qui les présentent déjà douze heures après l'application de l'emplâtre ; en cas de calculs vésicaux, ces symptômes se développent, au contraire, d'une manière lente, s'amendent et récidivent alternativement.

Des symptômes qui ne manquent jamais sont la douleur et la sensibilité de la région de la vessie, du périnée et de l'urèthre, un ténesme continuel et l'évacuation douloureuse et par gouttes d'une urine foncée, trouble et même sanglante. Aux degrés les plus élevés que, du reste, les enfants ne présentent presque jamais, on observe une rétention complète d'urine, une dilatation de la vessie, la fièvre, des symptômes typhoïdes et péritonitiques, un état comateux, des vomissements de matières vertes, le collapsus, des sueurs froides, etc.

L'urine contient toujours d'abondants débris d'épithélium vésical, du mucus et du pus ; elle présente dans le vase un trouble laiteux qui ne disparaît pas complétement, même après qu'on l'a laissée longtemps reposer ; enfin il s'y forme un sédiment épais et visqueux. Elle se décompose très-rapidement, développe de l'ammoniaque et finit par colorer en brun les instruments d'argent. Dans la cystite diphthéritique qu'on n'observe que dans les hôpitaux mal aérés, combinée avec la diphthérite d'autres muqueuses, il part avec l'urine, au milieu d'un ténesme violent, de grands lambeaux qui, sous le microscope, sont faciles à reconnaître pour des produits pseudo-membraneux.

La marche de la cystite varie beaucoup selon les causes. Celle qui disparaît le plus rapidement, c'est la cystite due aux emplâtres de cantharides. Au bout de peu de jours, l'urine redevient parfaitement limpide, est émise sans douleur et tout le processus a disparu sans laisser de traces. Une cystite qui dure plus longtemps, c'est celle qui survient vers la fin des maladies graves, cependant cette forme se termine également au bout de quelques semaines par la guérison, pour peu que le corps se remette et se fortifie. Le pronostic de la cystite traumatique dépend de la gravité de la lésion, et l'on aura soin de ne jamais perdre de vue qu'à raison de la force de reproduction inhérente à l'enfance des traumatismes, même très-intenses, peuvent guérir chez ces petits êtres avec une étonnante rapidité.

La cystite qui guérit le plus difficilement est celle qu'entretiennent les calculs vésicaux. Il peut encore arriver ici exceptionnellement que, malgré la présence du calcul, le catarrhe disparaît, en supposant que la surface du calcul soit parfaitement polie, mais ordinairement les symptômes inflammatoires durent aussi longtemps que le calcul séjourne dans la vessie et ne se dissipent entièrement que lorsqu'on est parvenu à l'éloigner. Les enfants calculeux, atteints de catarrhe vésical, se développent très-mal physiquement et intellectuellement, et une fois que le diagnostic est bien assuré, on ne saurait trop se hâter de faire sur eux l'opération de la taille, d'autant plus que cette opération est beaucoup plus facile et beaucoup moins dangereuse chez les enfants que chez les adultes.

Traitement. — L'éloignement des causes constitue la partie la plus essentielle du traitement. Si un emplâtre de cantharides se trouve encore appliqué sur un point de la surface du corps, il faut naturellement se hâter de l'enlever. Il n'est pas très-rare que des vésicatoires d'une action lente restent appliqués pendant plusieurs jours sans produire beaucoup d'embarras locaux ; mais tout à coup il survient des douleurs vésicales, et les personnes qui entourent le malade ne soupçonnent pas le moins du monde la relation intime qui existe entre l'emplâtre et les symptômes d'une intensité si inquiétante.

- L'emplâtre enlevé, il faut chercher à diluer l'urine autant que possible par du lait d'amandes ou une émulsion de graine de lin bue en abondance et à l'appauvrir en sels par un régime doux, composé de lait et de potages maigres.

On contrôlera rigoureusement la quantité de l'urine émise, et l'on percutera souvent la région de la vessie. Aussitôt qu'on apercevra dans cette région une matité, on s'empressera d'évacuer l'urine au moyen de la sonde ; mais jamais on ne laissera celle-ci séjourner dans la vessie, l'accès de l'air ne pouvant qu'augmenter l'intensité de l'inflammation.

Le traitement interne doit viser à une évacuation convenable de l'intestin et à une stimulation de la sécrétion intestinale, but qu'on évitera naturellement d'atteindre au moyen des purgatifs salins. Ce qu'on peut donner de plus avantageux ce sont quelques paquets de 5 centigrammes de calomel. Contre le ténesme des compresses chaudes et humides rendent d'excellents services, contre l'insomnie il y a lieu de prescrire des préparations opiacées et l'eau distillée d'amandes amères. Contre le catarrhe chronique de la vessie, on administre intérieurement le tannin (5 centig. plusieurs fois par jour), ou bien l'on en fait des injections dans la vessie. Les calculeux doivent toujours être soumis à l'opération.

3° Incontinence d'urine. Incontinence nocturne (*enuresis nocturna*).

Un écoulement continu et goutte à goutte de l'urine ne s'observe chez les enfants d'un certain âge qu'en cas d'anomalies considérables du cerveau, d'idiotisme et d'hydrocéphale chronique. Cet état dépend alors d'une paralysie véritable de la vessie, tant du plan musculaire que du

col, de sorte que malgré l'abondance du contenu de ce réservoir, il ne
s'échappe toujours que quelques gouttes d'urine à la fois. Cet état persiste
jour et nuit, et doit être bien distingué de l'incontinence nocturne des
enfants autrement sains et bien développés.

Ce dernier genre d'incontinence se rencontre bien plus fréquemment
chez les garçons que chez les filles, et dure ordinairement jusqu'à l'âge de
douze ans, et dans quelques cas exceptionnels même jusqu'à la puberté.
Il ne dépend, dans tous les cas, d'aucune modification locale ni cérébrale
bien manifeste, sans quoi il ne se terminerait pas si régulièrement par la
guérison et persisterait même pendant le jour ou à l'état de veille. Il faut
admettre que dans ces cas la perceptivité de la vessie pour l'irritation
produite par l'urine a subi une diminution, par suite de laquelle cette
irritation échappe plus ou moins à la conscience pendant le sommeil, ou
bien que ce dernier est tellement profond que l'irritation ordinaire sur la
vessie remplie, ne suffit pas pour réveiller les enfants. Un fait qui semble
venir à l'appui de cette dernière manière de voir c'est cette circonstance
que beaucoup d'enfants déclarent positivement qu'en rêvant ils se croyaient
assis sur le vase et urinant comme d'habitude. Ordinairement ils ne pissent
au lit qu'une seule fois dans une nuit et le plus souvent pendant les premières heures du sommeil. Je ne puis, de mon côté, partager l'avis de
ceux qui mettent l'incontinence nocturne sur le compte de la paresse, de
l'insouciance ou d'une mauvaise habitude. Car, dans la plupart des cas
soumis à mon observation, leur amour-propre ou les nombreuses punitions qu'on leur avait infligées devaient suffire pour engager les enfants à
faire tous leurs efforts pour éviter ces fâcheux accidents; quoi qu'il en
soit, s'ils ne sont pas soumis à un traitement rationnel, ils n'y réussissent
qu'après bien des mois ou même des années.

Je ne puis pas davantage me ranger à l'avis de quelques auteurs qui
supposent que la cause du mal pourrait consister dans quelque altération
chimique de l'urine, attendu que des analyses faites par moi sur l'urine de
trois individus atteints de cette infirmité m'ont appris que ce liquide ne
différait ni quantitativement ni qualitativement de l'urine normale. Par
contre, on a dit, avec raison, que la plupart des enfants atteints de cette
infirmité ne jouissent pas d'une santé parfaite et qu'ordinairement ils
souffrent d'affections scrofuleuses de toute sorte, de rachitisme ou d'helminthes.

Les conséquences de cette infirmité sont assez fâcheuses en ce que le
développement psychique en souffre considérablement. L'amour-propre
des enfants est émoussé par les nombreuses punitions qu'on leur inflige,
ils deviennent ombrageux, menteurs et manquent de courage. Si l'on
n'entretient pas une propreté exquise et par cela même assez dispen-
dieuse, le lit et bientôt tout l'appartement répandent une odeur d'urine
difficile à détruire, et il se mêle à l'air des gaz qui ne sont rien moins que
favorables à la nutrition. Enfin le contact de l'urine fait naître des ulcères
profonds, longs à guérir aux fesses et aux extrémités inférieures.

Traitement. — Un traitement causal peut devenir nécessaire si l'on découvre des signes évidents de vers intestinaux, de scrofulose ou d'hyperesthésie nerveuse. Dans ces cas, on administre, selon le cas, des anthelminthiques, de l'huile de foie de morue, du fer, du quinquina, des bains aromatiques. Ces derniers sont surtout conseillés par Lallemand. Il fait infuser 4 à 5 poignées d'espèces aromatiques dans un vase couvert, ensuite ajouter au liquide un verre d'eau-de-vie et verser le tout dans le bain qu'on couvre avec un drap de manière à ne laisser passer que la tête de l'enfant. Ce dernier reste un quart d'heure à une demi-heure dans le bain. Après quelques-uns de ces bains, la proportion des espèces et de l'eau-de-vie peut être doublée. On fera prendre ces bains pendant plusieurs semaines consécutives, soit tous les jours, soit tous les deux jours.

Le traitement hygiénique doit consister à ne donner rien de liquide aux enfants plusieurs heures avant le coucher, ce qui, dans tous les cas, réduit à un minimum la sécrétion urinaire et fait que, même dans les cas où l'urine est évacuée involontairement pendant la nuit, la quantité de ce liquide ne peut être que très-faible. Comme on a plusieurs fois remarqué que les enfants pissent régulièrement au lit quand ils arrivent à se coucher sur le dos et que rien de semblable n'arrive tant qu'ils restent couchés sur le flanc, on a soin de les faire endormir dans cette position. Afin qu'en se retournant pendant leur sommeil ils ne viennent pas à se coucher sur le dos, on leur attache autour du ventre une ceinture fermée par un nœud dur qui s'applique directement sur la colonne vertébrale. Aussitôt qu'ils se couchent sur le dos, la douleur produite par ce nœud les éveille et leur fait prendre une autre position.

Ce conseil paraît très-plausible et très-simple, mais ordinairement on échoue en voulant le suivre, parce que les enfants ne supportent pas une ceinture assez solidement appliquée, pour que le nœud reste, pendant toute la nuit, appliqué au même endroit sans se déplacer en glissant de côté ou d'autre. Le plus souvent, les enfants pissent donc au lit malgré cette précaution, et quand on les relève, le nœud est sur le côté.

Le médecin ne conseillera jamais les corrections morales ou corporelles; car c'est là un moyen qui, le plus souvent, a été aussi largement qu'inutilement employé avant qu'on eût songé à demander un conseil à l'homme de l'art. On permettra encore moins et à plus forte raison, on ne conseillera pas l'intimidation, la menace d'employer le fer rouge comme l'ont conseillé Boerhave et Casper, ces moyens pouvant exercer une influence fort nuisible sur le système nerveux.

Parmi les remèdes internes, il y en a surtout deux qui sont d'une grande efficacité, la belladone et la noix vomique.

On administre l'extrait de belladone, un demi à un centigramme tous les soirs, et l'on augmente les doses jusqu'à production d'une dilatation de la pupille. Ce traitement met fin à l'incontinence nocturne pour quelques jours, mais les récidives sont très-communes, et il y aurait du danger à continuer l'administration de ce remède à forte dose pendant un temps trop long. Un moyen qui, plusieurs fois déjà, m'a semblé produire un effet beaucoup plus durable, c'est le nitrate de strychnine. Cette substance doit être préférée à l'extrait alcolique de noix vomique, parce que la proportion de strychnine renfermée dans celle-ci n'est rien moins que constante et que, par conséquent, l'augmentation graduelle des doses de ce remède offre beaucoup moins de garantie contre les symptômes d'empoisonnement. La meilleure forme sous laquelle on puisse donner le sel de strychnine est la forme pulvérulente, simplement mêlée à du sucre. Aux enfants âgés de plus de trois ans, on en donne $1^{mm},7$, ensuite $2^{mm},50$, etc., jusqu'à concurrence de $7^{mm},5$, et toujours on recommandera aux parents d'avoir sous la main du café concentré, moyen qui arrête le plus sûrement les secousses nerveuses, ces premiers symptômes de l'empoisonnement par la strychnine. Avec ce traitement on arrive à un résultat complet dans l'espace de huit à quinze jours, et ordinairement ce résultat est acquis pour toujours.

L'idée qui pourrait se présenter de fermer mécaniquement l'urèthre en entourant le pénis d'un ruban qui empêcherait, d'une façon purement mécanique, l'émission de l'urine est inexécutable parce que ce procédé serait bientôt suivi d'œdème et d'érections. J'ai même vu le cas d'un petit garçon qui, redoutant les corrections brutales que lui attirait son incontinence, s'était lié la verge avec tant de force que le lendemain il lui fut impossible d'ouvrir le nœud. Il finit par se déclarer une gangrène partielle et une fistule uréthrale.

4° Ischurie. Rétention d'urine.

La rétention d'urine, chez les enfants aussi bien que chez les adultes, n'est qu'un symptôme d'états morbides variés et ne constitue jamais une maladie idiopathique. On distingue donc une ischurie paralytique, spasmodique, inflammatoire, organique et mécanique. De toutes ces formes, il n'y en a qu'une seule qui se présente chez les tout petits enfants, l'ischurie spasmodique. Les enfants irritables souffrent beaucoup de flatulence et de colique, restent quelquefois plus de douze heures sans uriner, ce qui effraye beaucoup les personnes qui les entourent. Les enfants, pendant ce temps, s'agitent beaucoup, font entendre des cris accompagnés de pression abdominale, attirent les jambes vers le ventre et ne restent au sein que pendant peu de moments. La petite quantité de liquide qu'ils boivent leur permet d'autant plus longtemps de rester sans uriner. Le mal est, du reste, fort insignifiant et jamais je n'ai rencontré de cas où il fallût vaincre de véritables obstacles mécaniques. La seule chose dont il faille se préoccuper chez les enfants âgés de peu de semaines, c'est le départ de l'infarctus urique sous forme de petits grains rouges, ayant souvent des arêtes vives et tranchantes.

Traitement.—Le traitement est extrêmement simple, l'introduction d'une sonde un peu recourbée et huilée permettant toujours de vider immédiatement la vessie. Pour éviter de nouveaux spasmes vésicaux, un très-bon moyen consiste à appliquer un sachet de camomille sur la région de la vessie ; on sait d'ailleurs que dans la clientèle des enfants la camomille produit des effets beaucoup plus marqués que dans celle des adultes.

5° Calcul vésical. Lithiase.

La lithiase est une maladie relativement assez fréquente chez les petits garçons. Près de 40 pour 100 des individus soumis à la taille sont des enfants de moins de dix ans, comme cela ressort des travaux statistiques de Prout qui a fait le relevé de 1256 opérations faites dans les grands hôpitaux de Bristol, Leeds et Norwich. Les causes de ce singulier phénomène doivent être cherchées : 1° dans l'infarctus urique physiologique dont quelques grains peuvent s'arrêter dans la vessie et former le noyau du calcul ; 2° dans la grande quantité de phosphates qui se rencontrent dans l'urine des enfants rachitiques. L'urine devient, dans le rachitisme, tellement riche en phosphate et en carbonate de chaux que, si les enfants urinent sur le parquet d'une chambre et qu'on laisse à cette urine le temps de s'évaporer, il reste une couche très-apparente d'une poussière blanche, fait sur lequel mon attention fut un jour appelée par une bonne d'enfant attentive et intelligente.

On trouve, du reste, chez les enfants toute espèce de calculs vésicaux, les urates, les oxalates et les phosphates. Les calculs d'acide urique se composent de cet acide et de ses sels, ils sont assez durs, mais polis, d'un jaune brun (parce que la matière colorante de l'urine se précipite presque toujours en même temps que l'acide urique et ses sels) et forment ordinairement le noyau de la pierre, lors même que les couches extérieures sont composées d'autres éléments. Les calculs composés de phosphate de chaux et de phosphate ammoniaco-magnésien sont généralement mous, d'une teinte plus claire, plus légers, mais d'une surface rugueuse. Enfin, les calculs d'acide oxalique, qui se forment rarement chez les enfants, sont les plus durs de tous, d'une teinte brune, d'une surface bosselée ou mamelonnée, ce qui leur a fait donner le nom de calculs muraux. Les calculs composés de cystine, de carbonate de chaux, sont excessivement rares. Les calculs de la première espèce peuvent aussi former des combinaisons telles que, par exemple, le noyau est composé d'acid urique et les couches externes de phosphates.

Ordinairement on ne trouve qu'un seul calcul dans la vessie, s'il y en a plusieurs, ils s'usent les uns contre les autres de même que les calculs biliaires. Les calculs polis sont très-mobiles, ceux qui sont rugueux ou même parfois hérissés de pointes, s'arrêtent sur quelque point du fond de la vessie et adhèrent à la muqueuse. Les effets de la pierre diffèrent naturellement en raison des circonstances que nous venons d'énumérer. Il y a des calculeux qui ne présentent aucune trace de catarrhe vésical, et ne ressentent pour ainsi dire aucun embarras, tandis que, chez d'autres, l'évacuation d'une urine trouble et floconneuse est accompagnée des plus vives douleurs et que des douleurs excentriques partant du col de la vessie, affecté de catarrhe, s'irradient dans le rectum, le pénis et les cuisses.

Symptômes. — Il faut quelquefois beaucoup d'attention et d'habitude pour diagnostiquer sûrement un calcul, d'autant plus que ce diagnostic doit être d'une certitude absolue, pouvant seule justifier une opération grave, qui fait courir de véritables dangers à l'existence. D'après Pitha, les signes les plus dignes de confiance sont les suivants :

1° La sensation subjective d'un corps lourd et mobile dans la vessie, et qui change de direction selon la position du corps, symptôme qu'il est rarement possible de constater chez les enfants.

2° Des douleurs dans le col de la vessie quand le malade est debout, en marche, assis, couché ou qu'il va à la selle, douleurs qui disparaissent quand il reste couché tranquillement, mais qui s'exaspèrent au point de devenir intolérables à chaque mouvement forcé, par les courses à pied ou en voiture, l'équitation, le catarrhe vésical déjà existant augmente sous l'influence de ces mouvements au point que l'émission d'une urine sanguinolente peut en être le résultat.

3° Ces douleurs se sentent fréquemment d'une manière tout aussi pénible à l'extrémité du gland et dans le canal de l'urèthre, ce qui force les petits garçons à soutenir constamment leur verge de la main, les excite enfin à se masturber et donne au pénis un volume démesuré et au prépuce une longueur excessive.

4° Douleur et embarras pendant la miction. Les douleurs s'exaspèrent le plus vers la fin de l'acte et persistent encore quelque temps après. Quelquefois le jet de l'urine est brusquement interrompu et ne reparaît que quand l'enfant s'est recouché en arrière ou qu'il a changé de position. Les enfants parlent alors de la sensation bien évidente d'un corps étranger qui subitement vient barrer le passage de l'urine, et qu'ils parviennent à déplacer en prenant une autre position.

5° Le signe le plus essentiel est toujours celui que fournit l'examen avec le cathéter. Un son bien perceptible, produit par le contact de la sonde, ne peut être dû qu'à la présence d'un calcul. De plus, on peut tirer du son plus ou moins clair et d'un léger frottement exercé sur le calcul une conclusion approximative sur la dureté, le poli et la mobilité de ce dernier. Plus le calcul est petit, plus, naturellement, sa recherche offre de difficultés. Quelquefois on est forcé d'examiner les malades dans diverses positions, debout, assis, couchés sur le ventre ou sur le côté, la vessie étant pleine ou moitié pleine, jusqu'à ce que l'on arrive à percuter distinctement le calcul. Dans quelques cas on l'atteint avec le doigt introduit dans le rectum. Chez les enfants, le cathétérisme réussit rarement bien sans l'emploi du chloroforme.

La marche de la maladie est presque toujours la même. Il est excessivement rare que des calculs dont le volume dépasse celui d'une fève, se frayent un chemin par l'urèthre, plus rarement encore ils sont évacués, à la suite d'une ulcération, par le rectum, le vagin ou le périnée.

Les malades, s'ils ne sont pas secourus, conservent le calcul jusqu'à la fin de leur vie, qui peut se soutenir pendant bien des années au milieu de souffrances continuelles. Enfin, une fièvre hectique, le manque d'appétit, l'épuisement et l'insomnie les font tomber dans un état de marasme dans lequel ils succombent; il peut aussi se déclarer des symptômes d'urémie et de néphrite suivis d'une mort rapide.

Traitement. — La seule indication qui se présente est d'éloigner de la vessie le corps étranger, qui est la cause de la maladie. On a cherché à atteindre ce but par les remèdes internes les plus variés, dits lithontriptiques et par des injections poussées directement dans la vessie ; l'effet des substances employées en vue de dissoudre les calculs est toujours fort problématique. On conseille différentes sources d'eaux minérales, surtout Vichy, Kreuznach, Eger, Franzensbad, en fait de substances médicamenteuses : les carbonates alcalins, le phosphore ammoniacal, l'herbe d'*uva ursi*, enfin encore l'électro-magnétisme et des injections étendues de liquides qui, concentrés, pourraient bien dissoudre le calcul, mais qu'il n'est pas permis d'introduire à cet état dans la vessie.

L'extraction mécanique du calcul par l'urèthre ne réussit que pour les tout petits calculs, chez les filles. L'urèthre du sexe masculin ne permet presque jamais une opération de ce genre à cause de son étroitesse et de sa longueur.

Il ne reste donc, en fait d'assistance chirurgicale, que la taille ou cystotomie et la lithotritie. Ces opérations rentrent dans la médecine opératoire, et l'on en trouve d'excellentes descriptions dans le traité des maladies des organes génito-urinaires de Pitha et dans le traité de pathologie et de thérapeutique de Virchow.

Quant au choix de l'opération, taille ou lithotritie, nous nous bornerons à faire remarquer ici que chez les enfants la taille mérite la préférence bien plus encore que chez les adultes. Les enfants fournissent, d'après le témoignage de tous les chirurgiens expérimentés, un nombre de guérisons fort considérable. Les calculs sont rarement d'un grand volume, la réaction le plus souvent faible, et la guérison se fait dans presque tous les cas avec une grande rapidité, tandis que le grand obstacle qui s'oppose à la lithotritie, c'est l'étroitesse de l'urèthre chez les enfants, qui force d'employer le chloroforme à chaque séance et cause de violentes douleurs pendant l'expulsion des fragments.

C. — ORGANES GÉNITAUX DU SEXE MASCULIN.

I. PÉNIS.

1° Anomalies.

a. Phimosis congénital. — On entend sous ce nom un allongement congénital du prépuce avec étroitesse si considérable qu'il ne peut être ramené derrière le gland. Un degré modéré de cet état existe physiologiquement chez les petits garçons, et il est rare que chez eux le gland puisse être complétement découvert ; cependant on parvient généralement à retirer le prépuce assez loin pour pouvoir examiner le méat urinaire et les parties les plus rapprochées.

Si l'on ne parvient pas à retirer le prépuce jusqu'au méat urinaire, on donne à cet état le nom de phimosis congénital. Les conséquences de ce petit accident sont ordinairement peu graves. L'ouverture du prépuce est assez large pour que l'urine puisse s'écouler en jet et à mesure que l'enfant grandit cet excédant de peau du prépuce cesse de s'accroître, l'extrémité du gland devient visible et à l'arrivée de la puberté tout le mal a disparu.

Quelquefois il se développe, soit par manque de propreté, soit par suite d'une lésion traumatique, soit sous l'influence d'une balanite, un gonflement considérable du prépuce, et dans ce cas, l'urine ne peut plus traverser l'ouverture fermée par le gonflement. Le prépuce se dilate en ampoule, sa couleur s'altère, les enfants deviennent très-agités et n'expriment, en poussant des cris déchirants, que quelques gouttes d'urine par l'orifice presque complétement fermé de l'urèthre. On a même vu cet état se terminer par gangrène.

Les adhérences intimes qu'on observe parfois entre le feuillet interne et le gland ne sont ordinairement pas congénitales, mais une suite d'ulcérations anciennes de ces parties.

. Traitement. — Les degrés inférieurs du gonflement de ce prépuce exubérant peuvent être vaincus par des onctions huileuses et des soins de propreté ; mais lorsque les obstacles sont plus considérables, ce qu'on peut faire de plus simple, c'est de couper avec les ciseaux le bout de peau inutile, opération suivie d'un retrait beaucoup plus considérable du feuillet externe du prépuce que du feuillet interne fortement tendu, dans lequel il faut, par conséquent, faire encore une petite incision longitudinale. Les bords saignants des deux feuillets se touchent alors assez exactement ; ou peut encore les affronter au moyen de quelques serres-fines, l'hémorrhagie et le gonflement consécutif sont faibles et dans très-peu de jours la guérison est obtenue.

b. Paraphimosis congénital. — On l'observe avec ou sans hypospadias et il dépend d'un véritable arrêt de développement. En effet, le gland n'a pas de prépuce pendant les premiers temps de la vie embryonnaire, il est imperforé et l'orifice futur de l'urèthre n'est marqué que par un point blanc. Peu à peu seulement il se forme derrière la couronne du gland un repli de la peau, rudiment du prépuce futur, qui croît rapidement d'arrière en avant et couvre bientôt tout le gland, dans lequel l'urèthre s'est développé à son tour. C'est l'arrêt de cette croissance, ordinairement accompagné d'adhérence entre le prépuce rudimentaire et le gland, qui constitue le paraphimosis congénital ou, pour parler plus exactement, l'absence congénitale du prépuce. Souvent cet état se complique d'hypospadias et le frein peut être tellement court que plus tard, lorsqu'il survient des érections, le méat urinaire est attiré en bas. Ammon a fait la remarque singulière que chez les petits garçons juifs il n'est pas rare du tout de rencontrer une absence congénitale du prépuce, chez eux un vice de forme artificiellement produit se transmettrait donc par hérédité. Le règne animal offre plusieurs faits de ce genre : ainsi, parmi les races canines dont on a l'habitude de raccourcir la queue, on voit bien plus souvent naître des jeunes sans queue que parmi celles qu'on n'a pas l'habitude de mutiler de cette manière.— Il est très-inutile de faire une opération chirurgicale pour remédier à ce vice de forme; ce n'est que le raccourcissement trop considérable du frein qui pourrait plus tard en rendre la section nécessaire si, pendant l'érection, le gland était tiraillé au point de devenir douloureux et de prendre une direction vicieuse.

c. Atrésie congénitale de l'urèthre. — Il se peut que l'orifice de l'urèthre seul soit fermé par une adhérence membraneuse ou bien une portion assez considérable de ce canal est imperforée. Dans le premier cas, on voit l'urèthre, pendant que les enfants cherchent à uriner, se dilater jusqu'à l'obstacle, et il suffit d'une ponction avec le trocart explorateur pour faire disparaître toute la maladie; dans le second cas, qui est très-rare et qu'on trouve presque toujours compliqué d'hypospadias ou d'épispadias, l'opération est très-difficile, et l'on est forcé d'en venir à la ponction de la vessie, si l'on ne parvient en aucune manière à trouver l'urèthre.

d. Orifice anomal de l'urèthre. Hypospadias et épispadias.— Dans l'hypospadias l'urèthre, au lieu d'être fermé à sa surface inférieure jusqu'à l'extrémité antérieure du pénis, reste ouvert de ce côté et représente une espèce de gouttière, de telle sorte que l'orifice du canal n'est pas situé à l'extrémité, mais sur un point de la surface inférieure du pénis. Tels sont les degrés les plus légers de cette infirmité qui n'offre d'autre inconvénient que de diriger le jet de l'urine, volontairement émise, directement en bas et non en avant, comme à l'état normal. Mais les enfants arrivés à un certain âge savent remédier à cet inconvénient en redressant l'organe pendant la miction. Dans les degrés les plus élevés, la fente s'étend nonseulement sur tout l'urèthre, mais encore sur le scrotum et même sur le périnée, et la vessie s'ouvre directement dans cette fente. Il est très-facile de confondre cet état avec l'hermaphroditisme, surtout lorsque les testicules se sont arrêtés dans la cavité abdominale, ce qui arrive le plus souvent. Le sexe ne peut être positivement connu, dans ces cas, que plus tard, quand l'instinct génital s'éveille, que la voix et les formes du corps prennent les caractères qui distinguent le sexe masculin et que la barbe commence à se montrer.

D'après son caractère génétique, l'hypospadias représente un véritable arrêt de développement; car on sait que l'urèthre du pénis n'existe pas primitivement, qu'il n'est marqué que par une gouttière, et que ce canal s'ouvre au niveau du scrotum également divisé au commencement.

L'essai d'établir un urèthre normal par voie chirurgicale et de fermer l'orifice anormal réussit rarement à cause des propriétés corrosives de l'urine dont le contact ne peut être évité.

L'*épispadias* est représenté par une fente de l'urèthre à sa partie supérieure, de telle sorte que son orifice se trouve situé à la face dorsale de la verge. La division peut intéresser simplement le gland ou s'étendre à tout le pénis, et le degré le plus élevé de ce vice de développement est représenté par l'ectopie de la vessie dont il a été longuement question à la page 452.

Cette anomalie est beaucoup plus rare que l'hypospadias. Si l'orifice de l'urèthre est situé près du gland, les enfants peuvent uriner à volonté et, arrivés à un certain âge, tenir le pénis de façon à ne pas se couvrir d'urine. Mais lorsque l'orifice du canal est très-rapproché de la racine du pénis, il y a ordinairement incontinence avec toutes ses tristes conséquences. La faculté de procréer n'est à considérer comme absolument impossible qu'autant que l'orifice de l'urèthre est situé assez loin en arrière pour ne pas arriver dans le vagin pendant l'introduction du pénis.

2° Balanite. Inflammation du prépuce.

Quelquefois, chez les petits garçons, le smegma du prépuce s'accumule en quantité assez forte, devient dur et subit des décompositions chimiques qui déterminent une inflammation du gland et du prépuce. Le même effet peut être produit par les tiraillements continuellement exercés sur le prépuce, comme cela existe chez les enfants atteints d'affections vermineuses et chez les masturbateurs.

Le prépuce se montre alors gonflé, son ouverture adhère au gland, et en le retirant en arrière on provoque une très-vive douleur. Le gland est rouge, couvert de pus, et si on le découvre complétement, on remarque au fond du pli formé par le prépuce des amas d'une matière caséeuse, d'une odeur excessivement pénétrante. Il suffit d'enlever ces amas pour détruire la cause du mal qui alors guérit spontanément dans très-peu de jours. Les bains et compresses d'eau blanche constituent un très-bon moyen pour seconder la guérison.

Si le gonflement œdémateux du prépuce est trop considérable pour laisser découvrir le gland, et, par conséquent, si la cause principale de l'affection, le smegma induré, ne peut être éloignée, l'inflammation dure beaucoup plus longtemps, il peut même se développer des abcès et une perforation du prépuce. Un jour je traitais un garçon d'une balanite très-intense, et ne parvenais en aucune manière à ramener le prépuce en arrière. Les injections d'huile et les compresses chaudes qui, dans d'autres cas, dissipent l'œdème, étaient restées sans effet. Deux jours se passèrent de la sorte ; le troisième, il se présenta sur le prépuce, près du frein, un petit point noirâtre, premier signe d'une gangrène circonscrite, au milieu de laquelle apparut tout à coup un point plus clair qu'on reconnut, en bien l'examinant, pour le nœud d'un fil. Ce nœud ayant été attiré autant que possible avec la pince et ensuite divisé, on vit apparaître un long fil, après la sortie duquel la gangrène se limita, et la balanite diminua pour guérir en très-peu de jours. Le petit malheureux avait ramené le prépuce en arrière et avait noué le fil autour du gland, qui bientôt gonfla au point que l'enfant ne parvint plus à détacher le fil. La crainte d'une punition l'avait empêché d'avouer sa malheureuse expérience, et de la sorte il était forcé d'attendre que le fil eût trouvé le chemin que nous venons de décrire. Toutefois, comme l'étendue de la partie gangrenée était très-faible et ne dépassait guère les dimensions d'un pois, le mal guérit sans entraîner des conséquences fâcheuses.

Le traitement de la balanite simple se borne à éloigner le smegma, à prescrire les soins de propreté, des bains locaux astringents et des fomentations de même nature. Il n'y a pas d'adhérence à craindre entre le prépuce et le gland.

3° Paraphimosis acquis.

Chez les enfants, le paraphimosis se développe bien plus souvent que chez les adultes à cause de la longueur et de l'étroitesse du prépuce à cet âge. Les petits garçons jouent souvent avec le prépuce et s'amusent à le tirer en arrière jusqu'à ce qu'ils aient découvert tout le gland. Le bord étroit du prépuce distendu progressivement et sans douleur par la forme conique du gland, se rétracte aussitôt qu'il arrive derrière la couronne dont le bord forme une saillie beaucoup plus brusque de ce côté, et il faut beaucoup plus d'adresse pour ramener le prépuce en avant qu'il n'en avait fallu pour le retirer en arrière. L'enfant alarmé cherche ordinairement à cacher l'accident, pendant ce temps, l'étranglement produit un fort gonflement et une déformation du pénis ; enfin, les parents, rendus attentifs à la chose, s'effrayent souvent de la forme étrange du membre. Abandonnée à elle-même, la tuméfaction du gland fait pendant plusieurs jours des progrès, cette extrémité finit par être transformée en une masse bleue, informe ; mais arrivée à ce point, son volume commence à diminuer spontanément, le bord du prépuce finissant par s'élargir jusqu'à ce que le gland rentre de lui-même sous le prépuce. Je n'ai jamais vu le simple étranglement par le bord du prépuce suivi d'une gangrène du gland, mais cet accident peut arriver lorsque, comme nous l'avons fait voir plus haut, cet étranglement est opéré à l'aide d'un fil. Le peu de danger dans le premier cas s'explique par la dilatation que subit finalement le prépuce lui-même.

Traitement. — Il n'y a guère de traitement suivi d'un résultat plus immédiat que celui du paraphimosis. Une mère épouvantée amène au médecin un enfant que, déjà, elle croit mutilé, et au bout de quelques minutes elle part rayonnante de joie, le membre ayant repris ses formes normales à la suite d'une simple manœuvre de réduction. Cette dernière consiste simplement à saisir le bourrelet formé par le prépuce derrière le gland entre l'index et le médius de chaque main et à repousser en même temps le gland en arrière avec les deux pouces appuyés sur son extrémité. Le résultat de cette manœuvre combinée, mouvement du gland en arrière et attraction du prépuce en avant, est de faire glisser ce dernier par dessus la couronne du gland ; immédiatement après, ce dernier reprend sa forme et sa couleur normales. Dans des cas déjà anciens, c'est-à-dire de plusieurs jours de durée, on peut diminuer le volume du gland à l'aide d'une irrigation continue du membre par un filet d'eau froide et rendre ainsi moins vive la douleur qui accompagne les efforts de réduction. J'ai, pour ma part, rencontré beaucoup de ces paraphimosis, mais toujours j'ai pu, jusqu'à présent, opérer la réduction, et je crois, par conséquent, que les médecins qui prescrivent des applications d'eau froide et divers astringents, jusqu'à la guérison spontanée, ne sont pas bien familiarisés avec le procédé que nous venons de décrire.

On n'a besoin d'aucun traitement consécutif, les parties remises en place reprenant promptement leur forme normale. Les récidives ne sont pas non plus à redouter, les enfants terrifiés de la sorte n'éprouvant plus jamais le malencontreux désir de voir leur gland mis à nu.

4° Onanisme. Masturbation.

Ce vice se rencontre aussi chez les filles, mais bien plus rarement et avec des suites moins sérieuses que chez les garçons. On entend par là divers attouchements de la verge, surtout des frottements dans le creux de la main, qui déterminent des érections et finissent par provoquer une éjaculation. Les filles se chatouillent elles-mêmes ou réciproquement l'intérieur du vagin, soit avec les doigts, soit avec d'autres objets allongés, ce qui finit par exciter de la douleur, de la rougeur et une sécrétion plus forte de la muqueuse vaginale. A la suite de ces accidents, la mauvaise habitude cesse souvent d'elle-même.

Il en est autrement pour les garçons. Ces pratiques leur procurent des sensations tellement voluptueuses que, malgré les plus rudes châtiments et les meilleures résolutions, ils restent des années sans pouvoir y renoncer. Pendant ce temps ils maigrissent d'une manière visible, restent en retard pour le développement physique et moral, deviennent anémiques, leur paupière inférieure prend une teinte brune ou bleuâtre, la face perd toute expression et les muscles deviennent lâches et flasques. Les jeux qui leur plaisaient auparavant les ennuient, ils quittent toute société et ne recherchent que la solitude pour pouvoir se livrer sans gêne à leur déplorable habitude. La démarche devient incertaine, traînante, les genoux se fléchissent en dedans. L'amaigrissement est le plus prononcé aux extrémités inférieures et dans la région lombaire, tandis que le pénis prend une longueur et une grosseur démesurées. Le prépuce se raccourcit et se retire en arrière tout aussi facilement que chez les adultes, le plus léger attouchement du pénis suffit pour provoquer une érection.

Il est très-rare que cet état dégénère en véritable *tabes dorsualis* avec paralysie des extrémités inférieures, les symptômes que nous venons de décrire finissent par mettre à la raison les enfants qui, dès ce moment, font les plus grands efforts pour éviter les suites fâcheuses dont ils se sentent menacés. Tout dépend de l'âge où les enfants apprennent à connaître ce vice. Plus ils y arrivent tard, plus ils se rapprochent de la puberté, moins les effets sont graves. Les garçons qui ont dépassé l'âge de dix ans finissent, en se masturbant souvent, par éjaculer un liquide muqueux ; ce liquide contient-il déjà des spermatozoaires, c'est ce qui n'a pas encore été décidé, à ma connaissance ; il n'est pas impossible que ce soit simplement de l'humeur prostatique. Le plus petit enfant sur lequel on ait observé jusqu'à présent des habitudes de masturbation était une petite fille de onze mois. Elle s'introduisait, d'après le récit de Kraft, alternativement les deux mains dans la fente vulvaire, avec une violence et une rapidité croissantes ; en même temps elle attirait les jambes vers l'abdomen, contractait les traits du visage et poussait des cris perçants. Ce rapport est unique dans son genre, et l'on est à se demander si l'enfant n'avait pas une petite éruption ou un corps étranger dans le vagin ; car dans ce cas, les frottements s'expliqueraient simplement par la démangeaison occasionnée par un accident de ce genre.

Les petits garçons qui se masturbent sont loin d'éprouver tous les effets dont il a été question plus haut, beaucoup d'entre eux conservent, au contraire, un aspect florissant, et n'éprouvent aucun retard dans leur développement physique et intellectuel. Des médecins attachés à de grands pensionnats m'ont assuré que la plupart des jeunes élèves dont les mauvaises habitudes avaient été bien constatées n'en éprouvaient aucun dommage, et, de mon côté, j'ai été bien souvent consulté par des hommes robustes, doués d'une puissance virile incontestable, et qui tout en demandant mon avis pour d'autres indispositions m'avouaient souvent qu'étant jeunes ils s'étaient masturbés pendant bien des années.

Causes. — La cause la plus ordinaire est l'instinct d'imitation. Un onaniste montre son savoir-faire ou l'exerce même sur le pénis d'un autre garçon encore innocent, et, sur l'heure, ce dernier s'adonne au même vice. Voilà pourquoi l'onanisme est beaucoup plus répandu parmi les jeunes garçons élevés en commun que parmi ceux qui demeurent dans leur famille.

Tout ce qui provoque des érections porte à l'onanisme. Tels sont les duvets pesants, un régime trop nourrissant, les boissons alcooliques, les tableaux et récits immoraux. Mais le mal peut encore être provoqué directement par des éruptions cutanées du pénis, par une accumulation de smegma préputial, par des oxyures vermiculaires qui, du rectum, rampent sous le prépuce ou dans le vagin.

Traitement. — D'après l'expérience des meilleurs médecins attachés aux maisons d'éducation, il n'y a aucune mesure médicamenteuse à prendre contre l'onanisme commençant, mais par une surveillance active on rendra l'exécution de l'acte aussi difficile que possible. Ainsi, on aura continuellement dans les dortoirs des gardiens chargés d'observer les mouvements qui se passent sous les couvertures, de retirer ces dernières aussitôt qu'ils s'apercevront d'une infraction et de punir immédiatement les coupables. Les matelas doivent être durs ; pour couvrir les élèves, on choisira, non des duvets, mais des couvertures de laine, sous lesquelles les contours du corps se dessinent d'une manière beaucoup plus complète. On punira ces garçons très-sévèrement, mais autant que possible à l'insu des autres, car il importe avant tout que le vice reste inconnu à la grande majorité des élèves ; aussi, pour l'empêcher de s'étendre, ce que l'on peut faire de mieux c'est de renvoyer immédiatement les coupables. Les causes signalées plus haut doivent être éloignées avec le plus grand soin. Il faut éviter d'examiner souvent le pénis des jeunes garçons soupçonnés, mais non convaincus d'onanisme, attendu que par là on peut éveiller l'attention d'enfants encore innocents et leur faire contracter ces mauvaises habitudes. Contre les suites de l'onanisme, l'amaigrissement et le retard dans le développement, les moyens les plus estimés sont les bains froids et les affusions froides. L'obésité, qui se déclare parfois chez ces enfants et qui leur donne souvent un aspect très-singulier, ne doit jamais être combattue par l'iode ni par les eaux minérales iodurées, attendu que ces moyens conduisent ordinairement à la maigreur et à une tuberculose à marche rapide.

Rien de plus absurde, du reste, que les prédictions menaçantes de certains professeurs ou chefs d'établissement qui annoncent aux enfants une perte irréparable de la santé et une mort prochaine. Souvent, il est vrai, ils renoncent alors à l'onanisme, mais c'est pour tomber dans une mélancolie profonde qui les poursuit jusqu'à l'âge viril. Une rude correction physique conduit au même but sans laisser à sa suite un état moral aussi déplorable.

II. — TESTICULES.

1° Cryptorchidie.

Dans le neuvième mois de la vie intra-utérine, les testicules descendent de la cavité abdominale dans le scrotum, et un petit garçon, arrivé à terme, vient au monde avec deux testicules situés à leur place normale.

Les enfants de sept mois naissent ordinairement avec un scrotum vide, et souvent même, chez les enfants arrivés à terme, l'un ou l'autre testicule, plus rarement les deux, restent derrière l'anneau plus ou moins longtemps, de sorte qu'environ 10 pour 100 des nouveau-nés présentent des anomalies sous ce rapport. Dans la très-grande majorité des cas, le testicule descend alors dans les premières semaines de l'existence sans donner lieu à aucun symptôme, et il est bien rare qu'on rencontre des garçons d'un certain âge avec un seul testicule, et plus rare encore avec un scrotum entièrement vide. On appelle ces individus monorchides ou cryptorchides. Cette dernière dénomination est la mieux choisie ; car ces individus sont loin de ne posséder qu'un testicule, ils en ont, au contraire, deux, mais qui ne sont pas situés à leur place normale. Lorsqu'on vient à disséquer un cryptorchide, le testicule resté en arrière n'est pas situé à sa place physiologique primitive, c'est-à-dire près du rein correspondant. Il se trouve ordinairement à l'entrée du canal vaginal ou dans l'intérieur même de ce canal ou au devant de lui, dans la région inguinale où l'on peut le découvrir aussi sur le vivant à l'état de tumeur dure, ovale et sensible à une pression exercée avec une certaine force.

Quelquefois le testicule descend tardivement, au commencement de la puberté, et cette descente peut s'opérer sans être accompagnée d'aucun symptôme et d'une manière tout à fait inaperçue. Toutefois le testicule ne descend plus jamais jusqu'au fond du scrotum, le cordon spermatique ayant perdu une partie de sa longueur. Dans d'autres cas, il paraît en résulter une sensation de pression excessivement douloureuse, et l'on prétend même que certains individus en sont morts. Je crois que la cause directe de la mort n'a pas été bien constatée, et il n'est pas impossible qu'il faille la chercher dans la gangrène du testicule étranglé de la sorte.

D'après Ammon, le testicule peut aussi faire fausse route et se montrer sous l'arcade crurale où il pourrait être confondu avec une hernie crurale, ou bien près du périnée. La cryptorchidie n'est pas suivie d'autres accidents, et surtout elle n'est jamais suivie d'impuissance.

Il est impossible de corriger cette infirmité par le secours de l'art ; car il n'existe aucun moyen qui permette d'attirer le testicule retenu dans la cavité abdominale, et l'on ne pourrait faire que du mal en voulant hâter la descente du testicule arrêté dans le canal vaginal par des pansements expulseurs. Même dans le cas où une anse intestinale sortirait du canal vaginal en même temps que le testicule, un bandage compresseur serait à déconseiller. Dans ce cas, ce qu'il y aurait de mieux à faire, ce serait d'attendre l'arrivée du testicule dans le scrotum, pour réduire ensuite la hernie et la maintenir réduite par un bon bandage.

2° *Hydrocèle.*

Une poche séreuse à double feuillet, la tunique vaginale, enveloppe le testicule et l'épididyme et ne contient, à l'état physiologique, que quelques gouttes de sérum pour entretenir le glissement entre les surfaces séreuses. Si ce sérum augmente, la poche se dilate, son feuillet externe ne touche plus nulle part le feuillet interne, et le scrotum a subi une augmentation de volume très-visible. C'est à cet état qu'on a donné le nom d'hydrocèle.

Chez les petits garçons l'hydrocèle se rencontre très-fréquemment, ordinairement un seul testicule est atteint, quelquefois les deux. La cause du mal est le plus souvent une occlusion incomplète du canal vaginal après que le testicule l'a traversé. La sécrétion de tout le péritoine descend alors dans le scrotum et représente une hydrocèle. Celle-ci, à dire vrai, n'est pas congénitale, mais prend naissance quelques jours ou quelques semaines seulement après la naissance. Par contre, la prédisposition à cette affection, l'ouverture du canal vaginal, est congénitale, et c'est pourquoi on peut en dire autant de l'hydrocèle elle-même. On en distingue quatre espèces :

1° *Hydrocèle avec ouverture complète du canal vaginal.* (Pl. III, fig. 11.) — C'est une forme rare dans son degré le plus prononcé. Elle représente une tumeur allongée qui descend du fond du canal vaginal jusqu'au-dessous du testicule. Le testicule ne peut pas être senti du tout ou n'est senti que d'une manière très-indistincte. Le cordon spermatique est dilaté par le liquide qui le baigne jusqu'à l'épaisseur d'un crayon. Ce qui caractérise cette forme, c'est que pendant l'action des muscles abdominaux la tumeur devient beaucoup plus volumineuse et plus tendue, et dès que cette action cesse, plus petite et plus molle. La même chose arrive quand on soulève le scrotum, ce qui fait refluer son contenu dans la cavité abdominale ; si la communication est étroite, ce reflux ne s'opère qu'à l'aide d'une pression exercée sur le scrotum. La confusion avec une hernie inguinale externe n'est pas toujours facile à éviter, la forme étant la même et le contenu se laissant réduire dans l'une et l'autre affection. Toutefois, ce qui distingue l'hydrocèle, c'est qu'elle laisse passer la lumière du soleil et la lumière d'une bougie, qu'elle rend un son mat à la percussion, tandis que la hernie rend toujours un son clair ; d'un autre côté, on ne peut jamais isoler le testicule dans l'hydrocèle, tandis que cela est très-facile dans la hernie. Il suffit à un diagnosticien habile, pour avoir une opinion arrêtée, d'observer la manière dont la tumeur disparaît. Sous une pression l'intestin rentre le plus souvent brusquement et avec un bruit de gargouillement, tandis que l'hydrocèle diminue lentement et non par une espèce de secousse.

2° *Hydrocèle avec fermeture du fond du canal vaginal* (pl. III, fig. 12). —

C'est la forme la plus fréquente. Elle n'est ordinairement pas congénitale, mais acquise peu de semaines après la naissance. La tumeur est ronde, transparente, et ne peut être diminuée sous l'influence d'une pression. Le testicule est situé en haut et en arrière et n'est senti que vaguement sous les téguments. Le cordon spermatique est tout à fait normal. Cette hydrocèle existe souvent des deux côtés, et dans ce cas la famille ne la reconnaît pas si bien que si un seul testicule était malade, à raison même de cette uniformité dans le gonflement.

3° *Hydrocèle avec ouverture du col du canal vaginal* (pl. III, fig. 13). — On trouve ici le cordon spermatique, depuis sa sortie de la cavité abdominale jusqu'à la moitié du scrotum, manifestement dilaté et rempli de liquide, tandis qu'un testicule très-normal et nullement augmenté de volume est situé dans la profondeur du scrotum. La tunique vaginale entoure étroitement le testicule de tous côtés et n'est distendue qu'au-dessus de lui par un épanchement hydropique. Sous l'influence d'une pression, la tumeur diminue et le liquide peut refluer dans la cavité abdominale, mais à cause de l'épaississement de la tunique vaginale le cordon ne devient jamais aussi mince que du côté sain. Cette forme, aussi bien que la première, peut, à raison de l'ouverture du canal vaginal, facilement se compliquer de hernies, et souvent il est difficile de la distinguer d'une hernie. La manière dont la tumeur disparaît, soit lentement, soit avec un bruit de gargouillement, est encore dans ce cas le meilleur point de repère. Cette forme est très-rare.

4° *Hydrocèle, avec fermeture du col du canal vaginal* (pl. III, fig. 14). — Dans ce cas, le cordon spermatique est d'un volume normal à sa sortie de l'anneau inguinal et reste tel sur un court trajet, puis il se distend subitement en un kyste allongé, qui diminue tout aussi brusquement plus bas, et le testicule est, comme dans la forme précédente, de grandeur et de consistance normales. Le meilleur moyen de connaître cette disposition est d'aller premièrement à la recherche des deux testicules, de les comparer entre eux, et d'exercer ensuite une légère traction sur celui du côté malade, ce qui facilite singulièrement l'examen du cordon spermatique. Cette forme est assez fréquente, mais ordinairement unilatérale. Le cordon spermatique se laisse bien déplacer, comme un cordon sain, mais il ne diminue pas sous la pression, parce que le canal vaginal est fermé.

Voilà ce que nous avions à dire sur les différences qui existent entre les formes de l'hydrocèle. La plus commune est la seconde; une autre, assez commune, est la quatrième, tandis que la première est rare et la troisième la plus rare de toutes.

Le contenu de l'hydrocèle consiste en une sérosité limpide citrine, très-liquide, dont la composition chimique est celle du sérum sanguin un peu étendu d'eau. Toutefois, pour qu'il en soit ainsi, il faut que l'enfant n'ait pas encore été soumis à un traitement énergique; car si la ponction a déjà été répétée à plusieurs reprises, si l'hydrocèle a été traversée par un séton ou traitée par des frictions irritantes, le liquide obtenu présente un trouble laiteux et se montre assez riche en cellules.

L'évolution spontanée des quatre formes est presque toujours favorable, quoique souvent assez longue. La complication la plus fâcheuse est celle d'une hernie sortie par le canal inguinal resté ouvert, accident qui retarde beaucoup la fermeture du canal et, par le fait, aussi la résorption de l'hydrocèle. Dans presque tous les autres cas, il se produit au bout d'un certain temps, quoique souvent seulement au bout de plusieurs mois, une résorption spontanée de la sérosité épanchée, et il ne reste plus qu'un épaississement de la tunique vaginale. Même dans les cas rares d'hydrocèle communiquant avec la cavité abdominale, il se fait une résorption à mesure que l'anneau inguinal se ferme par le fait de l'exercice augmenté des extrémités inférieures.

Traitement. — Comme presque toutes les hydrocèles d'enfants qui n'ont pas dépassé la première année guérissent spontanément, il ne s'agit plus que de seconder cette guérison naturelle par des moyens rationnels. Comme tels, on emploie : la chaleur sèche, les fumigations aromatiques, les fomentations astringentes composées de sel ammoniac et de vinaigre, de vin, de teinture d'iode étendue, et enfin la compression de la tumeur par le sparadrap ou le collodion. L'hydrocèle congénitale communiquant avec l'abdomen guérit le plus vite, si l'on refoule son contenu dans la cavité abdominale et qu'ensuite on applique un bandage herniaire. Le moyen le plus simple et le plus sûr est d'ailleurs toujours l'acupuncture. On peut l'effectuer avec une simple aiguille à coudre. Il suffit pour cela de tendre l'hydrocèle avec deux doigts et d'enfoncer plusieurs fois l'aiguille dans la peau, ainsi tendue, ce qui fait apparaître autant de gouttelettes de sérosité qu'on a fait de ponctions. Les piqûres de la peau se referment immédiatement, celles de la tunique vaginale restent béantes plus longtemps, il se forme alors, par l'épanchement du sérum, un œdème du scrotum qui, au bout de quelques jours, se résorbe spontanément et qui, en attendant, a pressé si étroitement l'un contre l'autre les deux feuillets du canal vaginal qu'il se produit une adhérence entre eux et que l'épanchement disparaît. Si ce premir essai n'est pas suivi d'une guérison parfaite, la petite opération peut, sans inconvénient, être répétée plusieurs fois.

Les hydrocèles d'enfants plus âgés et celles du cordon se résorbent sans intervention chirurgicale, à la suite de simples badigeonnages de teinture d'iode longtemps continués.

D. — PARTIES GÉNITALES DU SEXE FÉMININ.

1° Anomalies.

Les anomalies des parties génitales du sexe féminin sont, en général, plus rares que celles du sexe masculin, et ne se découvrent, à quelques exceptions près, qu'à l'époque de la puberté, parce que les **symptômes** qui en résultent ne se font sentir qu'à cette époque.

Pour se faire une juste idée de ces vices de développement, il faut que nous rappelions ce fait embryologique que l'utérus avec les trompes et le vagin se forment aux dépens des conduits de Müller, de telle sorte que la partie inférieure de ceux-ci se réunit pour former le canal génital, et qu'ensuite il se fait un étranglement transversal qui divise ce canal en deux parties, l'utérus et le vagin. C'est ce qui fait que ces vices de développement se réduisent, d'après Veit, en deux classes, dont la première a pour origine un arrêt de développement d'un ou des deux conduits de Müller, la seconde, une adhérence incomplète entre les conduits parfaitement développés de ce nom.

Première classe. — *a.* Les conduits de Müller sont restés complétement en retard dans leur développement et il n'y a, par conséquent, ni vagin, ni utérus, mais les parties génitales externes s'ouvrent dans un cul-de-sac très-court. *b.* Le vagin existe dans toute sa longueur, mais il n'y a pas d'utérus ou un utérus purement rudimentaire. *c.* Le vagin et le col vaginal sont bien développés, mais l'utérus est divisé à cause de la réunion incomplète de la partie supérieure des deux conduits de Müller, utérus bicorne, en outre il est atrophique et se termine en deux oviductes également atrophiques. *d.* Un seul conduit de Müller est incomplétement développé ou manque totalement, ce qui donne lieu à l'utérus unicorne. L'ovaire correspondant est, dans ce cas, ordinairement bien développé, de plus, si l'utérus est arrêté dans son développement, les ovaires le sont ordinairement à leur tour.

Tous ces vices de développement restent sans produire aucune espèce de symptôme chez les enfants, et comme ils n'entraînent aucun changement de forme extérieure, on ne les découvre même pas. Ce n'est qu'à la première apparition des règles qu'il se produit des troubles, et qu'il se développe quelque menstruation supplémentaire.

Deuxième classe. — *a.* L'utérus est bien développé mais ses cornes sont séparées, utérus bicorne. *b.* La séparation intéresse tout l'organe, deux cols font saillie dans le vagin simple ou double, état avec lequel peut même coïncider un double hymen. *c.* Extérieurement l'utérus ne présente aucun changement de forme ou tout au plus un sillon superficiel, mais sa cavité est divisée par un septum médian en deux compartiments verticalement juxtaposés, utérus biloculaire.

Ce sont encore là des anomalies qui n'exercent aucune influence fâcheuse sur le développement de l'enfant, et qu'on ne trouve qu'accidentellement aux autopsies. Il n'y a que la division du vagin et la duplicité de l'hymen qui n'échapperont pas à l'inspection extérieure.

Ce qu'on appelle vices de développement des parties génitales externes ne constitue ordinairement pas des anomalies congénitales, mais ce sont des irrégularités qui ne se forment que dans le cours des années sur des parties génitales normalement constituées au début. Cette remarque s'applique principalement à l'hypertrophie du clitoris et à l'allongement des grandes lèvres connues sous le nom de tabliers de Hottentotes. En outre, on rencontre parfois une adhérence partielle des grandes lèvres chez les petites filles qui ont eu des ulcérations diphthéritiques profondes de ces organes, et qui n'ont pas reçu les soins de propreté et autres, exigés par leur état.

2° Catarrhe de la muqueuse génitale. Flueurs blanches. Leucorrhée.

Symptômes. — Sous le nom de fleurs ou flueurs blanches ou leucorrhée, on entend une augmentation de sécrétion tellement exagérée du vagin et de la vulve, que le liquide apparaît sous forme de gouttes sur les grandes lèvres, coule en partie le long des cuisses et du périnée, et tache le linge, tandis qu'une autre partie s'évapore et dépose des croûtes sur les grandes lèvres. De là résultent une tuméfaction et une rougeur secondaires, et même une excoriation des parties génitales externes et des parties circonvoisines, si les soins de propreté ont été négligés ou pendant les chaleurs de l'été.

La sécrétion est d'abord fluide, jaune clair, homogène, plus tard, vers la fin du processus, ou chez les filles scrofuleuses dès le début, muqueuse, filante, pauvre en cellules, à l'instar du mucus nasal dans le coryza. Une fois que des excoriations se sont produites, le sang qui en provient se mêle au mucus et lui communique une teinte brun rouge. Le point de départ de la sécrétion ne peut être bien reconnu chez les petites filles, et l'on ne peut savoir exactement si elle provient de l'utérus ou du vagin ou de l'un et de l'autre, car l'hymen est toujours fort gonflé, et l'on a raison de ne procéder qu'en cas d'absolue nécessité à la dilatation du vagin au moyen de spéculums d'un petit calibre. La marche assez rapide de la leucorrhée des enfants fait supposer qu'elle dépend d'une hypersécrétion du vagin et non de l'utérus ; car on sait que chez les adultes les écoulements de ce dernier organe persistent pendant des années malgré tous les traitements employés pour les combattre.

Si l'on ramollit les croûtes qui collent ensemble les grandes et les petites lèvres et qu'on examine ces dernières, l'entrée du vagin et l'hymen, on trouve ces parties tuméfiées, rougies, et douloureuses au toucher. Quelquefois, mais pas très-souvent, il existe une uréthrite qui se fait reconnaître par la sortie d'une goutte de pus de l'urèthre et de vives douleurs pendant la miction. Les filles déjà d'un certain âge accusent aussi des douleurs aux parties génitales, et écartent les jambes en marchant pour éviter autant que possible les frottements, surtout en cas d'excoriations.

La marche de la leucorrhée est, à la vérité, toujours chronique, et je ne me souviens pas d'un seul cas guéri en moins de six semaines ; cependant la guérison a toujours lieu plus rapidement que chez les adultes, car elle ne se fait jamais attendre au delà de quelques mois. Ce n'est que chez les enfants atteints de tuberculose avancée et de fièvre hectique

que je l'ai vue se prolonger jusqu'à la mort sans diminuer ; l'autopsie montrait alors cet état granuleux du vagin que nous observons si souvent chez les adultes mortes de leucorrhée.

Causes. — On ne saurait nier que, même chez les enfants âgés à peine de quelques années, on ne rencontre déjà l'infection par le virus blennorrhagique. Un stupide et affreux préjugé règne parmi les gens du peuple, en vertu duquel il suffirait, pour faire disparaître la blennorrhagie chez l'homme, de mettre la verge en contact avec un hymen encore intact. C'est ce préjugé qui a déjà fait perdre leur innocence à bien des petites filles. Tout médecin qui a souvent été dans le cas d'examiner et d'observer ces pauvres malheureuses victimes d'une infâme séduction, a pu remarquer leur air singulier, embarrassé, quelque chose qui s'éloigne des allures de l'enfance dans toute leur manière d'être. Si on leur adresse la simple question d'où peut provenir leur mal, elles perdent les derniers restes d'ingénuité, et protestent de leur innocence avec une traîtreuse énergie, ou leur embarras augmente à cette question d'une manière visible, et elles répondent timidement et à voix basse qu'elles ne peuvent donner aucun renseignement à ce sujet. Si, dans la conduite de l'enfant, on ne remarque aucun changement, on peut être presque sûr qu'il n'y a pas eu d'infection, et l'on s'attachera à l'idée d'une origine spontanée ou mécanique de la maladie. Si des condylomes se présentent aux grandes lèvres et autour de l'anus, l'infection syphilitique ne peut plus être mise en doute.

Spontanément, la leucorrhée se montre surtout chez les enfants scrofuleux et tuberculeux, chez ceux qui habitent des logements humides ; mécaniquement elle est occasionnée par l'introduction accidentelle de corps étrangers dans le vagin, ou par la pénétration d'oxyures dans ce canal, enfin par l'onanisme. Le signe du viol, si souvent rappelé en médecine légale, à savoir, la conformation infundibuliforme, et le gonflement considérable des parties génitales externes, ne peut être utilisé que pour l'acte consommé entièrement et souvent répété. Car le simple contact du gland d'un homme avec l'hymen d'un enfant ne peut jamais avoir pour effet un changement de forme durable, pas même une forte contusion avec gonflement consécutif.

Traitement. — Pour le traitement, il importe peu que la leucorrhée soit d'origine blennorrhagique ou spontanée. Dans les deux cas, les soins de propreté et de grands bains pris tous les jours rendent les plus grands services. Celle qui guérit le plus rapidement est la leucorrée de source mécanique. Il suffit d'avoir retiré un petit morceau de bois, une fève, une perle de verre, etc., objets qui peuvent se cacher derrière l'hymen et devenir ainsi plus ou moins difficiles à extraire, pour que la rougeur et la suppuration cessent en très-peu de jours.

La leucorrhée produite par les oxyures guérit presque aussi rapidement ; il suffit pour cela d'injecter plusieurs fois de l'eau froide dans le rectum et, à raison de son irritabilité plus grande, de l'eau chaude dans le vagin. Le pronostic est moins favorable quand le mal est dû à l'onanisme. La douleur retient, il est vrai, les jeunes filles pendant quelques jours, mais aussitôt qu'elle a cessé les mauvaises habitudes recommencent, et de là résultent des récidives si fréquentes qu'il faut une surveillance exercée continuellement, nuit et jour, pour les leur faire perdre définitivement.

La leucorrhée due à une contamination par le contagium blennorrhagique dure pour le moins six semaines, mais elle peut aussi se prolonger pendant plusieurs mois, les symptômes inflammatoires, rougeur, douleur et gonflement, sont tellement considérables au commencement, que les enfants ne sont plus en état de marcher et que la sécrétion excorie promptement les grandes lèvres et les cuisses. En dehors même de toute infection, le mal est le plus opiniâtre chez les individus atteints d'une scrofulose très-intense ou d'une tuberculose avancée. Dans ces cas il dure des années entières et même jusqu'à la mort si une fièvre hectique s'ajoute à la tuberculose.

Si des enfants sains et robustes ont été infectés, on fait bien de leur administrer pendant plusieurs jours de suite des purgatifs composés de jalap, de séné, d'aloès ou de sels neutres, tandis qu'aux individus dyscrasiques on prescrira immédiatement des analeptiques, du fer, du quinquina et un régime animal.

Le traitement local, vu l'étroitesse des parties génitales, chez les petites filles, se réduit à des injections répétées d'eau froide ou d'eau chaude, et pendant la nuit à l'application d'un bourdonnet de charpie dans la vulve. On fait bien d'imbiber cette charpie d'une solution d'alun (4 gram. sur 30 gram. d'eau) ou de tannin (1 gram. sur 30 gram. d'eau). Le sulfate de fer et le nitrate d'argent ont, il est vrai, également une action très-favorable sur la muqueuse atteinte de blennorrhagie, mais ils gâtent le linge à un tel point qu'on ne peut guère en conseiller l'usage à une mère économe.

Les enfants scrofuleux se trouvent très-bien des bains de mer ou d'eaux minérales iodurées, telles que Hulbronn, Kreuznach, ainsi que de l'usage de l'huile de foie de morue. Des éruptions cutanées aux parties génitales, telles qu'eczéma, impétigo et prurigo, doivent être dissipées le plus rapidement possible par des soins de propreté et des pommades siccatives, parce que le produit de la sécrétion vaginale les baigne continuellement et que les deux affections agissent défavorablement l'une sur l'autre.

3° Diphthérite et gangrène des parties génitales du sexe féminin.

La *diphthérite* ne se rencontre presque jamais à l'état sporadique, mais généralement dans les hôpitaux mal aérés, dans les hôpitaux d'enfants et les orphelinats. Elle est rare dans nos contrées et se développe principalement pendant et après une épidémie de rougeole maligne, condition dans laquelle elle visite aussi les demeures humides et encombrées de la classe ouvrière. La diphthérite n'est pas une affection locale, mais une maladie générale, comme déjà nous avons eu l'occasion de le dire en parlant du croup, et comme il est facile de s'en convaincre par la fièvre, la prostration rapide et l'issue ordinairement mortelle de cette maladie.

Le mal débute, comme la leucorrhée simple, par la rougeur et le gonflement de la vulve ; mais immédiatement il s'y ajoute une fièvre intense, une peau brûlante, une grande fréquence du pouls et une soif fort vive. Si l'on écarte les grandes lèvres, la muqueuse se montre couverte de membranes grisâtres sous forme d'îlots. La configuration de ces derniers est tantôt circulaire, tantôt à contours irréguliers par la confluence de plusieurs de ces îlots. Au commencement, on les soulève difficilement à l'aide d'une pince, mais bientôt ils tombent en lambeaux et se détachent d'un fond gris jaune, sur lequel se développent immédiatement de nouveaux exsudats après la chute des premiers. La muqueuse, débarrassée des fausses membranes, est tuméfiée et d'un rouge sale. L'odeur de cette sécrétion ichoreuse est très-pénétrante et adhère aux mains pendant des journées entières. L'état général devient de plus en plus mauvais ; la fièvre prend un caractère typhoïde ; il se forme des diarrhées colliquatives ; le liquide ichoreux finit par prendre une odeur de gangrène ; les fausses membranes et leur base finissent également par prendre ce caractère, et la mort arrive peu de jours après le début de l'affection.

La *gangrène* de la vulve peut résulter de la diphthérite telle que nous venons de la décrire ou se développer de la même manière que le noma chez les enfants qui viennent de traverser une maladie fébrile, telle que fièvre typhoïde, variole, scarlatine, rougeole. Elle se montre parfois avec une rapidité telle, que la première chose qui attire l'attention des personnes qui entourent l'enfant c'est l'odeur gangréneuse. On trouve alors généralement à la face interne des grandes lèvres de grandes bulles gangréneuses, qui éclatent rapidement et laissent échapper une sanie ichoreuse. Dans d'autres cas, quand la gangrène se développe dans les couches profondes des grandes lèvres, ces dernières commencent à devenir le siége d'un gonflement œdémateux, ne bleuissent qu'au bout de quelques jours en plusieurs endroits, et finissent par s'ouvrir et laisser apparaître une surface gangréneuse assez étendue. La gangrène est généralement humide, avance rapidement et se termine ordinairement par la mort. A l'autopsie, on trouve, outre les destructions locales, un catarrhe de la muqueuse, et souvent aussi des embolies, de source pyohémique, dans les poumons, la rate, etc.

Traitement. — Le traitement de ces processus est très-ingrat. Contre la diphthérite on a recommandé l'usage interne du carbonate de potasse, à la dose de 4 grammes par jour, comme remède spécifique. Ordinairement cependant, cette médication ne saurait prévenir la terminaison mortelle. Contre la gangrène, il faut se hâter d'instituer un traitement roborant. Localement, on fait des badigeonnages avec des acides minéraux concentrés ou avec une solution concentrée de sublimé. Cette dernière exerce une action favorable sur la diphthérite, tandis que, dans les cas soumis à mon observation, elle a régulièrement échoué contre la gangrène.

4° Hémorrhagies vaginales.

Les filles nouveau-nées, ou âgées seulement de quelques jours, ont quelquefois une hémorrhagie vaginale. Elle est ordinairement peu intense, et l'on ne voit que quelques gouttes se montrer tous les jours entre les grandes lèvres. Souvent, il y a en même temps un léger gonflement des mamelles qui, sous une pression exercée sur elles, laissent échapper quelques gouttes d'un liquide laiteux.

Les hémorrhagies vaginales ne deviennent jamais profuses ni, comme telles, dangereuses. Dans les deux cas que j'ai eu l'occasion d'observer jusqu'à présent, il se présenta cependant au bout de peu de jours un catarrhe intense de l'intestin, suivi d'un état de marasme qu'il fallut d'ailleurs attribuer bien plutôt à la privation du lait maternel qu'à l'hémorrhagie elle-même.

Billard et Ollivier d'Angers ont plusieurs fois observé ces petites hémorrhagies, et ne les ont jamais vues suivies d'accidents quelconques.

Traitement. — A raison du peu d'importance de l'hémorrhagie, il n'y a guère lieu de chercher à l'arrêter par des injections froides ou par l'emploi de remèdes hémostatiques. Ce qu'on peut faire de mieux, c'est d'attendre qu'elle s'arrête d'elle-même, et l'on se bornera à suspendre les bains chauds pendant sa durée.

5° Inflammation des mamelles. Mastite des nouveau-nés.

Nous ajoutons, comme devant être rangées parmi les maladies des parties génitales du sexe féminin, l'inflammation des mamelles, quoique la place que nous lui assignons ici ne soit pas très-convenable, vu que cette affection se rencontre tout aussi souvent parmi les petits garçons que parmi les petites filles. Pour l'intelligence de ce processus singulier, qui ne s'observe que pendant les premières semaines de l'existence, nous rappellerons que les mamelles des nouveau-nés laissent échapper, dans la plupart des cas, sous une légère pression, un liquide laiteux qui, seulement après huit ou quinze jours, tarit pour toujours chez les petits garçons, et jusqu'à la première grossesse chez les petites filles.

D'après les recherches de Guillot, la réaction de ce lait est neutre ou alcaline; il ne s'acidifie qu'après avoir reposé longtemps et se partage alors en deux couches. Sous le microscope, on y trouve des globules de colostrum en grande abondance. Son goût, comme 'ai pu plusieurs fois m'en assurer, n'est rien moins que sucré, mais fade ou même salé.

Cette sécrétion laiteuse passagère prédispose les mamelles des nouveau-nés tout autant aux inflammations que celles des femmes qui allaitent. Une pression, une contusion, accidents inévitables déjà pendant le travail, suffisent pour faire gonfler et suppurer la mamelle. Souvent des sages-femmes, trop promptes à montrer leur savoir-faire, sont cause de cette affection en faisant croire aux mères inexpérimentées qu'il faut soigneusement exprimer le lait. De là résulte presque régulièrement un gonflement et une rougeur de la mamelle. Les enfants poussent des cris plaintifs lorsqu'on les touche, le gonflement augmente de plus en plus, donne de la fluctuation en plusieurs endroits, et finit par s'ouvrir pour donner issue à un pus épais. Après quelques jours de suppuration l'abcès se ferme, la glande conserve pour quelque temps encore une certaine dureté, mais au bout de quelques jours elle est complétement revenue à son état normal. Chez les enfants cachectiques atteints à la fois de muguet et de diarrhée, la rougeur érysipélateuse s'étend sur une grande partie de la poitrine, et de grands lambeaux de tissu cellulaire se détachent après l'ouverture spontanée ou artificielle de l'abcès, qui laisse à sa suite des ulcères fistuleux de longue durée. La seule conséquence fâcheuse de la mastite suppurée des petites filles, c'est que la suppuration peut entraînel son ratatinement du mamelon et de la glande elle-même, de sorte qu'à l'époque de la lactation la mamelle ainsi modifiée ne peut pas fonctionner ou ne fonctionne que d'une manière très-incomplète.

Traitement. — L'essentiel est d'employer une bonne prophylaxie. Si les mamelles sont gonflées, mais ne présentent encore ni rougeur, ni endolorissement, on peut, le plus souvent, empêcher le passage à la suppuration en évitant avec soin toute pression, tout frottement, et en cherchant à prévenir l'occlusion des conduits galactophores par des onctions huileuses. Pour remplir la première de ces indications, ce qu'on peut faire de mieux, c'est d'appliquer sur les seins un linge huilé recouvert d'ouate. De cette manière, on parvient le plus souvent à faire dégonfler les mamelles sans suppuration et à les ramener à leur état normal. Si malgré cela la suppuration se déclare, le linge huilé n'en est pas moins à sa place, mais on remplace le coton par de petits sachets de son chauffé, parce que de cette manière on hâte la maturation de l'abcès. Si ensuite, après deux ou trois jours, on sent une fluctuation évidente, on fait mieux d'ouvrir l'abcès que d'abandonner ce soin à la nature, parce que dans ce dernier cas l'ouverture est généralement trop petite, ce qui empêche le pus de s'écouler librement. En faisant la ponction de l'abcès, il faut éviter de toucher le mamelon, car la rétraction cicatricielle qui s'ensuivra ne peut que le rapetisser et le tirailler, ce qui, plus tard, ne pourrait qu'être d'un fâcheux effet pour l'allaitement. On fera tomber l'incision dans un des rayons de la mamelle. Après l'évacuation du pus, ce qu'on a de mieux à faire c'est d'appliquer des compresses chaudes et humides, ce qui prévient la formation de croûtes et une trop prompte réunion des bords de la plaie. Celle-ci se ferme au bout de quelques jours chez les enfants bien constitués; chez les enfants atrophiques dont l'épuisement ne peut être qu'accéléré par la suppuration, le pus devient floconneux, séreux, et la plaie reste ouverte jusqu'à la mort.

CHAPITRE VII

MALADIES DE LA PEAU.

Chez les *enfants* on observe *toutes* les maladies de la peau et la plupart se rencontrent plus souvent encore chez eux que chez les adultes. Dans le plan de cet ouvrage, on a supposé connue du lecteur la pathologie spéciale et, par conséquent, les affections de la peau ; nous pouvons donc nous borner à ne décrire que les modifications cutanées qu'on rencontre presque exclusivement chez les enfants, ou qui, si on les observe fréquemment aussi chez les adultes, exigent chez les enfants un autre traitement à cause de la délicatesse plus grande de la peau. Quelques affections de la peau ont déjà été décrites dans les chapitres précédents, la séborrhée du cuir chevelu, page 5, l'endurcissement du tissu cellulaire, (page 67), le noma (page 97), les éruptions de la première dentition (page 107), du typhus abdominal (p. 189), le nævus vasculosus (p. 339); quelques autres, de nature évidemment dyscrasique, seront encore traitées à l'occasion des dyscrasies, syphilis et scrofulose ; il ne nous reste donc pour ce chapitre que les exanthèmes aigus et un petit nombre d'éruptions chroniques.

1° Scarlatine.

La scarlatine, comme du reste tous les exanthèmes aigus et contagieux, ne doit pas être considérée comme une simple affection cutanée, mais comme une maladie générale, dont le symptôme le plus frappant est, à la vérité, la modification de la peau. Elle était de tout temps l'objet d'une attention soutenue de la part des auteurs, au point qu'on voit figurer dans la bibliographie de Canstatt, jusqu'à l'année 1846, une série de 191 travaux qui ont été augmentés encore de qulques douzaines jusqu'à notre époque. La raison de ce grand nombre de descriptions se trouve en partie dans la facilité de l'observation et la fréquence des épidémies, en partie dans le fait particulier que presque chaque épidémie offre de petites variations qui n'ont été observées dans les épidémies précédentes que rarement et d'une manière imparfaite. Pour plus de facilité, nous donnerons d'abord la description de la scarlatine régulière, puis nous ajouterons, dans un paragraphe spécial, toutes les variations et complications de cette maladie.

a. — Scarlatine normale, légitime.

Symptômes. — La scarlatine légitime parcourt trois périodes assez nettement délimitées : 1° l'incubation et les prodromes ; 2° l'éruption et la période d'état de l'exanthème ; 3° sa disparition par la desquamation.

1° *Période d'incubation et des prodromes.* — L'incubation s'étend depuis le jour de l'infection jusqu'à l'apparition du frisson qui commence la période prodromale. Cet espace de temps est loin d'avoir une égale durée chez tous les enfants, dans la plupart des cas il est de six à huit jours. Il ne faut accepter qu'avec une grande réserve les observations où cette période s'est écartée considérablement des chiffres indiqués, parce qu'on ne parvient que très-rarement, pendant une épidémie, à indiquer avec une précision absolue le jour de l'infection. Les occasions pour la contagion par le contact direct, surtout avec des malades qui se trouvent encore dans la période de desquamation, ensuite par la transmission au moyen de personnes intermédiaires, ces occasions sont si variées et si difficiles à contrôler, qu'il est permis de ne pas ajouter une foi entière aux données qui s'écartent considérablement de la moyenne ordinaire (six à huit jours).

Lorsqu'on ne sait pas que les enfants sont infectés, ordinairement on ne remarque pas de symptômes morbides pendant la période d'incubation. Mais si les parents savent que leur enfant a été exposé à l'infection, ils observent sur lui, dès ce moment, une série de modifications qui, la plupart de nature subjective, fournissent une preuve plus évidente de leur sollicitude paternelle que de leur perspicacité médicale. Cependant, il est vrai, on rencontre quelques rares cas où les enfants se sentent indisposés à partir du moment de l'infection : ils sont abattus, ont un sommeil agité, leur appétit est diminué, jusqu'au moment où, finalement, des symptômes fébriles plus marqués indiquent le début de la période prodromale.

La véritable période prodromale dure de un à trois jours. Les symptômes qui se montrent pendant cette époque sont toujours si évidents qu'il ne faut pas être médecin pour les apercevoir, cependant ils ne sont pas toujours les mêmes dans les différents cas. Ordinairement ils n'ont rien de caractéristique. De légers frissonnements, de la chaleur alternant avec le froid, quelquefois aussi un véritable frisson, une augmentation de la température cutanée, un pouls très-fréquent, une soif intense, l'anorexie, des envies de rendre et même des vomissements lorsque la fièvre survient subitement : voilà les phénomènes ordinaires. Un symptôme qui, surtout pendant le règne d'une épidémie, rend le développement de la scarlatine plus que probable, c'est une légère angine produite par une rougeur et un gonflement général de toute la moitié postérieure de la cavité buccale, du voile du palais, des amygdales et de la paroi postérieure du pharynx. D'autres points de repère importants pour reconnaître l'apparition prochaine d'une scarlatine sont : une haleine excessivement brûlante, la grande fréquence du pouls, la chaleur mordicante de la peau et les fortes exacerbations du soir, qui peuvent aller jusqu'au délire et aux convulsions.

Après que ces symptômes ont persisté trois jours au maximum, l'exanthème commence à se montrer et la deuxième période arrive.

2° *Période d'éruption et d'état.* — L'exanthème se montre d'abord au cou et à la face, et de là il s'étend rapidement sur tout le corps ; ordinairement au bout de douze heures l'éruption est complète. La première apparition est caractérisée par de petits points à peine visibles et sensibles au toucher : mais ce pointillé se transforme rapidement en une rougeur marquée. Si la rougeur ne couvre pas uniformément tout le corps, mais se montre sous forme de grandes taches rouges sur le fond blanc normal, on désigne cette scarlatine par le nom de scarlatine vergetée (*scarlatina variegata*) ; si tout le corps devient rouge, on a la *scarlatina levigata*. Ces deux formes ne se laissent pas distinguer d'une manière exacte, car on observe l'une d'elles sur quelques parties du corps, tandis que sur d'autres c'est l'autre qui se montre, et plus souvent encore la *scarlatina variegata* se transforme au summum d'intensité de l'éruption en *scarlatina levigata*.

Les enfants, auparavant bien portants et bien nourris, deviennent, dans le sens propre du mot, rouges comme des écrevisses, et la coloration est d'autant moins intense que les enfants ont été plus anémiques et plus faibles avant la maladie. La rougeur devient le plus foncée pendant les exacerbations du soir et les efforts corporels (par exemple les cris), elle est le plus faible quand les enfants se découvrent et perdent de leur chaleur.

La scarlatine simple, normale, dure exactement quatre jours : dans les deux premiers jours, la coloration de la peau et les symptômes généraux atteignent le summum d'intensité, dans les deux derniers jours, les phénomènes locaux et généraux diminuent de nouveau.

Dès le début de l'éruption, les embarras angineux augmentent considérablement, cependant jamais l'angine scarlatineuse n'est aussi violente, ni aussi douloureuse qu'une angine tonsillaire simple avec gonflement considérable, et au moment où elle est sur le point d'entrer en suppuration. Après l'éruption, ce qui est le plus caractéristique, c'est l'état de la langue. Elle est recouverte, à la base et au milieu, d'un enduit blanc, tandis que les bords et la pointe sont d'un rouge foncé ; les papilles filiformes sont un peu gonflées et donnent à la langue un aspect mamelonné ; c'est cet état, joint à la couleur, qui a fait désigner assez justement la langue ainsi modifiée sous le nom de langue framboisée. Quelquefois ce gonflement des papilles est si considérable que, même en arrière, dans la partie couverte par l'enduit blanc, elles se montrent encore sous forme de petits points, qui donnent à la langue l'aspect d'une surface blanche pointillée de rouge.

La température de la peau est excessivement élevée pendant les deux premiers jours, et, à en juger par la sensation de la main, le plus élevée aux endroits les plus rouges. Un jour je trouvai la température de l'aisselle à 41°,5 C., le premier jour de l'éruption. Le pouls est également fort accéléré, la soif vive. La profonde dépression générale qui, avant l'éruption de l'exanthème, devient quelquefois tellement considéble que les enfants ont l'aspect de mourants, diminue aussitôt que l'éruption a eu lieu.

Heim a prétendu, le premier, que les individus atteints de scarlatine répandent une odeur *sui generis*. L'odeur passe pour être très-intense ; on l'a comparée à celle de la saumure de hareng, du vieux fromage et même à celle des ménageries. Or, je suis, de mon côté, doué d'un odorat excessivement fin, et j'ai recherché chez bien des scarlatineux cette prétendue odeur spécifique, sans jamais pouvoir la rencontrer. Beaucoup d'enfants, il faut en convenir, répandent une mauvaise odeur, mais cela tient à cette circonstance que la famille ne consent, à aucun prix, à laisser changer le linge du corps ni les draps, qu'on place les enfants, dans le lit même, sur le vase de nuit, et qu'enfin on laisse souvent passer plus d'une huitaine de jours sans oser les toucher avec une éponge humide. Tout cela donne lieu à un mélange d'odeurs où prédominent celles des excréments, de l'urine et de la sueur. Mais qu'on fasse bien nettoyer l'anus et les parties génitales, renouveler le linge et mettre les enfants dans un lit propre, et toujours on verra disparaître cette odeur dite spécifique.

Il est possible que du temps de Heim la scarlatine ait été accompagnée d'une odeur de ce genre, mais de nos jours elle n'existe plus.

Vers le quatrième jour les symptômes locaux et généraux diminuent considérablement. L'angine disparaît sans laisser de traces, l'exanthème pâlit, la fièvre se borne à des exacerbations du soir, devenant de plus en plus faibles, les enfants se redressent sur leur séant, commencent à jouer et redemandent à manger.

3° *Période de desquamation.* — Les endroits où elle avait commencé sont ceux que la rougeur quitte aussi les premiers, et c'est à la région lombaire et à la face interne des cuisses qu'on en voit les dernières traces jusqu'au sixième et au septième jour à partir de l'éruption. Avant la desquamation il se produit généralement une sueur profuse et une démangeaison continue, assez violente, à la suite de laquelle l'épiderme se fendille et se détache par grandes écailles, et en quelques endroits même par lambeaux. Le nouvel épiderme est coloré, pendant les premiers jours, en rose pâle et d'un poli exquis, mais bientôt il prend les propriétés de l'épiderme qui vient d'être desquamé. Nulle part la desquamation n'est aussi marquée qu'aux doigts et aux orteils, d'où l'épiderme se détache tout d'une pièce comme un doigt de gant. Un travail de desquamation analogue se passe sur les muqueuses. Les enfants expectorent sans efforts un mucus trouble, la langue se dépouille également de son épithélium, l'urine devient trouble et contient d'énormes quantités de cellules épithéliales provenant des diverses parties de son appareil sécréteur. Enfin il part aussi quelques selles d'une odeur extrêmement fétide.

La desquamation commence ordinairement immédiatement après que l'exanthème s'est mis à pâlir, mais elle peut aussi être retardée de dix et même de quinze jours, ce qui arrive surtout quand la guérison est interrompue par quelque autre processus intercurrent, par exemple la dentition ou un catarrhe bronchique, intestinal, etc. Plus la rougeur est forte, plus la desquamation se fait par lambeaux étendus.

Tel est le tableau de la *scarlatine légitime*. Les variations de ce processus sont excessivement nombreuses, et il est impossible de fournir une description particulière de chacune. On peut fort bien les étudier sous les points de vue suivants : 1º développement incomplet ou variations dans la forme de l'exanthème; 2º modifications dans la participation des muqueuses; 3º intensité de la maladie générale; 4º localisations anomales.

b. — Variations et maladies consécutives.

1º *Développement incomplet ou variations dans la forme de l'exanthème.* — Pour constituer une scarlatine complète, il faut les deux symptômes essentiels, rougeur de la peau et angine; si l'un ou l'autre vient à manquer, on se trouve en présence, soit : α d'une scarlatine sans angine, soit β d'une scarlatine sans exanthème.

α. Cette forme s'observe assez souvent. L'exanthème peut se développer complétement, suivre une marche régulière; la desquamation, à son tour, peut se présenter en temps régulier et suivre son cours ordinaire; mais les enfants n'accusent jamais d'embarras de la déglutition, et les amygdales ne sont pas gonflées, mais à peine rougies. Dans cette forme les symptômes généraux ne sont jamais d'une grande violence, et les crises du côté des muqueuses fort insignifiantes.

β. S'il est facile de diagnostiquer sûrement la scarlatine rudimentaire de la première espèce, il n'en est plus de même de celle de la seconde; car ici il est presque impossible d'éviter des confusions avec les angines simples que les enfants peuvent également contracter pendant le règne d'une épidémie de scarlatine. Dans l'angine scarlatineuse les signes caractéristiques sont : la grande extension de la rougeur, la langue framboisée, la rareté des abcès dans les amygdales et la violence de la fièvre, symptômes qui, toutefois, peuvent tous se présenter même en dehors de toute scarlatine, et dans l'angine simple, chez un enfant irritable. On ne peut diagnostiquer sûrement l'angine scarlatineuse que dans les cas où le même individu avait déjà été antérieurement en traitement pour une angine simple, et présente actuellement une grande différence sous le rapport de la forme de l'affection locale aussi bien que sous celui de la fièvre.

Plusieurs auteurs prétendent que, même après la scarlatine sans exanthème, les enfants se pèlent entièrement; je n'ai, pour ma part, jamais rien observé de semblable, et je crois que, si réellement la desquamation a eu lieu, il y avait un exanthème de très-courte durée, peut-être seulement de quelques heures.

Entre ces deux formes il y a naturellement une série de transitions. Ainsi on voit des épidémies entières où l'exanthème est relativement fort et l'angine faible, d'autres où l'angine cause de vives souffrances, tandis que l'exanthème est visible pour très-peu de temps et limité à quelques rares endroits de la surface cutanée.

Quant à la forme de l'exanthème, il y a lieu de noter : 1° la scarlatine tachetée ou vergetée, et 2° la scarlatine uniforme ou confluente (*levigata*). Dans la première il y a des taches dont l'étendue varie entre celle d'une pièce de 5 fr. et celle de la main, et qui restent complétement séparées par des intervalles de peau saine ; dans la seconde, toute la surface cutanée se couvre d'une rougeur uniforme, depuis la face jusqu'aux pieds, cas dans lequel on observe toujours la plus forte desquamation. Arrivée à la période d'état, la première de ces deux formes passe souvent à la seconde.

Si l'exsudat cutané devient très-abondant, il se forme sur la surface une infinité de petites nodosités rendant la peau rude, analogue à la peau d'une oie plumée.

Ces nodosités sont dues à l'agrandissement des papilles cutanées ; on a donné à cette forme le nom de *scarlatine papuleuse*.

Enfin, si l'exsudation est encore plus forte, son produit se réunit en vésicules, la peau entière se couvre de petits points blancs de la grosseur d'une graine de pavot, qui contiennent un liquide alcalin, trouble, finissent par éclater et entraînent une desquamation multiple. C'est ce qu'on a appelé la *scarlatine miliaire*.

Dans quelques épidémies ces vésicules sont tellement serrées qu'elles peuvent confluer en bulles plus grandes, d'où résultent les noms de scarlatine vésiculeuse, pustuleuse, pemphigoïde. Ces formations ne se produisent ordinairement que dans les cas d'une gravité extrême.

2° *Modifications dans la participation des muqueuses.* — Ce qui prouve que la scarlatine n'est pas une simple maladie de la peau, mais une maladie générale, ce sont, avant tout, les nombreuses affections des muqueuses.

A l'endroit ordinaire, dans la cavité buccale, ces modifications sont d'intensité très-variée. Le voile du palais et les amygdales sont ou simplement rougis ou à la fois rougis et tuméfiés ; enfin, ils se couvrent, dans les épidémies malignes, et sous des conditions extérieures défavorables, de membranes grisâtres, et il se développe une angine diphthéritique ; les membranes diphthéritiques se rencontrent le plus souvent sur les amygdales et peuvent être en partie détachées par des gargarismes. Après leur enlèvement, la muqueuse se montre rougie et érodée et se couvre d'une nouvelle membrane au bout de quelques heures. L'odeur répandue par la bouche est très- repoussante, la déglutition est gênée et il s'écoule du nez une mucosité fétide quand la diphthérite est remontée dans les narines postérieures. Les ganglions sous-maxillaires et cervicaux sont alors toujours tuméfiés et entrent parfois en suppuration. L'état général est gravement atteint, et les enfants s'affaissent rapidement quand la diphthérite devient gangréneuse. Dans ce cas l'haleine devient d'une fétidité insupportable, la déglutition et la respiration s'embarrassent de plus en plus, puis viennent la diarrhée, le délire ou le coma, qui entraînent promptement la mort.

Sous le rapport de l'extension, l'angine montre également des différences. Elle se restreint, dans les épidémies bénignes, au voile du palais et aux amygdales, mais gagne aussi, surtout quand c'est la forme diphthéritique qui se présente, les trompes d'Eustache, la cavité nasale, l'antre d'Highmore, le pharynx et le larynx, ce qui donne lieu, selon la partie atteinte, à la surdité, au coryza, à la dysphagie, enfin à un état croupal. Les épidémies accompagnées d'angine diphthéritique, et à plus forte raison d'angine gangréneuse, sont à compter parmi les plus malignes de toutes.

3° *Intensité de l'affection générale.* — Nos ancêtres admettaient une scarlatine éréthique, synochale, torpide et septique. Bien que cette division en formes diverses ne trouve pas toujours son application, attendu que souvent plusieurs de ces formes peuvent se rencontrer parallèlement sur le même sujet, il faut cependant convenir que le caractère de la réaction générale peut beaucoup varier dans les diverses épidémies. A cela il faut ajouter les différences que comporte l'individualité du sujet. En général, on peut admettre que plus un enfant a été robuste et sain avant l'infection scarlatineuse, plus la réaction de son organisme sera synochale ou inflammatoire, et que plus l'enfant a été faible et dyscrasique, plus le processus prendra un caractère septique.

Par scarlatine éréthique on entend une forme dont le tableau a été mis en tête de cet article comme étant celui de la scarlatine normale. Les prodromes, l'éruption, les modifications locales et générales n'affectent pas une violence dangereuse, et, par conséquent, la marche est toujours favorable. Cependant, d'une période prodromale et d'une éruption normale, il n'est pas encore permis de conclure avec certitude à une marche également normale, attendu que le caractère de la fièvre peut changer à tout moment.

La forme synochale ou inflammatoire se distingue par l'invasion rapide de la maladie, la violence de la fièvre, le grand développement de l'exanthème accompagné de formation miliaire, l'intensité de l'angine et les symptômes cérébraux tels qu'insomnie, délires, céphalalgie et photophobie.

Dans certaines épidémies la forme torpide ou nerveuse est prédominante. La maladie débute immédiatement dans ces cas par une grande prostration, des vertiges, un délire tranquille, des syncopes et un état comateux. Le pouls est, à la vérité, excessivement précipité, mais petit et facile à comprimer, l'angine a de la tendance à passer à la diphthérite. L'exanthème se développe incomplétement et seulement sur quelques endroits du corps, les extrémités sont plus souvent froides que chaudes. La langue devient sèche comme celle des individus atteints de fièvre typhoïde; il survient parfois des diarrhées profuses, et les malades meurent ordinairement en très-peu de temps, au second ou au quatrième jour de la maladie. A l'autopsie on ne trouve ordinairement aucune cause locale expliquant suffisamment la mort, de sorte qu'on est forcé d'admettre une action directe du virus scarlatineux sur le sang et le système nerveux. Lorsque ces enfants guérissent, ils sont sujets à de graves maladies consécutives, et ne se rétablissent, dans tous les cas, qu'avec une grande lenteur.

La forme septique peut être envisagée comme le degré le plus élevé de la forme torpide; dans ce cas l'éruption ne parvient même pas à se former complétement, la diphthérite de la cavité buccale devient rapidement gangréneuse, et la mort arrive rapidement après avoir été précédée de la formation de pétéchies et d'hémorrhagies profuses de la muqueuse nasale, de l'intestin et des reins.

4° *Localisations anomales.* — Les modifications locales ne se bornent pas toujours à la peau et à la cavité buccale, mais dans certaines épidémies d'autres organes s'affectent considérablement outre ceux que nous venons de nommer. Ainsi on parle d'épidémies dans lesquelles beaucoup d'enfants ont contracté des pleurésies ou des pneumonies au point culminant de la maladie et ont succombé à ces complications; dans d'autres on les a vus succomber subitement au milieu de convulsions tétaniques et l'on trouvait alors après la mort un fort œdème et quelquefois des dépôts purulents dans les méninges. Quelquefois, surtout au commencement de la desquamation, la muqueuse intestinale se prend à un haut degré et il se développe des catarrhes intestinaux à évacuations profuses ou des diarrhées dysentériques avec ténesme très-douloureux. Mais de toutes les localisations anomales, la plus fréquente est celle qui s'opère sur les reins, et qui est le point de départ de l'hydropisie aiguë de Bright, dont l'histoire a été donnée page 445. Cette complication se rencontre très-fréquemment dans certaines épidémies et presque jamais dans d'autres. Dans les dernières épidémies de Munich elle était devenue excessivement rare, et faisait même défaut parmi les enfants de la classe la plus pauvre, où le manque de soin et de surveillance la faisait sûrement attendre. Dans d'autres épidémies, la moitié et au delà des individus atteints deviennent hydropiques malgré tous les soins donnés, de sorte que, si à la vérité on ne peut contester à un traitement attentif tout pouvoir prophylactique, il faut cependant reconnaître que la cause principale de cette complication doit être cherchée dans le caractère de l'épidémie.

Lorsque l'angine est forte, il se développe presque toujours aussi un gonflement des ganglions lymphatiques du cou et quelquefois une parotidite. Voyez pour plus de détails à ce sujet la parotidite métastatique, page 114. La même cause peut donner lieu à un coryza ou à une otorrhée, l'affection de la muqueuse, surtout la forme diphthéritique, pouvant se propager sur la cavité nasale, ou déterminer une otite interne par l'envahissement de la trompe d'Eustache, accident suivi d'une perforation du tympan et de l'écoulement du pus au dehors.

Enfin, on observe encore des métastases dans le tissu cellulaire souscutané avec formation de vastes abcès ; dans la forme torpide et septique, il peut se développer rapidement un décubitus gangréneux.

Les *maladies consécutives* à une forte scarlatine sont fort variées. Voici ce qu'on observe le plus souvent : des épanchements séreux chroniques dans la plèvre, le péritoine ou une articulation, après la maladie de Bright, l'imbécillité, la chorée, des paralysies, la surdité après de violents symptômes cérébraux, enfin le noma chez les enfants cachectiques et mal soignés.

Plus loin, à l'occasion de la rougeole, nous donnons le diagnostic différentiel entre la scarlatine et la rougeole. Ni l'anatomie pathologique, ni l'analyse chimique du sang et des excrétions ne nous fournissent un éclaircissement quelconque sur l'essence du virus scarlatineux. On ne trouve dans le cadavre aucune modification constante autre que le gonflement ou la diphthérite des amygdales.

Étiologie. — La scarlatine se développe par contagion. Le contagium réside surtout dans les lambeaux d'épiderme qui, pendant la desquamation, se détachent de la peau ; aussi, est-ce à cette période et non pendant la période d'état de l'exanthème que la contagion a lieu le plus souvent, et que la maladie peut être transportée d'une localité dans une autre. D'ailleurs, on n'est pas encore bien fixé sur l'époque où la contagiosité commence et celle où elle s'éteint. On raconte des cas où les malades auraient déjà propagé le mal dans la période prodromale, et d'autres où l'infection n'aurait eu lieu que bien longtemps après la fin de la desquamation.

La contagiosité n'est pas également intense dans toutes les épidémies. Dans quelques-unes elle l'est à un tel point que tous les enfants d'une famille tombent malades aussitôt que l'un d'eux a été atteint de scarlatine ; dans d'autres elle est si faible que la plupart des enfants restent sains, tout en étant continuellement en rapport avec les malades. Des inoculations avec le sang des individus scarlatineux ou avec le contenu de leurs vésicules miliaires ont été faites à plusieurs reprises par Stoll, Harwood et Miquel, et ont souvent eu pour effet de provoquer une scarlatine tout aussi violente et même plus violente que celle de l'individu qui avait fourni le virus. Du moment que l'inoculation n'est suivie que d'une contagion, sans atténuation ni localisation plus étroite du virus, il est évident qu'elle ne répond pas au but qu'on se propose par ce moyen. Or, pour la simple contagion ce procédé compliqué n'est pas nécessaire, car il suffit de mettre les individus sains en contact avec des malades atteints de scarlatine pour qu'elle se produise. La plus grande réceptivité pour le virus s'observe dans la période comprise entre les âges de 2 à 12 ans. Les enfants plus jeunes contractent la maladie rarement, et seulement dans les fortes épidémies. La mortalité varie entre 2 et 20 p. 100. Quelques auteurs, dignes de foi, affirment que le même individu peut contracter deux fois la scarlatine. Cependant cela paraît être un événement tellement rare que l'on est tenté d'admettre pour ces cas plutôt une faute d'observation, très-pardonnable d'ailleurs, vu les difficultés dont le diagnostic est souvent entouré, qu'une véritable récidive.

Traitement. — La différence qui existe entre les diverses épidémies ne permet pas de mettre en avant une thérapeutique applicable à tous les cas, et prouve suffisamment qu'il n'y a pas grande confiance à accorder au grand nombre de remèdes vantés à titre de spécifiques.

Nous nous abstiendrons d'énumérer les nombreux remèdes dits prophylactiques, attendu qu'il n'en est pas un seul qui ait réalisé les espérances fondées sur son emploi. La seule prophylaxie rationnelle consiste dans l'isolement complet des enfants de tout individu atteint de scarlatine et de toute personne forcée d'entrer en contact avec ces individus. Cet isolement doit se prolonger dans tous les cas pendant cinq à six semaines pour chaque malade ; mais il est absolument impossible de reconnaître à quelle distance et par quels détours la scarlatine peut être transmise par des personnes tierces. Dans les épidémies graves, qui emportent un grand nombre des personnes atteintes, ce qu'on a de mieux à faire c'est d'éloigner définitivement les enfants du foyer d'infection, mesure qui impose toujours de grands sacrifices, attendu que ces épidémies sont souvent de longue durée et sévissent à la fois dans un grand nombre de localités.

Pour le traitement de la scarlatine, on s'adresse aux moyens spécifiques, ou bien on a simplement recours à la méthode expectante et symptomatique.

Parmi les spécifiques, on compte le carbonate d'ammoniaque (4 à 8 grammes dans une solution de 150), le chlore liquide (4 grammes dans une solution de 180), les acides minéraux et l'acide acétique (2 à 4 gram. par jour).

A titre de méthodes spécifiques, on a employé, et quelques-uns emploient encore la saignée générale, les vomitifs et les purgatifs, les affusions froides (les cures hydrothérapiques n'ont pas, à la vérité, fait tout le mal prédit par les vieux médecins, mais elles se sont montrées complétement inefficaces dans les épidémies graves), les frictions avec des corps gras, tour à tour vantées et tombées en oubli, et tout récemment chaudement recommandées par Schneemann concurremment avec un traitement rafraîchissant. Schneemann fait frotter avec du lard les individus atteints de scarlatine, le matin à midi et le soir pendant les trois premières semaines et une fois par jour dans la quatrième. Ces frictions se font sur tout le corps, la tête exceptée. Pendant ce temps, la température de l'appartement ne doit pas dépasser 13 degrés ; le lit ne doit être sévèrement gardé que pendant l'éruption; enfin, pendant toute la durée de la fièvre les malades doivent suivre un régime rafraîchissant et ne prendre aucun remède interne. Ce n'est pas sans raison que Schneemann attache la plus grande importance à une ventilation complète et souvent répétée, mais il pousse trop loin son système réfrigérant en donnant le conseil de faire descendre la température de la chambre jusqu'à 12 et même 10 degrés, et de tenir les fenêtres ouvertes pendant trois heures par jour.

Il n'est guère besoin de rappeler que ces remèdes et méthodes préten-dus spécifiques ne justifient en aucune manière le nom qu'ils portent, et que dans les épidémies graves il n'y a pas un seul de ces traitements qui n'échoue devant l'intensité du virus scarlatineux. Dans les épidémies légères, les remèdes qui se recommandent le plus sont ceux qui tour-mentent le moins les enfants et qui les affaiblissent le moins. En fait de médicaments, on donnera la préférence aux acides minéraux dilués; en fait de méthodes, à des frictions modérées avec un corps gras.

Le traitement expectant et symptomatique se borne à écarter les causes nuisibles pouvant exercer une influence fâcheuse sur la marche de la maladie, à diminuer les souffrances et surtout à modérer la trop grande violence des symptômes.

Un bon renouvellement de l'air dans la chambre occupée par le malade est toujours la meilleure garantie d'une marche favorable. Pour pouvoir bien remplir cette indication il faut disposer de deux pièces contiguës, per-mettant au malade de passer la première moitié de la journée dans l'une et la seconde dans l'autre. Tant que l'exanthème va en augmentant ou reste stationnaire, la température de ces pièces sera maintenue à 13 degrés Réaumur; lorsqu'il se mettra à pâlir ou ne prendra pas un développement suffisant, on élèvera un peu cette température plutôt que de la diminuer. Les vêtements et les couvertures de l'enfant sont à disposer de telle sorte qu'il ne transpire pas continuellement, sans cependant se refroidir. Le régime, tant que dure la fièvre, sera sévère; en cas de constipation, légè-rement apéritif, composé surtout de fruits cuits, que les enfants acceptent toujours volontiers; en cas de diarrhée on donnera des potages mucila-gineux et des boissons de même nature. Une fois que la fièvre est dissi-pée, on retarderait la convalescence en nourrissant les enfants d'une ma-nière insuffisante, et l'on n'a pas besoin de tant craindre l'effet d'aliments doux, simples et faciles à digérer.

Lorsque la desquamation est en bonne voie depuis plusieurs jours, on peut en hâter l'achèvement par quelques grands bains donnés avec beau-coup de précautions, puis on habitue peu à peu le malade au contact de l'air. Pour être à l'abri de tout reproche, on fait bien de laisser les enfants garder la chambre pendant six semaines, ce qui, à la vérité, n'est pas toujours d'une exécution facile dans la classe pauvre et en l'absence d'une bonne surveillance. Pour l'usage interne, on donne, dans la scarlatine normale, un médicament anodin, légèrement acidulé, salin ou mucila-gineux, en cas de développement insuffisant de l'exanthème, 2 grammes de carbonate d'ammoniaque à prendre dans 150 grammes de véhicule dans le cours de la journée.

Dans le traitement symptomatique de quelques symptômes pénibles ou menaçants, on ne doit agir ni avec précipitation, ni avec une trop grande énergie. La fièvre intense qui précède l'éruption pourrait engager à prescrire les émissions sanguines, le tartre stibié ou le calomel, moyens qui retarderaient plutôt la marche que de faire disparaître la fièvre.

Si l'éruption tarde à se développer, on cherche à la provoquer par des sinapismes, par des lotions irritantes avec du vinaigre chaud ou une solution de sous-carbonate de potasse. Une fois que l'exanthème est formé on le traite fort avantageusement par des frictions de lard qui, d'une part, diminuent la démangeaison, et d'autre part préviennent un abaissement trop rapide de la température.

Le meilleur moyen, pour amender les symptômes cérébraux menaçants, le délire, la somnolence ou le coma, ce sont les affusions froides sur la tête dont on a eu soin de couper les cheveux très-court. On répétera ces affusions d'heure en heure. Les narcotiques entraînent quelquefois un collapsus rapide, et c'est une raison pour les éviter pendant les premiers jours de la maladie. Dans les formes torpides, septiques, il faut se hâter d'administrer la quinine, le camphre, le vin, le musc et le castoreum, et l'on cherchera, autant que possible, à conserver les forces.

Dans les angines malignes, diphthéritiques, un traitement local énergique, badigeonnages avec acide chlorhydrique concentré ou solution concentrée de nitrate d'argent serait très-utile. Mais le plus souvent la prostration des enfants et leur résistance rend l'emploi de ces moyens très-difficile. Pour la même raison, on emploie rarement des gargarismes et l'on est forcé de se borner à administrer aux enfants des remèdes internes considérés comme substances antidiphthéritiques. Les meilleurs sont le carbonate de soude et le chlorate de potasse; le premier exerce une influence favorable en nettoyant la muqueuse, le second détruit l'odeur cadavérique. On donne les deux sels séparément en solution aqueuse, chacun jusqu'à concurrence de 4 grammes par jour.

Le traitement de l'albuminurie a déjà été exposé dans un autre chapitre, de même que celui de la parotidite consécutive à la scarlatine. S'il existe des catarrhes intestinaux, il faut les faire disparaître le plus rapidement possible par l'opium, les mucilagineux et les astringents. Les paralysies et les convulsions consécutives à la scarlatine réclament le traitement déjà antérieurement signalé de ces affections (p. 394); les inflammations articulaires consécutives et les épanchements séreux s'amendent sous l'influence d'applications chaudes émollientes et calmantes et de fomentations résolutives.

2° Rougeole.

Sous le nom de *rougeole*, on entend une éruption cutanée aiguë et contagieuse, qui consiste en petites taches rouges arrondies, est accompagnée de symptômes catarrhaux et se termine par une desquamation furfuracée.

Comme les différentes épidémies de rougeole présentent des variations analogues à celles de la scarlatine et diffèrent beaucoup les unes des autres sous le rapport de la marche, de la gravité et des maladies consécutives, nous ne pourrons mieux faire que de tracer premièrement le tableau de la marche normale et d'énumérer ensuite les variations les unes après les autres.

a. — Rougeole normale.

On peut distinguer assez nettement : 1° une période prodromale ; 2° une période d'éruption ; 3° une période d'état ; et 4° une période de desquamation.

1° *Période prodromale, période d'invasion.* — Chez les enfants robustes et dans les épidémies légères, les prodromes ne sont pas assez importants pour forcer les enfants à se coucher et pour les faire paraître gravement malades. Les symptômes ordinaires sont : le coryza, un fort écoulement par le nez et de fréquents éternuments, avec gonflement consécutif de la muqueuse nasale, rougeur de la conjonctive, larmoiement, blépharite légère, photophobie, enrouement, toux sèche et stridente. Les symptômes généraux sont : une certaine lassitude, de l'abattement, de l'anorexie, une certaine élévation de la température cutanée, de la soif, des exacerbations fébriles vers le soir, pouvant s'exaspérer jusqu'au délire pendant la nuit. La langue est chargée, la bouche mauvaise et une pression sur l'estomac cause de la douleur. Quelquefois les symptômes fébriles diminuent à la suite d'une épistaxis plus ou moins profuse.

Ces symptômes augmentent de jour en jour et ne commencent généralement à se montrer qu'un certain nombre de jours après que la contagion a eu lieu. D'après les observations très-exactes de Kerschensteiner, il se passe toujours, dans les familles composées de plusieurs enfants, lorsque l'un deux a contracté la rougeole, un espace de dix à douze jours avant que les autres enfants la contractent à leur tour. Panum, qui, sur les îles Faroër, a eu l'occasion d'observer une épidémie dans des conditions excessivement favorables, admet une période d'incubation de quinze jours. Comme on sait que l'exanthème, aussitôt qu'il s'est montré sur la peau, devient contagieux, on peut conclure, avec beaucoup de vraisemblance, que les enfants tombés malades ultérieurement sont infectés depuis dix à quatorze jours. Les prodromes mentionnés plus haut ne se manifestant que trois à cinq jours avant le développement de l'exanthème, il est évident que le virus morbilleux ne se trahit par aucun effet sensible pendant les six ou sept premiers jours qui suivent l'infection.

2° *Période d'éruption.* — L'exanthème se manifeste d'abord dans la face, sur les joues ou le dos du nez et s'étend de là au cou, au tronc, aux extrémités supérieures, et enfin aux extrémités inférieures. Chez les enfants robustes, l'éruption est complète en vingt-quatre heures ; mais, en général, elle met plus de temps à achever son développement que celle de la scarlatine.

L'exanthème débute par de petites taches rondes, rosées, de la grandeur d'une lentille. Ces taches deviennent de plus en plus foncées, confluent, lorsqu'elles sont très-rapprochées, en figures irrégulières, mais laissant toujours entre elles, en beaucoup d'endroits, des intervalles de peau saine. A mesure que la rougeur augmente les taches s'élèvent un peu au-dessus du niveau de la peau et deviennent un peu jaunâtres au sommet; jamais, cependant, il ne se forme des vésicules. L'éruption de la variole est également caractérisée par un développement d'élevures rouges de la peau, qui conservent ce caractère pendant [quelques heures et ne peuvent être distinguées, localement, en aucune manière de la rougeole. Les symptômes généraux diffèrent cependant extrêmement dans les deux exanthèmes, et dans les pays civilisés l'introduction forcée de la vaccine a fait disparaître pour ainsi dire complétement la variole parmi les enfants (1).

Les élevures rouges sont plus dures au toucher que la peau normale, et en passant dessus avec la main on a une sensation toute particulière d'inégalité dans la résistance. Sur la muqueuse de la bouche on découvre, il est vrai, également quelques endroits plus rouges que d'autres, mais l'exanthème n'y est, à beaucoup près, pas aussi prononcé que celui de la scarlatine.

Les symptômes généraux arrivent à leur summum d'intensité aussitôt que la fièvre éclate ; la plupart des enfants délirent, sont très-agités et paraissent gravement atteints. Les selles sont retardées, l'urine est d'un rouge éclatant, riche en acide urique et en urée.

3° *Période d'état.* — La rougeole se maintient pendant quatre jours sur la peau. La fièvre et les symptômes présentés par les membranes muqueuses persistent à un degré modéré, mais l'abattement général diminue d'une manière visible. L'éruption pâlit dans le même ordre dans lequel elle a fait son apparition, d'abord dans la face, ensuite au tronc et à la fin aux extrémités inférieures. Le plus grand gonflement et la plus grande tension se produisent le second jour après l'éruption et diminuent déjà le troisième jour. La peau devient parfois jaunâtre avant de reprendre sa couleur normale, et le quatrième jour on ne voit plus que quelques traces légères de l'exanthème. La conjonctivite et le catarrhe de la muqueuse nasale diminuent dans la même mesure, tandis que le catarrhe bronchique, à raison des vastes ramifications de la muqueuse des bronches, persiste encore longtemps et devient souvent plus intense qu'au com-

---

(1) On voit bien que ces lignes ont été écrites avant l'épidémie de 1870, car nous avons vu des enfants de deux à six ans, peu nombreux, il est vrai, contracter la variole et en succomber, tout en ayant été vaccinés avec succès dans la première année de leur existence.

(Les traducteurs.)

mencement. L'expectoration devient alors très-considérable. Aussitôt
que l'exanthème a pâli sur tout le corps, la desquamation commence et
nous entrons dans la quatrième période.

4° *Periode de desquamation.* — Partout où l'exanthème s'est produit
l'épiderme se détache, non par lambeaux étendus, comme dans la
scarlatine, mais toujours par très-petites écailles, qui souvent adhèrent
à la peau comme une poussière blanche, et qu'on aperçoit le mieux en
frottant cette dernière avec un drap noir. Plus l'exanthème a été fort,
plus le drap noir devient blanc et rempli de poussière. La muqueuse du
nez et des yeux est tout à fait libre, mais celle des bronches fournit
pendant plusieurs semaines encore un produit de sécrétion assez abondant que la toux éloigne à mesure qu'il se forme.

L'état général se rétablit avec une rapidité si grande que l'on peut à
peine retenir les enfants au lit plus de trois ou quatre jours après que
l'exanthème s'est mis à pâlir. Sauf une toux qui paraît les fatiguer très-
peu, ils n'offrent plus aucun symptôme morbide ; le sommeil est bon,
l'appétit excellent, les garderobes et les urines normales, et les forces
épuisées par la fièvre sont revenues au bout de très-peu de jours. Tel est
le tableau clinique d'une rougeole normale, comme elle se passe dans une
épidémie d'une intensité modérée chez un enfant bien constitué.

b. — Variations et maladies consécutives.

Ici nous aurons à considérer : 1° les modifications présentées par l'exanthème ; 2° par les muqueuses ; 3° par l'état général ; 4° une série de maladies consécutives fréquentes et malignes.

1° *Modifications de l'exanthème.* — L'exanthème ne se présente pas toujours dans l'ordre exposé plus haut. Chez les enfants irritables et trop
couverts, il éclate dès le second jour, après la manifestation des prodromes, et ne suit pas non plus l'ordre de succession habituel. Ainsi, au
lieu de commencer à la face, il peut se montrer d'abord aux extrémités
inférieures. Sur quelques places les petites taches rouges peuvent confluer
à un tel point qu'on éprouve de la difficulté à distinguer l'exanthème de la
rougeole de celui de la scarlatine. Mais ces taches rouges, plus étendues,
ne sont jamais répandues sur tout le corps, et l'on trouve encore bien des
endroits où l'exanthème morbilleux est suffisamment caractérisé. Une
éruption vésiculaire, espèce de miliaire, s'ajoute également parfois à la
rougeole, toutefois plus rarement qu'à la scarlatine. Si cette éruption a eu
lieu, la desquamation se fait par écailles plus grandes et en plus grande
abondance. Dans certaines épidémies malignes l'exanthème devient
bleuâtre, laisse à sa suite des ecchymoses au lieu de disparaître complétement et se complique d'affections graves des muqueuses.

La période d'état de l'exanthème peut varier dans sa durée. Quelquefois
il ne se maintient que pendant deux à trois jours, d'autres fois il peut rester
apparent pendant cinq à six jours ; on rapporte même des cas où il **avait**

complétement disparu pour reparaître au bout de quelques jours avec une nouvelle exacerbation fébrile.

2° *Participation des muqueuses.* — Dans la rougeole, les muqueuses s'affectent en général d'une manière beaucoup plus étendue et plus intense que dans la scarlatine, et le danger venant de ce côté est beaucoup plus menaçant que celui qui dérive de l'infection du sang par le virus morbilleux.

La conjonctivite ordinaire peut s'exaspérer au point de devenir une ophthalmie purulente avec œdème des paupières.

Le catarrhe nasal peut provoquer une telle irritation de la muqueuse qu'il se développe un éternument continuel, une forte congestion vers la tête et un épuisement final.

L'inflammation du voile du palais et de l'épiglotte occasionne parfois un besoin de tousser continuel, qui dégénère en vrais paroxysmes, comparables à ceux de la coqueluche, avec vomissements et hémorrhagies.

Dans les épidémies malignes, le mal ne se borne pas à une simple congestion ou à un catarrhe des muqueuses, mais celles-ci se couvrent bientôt de membranes diphthéritiques, entraînant une perforation de la cornée, une gangrène des paupières, un coryza et une salivation fétides, enfin le croup diphthéritique, si fréquent et si dangereux, lorsque le mal envahit le larynx.

Les pneumonies lobaire et lobulaire sont excessivement communes dans la rougeole, et il succombe beaucoup d'enfants âgés de moins d'un an.

Le canal intestinal participe bien plus rarement à l'affection que les organes de la respiration ; cependant on observe aussi des diarrhées, quelquefois de nature très-pernicieuse. Les reins, contrairement à ce qui arrive dans la scarlatine, où la néphrite et l'albuminurie comptent parmi les complications les plus communes, s'affectent très-rarement dans la rougeole. Chez les petites filles, on observe quelquefois la diphthérite du vagin, qui se termine ordinairement par une gangrène mortelle de la vulve.

3° *Caractère de la fièvre.* — De même que pour la scarlatine on admet une rougeole éréthique, synochale, torpide et septique, et ces différents caractères affectés par la marche de la maladie peuvent se produire aussi bien dans tous les cas observés pendant le règne d'une épidémie qu'ils peuvent se montrer plus particulièrement sur certaines individualités. Nous rappelons à cet égard tout ce qui a déjà été dit au sujet de la scarlatine.

Le caractère le plus commun est le caractère éréthique, tel que nous l'avons décrit pour la rougeole normale. Aucun symptôme n'atteint un degré dangereux, l'exanthème apparaît et disparaît en temps voulu, est d'une intensité modérée, les affections des muqueuses, la fièvre et les symptômes cérébraux n'ont rien d'exagéré et il n'y a pas de maladies consécutives.

Si la réaction vasculaire devient très-forte, la fièvre prend ce qu'on appelle le caractère *synochal* ou inflammatoire. Il s'annonce le plus souvent par une période prodromale très-violente. Les affections inflammatoires des muqueuses sont très-intenses, la peau devient brûlante et tout le corps est bientôt couvert de taches d'un rouge foncé et proéminentes. En même temps, les symptômes cérébraux sont très-menaçants, des délires bruyants alternent avec un état comateux. L'exanthème, fortement développé, se maintient ordinairement pendant plus de quatre jours à son point culminant, et se reconnaît encore très-distinctement le cinquième jour. La desquamation est assez marquée et en rapport avec la forte congestion cutanée qui a précédé. Les maladies consécutives sont assez fréquentes.

Dans certaines épidémies malignes et chez les enfants dyscrasiques, surtout scrofuleux, le caractère *torpide* de la fièvre est prédominant. Déjà la période prodromale traîne, dans ces cas, beaucoup en longueur tout en présentant des symptômes sérieux, et ce qui frappe, dès le principe, c'est une rapide diminution des forces. Les enfants accusent des vertiges et des douleurs articulaires, sont tourmentés par des angoisses, une agitation et des insomnies continuelles. Le pouls est fortement accéléré, mais petit et facile à comprimer. Des vomissements, une diarrhée profuse, des accès de toux croupale, font présager l'issue malheureuse de la maladie, bien avant l'éruption de l'exanthème.

L'exanthème lui-même apparaît rarement dans cette forme au moment voulu et bien développé; il disparaît bientôt, ne se montre que dans quelques endroits isolés et ne se colore pas en rouge vif comme dans les cas ordinaires.

Les muqueuses se montrent prédisposées aux inflammations diphthéritiques. Les diarrhées profuses, la bronchite maligne, le croup, même un simple affaiblissement sans modifications locales bien appréciables, telles sont les causes qui trop souvent mettent un terme à l'existence.

Lorsque cet état arrive à son plus haut degré, la fièvre prend le caractère *putride* ou *septique*. Dans ce cas, l'exanthème se montre également très-irrégulier et immédiatement compliqué d'ecchymoses. Parmi les symptômes cérébraux, ceux qui prédominent sont le coma et les syncopes. Les muqueuses envahies par la diphthérite tendent à se gangrener rapidement, et chez les filles cette gangrène se porte bientôt sur la vulve. Des hémorrhagies nasales et intestinales profuses peuvent en très-peu de temps amener une anémie extrême et un état scorbutique.

Cet état torpide ou putride n'existe pas toujours dès le commencement. Il arrive aussi qu'une rougeole, qui d'abord avait été synochale, change au bout de quelques jours complétement et présente un caractère torpide. Aussi cette division, en formes diverses, a-t-elle plutôt une valeur pratique thérapeutique que rigoureusement scientifique.

Maladies consécutives. — La maladie consécutive la plus fréquente, et en même temps la plus maligne, est la tuberculose. Elle se développe parfois très-rapidement et très-violemment sous forme d'une tuberculose miliaire, au point que les enfants ne peuvent plus du tout quitter le lit; après la disparition de l'exanthème ils ne cessent pas d'avoir de la fièvre et ne font que tousser et maigrir. Mais dans les cas ordinaires, il se passe un plus long intervalle entre l'exanthème et le début des symptômes tuberculeux. Les enfants ont quitté le lit, n'ont plus de fièvre, l'appétit est revenu et la maladie qu'ils viennent de traverser est depuis longtemps oubliée; mais il leur est resté un léger catarrhe bronchique que les précautions les plus minutieuses, le soin d'entretenir une température toujours égale, et les différents remèdes pectoraux ne peuvent pas dissiper. Petit à petit ce rhume présente des exacerbations vers le soir, puis vient un malaise général, un état de tristesse et une diminution générale des forces; pendant ce temps la toux devient de plus en plus forte et fréquente. L'amaigrissement devient de jour en jour plus marqué, les phénomènes tuberculeux finissent par se laisser découvrir à l'examen physique, et vont, dans la plupart des cas, en augmentant jusqu'à la mort. Ce n'est que d'une manière tout à fait exceptionnelle qu'on les voit s'arrêter et même se dissiper complétement, circonstance heureuse, après laquelle les enfants conservent encore pendant des années une tendance à la bronchite et trop souvent contractent une rechute de leur affection tuberculeuse. La description des symptômes qui se présentent dans ces cas a été donnée au chapitre de la tuberculose pulmonaire, page 292.

Une autre maladie consécutive qui également est le plus souvent compliquée de tuberculose, c'est l'otorrhée, qui souvent résiste pendant bien des mois au traitement astringent. Très-souvent aussi on trouve l'impétigo et l'eczéma de la face, du cuir chevelu, et surtout derrière le pavillon de l'oreille. Une ophthalmie chronique, surtout la blépharite, peut persister pendant des années chez les sujets scrofuleux.

La diphthérite entraîne quelquefois, même à une période fort avancée, un enrouement chronique ou le croup qui, dans ces cas, offre un pronostic un peu plus favorable que celui du croup purement fibrineux.

On observe aussi des catarrhes intestinaux, mais qui deviennent rarement colliquatifs, et cèdent rapidement au régime et aux astringents bien choisis.

Chez les enfants dyscrasiques et mal soignés, il se développe parfois aussi un noma.

Les autres modifications considérées comme maladies consécutives, l'hydrothorax, l'ascite, la péricardite, la méningite, etc., sont tellement rares, qu'on est à se demander s'il existe un lien de causalité entre elles et la rougeole.

Aux autopsies on trouve une pneumonie lobulaire ou lobaire, une diphthérite de la cavité buccale avec ses suites, le catarrhe intestinal, la gangrène de la vulve, etc.; mais ni dans le sang ni dans un organe quelconque on ne rencontre de modification qui puisse nous éclairer sur l'essence même de la rougeole.

Diagnostic. — La rougeole peut surtout être confondue avec la *scarlatine* et l'*érythème*. Beaucoup d'enfants nouveau-nés ou âgés seulement de quelques semaines contractent un érythème finement ponctué, répandu sur le corps entier et qui, sous le rapport de la forme de l'éruption, ne peut, en aucune manière, être distingué de celui de la rougeole. Cet érythème dépend très-probablement de causes mécaniques, le chorion jeune et délicat n'étant pas encore suffisamment endurci contre le contact de l'air atmosphérique, des bains et des vêtements, de sorte que les papilles cutanées s'enflamment et augmentent de volume. Cet exanthème persiste le plus souvent pendant plusieurs jours, disparaît, revient quelquefois, mais généralement sans être accompagné de symptômes catarrhaux. Si par hasard de pareils symptômes coexistent avec l'exanthème, le processus n'est cependant pas aussi régulier ni précédé d'une fièvre aussi violente que celui de la rougeole. En outre, l'érythème des nouveau-nés se présente en dehors de toute contagion, et ce qui, entre autres, fixe ce diagnostic en sa faveur, c'est que les nouveaunés ont très-peu de prédisposition pour le contagium morbilleux et restent indemnes alors même que dans la même famille des enfants plus âgés en ont été infectés.

La distinction entre la rougeole et la scarlatine offre parfois d'assez grandes difficultés, surtout dans les cas où les deux exanthèmes se rencontrent simultanément dans la même localité. Il paraît donc opportun de résumer parallèlement les principaux symptômes et signes distinctifs de l'une et de l'autre maladie.

Diagnostic différentiel.

Rougeole.	Scarlatine.
La période prodromale est de trois à quatre jours.	L'exanthème apparaît dès le second ou le troisième jour.
Les symptômes prodromaux les plus constants sont : la conjonctivite, la photophobie, le catarrhe du nez et des bronches : éternument, coryza, enrouement, toux. La fréquence du pouls et la température de la peau ne sont que modérément exagérées.	Les symptômes catarrhaux manquent ici presque complétement. Par contre, il existe des embarras de déglutition manifestes consistant en rougeur et tuméfaction des amygdales. La fièvre est très-violente déjà avant l'éruption de l'exanthème.
L'exanthème consiste en petites taches rougeâtres arrondies, qui s'élèvent faiblement au-dessus du niveau de la peau et ne confluent qu'en peu d'endroits en grandes taches inégalement proéminentes. Il se montre premièrement à la face.	L'exanthème couvre ordinairement tout le corps ou représente au moins de grandes taches plates et irrégulières. Il est le plus marqué aux endroits de la peau qui sont couverts par les vêtements. Il débute par le cou et épargne ordinairement la face.

Après l'apparition de l'exanthème, les symptômes généraux graves disparaissent.	La fièvre et l'angine persistent sans diminution pendant la période d'état.
L'exanthème morbilleux se maintient généralement un peu plus longtemps que celui de la scarlatine. Il est bien marqué jusqu'au quatrième jour ; au cinquième et au sixième, il s'aperçoit souvent encore à un faible degré.	L'exanthème scarlatineux a en général complétement disparu dès le quatrième jour.
Desquamation en poussière blanche et fine.	Desquamation par grands lambeaux.
Maladies consécutives : tuberculose, bronchite, ophthalmies, eczéma, croup et pneumonie.	Maladies consécutives : néphrite, hydropisie, parotidite, otorrhée.

Malgré ces différences, le diagnostic reste douteux dans un certain nombre de cas, circonstance qui a fait créer les noms à la vérité insignifiants de scarlatine morbilleuse et de rougeole scarlatineuse.

Le *pronostic*, tel qu'on a l'habitude de le donner, est généralement trop fâcheux pour la scarlatine et trop favorable pour la rougeole, car, après cette dernière maladie, on fait ordinairement passer pour guéris les individus qui ne le sont qu'en apparence. En effet, la tuberculose qui, après la rougeole, se développe très-fréquemment et dont rien n'arrête les progrès, emporte encore un grand nombre de malades, de sorte que si l'on peut poursuivre assez longtemps les observations, la mortalité est loin d'être aussi insignifiante qu'on a l'habitude de le croire.

Pendant la période d'état de l'exanthème et immédiatement après sa desquamation il meurt, à la vérité, très-peu d'enfants, surtout de ceux qui ont dépassé la première année ; par contre, la tuberculose consécutive en enlève toujours un certain nombre de tout âge.

Étiologie. — La rougeole est une maladie éminemment contagieuse, au point que chez nous, au moins dans les villes, tous les individus qui ne lui ont pas encore payé leur tribut en sont atteints. Le contagium est très-volatil, et il ne faut rien moins qu'un contact immédiat avec les individus atteints de rougeole pour en sentir les effets. La transmissibilité par des personnes tierces est quelquefois très-facile à prouver.

On prétend que les essais d'inoculation faits avec le sang d'individus atteints de rougeole, dont l'exanthème est arrivé à la période d'état, sont presque toujours suivis d'effet et donnent lieu, du septième au dixième jour, au développement d'une rougeole assez bénigne. Le processus n'étant nullement localisé par ce procédé et la marche de la maladie restant à peu près la même que celle de la rougeole spontanée, ces inoculations n'ont évidemment aucune valeur pratique.

Le contagium morbilleux n'a rien d'exclusif à l'égard des autres infections. Ainsi, on a vu, entre autres, des individus atteints de varicelle, de variole et de fièvre intermittente en subir les effets. Lorsqu'un individu atteint de gale contracte une rougeole, la gale guérit en général spontanément et très-rapidement, ce qui a peut-être sa raison d'être dans ce fait que l'acarus est tué par le contagium ou par les modifications matérielles du derme.

Un fait assez singulier, c'est encore le rapport qui existe entre la rougeole et la coqueluche. Ainsi, on remarque que l'un de ces contagiums vient remplacer l'autre, et il arrive surtout que la coqueluche succède souvent à la rougeole, de sorte qu'il est permis d'admettre une certaine parenté entre ces deux processus.

Traitement. — Nous n'avons à notre disposition aucun remède prophylactique contre le contagium morbilleux, tous ceux auxquels on a voulu attribuer cette vertu jusqu'à présent ayant échoué complétement. L'inoculation, d'après ce que nous avons dit plus haut, n'a aucune valeur pratique, attendu qu'on se donne par ce moyen beaucoup de peine pour arriver à un résultat qui ordinairement s'acquiert tout seul, à savoir, un processus morbilleux complet. L'isolement des individus atteints de rougeole et de toutes les personnes qui les entourent est le seul moyen certain de prévenir l'infection. Mais pendant le règne d'une épidémie, cet isolement ne peut être obtenu que par un changement de résidence et n'est indiqué que pour les enfants positivement tuberculeux, la dyscrasie faisant toujours de rapides progrès sous l'influence de la rougeole.

La rougeole simple, à marche régulière, ne demande qu'un traitement expectant. Des moyens énergiques, tels qu'émissions sanguines, tartre stibié ou purgatifs, troublent dans beaucoup de cas l'évolution régulière de la maladie, sans dissiper les symptômes menaçants contre lesquels on les a mis en usage.

Le meilleur moyen, pour prévenir une marche irrégulière et des maladies consécutives, est d'entretenir dans l'appartement une température égale, suffisamment élevée, de 15° R. tant que les malades gardent le lit, et de 16° R. quand ils doivent se lever. Ils ne quitteront pas le lit tant, qu'il existe encore une trace de l'exanthème, et après sa disparition complète, on leur fera garder la chambre encore au moins quinze jours et même plus longtemps, si la saison est mauvaise.

D'épais lits de plumes dans lesquels, suivant l'ancienne coutume, on enfonce les enfants jusqu'au menton, provoquent une transpiration trop abondante qui n'est que plus sûrement suivie d'un refroidissement. Des matelas de crin et de simples couvertures de laine répondent beaucoup mieux au but que l'on se propose d'atteindre. Une condition essentielle, c'est de bien ventiler la chambre occupée par le malade ; la meilleure manière d'arriver à ce résultat est de mettre à sa disposition deux pièces s'ouvrant l'une dans l'autre.

Les enfants habitués à la propreté se plaignent amèrement lorsqu'on laisse passer plusieurs jours sans leur laver les mains et le visage, comme

quelques vieux médecins ont encore l'habitude de l'ordonner. Pour ce
qui me concerne, j'ai fait laver régulièrement deux fois par jour les
mains et le visage à tous les individus atteints de rougeole que j'ai eu à
traiter jusqu'à présent, et jamais cette mesure ne m'a donné le moindre
résultat fâcheux. Qu'on épargne donc aux enfants le tourment inutile
d'être privés des soins de propreté.

Le régime doit être rigoureusement antifébrile, tant qu'il se montre
une trace de fièvre. Laisser jeûner les enfants quand une fois leur appétit
s'est réveillé, c'est une cruauté qui ne peut que retarder la convalescence. Un régime doux, composé de lait non sucré, de potages, de pain
rassis, ne peut guère causer d'indigestion aux enfants. S'il y a une tendance à la diarrhée, on fait prendre des aliments et des liquides constipants; en cas de constipation, des aliments et des liquides légèrement
apéritifs.

Le traitement de la rougeole irrégulière, des complications et maladies
consécutives, est très-peu sûr, attendu que presque aucun des remèdes
prescrits dans ces conditions n'a un effet décisif.

Dans une rougeole à caractère franchement synochal, on peut fort bien
administrer 1 à 2 grammes de nitrate de potasse; des symptômes cérébraux d'une certaine intensité, lorsqu'ils se déclarent chez des enfants très-robustes et déjà arrivés à un certain âge, peuvent très-bien être
modérés par quelques sangsues. Contre la forme torpide, nerveuse, il y a
lieu d'administrer les acides minéraux, le quinquina et le vin. Une toux
violente cède devant les narcotiques, la belladone, l'eau distillée d'a-
mandes amères ou l'opium. Les symptômes cérébraux graves exigent des
affusions froides sur la tête rasée. Une disparition trop rapide de l'exanthème ou un retard de l'éruption doit être combattu par des révulsifs,
surtout des sinapismes nombreux et répétés. Dans ce but on a aussi
recommandé des lavements avec du vinaigre dilué.

De fortes diarrhées doivent dans tous les cas être combattues par
l'opium et les astringents, les diarrhées faibles exercent une influence
favorable sur les symptômes cérébraux chez les enfants dont la nutrition
ne laisse d'ailleurs rien à désirer.

Les affections diphthéritiques des muqueuses s'amendent à la suite d'un
traitement interne par le chlorate de potasse à haute dose (3 à 4 grammes par jour), et doivent être badigeonnées localement, si c'est faisable,
avec une solution de nitrate d'argent. Contre un état septique prononcé : hémorrhagies profuses des muqueuses, diphthérite gangréneuse, ecchymoses du derme, il faut instituer un traitement analeptique
composé de fortes doses d'un vin vieux et généreux, de quinquina, de
musc et d'essences aromatiques. Pour usage externe, on a conseillé des
lotions avec de l'eau chlorurée. Je dois cependant avouer que cette méthode a toujours échoué entre mes mains dans des cas d'empoisonnement
septique bien prononcé.

La tuberculose qui se développe à la suite de la rougeole reste plus souvent stationnaire que celle qui se produit d'une façon tout à fait spontanée. Un médicament qui exerce une influence favorable dans ces cas, c'est la quinine, qu'on administre à la dose de 15 à 20 centigrammes à la fois tous les deux jours. L'usage de l'huile de foie de morue continué pendant des années fortifie la nutrition et préserve peut-être l'organisme de nouveaux insultus tuberculeux. L'air de la campagne, les bains de mer et le soin d'habituer prudemment le corps à l'influence des agents extérieurs, tels sont les meilleurs prophylactiques contre les progrès des affections tuberculeuses.

3° Roséole fébrile. Rubeolæ.

Il n'y a guère de maladie sur laquelle les opinions des auteurs diffèrent autant que sur celle qui nous occupe en ce moment. Les uns la considèrent comme une modification de la scarlatine, d'autres de la rougeole, d'autres encore comme une forme mixte de ces deux maladies. En outre, on a décrit, sous le nom de roséole, des érythèmes sans fièvre, l'urticaire et même les exanthèmes typhique et cholérique. Enfin, la confusion est devenue telle que les auteurs modernes ont fait table rase en niant tout le processus et en assimilant à l'une ou à l'autre des formes éruptives que nous venons de nommer les cas obscurs qui pouvaient se présenter.

J'avais moi-même partagé cette manière de voir jusqu'au printemps de l'année 1865, époque où je fus converti à une opinion plus juste. A cette époque j'eus à traiter, du 15 mars au 15 mai, onze personnes, dont huit enfants (de six mois à huit ans) et trois adultes, qui, sans avoir présenté des prodromes bien appréciables, avaient contracté un exanthème aigu qu'il était impossible de distinguer de celui de la rougeole. Cinq autres cas furent traités à la même époque par mon ami, le docteur Lindwurm, et quelques médecins de Munich se souvinrent, quand plus tard je les interrogeai à ce sujet, d'avoir observé à la même époque une forme singulière d'une urticaire fébrile avec exanthème analogue à celui de la rougeole. Je n'avais pas vu cette éruption avant cette époque et je ne la revis plus après; de plus, aucune épidémie de scarlatine ni de rougeole n'a immédiatement précédé ni suivi ces affections. Le même processus est décrit de la manière suivante par Koestlin de Stuttgard : Pendant l'hiver de 1860 à 1861, une vaste épidémie de roséole régnait dans la ville de Stuttgard; la durée de cette épidémie fut de six mois. Elle se caractérisait par un exanthème légèrement élevé au-dessus du niveau de la peau, d'une teinte rouge un peu nuancée de jaune, non confluent, mais formant des raies plus ou moins longues, plus ou moins courbes, rarement droites et se répandant sur toute la surface cutanée; assez souvent cet exanthème était accompagné de démangeaisons, et généralement il disparaissait *après deux ou trois jours, quelquefois encore plus vite*. Le plus souvent il n'était accompagné d'aucun symptôme catarrhal, la fièvre manquait également ou était à peine marquée ; par contre, cet exanthème était fort contagieux, car il infectait des familles entières et quelques enfants en ont même été atteints deux fois pendant la même épidémie. La même maladie s'est montrée à la même époque dans diverses localités du Würtemberg.

Plus récemment, vingt-trois nouveaux cas de roséole fébrile ont été publiés dans une thèse soutenue à Leipzig, par O. Oesterreich, sous la présidence de Thomas ; il faut encore y ajouter les cinq cas de Lindwurm que l'interne de ce dernier, Arnold, a publiés avec un cas observé par lui-même dans *Bayr. Intelligenzblatt*.

Les symptômes que j'ai observés se résument en peu de mots. L'exanthème ne différait en rien de celui de la rougeole. Des taches de la grosseur d'une graine de chènevis à celle d'une lentille couvrent tout le corps et occasionnent ordinairement une démangeaison très-fatigante. Ces taches sont assez rapprochées, dans quelques endroits, pour confluer et former des figures irrégulières ; elles s'élèvent un peu au-dessus du niveau de la peau saine et donnent, lorsqu'on y promène légèrement le doigt, la sensation d'une dureté inégale. Mais ce qui distingue essentiellement cet exanthème de celui de la rougeole, c'est d'abord la durée. En effet, déjà au bout d'un et au plus tard de deux jours, il se dissipe complétement, et la desquamation qui succède est très-insignifiante, à peine appréciable. Il en est de même des symptômes catarrhaux. Si, dans les cas où l'exanthème a pris un fort développement dans la face, les paupières peuvent enfler et la conjonctive présenter un peu de rougeur, il n'en est pas moins vrai que le catarrhe bronchique manque toujours, et c'est encore un signe qui distingue la roséole de la rougeole où ce catarrhe ne manque jamais. Dans les cas soumis à mon observation, on pouvait à peine apercevoir quelques légers prodromes, et les symptômes fébriles bien prononcés du premier jour disparaissaient d'une manière si complète avec l'exanthème, que dès le troisième jour on ne pouvait plus retenir les enfants au lit et qu'ils étaient immédiatement et complétement guéris sans aucune espèce de maladie consécutive.

Traitement. — Un traitement purement expectant suffit parfaitement. A l'intérieur des acides dilués, à l'extérieur des lotions froides contre la démangeaison, tel est le simple appareil thérapeutique à opposer au plus innocent de tous les exanthèmes.

4° Variole.

La variole vraie est le plus grave de tous les exanthèmes aigus ; mais la vaccination obligatoire, aujourd'hui introduite dans presque tous les pays civilisés, en a beaucoup diminué la fréquence, et il est probable qu'elle finira par être complétement remplacée par les formes plus légères de la varioloïde, appelée aussi variole modifiée, et par la varicelle (1).

(1) Sans attacher aucun commentaire à cet article, nous faisons seulement remarquer qu'il a été écrit avant l'épidémie de 1870. *(Les Traducteurs.)*

Par variole, on entend une éruption pustuleuse, fébrile, contagieuse, à marche typique et qui se laisse diviser en plusieurs périodes.

Symptômes. — Nous distinguons trois périodes bien marquées : 1° la période de l'incubation et des prodromes ; 2° la période d'éruption et d'état de l'exanthème ; 3° la période de dessiccation.

1° *Période de l'incubation et des prodromes.* — Le temps qui s'écoule entre l'infection et l'éruption de l'exanthème varie entre huit et quinze jours. Les premiers jours de cette période se passent ordinairement sans aucun symptôme ; ce n'est que pendant les trois derniers jours qui précèdent l'apparition de l'exanthème qu'on aperçoit des phénomènes pathologiques de plus en plus marqués. Comme je suppose que les lecteurs de ce livre connaissent la marche de la variole chez les adultes, je puis me borner à exposer les prodromes qui s'observent chez les enfants de moins d'un an. La variole vraie ne se rencontrant pas chez les enfants vaccinés, et la vaccination se faisant ordinairement dans le cours de la première année, on n'observe plus cette forme que chez les petits enfants.

On remarque sur eux, quelques jours après qu'ils ont été infectés par le virus variolique vrai ou modifié, d'une part, des symptômes gastriques, manque d'appétit, la langue chargée, vomissements et constipation ; d'autre part, des symptômes d'irritation des systèmes vasculaire et nerveux, chaleur à la peau, pouls fréquent, grande agitation alternant avec de la somnolence, cris subits et secousses dans le sommeil, grincement de dents, convulsions, quelquefois syncopes et collapsus rapide. Ces symptômes réunis, qui n'ont absolument rien de caractéristique (car la sensation toute subjective des douleurs dorsales et lombaires qui est caractéristique chez les adultes ne peut être exprimée par les petits enfants) ne font qu'augmenter pendant trois jours consécutifs en s'exaspérant surtout le soir, jusqu'à ce que finalement l'exanthème se déclare.

2° *Période d'éruption et d'état.* — Les premières traces de l'éruption se montrent dans la face, d'où elle gagne le tronc et les extrémités supérieures et finalement les inférieures. Dans l'espace de vingt-quatre à quarante-huit heures l'éruption est achevée.

La pustule variolique se développe de la manière suivante : il se forme d'abord sur la peau une tache un peu saillante qu'il est impossible de distinguer de l'exanthème morbilleux. Au centre de cette tache rouge on remarque un petit corps dur et au-dessus de celui-ci une vésicule encore plus petite, mais qui s'agrandit rapidement, présente le second jour les dimensions d'une tête d'épingle, le troisième celle d'une lentille, et finit par transformer toute la place primitivement rouge en une pustule résistante ayant environ la moitié de la grosseur d'un pois et présentant une dépression centrale.

Les taches rouges, qu'on observe au commencement, ne subissent pas toutes cette métamorphose ; beaucoup d'entre elles ne se développent pas en vésicules, mais disparaissent sans laisser de traces au bout de quelques jours, ce qui arrive le plus souvent aux **extrémités inférieures**. Toujours l'éruption la plus faible est aux pieds.

La marche de la variole, pour ce qui concerne la forme et la durée de l'exanthème, est exactement la même chez les enfants et les adultes.

Si l'exanthème n'a pas pris une trop grande extension sur tout le corps, les symptômes généraux diminuent considérablement après l'éruption. La grande agitation et le délire disparaissent, le pouls devient plus mou et plus lent, la respiration plus régulière ; mais l'odeur spéciale qui appartient à la variole est plus marquée après qu'avant l'éruption. Ce n'est que dans le cas où l'éruption est très-intense sur les muqueuses des yeux, du nez, de la bouche, etc., que l'agitation se maintient sans diminuer, parce que les grandes douleurs provoquées par les symptômes locaux ne laissent pas un instant de repos aux malades.

Le sixième jour, après l'éruption, ou le neuvième à partir du début de la maladie, il se développe aussi chez les enfants une fièvre secondaire, la fièvre de suppuration. L'aréole inflammatoire qui entoure les pustules s'agrandit, la face enfle au point de devenir méconnaissable, la peau redevient chaude, et il se développe une démangeaison tellement insupportable que les enfants arrachent, malgré toutes les précautions que l'on peut prendre pour les empêcher, toutes les croûtes qu'ils peuvent atteindre avec les ongles. Ainsi la maladie arrive à sa troisième période.

3° *Période de dessiccation.* — Cette période ne commence pas sur tout le corps à la fois, mais les pustules éclatent et se dessèchent dans le même ordre dans lequel elles ont pris naissance, d'abord à la face, puis au cou, aux poignets, au tronc et enfin aux extrémités inférieures. Chaque pustule se dessèche assez exactement le neuvième jour après sa naissance, de sorte que, y compris les deux ou trois jours de période prodromale, toutes les pustules ont commencé à se dessécher du onzième au douzième jour de la maladie. La rupture spontanée ou la dessiccation simple sans rupture ne s'observe presque jamais chez les enfants parce qu'ils ne peuvent pas résister à l'envie de diminuer l'énorme démangeaison par des frottements répétés.

Ainsi, il se forme sur tout le corps, mais principalement dans la face, d'épaisses croûtes brunes, qui, abandonnées à elles-mêmes, tombent au bout de trois à cinq jours et laissent à leur suite une cicatrice couverte d'épiderme, mais qui trop souvent sont arrachées prématurément et remplacées dans ce cas par d'autres plus épaisses. Les cicatrices varioliques présentent chez les enfants la même disposition que chez les adultes ; cependant, le derme étant chez les premiers beaucoup plus mince, la destruction n'est pas chez eux aussi profonde, et avec les années des inégalités très-prononcées au commencement deviennent de moins en moins apparentes.

Les boutons de la cavité buccale se transforment à cette époque en ulcères plats et donnent lieu à une augmentation des sécrétions muqueuses et salivaires. Avec la dessiccation disparaît la fièvre secondaire. l'appétit renaît et la guérison fait des progrès rapides. Quelquefois les ongles se détachent des doigts et des orteils.

Le pronostic est fort défavorable chez les enfants de moins d'un an ; ils succombent dans la proportion d'environ 60 p. 100.

Le danger que la variole fait courir aux petits enfants consiste principalement : 1° dans la violence de la période prodromale menaçant l'existence par le coma ou les convulsions ; 2° dans la fièvre secondaire qui peut affecter un caractère typhoïde, septique.

Les différences quantitatives et qualitatives sont les mêmes pour les enfants que pour les adultes. Chez les uns et chez les autres nous trouvons une variole discrète, cohérente, corymbiforme et confluente et, sous le rapport de la qualité, une variole cristalline, siliqueuse, sanguinolente, gangréneuse, etc.

Les complications les plus fréquentes sont : la laryngite, la pleurite, la méningite, le catarrhe intestinal, de fortes ophthalmies conduisant à la fonte du globe de l'œil, des otorrhées, la gangrène du scrotum.

Les maladies consécutives les plus fréquentes sont : la furonculose, les abcès du tissu cellulaire, la pyohémie, les inflammations articulaires, les nécroses osseuses et, ce qu'il a de plus remarquable chez les petits enfants, une scrofulose à développement rapide, avec toutes ses formes et localisations connues. La mortalité dépendant de la variole est très-grande parmi les enfants de moins d'un an ; car ils guérissent à peine dans la proportion de 40 p. 100.

Étiologie. — La variole est éminemment contagieuse ; elle l'est en effet par l'atmosphère, par le contact et par l'inoculation ; c'est pendant la période de suppuration et de dessiccation que la contagion s'opère le plus facilement. Mais ce qui, pour la pratique, est le point le plus important, c'est que non-seulement la variole vraie reproduit la même forme chez les individus non vaccinés, mais encore qu'il suffit du contact avec une varioloïde et même une simple varicelle, pour provoquer chez un enfant non vacciné le développement d'une variole vraie.

Traitement. — Il est question de prophylaxie pour beaucoup de maladies, mais il n'y en a pas une qui s'y prête d'une manière aussi positive et par un procédé aussi simple et aussi innocent que la variole. Ce procédé consiste dans l'inoculation du cow-pox ou virus-vaccin, autrement dit dans la *vaccination.*

Parmi nos animaux domestiques, il se présente des éruptions pustuleuses de diverse nature, et entre autres on connaît depuis bien longtemps les boutons qui existent au pis de la vache. Ces boutons se développent-ils toujours par voie de contagion ou peuvent-ils aussi naître spontanément : c'est là une particularité qui n'est pas encore bien connue, mais au moins leur marche a été parfaitement observée. Canstatt rapporte à ce sujet ce qui suit :

Quelques jours avant l'éruption de l'exanthème, les vaches mangent moins, donnent peu de lait et ont le pis plus chaud qu'à l'ordinaire. Ensuite, on aperçoit surtout à la face externe des trayons de petits boutons rougeâtres qui se transforment en pustules ombiliquées arrivées à une parfaite maturité au bout de quatre à sept jours. Les pustules sont d'une couleur perlée, remplies d'un liquide d'abord limpide, plus tard purulent et entourées d'une aréole rouge. Si l'on touche le pis, ces animaux ressentent de vives douleurs. Du douzième au quatorzième jour, les pustules se dessèchent, tombent et laissent une cicatrice arrondie.

Depuis plus de cent ans on savait déjà que les domestiques qui ont soin de ces animaux peuvent gagner les mêmes boutons ; d'un autre côté, on avait aussi remarqué que ces individus restaient épargnés de la variole vraie. Mais la preuve certaine et la constatation expérimentale de ce fait n'a été fournie que par Jenner qui inocula pour la première fois, le 14 mai 1796, à un enfant de huit ans, le vaccin provenant des mains d'un garçon de ferme. La pustule vaccinale ayant suivi sa marche régulière, l'enfant fut soumis le 1er juillet suivant à une contre-épreuve, consistant dans l'inoculation du virus variolique. L'enfant resta exempt de variole. Cet essai fut répété depuis bien des fois, et en 1799 la première maison de vaccination publique fut établie à Londres. Dès cette époque, cette mesure sanitaire se répandit dans tout le monde civilisé, et il n'y a presque plus de pays de nos jours où la vaccination des jeunes enfants ne soit légalement prescrite.

Pour vacciner, on procède le plus avantageusement de la manière suivante : On se procure avant tout un enfant sain, bien développé, n'ayant aucune éruption cutanée, vacciné huit jours auparavant et présentant sur chaque bras plusieurs boutons de vaccine légitime. Avec une lancette à vaccin tenue obliquement, on fait ensuite sur un bouton plusieurs ponctions assez superficielles pour faire écouler un vaccin pur, sans mélange de sang, écoulement qui ne donne qu'au bout d'une ou deux minutes des gouttes d'un certain volume. Cette lenteur de l'écoulement provient de ce que les pustules vaccinales ne sont pas des bulles simples, mais cloisonnées. Après avoir bien essuyé la lancette, on la plonge ensuite dans ce liquide de manière à l'humecter sur ses deux faces. Ensuite on saisit le bras de l'enfant qu'il s'agit de vacciner, de telle manière, sous l'aisselle, que sa surface externe est bien tendue, et l'on fait, au tiers supérieur, quatre à six ponctions superficielles. Les piqûres ne doivent pas saigner et la vaccination réussit le plus sûrement quand elle ne laisse à sa suite que de petites taches rouges. Il faut que les piqûres soient séparées les unes des autres par des intervalles d'au moins 1 centimètre et demi, parce que sans cela les pustules deviendraient confluentes en grandissant.

C'est en été qu'on vaccine le plus avantageusement, parce qu'en hiver les pustules se développent plus lentement. L'âge de trois mois à un an est celui qui convient le mieux. Toutefois, en temps d'épidémie variolique, il y a lieu de vacciner déjà pendant les premiers jours qui suivent la naissance. Les enfants doivent jouir d'une santé parfaite au moment de la vaccination et ne se trouver dans aucune période dentaire (voy. p. 11).

Il n'est pas nécessaire de soumettre à un traitement quelconque les individus vaccinés. On peut les baigner après comme avant, seulement, pour éviter le frottement, on fait bien d'envelopper le bras, entre le quatrième et le dixième jour, d'une bande de toile fine, ce qui modère le plus sûrement l'érythème des parties circonvoisines.

La transmission des dyscrasies d'un individu à l'autre par le fait de la vaccination n'est prouvée que pour la syphilis. La scrofulose et le rachitisme ne peuvent pas être inoculés ; mais comme, dans le public, on n'est généralement pas suffisamment éclairé à cet égard, ce qu'on peut faire de mieux pour éviter toute espèce de reproche ultérieur, c'est de n'emprunter le vaccin qu'à des enfants biens nourris et dont le développement ne laisse rien à désirer.

La prudence commande d'avoir toujours du vaccin en réserve afin qu'on ne perde pas de temps à en chercher lorsqu'une épidémie de variole vient à éclater. On le recueille sans aucune difficulté de la manière suivante : on ouvre une ou plusieurs pustules vaccinales d'un enfant sain en plusieurs endroits, on attend quelques minutes pour laisser aux gouttes sorties le temps de prendre un certain volume, ensuite on touche une goutte avec l'extrémité d'un petit tube capillaire de verre qu'on a soin de tenir dans une position oblique afin que l'enfant, si par hasard il exécute quelques mouvements, ne puisse pas se blesser. Je me souviens d'avoir eu un jour un enfant en traitement qui avait brisé le tube par un mouvement au moment où une main inhabile cherchait à l'appliquer, de sorte que de petits éclats avaient pénétré dans la pustule et occasionné un érysipèle grave de tout le bras. D'après les lois de la capillarité, le petit tube se remplit immédiatement de vaccin qu'on laisse monter à environ 3 centimètres, puis on retire le tube, on frappe avec la main gauche quelques petits coups sur le dos de la droite, ce qui fait avancer encore un peu plus loin le contenu du tube, si l'on tient ce dernier dans une direction verticale, on coupe avec les ciseaux les deux extrémités du tube, de manière à laisser le verre dépasser de chaque côté le vaccin d'environ un centimètre ; enfin on ferme les deux bouts avec une goutte de cire à cacheter. De cette manière, on peut conserver le vaccin pendant des années sous une forme liquide. Conservé à la cave, à une température de 8° à 10° R., le vaccin conserve son efficacité plus longtemps que dans nos appartements dont la température moyenne est toujours de 15° R.

Lorsqu'il s'agit de vacciner avec ce vaccin conservé, on coupe avec les ciseaux les deux boutons de cire à cacheter, on fait glisser le tube capillaire dans un autre tube plus large, également de verre, on tient les deux tubes réunis entre le pouce et l'index et l'on souffle le vaccin directement sur la lancette, puis on vaccine de la même manière que s'il s'agissait de vacciner de bras à bras.

Le développement de la pustule vaccinale procède de la manière suivante : aux petites piqûres correspondent des points rouges qui restent visibles pendant quelques heures. Si aucune hémorrhagie n'a eu lieu, toute trace de piqûre disparaît; si au contraire les petites plaies ont saigné, il persiste de petits points bruns. Le troisième jour après la vaccination, les petits points rougissent davantage et il se forme un petit bouton rond et induré au sommet duquel une petite vésicule perlée se développe entre le troisième et le cinquième jour. Cette vésicule devient ensuite de plus en plus large, se déprime manifestement au centre, comme une pustule de variole, et est arrivée à son complet développement le huitième jour, où elle se présente sous forme d'une pustule à reflet bleuâtre entourée d'une aréole rouge.

Les pustules sont divisées en compartiments, leur contenu commence à se troubler le neuvième jour, l'aréole rouge grandit de plus en plus et devient en même temps plus dure, les ganglions de l'aisselle deviennent sensibles et il se développe quelques symptômes généraux. Les enfants s'agitent fortement, ne dorment pas la nuit, ont la peau brûlante, une soif vive, et ont une prédisposition aux maladies aiguës, surtout à la pneumonie et aux catarrhes intestinaux. Après deux ou trois jours ces symptômes généraux disparaissent. Le onzième jour, l'aréole pâlit de plus en plus, la pustule, devenue tout à fait trouble, perd sa dépression centrale et devient un peu pointue. Si elle est abandonnée à elle-même, elle n'éclate pas, mais se dessèche en une croûte brune qui tombe après deux à trois semaines et laisse à sa suite une cicatrice blanche, enfoncée, plus ou moins inégale. Si l'enfant se gratte, le contenu de la pustule s'écoule, elle reste humide pendant quelques heures et finit par se dessécher encore en une croûte plus grande à contours irréguliers.

Il s'en faut que la marche de la vaccine soit toujours aussi régulière. La fièvre secondaire peut devenir intense, au point qu'elle semble menacer l'existence. Les enfants sont pris de violentes convulsions, s'affaissent, pâlissent ou vomissent continuellement un mucus stomacal, d'abord blanc, puis bilieux. Toutefois, je n'ai jamais entendu parler d'une terminaison mortelle provoquée uniquement par la fièvre secondaire, et lorsque des enfants porteurs de pustules vaccinales succombent, on trouve presque toujours encore une autre cause de mort si l'autopsie est faite avec le soin nécessaire.

Chez les enfants à peau fine et irritable, d'autres parties de la surface cutanée peuvent tomber malades : il se déclare une urticaire ou une éruption vésiculeuse, analogue à la varicelle, qui occupe le corps entier. Les enfants scrofuleux contractent une éruption pustuleuse étendue qui affecte surtout les bras vaccinés dont les pustules, au lieu de guérir, se transforment en ulcères.

La complication la plus fâcheuse consiste en une inflammation érysipélateuse des bras qui peut se développer du neuvième au douzième jour chez les individus dyscrasiques, traités sans ménagement. L'érysipèle envahit tout le bras, l'avant-bras et même une partie du tronc ; la fièvre, pendant ce temps, est très-violente, la guérison se fait avec une grande lenteur et les pustules s'ulcèrent.

En fait d'anomalie de la marche locale, nous avons à mentionner une pustulation trop rapide ou trop lente. Si le vaccin n'est pas de bonne qualité, qu'il provienne d'une pustule mal développée, il se forme dès le second ou le troisième jour de petites vésicules qui, peu ombiliquées, atteignent à peine la grosseur d'une lentille et se dessèchent déjà au bout de six à huit jours. C'est ce qu'on appelle fausse vaccine ou vaccinoïde. On cite comme une anomalie rare, opposée à la précédente, une éruption tardive, précédée d'une incubation de huit à dix jours. Sur les nombreuses vaccinations que j'ai eu l'occasion de pratiquer jusqu'à présent, je n'ai pas encore pu observer un retard semblable.

Comme maladie consécutive réelle d'une vaccination faite avec toutes les précautions voulues, nous ne pouvons citer que le développement subit d'affections scrofuleuses qui attaquent souvent avec une rapidité et une véhémence extraordinaires les enfants de parents tuberculeux.

La question de savoir combien de temps dure l'immunité procurée par la vaccine a été agitée bien souvent, et les nombreuses recherches faites à ce sujet ont eu enfin pour résultat de faire introduire la revaccination à l'âge de la puberté. Qu'on attribue à la vaccination un pouvoir protecteur pour la vie entière ou seulement pour dix à vingt ans, ce qui est certain, c'est que les enfants qui ont eu de bons boutons de vaccine sont parfaitement à l'abri de la variole vraie. L'introduction de la vaccine est donc un énorme bienfait pour tout le genre humain, et le parlement anglais s'est montré justement reconnaissant en votant à son inventeur, Jenner, une récompense nationale de 30 000 livres sterling.

Si, dans une famille, comptant parmi ses membres un enfant non vacciné, il se déclare des cas de variole vraie ou modifiée, on doit vacciner immédiatement cet enfant pour atténuer la gravité de l'exanthème qui, malgré cette vaccination, ne manquera pas, dans ce cas, de se produire. Les boutons de la vaccine et de la variole se développent alors parallèlement ; mais on a fait la remarque que si la vaccine a eu le temps de précéder l'exanthème variolique, ce dernier prend un caractère moins grave.

Tel étant le traitement prophylactique, il nous reste à parler du traitement de la maladie *confirmée*. Nous avons à tenir ici une conduite tout aussi expectante et à instituer une médication tout aussi symptomatique que lorsqu'il s'est agi de la scarlatine et de la rougeole. On aura soin de bien aérer l'appartement, d'y entretenir une température toujours égale d'environ 14° R., et l'on évitera tout traitement débilitant, surtout les émissions sanguines, le calomel et les purgatifs en général. S'il existe un catarrhe intestinal, ce qui arrive très-souvent chez les enfants âgés de moins d'un an, on peut le laisser subsister à un degré peu intense, parce que les symptômes cérébraux en sont manifestement atténués ; mais aussitôt que ce catarrhe menace de devenir profus, il faut le combattre par de petites doses d'opium, par exemple une goutte de teinture toutes les trois ou quatre heures.

A l'*éruption* des boutons correspond l'indication de prévenir le développement des pustules *dans la face*, et par cela même les cicatrices, qui défigurent si tristement les individus. Les moyens employés dans ce but jusqu'à présent laissent beaucoup à désirer, et dans bien des cas des cicatrices indélébiles se développent, quel qu'ait été le traitement. Le moyen le plus sûr est une cautérisation faite de bonne heure et qu'on exécute le mieux en plongeant, d'après Bretonneau, une aiguille d'or, bien pointue, dans une solution concentrée de nitrate d'argent et en ponctionnant le plus tôt possible toute pustule récente avec l'aiguille chargée de cette solution.

Si l'on cautérise le second jour après l'éruption, il se fait un temps d'arrêt dans le développement de la pustule, quelques jours après l'épiderme est soulevé par une croûte mince, après la chute de laquelle il ne reste aucune cicatrice défigurante.

Cette cautérisation est cependant assez douloureuse et prend beaucoup de temps dans la variole confluente; aussi on se borne à traiter de cette façon les yeux, les paupières, le dos du nez et les ailes du nez, tandis que l'on couvre avec un emplâtre mercuriel les autres parties de la face : le front, les joues et le menton. L'emplâtre mercuriel doit être renouvelé tous les deux jours, et partout où, malgré les précautions prises, des pustules complètes se sont néanmoins développées, il faut le laisser immédiatement de côté. Une partie de ces pustules avorte sûrement sous l'influence de ce traitement, une autre ne se développe qu'incomplétement, et il n'y en a qu'un petit nombre qui laissent des cicatrices indélébiles.

On a conseillé en outre des lotions avec une solution de sublimé, avec de l'eau chlorurée et des badigeonnages avec de la teinture d'iode. Le traitement général se borne, après l'éruption, à prescrire un régime antiphlogistique, à tenir le ventre libre et à administrer, en cas d'agitation exagérée, de petites doses d'opium.

Dans la période de suppuration et de dessiccation, il est indispensable d'empêcher que les enfants se grattent et arrachent les croûtes; dans ce but, ce qu'on peut faire de mieux, c'est de leur mettre de petits gants de toile sans doigts, qui emprisonnent la main entière. La trop grande violence de la démangeaison est combattue le plus efficacement par l'application d'amidon dont on soupoudre la peau, ou par des frictions avec un liniment d'eau de chaux et d'huile d'olives. On ne permettra aux enfants de quitter la chambre qu'après la chute complète des croûtes et quand les jeunes cicatrices commenceront à blanchir.

Si la fièvre a pris le caractère torpide, septique, il faut mettre en usage les stimulants diffusibles et les toniques, comme déjà nous l'avons dit plus longuement à l'occasion de la scarlatine.

5° Variole modifiée (varioloïde) et varicelle.

Longtemps avant la découverte de la vaccine, les médecins aussi bien que les individus étrangers à notre art avaient connu une maladie légère attaquant plus particulièrement les enfants, et qui n'était autre que la varicelle. Or, de ce degré le plus faible des affections varioliques jusqu'au degré le plus élevé, représenté par la variole confluente, il existe une série de transitions toutes comprises sous le nom de varioloïde ou variole modifiée. Considérer ces exanthèmes comme des formes indépendantes n'ayant aucun rapport direct avec la variole vraie, c'est faire une distinction qui ne saurait être admise, parce que bien souvent il est arrivé que des individus non vaccinés, mis en contact avec des personnes atteintes de la plus légère varicelle, ont contracté les formes les plus graves de la variole, et réciproquement, que des individus vaccinés mis en contact avec des personnes atteintes de variole n'ont contracté qu'une légère varicelle.

Pour mieux s'entendre, il convient cependant de conserver les anciennes désignations; c'est pourquoi aussi nous décrirons séparément la *varioloïde* et la *varicelle*, c'est-à-dire deux formes qui, à la vérité, ne se distinguent pas l'une de l'autre par des caractères bien tranchés.

Symptômes de la varioloïde. — Dans la varioloïde, on peut observer les mêmes périodes que dans la variole, à cela près qu'elles sont ici plus courtes et moins marquées. La durée totale de la variole, depuis le commencement des prodromes jusqu'à la dessiccation des pustules, exige un laps de 16 à 18 jours, celle de la varioloïde de 7 à 11 jours.

Les prodromes sont les mêmes que ceux de la variole, mais ils durent généralement moins de trois jours, et sont aussi d'habitude moins intenses. L'odeur spécifique de la variole manque; par contre, fait qui n'existe ordinairement pas dans la variole, on observe ici presque régulièrement un érythème à grandes taches d'un rouge foncé, qu'on désigne du nom de rash. Cet érythème ne doit pas être envisagé comme le début de l'éruption pustuleuse, attendu que les pustules qui se développent plus tard peuvent se manifester aussi bien sur les places primitivement épargnées par le rash, que sur celles où cet érythème s'est développé.

L'exanthème se développe plus rapidement et d'une manière moins régulière. L'éruption ne débute pas dans la face seule, et ne descend pas non plus graduellement le long du tronc jusqu'aux extrémités inférieures, mais se déclare à peu près simultanément sur le corps entier. Tandis que dans la variole, sur une place donnée, tous les boutons sont au même degré de développement et ne se montrent pas par poussées successives, dans la varioloïde rien n'est plus commun que d'observer, les unes à côté des autres, de petites nodosités, des vésicules et de grandes pustules, et le nombre de ces pustules continue d'augmenter pendant plusieurs jours de suite. Dans la varioloïde on observe, il est vrai, quelques pustules qui, sous le rapport de leur grandeur et de leur structure, ne se distinguent, sous aucun rapport, des pustules de la variole vraie ; pour la plupart elles n'arrivent pas jusqu'à l'ombilication, mais, devenues des vésicules hyalines de la grosseur d'une graine de chènevis, elles se dessèchent en une croûte mince.

Les symptômes généraux qui, de prime-abord, étaient moins intenses, disparaissent complétement dès que l'exanthème a fait son apparition, ou se réduisent au moins à très-peu de chose. Une véritable fièvre secondaire ne se forme pas dans cette maladie, et les malades se trouvent, en général, si bien, qu'on peut à peine les maintenir au lit. Les pustules même les mieux développées commencent à sécher au plus tard le cinquième ou le sixième jour, et quelquefois on remarque au milieu des pustules déjà en voie de dessiccation quelques boutons arriérés qui s'élèvent en pustules, mais avortent le plus souvent sans arriver à un complet développement. La suppuration des pustules ne devient pas assez puissante pour provoquer une rubéfaction érysipélateuse du tissu environnant, ni pour donner lieu à la rupture du plus grand nombre des pustules. Dans les cas les plus ordinaires elles se dessèchent promptement, les croûtes tombent au bout de quelques jours et laissent à leur suite des cicatrices légèrement rouges, et à peine un peu plus profondes que le niveau de la peau environnante. Les pustules de la muqueuse buccale e t celles du pharynx guérissent également plus vite que dans la variole.

Les *maladies consécutives* sont assez rares et peu dangereuses chez les enfants jusque-là bien portants. Quelquefois il se développe une furonculose opiniâtre ou un impétigo très-humide avec enflure des ganglions lymphathiques les plus rapprochés. Chez les enfants scrofuleux les affections dyscrasiques font le plus souvent de rapides progrès.

Le *pronostic* est ici beaucoup plus favorable que dans la variole, attendu que parmi les enfants de moins d'un an il n'en succombe que 8 à 10 p. 100, et 5 à 6 p. 100 seulement parmi les enfants plus âgés.

Le danger dépend surtout de l'atteinte du larynx, d'où peuvent résulter des symptômes croupaux et un œdème subit de la glotte, en outre de convulsions rapidement mortelles, de complications par la pneumonie et la méningite et enfin du caractère septique que la fièvre peut exceptionnellement affecter.

Traitement de la varioloïde. — La vaccine ne met pas à l'abri de la varioloïde, mais elle modifie le contagium d'une variole vraie, en ce sens que sa transmission à un enfant vacciné peut tout au plus encore entraîner une varioloïde. Cependant, comme on a déjà souvent remarqué que la varioloïde des enfants vaccinés suit une marche plus bénigne que celle des enfants non vaccinés, nous devons encore, à ce point de vue, considérer la vaccination comme un prophylactique heureux.

Le traitement de la maladie elle-même est purement expectant et symptomatique. Tout ce que nous avons eu l'occasion de dire à propos du traitement de la variole trouve encore ici son application. Il n'y a que la cautérisation des pustules de la face qui soit inutile dans ce cas, parce que les pustules pénètrent moins profondément dans le derme, et ne laissent à leur suite que des cicatrices superficielles. Il suffit de couvrir avec de l'emplâtre mercuriel les parties les plus étendues de la face pour prévenir les cicatrices.

Au début de la maladie, ce qu'on peut faire de mieux, c'est de donner des acides minéraux étendus, et, en cas de diarrhée, des mucilagineux. En cas de croup du larynx, une cautérisation intense du pharynx et de l'épiglotte avec une solution concentrée de nitrate d'argent (2 grammes sur 30) rend les meilleurs services. La cautérisation du pharynx est des plus faciles, mais si l'on veut être sûr de faire pénétrer le liquide qui imbibe l'éponge dans le larynx, il faut rapidement enfoncer l'index de la main gauche le plus loin possible dans la bouche, relever l'épiglotte avec l'extrémité du doigt, et ensuite exprimer l'éponge sur la glotte. Il faut faire, pendant ce temps, bien fixer la tête de l'enfant. Ce procédé exige toujours une certaine habileté. Si l'enfant a déjà quelques dents, on fait bien d'entourer la première phalange de l'index d'une bande de toile, parce que l'enfant cherche toujours à résister en mordant le doigt de l'opérateur.

Pendant la période de dessiccation, on peut chercher à empêcher les petits enfants de se gratter, en leur mettant des entraves; les enfants plus âgés sont naturellement très-irrités par cette mesure et entrent dans une agitation extrême. On se contentera donc de leur couper les ongles des doigts et des orteils le plus court possible.

La convalescence fait ordinairement de rapides progrès, et il est rare qu'on soit obligé de recourir à un traitement tonique consécutif.

Symptômes de la varicelle. — La varicelle (petite vérole volante) est le moins dangereux, le plus insignifiant de tous les exanthèmes aigus; ce qui fait que le plus souvent, surtout en cas d'épidémie étendue, on ne consulte même pas le médecin pour en obtenir la guérison.

Les prodromes sont à peu près nuls chez les enfants déjà arrivés à un certain âge et bien constitués. Quelquefois pendant un, tout au plus deux jours, l'exanthème est précédé de symptômes gastriques, vomissement, manque d'appétit, maux d'estomac, fièvre légère ou difficulté d'uriner.

Sans que ces symptômes prémonitoires aient pris une intensité plus grande, l'exanthème se montre ensuite sans ordre sur différentes régions du corps. De petites taches rouges s'élèvent rapidement, dans l'espace de 6 à 12 heures, en bulles de grosseur variée, depuis le volume d'une lentille jusqu'à celui d'un pois, et qui, considérées isolément, ne se distinguent pas de petites ampoules produites par des brûlures. Elles sont le plus souvent rondes ou ovales, non cloisonnées, de sorte qu'une simple ponction suffit pour en vider tout le contenu. Elles ne sont pas ombiliquées du tout, ou ne le sont qu'à un très-faible degré. La plupart de ces vésicules occupent le dos et la poitrine; il y en a moins aux extrémités et encore moins à la face; il n'y a que le front qui en présente une ou deux.

Ordinairement tout n'est pas terminé en une seule éruption, mais il se produit des poussées successives les jours suivants, ce qui fait que des vésicules fraîches peuvent se trouver à côté d'autres desséchées. Bien que la plupart des vésicules ne dépassent pas le volume d'une petite lentille, on n'en trouve pas moins chez tous les individus atteints de varicelle une ou quelques pustules sur le dos ou le front, pustules qui, par leur faible ombilication, rappellent parfaitement la variole vraie.

L'évolution de la plupart des vésicules est très-rapide. Leur contenu se trouble déjà au bout de 2 à 3 jours, et se dessèche le quatrième en une croûte plate, feuilletée, qui tombe au bout de quelques jours, et ne laisse à sa suite aucune cicatrice, mais une simple tache rouge. L'étroite auréole rouge qui s'était formée au moment où les vésicules se sont troublées redisparaît aussitôt que les croûtes sont devenues sèches.

La tache rouge qui dénote pendant quelques jours encore le siége primitif des croûtes ne se retrouve plus au bout de ce temps.

Si quelques poussées successives, et qui ne sont accompagnées d'aucune fièvre, ne traînent pas la maladie en longueur, elle est à considérer comme entièrement terminée au bout de 8 à 10 jours, sauf les places rouges qui marquent encore les places des vésicules. On n'observe aucune maladie consécutive; il n'y a que les enfants scrofuleux qui, parfois, contractent des exanthèmes chroniques, humides, tirant directement leur origine des vésicules de la varicelle, et opposant une longue résistance à tout traitement local. La terminaison constante de la varicelle est une guérison rapide et complète.

Comme variétés de cette varicelle ordinaire, on cite encore une varicelle lenticulaire dont les vésicules ne dépassent jamais le volume d'une lentille et ne sont jamais ombiliquées, une varicelle coniforme ou acuminée, où des nodosités dures s'élèvent premièrement sur la peau et se couvrent le jour suivant de petites vésicules pointues. La vésicule se dessèche rapidement, et sa base indurée se ratatine après plusieurs desquamations consécutives.

Si nous récapitulons les principales différences qui existent entre la varioloïde et la varicelle, nous trouvons que la seconde, à l'opposé de la première, n'a que des prodromes très-courts ou n'en a même aucun, que l'exanthème se présente sans ordre par beaucoup de poussées successives, épargne presque complétement la face, se dessèche au bout de deux ou trois jours et ne laisse aucune cicatrice. Un danger pour la vie ou un dommage pour la santé ultérieure n'est pas à craindre dans la varicelle. Ni la vaccination, ni une variole antérieure ne garantissent contre cette maladie.

Traitement de la varicelle. — Si déjà contre la varioloïde nous avons dû conseiller une méthode expectante comme pouvant suffire parfaitement, cela est encore bien plus le cas pour la varicelle. Si les enfants, comme ordinairement cela arrive, n'ont pas de fièvre, il est bien difficile de les contenir au lit. Du reste, dans cet exanthème, la chaleur du lit n'est rien moins qu'indispensable, et l'on n'a observé aucune suite fâcheuse, même dans les cas où le soin d'une température égale avait été complétement négligé.

S'il y a des symptômes de fièvre prodromale, on donne de légers laxatifs, tels que tamarin ou sels neutres, on fait enduire les pustules d'un peu d'huile ou d'un autre corps gras, on soumet les enfants pendant quelques jours à un régime doux, végétal, et on les maintient dans un appartement soumis à une température uniforme. Après la chute des croûtes, on rappelle l'activité troublée de la peau par trois ou quatre bains tièdes.

6° Érythème des nouveau-nés.

Indépendamment de la coloration rouge, physiologique de la peau, que tous les enfants normalement constitués apportent en naissant, et qui au bout de quelques jours seulement passe au rouge tirant sur le jaune, et enfin au rose clair, on rencontre encore fort souvent un érythème papuleux chez les nouveau-nés.

Symptômes. — Cet érythème prend ordinairement son plus fort développement sur la poitrine et le dos, et consiste en petites nodosités d'un rouge foncé qui s'élèvent sur un fond également rouge. Le derme n'en est que peu infiltré, une démangeaison paraît exister ; car tous les enfants sont moins tranquilles tant que l'exanthème est visible. Sous la pression du doigt la rougeur disparaît rapidement, pour revenir à un plus haut degré dès que le doigt est levé. Au bout de quelques jours l'érythème pâlit et les endroits les plus foncés se desquament facilement.

On ne remarque dans la marche de cette affection absolument rien de typique, et tout le processus peut être terminé tantôt dans deux, tantôt seulement dans quinze jours. Le même enfant peut aussi en être atteint plusieurs fois. Il n'en résulte, pour ainsi dire, pas de symptômes généraux ; les enfants n'ont pas de fièvre, aucun symptôme du côté des muqueuses, et ils conservent leur appétit, ce qui distingue suffisamment cet exanthème de celui de la scarlatine et de la rougeole. L'exanthème lui-même présente souvent, il est vrai, la plus grande ressemblance avec celui de la scarlatine, et il faut qu'on se rappelle les symptômes concomitants pour exclure sûrement les exanthèmes aigus dont il a été question plus haut. D'ailleurs les nouveau-nés sont peu prédisposés à ces derniers.

Étiologie. — Les causes de cet exanthème sont très-probablement des causes extérieures, ce qui semble prouvé par cette particularité qu'il frappe les enfants pendant les premiers jours de l'existence, et qu'il reparaît plusieurs fois chez le même individu. La peau délicate des nouveau-nés ne supporte pas toujours, dès le principe, l'irritation provenant des vêtements et des bains, et arrive ainsi à ce haut degré d'hypérémie représenté par l'érythème papuleux.

Traitement. — Comme l'érythème termine spontanément son évolution en peu de temps, on peut, sans aucun inconvénient, tenir une conduite expectante. Pendant sa durée, il faut avoir le plus grand soin de préserver la peau de tout frottement, et surtout après le bain, qui ne doit pas être suspendu pendant un seul jour, on se contentera d'envelopper les enfants simplement de draps secs sans les frotter. De légères frictions avec de l'huile de palme ou un autre corps gras paraissent calmer un peu les enfants. Pendant la durée de cette maladie, il faut que leurs chemises et leurs langes soient aussi fins et aussi souples que possible.

7° Érysipèle.

Chez les enfants âgés de 5 à 15 ans, on voit des érysipèles qui ne se distinguent en rien de ceux des adultes, et que nous passerons par cela même sous silence. Mais l'érysipèle des nouveau-nés et des enfants à la mamelle offre, surtout au point de vue des symptômes et du pronostic, de si grandes différences, qu'il est nécessaire de l'étudier spécialement.

Ce genre d'érysipèle se distingue par sa grande et continuelle tendance à changer de place, vu qu'il ne se borne pas à une partie plus ou moins grande du corps, mais rampe successivement sur *toute la surface cutanée.* En s'étendant, l'érysipèle gagne tout d'abord les parties les plus rapprochées ; pendant ce temps, les parties précédemment atteintes pâlissent peu à peu, et la maladie ne s'arrête pas tant que la surface du corps n'a pas été envahie tout entière. Mais alors ce processus pernicieux n'est pas toujours arrivé à son terme; il recommence, au contraire, dans quelques cas rares, à un endroit quelconque, pour parcourir de nouveau une surface plus ou moins grande.

Les symptômes locaux ne diffèrent pas de ceux de l'érysipèle ordinaire : rougeur, gonflement, chaleur et douleur à la pression. A un endroit donné, l'exanthème reste à son point culminant pendant un à trois jours, et pâlit avec une rapidité surprenante aussitôt qu'il a envahi de nouveaux endroits.

Dans les cas rares de guérison, la durée de tout le processus est de 4 à 5 semaines. Les nouveau-nés succombent régulièrement au bout de quelques jours; les enfants âgés de plusieurs mois ne guérissent également que d'une manière très-exceptionnelle.

Etiologie. — L'érysipèle des nouveau-nés part presque régulièrement du nombril, et s'observe avec une fréquence toute particulière pendant les épidémies de fièvre puerpérale, sous l'influence desquelles le nombril ne se cicatrise presque jamais normalement. Chez les enfants plus âgés, n'importe quelle lésion de la peau peut devenir le point de départ d'un érysipèle. Le plus souvent cette affection est déterminée par des pustules de vaccine ou d'impétigo, mais elle peut aussi être occasionnée par une simple excoriation, un intertrigo, un pli de la peau. Vu la grande fréquence de ces modifications cutanées, d'une part, et la rareté de l'érysipèle, d'autre part, il faut toujours admettre une certaine prédisposition, en l'absence de laquelle toutes ces causes occasionnelles restent complétement inactives.

Traitement. — Tous les essais tentés pour localiser l'érysipèle et l'empêcher de s'étendre sont restés inefficaces jusqu'à présent. On a été jusqu'à employer le cautère actuel, sans toutefois parvenir, même par ce moyen si énergique, à en arrêter les progrès.

Le traitement interne doit être essentiellement tonique. Les Anglais prétendent avoir obtenu des résultats avec la teinture de perchlorure de fer (2 gouttes par heure). Le peu d'enfants que jusqu'à présent j'ai vus guérir de l'érysipèle, ont pris journellement 10 à 15 centigrammes de quinine pendant plusieurs jours de suite et, en outre, pendant plusieurs semaines, d'heure en heure une cuillerée à café de vin de Bordeaux. Localement j'ai employé l'huile de palme.

8° Intertrigo.

Par intertrigo on entend une excoriation, une perte de l'épiderme entre les plis de la peau, due au frottement réciproque entre deux surface scutanées irritées et en contact l'une avec l'autre. Le plus souvent on l'observe entre les fesses, dans le jarret, sous les aisselles et au cou. Les enfants gras peuvent présenter un intertrigo de tous les plis cutanés tout en jouissant d'une santé parfaite et en recevant les meilleurs soins, tandis que chez les enfants maigres cet accident ne se présente que lorsque des selles diarrhéiques et des langes mouillés par l'urine restent longtemps en contact avec la peau.

Le premier degré de l'intertrigo consiste en un état de rougeur et d'humidité du pli atteint. L'épiderme se ramollit alors très-rapidement et se laisse enlever sous forme de mucosité blanchâtre, au-dessous de laquelle le derme reste à jour avec une teinte rouge foncé, et sensible au moindre contact. La sécrétion qui s'établit, dès ce moment, est assez considérable et peut s'exagérer jusqu'à la production de croûtes minces. Pour peu que les enfants soient tenus proprement et soumis à un traitement convenable, l'épiderme disparu se reproduit très-vite ; mais si les enfants sont dans un état de dyscrasie ou d'atrophie, et si la cause première, la diarrhée, poursuit son action, les érosions prennent un caractère ulcéreux, peuvent se couvrir de membranes diphthéritiques et, dans les cas les plus graves, devenir même gangréneuses.

L'intertrigo ordinaire des enfants chargés d'embonpoint cède, dans l'espace de 2 ou 3 jours, à un traitement rationnel ; celui des enfants atrophiques ne guérit presque jamais tant que dure la diarrhée.

Traitement. — Un moyen prophylactique fort rationnel pour prévenir l'intertrigo chez les enfants gras, consiste à répandre dans les plis de la peau la semence de lycopode qui empêche le contact et le frottement et qui, étant fort peu hygroscopique, conserve sa sécheresse. Mais il arrive ordinairement que dans le public on se sert aussi de ce remède lorsque l'épiderme est déjà tombé, et dans ce cas son emploi est fort irrationnel, attendu que le produit de sécrétion, en se mêlant avec la semence de lycopode, forme avec elle de grandes croûtes dures qui augmentent considérablement l'inflammation de la peau. Lorsque ce procédé irrationnel a été employé, il faut ramollir les croûtes avec de l'huile et les enlever doucement. Pour guérir les excoriations, on y applique le plus avantageusement une pommade à l'acétate de plomb ou à l'oxyde de zinc qui, dans la clientèle des pauvres, peut être remplacée simplement par le suif. Des bains tièdes, pris journellement, constituent le meilleur préservatif contre l'intertrigo.

9° Furonculose.

Les enfants de tout âge sont souvent atteints de furoncles isolés qui, en raison de la marche plus rapide du renouvellement organique, éliminent en peu de temps leur bourbillon et guérissent promptement. Il en est autrement des petits enfants provenant de parents tuberculeux.

Chez eux, il se produit quelquefois à l'occiput ou sur la tête entière une grande quantité de furoncles, qui s'ouvrent les uns après les autres et préparent ainsi aux enfants de grandes douleurs qui se prolongent pendant plusieurs semaines consécutives. L'exsudat n'est généralement pas un bouchon solide, tel qu'on le rencontre dans les furoncles isolés, mais un pus épais, jaune ou sanguinolent, après l'écoulement duquel il se forme des croûtes plates, agglutinées avec les cheveux.

En même temps les ganglions lymphatiques de la nuque et du cou deviennent le siége d'un gonflement consensuel, fort douloureux au toucher, et passent même quelquefois à la suppuration.

Le nombre de ces furoncles peut devenir si considérable, que finalement tout l'occiput se couvre de croûtes confluentes qui se reproduisent sans cesse, de nouvelles croûtes soulevant les anciennes qu'elles contribuent à rendre plus épaisses après que le pus qu'elles renferment a été évacué. Ainsi ce processus extrêmement douloureux se prolonge pendant bien des semaines, les petits enfants ne dorment presque pas, ceux qui sont un plus âgés ne parviennent à s'endormir que sur les bras de leur bonne, en appuyant la face sur son épaule. Enfin les croûtes se dessèchent et il ne s'en forme plus d'autres. Elles finissent par se détacher et se laissent ensuite couper en même temps que les cheveux, ou tombent d'elles-mêmes. Les traces des furoncles persistent encore assez longtemps sous forme de taches violettes, luisantes. La tuméfaction consensuelle des ganglions lymphatiques se dissipe graduellement. La nutrition et le développement des enfants souffrent considérablement sous l'influence de l'insomnie prolongée, mais ils se rétablissent promptement après la guérison de la furonculose, si les organes disgestifs sont eux-mêmes exempts de catarrhe.

Presque jamais cette affection ne s'observe sur des enfants entièrement sains, mais ordinairement elle ne forme que le début d'une longue série d'affections scrofuleuses.

Traitement. — Le processus ne saurait être abrégé. Tout ce qu'il est possible d'obtenir en thérapeutique consiste à calmer l'agitation et l'insomnie continuelles, ce qui rend un grand service à l'enfant et à la famille. On y arrive très-facilement à l'aide d'une ou de deux gouttes de teinture d'opium, qui procurent à tout enfant, même aux plus agités, un sommeil bienfaisant de quelques heures. Jamais l'usage modéré de la teinture d'opium n'est suivi d'effets fâcheux.

Localement les croûtes se traitent le plus avantageusement par l'application de corps gras. On les frotte plusieurs fois d'huile ou d'une pommade anodine, ce qui les ramollit et les rend grumeleuses. Par là on évite les tiraillements douloureux sur les cheveux agglutinés. Si l'on ouvre les furoncles de bonne heure, on n'apporte aucun soulagement. On se bornera donc à ponctionner avec une aiguille les points purulents jaunes qui s'aperçoivent par transparence, ce qui peut abréger de quelques heures la tension douloureuse. Pour prévenir la formation de nouvelles croûtes, il faut couper les cheveux aussi court que possible aux endroits malades.

10° Gale.

Comme, pour l'intelligence de ce chapitre, nous devons supposer chez le lecteur la connaissance des maladies cutanées, je puis me dispenser de donner ici la description zoologique de l'acarus de la gale, et aborder immédiatement l'histoire des modifications que sa présence détermine sur la peau des petits enfants. Les meilleurs descriptions et dessins de l'acarus se trouvent dans le *Traité des maladies de la peau,* par Simon, et dans le *Traité des parasites*, par Küchenmeister.

Symptômes. — L'acarus de la gale pénètre avec une prédilection toute particulière et une très-grande rapidité dans le mince épiderme des nourrissons, de sorte que peu de jours après la contagion l'exanthème consécutif se montre déjà de toutes parts. Ce dernier diffère selon l'âge des enfants. Les enfants très-jeunes, âgés seulement de quelques semaines, l'ont à un moindre degré, parce qu'ils ne se grattent pas encore avec une grande énergie, tandis que les enfants âgés de plusieurs mois en ont presque tout le corps couvert.

Généralement l'exanthème est le plus développé aux mains, au siége et sur la peau de l'abdomen et présente d'abord la forme suivante. Sur divers endroits du corps, il se produit des papules roses fort prurigineuses, dont le sommet se couvre d'une petite vésicule très-limpide. Si ces vésicules restent intactes, leur contenu se trouble au bout de quelques jours et devient purulent, d'où résultent des pustules plus ou moins grandes qui éclatent spontanément et laissent à leur suite une croûte jaune et arrondie. Si, au contraire, les vésicules sont arrachées par le grattement, comme il arrive ordinairement, les endroits écorchés saignent un peu, et il se forme alors de petites croûtes d'un rouge noirâtre.

Plus les enfants se grattent, plus l'exanthème gagne d'étendue. La confluence de quelques pustules, surtout aux extrémités inférieures, au siége et au ventre, fait naître dans ces parties des ulcères assez larges qui mettent beaucoup de temps à guérir. Si la gale est devenue ancienne, toute la peau, y compris même les parties exemptes de papules, prend une consistance sèche et rugueuse.

L'état général des petits enfants atteints de gale subit une atteinte assez grave par suite des démangeaisons continuelles et de la privation de sommeil, et les enfants maigrissent visiblement, si la maladie n'est pas soumise à un traitement convenable, comme malheureusement cela arrive si souvent.

En ce qui concerne l'âge, les nouveau-nés seuls paraissent exempts, simplement parce que l'acarus ne peut qu'au bout de quelques jours se creuser un chemin sous l'épiderme et n'occasionne qu'alors l'exanthème consensuel. On n'aperçoit les sillons qu'après que ce dernier a pris naissance ; jusque-là, en effet, on n'avait aucune raison pour examiner attentivement la peau. Arrivés à l'âge de quelques semaines, les enfants acquièrent une grande prédisposition à la gale et la contractent régulièrement, si un membre de la famille en apporte le germe dans la maison.

La gale est plus difficile à diagnostiquer chez les petits enfants que chez les adultes, parce que chez eux l'insecte ne montre pas, comme chez les derniers, une prédilection pour les mains, mais creuse au contraire ses sillons sur n'importe quelle partie du corps et en fort petit nombre, de sorte que l'on est souvent forcé de se livrer à des recherches assez longues avant de pouvoir constater chez un enfant un sillon bien caractéristique. Ce qui tend à rendre cette recherche encore plus difficile, c'est que chez les enfants les sillons restent blancs et ne tranchent que fort peu sur le reste de la surface cutanée, tandis que sur les mains des adultes les différentes occupations leur communiquent un aspect noirâtre, qu'un simple lavage ne peut plus faire disparaître. La crasse qui a pénétré sous l'épiderme est évidemment à peine touchée par l'eau. Les sillons des petits enfants s'observent le plus souvent sur la peau du ventre et du siége ; cependant on en rencontre aussi sur la face, ce qui, d'après ce qu'on sait, n'existe jamais chez les adultes. Chez les premiers, l'exanthème consensuel est toujours beaucoup plus étendu et plus serré que chez les derniers.

Les enfants déjà arrivés à un certain âge, à peau délicate, ont quelquefois des pustules excessivement grandes, pouvant atteindre et même dépasser le demi-volume d'un pois. Si l'on y fait une ponction, il s'en échappe une grosse goutte de pus, et après que cette première goutte s'est vidée, la pustule se remplit encore à différentes reprises. Le plus souvent elle laisse à sa suite une cicatrice d'une pigmentation foncée et qui reste longtemps apparente. Ce genre de gale a reçu le nom de *gale pustuleuse*.

La marche de la gale est toujours fort longue chez les enfants et peut se prolonger pendant bien des mois, si un traitement rationnel n'est pas institué contre elle. Les pustules et les excoriations deviennent de plus en plus grandes et nombreuses, l'agitation plus persistante et l'amaigrissement fait des progrès inquiétants; enfin, quand la peau est presque en entier couverte d'écailles et de croûtes épaisses, la guérison paraît pouvoir se produire spontanément sans le secours d'un traitement spécifique.

Traitement.—Le traitement des enfants galeux diffère essentiellement de celui des adultes et varie suivant que l'exanthème consensuel se compose de simples papules ou qu'il est en même temps formé de pustules et d'ulcères. Chez les petits enfants qui ne savent pas encore se gratter, il est d'ordinaire simplement papuleux et peut dans ces cas fort rationnellement être soumis à la cure rapide. On frictionne tout le corps de l'enfant, la face exceptée, avec du savon noir; une demi-heure après, on lui fait prendre un bain chaud dans lequel le savon s'enlève rapidement. Après avoir ensuite essuyé l'enfant avec ménagement, on frictionne également tout le corps avec l'ancienne pommade d'Helmerich, composée d'une partie de carbonate de potasse, de deux parties de soufre et de huit parties d'axonge ; cette pommade reste appliquée pendant vingt-quatre heures sur la peau, si l'enfant la supporte aussi longtemps. Si pendant ce temps la surface cutanée rougit avec une certaine intensité et que les enfants s'agitent, on fait bien d'enlever la pommade avant vingt-quatre heures, en leur faisant prendre un second bain. Il s'entend de soi-même que tous les vêtements et le lit doivent souvent être renouvelés et convenablement passés à la lessive. Quelquefois la gale disparaît complétement dès la première friction, mais le plus souvent il faut y revenir encore deux ou trois fois, ce qu'on fait toujours bien de conseiller par mesure de précaution, d'autant plus que les enfants en sont fort peu incommodés.

Les conditions sont tout autres lorsque la peau est très-écorchée par le grattement et qu'il s'est produit beaucoup de pustules et, à plus forte raison, des ulcères. Dans ces cas, le savon noir appliqué sur la peau dénudée et ulcérée occasionne d'excessives douleurs, et sur certaines parties du corps il se produit même du gonflement et une rougeur érysipélateuse. Il faut donc dans ces cas complétement renoncer à l'emploi de ce moyen. La pommade d'Helmerich donne également une trop forte sensation de brûlure à cause de son contenu en carbonate de potasse, et l'on fait bien aussi de renoncer à cette dernière substance. Qu'on se contente donc de frictionner ces enfants une fois par jour, après le bain, avec une pommade composée d'une partie de fleurs de soufre sur quatre parties d'axonge, et de les faire changer de linge tous les jours. Des essais que j'ai récemment faits m'apprennent que le baume du Pérou est également un remède antiscabieux très-simple et très-doux, qu'on emploie de la même manière que la pommade sulfureuse modifiée. On verra qu'en employant cette méthode, non corrosive, les démangeaisons cessent après dix à quinze jours, que les pustules existantes guérissent et qu'il n'y a pas de poussées successives.

Une température fort élevée, comme elle est encore prescrite dans quelques hôpitaux pour les salles des galeux, ne hâte que très-peu la guérison et a en outre le grand inconvénient de rendre les enfants très-douillets et fort prédisposés aux refroidissements. Ainsi, en employant le traitement modifié par l'onguent sulfureux simple ou le baume du Pérou, je laisse les enfants à l'air pendant toute la journée, si la saison le permet.

Il est évident que dans une famille, dont plusieurs membres sont atteints de gale, on n'obtiendra un résultat favorable qu'autant qu'on les soumettra tous en même temps à un traitement aussi énergique que possible. Dans les basses classes où il n'y a pas assez de linge pour changer et où les bains sont difficiles et coûteux, les chances d'une guérison rapide sont très-défavorables et ne s'améliorent que quand les membres âgés de la famille ont été traités à fond dans un hôpital.

11° Nævus congénital (nævus maternus).

Après avoir décrit parmi les maladies des vaisseaux (p. 339) le nævus vasculosus, la téléangiectasie, il ne nous reste plus qu'à mentionner les nævus pigmenteux congénitaux, les verrues congénitales et les lipomes congénitaux.

Par nævus pigmenteux, nævus maternus, tache de naissance, on entend des taches de diverse couleur représentant des figures arrondies ou de forme variée. Ces taches sont jaunes, brunes, noires, et leurs dimensions varient entre celles d'un pois et celles de la main ; elles couvrent même dans quelques cas une assez grande partie du corps, voire même tout le dos ou toute une extrémité. La diversité de la coloration dépend du pigment déposé dans le réseau de Malpighi. Quelquefois la peau est, dans ces parties, un peu boursouflée et bosselée, de sorte que le nævus proémine au-dessus de la peau saine, et assez souvent il est couvert de poils épais, ce qui lui communique une certaine ressemblance avec la fourrure brune d'un animal. Le pigment n'est pas toujours uniformément distribué dans toutes les parties du nævus qui est plus clair tantôt à la périphérie, tantôt au centre. Les nævus pigmenteux ne grandissent jamais autrement qu'en raison de la croissance générale, quelquefois même leur accroissement s'arrête avant celui du reste du corps.

Par verrue congénitale, nævus verruqueux, on entend des proéminences plus ou moins élevées de la peau, qui sont dues à un prolongement des papilles et à une néoplasie de tissu conjonctif et qui sont ordinairement pigmentées en brun. Il y a lieu de distinguer essentiellement de ces verrues congénitales les verrues qui se développent si fréquemment chez les enfants d'un certain âge. Ces dernières productions se composent d'un amas de prolongements verticaux des papilles cutanées, amas couvert d'une forte couche épidermique. Elles ne sont pas pigmentées, se développent aux endroits les plus divers, à la face, aux mains, et disparaissent sans laisser de traces au bout de quelques mois. Voilà pourquoi elles sont devenues un objet d'exploitation des sots pour les charlatans de toute espèce. Au contraire, les verrues congénitales ne disparaissent jamais spontanément.

Par *lipome congénital*, nævus lypomatodes, on entend des excroissances graisseuses arrondies ou cylindriques, couvertes d'une peau normale, ordinairement pédiculées, mais parfois aussi implantées sur une large base. Rigoureusement parlant, ce n'est pas là une maladie cutanée, attendu que le derme reste absolument intact, mais il s'agit là d'un excès de production de la graisse sous-cutanée. Ces tumeurs grossissent généralement dans la mesure de la croissance générale, mais quelquefois aussi dans une proportion plus forte.

Traitement. — Pour l'extirpation totale ou partielle de ces diverses productions et les précautions qu'elle exige, nous renvoyons aux traités de chirurgie. Si le nævus est petit, on peut souvent se dispenser d'en faire l'ablation en pratiquant la vaccination à sa surface et dans son intérieur. Les ponctions doivent, dans ce cas, être tellement rapprochées que les pustules qui en résultent deviennent confluentes.

Tout le nævus s'élève alors, du septième au huitième jour, en une pustule grosse et douloureuse, qui suppure pendant un temps plus ou moins long et peut même se convertir en ulcère, mais qui finit ordinairement par laisser à sa suite une cicatrice rose ou blanche. Si à l'aide de ce procédé on ne parvient pas à détruire tout le pigment d'un nævus étendu, il n'en est pas moins vrai qu'il s'y produit toujours des îlots de peau non pigmentée qui peuvent rendre plus facile une opération subséquente.

Chez les enfants déjà vaccinés, on peut, par un traitement local prolongé au tartre stibié ou au sublimé, produire des ulcères profonds, dont la guérison est encore souvent suivie d'une production de cicatrices blanchâtres. Dans tous les cas, ces moyens détruisent les racines des poils dans les nævus velus, ce qui rend toujours leur aspect moins repoussant.

Pour les verrues simples, non congénitales d'enfants plus âgés, qui ordinairement s'élèvent presque en même temps sur divers endroits, il est inutile d'employer un procédé chirurgical quelconque, tel qu'incision ou cautérisation, attendu que ces verrues disparaissent d'une manière tout aussi spontanée qu'elles ont pris naissance. On prétend que l'usage interne des carbonates alcalins ou du carbonate de magnésie à faible dose hâte la chute des verrues.

12° Brûlures.

L'inexpérience et la maladresse des enfants font que chez eux les brûlures sont très-fréquentes. Le plus souvent les enfants se brûlent les extrémités supérieures et la face, ordinairement en touchant des vases trop chauds, ou bien par le contact de liquides brûlants, tels que le lait, l'eau ou la soupe. Aussi est-il rare de rencontrer chez les enfants les degrés les plus élevés de la brûlure consistant en une destruction complète des tissus, une production d'eschares, et généralement la lésion ne dépasse pas le second degré, c'est-à-dire la formation d'ampoules.

Cependant, même après ce second degré de la brûlure, la suppuration est encore très-abondante et très-longue, et les cicatirces ont une grande tendance à se rétracter. Si la brûlure est étendue, il se produit dès le second jour une réaction énorme, une fièvre violente, accompagnée de convulsions chez les enfants irritables. Ordinairement les symptômes généraux ne sont pas très-violents et disparaissent en peu de jours, si la partie brûlée est mise dans une position convenable et soumise à un traitement rationnel.

Traitement. — Le traitement local dépend du degré de la brûlure. Lorsqu'il n'y a qu'un *simple érythème*, le moyen le plus prompt de dissiper les douleurs consiste à couvrir la partie avec de la ouate, après l'avoir frictionnée avec un corps gras. Le froid ne convient que pour les érythèmes peu étendus ; les chirurgiens les plus expérimentés, tels que Walther, Nussbaum, etc., le considèrent comme dangereux toutes les fois que la brûlure couvre une vaste surface.

On videra les grandes *ampoules* par de petites ponctions, en ayant soin, toutefois, de ne pas enlever l'épiderme, attendu que ce dernier favorise plus que n'importe quel emplâtre le développement des croûtes et la cicatrisation. L'application d'une solution concentrée de nitrate d'argent (2 grammes sur 15) rend dans ces cas les meilleurs services. Si le derme est mis à nu dans une grande étendue, ce moyen cause de trop vives douleurs. En cas de suppuration, on panse d'abord avec le cérat, plus tard avec une pommade à l'acétate de plomb ou à l'oxyde de zinc. Jamais on ne laissera en contact des surfaces privées de leur épiderme, mais on aura soin de les tenir convenablement séparées par des linges cératés et des bandelettes de sparadrap.

La diarrhée qui se produit quelquefois à la suite de brûlures étendues s'arrête le mieux au moyen de l'opium. Le traitement des symptômes généraux doit être antiphlogistique, antipyrétique. C'est encore l'opium qui constitue le remède souverain contre l'agitation prolongée et l'insomnie.

Les brûlures profondes des mains et des bras sont suivies d'une rétraction considérable des tendons se produisant pendant la cicatrisation, accident qu'il faut chercher à empêcher par des appareils appropriés.

13° Congélation, engelures.

Tant que les enfants ne savent marcher, il est rare d'observer chez eux une congélation des extrémités. Si à un âge aussi tendre ils restent longtemps exposés au froid, il se développe une cyanose générale, et les enfants s'endorment promptement pour ne plus se réveiller. Il est probable que ce moyen criminel a été mis en pratique plus souvent qu'il n'a été découvert; car il ne laisse sur le cadavre aucune lésion caractéristique.

Sur les enfants déjà arrivés à un certain âge, aimant à jouer avec la neige et ne craignant pas d'avoir les pieds froids et humides, on remarque très-fréquemment une congélation des extrémités. On en distingue, comme pour la brûlure, trois degrés : premier degré, rougeur, léger gonflement, prurit, picotement, surtout à la chaleur, engelure simple; second degré, bulles sanguinolentes produites par l'action combinée du froid et de la pression des chaussures et que, pour cette raison, on observe de préférence aux orteils et aux talons; troisième degré, gangrène de la peau ou d'extrémités entières. Ce sont les deux premiers degrés qui se rencontrent principalement chez les enfants.

Traitement. — Pour combattre les simples engelures, ce qu'on peut faire de mieux, tant qu'elles sont encore récentes, c'est de les frotter avec de la neige. Si les engelures ont déjà une certaine durée, il est impossible de les faire disparaître rapidement, et le mal est en général trop insignifiant pour que les enfants soient soumis pendant des semaines entières à un traitement non interrompu. Au retour de la saison chaude, les engelures disparaissent le plus souvent d'elles-mêmes. Contre les démangeaisons fatigantes, ce qu'on a employé jusqu'à présent de plus efficace, ce sont les badigeonnages avec une solution concentrée de nitrate d'argent ou avec la teinture d'iode. Comme remèdes populaires, on vante diverses graisses et pommades, un mélange de parties égales de suif et d'eau-de-vie, etc., et entre autres surtout la colle de menuisier dont on observe parfois des effets très-remarquables.

Les ulcères atoniques, de mauvais aspect, qui, au second degré, se produisent à la suite des ampoules sanguinolentes, restent assez longtemps sans guérir. Il faut souvent les toucher avec le nitrate d'argent et les panser à l'onguent digestif, jusqu'à ce que de beaux bourgeons charnus se montrent au niveau de la peau saine. Toute pression doit naturellement être évitée.

Telles sont, en résumé, les maladies de la peau qui, dans leur forme ou leur traitement, se distinguent de celles des adultes. Toutes les autres, telles que favus, ichthyose, pityriasis, lichen, zona, urticaire, peliosis, ont chez les enfants les mêmes caractères que chez les adultes, ce qui nous dispense d'en faire l'histoire. Quelques-unes de ces affections, de nature éminemment dyscrasique, seront l'objet d'une description spéciale dans les chapitres consacrés à la syphilis et à la scrofulose.

Il était dans le plan primitif de cet ouvrage de consacrer un chapitre à part aux maladies des organes du mouvement, des os et des muscles. Mais, tout bien considéré, on reconnaîtra que la plus grande partie de ces maladies ne réclament que les recours de la chirurgie, de l'orthopédie, et que les spécialistes qui s'occupent de ces matières nous ont déjà fourni une vaste bibliographie. Nous serions donc obligés ou de nous y étendre fort longuement, ou de faire un simple extrait des traités modernes de chirurgie et des nombreux mémoires d'orthopédie. Nous préférons donc renvoyer le lecteur à ces ouvrages pour ce qui concerne les maladies en question. Ce chapitre devrait contenir les arrêts et les vices de développement des mains et des pieds, le pied bot, le pied plat, le pied équin, les déviations de la colonne vertébrale, les luxations et les fractures traumatiques.

Au chapitre des dyscrasies, nous décrirons l'altération des os par le rachitisme et la scrofulose.

CHAPITRE VIII

MALADIES GÉNÉRALES DE LA MASSE DES HUMEURS. DYSCRASIES.

I. — Rachitisme.

Sous le nom de rachitisme, on entend une anomalie dans le développement du squelette, anomalie qui a pour symptôme essentiel une diminution des sels calcaires dans le système osseux. Les premières notions un peu précises sur cette affection datent du milieu du XVIIe siècle, et sont dues aux travaux des médecins anglais Whistler, Boot et Glisson. A cette époque, une nouvelle maladie des enfants fut signalée dans diverses contrées d'Angleterre, et une commission formée des médecins que nous venons de nommer fut chargée d'en faire l'étude.

Depuis ce temps, les premières notions acquises sur le processus rachitique s'étaient peu augmentées, lorsqu'enfin, il y a quinze ans, Elsaesser découvrit le rachitisme crânien. L'anatomie pathologique s'enrichit ensuite des travaux de Kölliker, de Virchow et de Hermann Meyer, qui vinrent jeter un nouveau jour sur l'étude du rachitisme.

Anatomie pathologique. —Pour bien comprendre les modifications du rachitisme, il faut avoir présente à l'esprit la croissance physiologique des os. Tout os long s'accroît en longueur et en épaisseur. L'accroissement en longueur se fait par des couches nouvelles de cellules cartilagineuses qui se produisent sans cesse entre le cartilage épiphysaire et l'extrémité de l'os, cellules dans lesquelles viennent ensuite se déposer les sels calcaires. L'accroissement en épaisseur se fait de telle sorte, qu'immédiatement au-dessous du périoste et aux dépens du tissu qui unit la membrane à la surface osseuse, il se dépose des couches nouvelles de matière osseuse. L'accroissement en épaisseur étant beaucoup moins considérable et plus lent que l'accroissement en longueur, il s'ensuit qu'une anomalie de croissance aux extrémités cartilagineuses est beaucoup plus frappante et plus facile à reconnaître.

En même temps qu'extérieurement l'os s'agrandit dans toutes les directions par le dépôt de nouveaux éléments osseux, le canal médullaire qui se trouve dans son intérieur devient également plus spacieux. Il y a donc extérieurement un mouvement non interrompu de production osseuse, tandis qu'intérieurement il y a résorption. Le fémur d'un enfant peut facilement être logé dans le canal médullaire du même os chez l'adulte, de telle sorte qu'arrivé au terme de sa croissance, l'os primitif a dû complétement se régénérer.

La croissance physiologique d'un os se fait donc en résumé de la manière suivante :

1° De nouveaux éléments de tissu se déposent à la surface ;

2° L'ossification s'opère dans ces éléments ;

3° La résorption se produit au centre de l'os.

Or, ce qui constitue l'essence du rachitisme, c'est que le premier et le troisième processus se font d'une manière tout à fait normale, tandis que le second est incomplet ou nul, ce qui donne lieu à divers changements très-apparents de couleur, de forme et de consistance de l'os malade.

En ce qui concerne la *couleur*, les os rachitiques se distinguent principalement par une rougeur plus foncée qui peut aller jusqu'au rouge-bleu pour les os du crâne. Plus l'os est rouge, plus le processus rachitique est intense et plus son origine est ancienne. Les os ne présentent pas non plus la même rougeur sur le même squelette, et la diversité même des nuances plus ou moins foncées prouve à l'évidence que le rachitisme n'est pas un simple processus chimique, mais qu'il s'agit ici d'un travail anatomo-pathologique plus compliqué.

Jamais un os rachitique ne conserve sa *forme* normale. Toutes les arêtes vives et les angles s'émoussent, les os longs se raccourcissent ou plutôt ne croissent plus en longueur, se renflent au niveau des épiphyses, ce qui peut s'apercevoir le mieux aux extrémités sternales des côtes, et s'incurvent dans diverses directions. On observe aux os longs, par exemple régulièrement aux côtes, de simples courbures, mais très-souvent aussi, et surtout aux extrémités, ce sont des fractures incomplètes (infractions) qui se produisent. En effet, ainsi que nous le développerons plus au long en examinant le tissu osseux, les couches osseuses extérieures contiennent, dans le rachitisme avancé, si peu de sels calcaires qu'elles ne peuvent plus se briser complétement.

Les parties internes de l'os, c'est-à-dire les plus rapprochées du canal médullaire et qui étaient déjà toutes formées avant le commencement du rachitisme, peuvent à la vérité se rompre et se rompent très-souvent à cause de leur amincissement, dû à la résorption qui fait des progrès incessants de dedans en dehors; mais les couches extérieures plus molles qui ne peuvent que s'infléchir sans se séparer ne permettent pas aux extrémités des fragments de s'éloigner l'un de l'autre. Les os brisés à la manière d'un tuyau de plume ou d'une branche de saule se consolident toujours sous un angle obtus, ce qui s'explique par l'action prépondérante des muscles fléchisseurs.

A l'avant-bras, le sommet de l'angle est dirigé dans ce cas en dehors et en avant, au bras presque directement en dehors, au fémur en avant et en dehors, au tibia, qui ordinairement se rompt tout près de l'articulation du pied, directement en avant.

Si, après la guérison, on traverse une de ces fractures incomplètes d'un trait de scie dans le sens de la longueur, on ne trouve à la face convexe que de la substance compacte, et à la face concave une large couche de substance spongieuse. La cavité médullaire est complètement fermée au niveau de la fracture par de fortes productions osseuses qui, par la suite, peuvent devenir moins épaisses, sans toutefois jamais disparaître complétement. Dans la symptomatologie, nous reviendrons avec plus de détails sur les modifications que subit la forme des diverses parties du squelette.

Un fait très-remarquable, c'est la diminution *de consistance* des os rachitiques. Sans grand effort, on peut inciser ces os à plusieurs lignes de profondeur, et si la maladie est fortement développée, on peut même les couper en deux sans ébrécher le couteau. Telles sont les lésions anatomiques appréciables à première vue.

Si l'on examine plus attentivement le squelette d'un enfant rachitique, on constate les modifications suivantes, plus ou moins apparentes sur tous les os : le périoste est plus épais qu'à l'état normal, il présente dans beaucoup d'endroits un trouble laiteux et se montre coloré en rose. Si l'on cherche à le détacher de l'os, on arrache avec lui de petits fragments osseux, quelquefois même assez volumineux, d'un rouge foncé ; l'os présente toujours cette couleur, et sa surface est d'une rudesse toute particulière. Cet état du périoste se remarque particulièrement aux os frontaux, dans le craniotabes ou rachitisme crânien. Dans cette affection, la voûte crânienne se laisse très-facilement scier ou même traverser avec le couteau; mais pour les parties postérieures, il n'est pas possible de faire usage de la scie, attendu que ces endroits réduits à l'épaisseur d'une carte à jouer cèdent, s'enfoncent et, si l'on continue de scier, se déchirent irrégulièrement. Par la moitié antérieure de la coupe, les os frontaux, on voit sourdre de petites gouttes d'un sérum sanguinolent, la surface de section des os temporaux et pariétaux est déjà plus sèche, et celle de l'occiput est d'un rose clair qui ne laisse plus apercevoir aucune trace de sérosité sanglante. Les os frontaux sont toujours épaissis, quelquefois du double de leur volume habituel; de même les pariétaux, surtout dans leur partie antérieure, celle qui touche la suture coronale; par contre, la partie postérieure de ces os est tantôt amincie, tantôt d'une épaisseur nor-

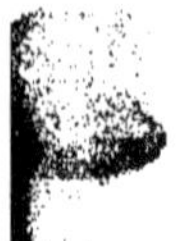

male; mais aux environs de la suture lambdoïde, et sur la coupe de l'os occipital, on trouve des places membraneuses, mobiles, d'un rose tirant sur le jaune; ce qui reste encore de l'os est excessivement mince, d'une couleur claire, et ne montre aucune trace de substance spongieuse. Si l'on expose la calotte osseuse du crâne à la lumière, on embrasse d'un seul coup d'œil l'étendue et le degré de l'amincissement atteints par le rachitisme du crâne, le craniotabes.

Si l'on examine la voûte crânienne par sa face interne, on voit exclusivement à l'occiput des enfoncements qui ressemblent aux impressions digitales, correspondent régulièrement à une circonvolution et qui donnent lieu à un amincissement de la substance osseuse, à une sorte d'usure de cette substance. Finalement la dure-mère et le péricrâne arrivent à se toucher, de sorte que, dans une pièce séchée, les parois osseuses paraissent interrompues par de simples membranes. Quelquefois on voit dans ces membranes, qui ressemblent aux fontanelles desséchées, encore quelques points blancs opaques qui, examinés de plus près, représentent les restes de la matière osseuse non entièrement résorbée. Dans son traité de « l'occiput mou », le premier qui ait été écrit sur cette matière, Elsaesser donne le dessin d'une calotte crânienne criblée d'une trentaine de trous, ce qui doit déjà être compté parmi les cas les plus remarquables. Le péricrâne est opaque et épaissi au niveau de ces pertes de substance aussi bien que dans le voisinage. (Pl. VI, fig. 4.)

Tout le processus du craniotabes se résume en deux points :

1° L'insuffisance ordinaire des dépôts de phosphate dans les couches osseuses extérieures de tout l'ensemble du crâne osseux ;

2° La résorption des parties osseuses de l'occiput comprimées et ramollies par le poids du cerveau.

Aux épiphyses des os longs, on observe encore d'autres signes caractéristiques. Sur une coupe longitudinale d'une tête articulaire tuméfiée, par exemple du fémur, on découvre une couche cartilagineuse beaucoup plus puissante qu'à l'état normal (pl. VI, fig. 1-3 *a*), et la ligne de séparation entre l'os et le cartilage, au lieu d'être droite, est déchiquetée et ondulée (pl. VI, fig. 1-3 *b*). Les sommets de ces angles qui, de l'os, pénètrent dans le cartilage sont fortement injectés et tranchent fortement sur la teinte bleuâtre du cartilage. L'examen chimique et microscopique de la couche de transition large et bleuâtre entre l'os et le cartilage prouve que nous avons affaire à un os resté en retard pour l'incrustation calcaire, où l'on ne rencontre aucun corpuscule osseux et où les dépôts calcaires n'existent qu'à un degré très-faible.

Aux diaphyses des os longs, on aperçoit également des changements notables. Le périoste est fortement épaissi et ne se détache pas uniformément de l'os, mais en emportant toujours quelques fragments poreux qui adhèrent à sa face interne. Immédiatement au-dessous du périoste, on trouve de larges couches blanchâtres ou roses qui se distinguent par leur structure poreuse, analogue à celle de la pierre ponce.

D'après Virchow, les trabécules de cette masse ponceuse se présentent à la surface sous forme de rayons perpendiculaires; plus loin, on voit ces rayons interrompus par une première ligne blanche et plus consistante de couche corticale, parallèle à la surface osseuse. Puis vient une nouvelle couche de masse ponceuse, rougeâtre, à rayons plus marqués et traversée de nouveau par une couche parallèle plus compacte. Ainsi les stratifications se répètent plus ou moins souvent; toutefois, plus ils se rapprochent du canal médullaire, plus les rayons de la couche spongieuse augmentent d'épaisseur, et leurs intervalles deviennent plus grands et plus rouges, tandis que les couches parallèles deviennent plus compactes et plus solides.

L'os long atteint de rachitisme a le plus de mollesse et de porosité immédiatement au-dessous du périoste et devient de plus en plus solide vers le centre. L'épaississement du périoste et la persistance de la mollesse des couches extérieures expliquent aussi le fait singulier des fractures incomplètes et l'impossibilité absolue de découvrir, dans ces cas, un véritable déplacement des fragments et une crépitation. Telles sont les principales données anatomo-pathologiques sur la modification des os. La description la plus complète et la plus magistrale de ces changements est celle que Virchow en donne au volume V de ses Archives.

L'examen chimique des os rachitiques a toujours fait découvrir une diminution notable de leur contenu en phosphate et en carbonate de chaux, de telle sorte que ces sels calcaires ne forment souvent qu'un cinquième au lieu des deux tiers de l'os desséché. Au contraire, dans l'urine, les phosphates sont augmentés du triple et du quintuple.

Cette augmentation des phosphates dans l'urine et leur diminution dans les os ne doivent pas être considérées comme provenant d'une dissolution de sels déjà déposés dans l'os et qui seraient ensuite éliminés avec l'urine. Les sels une fois déposés dans l'os y restent, et il n'y en a qu'une petite quantité qui, par un effet de résorption, surtout du côté de la cavité médullaire, peut retourner dans la circulation; mais les parties nouvellement ajoutées dans le sens du diamètre longitudinal et dans le sens de l'épaisseur ne reçoivent plus de dépôts calcaires, et ces sels introduits avec les aliments ne pouvant être utilisés dans l'organisme en sont immédiatement éliminés avec l'urine.

Pourquoi le dépôt des sels calcaires dans les os cesse-t-il tout à coup complétement, c'est ce qui jusqu'à présent est enveloppé d'une obscurité absolue, et il n'y a de certain qu'un fait, c'est que nous n'avons pas affaire ici à une simple dissolution chimique, par un acide, de l'os déjà formé; car s'il en était ainsi, le tissu serait partout également pauvre en matière osseuse, à la périphérie comme au centre, ce qui est loin d'être le cas. Les couches les plus rapprochées de la cavité médullaire des os longs sont beaucoup plus compactes et plus nombreuses que les couches périphériques.

Si l'on examine les squelettes d'enfants âgés de plusieurs années, ayant traversé le rachitisme, on trouve les os encore courbés en divers sens, le crâne volumineux, sa voûte épaissie, et les différents os extrêmement denses et pesants. Toute la matière osseuse molle et spongieuse qui s'était déposée pendant le rachitisme est devenue un tissu osseux compacte, et l'ossification consécutive dépasse en dureté l'état des os normaux, ce qui lui a fait donner le nom de *sclérose*, et dans les cas les plus marqués celui d'*éburnation*.

Dans les autres organes, on ne trouve pas de modifications constantes; les poumons seuls montrent, dans tous les cas de rachitisme thoracique prononcé, une atélectasie acquise et un fort catarrhe bronchique, ce dont il a déjà été longuement question au chapitre des maladies du poumon, p. 281. Les muscles sont pâles et flasques et montrent en différents endroits, notamment aussi au cœur, un commencement de dégénérescence graisseuse. Le foie montre souvent une grande richesse en graisse.

Symptômes. — Le rachitisme se développe le plus souvent d'une manière assez aiguë et toujours premièrement à la tête, avant la fin de la première année; vient ensuite le tour des côtes, dont l'atteinte se reconnaît quelques semaines après le début du rachitisme crânien ; enfin celui des extrémités, du bassin et de la colonne vertébrale.

On admettait autrefois une période prodromale caractérisée par des troubles digestifs, des acidités dans les premières voies, et en résumé des excrétions viciées et un malaise général. Mais nous ferons remarquer qu'avant la découverte de l'occiput mou d'Elsaesser, en 1834, on ne connaissait même pas la période initiale du rachitisme, et que depuis ce temps on a reconnu que la plupart de ces prétendus prodromes ne se montrent que dans le cours déjà fort avancé de la maladie.

Le rachitisme est une maladie visible et palpable, et il convient par conséquent d'examiner avec soin les modifications que présentent sur le vivant les différentes parties du corps.

a. — Rachitisme crânien.

Le rachitisme crânien avec son symptôme particulier, la mollesse de l'occiput, est une découverte d'Elsaesser. Avant la publication du travail d'Elsaesser, aucun médecin, chose singulière, ne s'était rendu compte des modifications si considérables et si faciles à constater, de l'occiput. Ainsi Neumann a pu dire : Jamais les os de la tête ne sont ramollis par le rachitisme ; au contraire, ils prennent souvent de l'accroissement aux dépens d'autres parties du corps. Miescher dit de son côté : Tous les os se ramollissent, excepté la tête; il s'y produit, au contraire, d'autres changements : ainsi elle s'accroît outre mesure. Schnitzer et Wolf : Les os de la tête ne se ramollissent jamais, ils augmentent au contraire de volume, apparemment aux dépens de la croissance de toutes les autres parties.

Les modifications *générales* du crâne rachitique peuvent se résumer de la manière suivante :

La grande fontanelle, qui, chez un enfant normalement constitué, est fermée au plus tard à la fin de la seconde année, reste ici ouverte pendant trois à quatre ans et peut même conserver une structure cartilagineuse jusque dans la sixième année. La suture sagittale, qui ordinairement est déjà fermée vers la fin de la première année, se trouve souvent encore ouverte dans la troisième. La suture coronale reste ouverte pendant deux ans, tandis que, dans les cas ordinaires, elle est fermée au bout de quatre mois; et la suture lambdoïde reste ouverte pendant quinze mois, au lieu d'être fermée après trois. Rufz a fait des mensurations exactes du crâne, d'où il résulte que les diamètres longitudinal et transverse ne s'écartent que très-peu de la mesure normale, mais la saillie anguleuse très-remarquable des bosses frontales et pariétales prive la voûte crânienne de sa forme sphérique ordinaire et lui donne une configuration disgracieuse et carrée.

Le long de la suture coronale, il se produit après la fin de la maladie ordinairement un enfoncement qui, vu d'en haut, communique à la tête la forme d'une calebasse, et qui provient d'une hypertrophie des os frontaux. En général, le rachitisme développe bien des enfoncements et des saillies qui ouvrent à la crânioscopie un vaste champ de discussion.

L'occiput mou se développe dès le troisième mois, et se rencontre rarement chez les enfants qui ont dépassé l'âge de deux ans. On ne connaît pas de prodromes constants. Beaucoup d'enfants, il est vrai, ont d'abord traversé un catarrhe bronchique ou intestinal, mais d'autres jouissent de la meilleure santé, sont bien nourris et très-gais jusqu'au début du craniotabes.

La maladie commence avec des sueurs de tête profuses qui souvent traversent tout l'oreiller, et en même temps on remarque une agitation nocturne qui fait des progrès graduels. Les enfants, qui auparavant avaient dormi sans interruption pendant plusieurs heures consécutives, se réveillent tous les quarts d'heure en pleurant, en se frottant la tête contre l'oreiller et en la rejetant en arrière. Un changement de position imprimé à la tête les calme immédiatement, mais pour peu de temps. Les frottements incessants finissent par dégarnir l'occiput de tous ses cheveux.

Au bout d'un certain temps, l'humeur pleureuse et maussade se remarque aussi pendant le jour, et les bonnes attentives remarquent bientôt que tout le malaise dépend de la position donnée à la tête. Les enfants crient en effet continuellement en frottant et en enfonçant la tête dans l'oreiller dès qu'on les étend horizontalement sur les deux bras pour les nourrir ou les endormir, et se calment aussitôt qu'on les relève et qu'on délivre l'occiput de toute pression. Dans cette position, ils acceptent très-volontiers leur nourriture et préfèrent aussi de s'endormir la face appuyée sur l'épaule de la nourrice, de manière à avoir l'occiput complétement dégagé. La plupart des enfants se calment immédiatement dans cette position, les enfants un peu plus âgés aiment à se coucher sur le ventre et à enfoncer le front dans l'oreiller.

En examinant attentivement le crâne, on est immédiatement frappé du peu de développement de la chevelure en général, et de la calvitie de l'occiput en particulier; l'occiput est ordinairement aplati, et les protubérances sont plus saillantes qu'à l'ordinaire. Pour faire un examen manuel plus exact, on saisit l'occiput à deux mains, et on fait ensuite la palpation avec les extrémités des doigts.

Je palpe *deux fois*, en fléchissant peu à peu les extrémités des doigts, toute la région occipitale depuis l'angle de la suture lambdoïde jusqu'aux apophyses mastoïdes. La première fois on n'exécutera, par mesure de précaution, qu'une faible pression avec les doigts appuyés à plat, afin que si par hasard il existait de grandes surfaces ramollies, on ne comprime pas trop violemment le cerveau non protégé. La seconde fois j'infléchis les doigts un peu plus, et je comprime fortement et un à un tous les points de l'os occipital et des pariétaux. De cette manière, le moindre amincissement, la moindre compressibilité, n'eût-elle qu'une ligne d'étendue, se découvre sûrement et rapidement.

Les endroits compressibles, dont les dimensions varient le plus souvent entre celle d'une lentille et celle d'une fève, se rencontrent dans le voisinage de la suture lambdoïde et dans la partie postérieure de la suture sagittale, et viennent parfois interrompre la continuité des sutures. Il n'y a que la protubérance externe de l'os occipital qui reste toujours épargnée. Les parties osseuses atteintes sont élastiques, leur convexité primitive peut à volonté être transformée en une concavité correspondante; elles produisent au toucher l'impression d'une carte à jouer qui repose sur un creux, ou d'une vessie de porc insufflée et séchée. L'examen, s'il est exécuté sans trop de violence, n'occasionne aucune douleur.

La complication la plus fréquente consiste en spasmes musculaires des muscles les plus divers. Le plus commun et le plus dangereux, c'est le spasme de la glotte dont la relation très-positive, mais physiologiquement inexpliquée jusqu'à présent, avec le craniotabes a été longuement développée à la page 252.

En même temps qu'à la voûte crânienne, le rachitisme se reconnaît surtout encore aux os maxillaires. Les dents restent en retard, au point que les enfants atteignent l'âge de douze à dix-huit mois avant le percement des premières dents incisives. Lorsque celles-ci ont enfin fini par se montrer, elles noircissent bientôt et se désagrégent par défaut d'émail. Si l'émail manque totalement, la dent disparaît jusqu'au niveau de la gencive; quelquefois il ne manque qu'à la pointe, et la noirceur se limite à l'endroit où commence l'émail. A l'époque de la seconde dentition, le rachitisme a depuis longtemps achevé son évolution, ce qui est cause que de pareils changements ne s'observent pas aux dents définitives.

L'absence partielle de l'émail dentaire chez les enfants d'un certain âge dépendrait, d'après plusieurs auteurs, de l'usage des préparations mercurielles, surtout du calomel. Si la statistique démontrait positivement que la plupart de ces enfants ont fait usage de calomel il faudrait qu'à l'avenir l'indication de ce remède fût enfermée dans des limites plus étroites.

b. — Rachitisme thoracique.

Déjà Glisson et ses contemporains ont reconnu dans la poitrine en carène le signe caractéristique du rachitisme, et les auteurs plus récents se sont beaucoup occupés de son mode de développement, de sorte que nous possédons des descriptions beaucoup plus complètes sur le rachitisme thoracique que sur le craniotabes.

La déformation du thorax se produit ordinairement plus tard que la mollesse de l'occiput, et beaucoup d'enfants qui ont heureusement échappé à celle-ci et qui sont déjà portés assis sur le bras de leur nourrice sont encore atteints de rachitisme thoracique. Des modifications bien palpables du thorax s'aperçoivent rarement chez les enfants âgés de moins de six mois, tandis que souvent le craniotabes se découvre déjà dans le troisième mois de l'existence. Si quelques manuels rapportent que la poitrine en carène se développe entre la première et la quatrième année, il faut entendre cela en ce sens qu'on peut encore rencontrer des enfants de quatre ans qui présentent cette affection. Mais après la fin de la première dentition le rachitisme ne se développe plus chez un enfant qui en a été épargné jusqu'à cette époque.

Le premier symptôme du rachitisme des côtes consiste en une douleur qui se manifeste lorsqu'on touche les parois thoraciques ou qu'on les comprime légèrement. Les bonnes s'étonnent que les enfants se mettent à crier aussitôt qu'elles veulent les relever, même avec les plus grands ménagements. Ordinairement le médecin n'attache pas une grande importance à ces sortes de remarques, parce qu'elles se fondent pour la plupart sur des préjugés et des appréciations inexactes. Leur fréquence a cependant fini par me frapper, et je me suis assuré par moi-même à différentes reprises que beaucoup d'enfants âgés de cinq à dix mois poussent des cris de douleur lorsqu'on les saisit à deux mains entre les aisselles pour les relever doucement. Dès qu'on les recouche, ils se tranquillisent de nouveau. Il n'est pas nécessaire, d'ailleurs, de les relever, et il suffit d'une légère pression du doigt dans la région axillaire ou sur la paroi latérale du thorax pour provoquer la douleur. Si l'on relève l'enfant doucement en lui mettant une main sous la nuque, l'autre sous le bassin, il reste tranquille comme s'il était couché sur l'oreiller et permet qu'on change ses coussins sans manifester aucune douleur.

A cette période, on n'aperçoit encore, au bout sternal des côtes, sur la limite entre le cartilage et la côte osseuse, aucun gonflement appréciable, ou ce gonflement est à peine sensible. Au bout de quelques semaines seulement les extrémités sternales des côtes présentent un renflement arrondi, sous forme de massue, qui se reconnaît d'abord au toucher et plus tard très-manifestement à la vue. Ainsi il se forme des deux côtés du thorax, à l'extrémité des cartilages costaux, deux rangées régulières de boutons, le chapelet rachitique. Les boutons, déjà très-sensibles à l'extérieur, proéminent à l'intérieur de la cavité thoracique sous forme de nodosités anguleuses encore bien plus volumineuses.

Lorsque ces renflements des extrémités costales existent depuis un temps plus ou moins long, il se produit toujours une déformation du thorax. Le sternum, qui se ramollit à son tour, s'éloigne de plus en plus de la colonne vertébrale et se bombe en avant, l'appendice xiphoïde devient très-mobile, se dirige en avant et limite une fossette profonde à l'épigastre. Dans les degrés les plus élevés du rachitisme thoracique, les cartilages costaux, immédiatement derrière le sternum, vont droit en arrière, de telle sorte que, prolongés en ligne droite, ils iraient toucher les apophyses transverses des vertèbres, et les côtes forment à leur extrémité antérieure une concavité au lieu d'une convexité.

Le diamètre du thorax devient plus petit d'une paroi latérale à l'autre, et plus grand d'avant en arrière, comme cela se voit sur la coupe schématique (pl. V, fig. 2). La coupe transversale du thorax prend la forme d'une poire, dont la queue se trouve au sternum. Le chapelet rachitique s'étend principalement de la seconde à la huitième côte, les fausses côtes sont fortement poussées dehors, à droite par le foie, à gauche par l'estomac et la rate. Le ventre, par l'effet du météorisme constant et du raccourcissement et de la déviation de la colonne vertébrale, est renflé en un globe volumineux sur lequel le thorax est assis sous forme d'une pyramide triangulaire tronquée, ayant une de ses arêtes dirigée directement en avant. La colonne vertébrale se dévie le plus lorsque l'enfant est assis ; aussi est-ce dans cette position que la forme sphérique de l'abdomen est le plus prononcée. Si l'on couche ces enfants sur le ventre et que dans cette situation on les relève avec les deux mains, la déviation en arrière disparaît totalement, et la colonne vertébrale reprend sa forme normale. Si le rachitisme est négligé et se prolonge pendant plusieurs années, il finit par se développer une déviation permanente des vertèbres dorsales en arrière et de côté, mais sous la forme d'une simple courbure, jamais sous celle d'une flexion anguleuse.

Le développement de la poitrine en carène s'explique, d'une part par la pression de l'air extérieur sur les côtes restées molles, d'autre part par la traction du diaphragme qui s'y insère, et qui a pour effet d'entraîner en dedans les côtes, dont la solidité est diminuée et qui ne peuvent plus résister à l'effort continuel de ce muscle.

Le rachitisme du thorax détermine donc : 1° *une modification dans la courbure des côtes*, et 2° un fait plus important, à savoir : *un arrêt dans leur développement en longueur*, et par conséquent *une diminution de l'espace intrathoracique*. La maladie des **poumons**, l'atélectasie acquise est suffisamment expliquée par ces conditions, comme nous l'avons fait voir p. 281.

Le pronostic dépend exclusivement de la maladie des poumons. Si ces organes sont en très-grande partie atélectasiés, devenus imperméables, un fort catarrhe du tissu resté intact suffit naturellement pour amener la plus grande dyspnée, des états de suffocation et même la mort. Telle est aussi la cause la plus ordinaire de la mort des enfants rachitiques, comme déjà cela a été signalé par Romberg, Guersant et autres.

c. — Rachitisme du bassin et des extrémités.

Le bassin ne se dévie que quand l'enfant atteint de rachitisme a appris à marcher, et cette déviation résulte soit d'une scoliose, soit d'une inégalité des extrémités inférieures, comme cela arrive pour la déviation du bassin par suite de coxarthrocace. Les conséquences les plus importantes de cette modification pour les femmes sont suffisamment développées dans les traités d'accouchements.

Le rachitisme des *extrémités* se reconnaît d'abord au gonflement des épiphyses du radius et du cubitus, au niveau du poignet. Il commence un peu plus tard que le rachitisme costal, et sa première période correspond aux derniers mois de la première année. Le degré de l'affection rachitique se reconnaît toujours le plus manifestement aux poignets, parce que là les épiphyses ne proéminent presque pas à l'état normal et que leur position superficielle permet de les bien examiner.

Sur le cadavre, les extrémités inférieures se montrent envahies par le rachitisme aussi bien que les supérieures, mais comme de forts épaississements se rencontrent à l'articulation du pied et du genou même chez les enfants sains, le rachitisme n'y détermine pas des déformations aussi notables qu'aux poignets. Cependant, une fois qu'il s'est produit des courbures et des fractures incomplètes, le rachitisme des extrémités inférieures se reconnaît rien qu'à la marche, et avant même qu'on ait fait déshabiller les enfants. Les renflements aux extrémités des os longs envahis par le rachitisme en représentent en quelque sorte l'accroissement en longueur. Il se dépose continuellement sur les épiphyses un cartilage de formation nouvelle, mais l'ossification de ces masses nouvellement déposées reste en retard, et de cette manière le cartilage resté mou est *élargi* par l'action des muscles et la pression que les os exercent les uns sur les autres. Le renflement sous forme de massue devient de plus en plus prononcé, parce que le cartilage nouveau ne cesse de se déposer dans la direction nouvellement imprimée à l'accroissement osseux.

Cette cessation de l'accroissement en longueur entraîne une petitesse relative de tous les os longs, effet que l'on peut constater principalement pour les côtes et qui est suivi d'une densification de parties plus ou moins étendues des poumons, autrement dit d'une atélectasie acquise. La petitesse relative des extrémités inférieures se reconnaît encore bien des années après la guérison du rachitisme, et ces enfants sont toujours d'une taille moins élevée que les enfants de même âge, épargnés par le rachitisme.

Les simples courbures se réparent par la suite, la poitrine en carène peut s'effacer complétement, et les jambes arquées peuvent également se redresser d'une manière complète; par contre, les fractures incomplètes laissent à leur suite une difformité irréparable.

Pour ce qui concerne les fonctions des extrémités rachitiques, elles restent fort en retard. Les enfants n'apprennent à se tenir debout que dans le cours de la seconde ou de la troisième année, et pour apprendre à marcher, il leur faut plus de temps encore. Quelquefois il arrive que des enfants qui avaient déjà su se tenir debout, contractent encore le rachitisme, et qu'ensuite il se passe de nouveau bien des mois avant qu'ils parviennent à se redresser sur leurs jambes.

Le rachitisme est à peu près la seule maladie qui retarde aussi longtemps la marche des enfants. Quelles que soient les maladies qu'ils aient traversées dans le cours de la première année, une fois rétablis, s'ils n'ont pas été rachitiques, ce qui, il est vrai, ne leur arrive que trop souvent, ils commencent à se tenir debout à l'âge de dix-huit mois au plus tard.

Il m'a été donné un jour d'observer exactement le développement des fractures incomplètes. Un enfant âgé de quatre mois fut pris de convulsions; j'examinai attentivement le système osseux, et trouvai les os longs droits et normalement développés, cependant il y avait un chapelet rachitique et un gonflement des épiphyses aux poignets. Les convulsions ayant augmenté pendant la nuit, je trouvai le lendemain matin un avant-bras et une jambe fléchis à angle obtus dans leur tiers inférieur; en même temps les tissus circonvoisins étaient un peu tuméfiés et excessivement douloureux. Les fragments ne produisaient naturellement pas de crépitation, mais il y avait un faible degré de mobilité. Le mot de *fragments* ne devrait à la rigueur pas être employé dans ce cas, attendu qu'il n'y avait pas une solution de continuité complète, mais une simple flexion anguleuse.

Tels sont les symptômes déterminés par l'altération des os. Outre ces signes particulièrement caractéristiques, il y en a encore d'autres non moins constants dans d'autres organes. Dès que le rachitisme fait son apparition ou quelque temps après, il se développe régulièrement de violentes transpirations à la tête, plus tard sur tout le corps, et à la suite de ces transpirations différentes sortes de maladies cutanées. Il se forme de vrais sudamina ou, ce qui arrive encore plus souvent, des vésicules miliaires rouges, c'est-à-dire de très-petites vésicules à contenu trouble, entourées d'une auréole rouge, et qui sont tellement rapprochées les unes des autres, que souvent tout le tronc et le côté des extrémités correspondant à la flexion se montrent rougis et légèrement bosselés. Plus tard, lorsque les enfants commencent à maigrir, la peau pâlit, se couvre d'un exanthème furfuracé, squameux, et la sécrétion de la sueur s'arrête presque complétement.

Les appareils ligamenteux, surtout le ligament capsulaire de l'articulation coxo-fémorale, sont excessivement relâchés, ce qui permet facilement aux enfants de se toucher la face avec les pieds et les porte à se mettre les orteils dans la bouche.

Dans le domaine des organes de la respiration, nous trouvons assez fréquemment le spasme de la glotte, dont il a déjà été question à l'occasion du craniotabes, et constamment le catarrhe bronchique qui fait des progrès considérables à mesure qu'augmente la carnification de quelques parties du poumon.

La digestion peut fort bien rester intacte pendant toute la durée de la maladie; mais aussitôt qu'il se développe des diarrhées, le processus osseux aussi bien que l'état général s'aggravent d'une manière très-sensible. Il est un fait remarquable, que des enfants atteints d'un rachitisme intense, et dont l'appétit est fortement diminué, supportent néanmoins fort bien l'huile de foie de morue, et que leurs digestions semblent même s'améliorer pendant l'emploi de ce remède.

Quelques mots encore sur le rapport qui peut exister entre cette maladie et la *tuberculose* et la *scrofulose*. On appelait autrefois le rachitisme la scrofulose des os et on l'envisageait comme une des nombreuses localisations de la dyscrasie scrofuleuse. C'est Rufz qui, le premier, a prouvé par vingt observations et autopsies d'enfants rachitiques que la plupart d'entre eux n'étaient nullement scrofuleux, et depuis cette époque on a appris à reconnaître de plus en plus dans le rachitisme une maladie *sui generis*.

Les observations si variées que j'ai pu faire sur bien des centaines d'individus m'ont appris que le rachitisme constitue une maladie tout à fait indépendante, qu'on peut provoquer presque à volonté sur chaque enfant à un certain âge et sous de certaines conditions, quoique d'une manière plus intense chez les uns que chez les autres. Les enfants scrofuleux ne contractent pas plus souvent le rachitisme que les enfants sains, et si à Munich nous voyons rarement le rachitisme et la scrofulose réunis sur un seul et même individu, c'est bien une preuve que la plupart des enfants de cet âge restent exempts de scrofulose.

Étiologie. — Nous possédons extrêmement peu de données précises sur les causes du rachitisme. Chez un assez grand nombre de ces malades l'heredité ne saurait être méconnue. Je connais un grand nombre de familles dont les enfants, malgré tous les soins qu'on leur donne et la prophylaxie la plus scrupuleuse, contractent régulièrement le rachitisme à un certain âge et en restent atteints pendant des années. Dans ces cas, le père et la mère montrent ordinairement la forme caractéristique des os du crâne avec les bosses frontales et pariétales fortement proéminentes. Du côté du père j'ai souvent reçu l'aveu d'une syphilis, qui cependant avait depuis longtemps achevé son évolution. Peut-être est-ce là la meilleure explication à donner au développement du rachitisme chez les enfants appartenant à la classe aisée.

Dans d'autres cas, on le voit se développer rapidement et sûrement à la suite de certaines maladies aiguës, telles que rougeole, pneumonie, diarrhée, etc.

En fait de causes extérieures, on ne peut en signaler qu'une seule certaine, à savoir : le manque *d'air frais,* que les observateurs ont été tous d'accord à considérer comme la plus commune. C'est ce qui explique aussi pourquoi le rachitisme s'observe le plus fréquemment et avec le plus d'intensité au printemps et le plus rarement en automne. Le long séjour dans une chambre fermée, mal aérée, pendant l'hiver, a provoqué la maladie ; et le séjour à l'air libre, pendant l'été, en a amené la guérison. Pour la même raison, le rachitisme ne s'observe pour ainsi dire jamais dans les pays méridionaux. Je ferai cependant remarquer que les faits ne s'accordent pas toujours avec ce raisonnement. Ainsi, à Dorpat, ma résidence actuelle, le rachitisme se rencontre fort rarement et ne se montre que sous les formes les plus bénignes, tandis qu'à Munich, lieu situé à 10 degrés de latitude au sud de Dorpat, cette maladie est des plus communes.

Pronostic. — Le rachitisme, comme simple modification du système osseux, n'est jamais dangereux et devient stationnaire dans bien des cas après la fin de la première dentition, pour se terminer ensuite par la guérison. Mais ses complications sont très-pernicieuses, et ce sont elles qui enlèvent une grande partie des enfants rachitiques.

Dès le début du rachitisme et quand le ramollissement de l'occiput est à peine sensible, il se produit souvent un spasme de la glotte, qui tue la plupart des enfants atteints de cette complication. Avec les progrès du rachitisme thoracique, la condensation de quelques lobules pulmonaires devient inévitable pour la raison très-simple que, le poumon s'agrandissant, le thorax non-seulement ne s'élargit pas, mais devient même plus étroit par la saillie intérieure du chapelet rachitique. Si cette condensation ou carnification, autrement dit, cette atélectasie acquise devient plus étendue, il se produit une dyspnée considérable, et une légère affection catarrhale du tissu pulmonaire resté sain suffit presque régulièrement pour amener la mort.

Enfin les fractures incomplètes et les épaississements des os longs peuvent entraîner des difformités permanentes, le raccourcissement d'une extrémité ou d'une autre, le rétrécissement et la déviation du bassin et des troubles fonctionnels considérables.

Traitement. — Avant l'introduction de l'huile de foie de morue dans la thérapeutique, on avait fait usage d'une foule de remèdes. On préconisait surtout l'écorce d'oranges, la racine de gentiane rouge, l'herbe d'absinthe, les copeaux de bois de quassia, le *calamus aromaticus,* le quinquina, le colombo et les préparations ferrugineuses. A l'extérieur, on employait des bains, des lotions et des fumigations avec toute sorte d'herbes aromatiques et leurs préparations. Plus tard, on avait mis en usage la garance, surtout d'après le conseil de Wend et de Feiler, substance dont la matière colorante se dépose, comme on le sait, en partie dans le tissu des os. On ne peut donc pas lui refuser une action directe sur les os, mais la modification de la teinte n'implique pas une augmentation de la chaux.

Meissner croyait avoir remarqué que la vaccination arrêtait les progrès du rachitisme, ce qui a été contesté avec raison par Rufz. De la Fontaine avait émis une opinion semblable au sujet de la gale.

D'autres croyaient à un manque des matériaux nécessaires pour la formation osseuse et essayaient de les introduire par les premières voies. Des expériences ont été faites dans ce sens par Wurzer, avec l'*acide phosphorique,* mais sans aucun résultat, et plus récemment Benecke a préconisé le phosphate de chaux comme médicament antirachitique. Les rapports sur les essais qui se font aujourd'hui partout avec cette substance n'ont constaté aucun résultat favorable, et l'on en est revenu assez généralement.

Enfin, en 1824, Schütze, Schenk et Tourtual ont appelé, en Allemagne, l'attention sur l'huile de foie de morue, tandis qu'en France on n'apprit à connaître ce remède que cinq ans plus tard par Bretonneau, qui l'avait entendu vanter par un Hollandais, étranger à la médecine. Depuis cette époque, les succès de l'huile de foie de morue ont été constatés par des rapports tellement nombreux, que tous les remèdes que nous venons de citer, comme ayant été employés auparavant, en ont été effacés.

On a beaucoup discuté sur le principe actif de l'huile de foie de morue. Les uns croient qu'elle agit simplement comme aliment respiratoire en tant que corps gras, d'autres cherchent à expliquer son efficacité par les traces de brome et d'iode qui s'y trouvent contenues, d'autres enfin l'expliquent par les acides gras et la présence de particules du foie en putréfaction que renferme toute huile de foie de morue.

Les essais faits avec de la graisse pure ainsi qu'avec de petites doses d'iode et de brome n'ayant pas le même succès, la dernière explication semble pour le moment la plus rationnelle.

L'huile de foie de morue brune se donne le mieux toute pure, à dose croissante, d'abord une cuillerée à café, plus tard une cuillerée à bouche une ou deux fois par jour. La plupart des enfants s'y habituent si bien, qu'ils finissent par la considérer comme une friandise et en avalent plusieurs onces à la fois, s'ils parviennent à s'emparer du flacon qui la renferme. *L'usage seul de l'huile de foie de morue guérit le rachitisme, même dans des conditions très-fâcheuses.* En apportant le plus d'amélioration possible aux conditions de nourriture et de logement, on hâte la guérison et l'on augmente dans tous les cas les chances de succès du traitement. Sous ce rapport, nous ajouterons les remarques suivantes :

Un air frais et pur est avant tout nécessaire. Les enfants enfermés dans des logements bas et humides, qu'on se dispense d'aérer en hiver pendant des semaines entières, sont ceux qui contractent le rachitisme le plus rapidement et avec le plus d'intensité, et sur ces individus l'huile de foie de morue n'a qu'une action lente, parfois nulle.

Comme autre adjuvant, nous avons à citer les soins à donner à la peau. On donnera aux enfants journellement un bain avec des espèces aromatiques, et en outre on lotionnera tous les jours les membres courbés avec de l'eau-de-vie.

Les petits enfants atteints de craniotabes supportent en général assez bien l'huile de foie de morue; pour calmer leur agitation, on fait très-bien de leur lotionner la tête à l'eau froide et de revenir sur ce procédé toutes les deux ou trois heures. Le coussin indiqué par Elsaesser, et qui se trouve percé d'un trou pyriforme, la pointe dirigée en bas, procure quelques avantages. A raison de la forte transpiration, on ne fera jamais coucher les enfants rachitiques sur la plume, mais toujours sur du crin, de la paille ou du varech.

Les enfants à la mamelle seront allaités le plus longtemps possible, mais en même temps on les alimentera avec de la bouillie. Jusqu'à l'âge de trois ans, le lait de vache constitue le meilleur aliment et que rien ne peut remplacer; il faut le donner en quantité aussi grande que possible.

Pendant la durée de la maladie, on ne peut guère mettre en usage le traitement orthopédique; ce n'est qu'après la guérison qu'on peut employer les machines et les appareils, tels que les spécialistes les confectionnent aujourd'hui en si grand nombre; même chez les adultes, on réussit encore parfois à réparer de grandes difformités rachitiques, en enlevant à la scie des coins osseux, de formes et de dimensions bien calculées, et en appliquant des appareils appropriés.

II. — Tuberculose et scrofulose.

On a beaucoup discuté sur la différence qui existe entre la tuberculose et la scrofulose. Les uns considèrent ces deux états comme tout à fait identiques; les autres prétendent qu'il n'existe aucune ressemblance entre eux.

Tout dépend du point de vue auquel on se place lorsqu'on compare ces deux affections. Au point de vue anatomo-pathologique, on peut prétendre d'une manière positive que la coxarthrocace et les inflammations articulaires de nature scrofuleuse, le spina-ventosa, l'inflammation des vertèbres, les affections de la conjonctive et de la cornée, les otorrhées et les maladies cutanées scrofuleuses, ne dépendent pas ordinairement d'une *tuberculose des parties atteintes.* Mais le clinicien voit des centaines, des milliers de fois : 1° que les maladies en question ne sont nullement locales, qu'elles peuvent, au contraire, alterner ou se montrer simultanément à différents endroits ; 2° que de pareils enfants sont procréés *toujours* par des parents tuberculeux ; 3° et qu'après la disparition des manifestations scrofuleuses, ce qui arrive ordinairement vers l'âge de la puberté, des phénomènes tuberculeux se montrent plus ou moins distinctement.

Le clinicien est donc forcé d'admettre un rapport intime entre ces deux dyscrasies. Mais l'anatomo-pathologiste, qui s'occupe plus des produits morbides arrivés à leur complet développement que de leur mode de production, peut très-bien examiner isolément les modifications ainsi formées. Cependant, l'anatomie pathologique elle-même fournit, dans beaucoup de cas, la preuve d'un rapport matériel entre ces deux affections. En effet, à l'autopsie des enfants qui présentent des modifications scrofuleuses dans les os ou dans les ganglions lymphatiques, presque toujours on constate quelque part dans leur corps, ordinairement dans les ganglions bronchiques, *un ou plusieurs tubercules volumineux jaunes, caséeux,* qui doivent être considérés comme la cause première, le point d'origine des modifications scrofuleuses, périphériques et multiples.

Après avoir établi ce rapport, nous pouvons passer à la description 1° de la tuberculose et 2° de la scrofulose.

1° Dyscrasie tuberculeuse.

Comme il était dans le plan de cet ouvrage de décrire les maladies d'après les différents organes et non d'après la nature des modifications pathologiques, nous avons déjà eu, à plusieurs reprises, l'occasion de parler de la tuberculose. Nous pouvons donc, pour éviter des répétitions, renvoyer à des chapitres précédents. La tuberculose du poumon est traitée à la page 292, celle des ganglions bronchiques à la page 294, celle du cerveau à la page 342, celle de l'oreille page 440, celle des ganglions mésentériques page 227, celle des reins page 451, la péritonite tuberculeuse page 222. Il ne reste donc plus qu'à parler des symptômes généraux de la tuberculose et de son étiologie. Le traitement, enfin, peut être décrit en même temps que celui de la scrofulose. Quant aux considérations générales sur le tubercule, sur son développement et son évolution régressive, nous pouvons les supposer connues du lecteur.

Symptômes généraux de la tuberculose. — Lorsque la tuberculose atteint avec une intensité toute spéciale un organe isolé, les troubles fonctionnels de ce dernier se manifestent d'une manière plus intense et masquent les symptômes particuliers à la dyscrasie, comme cela s'observe très-fréquemment dans la tuberculose du poumon, du cerveau et du péritoine. Mais lorsque cette prédominance d'un seul organe malade est moins prononcée, on remarque d'une manière assez constante les symptômes généraux suivants :

Le *teint* de la face est, en général, pâle, terreux et anémique, les joues souvent présentent d'un seul côté une rougeur circonscrite, qui disparaît de nouveau après quelques heures. Lorsqu'il existe des troubles considérables dans la circulation du poumon ou des ganglions bronchiques très-volumineux, il peut aussi se développer une cyanose qui, d'ordinaire, est bientôt suivie de la mort. L'*expression de la face* des enfants tuberculeux est le plus souvent mélancolique, triste ; les mouvements des paupières et du globe sont lents, la sclérotique prend une teinte bleuâtre évidente.

La *fièvre*, consistant en augmentation de la température de la peau et de la fréquence du pouls, est un symptôme constant de la tuberculose généralisée. Il faut distinguer entre l'excitation ordinaire, à exacerbations fréquentes du système vasculaire, telle qu'on la rencontre dans la tuberculose chronique, et entre la fièvre hectique qui se présente à la dernière période et dure jusqu'à la mort. Tous les enfants tuberculeux ont souvent, surtout vers le soir, les mains et le front chauds et secs, la soif est augmentée et la température de la peau est plus élevée sur tout le corps ; mais après quelques heures ces symptômes disparaissent complétement, et souvent ne se montrent plus pendant des semaines. La nutrition des enfants ne souffre pas sensiblement pendant ces excitations passagères du système vasculaire, qui peuvent même disparaître pour toujours lorsqu'il ne se développe pas de nouveaux tubercules.

Il en est tout autrement de la *fièvre hectique.* Le pouls, d'abord dur, plus tard petit et facilement dépressible, monte jusqu'à 150 et plus de pulsations ; tous les soirs il y a une exacerbation, mais jamais la fièvre ne cesse complétement. Cette fièvre peut durer pendant des mois et même des années ; dans ce dernier cas elle est évidemment peu intense, elle réduit les enfants à l'état de squelette, et ne les quitte plus jusqu'à la mort. A en juger d'après la sensation du toucher, la température de la peau n'augmente plus vers la fin en proportion de la fréquence du pouls ; au contraire, elle descend même aux extrémités au-dessous de la normale.

Au début de la tuberculose, ou bien lorsque l'enfant malade est soumis à l'observation depuis trop peu de temps, cette fièvre peut facilement donner lieu à des erreurs. Les exacerbations du soir peuvent simuler une fièvre intermittente, mais cette erreur se reconnaît aisément à l'inefficacité de grandes doses de quinine. Quelquefois on hésite pendant des semaines à se prononcer entre la tuberculose aiguë et la fièvre typhoïde, et cette hésitation est d'autant plus excusable que la fièvre typhoïde se manifeste par des symptômes beaucoup moins prononcés chez les enfants que chez les adultes. Lorsque les symptômes pulmonaires de la tuberculose prédominent un peu, on est souvent encore dans le doute de savoir si ce n'est pas une pneumonie à marche anormale qui entretient cette fièvre continue.

La *nutrition* est considérablement en souffrance chez tous les enfants tuberculeux, ils deviennent d'une maigreur effrayante ; cette maigreur a cependant peu de valeur pour le diagnostic, parce que, chez les enfants, elle se produit également dans toutes les affections fébriles de longue durée. Il n'y a que la tuberculose aiguë des enfants au-dessous d'un an qui fasse exception à cette règle. En effet, ces enfants, surtout ceux qui sont élevés au sein, conservent leur embonpoint presque jusqu'à la mort ; la chaleur persistante de la peau et la toux continue, qui fait rejeter par la bouche beaucoup d'écume blanche, permettaient déjà pendant la vie de poser, avec une grande vraisemblance, le diagnostic d'une tuberculose aiguë, et l'autopsie confirme, dans la plupart des cas, ce diagnostic de probabilité.

Si, chez les enfants tuberculeux plus âgés, le *muguet* se montre dans la cavité buccale, on peut pronostiquer la fin prochaine avec une certitude presque complète. La langue ne présente rien de caractéristique, souvent l'appétit est encore excellent, même pendant la fièvre hectique ; on ne remarque pas, du reste, que ces enfants maigrissent moins ni qu'ils vivent plus longtemps que ceux qui sont atteints d'une dyspepsie persistante. Les diarrhées s'observent souvent, pourtant elles dépendent rarement d'ulcères tuberculeux de l'intestin, mais le plus souvent de catarrhes simples de la muqueuse intestinale.

La *peau* ne reste jamais à l'état normal dans la tuberculose chronique, elle perd son aspect lisse, se dessèche et se ride par suite de la diminution du tissu graisseux sous-cutané. Souvent on observe sur le corps et le cou une desquamation furfuracée qui peut disparaître quelque temps pour revenir bientôt, et se complique quelquefois de pityriasis versicolor. Les endroits rudes de la peau, où la desquamation est forte, transpirent peu, par contre, le reste de la peau est d'autant plus couvert de sueur. C'est surtout à la tête que la transpiration suinte à grosses gouttes, de telle sorte que les cheveux et les oreilles sont souvent tout à fait mouillés. Pour la même raison, on observe fréquemment des sudamina.

L'*anasarque* généralisée ne s'observe pas dans la tuberculose simple ; ce n'est qu'à la dernière période qu'on constate un léger œdème autour des malléoles et sur le dos du pied. Chez les petits enfants, ces œdèmes sont des signes diagnostiques sûrs, parce qu'ils s'observent presque exclusivement dans la tuberculose, et que l'examen physique de la cage thoracique ne fournit ordinairement pas de données suffisantes. Quelquefois il se produit un œdème partiel de la face et des extrémités supérieures, phénomènes qui doivent être rapportés à des troubles locaux de la circulation. On a observé que des ganglions bronchiques considérablement agrandis peuvent exercer une pression sur la veine cave supérieure et donner ainsi lieu à une ectasie dans ses ramifications.

Ou la tuberculose chronique conserve son caractère propre jusqu'à la mort, et, dans ce cas, les enfants succombent aux suites de la fièvre, de l'amaigrissement et de l'épuisement, ou bien la mort est encore hâtée par une tuberculose miliaire aiguë ou par une hydrocéphale aiguë.

Même dans la tuberculose assez avancée, il ne faut pas porter un pronostic absolument mortel, car il existe des cas où, malgré les signes les plus fâcheux, la maladie reste encore une fois stationnaire et où l'enfant, après avoir passé des années dans un état de langueur, reprend de l'embonpoint et continue à se développer parfaitement.

Étiologie. — Aucune maladie n'est aussi positivement héréditaire que la tuberculose, et cette hérédité peut, dans beaucoup de cas, être démontrée d'une manière si évidente, que je suis tenté d'admettre qu'elle est la seule et unique cause de cette dyscrasie. Les enfants n'apportent pas les tubercules en naissant, et, autant que je sache, on ne les a jamais rencontrés à l'autopsie de nouveau-nés. Mais la tuberculose peut déjà se développer parfaitement pendant les premières semaines de la vie, de sorte qu'on peut trouver, chez un enfant qui n'a vécu que deux ou trois mois, des tubercules miliaires et quelquefois même de gros tubercules jaunes.

La maladie peut avoir une intensité très-variable, selon la nature de la constitution des parents. S'il n'y a qu'un des parents qui est tuberculeux, tandis que l'autre est d'une famille parfaitement bien portante, tous les enfants issus de cette alliance ne deviennent pas nécessairement tuberculeux, pas même scrofuleux. Il en est de l'hérédité de la tuberculose comme de l'hérédité des formes extérieures du corps. Si le père à les cheveux noirs et des yeux bruns, la mère des cheveux blonds et des yeux bleus, les enfants, d'ordinaire, ne présentent pas un mélange de ces deux nuances, mais le plus souvent quelques-uns ressemblent complétement au père, et les autres complétement à la mère. Si maintenant le père est tuberculeux et que la mère soit saine, ou réciproquement, il peut arriver très-bien qu'une partie des enfants soient complétement sains, et une autre partie complétement tuberculeux. Cependant on observe quelquefois, chez les uns, un affaiblissement de la dyscrasie qui se manifeste par des formes plus douces, se rapprochant des manifestations scrofuleuses, et chez les autres, chez ceux qui sont en apparence bien portants, on remarque de légères affections scrofuleuses et une tendance aux catarrhes bronchiques, aux blépharites chroniques et aux conjonctivites phlycténoïdes.

Par suite du croisement entre tuberculeux fortement atteints, tuberculeux faiblement atteints et individus sains, il se développe une foule de gradations, et en considérant l'extension immense que cette dyscrasie a prise, il y a peu de familles qui soient complétement exemptes de toute prédisposition à la tuberculose, de tous les symptômes scrofuleux qui en sont les indices. La difficulté principale qu'on rencontre, quand on veut expliquer le développement de la tuberculose *uniquement* par l'hérédité, c'est que les degrés légers de la tuberculose, quelques tubercules isolés, peut-être déjà crétifiés, *ne peuvent pas être diagnostiqués.* En effet, on rencontre bien souvent, en faisant l'autopsie d'individus très-robustes et très-bien nourris, qui ont succombé à une affection aiguë quelconque, dans le sommet d'un poumon ou dans les ganglions bronchiques, les résidus d'un processus tuberculeux antérieur, dont personne ne s'était douté. Jamais on ne peut donc soutenir d'une manière positive qu'il n'existe pas de disposition héréditaire, et que, dans un cas donné, la tuberculose doive être produite par d'autres causes extérieures.

Parmi les causes extérieures de la tuberculose, on compte généralement le mauvais air, le séjour dans des chambres étroites, non ventilées, remplies de poussière, les logements humides, une nourriture malsaine, et sous cette dernière dénomination on comprend surtout l'usage exclusif du pain noir et de pommes de terre, et la privation de viande. Mais que les médecins qui, comme moi, ont eu à soigner, pendant plusieurs années, un grand nombre de pauvres, veuillent se rappeler les résultats de leurs observations en ce qui concerne ces causes extérieures, et ils trouveront d'une manière éclatante que ces causes ne donnent très-souvent lieu a aucune tuberculose appréciable, et que, par contre, on rencontre très-fréquemment cette affection en l'absence complète de ces conditions.

Ces faits s'observent de la manière la plus frappante, lorsque des enfants de différents parents sont élevés dans une même famille ; c'est ce qu'on rencontre très-souvent à Munich, où les enfants illégitimes ne peuvent rester avec leur mère, qui est forcée de les mettre en nourrice. Si la famille qui a reçu cet enfant a également des enfants, tous vivent absolument dans les mêmes conditions ; ils dorment dans la même chambre, ils mangent des mêmes plats, ils reçoivent les mêmes soins de propreté, et cependant on observe bien souvent que le nourrisson reste parfaitement sain, tandis que les propres enfants sont en traitement pendant toute l'année pour des affections scrofuleuses, ou bien que le contraire a lieu. Si donc ces faits se reproduisent si souvent que tout médecin occupé pourrait en citer des séries entières, la croyance à l'influence des causes extérieures (telles que mauvaise nourriture, logements malsains, absence de soins de propreté) est plus qu'ébranlée ; d'un autre côté, en considérant le grand nombre de prolétaires qui sont entassés dans les villes, la tuberculose se rencontrerait bien plus souvent encore que cela n'existe. On verrait les ravages de cette maladie s'exercer sur des maisons, des rues entières, habitées par ces pauvres gens, ce qui, je le suppose, n'a encore été observé dans aucune ville.

Ces causes extérieures peuvent avoir une grande importance pour les enfants qui portent en eux le germe de la tuberculose ; elles peuvent augmenter le nombre des attaques et les rendre plus graves. Lorsque ce germe fait défaut, les enfants se développent, il est vrai, plus lentement, ils restent pâles, maigres et petits, mais ils ne sont pas atteints de tuberculose, pas même de scrofulose.

Examinons la question du point de vue opposé. Chez les enfants des individus aisés, les causes extérieures manquent ; il faudrait donc que dans cette classe de la société il y eût beaucoup moins d'enfants tuberculeux que dans les familles pauvres. Cependant, à en juger par l'impression générale (car il est impossible de donner pour ces cas une proportion exacte), les enfants de la classe aisée ne deviennent pas plus rarement tuberculeux que ceux des indigents ; bien plus, la maladie semble même exercer des ravages plus considérables dans les familles aisées. De là il résulte donc également qu'il faut ajouter beaucoup moins d'importance à la nourriture, au logement et aux soins de propreté qu'à la disposition héréditaire.

Si les causes extérieures n'exercent qu'une bien faible influence sur la production de la tuberculose lorsqu'il s'agit d'individus sains, il faut avouer qu'elles ont une très-grande importance lorsqu'il y a une disposition héréditaire. Sous ce rapport cependant, il y a des causes beaucoup plus importantes : ce sont les maladies antérieures, surtout la rougeole, la syphilis, la coqueluche et la fièvre tyhoïde. A la suite de ces processus aigus, on voit se développer tout à coup la tuberculose chez des enfants qui, d'après toutes les apparences, étaient parfaitement bien portants. Le plus souvent on la voit se développer après la rougeole; elle suit si souvent cette dernière maladie, qu'on est presque en droit d'admettre qu'aucun enfant prédisposé héréditairement n'est atteint de rougeole sans qu'il devienne réellement tuberculeux ou au moins scrofuleux. La tuberculose qui se développe consécutivement à la rougeole se distingue encore de celle qui s'est montrée spontanément, en ce que la première présente beaucoup plus souvent que l'autre un arrêt dans la marche, et quelquefois même une amélioration évidente.

2° Dyscrasie scrofuleuse.

On entend par le nom de scrofulose une série de processus inflammatoires sur la *peau* et les *muqueuses*, dans les organes de la *vue* et de l'*ouïe*, dans les *ganglions lymphatiques*, dans les *os* et les *articulations*, processus qui n'ont aucun rapport entre eux au point de vue anatomo-pathologique, mais qui se distinguent essentiellement par leur marche des inflammations traumatiques simples de ces parties; ces lésions se présentent rarement d'une manière tout à fait isolée, mais le plus souvent elles se montrent en même temps ou successivement à plusieurs endroits du corps.

L'examen des parties affectées, sans même faire attention à l'ensemble de l'organisme, fournit souvent de telles particularités, qu'on peut qualifier, sans hésiter, le processus inflammatoire de scrofuleux. Ceci est surtout vrai pour quelques affections des yeux, pour les ganglions lymphatiques ulcérés, et les maladies des os et des articulations, tandis que la plupart des éruptions cutanées, les affections catarrhales des muqueuses et l'otorrhée ne peuvent être attribuées à une cause dyscrasique que par la longue durée de leur évolution, et par le développement simultané d'affections évidemment scrofuleuses dans d'autres organes.

Les adversaires de la diathèse scrofuleuse, sans avoir égard au rapport intime et patent qu'on observe tous les jours entre ces diverses affections, se basent surtout sur ce fait que *la dyscrasie n'a pas été constatée dans le sang*. Ils oublient, malheureusement, qu'on n'a jamais pu découvrir *une altération spécifique du sang* dans aucune dyscrasie, ni dans la syphilis, ni dans le cancer, ni dans la tuberculose; et cependant tout médecin qui réfléchit ne peut se refuser à admettre que dans ces dernières affections tout l'organisme est malade.

Au point de vue clinique, on peut émettre les thèses suivantes : 1° Il y a certaines inflammations chroniques qui ont entre elles un rapport étiologique intime; 2° les enfants qui en sont affectés proviennent, le plus souvent d'une manière évidente, de parents tuberculeux; 3° ces enfants deviennent très-souvent eux-mêmes tuberculeux après la puberté, et lorsque les manifestations scrofuleuses ont disparu.

D'après cela, la scrofulose semblé être le commencement, peut-être aussi un degré plus faible de la tuberculose. D'après mes observations, qui, malheureusement, ne peuvent jamais être ramenées à des chiffres exacts à cause de la difficulté de constater la tuberculose des parents, la scrofulose se voit principalement dans des familles où un des parents est sain, tandis que l'autre est tuberculeux. Lorsque le père et la mère sont tuberculeux, les enfants succombent le plus souvent pendant les premières années à la tuberculose vraie, sans passer par ces phases mitigées.

Quant aux symptômes généraux, à l'habitus scrofuleux, la plupart d'entre eux ne sont que les conséquences naturelles des processus locaux, et ne peuvent nullement être rattachés à des anomalies congénitales déterminées de la constitution. C'est aussi la raison pour laquelle on n'a pu réunir dans un seul et même tableau les traits de l'habitus scrofuleux, et pourquoi on a été obligé d'admettre deux formes, la forme éréthique et la forme torpide.

En y regardant de plus près, ces deux formes se réduisent à des données très-vagues. C'est ainsi que les enfants scrofuleux de la forme éréthique auraient une constitution grêle, un système musculaire faible, une conception vive, des traits délicats, de beaux yeux, des sclérotiques bleuâtres et des pupilles dilatées. Par contre, l'habitus scrofuleux torpide serait caractérisé par des traits grossiers, une grande tête, des mâchoires larges, le nez et la lèvre supérieure tuméfiés, les yeux rouges, les ganglions lymphatiques gonflés et le ventre gros.

On a eu tort de réunir, dans ces descriptions, des modifications générales constitutionnelles avec des processus morbides locaux. Les caractères généraux sont très-vagues et même tout à fait faux; les caractères locaux, tels que la tuméfaction du nez et de la lèvre supérieure, la rougeur des paupières, l'hypertrophie ganglionnaire et le ballonnement du ventre, se rencontrent, il est vrai, dans la scrofulose, mais il ne sont pas tellement constants qu'ils puissent être considérés comme la condition *sine qua non* de l'habitus, et leur non-existence ou leur disparition ne prouve nullement que les enfants ne soient plus scrofuleux.

Les enfants peuvent très-bien perdre complétement leur habitus scrofuleux, leur inflammation des glandes de Meibomius, leur nez et leur lèvre supérieure tuméfiés, qui ne doivent être attribués qu'à une cause purement locale, au catarrhe chronique de la muqueuse nasale et à sa sécrétion irritante, et après quelques mois ils peuvent être atteints des mêmes symptômes ou d'autres manifestations scrofuleuses. Ainsi, l'existence ou la non-existence de l'habitus dépendra de la présence ou de la disparition de ces inflammations locales.

Quant aux processus locaux, ils se distinguent tous par leur longue durée, leurs récidives fréquentes et la grande résistance qu'ils offrent à tout traitement local par les cautérisations, les cataplasmes ou les onguents de toute espèce. Ils présentent le plus souvent des symptômes si caractéristiques, qu'ils méritent d'être examinés en détail.

a. — Affections cutanées.

Le plus souvent on rencontre sur la peau les dartres humides : l'eczéma, l'impétigo et l'ecthyma.

La furonculose, qui n'atteint également que les enfants issus de parents tuberculeux, a déjà été traitée page 520.

Sous le nom d'*eczéma* on comprend une inflammation de la peau, pendant laquelle un exsudat liquide est sécrété sous l'épiderme et qui couvre une assez grande surface de la peau sous forme de petites vésicules rapprochées. Selon que le fond et les parties circonvoisines de la peau sont faiblement ou fortement rougis et gonflés, on distingue un *eczéma simple* et un *eczema rubrum*. Lorsque les vésicules deviennent plus grandes et se remplissent totalement de pus, on désigne cette variété par le nom d'*eczéma impétigineux*. Évidemment on ne peut pas admettre de formes spéciales dans ce cas, car on rencontre souvent, en même temps ou successivement, les trois formes sur le même individu.

Symptômes. — Il se forme toujours, à la suite de la rupture et de la dessiccation des vésicules et des pustules, des croûtes jaunâtres qui sont soulevées sans cesse par un nouvel exsudat liquide, et ce dernier se dessèche à son tour. Au cuir chevelu, les croûtes deviennent beaucoup plus grosses, à cause de leur adhérence aux cheveux, que sur la peau nue. Quelquefois la sécrétion devient si abondante, qu'on voit suinter par quelques crevasses de ces croûtes de grosses perles d'une sérosité trouble, quelquefois assez abondante pour s'écouler au loin. L'exsudat irrite ces parties éloignées, jusque-là tout à fait saines, et il peut s'y développer également une dartre humide.

L'eczéma n'a rien de commun ni avec les follicules sébacés, ni avec les glandes sudoripares, c'est une simple inflammation de la peau. Chez les enfants scrofuleux, on l'observe le plus souvent sur le cuir chevelu et à la face (tinea capitis, porrigo), cependant aucune partie de la peau n'en est exempte absolument. Il se guérit d'ordinaire spontanément au bout de quatre à huit semaines, et ce n'est que très-rarement qu'il reste plus de six mois à un seul et même endroit.

Si sa durée dépasse quatre semaines, les ganglions lymphatiques les plus voisins se tuméfient toujours, surtout ceux du cou, puisque, comme nous l'avons dit, l'eczéma se développe de préférence à la tête. Ces gonflements ganglionnaires ont ceci de particulier, qu'ils n'entrent presque jamais en suppuration, mais qu'ils disparaissent, après la guérison de l'éruption; cependant ils peuvent aussi persister pendant quelque temps encore à un état d'induration légère.

L'eczéma guérit sans perte de substance; on observe seulement une pigmentation plus foncée de la peau aux endroits non garnis de poils, cependant cette pigmentation disparaît complétement au bout de quelques mois. On observe très-souvent des récidives.

Traitement. — Il ne s'agira ici que du traitement local, car nous nous occuperons du traitement général à la fin du chapitre. D'après mon expérience, et je pourrais citer des milliers d'exemples, les soins de propreté suffisent complétement pour guérir cette affection; sur le cuir chevelu, il faut, en outre, couper les cheveux. Même ce dernier moyen n'est pas absolument nécessaire, car il ne fait que favoriser la dessiccation et soulage beaucoup les enfants, qui sont incommodés au plus haut degré par ces croûtes fortement agglutinées avec les cheveux.

Mais bien des mères, dans leur vanité, se décident difficilement à laisser couper les cheveux à leurs filles. Les enfants, il est vrai, souffrent beaucoup lorsqu'on les lave et qu'on enlève avec le peigne les croûtes agglutinées, mais il n'est pas à nier que même par ce traitement irrationnel et quelquefois barbare, il n'arrive enfin un temps où aucune nouvelle exsudation ne se produit, et où l'on voit reparaître une peau normale, après la chute des croûtes complétement desséchées.

Pour éloigner les croûtes, on fait bien de les imbiber avec de l'huile, elles deviennent molles et peuvent être enlevées sans douleur. On ne peut pas empêcher les enfants de se gratter, mais on peut diminuer l'irritation considérable de la peau, produite de cette façon, en leur coupant les ongles deux fois par semaine aussi court que possible.

Sous le nom d'*impétigo*, on entend une inflammation cutanée, caractérisée par des pustules plus ou moins grandes qui s'élèvent sur un fond rouge et qui, en se desséchant, forment des croûtes épaisses, jaunes ou brunes. L'exsudation se continue sous les croûtes, les soulève, et le chorion injecté se trouve à nu pendant quelques heures; cependant il se recouvre bientôt de nouvelles croûtes. La marche, les autres symptômes et le traitement local ne se distinguent en rien de ceux de l'eczéma.

Ecthyma et rupia. — Par ces deux noms, on désigne de grandes pustules isolées, qui ne produisent que passagèrement des croûtes brunes, se transformant ordinairement en ulcères torpides. Le cercle inflammatoire est le plus souvent insignifiant, mais lorsque la cachexie est très-prononcée, il devient livide, bleu rougeâtre. Les ulcères que laissent les croûtes en tombant ne fournissent presque pas de sécrétion, ils sont presque secs, néanmoins ils ne guérissent que très-lentement et persistent souvent jusqu'à la mort. Ces éruptions ne s'observent que sur des enfants maigres et cachectiques.

Traitement. — Il faut tâcher de produire une vitalité plus grande dans ces ulcères torpides par des pommades irritantes (onguent digestif ou onguent à la sabine) ou par de légères cautérisations avec le nitrate d'argent. Mais, en général, le traitement local reste inefficace, si l'on ne parvient pas à modifier avantageusement la constitution. Les remèdes qui sont donnés dans ce but seront indiqués à la fin du chapitre.

Lupus. — A côté de ces éruptions vésiculeuses et pustuleuses, la dartre rongeante, le lupus, est particulièrement propre à la scrofulose.

Symptômes. — Le lupus se présente chez les enfants sous quatre formes que nous enseigne la dermatalogie. Nous voulons parler : 1° du *lupus exfoliatus;* 2° du *lupus tubéreux;* 3° du *lupus exulcérant;* 4° du *lupus serpigineux* ou *ambulant.*

Le lupus exfoliatus consiste en une hypertrophie cutanée plus ou moins étendue, à surface luisante et polie, hypertrophie qui se desquame sans cesse et donne lieu à une démangeaison désagréable. La teinte de ces hypertrophies peut varier du rose au rouge bleu. La dureté est plus caractéristique que la proéminence au-dessus du niveau de la peau saine.

Le lupus tubéreux ne se distingue de la première forme que par une saillie plus forte des tubérosités, qui, par leur réunion, peuvent former de grandes tumeurs d'un rouge bleu et présentent quelquefois au toucher une grande dureté, mais d'autres fois aussi la sensation d'une faible fluctuation. La desquamation et la teinte sont comme dans la première forme.

Le lupus exulcérant, appelé aussi phagédénique, est rarement primitif, il est le plus souvent consécutif à l'une des formes que nous venons de décrire. Il est caractérisé par un exsudat qui se désagrége rapidement et laisse après lui des ulcères profonds et inégaux. Ces ulcères ne fournissent pas de pus crémeux, mais une matière ichoreuse, brunâtre, et guérissent excessivement lentement : ils s'étendent surtout en profondeur et n'épargnent même pas les os. Les croûtes, qui se forment de temps en temps à la suite d'une diminution momentanée de la sécrétion, tombent ordinairement bientôt.

Le lupus serpigineux, enfin, se caractérise par la formation d'ulcères profonds, qui deviennent de plus en plus grands, par suite d'une nouvelle exsudation dans les bords de l'ulcération, tandis que les endroits atteints en premier lieu se contractent, s'aplatissent et se disposent à la guérison. Les cicatrices restent toujours enfoncées, blanches, rayonnées, et les pertes de substance déforment considérablement les parties atteintes, surtout si le lupus a eu pour siége le nez ou les paupières.

Aucune de ces formes ne se rencontre chez des enfants bien portants, mais seulement chez des enfants dyscrasiques, surtout chez ceux qui sont très-scrofuleux, plus rarement chez les syphilitiques. Leur siége est principalement la face, le plus souvent le nez, puis les joues et les lèvres, beaucoup plus rarement le tronc et les extrémités.

La marche est très-chronique et la guérison se fait attendre le plus souvent pendant des années ; les pertes de substance sont toujours considérables et les cicatrices persistent pendant la vie entière.

Traitement. — Le traitement local du lupus, surtout de la forme ulcérante, est de la plus haute importance. Il est absolument nécessaire d'arrêter les progrès du mal par une cautérisation systématique. Le nitrate d'argent n'agit pas assez profondément dans ces cas, il faut avoir recours à la pâte arsenicale ou à la pâte au chlorure de zinc. La poudre arsenicale de Dupuytren (100 parties de calomel sur 1 ou 2 parties d'acide arsénieux) se prête tout particulièrement aux cautérisations superficielles, pourvu que l'endroit à cautériser ne soit pas trop rapproché de la bouche ou des fosses nasales. L'ulcère étant bien nettoyé, on y étend la poudre sur une épaisseur d'un millimètre à peu près, et on la recouvre d'une couche de poudre de gomme ; cette dernière, lorsqu'elle devient humide, transforme le tout en une masse compacte. Au bout de huit à dix jours, la pâte tombe ; mais le plus souvent on est obligé de la renouveler plusieurs fois.

La pâte au chlorure de zinc est aussi très-efficace et expose beaucoup moins au danger d'un empoisonnement. On mélange 1 partie de chlorure de zinc avec 2 à 3 parties d'amidon, on y ajoute quelques gouttes d'eau et l'on recouvre l'ulcère, préalablement nettoyé. Le chlorure de zinc cautérise à une profondeur égale à l'épaisseur de couche appliquée. Après la chute de l'eschare, il faut répéter les cautérisations jusqu'à ce qu'on ait obtenu une plaie à bons bourgeons charnus. Depuis quelque temps, Thiersch traite le lupus, avec beaucoup de succès, par une solution d'acétate d'alumine, qu'il applique sur la plaie au moyen de charpie dans un état de dilution tel que le remède ne produit que de faibles douleurs.

Sans traitement interne avec l'huile de foie de morue, qui doit être continuée pendant des années, les cautérisations même les plus fortes ne produisent quelquefois qu'une guérison passagère. Il est inutile de dire que l'application de la pâte au chlorure de zinc est presque impossible si l'on ne chloroformise pas le malade.

b. — Muqueuses et organes des sens.

Nous décrivons dans ce chapitre les modifications des organes des sens immédiatement après celles des muqueuses en général, parce que dans les affections scrofuleuses des organes de la vue et de l'ouïe, c'est toujours la muqueuse qui est principalement atteinte.

La muqueuse de la bouche et de l'œsophage n'offre pas d'affection scrofuleuse caractéristique. Les catarrhes bronchiques, qui chez les enfants scrofuleux sont si fréquents et d'une durée si longue, dépendent, selon toute probabilité, bien plus d'une véritable tuberculose pulmonaire que de la scrofulose. Dans le système génito-urinaire, on n'observe pas davantage de modifications spéciales, cependant dans le vagin on rencontre souvent chez les enfants scrofuleux une leucorrhée de longue durée, dont nous avons déjà donné la description page 475.

Des localisations manifestement scrofuleuses ne s'observent que sur la muqueuse du *nez*, de l'*œil* et de l'*oreille*.

Nez. — Très-souvent on remarque dans les narines, à l'endroit où la muqueuse se continue avec la peau, une *éruption humide,* eczéma ou impétigo, à la suite de laquelle toute la muqueuse s'épaissit et sécrète un liquide âcre en grande quantité. Les narines sont bouchées peu à peu par des croûtes de plus en plus épaisses, le bout du nez se gonfle, et le mucus irritant qui s'écoule sur la lèvre supérieure donne lieu à une rougeur et à une infiltration chroniques de cette partie de la peau. La tuméfaction du nez et de la lèvre supérieure se rencontre si souvent, qu'on en a fait le caractère principal de l'habitus scrofuleux.

Si, à la vérité, on ne peut pas nier que de pareils enfants ne soient toujours scrofuleux et ne présentent encore d'autres manifestations scrofuleuses, il ne s'ensuit pas que des enfants qui n'ont pas le nez ni la lèvre supérieure tuméfiés ne soient pas scrofuleux. Dans tous les cas, cette affection n'est pas tellement fréquente qu'on puisse l'identifier avec l'habitus dyscrasique.

La guérison se fait attendre des mois et même des années, et après la disparition de l'éruption, l'infiltration de la peau persiste encore pendant longtemps. Ces eczéma simples n'ont rien de commun avec le lupus, la formation de polypes et le coryza purulent (l'ozène), et ne se transforment jamais dans ces différents états.

L'*ozène scrofuleux* consiste en un écoulement d'un pus sanguinolent par une ou les deux narines, et se distingue de l'affection muqueuse précitée par l'odeur pénétrante du pus, odeur qui ne fait jamais défaut. Cette affection est également très-longue, cesse quelquefois pendant plusieurs semaines pour revenir avec son intensité primitive. Elle est due le plus souvent à une périostite d'une partie des parois des fosses nasales; on observe quelquefois aussi l'élimination de petites portions osseuses. Cela suffit pour expliquer l'odeur intense du pus et la marche chronique.

Traitement. —Si les enfants sont déjà d'un certain âge et raisonnables, les injections d'eau froide ou de faibles solutions astringentes rendent d'excellents services. Chez les enfants qui s'opposent à ce traitement, il faut se contenter d'introduire une pommade faible au précipité rouge (15 centigrammes sur 4 grammes d'axonge), au moyen d'un petit bourdonnet. Le traitement général est encore, dans ce cas, le point essentiel.

Œil. — Aux paupières, les glandes de Meibomius s'abcèdent souvent. Il se forme plusieurs *grains d'orge* qui se terminent tantôt par suppuration, tantôt par induration. Les parties les plus rapprochées de la paupière se tuméfient dans ce cas, et s'excorient rapidement par l'âcreté de la sécrétion devenue plus abondante. Cette affection dure également pendant des mois et se termine souvent par la perte partielle ou totale des cils.

Le plus souvent, cependant, la dyscrasie se localise sur la conjonctive bulbaire.

Dans la *conjonctivite scrofuleuse*, il se forme sur la conjonctive scléroticale, presque régulièrement, des phlyctènes, des pustules aplaties, d'un blanc jaunâtre, du volume d'une tête d'épingle jusqu'à celui d'une lentille, qui sont entourées de vaisseaux fortement distendus, d'un bleu rouge. La masse principale des vaisseaux se porte ordinairement, sous forme de faisceau, de l'un des angles de l'œil vers la phlyctène.

Après quelques jours, les phlyctènes se rompent et s'affaissent, les vaisseaux qui s'y rendaient deviennent plus petits et disparaissent bientôt complétement. Lorsque ce processus est complétement terminé, il ne reste pas trace de cette affection, et l'œil revient complétement à l'état normal. Il en est tout autrement lorsque la cornée est atteinte.

La *kératite scrofuleuse* se présente, ou bien sous la forme d'un simple développement des vaisseaux de la conjonctive scléroticale qui se prolongent sur la cornée, de sorte qu'à un endroit limité, ou bien sur toute la périphérie de la cornée, on voit passer sur son bord des vaisseaux radiés, ou bien il se forme, à un endroit quelconque de la cornée, des ulcères plus ou moins grands.

Ces ulcères de la cornée sont également consécutifs à des pustules qui correspondent aux phlyctènes de la sclérotique, mais sur la cornée elles se rompent très-rapidement, et peu de temps après le début du mal on n'observe plus de pustule, mais une perte de substance, une petite fossette, superficielle, autour de laquelle la cornée est plus ou moins trouble ou opaque. Ces ulcères, dont on rencontre souvent plusieurs à la fois, mettent un temps assez long à se cicatriser complétement. L'endroit où ils siégeaient présente quelquefois l'aspect de facettes, mais le trouble du fond de l'ulcère et de sa circonférence ne disparaît qu'au bout de quelques années ou bien persiste pendant toute la vie (taies de la cornée).

Chez les individus dont la dyscrasie est très-prononcée, les ulcères peuvent s'étendre de plus en plus en profondeur et, enfin, perforer la cornée. Si l'ulcère a été central, de sorte qu'après l'écoulement de l'humeur aqueuse la perforation n'a pas pu être bouchée par l'iris, il se produit ordinairement une atrophie du bulbe. Mais si l'ulcère était plus près de la périphérie, l'iris s'applique sur l'ouverture, se couvre de produits d'exsudation, et les enfants sont quittes pour une pupille difforme et qui ne trouble que peu la vue. A l'endroit où l'iris a contracté des adhérences avec la cornée, on remarque une tache blanche et à son centre un point noir, qui plus tard peut devenir le point de départ d'un staphylôme.

Du reste, la perforation des ulcères scrofuleux de la cornée se présente rarement ; sur cent cas, il y en a à peine un qui devient perforant, et, parmi les ulcères qui se sont terminés de cette façon, la terminaison favorable par l'application de l'iris est encore la plus fréquente.

Un symptôme très-caractéristique de l'ophthalmie scrofuleuse, c'est le spasme des paupières, le *blépharospasme*. Il est dû à une grande photophobie, qui ne fait défaut que dans un très-petit nombre de cas. Les enfants n'ouvrent pas l'œil malade pendant toute la journée, ils recherchent pendant le jour la chambre ou le coin le plus obscur, se couvrent les yeux de leurs mains, ou se couchent la face enfoncée dans les coussins, et évitent ainsi autant que possible les rayons lumineux. S'il est vrai que des enfants dociles se décident souvent après bien des exhortations à ouvrir eux-mêmes momentanément l'œil pour pouvoir l'examiner, ou au moins permettent au médecin de l'ouvrir, on voit cependant dans d'autres cas la lumière donner lieu à une irritation si violente, qu'il est impossible d'ouvrir l'œil avec la meilleure volonté de l'enfant. On peut bien faire tenir un pareil enfant et séparer avec force les deux paupières, mais il se produit toujours dans ce cas une petite hémorrhagie à l'angle externe de l'œil et un gonflement considérable des paupières.

Sous le rapport thérapeutique, cette manière brutale d'examiner les yeux n'est d'aucune utilité, car le traitement est le même, qu'il y ait des ulcères ou non; mais elle est certainement nuisible, parce qu'elle entraîne un gonflement considérable et une contusion inévitable des paupières. Sous le rapport du pronostic ce mode d'examen est plus important; car on peut rassurer complétement les parents désolés sur l'issue de la maladie, si l'on ne découvre pas d'ulcère de la cornée ou seulement un ulcère périphérique.

La photophobie n'est pas toujours en rapport direct avec la modification matérielle de la cornée; elle est souvent très-forte, tandis que cette dernière est intacte. Le larmoiement est toujours considérable lorsqu'il y a photophobie, et cette production abondante de larmes, accompagnée du frottement mécanique et de l'occlusion continue de l'œil, donne bientôt lieu à une éruption vésiculeuse de toute la moitié correspondante de la face.

Les ophthalmies scrofuleuses récidivent très-fréquemment, on peut presque dire régulièrement. Il se passe au moins six mois, souvent même plusieurs années, jusqu'à ce que les pauvres enfants rentrent dans un état à peu près normal. Les douleurs violentes et continues, qui accompagnent ces affections, donnent ordinairement lieu à un peu de fièvre et de manque d'appétit, et, par suite, à un amaigrissement sensible de tout le corps.

Un symptôme tout particulier, c'est la modification des cils dans les inflammations scrofuleuses chroniques. Ils deviennent d'abord plus longs et plus épais, mais perdent leur forme en arc de cercle et deviennent ondulés, presque bouclés. Plus tard ces cils dégénérés tombent tous et sont remplacés pour toujours par des cils petits et peu nombreux.

Dans les ophthalmies scrofuleuses on voit le plus distinctement la substitution des différentes manifestations locales de la dyscrasie. Malgré les traitements locaux et généraux les plus variés, les ulcères de la cornée peuvent se multiplier et s'aggraver pendant des mois ; qu'il survienne tout à coup un eczéma de la tête, une otorrhée, une bronchite ou une affection scrofuleuse des os, et l'ophthalmie opiniâtre disparaît complétement au bout de quelques jours. La photophobie, le larmoiement et l'injection vasculaire disparaissent comme par enchantement ; il ne reste que le trouble de la cornée qui n'entraîne d'autres symptômes que la diminution de la vue.

Traitement. — Malgré le nombre considérable de remèdes rationnels et irrationnels, douloureux et indolents, anciens et modernes, que les ophthalmologistes ont prônés, nous ne possédons pas encore de mode de traitement qui abrége d'une manière évidente la marche de cette affection opiniâtre et la rende moins douloureuse.

On défendra de couvrir l'organe avec un mouchoir épais, et l'on permettra seulement de suspendre au-devant de l'œil un petit linge. Tous les onguents et toutes les instillations dans l'œil avec des collyres astringents sont nuisibles, aussi longtemps qu'il existe de la rougeur et de la douleur, et augmentent l'irritation. Dans cette période inflammatoire, le meilleur remède est l'eau distillée tiède, avec laquelle on touche légèrement ou absterge l'œil toutes les heures. Les applications froides et l'eau froide augmentent le plus souvent la douleur et la rougeur.

Il ne faut pas céder au désir des enfants de se soustraire complétement à la lumière. Ils doivent séjourner dans une chambre claire, ayant simplement l'œil protégé par un petit linge flottant. Il est utile d'instiller tous les jours une fois une solution concentrée d'atropine (0^{gr},05 sur eau 8 gr.) et de prescrire à l'intérieur de l'extrait de belladone, à la dose de 0^{gr},025 dans les vingt-quatre heures. On a recommandé de plonger la tête à plusieurs reprises dans l'eau froide, ce procédé exerce sur le blépharospasme une influence manifestement favorable, mais qui ne persiste que quelques heures. Les enfants et les parents s'opposent généralement avec énergie à ce mode de traitement, et ceux qui l'ont essayé une fois ne veulent plus y revenir. Pour cette raison j'ai abandonné depuis des années ce procédé, un peu brutal, il est vrai, et je ne crois pas que les résultats que j'obtiens soient moins favorables qu'autrefois.

Si les enfants ne sont pas tuberculeux d'une manière évidente, ce qui en général n'est pas le cas, ils supportent parfaitement bien les frictions avec la pommade mercurielle, et l'on remarque à la suite de ce traitement une marche assez favorable, quoique un peu lente, vers la guérison. La pommade mercurielle est appliquée sur le front à la dose de 0^{gr},50 à 1 gr. par jour ; on couvre, après la friction, le front d'une large bande, pour empêcher les enfants d'y arriver avec la main, car l'inflammation de l'œil augmenterait, si l'onguent arrivait en contact avec la conjonctive.

La morphine est le remède souverain contre les fortes douleurs, l'in-

somnie et l'excitation générale. Je fais toujours dissoudre 0^{gr},025 dans 100 grammes d'eau, et je donne cette solution par cuillerées à café, jusqu'à ce que l'effet voulu soit obtenu. Ces petites doses de morphine ne peuvent pas exercer d'effet secondaire fâcheux ; il n'en est pas de même des sangsues qui calment également la douleur et qu'on employait souvent dans le temps ; mais elles sont à rejeter à cause de l'anémie consécutive qu'elles déterminent.

Lorsque la marche est traînante et qu'il y a absence de toute éruption cutanée, on voit quelquefois une amélioration rapide, étonnante, de l'affection oculaire par la production de pustules stibiées. Cependant la pommade d'Autenrieth est une préparation tout à fait impropre pour atteindre ce but. Les enfants portent les mains aux endroits frictionnés et se frottent ensuite les yeux avec leurs doigts remplis de pommade, ce qui aggrave considérablement leur ophthalmie. Depuis des années je me sers d'un mélange d'une partie de tartre stibié et de trois parties d'emplâtre citrin ; on en étend une couche de la grandeur d'une pièce de 5 francs et de l'épaisseur de 2 millimètres sur de longues bandelettes de sparadrap et on la fixe à la nuque. Après quatre jours on enlève le pansement, au-dessous duquel on trouve une quantité de pustules grandes et petites. Si ces pustules tendent à guérir au bout de quelques jours, on peut pendant longtemps encore les entretenir en suppuration par l'onguent de sabine.

Contre la blépharite et l'adénite des glandes de Meibomius on se sert d'onguents astringents ou faiblement irritants. C'est surtout la pommade au précipité blanc (0^{gr},10 à 0^{gr},20 sur 4 grammes d'axonge) et la pommade au zinc qui se recommandent dans ces cas.

Comme nous l'avons déjà dit, tous ces moyens locaux n'exercent pas une influence très-sensible sur la maladie, et le point essentiel reste toujours un traitement général, convenablement dirigé et continué pendant au moins une année.

Oreille. — La scrofulose est la cause d'un grand nombre de maladies d'oreille ; les otorrhées chroniques, suite de l'otite externe et interne, puis les affections osseuses du conduit auditif et du rocher se rencontrent presque exclusivement chez les enfants issus de parents tuberculeux, et coïncident ou alternent avec d'autres localisations de la dyscrasie. Nous avons déjà décrit en détail les affections appartenant à cette catégorie. (Voy. p. 431-442.)

c. — Glandes lymphatiques et tissu cellulaire sous-cutané.

Chez les enfants scrofuleux on rencontre très-fréquemment des engorgements ganglionnaires qui sont provoqués le plus souvent par des affections de la peau ou de la muqueuse correspondantes. Ce sont le plus souvent les ganglions lymphatiques du cou qui se tuméfient, plus rarement ceux de la région axillaire et de l'aine.

On distingue en anatomie pathologique l'hypertrophie simple et la tuberculose des ganglions lymphatiques. En pratique, cette distinction ne peut pas être maintenue. On peut voir très-souvent qu'un enfant est atteint d'un engorgement ganglionnaire du cou à la suite d'un eczéma de la tête et que ces ganglions, qui à l'origine étaient simplement hypertrophiés, finissent cependant par entrer en suppuration et par se transformer en matière tuberculeuse, après que l'eczéma est guéri depuis longtemps. La distinction des ganglions scrofuleux d'avec les ganglions tuberculeux n'est presque pas possible, parce que la transformation de la première forme dans l'autre se fait peu à peu et ne se manifeste pas par des symptômes précis.

Anatomie pathologique. — Des extirpations nombreuses de ganglions hypertrophiés et des autopsies fréquentes ont démontré que sur un seul et même individu, les hypertrophies simples peuvent se rencontrer à côté d'infiltrations tuberculeuses des ganglions lymphatiques.

Dans l'*hypertrophie simple*, la modification de la structure est insignifiante. La substance devient d'autant plus dure et plus résistante que la maladie est plus ancienne. La surface est le plus souvent très-vascularisée ; quand on divise le ganglion, on peut en faire sortir par la pression un suc trouble, qui, examiné sous le microscope, présente les éléments ganglionnaires connus, beaucoup de noyaux, peu de cellules et quelques rares faisceaux de tissu conjonctif. Quelquefois on rencontre aussi des excavations plus ou moins grandes, dispersées dans le parenchyme glandulaire et renfermant un liquide clair.

Les *ganglions tuberculeux* sont toujours hypertrophiés en même temps et présentent sur la surface de section de petits tubercules miliaires gris, hyalins, ou bien il s'est déjà formé de gros tubercules jaunes et des conglomérats de tubercules. Au plus haut degré de la maladie, presque tout le parenchyme glandulaire a disparu et a été remplacé par des masses tuberculeuses. Le ramollissement est la terminaison ordinaire de la tuberculose ganglionnaire ; la crétification semble être rare chez les enfants. Par suite des progrès du ramollissement, le parenchyme s'enflamme de même que le tissu cellulaire environnant ; il se forme des abcès et des ulcères fistuleux à bords décollés, si connus par leur guérison lente.

Symptômes. — Le siége le plus fréquent de la tuberculose ganglionnaire c'est le cou ; presque jamais le mal ne se borne qu'à un seul ganglion, en général on sent un grand nombre de ces ganglions des deux côtés du cou, sous le menton, derrière et au-dessous de l'oreille. Si les ganglions se sont tuméfiés très-lentement et sans provoquer de douleur, ils restent ordinairement assez mobiles, dans le cas contraire et surtout quand ils entrent en suppuration, ils deviennent tendus et immobiles. Il se présente alors dans tous les cas une douleur vive, augmentant à la pression, la peau qui les recouvre devient de plus en plus rouge et s'amincit, elle se rompt, enfin, et il s'écoule un pus mince, floconneux, qui entraîne quelquefois des fragments de tubercules plus ou moins grands. Ordinairement plusieurs ganglions s'abcèdent et se vident à différents endroits, soit en même temps, soit successivement, et la suppuration est toujours excessivement longue. Il se forme des ulcères tout particuliers, à bords calleux, gonflés et à fond lardacé, sur lequel on voit quelques ganglions faire saillie.

Enfin, après bien des mois, les bords calleux se ramollissent, les ulcères se nettoyent et guérissent en laissant, il est vrai, des cicatrices difformes. Il est remarquable que l'état général n'est d'ordinaire pas en souffrance pendant ce temps; au contraire, les enfants ont un aspect florissant et prospèrent, à la condition cependant que la tuberculose soit localisée dans les ganglions et qu'elle n'atteigne pas en même temps le poumon. En faisant abstraction des cicatrices difformes, la marche est favorable dans la plupart des cas, et une fois tous les ulcères complétement guéris, il ne se présente ordinairement plus de nouveaux engorgements ni de nouvelles suppurations.

Quant aux complications, il résulte des recherches connues de Lebert que, 7 fois sur 16, l'ophthalmie scrofuleuse s'ajoute à cette affection des ganglions ou la précède, que les deux cinquièmes des cas se compliquent d'affections osseuses, un quart d'affections cutanées, un quart de maladies articulaires et un sixième d'ulcérations superficielles et d'abcès. D'après les données du même auteur, la tuberculose ganglionnaire est très-rare entre la première et la cinquième année (un douzième des cas observés par lui), elle est plus fréquente entre cinq et dix ans (un cinquième), le plus fréquente entre dix et quinze ans (presque un tiers des cas). Entre quinze et vingt ans, la fréquence est encore considérable (deux septièmes). A partir de cet âge, la maladie devient de plus en plus rare, car la tuberculose se localise, après cette époque, beaucoup plus souvent dans le poumon que dans les ganglions lymphatiques.

La tuberculose des ganglions lymphatiques n'est pas dangereuse par elle-même, mais la tuberculose des poumons se développe ordinairement après l'époque de la puberté, et c'est pour cette raison qu'il faut toujours avoir en vue ce danger, quand on pose le diagnostic.

Traitement. — Dans l'hypertrophie simple et l'hypertrophie inflammatoire, il faut avant tout prendre en considération la cause de la maladie. Aussi longtemps qu'existe encore l'affection scrofuleuse de la peau ou de la muqueuse qui a provoqué cette hypertrophie, les ganglions ne diminuent jamais de volume. Ce n'est que lorsqu'elle est guérie, sans que la tuméfaction ganglionnaire se soit dissipée, qu'on peut essayer de faire disparaître cette dernière par l'application de teinture d'iode, répétée deux ou trois fois par semaine. Les hypertrophies simples disparaissent après un long usage de ce médicament, mais les hypertrophies tuberculeuses s'enflamment plus vite et l'abcès s'ouvre plus rapidement sous l'influence de ce traitement. Cependant il ne faudrait pas considérer cette dernière terminaison comme défavorable, car les masses tuberculeuses sont, de cette façon, éliminées du corps et ne peuvent plus être résorbées.

Quelquefois le ramollissement tuberculeux se produit d'une manière excessivement lente, mais il ne fait presque jamais défaut, puisque la crétification ne s'observe, pour ainsi dire, jamais dans l'enfance. Tous les irritants de la peau semblent l'accélérer, et, pour cette raison, il est rationnel de les mettre en usage. A cette catégorie appartiennent tous les onguents et emplâtres rubéfiants, dont la médecine populaire compte un si grand nombre.

Les abcès ouverts et les ulcères qui leur succèdent seront traités d'après les principes de la chirurgie. Si la guérison se fait trop longtemps attendre, on peut obtenir un progrès sensible par la pommade au précipité rouge.

Contre les indurations simples, l'iode est le remède souverain. Cependant il faut être très-circonspect, lorsqu'on veut l'employer à l'intérieur, car la tuberculose pulmonaire, qu'il faut toujours soupçonner, fait quelquefois des progrès sensibles sous ce traitement. Ce qui convient le mieux dans ces cas, c'est l'usage prolongé des eaux minérales iodurées et bromurées, parmi lesquelles la source de Heilbronn tient le premier rang. Les ganglions hypertrophiés diminuent rapidement de volume sous l'influence du badigeonnage longtemps continué avec la teinture d'iode, cependant il est rare de les voir disparaître complétement.

Il ne peut être question d'extirper les ganglions que lorsque les phénomènes inflammatoires ont disparu depuis longtemps et qu'il ne reste plus que quelques glandes hypertrophiées; dans le cas contraire, il faut s'attendre à ce que la plaie qui résulte de l'opération prenne, au lieu de guérir, le caractère d'un ulcère ganglionnaire scrofuleux avec les bords calleux qui le caractérisent.

d. — Os.

Inflammation du périoste (périostite scrofuleuse).

L'inflammation du périoste est assez souvent l'expression unique de la scrofulose; dans d'autres cas, elle s'ajoute à d'autres affections scrofuleuses. Elle se manifeste comme inflammation aiguë, ou bien elle affecte une marche chronique, quelquefois très-insidieuse. On a observé, dans quelques cas, la transformation d'une périostite primitivement chronique en une périostite aiguë.

Tantôt cette affection atteint une partie plus ou moins grande du périoste, tantôt elle l'envahit dans toute son étendue. Elle se montre de préférence sur les grands os longs des extrémités (tibia, fémur, humérus) et les os compactes; rarement les os spongieux en sont atteints.

La périostite aiguë, qui s'observe presque aussi souvent que la périostite chronique, se caractérise anatomiquement par une vive injection du pé-

rioste, le plus souvent, sous forme d'une rougeur uniforme, par le gonflement, le relâchement du tissu et par son aspect mollasse ; plus tard, le
périoste est imbibé d'un liquide muqueux, épais, et se laisse facilement
détacher de l'os. Dans la périostite chronique, l'hypérémie est moindre,
la rougeur se présente plus souvent sous forme de stries ou de taches ; le
périoste offre l'aspect d'une masse lardacée, rouge grisâtre ou rouge blanchâtre, qui se laisse séparer plus difficilement de l'os et des parties molles
environnantes. Si la maladie existe depuis longtemps, ces dernières, de
même que le périoste modifié, renferment souvent de petites lamelles ou
pointes osseuses constituées par du tissu osseux de nouvelle formation ;
car cette génération osseuse est un fait constant dans la périostite de
longue durée.

Les autres modifications que subit le périoste enflammé chez les scrofuleux, sont les suivantes :

La *résolution complète* et le *retour* à la texture normale sont excessivement rares ; un peu plus souvent, on observe l'*épaississement* et l'*augmentation* permanente et directe de volume, avec organisation des produits inflammatoires et leur transformation en un tissu stable ; mais la
terminaison la plus fréquente, c'est la *suppuration* ou la *fonte ichoreuse*.
Dans ces derniers cas, il se forme du pus dans le périoste enflammé, de
même qu'entre le périoste et l'os ; assez souvent, on voit se développer,
dans les parties molles avoisinantes, des abcès qui se réunissent avec le
foyer purulent de l'os et peuvent ainsi former de vastes excavations. Si le
pus s'est vidé à l'extérieur et qu'en même temps la périostite ait été peu
étendue, il peut y avoir guérison et cicatrisation ; cependant ces cas sont
rares ; généralement le périoste est détaché de l'os sur une assez grande
surface ; ce dernier est privé des éléments nutritifs nécessaires à son
existence, et il se nécrose. Dans d'autres cas, on voit, sous l'influence
continue de la diathèse scrofuleuse, la suppuration devenir ichoreuse ;
cette fonte ichoreuse peut s'étendre également au tissu osseux sous-jacent et y faire naître le même processus, c'est-à-dire la carie (voy. *Carie*
et *Nécrose*).

La *périostite scrofuleuse* est plus rarement le signe de la tuberculose que
l'*ostéite scrofuleuse*, en ce sens qu'on observe moins souvent la production
de masses tuberculeuses comme résidu de l'inflammation. Les symptômes
de la périostite scrofuleuse ressemblent, en général, à ceux de toute autre
périostite et ne diffèrent que sous l'influence de l'acuité et de la chronicité
de la marche. Au début, il existe le plus souvent une douleur locale,
assez mal circonscrite, qui s'étend le long de l'os, douleur essentiellement sourde qui augmente par la pression. Bientôt cette douleur, qui au
commencement, ne se manifestait que de temps en temps, devient plus
continue, plus forte, surtout par le mauvais temps, souvent aussi pendant
la nuit. Le membre malade gonfle plus ou moins rapidement, selon le
caractère de l'inflammation ; la peau est fortement tendue, et l'on ne
peut plus la soulever sous forme de pli ; le gonflement est rénitent dans

la première période; s'il y a formation de pus, la tumeur devient plus molle à un ou plusieurs endroits, la fluctuation y est évidente et l'abcès s'ouvre, après que la peau a pris une teinte bleu-rougeâtre et que l'épiderme s'est soulevé. Par les ouvertures, qui souvent grandissent rapidement, on voit sortir des granulations molles qui saignent au moindre attouchement. Le pus qui s'écoule varie dans sa nature selon les processus qui se passent dans la profondeur (carie ou nécrose).

L'état général est habituellement peu en souffrance, lorsque la maladie en question suit une marche chronique et qu'il n'existe pas en même temps d'autres affections scrofuleuses; par contre, dans la forme aiguë, de même qu'en cas de suppuration, l'état général est toujours en souffrance et se manifeste par des mouvements fébriles, qui peuvent prendre le caractère de la fièvre hectique, lorsque chez ces malades, qui généralement sont déjà très-faibles, la suppuration devient très-abondante. Cette fièvre finit par les épuiser.

Le *diagnostic* n'offre pas de difficultés, si l'on se pénètre bien des symptômes que nous avons décrits.

Le *pronostic* est défavorable, à cause de la nécrose et de la carie qui se développent si souvent à la suite de cette affection; la périostite peut, du reste, mettre la vie du malade en danger par l'abondance de la suppuration, avant que ces deux processus se soient montrés.

Traitement. — Au début, on aura recours à des moyens résolutifs, quoique, dans la plupart des cas, ils ne conduisent pas au but désiré; en outre, on emploiera les calmants (à l'intérieur et à l'extérieur), et l'on maintiendra le membre malade dans le plus grand repos; les cataplasmes calment, d'ordinaire, les douleurs le plus rapidement et le plus longtemps, surtout si le pus commence à se former. Si l'on constate la présence de ce dernier, il faut faire immédiatement des incisions, car la suppuration, qui devient rapidement très-considérable, décolle le périoste de plus en plus et dénude l'os sur une étendue de plus en plus grande.

Inflammation de la moelle des os (ostéomyélite, endostéite).

L'inflammation de la moelle des os longs (dans le canal médullaire) s'observe très-souvent chez les individus scrofuleux. Les lésions anatomo-pathologiques de cette maladie sont les suivantes : d'abord, hypérémie avec teinte rouge foncé de la moelle, à côté de laquelle on trouve, par-ci par-là, de petits extravasats sanguins, puis suppuration par de petits foyers disséminés qui s'étendent de plus en plus, tandis que l'hypérémie cesse. Le tissu médullaire prend une teinte d'un brun jaune sale, et devient diffluent; les parois osseuses prennent une couleur terne, sont traversées par des granulations et de l'ichor, se résorbent de plus en plus, deviennent carieuses, ou bien, lorsque la quantité de pus augmente rapidement, ces parois sont privées de tout afflux de sang et se nécrosent (carie et nécrose centrales). Cette lésion peut s'étendre peu à peu à toute l'épaisseur de l'os, atteindre le périoste et donner lieu aux mêmes processus que nous décrirons en parlant de l'inflammation du tissu osseux et de ses terminaisons. On peut également renvoyer à cette maladie pour la symptomatologie et le traitement.

Une inflammation de la moelle osseuse qui s'observe plus souvent encore chez les scrofuleux, c'est celle qui atteint la moelle de l'espace médullaire aussi bien que des mailles osseuses des os longs, surtout des petits os de la main et du pied; cette inflammation centrale est toujours accompagnée d'une inflammation du périoste. Le processus qui, dans ses périodes ultérieures, est connu sous le nom d'ostéoporose, ostéospongiose, *spina ventosa*, est d'abord le suivant : tous les petits espaces médullaires et le canal médullaire sont remplis d'une moelle d'un rouge foncé, riche en sang et en cellules, parfois même diffluente, tandis que le périoste se montre hypérémié et tuméfié. Dans les périodes ultérieures il se produit dans l'intérieur de l'os, sous l'influence du processus inflammatoire, une fonte purulente et une résorption de substance osseuse, ce qui donne aux espaces médullaires des dimensions exagérées, tandis que, au dehors, du périoste, également enflammé, il s'élève des lamelles osseuses minces et irrégulières, qui, à leur tour, sont en partie détruites par la résorption progressant de dedans en dehors. De cette manière, l'os peut se trouver considérablement agrandi, bien que sa masse ait diminué, et cela pour la raison très-simple que l'intérieur consiste en vastes compartiments ou vacuoles irréguliers, comme si l'on avait fortement insufflé tout l'os; de là la dénomination : *spina ventosa*. Lorsque le mal est arrivé à un grand développement, il n'est plus possible d'établir une distinction entre le canal médullaire et le tissu spongieux.

Chez les enfants scrofuleux, la maladie se rencontre fréquemment aux mains et aux pieds, surtout aux métacarpiens et aux métatarsiens, ou bien aux phalanges, qui souvent prennent des dimensions anormales et représentent des tumeurs en forme de massue ou arrondies. (Ce processus offre de la ressemblance avec les enchondromes des doigts, et généralement les articulations restent libres comme dans cette dernière maladie.) Les tumeurs ne s'ouvrent pas toujours, cet accident manque même assez souvent; si l'ouverture a lieu, les fistules peuvent être nombreuses, mais elles sont généralement petites.

Traitement. — On obtient assez souvent la guérison de cette affection, et sans grande difformité. Les moyens à employer sont les remèdes indiqués contre la maladie fondamentale, ainsi que des bains locaux dans de l'eau tiède, pure ou alcaline; en outre, on fait bien d'appliquer un appareil compressif longtemps continué.

Inflammation du tissu osseux (ostéite scrofuleuse).

L'inflammation du tissu osseux se rencontre souvent chez les enfants scrofuleux; elle a son siége principal dans le tissu spongieux des os courts des extrémités, dans les épiphyses des os longs, dans les vertèbres, etc.; cependant on l'observe aussi dans les os polis et compactes, et dans la diaphyse des os longs; en un mot, il n'y a pas un seul os du squelette qui en reste exempt.

Avec une hypérémie plus ou moins sensible et pouvant s'exaspérer jusqu'à une extravasation sanguine, il se forme en un point quelconque du tissu osseux un foyer inflammatoire qui gagne rapidement de l'extension, ou il s'en forme plusieurs qui se réunissent. Les lacunes du tissu spongieux sont gorgées d'un liquide gras, gélatineux, bientôt remplacé par des granulations qui montrent une grande richesse en éléments cellulaires; les mailles du tissu osseux deviennent plus grandes, la substance osseuse étant en partie résorbée par le développement des granulations (ostéoporose). L'os lui-même paraît plus volumineux aux endroits enflammés, quoique sa masse n'ait pas augmenté, mais, au contraire, diminué. Cet état de choses frappe surtout quand le siége de l'inflammation est rapproché de la surface de l'os. Souvent, même lorsque l'os est atteint dans ses parties profondes et que l'inflammation ne s'étend pas jusqu'à sa surface, on remarque une formation d'abcès dans les parties molles avoisinantes.

Une forme inflammatoire qui s'observe souvent chez les scrofuleux et qui envahit principalement les os spongieux et les épiphyses, c'est la forme *tuberculeuse*. Il se développe un état d'hypérémie avec formation d'un ou de plusieurs foyers ou avec une infiltration uniforme des masses osseuses par un exsudat demi-transparent, gris jaunâtre et gélatineux. S'il y a des foyers, ils sont quelquefois entourés d'une sorte de membrane qui enkyste en quelque sorte l'exsudat, mais disparaît à mesure que ce dernier subit des changements ultérieurs. Bientôt arrive le ramollissement, les foyers prennent une coloration jaunâtre; dans une masse épaisse, crémeuse, on rencontre des parties grumeleuses, caséeuses, et quelquefois de petits fragments osseux, si le mal s'étend rapidement. De cette manière, il se forme dans l'épaisseur de l'os des cavités qui peuvent souvent devenir très-vastes par la réunion de plusieurs d'entre elles, et l'os finit par devenir excessivement fragile et par se rompre. Dans les premières périodes, la guérison peut se faire par résorption du contenu liquide des foyers et par incrustation calcaire du reste, pendant que, dans le voisinage immédiat, il se forme une condensation du tissu osseux qui peut quelquefois amener l'isolement des foyers dans une coque osseuse; mais plus souvent il arrive que le pus tuberculeux se fraye un passage au dehors et que le processus se prolonge sous la forme de la carie tuberculeuse qui parcourt alors ses diverses périodes (voy. *Carie*).

L'*infiltration* tuberculeuse peut envahir un os dans toute son étendue, par exemple, une vertèbre, où elle n'en envahit qu'une partie; ou bien, dans l'os pénétré d'un produit inflammatoire d'un gris jaunâtre, il se rencontre des stries et des taches jaunes qui grandissent rapidement, deviennent confluentes et consistent en un liquide purulent, mêlé de petits grains grumeleux; le liquide prend bientôt le caractère d'une sanie purulente. Sous cette influence, le tissu osseux se désagrége en parcelles plus ou moins grandes que l'on retrouve parfois dans le liquide ichoreux qui s'écoule. A mesure que le processus s'étend, il peut envahir le périoste, en entraîner la destruction par fonte ichoreuse et mortification. Dans d'autres cas, plus rares, le mal se limite après l'élimination des parties infiltrées, et la guérison s'opère par un bourgeonnement qui comble les lacunes et qui a son point de départ dans la partie osseuse avoisinante encore saine, ou bien dans le périoste et les parties circonvoisines.

Les *terminaisons* de l'inflammation de la substance osseuse, après une durée plus ou moins longue, sont les suivantes :

1° La *résolution*. Une résolution complète est très-rare chez les scrofuleux, et on ne l'a observée que pour les inflammations des parties osseuses peu étendues.

2° La *suppuration* suivie de guérison, sans carie intermédiaire. Le passage à la suppuration a lieu assez souvent, mais ce qui est plus rare, c'est la guérison une fois l'abcès ouvert et vidé, car, le plus souvent dans ces cas, l'influence de la diathèse morbide entraîne une fonte ichoreuse et une carie de longue durée. Les lacunes osseuses sont alors distendues, agrandies et remplies de pus; la destruction du tissu osseux donne lieu à des cavités plus ou moins grandes, processus qui peut aller si loin qu'un os n'offre qu'une cavité revêtue d'une coque osseuse de plus en plus mince et entourée de son périoste; c'est ce qui constitue l'abcès osseux. — Si le pus s'est frayé un chemin jusqu'aux parties molles, il peut, surtout lorsque, dans ces dernières, il s'est formé également un abcès précédé d'une inflammation, poursuivre son chemin en droite ligne et en perforant les parties molles au niveau du siége de l'affection, ou bien ramper, jusqu'à une certaine distance, entre ces parties, et se montrer à un point plus ou moins éloigné du lieu de sa production. Le pus est jaune ou d'un blanc jaunâtre, sans mauvaise odeur, ordinairement un peu ténu et sans propriétés corrosives. On prétend qu'il contient une quantité de phosphate de chaux plus grande ($\frac{1}{170}$ à $\frac{1}{120}$) que celui qui se forme dans les parties molles ($\frac{1}{300}$). Après l'évacuation de ce pus, l'écoulement persiste encore plus ou moins longtemps, puis, dans les cas favorables, la suppuration cesse, les ouvertures se ferment, la cavité se remplit de granulations dans lesquelles s'opère plus tard une néoplasie osseuse.

3° *Carie*. 4° *Nécrose*. Ces deux processus inflammatoires offrent des particularités si remarquables, que nous devons les étudier séparément.

Les *symptômes* de l'inflammation osseuse varient selon le siége et l'extension et selon la part que les parties molles ont prise au travail inflammatoire. Les douleurs ne manquent jamais. Tantôt elles sont fixes, tantôt elles s'irradient au loin. Le gonflement de la partie atteinte varie également, et l'on a généralement de la peine à distinguer quelle est, dans ce gonflement, la part qui revient aux parties molles environnantes, et quelle est celle qui revient à l'os et à son périoste. La peau est ordinairement très-sensible et plus ou moins rougie, surtout lorsque des abcès sont sur le point de percer. Il n'est pas rare que de pareils abcès se forment dans les parties molles sans être en rapport avec la maladie osseuse; ils s'ouvrent, arrivent de nouveau à se fermer, et laissent à leur suite des cicatrices irrégulières et profondes.

Dans l'ostéite chronique, l'état général peut être fort peu troublé, et la fièvre souvent ne se montre qu'avec le développement de la suppuration; dans l'ostéite aiguë, il est rare qu'on n'observe une fièvre continue, de l'amaigrissement, la perte des forces, l'insomnie, le manque d'appétit et la diarrhée.

Traitement. — Si la marche est longue et les douleurs modérées, on peut, pour favoriser la résolution, employer des pommades iodées, des emplâtres mercuriels (si toutefois l'état général permet l'usage de ce dernier remède), ou bien des vésicatoires et des sétons, comme moyens dérivatifs; si le processus est aigu, il faut, en vue des douleurs qui, dans la grande majorité des cas, sont très-violentes, et parce que le plus souvent il n'y a pas alors de résolution possible, prescrire le repos absolu du membre et des remèdes calmants, tels que cataplasmes et applications plus ou moins répétées de sangsues; en cas d'exacerbation violente, on emploiera la glace, des irrigations froides, moyens qui se supportent mieux qu'on n'a l'habitude de l'admettre.

Lorsque les abcès osseux se sont ouverts en dehors, il faut avoir soin de ménager au pus un écoulement convenable, de nettoyer, par des injections, les trajets fistuleux et la cavité, etc.

Carie, ulcération osseuse.

Chez les individus scrofuleux, la carie a le plus souvent pour point de départ l'ostéite primitive d'un ou de plusieurs os, et, en particulier, d'os spongieux; elle a plus rarement pour point de départ une périostite dans laquelle l'ulcération du périoste s'est propagée sur l'os lui-même. La carie s'étend, par conséquent, du centre à la périphérie, de dedans en dehors (carie centrale, carie profonde), ou bien de dehors en dedans, c'est-à-dire de la périphérie au centre (carie superficielle, carie périphérique). Tantôt elle est circonscrite et représente alors le vrai ulcère osseux, tantôt elle est diffuse et n'envahit que quelques parties de l'os ou ce dernier dans toute son épaisseur (carie partielle et carie totale).

La carie, précédée des phénomènes inflammatoires mentionnés, commence de la manière suivante : les granulations sécrètent un liquide rouge brun qui, mêlé aux cellules adipeuses désorganisées et à de rares corpuscules de pus, représente la sanie ichoreuse dont les espaces médullaires se remplissent ; puis les trabécules osseuses se désagrégent peu à peu, ce qui rend l'os atteint de la sorte mou et facile à écraser jusqu'à ce qu'il soit effacé complétement par les progrès de la destruction qui envahissent une couche après l'autre.

Mais assez souvent la substance osseuse est détruite, non-seulement par une fonte et une désagrégation progressive, mais encore par la nécrose, lorsque, dans le voisinage immédiat des endroits cariés, des parties osseuses, soit normales, soit déjà en voie d'ulcération, sont privées de nourriture, meurent et donnent lieu à des séquestres plus ou moins volumineux (*caries necrotica*).

L'ulcération de l'os s'étend également sur les parties circonvoisines qui, généralement, ont déjà participé à l'inflammation antécédente; le périoste est détruit par la fonte ichoreuse des parties molles, aux endroits qui correspondent à la destruction du périoste; on remarque surtout une ulcération du tissu cellulaire; il s'y forme des foyers purulents plus ou moins grands, des trajets fistuleux; enfin la peau enflammée se perfore, et la sanie carieuse se vide au dehors. Souvent on trouve des formations d'ostéophytes dans les parties molles, surtout dans le voisinage du périoste.

Le produit de la sécrétion est le plus souvent mince, d'une odeur fade et repoussante, analogue à celle de la chair pourrie, mêlé de particules osseuses, ou bien, en cas de carie tuberculeuse, de grumeaux et de flocons caséeux, auxquels s'ajoutent également de petits fragments osseux. Autour de l'ouverture fistuleuse s'élèvent des granulations molles, fongueuses, qui en bouchent souvent l'entrée, et qui saignent au moindre attouchement. Les trajets fistuleux se dirigent ordinairement en ligne droite ou oblique vers l'os malade; quelquefois, cependant, ils décrivent des sinuosités ou des lignes brisées, et la sanie n'arrive à la surface qu'après des détours. Selon la direction poursuivie par les trajets fistuleux, la sonde arrive plus ou moins facilement à l'os malade, et ce dernier paraît rugueux, inégal, comme vermoulu et facile à écraser. La sonde est souvent colorée en noir par les éléments sulfureux contenus dans la sanie, de même que les emplâtres à base de plomb qui entrent en contact avec elle.

L'état général souffre peu dans la carie, si cette dernière envahit de petits os éloignés du tronc. Dans d'autres cas, il est altéré à un haut degré (voy. *Spondylarthrocace*). La guérison, d'après la plupart des observations connues, n'est possible qu'autant qu'on est parvenu à dissiper la dyscrasie fondamentale, et, même alors, il peut arriver que la carie progresse jusqu'à la destruction de l'os atteint, et même qu'elle en envahisse d'autres situés dans le voisinage. — Si la guérison doit avoir lieu, il faut que la formation de l'ichor et la fonte osseuse s'arrêtent; les granula-

tions deviennent alors plus fermes, plus consistantes, plus fibreuses ;
elles servent de point de départ, ainsi que les tissus voisins, surtout
le périoste épaissi, à l'ossification appelée à réparer la perte de substance.

De tout ce que nous venons de dire, le diagnostic, ainsi que le pronostic, dérive pour ainsi dire naturellement. En suposant même qu'on
ne parvienne pas à atteindre avec la sonde l'os carié, à cause du trajet
irrégulier des fistules, et à donner ainsi au diagnostic un caractère de
certitude, la nature du pus, l'aspect des ouvertures fistuleuses, le mode
de développement de la maladie, son lieu de production, la nature des
parties osseuses atteintes (os spongieux), enfin l'état général n'en don-
neront pas moins des renseignements suffisants sur le genre de l'affection
que l'on a sous les yeux.

Traitement. — Le meilleur pansement à employer consiste en compresses humides ou en boulettes de charpie, également humides, qu'on
renouvelle fréquemment, en même temps qu'on donne au membre malade une situation telle, que l'écoulement puisse se faire avec facilité. Si
les granulations fongueuses donnent lieu à des hémorrhagies, on peut les
toucher avec le crayon de nitrate d'argent, et les panser avec de légers
astringents. Les bains locaux sont utiles et doivent être employés toutes
les fois que le siége de l'affection permet de les employer, par exemple,
à la main ou aux pieds. Le plus souvent on prescrit, indépendamment
des simples bains d'eau tiède qui se recommandent pour le besoin de la
propreté, des bains alcalins et sulfureux, auxquels on peut ajouter des
décoctions narcotiques si les douleurs sont très-intenses.

Les bains généraux sont également utiles ; cependant il ne faut pas que
la faiblesse soit trop grande, et qu'à ce point de vue le bain entraîne un
nouveau danger, comme, par exemple, dans la carie vertébrale. Quant
aux abcès, on ouvrira ceux qui communiquent directement avec le périoste ou l'os, et montrent une fluctuation évidente ; les abcès par congestion doivent, au contraire, être attaqués le moins et le plus tard
possible.

En fait d'intervention chirurgicale, la carie peut réclamer la résection
de parties osseuses plus ou moins grandes, l'amputation ou la désarticulation. Cependant les indications dépendent ici tellement des particularités présentées par chaque cas individuel, tant sous le rapport du mal
local que sous celui de l'état général, qu'il est impossible de tracer à
cet égard des préceptes généraux.

Nécrose.

La nécrose ou gangrène osseuse peut être déterminée dans le cours
de la scrofulose par l'inflammation du périoste, de la substance osseuse
ou de la moelle ; dans ces cas, l'os meurt par suite du décollement du
périoste ou de la membrane médullaire, ou bien parce que ses vaisseaux

sont devenus imperméables par oblitération ou par la pression extérieure d'exsudats volumineux. Ainsi, toutes les causes de carie peuvent également provoquer la nécrose.

La nécrose n'atteint ordinairement qu'une partie de l'os, soit la lamelle externe (nécrose externe ou superficielle), soit la lamelle interne d'un os long, ou d'un segment de substance spongieuse (nécrose interne ou centrale) ; elle peut aussi atteindre un os dans toute son épaisseur, même dans sa totalité (nécrose totale).

La nécrose peut, il est vrai, envahir n'importe quel os chez les scrofuleux, cependant il y en a quelques-uns qui y sont plus particulièrement sujets, particulièrement les diaphyses des os longs (tibia, fémur, humérus, cubitus, radius), ensuite les os plats du crâne. Elle accompagne la carie dans les os spongieux, qui, sauf ce cas, sont plus rarement sujets à la nécrose. Le processus nécrosique offre quelques différences selon le siége.

a. Dans la nécrose centrale, le segment privé de nourriture et isolé, le sequestre, est logé dans une cavité revêtue de granulations (étui osseux); les parois de cet étui sont formées, en partie, par l'os ancien, et en partie par de la substance osseuse, de production nouvelle, qui s'est formée aussi bien dans le canal médullaire qu'à la surface de l'os sous l'influence des processus inflammatoires, et qui passe peu à peu à l'état compacte. L'os en devient plus épais et plus lourd. Dans l'étui, il se produit des ouvertures en nombre varié, qui sont revêtues de granulations et qui, se continuant à travers les tissus, s'ouvrent en dehors et forment les cloaques.

Les ouvertures osseuses sont rondes, ovales, de grandeur variée, entourées à l'extérieur d'un bourrelet fongueux ; tant que le séquestre reste enfermé dans l'étui, les cloaques laissent échapper du pus, et s'ils peuvent momentanément se fermer, ils se rouvrent cependant, en général, bientôt après.

Si le séquestre est enlevé, l'étui se remplit de granulations et, immédiatement après, de substance osseuse compacte, en supposant, bien entendu, que l'état général ne soit pas devenu trop mauvais, et les trajets fistuleux se ferment ordinairement en laissant à leur suite des rétractions cicatricielles.

b. Dans la nécrose superficielle, suite de périostite, le séquestre, ordinairement, n'est pas enfermé dans une capsule complète. La guérison s'obtient ici plus facilement, parce que l'os mort peut être éliminé ou retiré avec plus de facilité ; la cavité dans laquelle il était logé se remplit de granulations, et l'ouverture se ferme en laissant à sa suite une cicatrice adhérente à l'os.

c. Dans la nécrose intéressant toute l'épaisseur de l'os, il est également rare qu'il se forme un étui complet par l'effet de la néoplasie osseuse périphérique sur la limite du séquestre ; cet étui est imcomplet, interrompu par des lacunes, les parties molles sont parcourues par des trajets fistuleux ordinairement de longueur et de largeur très-considé-rables. Lorsque l'os est éliminé, la grande perte de substance est comblée par un développement de granulations, ayant pour point de départ le pourtour du séquestre, le périoste et d'autres parties molles, et dans les-quelles une néoplasie osseuse s'accomplit avec une rapidité plus ou moins grande.

d. La nécrose d'un os dans sa totalité se rencontre parfois à la main et au pied dans le cours de la scrofulose ; elle est toujours la conséquence d'une périostite et d'une ostéite intenses. Aussi le séquestre formé par un os entier montre le plus souvent des traces d'inflammation ; il est parfois même atteint de carie et d'ostéoporose intenses, et se trouve logé dans une vaste cavité baignée de pus et de sanie ichoreuse. Après l'expulsion du séquestre, la cavité peut se remplir de granulations, et de nouvelles tiges osseuses peuvent se former aux dépens du périoste épaissi et des parties molles.

Ce que nous avons dit de la symptomatologie de la périostite et de l'ostéite s'applique aussi à celle de la nécrose. Si la tumeur a été ou-verte spontanément ou artificiellement et que déjà la nécrose ait eu le temps de se produire, on arrive à travers l'ouverture sur l'os mort. Ce dernier donne le plus souvent à la percussion un son clair, annonçant un corps dur, en même temps il se montre poli et résistant ; cependant il peut aussi, surtout dans la nécrose totale des os spongieux, se montrer rugueux, inégal, cassant et donner un son mat au contact de la sonde. Dans ces cas, il est très-difficile de distinguer la nécrose de la carie, d'au-tant plus que le produit de sécrétion de l'étui osseux peut également être de nature ichoreuse.

Quant au pronostic, il est le plus favorable dans la nécrose superficielle ; il devient plus grave, lorsque le siége du mal est dans la profondeur et étendu au loin, surtout lorsqu'il comprend toute l'épaisseur d'un os. La violence et l'étendue de l'inflammation et de la suppuration consécutives exposent les individus scrofuleux au danger de la fièvre hectique. Une circonstance d'autant plus grave, c'est que, dans ces cas, il n'y a généra-lement d'autre remède qu'une intervention chirurgicale, qui par elle-même offre déjà quelque danger.

Le traitement doit être dirigé premièrement contre la dyscrasie, qui a été le point de départ de la maladie locale ; il faut, en second lieu, que l'élimination ou l'extraction artificielle du séquestre se fasse le plus promptement possible. Si la nécrose est superficielle, il est facile de sa-tisfaire cette indication, et l'on aura soin soit d'ouvrir l'abcès formé, soit d'agrandir une ouverture déjà existante et de retirer par cette voie le sé-questre, en supposant, bien entendu, que ce dernier soit complétement détaché ; si cela n'était pas, il faudrait entourer le membre d'un appa-reil simple et attendre, plutôt que d'intervenir activement par la cautéri-sation au fer rouge ou par des substances caustiques, ou enfin par la ré-section. Dans la nécrose avec formation d'un étui osseux, c'est-à-dire dans la nécrose centrale et quelquefois dans la nécrose intéressant toute l'épaisseur de l'os, on est forcé d'éloigner les obstacles mécaniques qui rendent impossible l'élimination du séquestre ou la retardent au moins pour longtemps, attendu qu'un séjour prolongé du séquestre dans son étui peut entraîner les plus fâcheux accidents. Pour enlever le séquestre de la capsule osseuse qui l'entoure, il faut pratiquer dans cette dernière une ouverture suffisante avec le trépan, l'ostéotome, de petites scies droites et pointues, ou bien avec le ciseau, et retirer l'os mort avec une pince à anneaux. Sous un pansement simple, on attend ensuite que la cavité se soit remplie de granulations et qu'il se soit produit une cicatrisation qu'on cherche à hâter par un traitement dirigé contre la dyscrasie.

Inflammation des vertèbres chez les scrofuleux. Inflammation tuberculeuse, destructive des vertèbres; tuberculose vertébrale, spondylarthrocace (1). Mal de Pott, cyphose paralytique.

Cette affection, qui s'observe si souvent chez les enfants scrofuleux, peut se développer sans cause extérieure, comme accident de la scrofulose; dans d'autres cas, elle est provoquée chez les individus scrofuleux par un traumatisme quelconque, tel que coup, chute, etc. La maladie consiste essentiellement dans l'inflammation d'un ou de plusieurs corps vertébraux, inflammation qui affecte le caractère de la tuberculisation osseuse avec tendance marquée à la fonte ichoreuse et à la destruction ulcéreuse des os. Ordinairement la maladie se manifeste sous la forme de la tuberculose infiltrée, telle que nous l'avons décrite plus haut, plus rarement sous celle du tubercule enkysté, occupant le plus souvent le centre du corps vertébral ou une partie rapprochée du centre. Rarement l'arc vétébral ou bien une apophyse transverse, plus rarement encore une apophyse articulaire, constituent la partie primitivement atteinte. Les disques intervertébraux finissent par se détruire également, mais ils ne sont atteints que secondairement, quand le mal s'étend jusqu'à eux ou que les corps vertébraux s'affaissent sur euxmêmes. C'est ce qui a lieu une fois que le corps vertébral est infiltré en totalité ou dans sa plus grande partie, que la fonte des masses tuberculeuses a donné lieu à la formation de cavernes, de telle sorte que la vertèbre ne peut plus résister au poids des parties situées au-dessus d'elle. Cet affaissement ou écrasement se fait ordinairement avec flexion en arrière (cyphose, gibbosité de Pott), mais ordinairement il s'y ajoute une déviation latérale plus ou moins considérable, une scoliose; il se fait en général d'une manière lente, rarement avec rapidité, comme, par exemple, en cas de ramollissement très-rapide, ou bien lors-

(1) Le nom de *spondylarthrocace*, par lequel on désigne si souvent cette maladie, n'est pas bien choisi, attendu que la participation des articulations vertébrales n'est que secondaire, et que ces dernières peuvent même rester complétement indemnes.

qu'une cause traumatique agit sur l'endroit malade. La déviation anguleuse est nécessairement accompagnée de modifications dans le canal vertébral et son contenu, telles qu'hypérémie, inflammation et ramollissement de la moelle épinière et de ses méninges, compression de ces parties, sans toutefois que des symptômes nerveux graves en soient toujours le résultat; même il se peut que ces symptômes soient bien peu intenses. Le nerf grand sympathique doit éprouver un tiraillement par le fait de la déviation de la colonne, mais on ne sait rien de positif sur les symptômes que cet accident peut entraîner.

Les vertèbres malades provoquent et entretiennent dans les tissus voisins un processus inflammatoire bientôt suivi d'une abondante suppuration. Il se forme des collections purulentes qui, le plus souvent, forment des *abcès par congestion*, ayant leur point de départ à la face antérieure de la colonne vertébrale, d'où ils descendent dans le pli de l'aine en contournant la crête iliaque ou bien dans le petit bassin. Ces abcès, qui peuvent atteindre un volume excessif, se présentent également au dos; plus rarement ils s'ouvrent dans le canal vertébral. Les abcès contiennent un pus mince ou bien un liquide ichoreux mêlé des matières tuberculeuses décomposées ou désagrégées; quelquefois aussi il s'y mêle de petits fragments osseux et des résidus gangréneux; le contenu de l'abcès répand ordinairement une odeur très-fétide et colore en noir les sondes métalliques. (Voy. *Carie.*)

La destruction des vertèbres peut être accompagnée d'une néoplasie osseuse dans les parties voisines, et l'on trouve souvent les vertèbres ou les intervalles entre les arcs et les apophyses comblés par une substance osseuse anguleuse, irrégulière. La luxation spontanée de vertèbres a été observée très-rarement, excepté pour les deux premières vertèbres cervicales.

Les premiers symptômes de la maladie se rapportent à la colonne vertébrale et consistent en sensations douloureuses, ayant pour point de départ cette dernière. Les petits enfants sont agités, expriment le malaise, pleurent, quand on leur touche le dos ou qu'ils exécutent des mouvements rapides; les enfants plus âgés évitent ces mouvements et accusent des douleurs, tantôt fixes, tantôt erratiques, à l'endroit malade et dans les parties voisines.

Dès les premiers signes de douleur, on procèdera à un examen attentif du dos et de la colonne vertébrale, on palpera et on percutera cette dernière, on fera exécuter au malade différents mouvements, parce que souvent on obtiendra par ce moyen des notions plus précises sur le siége de la douleur. A côté de ces symptômes locaux, on observe presque invariablement des phénomènes généraux aussitôt que la maladie a fait quelques progrès : ainsi on remarquera un manque d'appétit, de la fièvre, de l'insomnie et une diminution des facultés intellectuelles.

A mesure que la maladie se développe, on voit se produire d'importants phénomènes locaux, la déviation anguleuse de la colonne en arrière et sur le côté, déviation avec laquelle coïncide une difformité du thorax, les côtes étant plus écartées les unes des autres du côté correspondant à la convexité de la courbure que du côté concave. En même temps, il se montre ultérieurement des modifications qui dépendent de la région de la colonne occupée par la maladie.

1° *Spondylarthrocace thoracique.* — La spondylarthrocace thoracique commence de la manière que nous venons de décrire. En même temps, les enfants accusent des douleurs dans les jambes, des picotements et des fourmillements dans les mollets et les cuisses, une pression dans la région précordiale et le bas-ventre. Il n'est pas rare qu'il s'y ajoute des affections spasmodiques dans les parties que nous venons de nommer, de la constipation et une certaine difficulté pour uriner. L'enfant évite soigneusement de mouvoir la colonne; il retire le cou en arrière, et le raccourcit autant que possible, de sorte que la tête paraît enfoncée profondément entre les épaules; les coudes sont rapprochés du corps et les mains appuyées sur les cuisses. Viennent ensuite les abcès par congestion, des phénomènes de paralysie; les symptômes généraux affectent le caractère de la fièvre hectique, assez souvent accompagnée de la dégénérescence néphrétique de Bright; enfin la mort arrive au bout d'un temps plus ou moins long. Cependant, si les forces du malade n'ont pas été par trop épuisées, on peut, à toutes les périodes de l'affection locale, obtenir la guérison, cas qui, malheureusement, se présente assez rarement; il persiste toujours dans ces cas une déviation irréparable de la colonne vertébrale et du thorax, et des phénomènes de paralysie des extrémités inférieures, du rectum et de la vessie, qui généralement résistent à tout traitement ultérieur.

2° *Spondylarthrocace cervicale* (*angine d'Hippocrate*). — Plus le siége de la maladie est bas, c'est-à-dire dans le voisinage des vertèbres dorsales, plus le tableau qu'on aura sous les yeux ressemblera à celui que nous venons d'esquisser; seulement il faut y ajouter les symptômes offerts par l'extrémité supérieure, symptômes qui varient entre le spasme et la paralysie; à mesure que le mal remonte vers l'occiput, il y a prédominance de symptômes offerts par les organes de la déglutition, de la phonation et de la respiration. Telle est aussi l'origine de l'ancienne dénomination d'*angine d'Hippocrate*. Dans cette forme on trouve souvent une enflure de la région cervicale qui peut devenir telle, que même le siége de la déviation se dérobe à la main qui exerce la palpation. Ces gonflements sont ordinairement durs, résistants, et on les a désignés sous le nom de tumeurs blanches de la nuque (par analogie avec les tumeurs blanches des articulations). La maladie devient surtout dangereuse quand elle siége près de la première et de la seconde vertèbre cervicales, attendu qu'à ce niveau, il peut facilement s'établir une compression de la moelle allongée, suivie, vu l'importance de cet organe, d'une mort immédiate. Une condition favorable à cette compression, c'est l'extrême mobilité de l'articulation, aussitôt que le ligament transverse de l'atlas est détruit ou seulement sensiblement altéré.

Les mouvements de la tête sont douloureux; les enfants les évitent autant que possible, et roidissent le cou et la nuque ou soutiennent avec la main la tête et la nuque toutes les fois qu'ils veulent exécuter un mouvement. Les maux de tête sont d'ordinaire fort violents et torturent le malade surtout pendant la nuit, la dysphagie est assez souvent fort considérable, surtout quand la maladie s'est développée au point de produire des abcès rétropharyngiens, qui rendent très-difficile l'ingestion des aliments et des boissons à cause du grand volume qu'ils peuvent atteindre. Cette forme de la carie vertébrale tue, pour peu que la maladie soit intense, soit par la luxation sus-mentionnée des vertèbres cervicales supérieures, soit par l'envahissement des méninges cérébrales et du cerveau, soit enfin par des phénomènes de colliquation. Si elle ne dépasse pas les degrés inférieurs, la maladie peut guérir, mais, en général, elle laisse à sa suite une difformité permanente ou au moins difficile à réparer dans la direction de la tête. (Une des formes du torticolis dérive de cette maladie.)

3° *Spondylarthrocace lombaire et sacrée.* — Le siége de cette forme, la moins commune chez les enfants scrofuleux, est la partie inférieure de la colonne lombaire et le sacrum, dans quelques cas rares même une partie avoisinante de l'os iliaque. Les douleurs proprement dites sont assez souvent précédées de sensations désagréables dans les cuisses, sensations qui ne sont autres que des douleurs sciatiques. L'enfant, ayant les cuisses attirées vers le bassin, est couché sur le côté, ne pouvant se soulever qu'avec peine et en soutenant avec la main la région du siége ou de la hanche, condition qui donne à cette maladie une certaine ressemblance avec la coxalgie. Des fusées purulentes se font dans le bassin et peuvent se vider par le trou ovale ou même dans le rectum, rarement elles se montrent dans la région inguinale. Le siége de la maladie est trop bas pour donner lieu à une paralysie du sphincter anal et de la vessie, vu que le point de départ des nerfs qui se distribuent dans ces organes se trouve au-dessus de la partie atteinte; aussi ces paralysies sont-elles assez rares. La vie est menacée par la suppuration et les suites qu'elle entraîne; entre autres, on a observé assez souvent une méningite ou une myélite mortelle.

Traitement. — Indépendamment des moyens à opposer à la dyscrasie, le traitement doit surtout avoir en vue d'empêcher la maladie de s'étendre à des organes vitaux, tels que le cerveau, les méninges, la moelle allongée. Avec le plus grand soin, on évitera toute violence mécanique, tout insultus sur la colonne vertébrale, principalement (et pour des raisons qu'on a pu trouver plus haut) lorsque la maladie occupe la région supérieure. C'est pourquoi, tant que le processus n'a pas terminé son évolution, il y a lieu de prescrire le décubitus horizontal sur le dos ou, si cela est impossible, sur le côté et sur un matelas bien rembourré, et l'on maintiendra, s'il le faut, le patient dans cette situation à l'aide de dispositions particulières. Pour ne pas priver les enfants du bénéfice de l'air frais, il faut, autant que possible, les transporter sur leur lit à l'air libre.

Contre la violence de la douleur, on emploie les narcotiques intérieurement ou extérieurement sous forme de pommades, et en outre des moyens dérivatifs. Un moyen utile consiste en petits vésicatoires saupoudrés de morphine. Un remède plus énergique, mais qui assez souvent est également utile contre les douleurs, c'est le séton.

Les abcès par congestion, tant qu'ils ne sont pas trop volumineux, ne doivent pas être ouverts, attendu qu'après leur ouverture la maladie fait ordinairement des progrès plus rapides ; une fois que ces abcès ont atteint un grand volume, qu'ils causent de vives douleurs, que la rougeur et l'inflammation de la peau permettent de supposer qu'ils vont bientôt s'ouvrir, on peut, sans inconvénient, en faire l'ouverture.

b. — Articulations.

Les inflammations articulaires se rencontrent très-souvent chez les scrofuleux comme phénomènes dépendant de la maladie générale, sans qu'il soit possible de signaler une cause extérieure déterminante, et se trouvent le plus souvent accompagnées d'autres accidents de scrofulose. Anatomiquement, ces inflammations ne se distinguent pas essentiellement d'autres dues à des causes traumatiques, rhumatismales, etc.; mais elles empruntent à la maladie générale, qui en forme la base, un caractère particulier, quant aux symptômes qui les accompagnent. Leur invasion et leur marche sont ou aiguës ou chroniques, et elles ont pour point de départ soit les extrémités osseuses qui constituent l'articulation, soit la membrane synoviale qui en tapisse la paroi interne, enfin elles peuvent partir à la fois des os et de la synoviale. Dans le premier cas elles offrent le tableau clinique de l'arthrocace, dans le second et le dernier, celui de l'inflammation fongueuse, de la tumeur blanche.

α. — Arthrocace.

Les extrémités articulaires des os, composées d'un tissu spongieux, sont envahies par des inflammations qui se terminent, de même que l'ostéite, etc., par suppuration et par carie. Il se produit une fonte suppurée, ichoreuse, la substance corticale de l'os est entraînée dans le processus carieux, perforée, des abcès se développent dans les parties molles environnantes, en même temps que le pus ou l'ichor, après avoir détruit les parties cartilagineuses, se vide dans la cavité articulaire et y provoque rapidement une inflammation suppurative. Après la destruction du revêtement cartilagineux des extrémités articulaires, de la membrane synoviale et de l'appareil ligamenteux, les extrémités osseuses frappées de carie proéminent dans la cavité dilatée, remplie d'un liquide ichoreux, et assez souvent il arrive que de petits séquestres osseux se détachent. L'appareil ligamenteux ayant cessé d'exister, les extrémités articulaires peuvent facilement se déplacer.

Ce genre d'inflammation se rencontre particulièrement dans l'articulation de la hanche.

β. — Arthrite fongueuse.

Dans d'autres cas, c'est la membrane synoviale qui se trouve plus particulièrement atteinte. Au début de la maladie, cette membrane se montre relâchée, injectée, couverte de petites éminences, de granulations, d'un aspect feutré ou verruqueux ; plus tard les granulations grandissent et deviennent des excroissances villeuses, renflées en massue, ramifiées, qui proéminent dans l'intérieur de la cavité ; la membrane est devenue plus épaisse, infiltrée, criblée de petites collections purulentes. De même, le voisinage de l'articulation prend part à l'inflammation : le tissu cellulaire, les ligaments articulaires montrent une infiltration gélatineuse ou lardacée, ils sont farcis d'amas de tissu conjonctif de formation nouvelle, présentant un aspect fongueux. Par suite de la suppuration, les parties molles se montrent souvent traversées par des trajets fistuleux qui peuvent s'étendre jusqu'au voisinage immédiat de l'articulation, puis perforer la capsule et se vider dans la cavité articulaire, ou au contraire s'ouvrir à l'extérieur. Le tissu cellulaire sous-cutané est ordinairement le siége d'une infiltration séreuse et à l'état d'hypertrophie, la peau est tendue et d'un blanc brillant tant que l'abcès ne s'est pas ouvert, accident qui souvent se fait longtemps attendre, de là l'ancienne dénomination de tumeur blanche. Les muscles qui se trouvent dans le voisinage s'atrophient le plus souvent et subissent une dégénérescence graisseuse. Les cartilages articulaires se couvrent de végétations fongueuses, sous lesquelles ils disparaissent, ou bien ils sont rapidement désagrégés par le contenu anormal de la cavité articulaire et se réduisent en une matière grasse, pulpeuse. Les os finissent par être atteints à leur tour ; le plus souvent, ils sont pris de carie, de sorte que dans son résultat final cette forme inflammatoire peut offrir la plus grande ressemblance avec la première. Dans l'une et l'autre on a souvent l'occasion de trouver près de l'articulation, soit dans les parties osseuses, soit dans les parties molles, de la substance osseuse de formation nouvelle, sous forme d'éminences irrégulières, de petites esquilles, etc.

Dans des cas plus rares, l'inflammation a pour point de départ à la fois l'os et la synoviale : dans ce cas, il ne se forme pas de fongosités exubérantes ayant pour point de départ cette dernière, mais il y a ordinairement une rapide production de pus dans la cavité articulaire. Au reste, les choses se passent de la même manière pour les parties molles, etc.

L'inflammation fongueuse envahit principalement l'articulation du genou.

Symptômes. — L'arthrite scrofuleuse peut être aiguë dans son début et sa marche, ou bien débuter d'une manière aiguë et passer plus tard à l'état chronique ; cependant elle peut aussi être chronique d'emblée et rester telle, ou l'inflammation peut affecter plus tard un caractère aigu. Dans l'*arthrite aiguë*, il se manifeste, si déjà ces symptômes n'ont été déterminés par d'autres accidents scrofuleux, des frissons alternant avec un sentiment de chaleur, un manque d'appétit, une grande agitation, symptômes soit immédiatement accompagnés, soit bientôt suivis de douleurs dans l'articulation malade et son voisinage, et qui souvent se font sentir à une distance même assez grande de la partie malade. Ces douleurs sont d'abord intermittentes, vagues, et s'exaspèrent par les mouvements et la pression ; mais bientôt elles prennent une intensité continue et s'exagèrent à un tel point, lorsque l'enfant cherche à mettre en mouvement l'articulation malade, qu'elles provoquent des cris perçants. Aussi l'articulation enflammée montre-t-elle souvent une certaine tendance à prendre une position déterminée, qui est en général celle dans laquelle les ligaments et les muscles environnants conservent le plus de relâchement possible ; car de cette manière, en évitant tout tiraillement sur les parties malades, l'enfant rend la douleur aussi supportable que possible. Ainsi, dans la coxalgie, la cuisse sera maintenue dans la flexion, l'adduction et une rotation modérée en dedans ; dans l'arthrite du coude, l'avant-bras conservera le milieu entre la pronation et la supination. Localement, il se montre bientôt un gonflement de la région articulaire, gonflement qui peut rester limité à celle-ci ou s'étendre au loin, qui présente une forme irrégulière, en fuseau, devient mou, pâteux, ou au contraire dur, rénitent, pour ne devenir mou et fluctuant que plus tard.

La peau est tantôt rougie et tendue, traversée de vaisseaux plus ou moins grands, surtout de réseaux veineux, et d'une température plus élevée, brûlante au toucher ; tantôt, au contraire, elle n'offre aucune modification de couleur, se laisse soulever en plis plus ou moins grands et ne donne pas la sensation d'une augmentation de chaleur ; mais aussitôt que les produits inflammatoires qui existent dans la profondeur et dans l'articulation elle-même se font jour, la peau rougit et prend assez souvent une teinte bleue, et l'épiderme se détache. Après l'ouverture naturelle ou artificielle, les douleurs diminuent ordinairement pour un certain temps et les malades deviennent plus calmes, mais bientôt les souffrances recommencent, sans cependant reprendre leur première violence. Par la suite, le tableau de la maladie se modifie, selon que la marche est aiguë ou qu'elle tend à devenir chronique. Dans le premier cas, la mort arrive ordinairement quelque temps après l'ouverture, au milieu des phénomènes d'une fièvre pyémique ou hectique ; dans le second cas, le malade peut rester longtemps dans un état de langueur et de marasme, et la mort n'est amenée que plus tard par l'épuisement ou par une recrudescence de l'état inflammatoire ; enfin le processus peut aussi suivre une marche plus favorable et se terminer d'une des manières qui nous restent à décrire.

La forme *chronique* de l'inflammation débute le plus souvent par une fièvre modérée, la douleur aussi est en général modérée au commencement et ne s'exaspère que sous l'influence de mouvements étendus ou d'une pression un peu forte sur l'articulation; enfin elle peut être augmentée par un temps froid et humide. De cette manière, le processus peut se continuer assez longtemps jusqu'à ce que des abcès s'ouvrent; après quoi les phénomènes se modifient, selon que l'inflammation s'étend ou que la maladie conserve son caractère chronique. Dans le premier cas, il se peut qu'à cette période encore on voie se développer tous les symptômes d'une arthrite aiguë à marche rapide. Outre les terminaisons fâcheuses que nous venons d'étudier, l'arthrite peut encore, surtout lorsqu'elle est convenablement traitée par des moyens locaux et généraux, offrir les résultats suivants :

1° Guérison sans trouble considérable des fonctions de l'articulation. Cette terminaison n'a lieu qu'autant que la maladie n'a pas atteint un degré trop élevé, que les cartilages articulaires et les ligaments n'ont pas subi de vastes destructions. Toutefois, comme ces conditions favorables ne se rencontrent que dans peu de cas, une terminaison semblable est des plus rares.

2° Guérison avec trouble fonctionnel de l'articulation, le processus inflammatoire ayant occasionné des désordres tels qu'un rétablissement complet n'est pas possible. Dans ces cas, si les parties cartilagineuses et osseuses ont moins souffert que la capsule, les ligaments articulaires et les parties molles environnantes, et que le processus curatif se soit accompli avec rétraction et adhérence, il se produit une roideur avec gêne dans les mouvements, autrement dit une fausse ankylose; si, au contraire, les parties osseuses et les cartilages ont pris une grande part à la maladie et ont contracté dans le processus curatif des adhérences réciproques par néoplasie osseuse, il se forme une ankylose vraie. Plusieurs procédés opératoires ont été inventés en vue de cette dernière terminaison; dans d'autres cas, on préfère la guérison avec mobilité au moins partielle, et pour arriver à ce résultat, on a également inventé un certain nombre de méthodes opératoires. La fausse ankylose devenant ainsi une cause d'opérations assez fréquentes, l'ankylose vraie, si elle est accompagnée de difformités considérables, peut à son tour exiger un traitement mécanique ou manuel.

3° Guérison avec altération des rapports entre les os qui composent l'articulation, lorsque dans le cours du travail inflammatoire, après la destruction des ligaments et autres appareils servant à maintenir les os en présence, et après l'ouverture de la capsule par une cause quelconque, ordinairement peu importante, un ou plusieurs os quittent leur position naturelle (luxation spontanée). Si une pareille anomalie de situation a persisté depuis un certain temps, elle se prête rarement à une intervention chirurgicale, qui ne réussira que dans quelques cas rares, où l'inflammation aura parcouru toutes ses périodes et où le déplacement n'aura pas eu une trop longue durée.

Traitement. — Le traitement se compose : 1° d'un traitement général dirigé contre la maladie principale ; 2° d'un traitement local dirigé contre la manifestation extérieure.

Quant au dernier, un repos complet et une position convenable donnée à la partie malade constituent la condition première et essentielle de tout traitement dont on espère le succès. Déjà nous avons fait remarquer que par instinct les malades cherchent à donner à leur membre une certaine position qu'ils tendent à conserver ; or, comme dans le cours du travail inflammatoire cette position devient ordinairement définitive et souvent défavorable pour le fonctionnement du membre, il faut chercher à donner à ce dernier une position telle que l'ankylose, si elle vient à se produire, se fasse dans des conditions qui permettent autant que possible l'usage du membre malade. Le plus souvent le patient s'habitue bientôt à la direction imprimée à ce membre, en supposant même que cette direction soit opposée à celle que, par instinct, il avait choisie lui-même.

Tant que l'inflammation persiste, il faut que le repos soit rigoureusement conservé, et ce ne sera qu'après la disparition complète de tout travail inflammatoire, qu'on accordera quelques mouvements exécutés avec les plus grandes précautions, et en ayant soin de garantir le membre contre toute violence extérieure.

Contre les douleurs il faut employer les narcotiques tant à l'intérieur qu'à l'extérieur, sous forme de pommade à l'acétate de morphine, etc., et si ces douleurs ont pris une grande intensité, on ne craindra pas de recourir à l'usage de compresses froides, même aux applications de glace.

Comme résolutifs, devant favoriser la résorption, on a recommandé différentes substances ; les plus accréditées sont les préparations iodées, la pommade à l'iodure de potassium, les badigeonnages avec la solution de Richter : iode, iodure de potassium *āā* 4 grammes, glycérine 10 grammes ; les préparations mercurielles exigent de grandes précautions.

Jobert a préconisé le nitrate d'argent comme un moyen excellent à employer contre les inflammations articulaires chroniques. On commence avec une pommade composée de 4 grammes de nitrate d'argent sur 30 grammes d'axonge, et l'on fait faire deux frictions par jour avec 2 à 4 grammes de ce mélange. Peu à peu l'on élève la dose du nitrate d'argent qu'on porte à 12 grammes sur 30 grammes d'axonge. Comme moyens dérivatifs, on a employé les sétons, les cautères, les moxas, le fer rouge ; ce dernier a surtout été mis en honneur par Rust. Cependant le succès est loin de répondre toujours aux espérances fondées sur ce moyen.

Contre la dyscrasie aussi bien que contre l'affection locale, on emploie souvent les bains. Cependant on n'aura recours à ces derniers qu'autant qu'il n'y aura pas lieu de craindre qu'il n'en résulte pour le malade plus de préjudice, par le fait du changement de position et des mouvements, que d'utilité réelle par le bain lui-même. Ce sont surtout les bains iodurés et bromurés qui jouissent d'une certaine réputation; les bains avec sel de cuisine se recommandent à cause de leur simplicité et de leur bas prix. Aux remèdes employés contre les affections articulaires des individus scrofuleux se rattache encore la méthode de Priessnitz, qui à raison de l'épuisement qui en résulte et du peu de forces qu'elle laisse à l'enfant, déjà affaibli par la maladie, ne peut être étendue à tout le corps, mais qui mérite certainement d'être employée localement sur l'articulation malade. En cas de suppuration, il faut avoir soin de procurer au pus une issue facile et d'appliquer sur les ouvertures fistuleuses un pansement simple, non irritant. Les abcès qui se sont développés dans le voisinage de l'articulation et s'avancent vers la peau peuvent être ouverts sans retard; si, au contraire, les collections purulentes sont en communication avec l'articulation, ou qu'après avoir perforé la capsule, elles se soient avancées jusque sous la peau et que déjà les forces du malade aillent en s'épuisant, on les ouvrira le plus tard possible, vu qu'après l'ouverture le malade s'achemine en général plus rapidement vers sa fin.

Si la suppuration s'est emparée de l'articulation, et qu'avec le traitement local et général le plus rationnel, on ne soit pas parvenu à provoquer le développement d'une ankylose; si, au contraire, les accidents augmentent et qu'il y ait lieu de redouter la consomption par la fièvre hectique, il ne reste plus que l'intervention chirurgicale comme dernier remède à tenter pour sauver la vie, en supposant, bien entendu, que l'état des forces, qui ne peut être jugé qu'au lit du malade, permette encore une opération chirurgicale quelconque. Deux indications peuvent se poser dans ces cas, soit l'extirpation des parties malades de l'os, autrement dit la résection, soit l'ablation du membre atteint, c'est-à-dire l'amputation ou la désarticulation (voy. à ce sujet les maladies des articulations en particulier).

Contre les inflammations articulaires devenues tout à fait chroniques, on peut employer dans certains cas les appareils compressifs appliqués sur le membre malade avec ou sans le concours de remèdes favorisant la résorption, tels que les préparations iodées. La compression peut être faite à l'aide de bandes de toile ou de flanelle; on peut aussi, dans ce but, appliquer autour de l'articulation un appareil plâtré ou amidonné, qui offre, en outre, le meilleur moyen de la maintenir dans une position convenable. Les trajets fistuleux et les ulcères péri-articulaires ne constituent pas une contre-indication : il faut, dans ces cas, pourvoir l'appareil de fenêtres et le renouveler plus souvent. Si des ankyloses se sont produites, qui gênent à un degré considérable l'usage du membre atteint, on peut juger utile de les combattre, et l'on aura recours, selon le cas, à des mé-

thodes curatives simples et inoffensives ou plus ou moins violentes et,
au besoin, à une opération chirurgicale. A la première catégorie appartiennent les bains généraux et locaux, les douches, les fomentations, le
tout secondé par des essais de mouvements passifs, des appareils et des
machines qui agissent progressivement; à la dernière appartiennent les
brisements et extensions forcés, soit à l'aide de machines, soit à l'aide de
manœuvres exécutées dans le sommeil du chloroforme, d'après Langen-
beck. Pour faciliter ces manœuvres, on peut préalablement faire la section sous-cutanée d'éléments tendineux ou aponévrotiques épaissis, de
brides de tissu conjonctif, etc. Les opérations chirurgicales consistent,
dans l'ankylose vraie ou osseuse, à diviser simplement l'os ou à en re-
trancher des segments diversement conformés.

Inflammation scrofuleuse de l'articulation coxo-fémorale, coxite scrofuleuse, coxarthrocace,
coxalgie, luxation spontanée, claudication spontanée.

Cette maladie est de beaucoup la plus fréquente parmi les affections
articulaires et frappe les enfants scrofuleux, aux âges les plus variés, en-
tr autres fort souvent à l'époque de la seconde dentition. Elle a ordinairement pour point de départ les parties osseuses de l'articulation, le plus
souvent la tête du fémur, plus rarement la membrane synoviale ou les
parties molles circonvoines, et présente des différences dans ses périodes,
selon que sa marche affecte un caractère aigu ou chronique. Dans la
coxalgie aiguë, il se développe rapidement dans l'articulation de la hanche et autour d'elle de violentes douleurs qui s'étendent de préférence le
long de la face interne de la cuisse jusqu'au genou, et qui ne font qu'augmenter au contact, ou bien lorsque le malade essaye de faire quelques
mouvements. Il évite avec soin ces derniers, en maintenant les cuisses
fléchies vers le bassin et un peu attirées en dedans. Les douleurs augmentent le plus souvent pendant la nuit et vont jusqu'à produire des insomnies complètes; ordinairement il y a une fièvre violente qui peut faire
décroître les forces avec une extrême rapidité. La station et la marche
deviennent excessivement pénibles, voire même impossibles, l'enfant
faisant peser tout le poids de son corps sur le côté sain, et relevant
la hanche du côté malade, ce qui l'expose à tomber à tout moment.
La région de l'articulation, surtout la fesse, se montre plus ou moins en-
flée, le pli fessier est situé plus bas; les deux extrémités peuvent être d'é-
gale longueur, dans d'autres cas l'extrémité malade *paraît*, soit un peu
plus longue, soit un peu plus courte. Si l'inflammation n'entre pas en
résolution, elle passe à la suppuration, en donnant lieu à une forte aggravation des accidents locaux et généraux; des abcès se présentent autour de l'articulation ou à une certaine distance, abcès qui communiquent avec la collection purulente formée dans l'articulation; la peau
rougit et les abcès s'ouvrent en donnant lieu à une suppuration et à

une fonte ichoreuse intenses. La destruction osseuse faisant des progrès rapides, la tête articulaire devient plus petite, la cavité cotyloïde plus grande, et il s'établit par conséquent une disproportion entre le contenant et le contenu, qui rend très-facile un déplacement de la tête du fémur, une luxation spontanée. Bientôt après l'ouverture des abcès, la fièvre prend le caractère de la fièvre hectique, les forces diminuent, les enfants maigrissent visiblement, les muscles de la hanche et de la cuisse deviennent flasques. Souvent les enfants succombent ensuite à la fièvre de consomption qui peut aussi se compliquer de phénomènes pyémiques, et bien des fois la mort arrive très-peu de temps après le début de la maladie; il arrive rarement que la suppuration diminue, qu'il se détache des séquestres et que les ouvertures des abcès se ferment d'une manière définitive.

Si l'inflammation de l'articulation de la hanche suit une marche chronique, souvent le seul symptôme qu'on remarque au commencement, c'est que l'enfant semble traîner un peu la jambe malade en marchant, en même temps il se fatigue facilement et accuse de la roideur et de la faiblesse dans l'extrémité malade; pour peu que l'enfant se livre à un effort, la marche devient incertaine, le poids du corps repose presque exclusivement sur le côté sain du bassin et l'extrémité correspondante. La douleur n'est pas considérable ni continue, mais elle parcourt en général vaguement la cuisse et ressemble à la douleur rhumatismale : il n'est pas rare qu'elle se montre le matin, disparaisse pendant la journée et revienne le soir avec une légère exacerbation fébrile. L'articulation de la hanche montre peu d'anomalies. Si l'on engage le malade à soulever l'extrémité malade, on remarque parfois déjà à cette période que la cuisse décrit un léger mouvement de rotation en dedans avec adduction peu prononcée. Les symptômes peuvent, si la maladie suit une marche lente, se prolonger pendant des mois, voire même pendant des années, et présenter tantôt des rémissions, tantôt des exacerbations.

Après une certaine durée, ce tableau de la maladie change souvent sans cause extérieure appréciable et se rapproche de plus en plus de la forme aiguë. Il se déclare des douleurs dans le genou, douleurs bien connues et qui sont le plus souvent fort violentes, sans toutefois être augmentées par le contact ou la pression. On a cherché à les expliquer par une irritation des derniers ramuscules cutanés du nerf obturateur ou du saphène interne. La marche devient plus défectueuse, il se produit une claudication, le pied ne touche le sol que par sa pointe, tandis que le poids du corps vient à reposer sur la jambe saine étendue. En s'asseyant, le malade ne peut se reposer que sur la fesse du côté sain, et si, étant debout, il veut relever un objet du sol, il ne fléchit que le genou sain et tient raide l'extrémité malade.

A mesure que la maladie fait des progrès, il se déclare des symptômes qui ont donné lieu aux hypothèses et aux interprétations les plus diverses et dont nous avons déjà fait mention plus haut : à savoir une élongation ou un raccourcissement de la cuisse malade comparativement à celle du côté sain, sans qu'il se soit produit en même temps un déplacement des os qui constituent l'articulation. Autrefois on inclinait fort à croire que la tête articulaire était chassée par l'exsudat de sa cavité, ce qui devait produire l'élongation de la cuisse, ou bien qu'elle était pressée dans cette cavité par une contraction musculaire plus énergique, qui alors avait pour conséquence le raccourcissement. Il a cependant été clairement reconnu que cette élongation et ce raccourcissement n'avaient rien de réel, mais qu'il s'agissait là de symptômes purement *apparents*, produits d'une part par l'abaissement du côté du bassin correspondant à l'articulation malade, d'autre part par le soulèvement de ce côté avec incurvation consécutive de la colonne vertébrale. Pour bien apprécier ces faits et éviter des erreurs très-faciles à commettre, il faut prendre des mesures exactes, et, à cet effet, porter les deux épines iliaques antérieures et supérieures, le malade étant couché, dans une ligne droite sur laquelle tombe perpendiculairement une ligne tirée directement de haut en bas, à partir de l'appendice xiphoïde du sternum. Ensuite on cherche à mettre les deux extrémités dans une position parfaitement identique, et l'on mesure avec un mètre de bois ou de métal, et non avec le rouleau, la distance entre l'épine et le condyle interne du tibia ou la malléole interne.

Arrivée à cette période, la maladie peut encore rester stationnaire et même guérir : on voit disparaître alors les phénomènes d'élongation ou de raccourcissement, en supposant, bien entendu, que dans la configuration du bassin et de la colonne vertébrale, il ne se soit pas produit des modifications assez considérables pour rendre impossible le redressement.

Si, au contraire, la maladie fait des progrès, il se forme un gonflement plus ou moins considérable dans la région du siége et de l'articulation coxo-fémorale, la peau rougit, il se produit un ramollissement et une fluctuation, phénomènes bientôt suivis de l'ouverture de l'abcès. Celle-ci ne se fait cependant pas toujours dans le voisinage de l'articulation ; le pus peut, au contraire, se frayer un chemin en descendant et se montrer dans la région du genou, et même encore plus bas. Si la capsule articulaire est perforée par le pus, cela arrive ordinairement en arrière ou en bas, c'est-à-dire à l'endroit où elle montre d'une part le moins d'épaisseur, et où, d'autre part, la tête articulaire presse avec le plus de force, surtout si l'on permet au malade de choisir lui-même la position qu'il doit donner à son extrémité. On observe assez fréquemment que le pus de la cavité articulaire pénètre, par le point où elle communique avec la bourse muqueuse située sous le muscle sous-iliaque, dans ce dernier et de là dans la cavité pelvienne ; mais il peut aussi y arriver, après avoir perforé l'os iliaque immédiatement au-dessous des muscles fessiers. Les ouvertures fistuleuses, formées par la perforation de la peau, sont le plus souvent entourées de granulations fongueuses, qui saignent facilement et s'élèvent au-dessus du niveau de la peau ; il arrive aussi qu'aux endroits qui correspondent à la perforation, il se développe des ulcères étendus dans la peau et le tissu cellulaire sous-cutané.

A mesure que la destruction des os qui composent l'articulation fait des progrès, il se forme une diminution du col du fémur et un agrandissement de la cavité articulaire, par conséquent une disproportion entre le contenant et le contenu, condition première de la luxation dite spontanée, qui donne lieu à une élongation ou à un raccourcissement *réel* de la cuisse malade comparativement à la cuisse saine. L'échappement de la tête du fémur ou de ce qui en reste peut, en cas de processus carieux fort avancé, se faire avec une très-grande facilité sous l'influence d'un simple effort fait pour changer de position dans le lit, ou bien lorsqu'on veut relever le malade, ou qu'il contracte énergiquement les muscles extenseurs, et le déplacement peut se faire dans différents sens ; cependant la tête se luxe le plus souvent en haut et en arrière, sur la face externe de l'os iliaque, pour la raison très-simple, qu'en vertu de la position donnée au membre, elle est pressée ordinairement contre le bord postérieur de la cavité cotyloïde, dont la destruction carieuse est achevée le plus rapidement, de sorte que la tête du fémur n'a souvent qu'un très-faible obstacle à vaincre. Si la partie de l'os iliaque qui correspond à la tête cariée du fémur est également envahie par le processus, l'os iliaque peut être perforé et la tête du fémur pénétrer dans la cavité pelvienne, ce qui, toutefois, peut aussi avoir lieu sans luxation, par le fait de la simple destruction du fond de la cavité cotyloïde.

Indépendamment de cette forme ordinaire de luxation spontanée de la tête du fémur, on en a observé d'autres par le grand trou sciatique ou le trou ovale, ou bien sur la branche horizontale du pubis, formes qui toutes sont plus rares que la première. On a aussi observé la séparation complète de la tête malade et son élimination par une ouverture fistuleuse agrandie ; dans les cas les plus favorables cet accident peut être suivi de la guérison définitive, accompagnée, il est vrai, d'une difformité plus ou moins considérable.

Si le mal reste stationnaire et que la guérison doive suivre la luxation spontanée, les conséquences de cette dernière persistent telles que nous venons de les indiquer, et le fonctionnement de l'extrémité en est ordinairement gêné à un très-haut degré. Dans les cas les plus heureux, il se forme ultérieurement une sorte de cavité articulaire à côté de l'ancienne, et dans laquelle la tête du fémur possède une certaine mobilité ; mais le plus souvent cette dernière est fixée par des adhérences dans sa nouvelle position.

Plus souvent, cependant, le déplacement de la tête du fémur n'est qu'un prodrome de la période ultime de la maladie. La suppuration devient de plus en plus profuse, la peau se mortifie souvent dans une étendue plus ou moins grande, l'extrémité devient œdémateuse par des coagulations qui se forment dans les veines ou par la compression mécanique de ces dernières. La fièvre affecte de plus en plus le caractère de la fièvre hectique, il se produit des horripilations et même des frissons énergiques, et les enfants finissent par mourir au milieu d'une consomption générale.

Dans la forme aiguë de l'inflammation de l'articulation coxo-fémorale et dans la forme chronique, lorsqu'elle est arrivée à son complet développement, le diagnostic ne souffre pas la moindre difficulté; par contre, dans les premières périodes de cette dernière forme, on peut ou confondre la maladie avec d'autres, ou la laisser passer complétement inaperçue. Au début, il est fort possible qu'on la confonde avec des affections rhumatismales, avec le lumbago; toutefois, l'observation exacte des symptômes, l'absence des phénomènes qui caractérisent plus particulièrement l'affection rhumatismale, permettront bientôt de diagnostiquer la coxalgie, en supposant même que l'état général n'ait pas suffi pour la faire soupçonner.

Traitement. — Dans la coxalgie, il faut avant tout veiller à procurer le plus grand repos à l'extrémité inférieure et à l'articulation elle-même. Dans ce but, *on maintiendra la jambe étendue en ayant soin d'immobiliser en même temps le bassin.* On emploiera avantageusement, pour obtenir ce résultat, les appareils usités contre les fractures du col ou de la diaphyse du fémur, par exemple deux attelles, appliquées contre le côté externe de chaque extrémité et remontant l'une et l'autre jusqu'aux aisselles; ces deux attelles sont jointes par une pièce transversale pour les pieds, tandis qu'une courroie ou une sangle, attachée à l'appareil, sert à entourer et à fixer le bassin. Les enfants se défendent au commencement contre l'emploi de cet appareil, surtout lorsque déjà ils ont pu conserver depuis un certain temps la position de flexion et d'adduction du membre choisie par eux-mêmes, mais ils s'y habitueront avec la plus grande facilité, si l'on commence par ne l'appliquer que pour un certain temps, et qu'ensuite on le laisse appliqué de plus en plus longtemps, pour le laisser enfin complétement à demeure.

Les appareils plâtrés ou amidonnés sont également mis en usage pour procurer le repos nécessaire à l'articulation et à l'extrémité entière; ces moyens peuvent convenir surtout pour les cas légers, attendu qu'ils n'opposent pas une résistance suffisante au déplacement du bassin, tel qu'il se produit presque toujours dans les cas graves.

Dans ces derniers temps, on a aussi pratiqué avec avantage la résection de la tête articulaire. La destruction des ligaments articulaires et de la capsule facilite sensiblement l'opération, de sorte qu'ordinairement une simple incision longitudinale suffit pour atteindre immédiatement la tête du fémur qu'on peut ensuite enlever avec une scie ordinaire ou une scie à chaînette. D'autres méthodes opératoires consistent à former un lambeau triangulaire, quadrangulaire, semi-lunaire; en général, cependant, il est impossible de donner des règles précises sur la direction à imprimer à la section des parties molles, à cause des trajets fistuleux qui tendent à modifier ce procédé pour chaque cas individuel.

Si la guérison s'est faite avec luxation spontanée de la tête du fémur, on peut être dans le cas de tenter la guérison ultérieurement, à raison de la difformité et de la gêne excessive qui persiste dans le fonctionnement de l'extrémité atteinte. Ainsi, dans les cas où la luxation ne datait pas de trop loin, on a cherché à faire la réduction en employant les précautions nécessaires, et l'on est parvenu, dans quelques cas, à obtenir au moins une meilleure direction du membre, direction que l'emploi prolongé des machines tendait encore à perfectionner.

Inflammation scrofuleuse de l'articulation tibio-fémorale. Tumeur blanche du genou (gonarthrocace).

Cette affection a son point de départ, soit dans les parties osseuses de l'articulation et, en particulier, dans les condyles du fémur, plus rarement dans la tête du tibia, soit, ce qui arrive plus fréquemment, dans la capsule synoviale avec ou sans les ligaments articulaires. Les phénomènes diffèrent selon le caractère aigu ou chronique de la maladie; dans le premier cas, ils peuvent se montrer très-rapides et violents, et se terminer en peu de temps par la fonte suppurée de l'articulation, et même par la mort; dans le dernier, ils sont peu intenses, presque insensibles au début, et ne s'élèvent que peu à peu à une grande intensité.

Symptômes. — La maladie commence par une sensation de roideur et une gêne dans les mouvements de l'articulation, la flexion devient plus difficile, l'extension continue, au contraire, de se faire avec assez de facilité. De bonne heure on s'aperçoit du gonflement de l'articulation qu'il est facile de constater par des mesures comparatives, et qui tend à effacer la fossette qui se trouve de chaque côté du ligament rotulien, en même temps que le jarret se montre plus plein, moins creux. La température de l'articulation est ordinairement un peu plus élevée. A mesure que la maladie fait des progrès, la jambe se fléchit de plus en plus sur la cuisse, les mouvements deviennent douloureux, entre autres surtout la flexion. Des douleurs finissent par se déclarer, même en l'absence de tout essai de mouvement; ces douleurs, d'abord sourdes, deviennent de plus en plus violentes et s'étendent jusqu'au pied; le gonflement augmente, présente ordinairement une certaine élasticité, sans toutefois donner une sensation de fluctuation; la peau conserve sa couleur et se montre généralement tendue et luisante. Dès que le pus commence à se former dans la cavité articulaire, que des abcès se développent autour de l'articulation, le volume de cette dernière augmente rapidement, la peau rougit, et l'on aperçoit une fluctuation évidente à mesure que la collection purulente se rapproche de la surface cutanée; pendant ce temps la douleur augmente fortement et prive souvent l'enfant de tout sommeil. L'ouverture peut se faire au niveau de l'articulation, ou bien le pus fuse le long de la jambe et ne se montre, dans quelques cas, qu'au niveau de l'articulation tibio-tarsienne ; du reste on a vu l'ouverture se faire sur n'importe quel point de la jambe, mais rarement sur sa face antérieure. Quelquefois même le pus est remonté vers la cuisse, favorisé dans ce mouvement par la position donnée au membre. Si le processus fait des progrès, que les extrémités articulaires soient détruites par la carie en même temps que l'ulcération s'empare de la capsule et des parties molles environnantes, les os qui composent l'articulation peuvent également quitter leurs rapports réciproques, et c'est le plus souvent la jambe qui présente une luxation complète ou incomplète sur la cuisse.

Arrivé à n'importe quelle période parmi celles que nous venons d'énumérer, le processus peut rester stationnaire et se terminer par la guérison, accompagnée de troubles plus ou moins grands, et d'une difformité plus ou moins considérable, selon l'étendue des désordres produits. Le plus souvent, à moins que par le traitement on ne soit parvenu à conjurer cette issue, la guérison se fait *avec adhérence entre les extrémités articulaires;* si le cas est favorable, plus accessible au traitement, ce seront des adhérences formées par du tissu conjonctif, des brides tendineuses, comme elles peuvent se produire dans les inflammations ayant pour point de départ la membrane synoviale, sans modification importante des couches cartilagineuses; si le cas est au contraire défavorable, c'est-à-dire de ceux qui ne peuvent être combattus que par des procédés mécaniques plus ou moins offensifs, il y aura adhérence osseuse, précédée d'une élimination des cartilages articulaires et d'une inflammation carieuse des os. C'est ce qui constitue, d'une part la fausse ankylose, d'autre part l'ankylose vraie.

Si la maladie poursuit son évolution sans aucun temps d'arrêt, et qu'elle entre dans ses dernières périodes, la jambe présente un gonflement œdémateux, la suppuration devient très-profuse, les phénomènes généraux de plus en plus graves, et la mort arrive dans les conditions déjà mentionnées précédemment.

Traitement. — Les mêmes principes qui s'appliquent au traitement de la coxalgie trouvent encore leur application dans celui de la tumeur blanche du genou; en fait d'intervention chirurgicale, il ne peut guère être question que de l'amputation du fémur, la résection de l'articulation ne pouvant offrir de grandes chances de réussite, à raison des grandes surfaces osseuses qui doivent fournir une nouvelle suppuration, et des difficultés que cette condition oppose à la guérison.

Inflammation scrofuleuse de l'articulation tibio-tarsienne. Tumeur blanche du pied (podarthrocace).

Le début ordinaire de cette affection assez commune consiste en une douleur fixe, ordinairement très-modérée, mais devenant de plus en plus intense et qui occupe, soit le côté antérieur de l'articulation, soit ses parties latérales, rarement tout le pourtour. Les mouvements sont peu gênés au commencement, mais bientôt ils le sont à un tel point, que le pied traîne et perd la sûreté du point d'appui ; dans ces conditions, le moindre faux pas, le moindre choc contre un corps dur, provoque une douleur dans l'articulation ; il en est de même lorsque le pied vient à appuyer sur un petit objet dur, une pierre, etc. Bientôt on aperçoit un gonflement élastique de l'articulation, couvert d'une peau normale, gonflement qui tend à effacer le creux qui existe sous les malléoles, et qui rend plus volumineuse toute la région articulaire. La douleur est devenue plus continue, sourde ou lancinante, et gagne tout le pied.

A mesure que la maladie avance, la peau rougit, le gonflement devient plus mou, la fluctuation se déclare en plusieurs endroits, ce qui indique une collection purulente formée, soit dans l'articulation elle-même, soit dans le tissu péri-articulaire ; dans ce dernier cas, la communication de l'abcès avec la cavité articulaire ne tarde pas à s'établir. Dans le moment qui précède l'ouverture, les douleurs ont atteint leur plus grande intensité ; une fois l'abcès ouvert, elles diminuent. Par les ouvertures fistuleuses qui existent parfois en assez grand nombre autour de l'articulation, on arrive facilement avec la sonde dans la cavité ouverte ou sur des parties osseuses cariées qui appartiennent aux os de la jambe ou du tarse. Ces ouvertures donnent issue à un pus de mauvaise odeur, ichoreux, qui peut se trouver mêlé de petits grumeaux, de fragments de matière tuberculeuse et de petites parcelles osseuses. Ces ouvertures doivent leur origine à des abcès se produisant dans les parties molles qui entourent l'articulation et qui, ordinairement, s'étendent jusque dans la cavité articulaire atteinte.

Dans le cours de la maladie, s'il n'y a pas de temps d'arrêt, le pied devient difforme, sa partie antérieure maigrissant visiblement et la région articulaire présentant un renflement informe. En même temps, il prend la direction du pied équin par la rétraction du tendon d'Achille qui relève le talon. Ordinairement la marche de la maladie est lente, et présente des exacerbations aiguës et subaiguës. Le malade peut guérir en conservant une difformité et une gêne permanente dans les mouvements ; dans d'autres cas, l'état général subit une atteinte profonde, et la mort arrive par suite de l'épuisement qu'amène la longue et abondante suppuration.

Traitement. — Dans cette affection, deux opérations peuvent être indiquées : d'une part, l'amputation du pied ; d'autre part, la résection de l'articulation malade, si l'affection n'intéresse que l'extrémité articulaire des os de la jambe et la partie supérieure de l'astragale.

Inflammation scrofuleuse de l'articulation du coude (olécrânarthrocace).

Dans la scrofulose, l'articulation du coude devient assez souvent le siége d'une inflammation qui peut avoir pour point de départ, soit la membrane synoviale pour envahir ensuite les extrémités articulaires, soit la substance spongieuse des os qui concourent à former l'article. La maladie commence ordinairement par une légère difficulté à exécuter les mouvements de l'articulation et par des douleurs modérées; l'un et l'autre phénomène augmente d'intensité, en même temps qu'autour de l'article se déclare un gonflement qui, d'abord, se montre assez ferme et résistant, et qui, par la suite, devient de plus en plus mou et s'ouvre en un ou plusieurs endroits.

L'avant-bras est plus ou moins fléchi sur le bras et conserve une position intermédiaire entre la pronation et la supination; l'extrémité, dans son ensemble, offre souvent un aspect assez singulier, l'avant-bras étant atrophié et le bras maigrissant à son tour par suite de l'inaction de ses muscles, tandis que la région articulaire montre une tuméfaction fusiforme ou sphérique. Par les ouvertures fistuleuses, on peut apprécier assez exactement l'étendue de la destruction au moyen de la sonde, les trajets n'étant généralement pas fort longs et conduisant directement sur l'os.

Les phénomènes généraux offrent les différences déjà mentionnées, selon que la marche de la maladie est chronique ou aiguë; une fièvre hectique ou pyémique résulte plus rarement de ce genre d'inflammation scrofuleuse que de celles dont il a été question plus haut, sans cependant manquer dans tous les cas. Si la maladie vient à guérir, il persiste une difformité et une ankylose plus ou moins considérables, les luxations spontanées ne sont pas très-communes, même dans les cas où la destruction a été assez étendue; les plus fréquentes sont celle du cubitus en arrière, ou bien celle de la petite tête du radius en dedans.

Traitement. — Indépendamment de l'amputation du bras, à laquelle on peut être forcé de recourir dans les cas très-graves menaçant l'existence, il y a lieu de mentionner la résection des os carieux qui a été entreprise assez fréquemment en cas de suppuration épuisante, pour sauver la vie, ou au moins pour couper court à la maladie articulaire. Ordinairement on fait une incision longitudinale parallèlement au bord interne de l'olécrâne, commençant à deux travers de doigt au-dessus de ce dernier, et se prolongeant directement en bas. Cette incision suffira, le plus souvent, pour éloigner les os malades; dans le cas contraire, il faut faire une incision plus compliquée, dont la direction dépend ordinairement de la situation des ouvertures fistuleuses. Quel que soit le procédé employé, toujours on aura soin de ménager le nerf cubital.

Traitement général de la tuberculose et de la scrofulose.

Vu le grand rôle que joue, selon moi, dans ces maladies la disposition héréditaire, il s'agit ici bien moins de prévenir le développement de la dyscrasie, que de rendre la marche des diverses affections locales aussi bénigne que possible.

Écarter avec soin tout trouble digestif, faire séjourner l'enfant dans des appartements bien aérés, tels sont les deux points capitaux sur lesquels doit insister le médecin appelé à traiter un enfant provenant de parents tuberculeux.

Il faut laisser les enfants le plus longtemps possible au sein d'une nourrice bien portante. Le sevrage se fera avec les plus grandes précautions. Par la suite on évitera surtout de leur donner des aliments venteux. La principale nourriture, pendant les dix premières années, consistera en lait et en laitage, bouillon, viande tendre, légumes frais et tendres, et en fruits mûrs donnés en grande abondance. On n'accordera pas beaucoup de pommes de terre ; le pain sera toujours bien cuit. En fait de liquide, les enfants n'ont besoin que d'eau fraîche. La bière, en petite quantité, ne fera aucun mal, mais on refusera rigoureusement le vin et les autres spiritueux.

Au déjeuner, il est utile de leur donner le café de glands, c'est-à-dire le lait mêlé à une décoction de glands torréfiés. Lorsque cet aliment n'est plus pris avec plaisir, on ne doit pas le remplacer par le simple café au lait, mais on reviendra au lait pur.

Tant que les affections scrofuleuses, qui peuvent se présenter, n'occasionneront pas de fièvre, on ne s'écartera pas de ce régime ; aussitôt qu'un mouvement fébrile se présentera, l'instinct, qui chez l'enfant conserve ses droits bien plus encore que chez l'adulte, le défendra de lui-même.

En ce qui concerne l'habitation, il importe, avant tout, de procurer à ces enfants un appartement bien éclairé, bien spacieux et facile à aérer. L'été, on les fera séjourner à l'air libre pendant toute la journée ; l'hiver, pendant au moins deux heures. Des lotions et des bains souvent répétés à l'eau tiède, et mieux encore à l'eau fraîche, sont le meilleur préservatif contre les refroidissements et les catarrhes bronchiques qu'on rencontre si fréquemment. Les bains de mer et les bains salins sont particulièrement avantageux pour les enfants scrofuleux.

En été, on les fera séjourner à la campagne ; en hiver, dans de grandes pièces bien aérées. Le séjour dans les pays chauds offre, il est vrai, pendant la saison froide, ce grand avantage que les enfants peuvent y demeurer beaucoup plus à l'air libre ; mais ce changement de séjour devant être entrepris tous les ans, si l'on veut éviter que, pendant les hivers suivants, la santé des enfants subisse une plus grave atteinte, on leur donne, dès la première enfance, l'habitude d'une vie errante, et ils se considèrent eux-mêmes comme condamnés à une éternelle maladie. Que l'avenir ne soit guère riant pour des êtres ainsi réduits à l'existence de plantes de serre-chaude, tout le monde le comprendra de reste.

Parmi les médicaments, le plus important est, sans contredit, l'huile de foie de morue. Elle est contre-indiquée dans les états fébriles, lorsqu'il y a manque d'appétit ou diarrhée, symptômes qu'elle peut même provoquer directement pendant la saison chaude. En l'absence de ces conditions, elle est prise très-avantageusement pendant des années consécutives par les enfants scrofuleux aussi bien que par les tuberculeux.

La meilleure manière de l'administrer consiste à la donner à la dose d'une demi-cuillerée ou d'une cuillerée entière, une à deux heures après le déjeuner. Immédiatement après, on fera prendre une gorgée de café ou un petit morceau de sucre. Chez la plupart des enfants, il est d'ailleurs inutile d'employer ces moyens pour faire passer le goût de l'huile ou pour les récompenser de l'avoir avalée, attendu qu'elle ne leur répugne en aucune manière, et que même ils ont soin d'y faire penser les parents, lorsque, par hasard, un jour on a oublié de leur en donner. On fait bien d'avertir les parents, dès le début du traitement, que ce remède n'est utile qu'à la longue et qu'il doit être administré pendant des années entières, qu'enfin on doit continuer de le donner pendant bien des mois, en supposant même qu'au début il n'ait produit aucune amélioration et même dans le cas où le mal aurait commencé par s'aggraver.

Chez les enfants bien nourris, atteints d'une scrofulose très-prononcée, on fait bien d'ajouter à l'huile de foie de morue de petites doses de teinture d'Iode, par exemple une à deux gouttes par once. Mais jamais je ne conseillerai l'usage interne, longtemps continué, des préparations iodées à dose plus élevée. Les sources iodurées ou bromurées, surtout celle de Heilbronn, ensuite celle de Kreuznach, produisent un effet salutaire sur les enfants scrofuleux exempts de catarrhe bronchique, mais elles sont formellement contre-indiquées chez les enfants maigres, atteints d'une bronchite suspecte.

Si l'huile de foie de morue n'est pas tolérée ou que la répugnance des enfants soit invincible, il faut la remplacer par un succédané. Le plus convenable de tous paraît être la décoction de feuilles de noyer, dont on fait prendre deux à trois tasses par jour. Les infusions de houblon ou de *Calamus aromaticus* sont également acceptées par quelques enfants scrofuleux, d'autres les refusent à cause de leur grande amertume. En cas de pâleur prononcée des lèvres et des muqueuses, on fera prendre des eaux minérales ferrugineuses ou des préparations ferrugineuses faciles à digérer, par exemple la teinture de Mars pommée.

Tout traitement débilitant, qu'il consiste en émissions sanguines, en vomitifs, en purgatifs, en antimoniaux ou en mercuriaux, produit infailliblement une aggravation de la dyscrasie et doit, par conséquent, être absolument rejeté.

Enfin, des résultats peu encourageants sont ceux que donnent les opérations chirurgicales sur les os scrofuleux. Ordinairement la même maladie qui a fait recourir à l'opération se reproduit sur la plaie osseuse, et malgré les peines et les souffrances éprouvées, la maladie n'en est guère sensiblement **abrégée**.

III. — Syphilis héréditaire.

Les parents atteints de syphilis procréent des enfants qui peuvent, ou apporter au monde les signes de cette maladie, ou les présenter à un moment donné, pendant les premiers mois de leur existence. Au point de vue du pronostic, il est essentiel de distinguer si les enfants viennent au monde avec une syphilis déjà développée, ou s'ils n'en offrent les symptômes qu'au bout d'un certain temps.

Les enfants dont la syphilis s'est déclarée pendant la vie intra-utérine naissent ordinairement avant terme, et sont généralement des enfants mort-nés, ou meurent au moins bientôt après la naissance s'ils viennent au monde couverts de bulles de pemphigus. Au contraire, les enfants qui, provenant de parents syphilitiques, naissent apparemment en bonne santé et ne présentent qu'après des semaines ou des mois les symptômes d'une syphilis héréditaire, guérissent fort souvent, s'ils sont soumis à un traitement rationnel, et peuvent poursuivre leur développement ultérieur sans autres phénomènes dyscrasiques.

Avant d'aborder les questions étiologiques, il paraît rationnel de commencer par analyser toutes les modifications qui appartiennent à la syphilis héréditaire.

Symptômes. — La syphilis héréditaire se manifeste : *a*, sur la peau ; *b*, sur les muqueuses ; *c*, sur le tissu cellulaire sous-cutané ; *d*, sur les muscles et les os ; *e*, et sur les organes glandulaires internes.

a. — Peau.

1° Les exanthèmes syphilitiques (syphilides) se divisent : 1° en *maculeux* ou *squameux* ; 2° en *papuleux*, et 3° en *pustuleux et bulleux.*

La *première forme* comprend :

La *roséole syphilitique.* Par là on entend des taches dont les dimensions varient entre celles d'une lentille et d'une fève, et dont la teinte est d'un brun cuivré. Ces taches commencent à se montrer sur des parties assez étendues de la surface du corps qu'elles envahissent à la fois. Elles sont d'abord d'un jaune clair ou rougeâtre, sans modification de l'épiderme qui les couvre, et sans induration ni saillie au-dessus des parties saines de la peau qui les entourent. Plus tard elles proéminent légèrement, prennent une teinte cuivrée, présentent une surface polie et se couvrent, dans d'autres cas, de fines écailles blanches. A la suite d'un traitement antisyphilitique, cet exanthème disparaît sans laisser de traces ; mais si l'on ne fait rien pour le combattre, les taches s'infiltrent de plus en plus, l'épiderme qui les couvre se plisse ou se dessèche, ou, au contraire, le derme commence à donner une sécrétion liquide et à se couvrir de croûtes jaunes.

Les endroits de la peau qui sont sujets à être souillés par le contact des matières fécales, par conséquent les fesses, les plis fessiers et les extrémités inférieures s'excorient souvent et finissent même par se creuser d'ulcères profonds, rappelant ceux de l'ecthyma. Même la peau, épargnée par l'exanthème, ne conserve jamais sa couleur ni son poli normal. La teinte rose est remplacée par une couleur grisâtre qui se remarque surtout à la face et principalement au front. Par suite de l'amaigrissement qui ne manque jamais de se produire dans la syphilis, la peau se plisse et se ride en bien des endroits. Les paumes des mains et les plantes des pieds restent rarement intactes; bientôt il se fait en ces endroits une desquamation considérable, et chez les enfants qui tiennent habituellement en main un nouet plus ou moins sale, la paume se creuse d'excoriations profondes. Cette prédilection des syphilides pour les endroits que nous venons de nommer est d'une grande valeur au point de vue du diagnostic, ces endroits étant précisément épargnés par les autres exanthèmes non syphilitiques.

La *seconde forme*, la *papuleuse*, n'existe jamais seule, mais se complique soit de la première, soit de la troisième, c'est-à-dire de la forme bulleuse. Les papules syphilitiques (*lichen* ou *strophulus syphiliticus*), sont d'une couleur brunâtre, dures, sans rougeur environnante, ordinairement discrètes, et se rencontrent, tout comme les taches, le plus fréquemment à la paume des mains et à la plante des pieds. Elles ne sont pas assez carctéristiques pour qu'on puisse fonder sur elles seules le diagnostic de la syphilis, sans autre symptôme de cette maladie. Si l'enfant n'est soumis à aucun traitement, les papules restent longtemps dans le même état, deviennent de plus en plus nombreuses, sont arrachées en beaucoup d'endroits et représentent alors des ulcères irréguliers plus ou moins étendus. Si, au contraire, on soumet l'enfant à un traitement convenable, ces papules disparaissent complétement en peu de temps, ce qui s'explique suffisamment par le peu d'importance de la modification anatomique.

La *troisième forme*, c'est-à-dire la *forme bulleuse et pustuleuse*, est la plus maligne de toutes, et ne se rencontre qu'en cas de dyscrasie très-profonde. Elle est représentée par le *pemphigus syphilitique*. On entend par là des bulles, soit jaunes, soit d'un jaune verdâtre, soit brunâtres, et dont la dimension varie entre celle d'une graine de chènevis et celle d'une fève. Leur contenu est trouble, purulent, d'une réaction alcaline, et leur pourtour ne montre qu'une rougeur très-limitée. Ces bulles sont ordinairement isolées, ne confluent qu'en peu d'endroits, et c'est encore à la paume des mains et à la plante des pieds qu'on les retrouve le plus sûrement.

Au bout de quelques jours, les bulles s'affaissent et se dessèchent en croûtes minces, ou bien elles crèvent; leur contenu s'écoule, et le derme, couvert d'une rougeur intense, devient visible après la séparation de l'épiderme. La sécrétion qui suit est faible à un tel point, qu'il ne se forme même pas de croûtes et que la chemise de l'enfant ne reçoit presque pas de taches. Des ulcérations profondes ne peuvent pas se produire, pour la raison très-simple que les enfants ne restent pas assez longtemps en vie, mais s'affaissent visiblement et succombent, sans autres phénomènes morbides, aux progrès de cet affaiblissement.

Le pronostic de cet exanthème bulleux est des plus mauvais. Les enfants qui naissent avec des pustules déjà développées meurent peu de jours après la naissance, entre le troisième et le huitième jour; l'existence peut se prolonger pendant quelques semaines, mais ils n'en finissent pas moins par mourir presque sans exception. D'après les nombreuses observations recueillies par Zeissl, la syphilis *congénitale*, qui se manifeste presque toujours sous la forme du pemphigus, est absolument mortelle.

Un fait remarquable, c'est que, dans la très-grande majorité des cas, la syphilis est originaire du père, et que l'examen le plus attentif de la mère ne donne ordinairement aucun résultat; c'est ce qui a fait mettre très-souvent en doute le lien de causalité qui existe entre cet exanthème et la syphilis. Ces doutes ont été élevés surtout dans les maisons d'accouchement, où évidemment il est le plus souvent impossible de découvrir le père de l'enfant malade, tandis que, dans la clientèle privée, on peut plus facilement s'assurer des conditions de santé antérieures et actuelles du père aussi bien que de la mère. Or, dans les cas traités en ville, on reconnaît toujours que le père de l'enfant est atteint de syphilis secondaire, ou qu'au moins il en était atteint antérieurement. Bien plus, on a fait l'observation que quand le père s'était ensuite soumis à un traitement antisyphilitique régulier, les enfants venus au monde après ce traitement naissaient dans un état de santé parfaite, et ne présentaient, même par la suite, aucun symptôme de syphilis.

Outre ce pemphigus caractéristique, les enfants syphilitiques présentent encore ultérieurement des pustules qui se trouvent sur un fonds dur et rouge, et laissent à leur suite de profonds ulcères lardacés, *pustules d'ecthyma*.

La syphilis qui ne se montre qu'après la naissance se caractérise le mieux par les ulcères cutanés et les rhagades qui couvrent avec une prédilection toute particulière les commissures et les bords des lèvres, l'anus et les parties génitales. Les ulcères des lèvres sont plats, à fond jaune, peu induré, et suivent d'abord exactement le liséré rouge qui borde les lèvres. Plus tard, seulement, ils quittent cette place originaire et envahissent les parties circonvoisines, surtout la lèvre inférieure et le menton, où déjà l'épiderme se trouve ramolli et érodé par les aliments et le nouet.

Par *rhagades* on entend des fentes des lèvres qui suivent la direction des plis naturels de la peau. Elles se produisent quelquefois dans des lèvres complétement saines, mais ordinairement les endroits où elles siégent sont occupés par des ulcères tels que nous venons de les décrire, et dont les croûtes rendent les lèvres sèches et dures, et faciles à déchirer toutes les fois qu'elles sont distendues avec une certaine force, par exemple lorsque l'enfant se met à crier. Les petites fentes sont souillées par le pus provenant des ulcères, d'où résultent des gerçures jaunes assez profondes, qui saignent au moindre tiraillement et mettent, pour cette raison, un temps très-long à guérir.

Ces rhagades se rencontrent également, quoique bien plus rarement, aux narines, à l'anus et à la vulve des petites filles, quelquefois aussi à l'angle externe de l'œil. Ce qui augmente l'importance des rhagades qui occupent les lèvres, c'est qu'elles servent à transmettre directement l'infection d'un nourrisson syphilitique à une nourrice saine.

En ce qui concerne enfin la sécrétion cutanée, on observe parfois, chez les enfants atteints de syphilis, des sueurs de mauvaise odeur provenant de tout le corps, mais particulièrement de la tête. Ces sueurs disparaissent aussitôt que la dyscrasie est dissipée.

b. — Muqueuses.

Le premier symptôme de la syphilis héréditaire, et qui se déclare peu de semaines après la naissance, c'est le *gonflement de la muqueuse nasale*. Les enfants atteints de ce gonflement respirent toujours la bouche ouverte et reniflent en tetant. Extérieurement, le nez ne laisse apercevoir aucune modification, mais la muqueuse des narines paraît rouge et tuméfiée. Après quelques jours de durée, ce gonflement est remplacé par une sécrétion purulente, un *coryza syphilitique*. Le pus est d'abord muqueux, plus tard sanguinolent, ichoreux, et corrode alors la lèvre supérieure. Les ulcères, au fur et à mesure qu'ils grandissent, peuvent entamer l'os et provoquer la nécrose, l'exfoliation du vomer, des cornets et de l'ethmoïde. Si les enfants survivent à une syphilis aussi intense, le nez au moins s'enfonce, et ils restent défigurés pour le restant de leur vie.

Sur la *muqueuse buccale* et la *langue* on voit se développer les mêmes ulcères plats que sur les bords des lèvres ; ils ne deviennent jamais profonds et se cicatrisent facilement sous l'influence d'un traitement convenable.

Les rhagades et ulcères à l'anus, à la vulve et au prépuce, ont déjà été mentionnés. Assez souvent on rencontre une leucorrhée et une ulcération du vagin. L'otorrhée et l'ophthalmo-blennorrhagie des enfants syphilitiques ne se distinguent que par leur grande intensité des mêmes affections chez les enfants non syphilitiques. Dans cette ophthalmo-blennorrhagie, la cornée, de chaque côté, se ramollit en très-peu de temps, et le processus se termine très-malheureusement par la destruction du globe oculaire.

c. — Tissu cellulaire sous-cutané.

Chez beaucoup d'enfants syphilitiques, il se développe, dans le tissu cellulaire sous-cutané, de petites collections purulentes qui n'ont aucune communication avec les ganglions lymphatiques. Que ces abcès soient ouverts avec la lancette ou qu'ils s'ouvrent spontanément, toujours la plaie d'ouverture s'ulcère et ne se cicatrise qu'après un temps assez long, avec une formation de pigment assez abondante. Très-souvent on observe des ulcérations de la matrice de l'ongle, des onyxis, qui envahissent plusieurs doigts et orteils à la fois ; ce sont encore là des processus très-longs, surtout lorsque les doigts entrent souvent en contact avec le nouet que quelques personnes ont l'habitude de mettre dans la bouche de l'enfant ; l'ongle nouveau devient alors ordinairement bosselé et difforme.

Les *ganglions lymphatiques*, dans le voisinage des ulcères syphilitiques, enflent consensuellement, mais il est rare qu'ils passent à la suppuration. On peut dire qu'en général, l'appareil lymphatique des enfants est bien moins affecté par la syphilis que par la scrofulose et la tuberculose.

d. — Muscles et os.

Dans une syphilis intense, se développant pendant les premières semaines qui suivent la naissance, on observe parfois des paralysies des extrémités supérieures, plus rarement des extrémités inférieures. Ces paralysies ne s'étendent pas toujours à toute la longueur des extrémités, elles ne sont pas non plus toujours complètes, attendu que, parfois, quelques groupes musculaires conservent une faible motilité.

Les os participent rarement à la syphilis héréditaire. On a voulu mettre sur le compte d'une syphilis des parents la fragilité congénitale des os, par l'effet de laquelle les os longs s'écrasent sous l'influence de la moindre violence ; cette fragilité ne se rencontre que chez les enfants mort-nés ou chez ceux qui succombent bientôt après la naissance. Ce processus est, du reste, fort rare ; et dans les cas connus jusqu'à présent on a été loin de démontrer toujours l'existence de la syphilis.

La périostite et la nécrose, processus fort commun dans la syphilis secondaire des adultes, se rencontrent rarement dans la syphilis héréditaire des nouveau-nés.

e. — Organes glanduleux internes.

Les abcès du *thymus*, dont il a déjà été question page 263, ont été révoqués en doute par beaucoup d'auteurs, attendu que les cavités qui se forment physiologiquement dans cette glande, pendant sa résorption, ne peuvent guère être distingués des abcès.

Les modifications *du foie* ont été décrites page 212. Dans les *poumons*, la *rate* et les *reins*, on a également rencontré des tumeurs gommeuses de nature spécifique. Les enfants qui en sont porteurs naissent ordinairement avec un exanthème bulleux, et succombent régulièrement au bout de quelques jours.

Marche et terminaison. — Aussitôt que les premiers symptômes de la syphilis héréditaire se sont manifestés, ce qui, à l'exception du pemphigus congénital, n'arrive ordinairement que un à six mois après la naissance, l'enfant maigrit, devient plus agité et prend bientôt l'aspect grisâtre caractéristique. Les enfants retirés du sein succombent ordinairement à l'anémie ou à un catarrhe intestinal intercurrent. Les enfants qu'on allaite guérissent assez régulièrement si on les soumet à un traitement convenable. Plus la syphilis se montre tard, plus le pronostic est favorable; plus elle éclate de bonne heure, plus il est fâcheux.

Étiologie. — Dans la grande majorité des cas, la syphilis héréditaire procède du père; car, si la mère est atteinte de syphilis secondaire, presque jamais le fœtus n'arrive à terme, mais il se fait un avortement ou au moins un accouchement prématuré. Cela peut, il est vrai, arriver également en cas de syphilis secondaire du père, mais beaucoup plus rarement; la grossesse suit, dans ce cas, son cours normal, mais l'enfant arrive au monde avec un pemphigus syphilitique, ou bien il ne présente que dans le cours des six premières semaines de son existence les accidents mentionnés plus haut de la syphilis héréditaire.

Si le père est atteint de syphilis secondaire, la mère peut rester complétement indemne et donner, néanmoins, le jour à un enfant syphilitique, même la conception et la naissance de ces enfants peuvent se répéter à plusieurs reprises, sans que la mère soit le moins du monde infectée. Ce fait, souvent constaté, est d'autant plus singulier que le sang du fœtus communique cependant directement avec celui de la mère, et que le fœtus contracte déjà dans le sein maternel le pemphigus spécifique.

La syphilis ne provient de la mère que lorsque cette dernière a été infectée primitivement avant ou pendant la grossesse, et qu'ensuite elle a été atteinte de syphilis secondaire. Dans les cas où la mère n'a été infectée d'une maladie primitive que pendant les trois derniers mois de la grossesse, l'enfant paraît échapper à la contagion. La contagion d'un enfant sain par des ulcères primitifs de la vulve, avec lesquels il peut entrer en contact pendant l'acte de la parturition, paraît très-peu probable. Les enfants sont couverts d'un épais vernis caséeux, et n'ont nulle part éprouvé une perte d'épiderme; il faudrait donc que, dans ces conditions, il se déclarât chez eux un chancre primitif avant l'invasion de la syphilis constitutionnelle, ce qui n'a peut-être jamais été observé.

Un autre fait très-remarquable, c'est qu'un enfant syphilitique dont la dyscrasie provient exclusivement du père, la mère restant complétement épargnée, n'infecte jamais sa mère par la succion, tandis qu'une nourrice à laquelle on donne un pareil enfant à allaiter est généralement infectée. De là résulte ce principe important au point de vue de la thérapéutique, qu'on peut très-bien laisser allaiter les enfants syphilitiques par leur propre mère, mais qu'on ne doit jamais les confier à une nourrice étrangère, qui peut, à bon droit, intenter une action au médecin, lorsqu'elle a été infectée par son nourrisson.

La voie par laquelle un nourrisson syphilitique infecte une nourrice saine n'est pas toujours très-facile à apprécier. La manière la plus simple dont l'infection se produit, c'est le contact entre un ulcère de la lèvre de l'enfant et un endroit excorié du mamelon de la nourrice. Parfois on observe que les mamelles de la nourrice restent intactes et que les symptômes de la syphilis constitutionnelle se manifestent d'emblée. Réciproquement il arrive aussi qu'une nourrice atteinte de syphilis transmet la maladie à un enfant sain, sans que ses mamelons présentent la moindre lésion. Pour expliquer ces faits, on n'a pas besoin de considérer le lait comme un moyen de transmission de la syphilis. Il me semble que le contact avec la cavité buccale ou avec les doigts qui viennent de toucher les parties atteintes de syphilis fournissent une explication plus plausible.

Il n'arrive pas toujours qu'un père atteint de syphilis secondaire engendre des enfants syphilitiques. Un grand nombre d'enfants nés dans ces conditions restent, au contraire, complétement épargnés. Les enfants les moins exposés sont ceux d'un père dont la syphilis est déjà fort invétérée et s'est localisée dans les os, comme la syphilis tertiaire, après avoir quitté la peau et les muqueuses.

Traitement. — Le mercure agit très-promptement et très-sûrement contre la syphilis des petits enfants, surtout lorsqu'on l'emploie par voie endermique. Depuis plusieurs années déjà, je ne prescris plus de préparations mercurielles pour l'usage interne (celles auxquelles on donne toujours encore la préférence dans ces cas sont le calomel et le mercure soluble d'Hahnemann); mais je fais, tous les jours, faire une friction énergique avec 50 centigrammes à 1 gramme d'onguent mercuriel sur quelque partie saine de la peau, comme on en trouve toujours encore en suffisante étendue chez l'enfant atteint de syphilides. Si la friction a été faite le soir, on peut, sans nuire au traitement, faire donner dans la soirée du lendemain un bain, suivi immédiatement d'une nouvelle friction.

Les ulcères sont à couvrir localement de compresses imbibées d'une infusion de camomille partout où cette application est praticable; la guérison des rhagades et des ulcères des lèvres est hâtée visiblement lorsqu'on les touche à plusieurs reprises avec la pierre infernale. Les bains de sublimé (1 à 4 grammes par bain) sont dangereux pour l'enfant et les personnes qui le gardent, et se laissent parfaitement remplacer par des frictions mercurielles bien dirigées. L'usage interne de l'iode ne peut guère être assez longtemps supporté par les petits enfants, attendu qu'il en résulte souvent des troubles digestifs et un marasme rapidement progressif.

Le régime sera le plus nourrissant possible. Le plus sûrement la guérison sera obtenue pour les enfants élevés au sein de leur propre mère. Pour les enfants élevés artificiellement, l'essentiel est de prévenir la diarrhée par des aliments bien préparés et des boissons mucilagineuses. Si l'on arrive à ce résultat, beaucoup de ces enfants peuvent guérir de la syphilis.

FIN

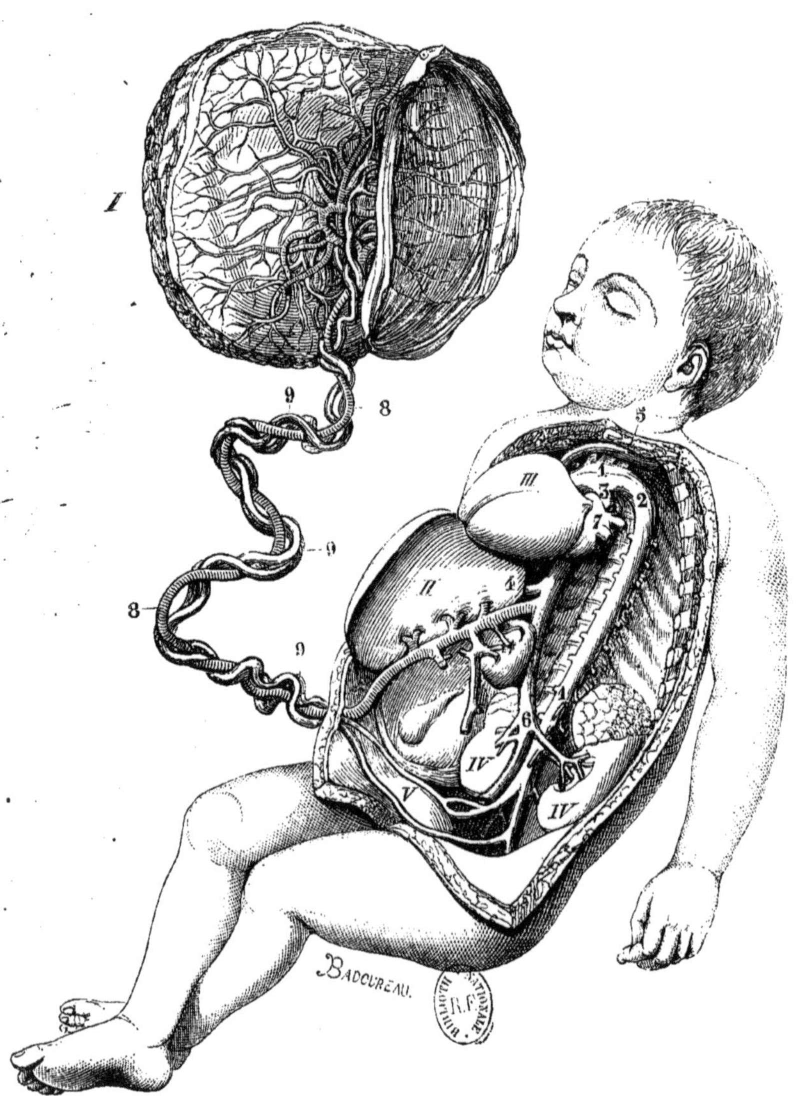

I
9
8
9
8
9
III
II
IV
V
IV
1
2
3
4
5
6
BADOUREAU.

EXPLICATION DES PLANCHES

PLANCHE I

I. Placenta. — II. Foie. — III. Cœur. — IV. Reins. — V. Vessie.

1. Crosse de l'aorte avec les vaisseaux du cou qui en partent.
2. Canal artériel.
3. Artère pulmonaire.
4. Canal veineux.
5. Veine cave supérieure.
6. Veine cave inférieure.
7. Veines pulmonaires.
8. Veine ombilicale.
9. Artères ombilicales.

PLANCHE II

Fig. 1 et 2. Dessins schématiques de l'os pariétal pour servir à la démonstration de l'agrandissement physiologique de la grande fontanelle.

Fig. 3. Lait normal de femme, d'après Funke.

Fig. 4. Colostrum normal, d'après Funke.

Fig. 5, 6 et 7. Coupes schématiques des diverses espèces de céphalématome.

Fig. 5. Céphalématome sous-péricrânien.

Fig. 6. Céphalématome sous-aponévrotique.

Fig. 7. Céphalématome de la dure-mère.

    1. Cuir chevelu. — 2. Aponévrose épicrânienne. — 3. Péricrâne. — 4. Os du crâne. — 5. Dure-mère. — 6. Végétation osseuse (possible seulement pour la forme représentée par la figure 5).

Fig. 8. Coupe schématique d'un moignon ombilical. — *a*. Le moignon. — *b*. L'anneau cutané qui l'entoure.

Fig. 9, *a* et *b*. Bourrelet ombilical entourant une dépression infundibuliforme : *a*, avant ; *b*, après la chute du cordon.

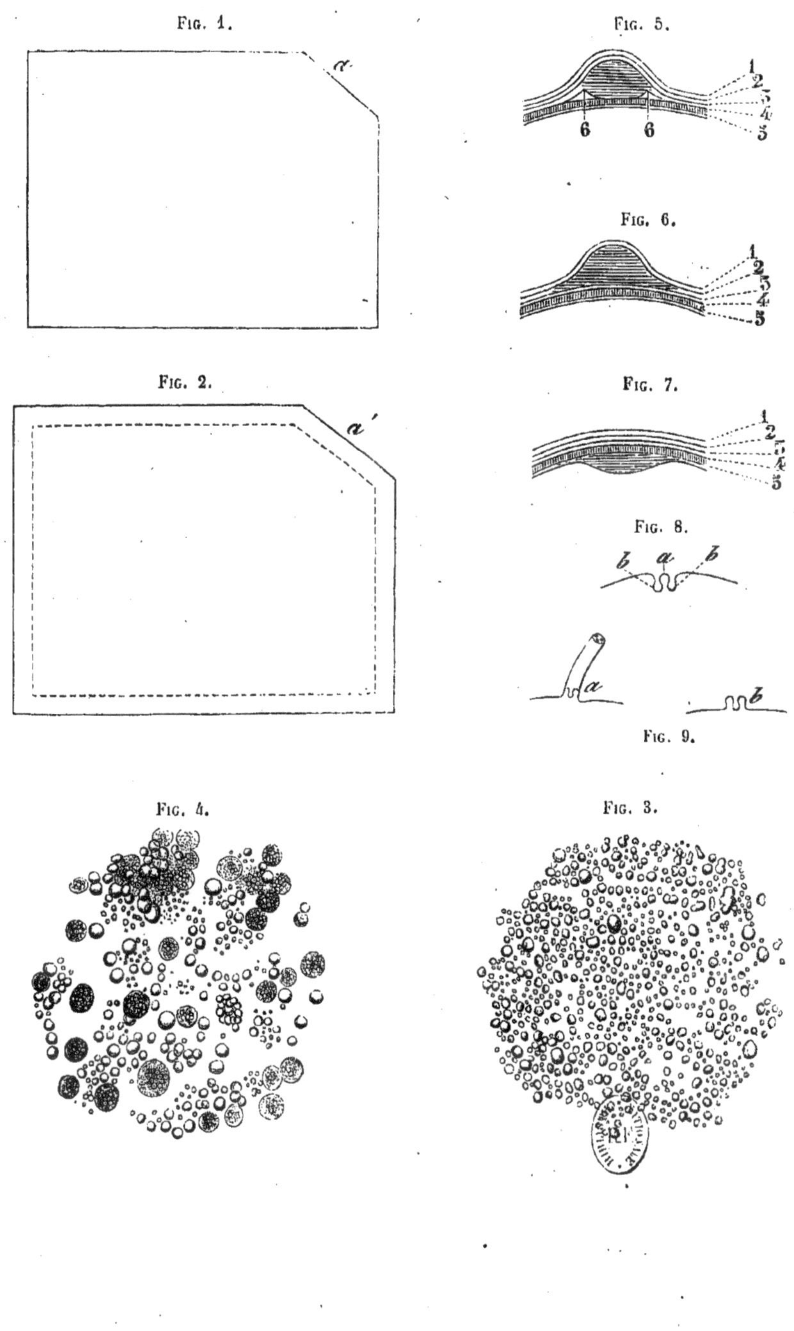

Fig. 1.
a
Fig. 2.
a'
Fig. 4.
Fig. 5.
1
2
3
4
5
6
6
Fig. 6.
1
2
3
4
5
Fig. 7.
1
2
3
4
5
Fig. 8.
b
a
b
a
b
Fig. 9.
Fig. 3.

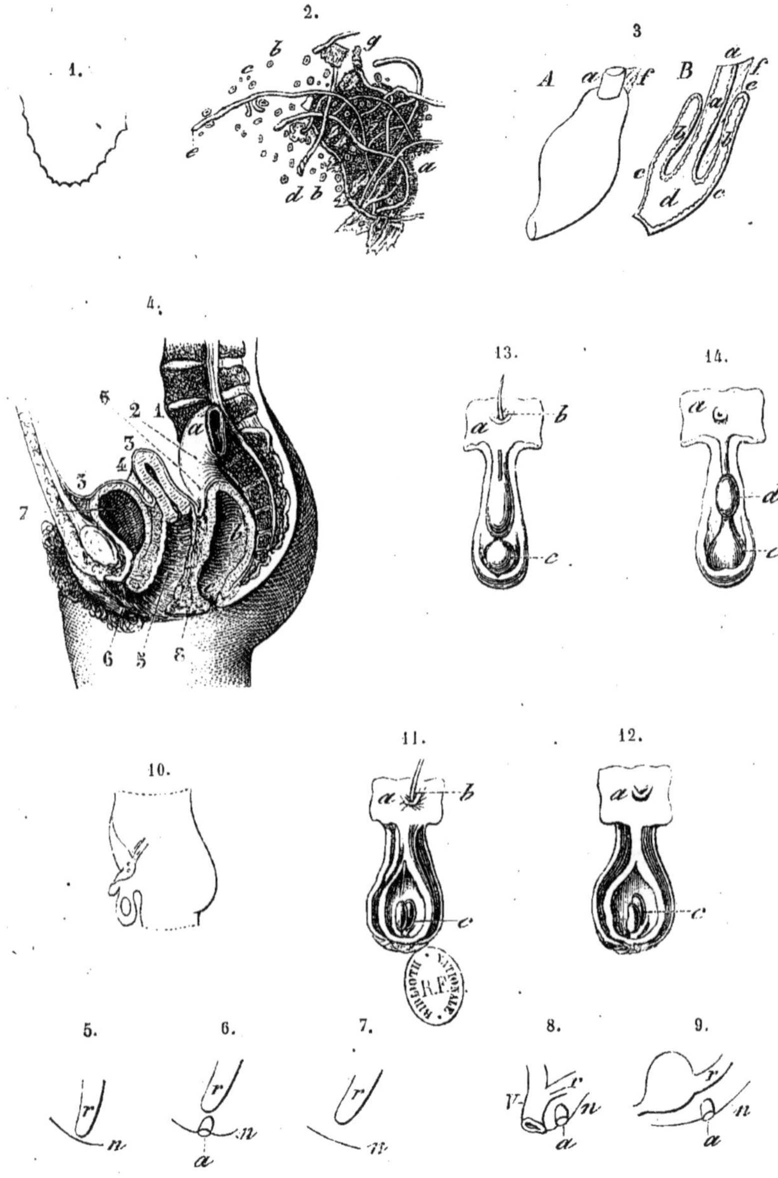

PLANCHE III

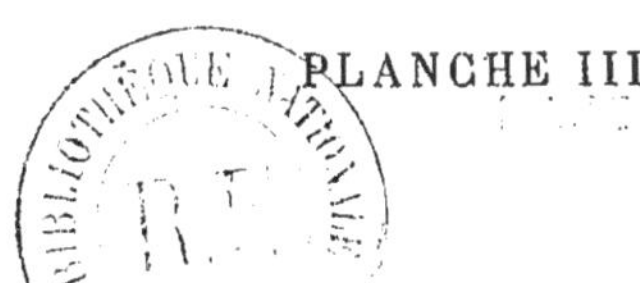

Fig. 1. Empreintes des dents dans la langue dans la stomacine.

Fig. 2. Champignons du muguet, d'après Küchenmeister.

    a. Fragment d'une membrane de muguet détachée. — *b* et *c*. Spores. — *d*. Filaments tubulés à cloisons transversales. — *e*. Extrémité libre d'un filament, légèrement renflée. — *g*. Filaments à étranglements.

Fig. 3. A Invagination d'une portion d'intestin. — B. Coupe schématique d'après Foerster. — *a*. Intussusceptum. — *b* et *c*. Tube intestinal qui le reçoit, ou intussuscipiant — *d* et *e*. Points de renversement. — *f*. Le mésentère entraîné dans l'invagination.

Fig. 4. Coupe longitudinale du sacrum et du rectum. — 1. Sacrum. — 2. Rectum. — *a*. Partie supérieure du rectum. — *b*. Partie moyenne, et *c*, partie inférieure. — 3. Péritoine. — 4. Utérus. — 5. Vagin. — 6. Grandes lèvres. — 7. Vessie. — 8. Périnée.

Fig. 5, 6, 7, 8 et 9. Coupes schématiques d'imperforations du rectum et des communications normales de ce denier. — 7. Rectum. — *n*. Pli interfessier. — *a*. Enfoncement anal. — *b*. Vessie. — *v*. Vagin.

Fig. 10. Dessin schématique d'une ectopie de la vessie d'après Foerster.

Fig. 11, 12, 13 et 14. Dessin schématique d'hydrocèles.

Fig. 11. Hydrocèle ouverte du canal vaginal.

Fig. 12. Hydrocèle fermée du fond du canal vaginal.

Fig. 13. Hydrocèle ouverte du col du canal vaginal.

Fig. 14. Hydrocèle fermée du col du canal vaginal.

    a. Une portion de péritoine vue de l'intérieur. — *b*. Canal vaginal ouvert. — *c*. Testicule. — *d*. Dilatation hydropique d'une partie du canal inguinal.

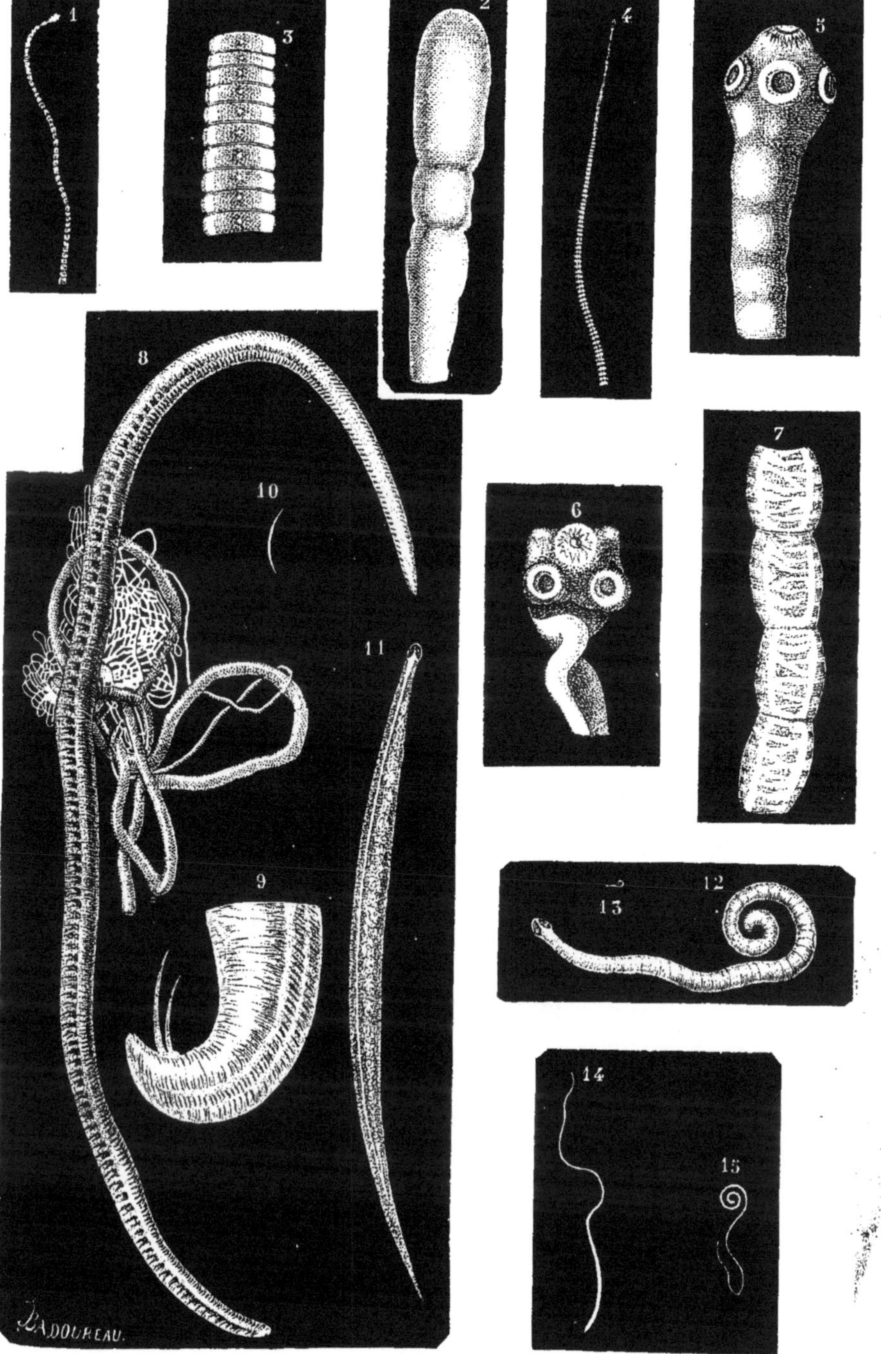
1
3
2
4
5
8
10
6
7
11
9
13
12
14
15
LADOUREAU.

Fig. 1.

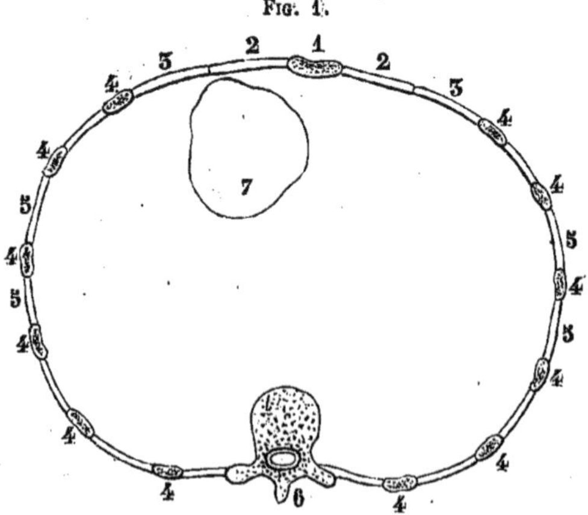

Fig. 2.

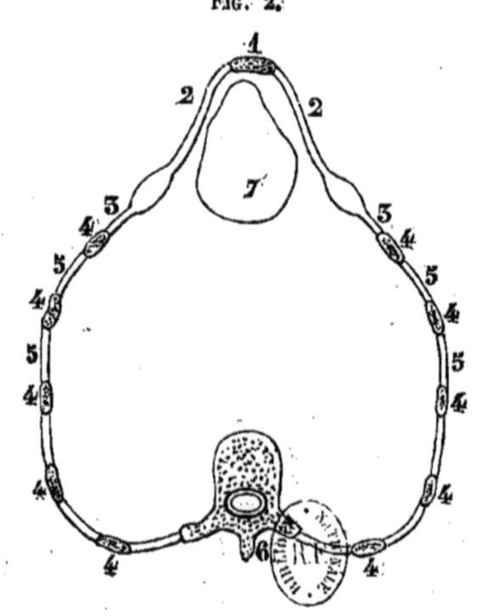

PLANCHE V

Fig. 1 et 2. Coupe schématique d'un thorax d'enfant normal (1) et d'un thorax d'enfant rachitique (2).

1. Sternum. — 2. Cartilages costaux. — 3. Côtes osseuses. — 4. Côtes tombant dans le plan de section. — 5. Espaces intercostaux. — 6. Cinquième vertèbre dorsale. — 7. Cœur. — 8. Renflement rachitique.

PLANCHE VI.

Fig. 1. Extrémité d'un côté rachitique, d'après Virchow.

Fig. 2. Sa coupe.

Fig. 3. Coupe d'un fémur rachitique.

Fig. 1, 2 et 3. *a.* Couche bleuâtre de la végétation osseuse à grosses cellules. — *b.* Gonflement en calice de l'os nouvellement formé. — *c.* Ligne ondulée et brisée marquant la limite entre le cartilage et l'os.

Fig. 4. Crâne rachitique. Crâniotabes d'après Elsaesser. Aux endroits clairs, les sels calcaires ont disparu, la dure-mère et le péricarde se touchent.

FIG. 1.

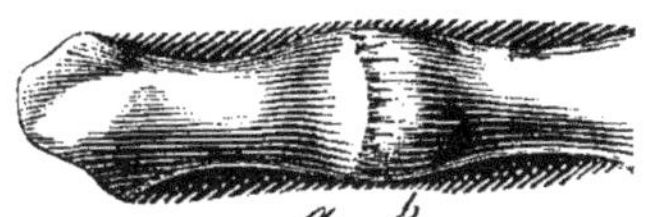

FIG. 2.

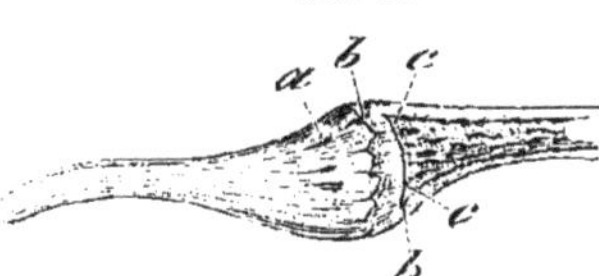

FIG. 4.

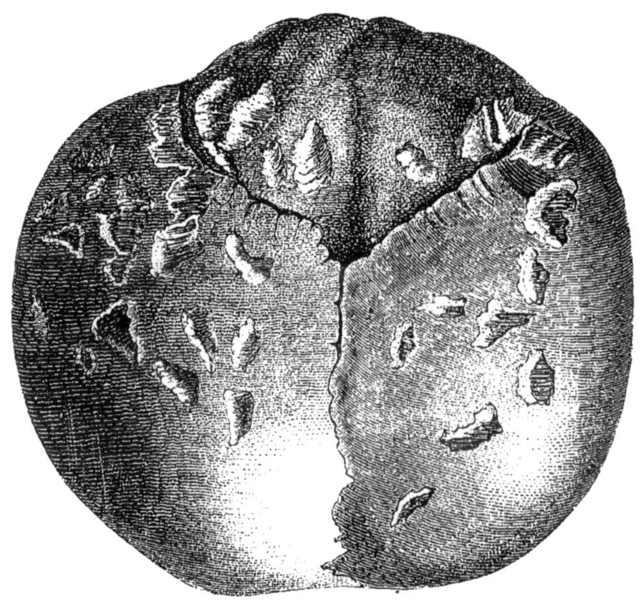

FIG. 3.

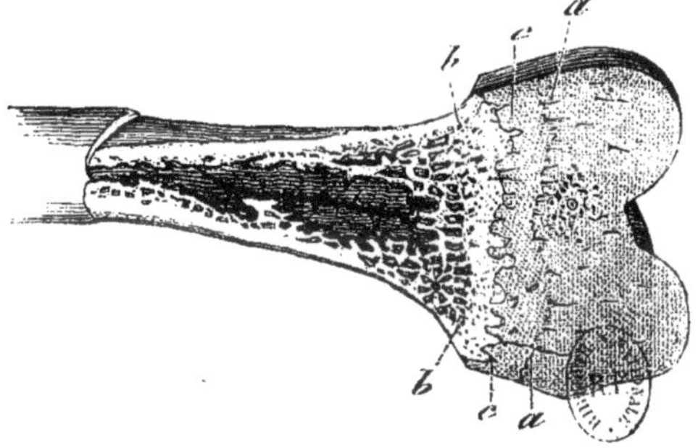

TABLE DES MATIÈRES

FIN DE LA TABLE DES MATIÈRES.

PARIS. — IMPRIMERIE DE E. MARTINET, RUE MIGNON, 2.

A LA MÊME LIBRAIRIE

Traité théorique et pratique de l'art des accouchements, par P. CAZEAUX, membre de l'Académie de médecine, professeur agrégé à la Faculté de médecine de Paris, membre de la Société de chirurgie, de la Société de biologie, chevalier de la Légion d'honneur, ouvrage adopté par le Conseil de l'instruction publique, et placé, par décision ministérielle, au rang des livres classiques destinés aux Élèves sages-femmes de la Maternité de Paris. Huitième édition, revue, corrigée, avec notes et additions, par M. TARNIER, professeur agrégé, chirurgien en chef de la Maternité de Paris, membre de la Société de chirurgie, de la Société anatomique. 1 vol. gr. in-8 orné de 5 planches sur acier et de 160 planches environ intercalées dans le texte, dessinées par LÉVEILLÉ, gravées sur bois par BADOUREAU. Broché, 15 fr.; demi-reliure chagrin. ... 17 fr. 50

Traité pratique d'anatomie médico-chirurgicale, par M. RICHET, professeur de pathologie chirurgicale à la Faculté de médecine de Paris, membre de la Société de chirurgie (président en 1864), de la Société anatomique, lauréat de l'Académie de médecine (grand prix de 1853), chevalier de la Légion d'honneur. Quatrième édition. 1 vol. grand in-8 de 1142 pages, orné de 4 planches sur acier et de 64 planches intercalées dans le texte, dessinées d'après nature par LÉVEILLÉ, gravées sur bois par BADOUREAU. Broché, 15 fr.; cartonné en toile, 17 fr.; demi-reliure chagrin ... 18 fr.

Maladies de la peau. Clinique photographique de l'hôpital Saint-Louis, par M. A. HARDY, professeur de pathologie interne à la Faculté de médecine de Paris, médecin de l'hôpital Saint-Louis, chevalier de la Légion d'honneur; et M. A. DE MONTMÉJA, ex-interne provisoire, chef de clinique ophthalmologique. Seconde édition, 1 vol. petit in-4 avec 60 planches photographiées et coloriées ... 70 fr.

Traité de pathologie interne et de thérapeutique, par F. DE NIEMEYER, professeur de pathologie et de clinique médicale à l'Université de Tubingue. Traduction exécutée *sous la direction de l'auteur* sur la septième édition de l'ouvrage allemand, *considérablement modifié et augmenté d'environ 250 pages in-8.* Seule traduction autorisée sur la dernière édition allemande. 2 vol. grand in-8 ... 20 fr.

Éléments de pathologie chirurgicale spéciale et de médecine opératoire, par W. ROSER, professeur de chirurgie à l'École de Marbourg. *Ouvrage traduit de l'allemand sur la cinquième édition,* par les docteurs CULMANN et SENGEL (DE FORBACH). 1 vol. in-18 jésus de 700 pages environ, avec 87 fig. dans le texte, dessinées par LÉVEILLÉ, et gravées par BADOUREAU ... 12 fr.

Éléments de chirurgie opératoire, par ALPHONSE GUÉRIN, membre de l'Académie de médecine, chirurgien de l'hôpital Saint-Louis, membre titulaire de la Société de chirurgie, ancien aide d'anatomie à la Faculté et prosecteur de l'amphithéâtre des hôpitaux. Quatrième édition. 1 vol. in-18 jésus, avec 306 figures intercalées dans le texte, dessinées par LÉVEILLÉ, gravées sur bois par BADOUREAU. Broché, 7 fr. 50; cartonné en toile ... 8 fr. 50

Maladies de l'oreille, par le docteur DE TROLTSCH, professeur à l'Université de Wurtzbourg, traduit de l'allemand par le docteur SENGEL (DE FORBACH). 1 vol. in-8, avec figures dans le texte ... 4 fr.

Traité des opérations qui se pratiquent sur l'œil, par E. MEYER, docteur des Facultés de Paris et de Berlin, professeur d'ophthalmologie à l'École pratique de Paris, chevalier de la Légion d'honneur, et A. DE MONTMÉJA, ancien chef de clinique ophthalmologique. 1 beau volume in-4, avec 22 grandes planches photographiées pendant l'opération sur le cadavre, et 180 figures sur bois intercalées dans le texte. Relié demi chagrin, non rogné, doré en tête ... 40 fr.

Traité de la réfraction et de l'accommodation, par le docteur E. MEYER, chevalier de la Légion d'honneur. 1 vol. in-8, avec 57 figures dans le texte ... 5 fr.

Paris. — Imprimerie de E. Martinet, rue Mignon, 2.

www.ingramcontent.com/pod-product-compliance
Ingram Content Group UK Ltd.
Pitfield, Milton Keynes, MK11 3LW, UK
UKHW020114130726
13696UKWH00001B/28